BLOCKADE UND CHIRURGIE DES SYMPATHICUS

VON

Dr. FELIX MANDL

UNIVERSITÄTSPROFESSOR, VORSTAND DER CHIRURGISCHEN ABTEILUNG DES
KAISER FRANZ JOSEF-SPITALS IN WIEN

MIT 63 TEXTABBILDUNGEN

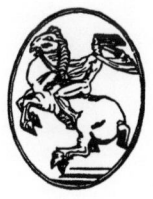

WIEN

SPRINGER-VERLAG

1953

ISBN-13: 978-3-7091-7820-1   e-ISBN-13: 978-3-7091-7819-5
DOI: 10.1007/978-3-7091-7819-5

In memoriam
V. B., L. B., S. B. († 1948)
und
L. M. († 1951)

Vorwort

Zu Beginn der Zwanzigerjahre habe ich mit der Sympathicusblockade (damals „paravertebrale Injektion" genannt) begonnen und das Material der Klinik meines verehrten Lehrers und Chefs H o c h e n e g g und der Abteilung P a l in mehreren Veröffentlichungen publiziert. 1926 brachte ich die erste kleine Monographie über diesen Gegenstand im Springer-Verlag heraus und 1947 veröffentlichte ich im Verlag Grune & Stratton in New York meine Erfahrungen mit dem paravertebralen Block. An dieses letztere Buch lehne ich mich bei der Schilderung der Blockade zum Teil an, habe aber die seinerzeit bis 1945 benützte Literatur jetzt bis anfangs 1952 ergänzt. Ich bin dem Verlag Grune & Stratton um so mehr zu Dank verpflichtet, als ich einige Kapitel aus diesem Werk andeuten kann, dessen spanische Übersetzung nun bereits auch vergriffen ist. Die Grundlage meiner diesbezüglichen Erfahrungen sind tausende Sympathicusblockaden.

Die Sympathicusoperationen, die ich im Anschluß an jedes Krankheitskapitel bespreche, fanden damals keine Erwähnung, da das genannte Buch nur der Blockade galt. Inzwischen habe ich seit 1932 etwa 800 Operationen am Sympathicus ausgeführt und die Erfahrungen der Literatur sowie meine persönlichen Ergebnisse, die zum Großteil in verschiedenen Zeitschriften veröffentlicht wurden, zur Grundlage des Buches gemacht. Wenn ich hiebei besonders die amerikanische Bibliographie zitiere, so geschieht das aus dem Grund, weil zweifellos die neuesten Ergebnisse und experimentellen Grundlagen in den letzten Jahren in den Vereinigten Staaten geschaffen wurden. Es wird mir vielleicht auch der Leser im deutschsprachigen Gebiet den Hinweis auf die ihm nicht zugängliche Literatur zu danken wissen.

Natürlich konnte ich bei der räumlichen Beschränkung dieses Buches nicht alles und nicht alle zitieren. Ich bringe vieles aus der Literatur und ich kann nur sagen, daß ich mich bei dieser Auswahl nur von sachlichen Motiven leiten ließ und hiebei nur den besten Willen hatte, dem Leser möglichst viel und in knapper Form zu sagen. Natürlich füge ich jedem Kapitel eigene Erfahrungen bei.

Zu Dank verpflichtet bin ich besonders dem S p r i n g e r - V e r l a g, Herrn Otto Lange, der meinem Manuskript ein ungewöhnliches Interesse entgegenbrachte und dieses Buch in schöner Ausführung in knapper Zeit zur Veröffentlichung brachte. Weiter gebührt mein Dank den zahlreichen Kollegen, welche mich in den letzten Jahren mit den einschlägigen Kranken befassen ließen.

Schließlich bin ich meinem ausgezeichneten Mitarbeiter Dr. med. Fritz K u b i c e k, der seit Jahren mit mir die Literatur sammelte und durchging sowie die Korrekturen zu bearbeiten mithalf, zu aufrichtigem Dank verpflichtet.

W i e n, im Februar 1953

Felix Mandl

Inhaltsverzeichnis

Seite

Einleitung   1

Historische Entwicklung und Ausblick   2

    Literatur   5

Allgemeiner Teil

Bemerkungen zur Anatomie   9
  1. Anatomie der Wirbelsäule   9
  2. Anatomie des Sympathicus 10
  3. Über topographische Anomalien an den sympathischen Gebilden 13
  4. Anatomie der Weichteile 17
    Literatur 18

Bemerkungen zur Physiologie 18
  Das Schmerzproblem in seiner Beziehung zum vegetativen Nervensystem . . . 28
    Literatur 31

Die Bedeutung der Sympathicusblockade für die Differen-
tialdiagnose bauchinnerer Erkrankungen 32
  Erkrankungen der Gallenblase 38
  Pankreas und Gallenblase 40
  Gallenblase und Nierenleiden 40
  Nierenaffektionen 41
  Magenerkrankungen 42
  Erkrankungen des Wurmfortsatzes 43
  Sonstige differentialdiagnostische Möglichkeiten der Sympathicusblockade . 44
    Literatur 46

Sympathicusblockade als Test 46
    Literatur 48

Spezieller Teil

Blockade und Chirurgie am Sympathicus als Behandlungsmethode 50

Die Beeinflussung apoplektischer Zustände durch Infiltration des Ganglion stellatum 50

Postapoplektische Zustände 58
    Literatur 58

Commotio cerebri 59
    Literatur 60

Seite

Sympathicuseingriffe in der Augenheilkunde 60

Die Retinitis pigmentosa 61

Intraoculärer Druck und Glaukom 62

Embolien und Thrombosen der A. centralis retinae 63

Die sympathische Ophthalmie 64

Besondere Indikationen und Beobachtungen 64

Literatur 65

Sympathicusblockade und Stellatuminfiltration bei Nasen- und Ohrenkrankheiten 65

Literatur 68

Abdominelle Erkrankungen und ihre Beeinflussung durch Sympathicusblockade 68

Gallenblasenschmerzen 69

Nierenkoliken 70

Reflektorische Anurie und Oligurie 75

Behebung des Magenschmerzes durch Sympathicusblockade 77

Einwirkung der Sympathicusblockade auf die Motilität und Sekretion des Magens und ihre praktischen Folgerungen 78

Praktische Verwertung 79

Gastrische Krisen der Tabiker 80

Erkrankungen des Pankreas 83

Beeinflussung des Diabetes mellitus durch Sympathicusblockade 85

Hepatitis 86

Postoperative Adhäsionen 86

Literatur 87

Abdominelle Erkrankungen und ihre Beeinflussung durch Sympathicusoperationen 88

Gallenblasenerkrankungen 89

Nierenerkrankungen 89

Die Beeinflussung der Geschwürskrankheit des Magens und Duodenums durch Eingriffe am vegetativen Nervensystem 89

Chronische Pankreatitis 91

Gastrische Krisen 92

Diabetes 92

Cardiospasmus (Achalasie der Cardia) 93

Megacolon (Hirschsprungsche Krankheit) 93

Literatur 96

Angina pectoris 97

Die Theorien der Pathogenese 97

Die Schmerzleitung 98

Klinisches Bild 100

Diagnose 101

Prognose 102

Die Behandlung der Angina pectoris mit Sympathicusblockade und Stellatum- infiltration 103

Historischer Rückblick 103

Seite

Weitere Entwicklung 104

Besteht eine Gefahr der Schmerz-Ausschaltung bei Angina pectoris? 110

Die Indikation zur Blockade und Operation bei Angina pectoris 112

Technik der Blockade 114

Novocain — oder Novocain plus Alkohol — oder Phenol 116

Die Wirkung der Sympathicusblockade und der Stellatuminfiltration bei Angina
pectoris 116

Komplikationen der Sympathicusblockade und der Stellatuminfiltration und ihre
Verhütung in Fällen von Angina pectoris 119

Die chirurgische Behandlung der Angina pectoris 125

Einleitung 125

1. Die Eingriffe an den cervicothoracalen sympathischen Ganglien 126

2. Die totale Thyreoidektomie 130

3. Diverse operative Versuche zur Behandlung der Angina pectoris 134

    a) Resektion der hinteren Wurzeln 134. — b) Durchschneidung des N. de-
pressor 135. — c) Durchschneidung der efferenten präganglionären Fasern
135. — d) Operationen zur Revascularisierung oder künstlichen Vascularisation des Herzmuskels 136. — e) Die Instillation von entzündungserregenden, corpusculären Substanzen in den Herzbeutel 137. — f) Anastomosen einer Körperarterie mit dem Sinus coronarius 137. — g) Ligatur
der großen Coronarvene mit oder ohne pericoronare Neurektomie 138. —
h) Die Infiltration und Resektion des Plexus praeaorticus 139.

Übersicht 141

Literatur 144

Paroxysmale und permanente Tachycardie und ihre Beeinflussung durch Sympathicusblockade 147

Zusammenfassung 153

Literatur 154

Das Carotissinussyndrom 155

Literatur 157

Erkrankungen der Lunge, Pleura und Bronchien 157

Asthma bronchiale 157

Zusammenfassung 160

Literatur 160

Die Hochdruckkrankheit 161

Häufigkeit und Ausgang 161

Lebenserwartung 161

Pathogenese 162

Der tierexperimentelle renale Hochdruck 163

Der tierexperimentelle neurogene Hochdruck 164

Behandlung durch Eingriffe am sympathischen Nervensystem 166

Infiltrationsmethoden 166

Operative Therapie 167

    Geschichte der Hochdruckchirurgie 167. — Theorie der Operation 169. —
Indikation zur Operation 170. — Zur Symptomatologie 173. — Kontraindikationen 175. — Teste (Auswahl der Kranken zur Operation) 176. —
Operationsmortalität 177. — Operationsvorbereitung und Nachbehandlung 178. — Effekte der Hochdruckoperation 179.

Seite

Unangenehme Folgeerscheinungen nach der Operation 183
Vergleich der internen und der chirurgischen Behandlung 190
Nachuntersuchungsergebnisse 192
Eigenes Krankengut 195
    Literatur 196

Sympathicuseingriffe bei Erkrankungen und Verletzungen
der Extremitäten 199

Einleitung 199
Studienmethoden (Teste) vor und nach den Eingriffen am Sympathicus 202
    Präoperative Teste 202
        1. Messung der Hauttemperatur 202. — 2. Hautfarbe und Hautfarben-
        veränderung 204. — 3. Oszillometrie 204. — 4. Plethysmographie 204. —
        5. Kapillarmikroskopie 204. — 6. Durchblutungsgröße 204. — 7. Arterio-
        graphie 205.
    Postoperative Teste 206
        1. Schwitztest 206. — 2. Sympathicusblockade mit Procain 206.

Akute Zustände (Verletzungen und Erkrankungen) der Gefäße 207

Der traumatische arterielle Spasmus 208
Ligatur und Naht großer peripherer Gefäße 210
Hilfsverfahren bei Aneurysmaoperationen 212
Ernährungsstörungen der Extremitäten nach Kompression durch Verbände oder
    Tourniquets (Volkmannsche Kontraktur) 214
Arterielle Embolie 216
Thrombophlebitis 220
Phlebo- oder Venothrombose 222
    Eigenes Krankengut an Thrombophlebitis 225
Kälteschäden 227
    Literatur 229

Chronische Erkrankungen der peripheren Gefäße 232

Die periphere Sklerose 232
    Behandlung mittels Sympathicusblockade 236
    Indikation zur Sympathektomie 238
    Ergebnisse der Sympathektomie bei der peripheren Sklerose 239
        Eigenes Krankengut 242.
    Die akute Gefäßkrise nach Sympathicusoperationen (paradoxe Gangrän) . . 246
    Die Rolle der Arterektomie als Behandlungsmethode bei der peripheren
        Sklerose 249
    Die Aortenthrombose 252
Thrombangitis obliterans (Winiwarter-Buergersche Krankheit) 254
    Die therapeutische Sympathicusblockade 258
    Sympathicusoperationen 258
    Eigenes Krankengut 259
    Gelegentliche Folgeerscheinungen nach der lumbalen Sympathektomie . . . 261
Raynaudsche Krankheit und Raynaudsches Phänomen 263
    Literatur 267

Schmerzhafte Zustände der Extremitäten 269

Phantomgefühl und Phantomschmerz 269
    Therapie 271

Seite

Kausalgie 273

    Therapie 276

Reflexdystrophie der Extremitäten 280

    Ätiologie 282

    Pathologische Anatomie 285

    Diagnose und Differentialdiagnose 285

    Therapie 287

    Sympathicusblockade als Therapie der Reflexdystrophie 288

      Eigenes Krankengut 289.

    Zusammenfassung 291

      Literatur 291

Das Regenerationsproblem 293

    Literatur 298

Die morphologischen Veränderungen der Ganglienzellen des Truncus sympathicus und ihre praktischen Folgerungen für die Sympathektomie 298

    Literatur 303

Therapeutische Versuche mit Eingriffen am Sympathicus bei verschiedenartigen Erkrankungen 303

Arthritis 303

Hauterkrankungen 306

    1. Herpes zoster 306

    2. Hyperhidrosis 306

    3. Ödeme, insbesondere solche der oberen Extremitäten nach Radikaloperationen wegen Mammacarcinom 307

    4. Sklerodermie 307

    5. Verzögerte Wundheilung 310

Venöser Verschluß der oberen Extremität 310

Knochenbruchheilung 311

Multiple Sklerose 312

Poliomyelitis 312

Der Carcinomschmerz 313

Gynäkologische Erkrankungen 316

    Literatur 317

Technik der Eingriffe am sympathischen Nervensystem . . 319

Einleitung 319

Technik der Sympathicusblockade (paravertebrale Injektion) 320

    Instrumentarium und Behelfe 320

      Methode Läwen-Kappis-Mandl (I) (1925) 322. — Methode Mandl (II) (1926) 324. — Methode von James C. White 324. — Methode der Sympathicusblockade mit Novocain-Phenol (Alkohol) oder mit Daueranästheticis (Mandl) 325.

    Daueranästhesie des Sympathicus 326

    Übersicht über die verschiedenen Methoden der Technik 327

Die Injektionsmittel für die Sympathicusblockade 327

    Novocain (Procain) 327

    Daueranästhetica 328

    Verwendung von wässeriger Phenollösung 330

    Novocainüberempfindlichkeit 332

    Novocainintoxikation 334

Seite

Komplikationen der Sympathicusblockade und ihre Prophylaxe 334

    Injektionen in die Pleura 335
    Die Gefahr der Injektion in den Duralsack oder in das Rückenmark 336
    Organverletzungen 338
    Abbrechen der Nadel 338
    Zusammenfassung der Komplikationen 340

Die Stellatuminfiltration 340

    Methode von Leriche und Fontaine 340. — Methode von Goinard 341. — Methode von Arnulf 342. — Eigene Methode von dorsal 342. — Eigene Methode von ventral 342. — Methode von Herget 343. — Verwendung des Zielgerätes nach Luze 344.

Komplikationen der Stellatuminfiltration 345

Blockade des Halsgrenzstranges 346

Blockade des Carotissinus 347

Die Technik der Splanchnicusblockade 348

Sympathicusoperationen 349

Die Technik der Stellektomie 349

    Vorderer Zugang nach Leriche und Fontaine 349. — Entfernung des Ganglion stellatum nach Gask und Ross 351. — Exstirpation des Ganglion stellatum nach Adson (Lehmann) (Zugang von rückwärts) 351.

Resektion des oberen Halssympathicus 352

Hohe thoracale Sympathektomie von vorne 353

Hohe thoracale präganglionäre Sympathektomie von rückwärts 353

Die endoskopische endothoracale Sympathektomie 356

Die supradiaphragmatische tiefe thoracale Sympathektomie und Splanchnektomie (Peetsche Operation) 359

Die thoracolumbale Sympathektomie und Splanchnektomie (Smithwicksche Operation) 361

Modifikationen der Smithwickschen Operation 363

Die infradiaphragmatische Splanchnektomie 304

Die transpleurale thoracale und thoracolumbale Sympathektomie 364

Die lumbale Sympathektomie 367

    1. Das von mir geübte muskelschonende retroperitoneale Verfahren 367
    2. Verfahren von White und Smithwick 370
    3. Verfahren nach Leriche und Fontaine (hohe lumbale Sympathektomie) . . 370
    4. Transperitoneale Methode 370

Resektion des N. praesacralis 371

Resektion des Plexus mesentericus inferior 372

Operationen zur Denervation der Harnblase 374

Die periarterielle Sympathektomie nach Jaboulay-Leriche 375

    Literatur 375

Sachverzeichnis 378

Einleitung

Über die Sympathicusblockade und die Sympathicuschirurgie mußte einmal in *einem* Bande ausführlicher geschrieben werden, nachdem die erstere von Internisten und Neurologen geübt werden kann, während die letztere doch von einem Chirurgen ausgeführt werden sollte, der sich mit ihr besonders beschäftigt. Zu schwierig ist im Einzelfall die Indikation, und zuviel Überraschungen bringt manchmal die immer wieder wechselnde topographische Anatomie, so daß die Wahl der im vorliegenden Fall günstigsten Operationsmethode nur der Geübte zum Vorteil seiner Kranken treffen kann. Nur ein Überblick über beide Methoden zeigt aber die Grenzen der einen Methode wie der anderen auf.

Es ist erstaunlich, welche Unwissenheit in allen Kontinenten manchmal durch die mit der einschlägigen Literatur nicht Vertrauten auch in letzter Zeit noch zum Ausdruck kommt, und mit welch überzeugendem Ton beispielsweise kürzlich von einem Arzt in den Vereinigten Staaten vor der Anwendung der Sympathektomie bei den peripheren Gefäßkrankheiten gewarnt wird (S a m u e l s). In einer kontinentalen medizinischen Zeitschrift wird 1951 die Pinselung der Gefäße mit Phenol als das „beste Verfahren der Sympathicusausschaltung" gepriesen, während von der sonstigen Sympathicuschirurgie gesagt wird, daß „ihre Dämmerung" begonnen hat, wohingegen ich meine, daß ihre wissenschaftliche Fundierung und Entwicklung eben erst ihren Anfang nimmt. Wenn auch diese Unberührtheit durch das medizinische Weltgeschehen kaum ernst genommen wird, besteht aber de facto noch eine gewisse Fremdheit gegenüber Indikationen, Erfolgen und Grenzen der heutzutage geübten Sympathicuseingriffe, die doch wert sind, in ihren Grundzügen gekannt zu werden.

Die Beeinflussung der verschiedenartigsten Erkrankungen durch die Sympathicusblockade oder Sympathicusoperationen ist so mannigfaltig, daß der mit dem Fach nicht Vertraute ihnen anfänglich mit einem gewissen Befremden gegenübersteht. Aber es ist nun einmal eine Tatsache, daß man von der Angina pectoris oder vom Ménière über chronische Bauchschmerzen bis zur akuten Pankreatitis und zur B u e r g e r schen Krankheit hier oft ungeahnte Effekte erzielen kann. Die in ihrer Pathogenese noch ganz unklaren Schmerzzustände an den Extremitäten können günstig beeinflußt werden und schließlich ist die Sympathicusunterbrechung innerhalb der Kriegs- und Wiederherstellungschirurgie (Ligatur großer Gefäße, Aneurysmenchirurgie, Gefäßkrämpfe verschiedenster Art) ein so unentbehrlicher Faktor geworden, daß er allgemein zur Kenntnis genommen werden müßte. Es ist kaum glaublich, wieviel Schmerzzustände behoben werden, wieviel sozial wertlose Menschen wieder arbeitsfähig gemacht werden können, wenn man von Fall zu Fall an die Möglichkeiten der Sympathicusunterbrechung denkt. Sie ist aber, abgesehen von den praktischen Ergebnissen, eines der attraktivsten Forschungsgebiete der modernen Medizin geworden, und in aller Welt werden gerade in den letzten Jahren wissenschaftliche Gesellschaften und Institute gegründet, welche sich das spezielle Studium des vegetativen Nervensystems zum Ziel setzen.

Was nun die Behandlung durch Sympathicusblockade oder Sympathicusoperationen anbelangt, so liegt hier — wo wir nur aus therapeutischen Gründen unterbrechen oder resezieren — eine „Minuschirurgie" vor, von der wir von vornherein wissen, daß sie eine symptomatische Behandlungsmethode darstellt. Aber es ist geradezu verblüffend, wie wirksam diese nicht causale Therapie sein kann und wie günstig generalisierte Erkrankungen verschiedenster Art auf sie reagieren.

So ist es nicht wunderzunehmen, daß man sich bei den Erklärungsversuchen der Erfolge mehr auf unklare Begriffsbestimmungen als auf die Ergebnisse des Experimentes zu stützen begann und sich mitunter in ganz mystische Vorstellungen verlor. Ich werde mich nach Möglichkeit ihrer nicht bedienen und unklare Begründungen nicht krampfhaft beizubehalten versuchen. Hingegen muß ich doch darauf hinweisen, daß wir mit der Sympathicusunterbrechung tief und vermessen in den Ablauf eines Systems eingegriffen haben, das zu den kompliziertesten Vorgängen des menschlichen Daseins Beziehung hat. Denn das, was die grauen Hirnmassen nicht kontrollieren können, wie Herz und Gefäße, glatte Muskulatur, endokrine Drüsen, Iris und alle anderen autonomen Gewebe, das erhält vom Zwischenhirn ausgehend eine duale oder vielleicht eine einheitliche vegetative Regelung. Vieles, was im Organismus „passiert", kann durch das Vegetativum wieder in Ordnung gebracht werden. Über diese Vorgänge sind wir seit Claude B e r n a r d über C a n n o n bis H e s s informiert. „Die Weisheit des Körpers" hat es C a n n o n genannt. Wir wissen, daß das vegetative Nervensystem einen Schutzmechanismus darstellt, welcher den Organismus automatisch bei allen Vorfällen oder Zufällen des Außen- und Innenlebens durch unwillkürliche Reaktionen schützt, eine Regulation, die C a n n o n „Homöostasis" nannte. Sie befreit den Menschen von der ständigen Bedachtnahme auf die wechselvollen Bedingungen seiner existentiellen Funktionen und enthebt ihn der Anstrengung, diese Veränderungen bewußt zu registrieren.

Doch — in diesem kunstvollen Labyrinth von wechselnden automatischen Funktionen injizieren, schneiden und brennen wir! Und so erhebt sich die Frage, ob durch dieses Vorgehen diese automatischen Funktionen nicht leiden oder gar erlöschen. Wir wissen heute rein empirisch, daß das auch nach ausgedehnten Eingriffen nicht der Fall ist und daß wir Störungen in dieser Automatik durch einfache Maßnahmen wieder beheben können. So meine ich schließlich, daß die allgemeine Therapie ohne die Eingriffe am Sympathicus um vieles ärmer wäre. Um das zu beweisen, lege ich dieses Buch der ärztlichen Leserschaft vor.

Historische Entwicklung und Ausblick

Das Wesen der Sympathicusblockade ist bekanntlich, den Sympathicusstrang oder seine Ganglien oder die Rami communicantes zu unterbrechen. Über die Physiologie dieses Vorganges herrscht noch keineswegs Klarheit. Diese Tatsache teilt die Blockade mit der Chirurgie des Sympathicus. Jedenfalls aber hat die praktische klinische Erfahrung mit der therapeutischen Sympathicusblockade die Erkenntnis der Theorie dieses Vorganges überholt, und so nimmt die Sympathicusblockade innerhalb der Therapie gewisser krankhafter, schmerzhafter Zustände ein immer größer werdendes Gebiet ein und hat besonders in den letzten Jahren dieselbe Erweiterung seines Anwendungsgebietes erfahren, wie die Sympathicuschirurgie selbst.

Es ist zweifellos, daß die Sympathicusblockade vielfach imstande ist, eine Sympathicusoperation zu ersetzen. Sie ist unter anderem den bei der Angina pectoris angewendeten Operationsverfahren nicht sehr unterlegen (G o e t z). Die Bezeichnung „Kleine Chirurgie des Sympathicus" erscheint also berechtigt.

In anderen Fällen und bei anderen Krankheitszuständen ist die Wirkung der Sympathicusblockade nur eine temporäre und die Beeinflussung der Krankheitszustände zeitlich eingeschränkt. In diesen Fällen ist die Bedeutung der Sympathicusblockade als „Test" für einen geplanten Sympathicuseingriff manchmal von Bedeutung.

Die Entwicklung der Sympathicusblockade als ein therapeutisches Verfahren ist mit der Entwicklung der Lokalanästhetica zu therapeutischen Zwecken parallel gegangen. Wir wissen heute aus tausendfacher Erfahrung, daß in einer großen Anzahl von Fällen die ursprünglich nur als Lokalanästhetica verwendeten Pharmaka (Novocain, Procain usw.) unter zahlreichen Indikationen mit dem Ziele einer therapeutischen Beeinflussung injiziert werden. Solche Injektionen werden heute in jeder Poliklinik in die Haut, Nerven, Muskeln, Fascien, Gelenke, Knochen, Gelenksbänder, Pleura usw. mit Erfolg vorgenommen. Es besteht kein Zweifel, daß auch oft bei schmerzhaften Zuständen, bei welchen eine klare Diagnose nicht gestellt werden kann, solche Injektionen von unschätzbarem Wert sind. Ich verwende diese Methode seit über 20 Jahren und gerade in letzter Zeit sind eine ganze Reihe von Publikationen über die Therapie mit Lokalanästheticis erschienen (K r a u c h e r). Wenn auch eine Erklärung für deren Wirkung noch vielfach aussteht, ist der Erfolg des Verfahrens heute über jeden Zweifel erhaben.

Ursprünglich wurde die Sympathicus„anästhesie" als Operationsanästhesie von S e l l h e i m angedeutet und von L a e w e n und K a p p i s, F i n s t e r e r angewendet und ausgebaut. Später wurde sie von L a e w e n zur Differentialdiagnose verschiedener Erkrankungen bauchinnerer Organe angegeben und mit Erfolg ausgebaut. 1924 haben B r u n n und M a n d l über den therapeutischen Effekt bei visceralen Schmerzzuständen, 1925 und 1926 M a n d l über die therapeutische Anwendung besonders bei der Angina pectoris berichtet. 1926 konnte ich die vorläufigen Ergebnisse dieses Verfahrens in einer Monographie festhalten.

Eine Erweiterung fand das Verfahren, als S w e t l o w (1926) die Sympathicusblockade mit Alkohol einführte, ein Verfahren, das besonders durch J. C. W h i t e seine Vertiefung und Verbreitung in Amerika gefunden hat. Seither finden wir eine immer ausgedehntere therapeutische Anwendung der Sympathicusblockade, sowie der 1932 von L e r i c h e und F o n t a i n e publizierten Stellatuminfiltration. Berichte darüber sind verstreut in den verschiedensten Büchern und Publikationen über Sympathicuschirurgie und Schmerzchirurgie zu finden. Unter diesen Büchern hebe ich besonders das Standardwerk von J. C. W h i t e und S m i t h w i c k, „The Autonomic Nervous System", die „Schmerzchirurgie" von L e r i c h e, die „Sympathicuschirurgie" von G a s k und R o s s, „Pain Mechanism" von L i v i n g s t o n e, „Pain" von Sir Thomas L e w i s, sowie die Monographien von V o ß s c h u l t e, A r n u l f, T o s a t t i und L u z u y hervor und werde auch auf viele Arbeiten zurückkommen, in welchen das Verfahren teils lobend, teils kritisch besprochen wird.

An dieser Stelle seien auch kurz einige Gedanken über die Ausbaufähigkeit der Sympathicusblockade erwähnt. Ich stelle sie mir durch folgende Möglichkeiten vor:

1. Die Methode müßte sicherer gestaltet werden. Einen solchen — ziemlich fortgeschrittenen — Versuch stellt der Vorschlag von J. C. W h i t e dar, das Röntgenverfahren in zwei Ebenen zur Sicherung der Lokalisation zu verwenden.

2. Da es sich, wie ich vielfach bemerkte, besonders darum handelt, bei der Blockade ein gewisses Gebiet zu infiltrieren und nicht zu injizieren, haben alle Methoden, welche als Dauerblockade bezeichnet werden und die von T h o-

m a s o n angegeben wurden, eine theoretische Bedeutung, obwohl heute eine Vergleichsmöglichkeit noch nicht vorliegt.

3. Novocain oder Procain stellen sicher die harmlosesten chemischen Agentien zur Sympathicusblockade dar. Es ist aber wahrscheinlich, daß die Wirkung der Methode — ihre richtige Technik vorausgesetzt — durch die sogenannten „Anästhetica mit Dauerwirkung" verbessert werden kann. Zu diesen Mitteln gehört das Phenol, von A s h e r und seiner Schule zu experimentellen Zwecken der Denervation am Sympathicus schon vor langer Zeit angegeben, später von D o p p l e r zur Pinselung der sympathischen Geflechte benützt und von R a b i - n o v i c i und M a n d l experimentell und klinisch zum ersten Mal zur Blockade versucht (s. S. 330). Aber auch die anderen Anästhetica mit langanhaltender Wirkung haben hier wahrscheinlich Bedeutung.

4. Die von K u x durch das Thorakoskop unter Sicht durchführbare Infiltration der sympathischen Gebilde gibt ein größeres Maß an Sicherheit der Ausführung der Sympathicusblockaden.

Die Geschichte der Sympathicus*chirurgie* geht auf A l e x a n d e r zurück. 1889 hat A l e x a n d e r in Liverpool (zit. bei W h i t e und S m i t h w i c k) als erster eine Sympathicusoperation ausgeführt, als er nämlich bei der Epilepsie eine cervicale Sympathektomie versuchte. Bald nach ihm hat der rumänische Chirurg J o n n e s c o (1896) dieselbe Operation an einer größeren Serie von Epileptikern versucht. In der Majorität der Fälle traten aber keine dauernden Erfolge ein. 1899 versuchte J a b o u l a y aus Lyon eine tiefe cervicale Sympathektomie bei einem Morbus Basedow. Vielleicht ist es ihm gelungen, im Rahmen eines Hornerschen Syndromes einen Enophthalmus zu erzeugen. Aber alle diese ersten Versuche mit der Sympathicuschirurgie sind dadurch charakterisiert, daß sie am untauglichen Objekt bei unrichtiger Indikation durchgeführt wurden. Aber immerhin blieb das Interesse für die Sympathicuschirurgie geweckt.

1899 schlägt nun François F r a n k einen Sympathicuseingriff zur Schmerzbehebung bei der Angina pectoris vor. Er stellt fest, daß das sympathische System sensible zentripetale Fasern vom Herzen und der Aorta zum Rückenmark und zum Hirnstamm führt. Es schien F r a n k logisch, daß durch eine Sympathektomie abnormale afferente Impulse durch Blockade der Leitungsbahnen gedämpft werden könnten. Zu diesem Zwecke denkt er an eine cervicothoracale Sympathektomie und schlägt diese Methode zur Behandlung der Angina pectoris vor. Aber erst 17 Jahre später wird dieser Vorschlag von J o n n e s c o in die Tat umgesetzt. Sein erster Fall nach dem Vorschlag von F r a n k operiert, ist ein ausgezeichneter Operationserfolg geworden und damit beginnt die Ära der operativen Eingriffe an den Herznerven zur Behebung der Angina pectoris.

1899 ist es aber wiederum J a b o u l a y, der eine Methode ausarbeitet, die später als periarterielle Sympathektomie benannt wurde und sich lange Zeit außerordentlicher Beliebtheit erfreute. Sie wird 1913 von seinem Schüler L e r i c h e popularisiert, und spielt in der Zeit nach dem ersten Weltkrieg die dominierende Rolle auf dem Gebiet aller Sympathicuseingriffe. Heute, nachdem diese Methode als obsolet zu bezeichnen ist — und dasselbe Schicksal hat die Phenolpinselung der großen Gefäße nach D o p p l e r ereilt — können wir uns nur wundern, daß die periarterielle Sympathektomie zum Beispiel in dem Lehrbuch von B r ü n i n g und S t a h l mehr als die Hälfte des Umfangs dieses Buches eingenommen hat. Wieso um diese Zeit über so viele Erfolge mit diesem Verfahren berichtet werden konnte, ist unklar geblieben. Um 1926 befassen sich unter den deutschen Chirurgen besonders K u e m m e l und B r a e u c k e r mit der Beeinflussung des Bronchialasthmas durch die operative Durchtrennung der sympathischen Leitungsbahnen. Wiederum wissen wir heute, daß dieses Arbeitsgebiet eigentlich nicht immer recht zur Sympathicuschirurgie gehört, weil gerade hier die medizinische und psychosomatische Behandlung das Übergewicht über die operative Behandlung gewonnen hat.

1924 führen H u n t e r und unabhängig von ihm im selben Jahre R o y l e zum ersten Male die Resektion des lumbalen Grenzstranges und seiner Ganglien aus, also einen Eingriff, wie er sich heute als beste Methode zur Erzielung einer besseren Durchblutung der unteren Extremitäten erwiesen hat. Aber wiederum operieren diese beiden Autoren unter einer scheinbar falschen Indikation. Sie führen nämlich diese Methode bei den Folgezuständen nach spastischer Paralyse aus und so erfährt die Operation, die heute so viel geübt wird, ein retardierendes Moment. Erst als L e r i c h e sich dieser Idee annimmt, und sie wiederum propagiert, erkennt man ihre wirklichen Vorzüge.

Inzwischen wird die Herznervenoperation bei der Angina pectoris nach allen Richtungen hin ausgearbeitet. In seinem Buch „Die Chirurgie des Herzens" erwähnt F r e y die verschiedensten Methoden, die zu diesem Zwecke Anwendung finden. In einer Abbildung nach L i v i n g s t o n e sehen wir, daß man 14 verschiedene Operationen, sowohl am cervicalen, als auch am thoracalen Sympathicus, total oder gezielt, hier finden kann, die von den verschiedensten Autoren stammen. In Frankreich wurde um diese Zeit besonders die Stellektomie populär, wie sie L e r i c h e und F o n t a i n e 1929 erstmalig für die Behandlung der Angina pectoris angewendet haben.

Während sich das Indikationsgebiet der Sympathicuschirurgie immer mehr erweitert, sind von neuen Methoden nur noch jene zu nennen, welche zur Behandlung des Hochdruckes Anwendung finden. Die Marksteine der verschiedenen Operationen, die heute noch in der chirurgischen Behandlung des Hochdruckes Anwendung finden, sind die Operationen nach P e e t (supradiaphragmatische Sympathektomie und Splanchnektomie, 1935), die thoracolumbale Sympathektomie und Splanchnektomie nach S m i t h w i c k, die totale Sympathektomie nach G r i m s o n, welche zunächst experimentell erprobt und 1940 durchgeführt wurde.

Schließlich eröffnet 1948 K u x nach ihm unbekannt gebliebenen Vorversuchen von H u g h e s und G o e t z durch den transthoracalen endoskopischen Weg einen neuen Zugang zum thoracalen Sympathicus und Splanchnicus.

Die letzte Epoche in der Darstellung der thoracalen sympathischen und splanchnicischen Gebilde dürfte durch die transpleurale Methode gegeben worden sein, welche nach Resektion der 7., 8. oder 9. Rippe und nach Kollabieren der Lunge durch Abpräparation der Pleura parietalis zum Sympathicus und Splanchnicus unter deutlicher Sicht des Auges vorstößt (R i e n h o f f, W e r t h e i m e r, B o y d).

Im allgemeinen ist die zukünftige Entwicklung der Sympathicusblockade und Sympathicuschirurgie vorläufig schon dadurch gegeben, daß sich die chemischen „Ganglienblocker", mit denen ich schon vor Jahren arbeitete, bei weitem nicht als Ersatz der sympathischen Verfahren bewährt haben.

Literatur

1. *Monographien:*

A b r a m s o n, D. I., Vascular Responses in the Extremities of Man in Health and Diseases. University of Chicago Press, 1944. — A r n u l f, G., L'infiltration stellaire, Paris: Masson & Cie., 1947.

B r ü n i n g, F., und O. S t a h l, Die Chirurgie des vegetativen Nervensystems. Berlin: Julius Springer, 1924. — B u m m, E., Kreislaufstörungen an den Gliedmaßen und ihre Behandlung. Berlin-München: Urban & Schwarzenberg, 1949.

F r e y, E. K., Die Chirurgie des Herzens. Stuttgart: F. Enke, 1939.

H e s s, W. R., Die funktionelle Organisation des vegetativen Nervensystems. Basel: B. Schwabe & Co., 1948.

K r a u c h e r, G. K., die intravenöse Anwendung der Lokalanaesthetika in der inneren Medizin. Wien: Springer-Verlag, 1951.

L a m b e r t, O., P. R a z e m o n und P. D e c o u x, Technique de la chirurgie du sympathique. Paris: Doin & Cie., 1939. — L a z o r t h e s, G., Le système neurovasculaire. Paris: Masson & Cie., 1950. — L e r i c h e, R., La chirurgie de la douleur. Paris: Masson et Cie., 1949. — L i v i n g s t o ne, W. K., Pain Mechanism. New York: MacMillan Comp., 1943. — L u z u y, M., Les infiltrations du sympathique. Paris: Masson & Cie., 1950.

M a n d l, F., The Paravertebral Block. New York: Grune & Stratton, 1947. — M i l l e r, H. R., Central autonomic Regulations in Health and Disease. New York: Grune & Stratton, 1942.

P ä s s l e r, H. W., Angiographie. Stuttgart: G. Thieme, 1952. — P e l o t, G., Les interventions sur la chaîne sympathique. Lyon: Imprimerie Berthod, 1934. — P i e r i, G., Fisiopatologia del simpatico. Roma: Pozzi, 1936.

T o s a t t i, E., Le infiltrazioni del simpatico. Roma: Edizione Italiane, 1948.

V o ß s c h u l t e, K., Grundlagen der Schmerzbekämpfung durch Sympathicusausschaltung. Berlin-München: Urban & Schwarzenberg, 1949.

W h i t e, J. C., und R. H. S m i t h w i c k, The Autonomic Nervous System. New York: MacMillan, 1941.

2. *Zusammenfassende Arbeiten und Mitteilungen:*

B e r n a r d, F., Med. Klin. 1948, 353.

D i m t z a, A., Helvet. chir. Acta 12, 35 (1945).

F o n t a i n e, R., L'Ouest. Medic. 25. Januar 1950.

G o e t z, R. R., Surg. etc. 87, 417 (1948). — G o h r b a n d t, E., Z. ges. Inn. Med. u. Grenzgeb. 5, 468 (1950).

M a n d l, F., Wien. klin. Wschr. 1951, H. 8/9, 141.

P i e r i, G., La chirurgia del sistema nervoso simpatico. Assoz. Med. Trieste, 16. 12. 1938.

R i e d e r, W., Arch. klin. Chir. 186, 351 (1936).

S c h ö n b a u e r, L., in „Die Chirurgie". Wien: Urban & Schwarzenberg, 1941.

W h i t e, J. C., Surgery (Am.) 23, 834 (1948).

3. *Zur Geschichte der Sympathicuseingriffe:*

B r a e u c k e r, W., Arch. klin. Chir. 139, 1 (1926); Beitr. Klin. Tbk. 66, 1 (1927). — B r u n n, F., und F. M a n d l, Wien. klin. Wschr. 1924, H. 21.

C l e l a n d, I. P. G., Surg. etc. 57, 51 (1933). — C u t l e r, E. C., New Engld J. Med. 218, 422 (1938).

D a v i s, L., The Principles of Neurological Surgery. Philadelphia: Lea & Fibiger, 1943. — D o g l i o t t i, A. M., Presse méd. 1931, H. 39, 1249.

E d w a r d s, W. B., und R. A. H i n g s o n, J. A. M. A. 121, 225 (1943).

F r e y, E. K., Die Chirurgie des Herzens. Stuttgart: F. Enke, 1939.

G a s k, G. T., und L. P. R o s s, The Surgery of the Sympathetic Nervous System. London: Ballière, Tindall & Co., 1937. — G o e t z, R. H., Surg. etc. 87, 417 (1948). — G r i m s o n, K. S., H. W i l s o n und B. R. P h e m i s t e r, Ann. Surg. 56, 801 (1937).

H e i l i c z e r, A., und F. M a n d l, Acta Med. Orient. 2, 55 (1943).

J a b o u l a y, M., Lyon méd. 1899, 467.

K a p p i s, R., Med. Klin. 1923, 51. — K u e m m e l, H., Klin. Wschr. 1923, 825; Ther. Gegenw. 68, 71 (1927). — K u x, E., Ars Medici 1948, 676; 1950, 393.

L a e w e n, A., Zbl. Chir. 1922, 41; 1923, 12; 1924, 19. — L e r i c h e, R., La chirurgie de la doleur. Paris: Masson & Cie., 1949. — L e w i s, Sir Thomas, Pain. New York: MacMillan, 1943. — L i b m a n, E., J. A. M. A. 102, 335 (1934). — L i v i n g s t o n e, W. K., Pain Mechanism. New York: MacMillan, 1943.

M a n d l, F., Wien. klin. Wschr. 1924, 17; 1925, 27; 1938, 3/4; Arch. klin. Chir. 115, 136 (1925); Die paravertebrale Injektion. Wien: Julius Springer, 1926; The paravertebral Block. New York: Grune & Stratton, 1947. — M i l l e r, H. R., Angina pectoris. New York: Grune & Stratton, 1939.

P e e t, M. M., J. internat. Chir. (Belg.) **5**, 1 (1940).
R i e n h o f f, F., s. T h o r e k.
S a m u e l s, zit. nach G o e t z. — S h u m a k e r, H. B. jr., L. M. H e l l m a n und
C. P. M a n a h a n, Amer. J. Obstetr. **45**, 129 (1943). — S c o t t, W. I. M., und J. J. M o r-
t o n, J. clin. Invest. (Am.) **9**, 247 (1930). — S m i t h w i c k, R. H., Surg. etc. **7**, 1 (1940).
— S w e t l o w, G. I., Amer. Heart J. **1**, 393 (1926).
T a k a t s, G. de, J. A. M. A. **110**, 1075 (1938). — T e m p l e, F., Amer. J. Surg. **44**,
52 (1939). — T h o r e k, M., Modern Surgical Technic. Philadelphia: Lippincott Comp.,
1949.
W h i t e, J. C., Surgery (Am.) **4**, 722 (1938); Surg. etc. **71**, 334 (1940). — W h i t e,
J. C., und R. H. S m i t h w i c k, The Autonomic Nervous System. New York: MacMillan,
1941. — W e r t h e i m e r, P., J. internat. Chir. (Belg.) **10**, 51 (1950). — W i l d e r, R.,
Proc. Staff Meet. Mayo Clin., Rochester **15**, 35 (1940). — W o l f f, H. G., J. D. H a r d y
und H. G o o d e l l, Trans. Assoc. amer. Physicians **54**, 325 (1939) und **56**, 317 (1941);
J. clin. Invest. (Am.) **19**, 649 (1940).

4. *Eigene Veröffentlichungen:*

B r u n n, F., und F. M a n d l, Die paravertebrale Injektion zur Bekämpfung visceraler Schmerzen. Wien. klin. Wschr. **1924**, 21. — M a n d l, F., Über die neueren Anwendungsformen des Novocains in der Chirurgie. Internat. Fortb.kurse Wien, Heft 12.
Wien: Julius Springer, 1924; Paravertebrale Betäubung bestimmter Segmente bei Operationen an den Gallenwegen. Zbl. Chir. **1925**, 405; Weitere Erfahrungen mit der paravertebralen Injektion bei der Angina pectoris. Wien. klin. Wschr. **1925**, 27; Die Wirkung
der paravertebralen Injektion bei Angina pectoris. Arch. klin. Chir. **136**, 495 (1925); Zur
Operation nach v. G a z a. Diskussionsbemerkung. Wien. klin. Wschr. **1925**, 46; Die Anwendungsbreite der paravertebralen Injektion. Klin. Wschr. **1925**, H. 4, 49; Die paravertebrale Injektion (Anatomie und Technik, Begründung und Anwendung). Wien: Julius
Springer, 1926; Die operative Zerstörung der Rami communicantes bei gastrischen Krisen
der Tabiker. Wien. klin. Wschr. **1926**, 19; Über die paravertebrale Injektion auf Grund
neuerer Erfahrungen und Berichte. Erg. inn. Med. **10**, 60 (1927); Zur operativen Behandlung der gastrischen Krisen der Tabiker. Dtsch. Z. Chir. **205**, 92 (1927); Der Stand der
operativen Behandlung der gastrischen Krisen der Tabiker. Erg. Med. **12**, 148 (1928); Die
paravertebrale Injektion bei Angina pectoris und anderen Schmerzzuständen. Wien. klin.
Wschr. **1935**, 16; Indicazioni e risultati del iniezione paravertebrale e epidurale. Rass.
internaz. Clin. **16**, 10 (1935); Die Chirurgie des vegetativen Schmerzes. Wien. klin. Wschr.
1936, 17; Chirurgie vegetativer Schmerzen. Mitt. Volksgesdh.amt Wien **6**, 153 (1937);
Surgical Hypertension. J. Int. Coll. Surg. **1939**, 209; Zur chirurgischen Indikation bei
Angina pectoris. Ars Medici (Ö.) **4**, 236 (1940); Operative Treatment of B u e r g e r's
disease. J. Int. Coll. Surg. **4**, 345 (1941); Local Anesthesia in the Treatment of Pain.
Acta Med. Orient. **1**, 15 (1942); Remarks on the Surgery of obliterativ Diseases of the
Arteries. Acta Med. Orient. **2**, 10 (1943); Reflexdystrophy of Extremities. Acta Med. Orient.
6, 169 (1944); Sympathetic Surgery in Ophthalmology. Acta Med. Orient. **4**, 306 (1945);
Pains after Amputations. Acta Med. Orient. **4**, 427 (1945). — M a n d l, F., und E. A d l e r,
Außergewöhnliche neurologische Komplikationen nach vertebralem Block in einem Falle
von Angina pectoris. Confinia neurolog. Basel, 1947. — M a n d l, F., und H. M i l w i d-
s k i, Sympathetic Surgery, Review of 225 Operations. Acta Med. Orient. **5**, 319 (1946).
— M a n d l, F., The Paravertebral Block. New York: Grune & Stratton, 1947; Neueres
zur Sympathicuschirurgie. Wien. klin. Wschr. **1948**, H. 4, 57; Die Grundlagen der chirurgischen Therapie bei der arteriellen Hypertension. Wien. med. Wschr. **1948**, H. 35/36;
Zur Klassifikation, Untersuchungsmethodik und Behandlung der peripheren stenosierenden Gefäßerkrankungen. Wien. med. Wschr. **1949**, H. 27/28, 309; Sympathicuschirurgie.
Paracelsus, Wien, 15. Juni 1949; Die akute Gefäßkrise nach Sympathicusoperationen.
Wien. klin. Wschr. **1949**, H. 29, 449; Diskussionsbemerkung zu dem Vortrag von F o n-
t a i n e: „Hochdruckchirurgie." 2. Österr. Ärztetagung der Van-Swieten-Gesellschaft, Salzburg. Wien: Springer-Verlag, 1948; Der praktische Arzt vor dem Problem der Hypertension. Wien. med. Wschr. **1949**, H. 51/52; Morphologische Veränderungen an den sympathischen Ganglien nach Injektion von Novocain und Phenol und ihre praktischen Fol-

gerungen. Wien. med. Wschr. **100,** 116 (1950); The Sympathetic Block with Solution of Phenol as Substitute for Alcohol. J. Int. Coll. Surg. **13,** 566 (1950); Zur chirurgischen Therapie der Angina pectoris. 2. Medizin. Woche in Wien, 1950, Sammelband. Wien: Maudrich, 1950; Die Stellatuminfiltration bei apoplektischen Zuständen. Chirurgenkongreß Padua, 1. Juni 1950, Kongreßbericht; Das vegetative Nervensystem als Angriffspunkt chirurgischer Eingriffe. Wien. klin. Wschr. **1951,** H. 8/9, 141; Der postoperative Lungenkollaps nach thorakalen Sympathektomien. Acta neuroveg. **2,** 156 (1951); Erklärungsversuche etwaiger Mißerfolge nach Sympathicusoperationen. Wien. med. Wschr. **1950,** H. 37/38, 643; Über die periphere Sklerose. Rass. internaz. Clin. **30,** 20 (1950); Bemerkungen zur Hochdruckchirurgie. Wien. med. Wschr. **1951,** H. 22, 404. — M a n d l, F., und F. K u b i c e k, Neueres zur Sympathicusblockade und Stellatuminfiltration. Wien. Z. inn. Med. **1951,** H. 12, 537. — M a n d l, F., Zur chirurgischen Behandlung der Angina pectoris. Wien. med. Wschr. **1952,** H. 1, 17; Die transpleurale Hochdruckoperation. Chirurg **22,** 417 (1952); Neuere Ergebnisse der Hochdruckchirurgie. Wien. klin. Wschr. **1952,** H. 26, 469.

Allgemeiner Teil

Bemerkungen zur Anatomie

Die Kenntnis der Anatomie der sympathischen Gebilde ist natürlich eine der Grundvoraussetzungen für Blockade und Chirurgie am sympathischen Nervensystem. Während man aber bei der Blockade nur gedanklich zur Vorstellung an ihre Topographie gezwungen ist, arbeitet man bei der Chirurgie mit diesen Gebilden rein visuell und kann hier feststellen, wie häufig topographische Anomalien — vom Gesetzmäßigen oft weit entfernt — vorliegen.

Bei der Blockade sind für die Auffindung der auszuschaltenden Ganglien topographische Markierungen gegeben, die sich auf Knochen und Weichteile beziehen. Besonders die Knochenpunkte sind hier weitgehend konstant, weswegen die anatomischen Bemerkungen mit der Beschreibung der Wirbelsäulenpunkte beginnen sollen, welche für die Blockade wichtig sind.

1. Anatomie der Wirbelsäule

Die Höhe des auszuschaltenden Segmentes (s. später) ist hauptsächlich durch die Dornfortsätze (Processus spinosi) gegeben. Es ist bekannt, daß fast bei allen Individuen und selbst bei adipösen der 7. Dornfortsatz der Wirbelsäule gut getastet werden kann (Vertebra prominens). Wenn im Bereiche der unteren Halswirbelsäule zwei Dornfortsätze prominieren, dann handelt es sich um den 6. und 7. Halswirbel. Nur in ganz seltenen Fällen springt der Dornfortsatz des 6. Halswirbels allein stark vor und könnte dann für den 7. Halswirbel-Dornfortsatz gehalten werden, was die richtige Zählung der tieferen Segmente unmöglich macht. Im allgemeinen aber kann man sagen, daß die Annahme wohl nur selten täuschen wird, daß der 7. Halswirbel-Dornfortsatz wirklich die Vertebra prominens ist und daß diese „aus der Flucht der Halswirbeldornen so vorspringt, wie eine vorgebaute Treppe aus der Häuserflucht". Die Prominenz des 7. Halswirbel-Dornfortsatzes wird gesteigert durch Vornüberneigen des Kopfes.

Zur Abzählung der Brustwirbel-Dornfortsätze gleitet der Finger über die Dornfortsätze nach abwärts und fühlt deutlich jeden neuen Knochenwiderstand als Vorwölbung einer Einsenkung folgend. Bei adipösen Menschen kann man aber im Bereich der mittleren Brustwirbelsäule die Sicherheit der Höhenbestimmung verlieren und es muß zu anderen Mitteln Zuflucht genommen werden. um das richtige Segment zu bestimmen. Solche Mittel sind z. B. die Zählung von caudalwärts nach cranialwärts zu, wobei man von der anatomischen Tatsache auszugehen hat, daß die Verbindungslinie der beiden Darmbeinkämme zwischen den Dornfortsätzen des 4. und 5. Lendenwirbels hindurchzieht. Der oberhalb dieser Linie gelegene Dornfortsatz ist der des 4. Lendenwirbels. Damit ist ein Fixpunkt gegeben, von dem man nach aufwärts die Dornfortsätze bestimmen kann.

Eine andere, weniger sichere Hilfsmaßnahme ist weiter, daß die Spinae scapularum bei aufrecht sitzenden Menschen und gesenkten Schulterblättern in einer Linie liegen, welche in der Höhe des 3. Brustwirbels gelegen ist. Ebenso schneidet bei aufrechter Lage und anliegenden Armen die Verbindungslinie der unteren Schulterblattwinkel den 9. und 10. Brustwirbel in der Horizontalen.

Schließlich kann man in besonderen Fällen unter dem Röntgenschirm die Höhe der betreffenden Dornfortsätze mit Bleimarken festlegen. Bei Verbiegungen der Wirbelsäule (Skoliosen, Kyphoskoliosen) ist das unbedingt nötig.

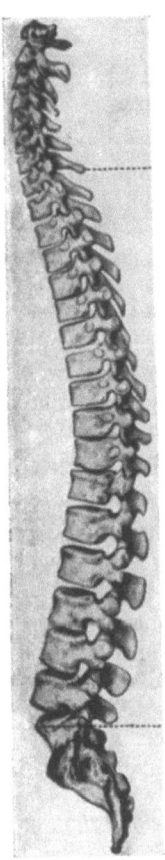

Von Wichtigkeit ist weiter das Verhalten der Dornfortsätze zu den Querfortsätzen der Wirbelsäule, weil erstere die Markierungspunkte der Injektionshöhe, letztere aber die Punkte angeben, ober oder unter welcher die Nadel vorzudringen hat. Bemerkenswert ist in dieser Beziehung die Tatsache, daß an der Halswirbelsäule und ebenso an der Lendenwirbelsäule die Dornfortsätze in derselben Ebene liegen, wie die Querfortsätze der betreffenden Wirbel. An der Brustwirbelsäule aber verlaufen die betreffenden Dornfortsätze stärker nach abwärts gebogen, so daß ihre Spitzen im Niveau, bei ganz aufrechter Stellung aber noch tiefer liegen, als der Querfortsatz des nächst tieferen Wirbels. Dadurch ist nicht nur die Höhenbestimmung erschwert, sondern durch diese Tatsache kann auch eine gewisse Verwirrung in die Nomenklatur der Segmentbestimmung gebracht werden. So injiziert man beispielsweise bei Schmerzzuständen der Gallenblase in das rechte thoracale 10. Segment in der Höhe des 9. Dornfortsatzes der Brustwirbelsäule; kurz gesagt bei Thoracalsegment IX. Diese Höhenunterschiede zwischen Dornfortsatzspitzen und Querfortsätzen bestehen nur im Bereiche der mittleren und unteren Brustwirbelsäule (Abb. 1).

Auch die anatomischen Verhältnisse der Querfortsätze sind von gewisser Bedeutung. Sie verbreitern sich in der Halswirbelsäule von oben nach unten, hingegen werden sie in der Brustwirbelsäule von oben bis zum 12. Brustwirbel etwas schmäler. Im Lendenteil finden wir wieder ein umgekehrtes Verhalten: Die Querfortsätze werden von oben nach unten

Abb. 1. Seitliche Ansicht der Wirbelsäule. Beachte die Position der Processus spinales zu den Processus transversi des tiefer gelegenen Wirbels, besonders im thoracalen Bereich. *V* Vertebra, *P* Promontorium.

breiter. Im übrigen sind die Querfortsätze der Brustwirbelsäule etwas nach hinten gerichtet, während sie an der Hals- und Lendenwirbelsäule frontal stehen.

Daß sich bei Seitenlagerung und künstlicher Skoliosenbildung durch Lagerung die Distanz zwischen den Querfortsätzen so erweitert, daß die Injektion erleichtert würde, hat sich mir bei diesbezüglichen Röntgenuntersuchungen als nicht wesentlich herausgestellt.

2. Anatomie des Sympathicus

Das sympathische Nervensystem besteht aus dem Grenzstrang mit seinen Ganglien, den Rami communicantes und den peripheren sympathischen Fasern, die vom Grenzstrang zu den Organen ziehen.

Der Grenzstrang liegt an beiden Seiten der Wirbelsäule. Er besteht aus einer Reihe spindelförmiger Anschwellungen, die durch die sogenannten „Internodien" zu einer Kette verbunden sind. Er reicht von der Schädelbasis bis zum Steißbein. Die Ganglienknoten liegen im Brustteil jeweils den oberen Teilen der Rippenköpfchen auf und sind so segmental angeordnet. Beim Hals-, Lenden- und Kreuzbeinteil liegen die Verhältnisse dieser Ganglien anders.

Eine Übersicht über den Sympathicus ergibt folgendes Bild:

a) Der *Halsteil* des Grenzstranges umfaßt drei Ganglienknoten (Ganglion cervicale sup., med. et inferius). Das Ganglion cervicale inferius verschmilzt mit dem ersten Brustganglion in der Mehrzahl der Fälle zum sogenannten „Ganglion stellatum". Das Ganglion cervicale superius liegt in der Höhe des 2. und 3. Halswirbels hinter der A. carotis interna und medial vom Stamm des N. vagus. Das Ganglion cervicale medium liegt in der Höhe des 6. Halswirbels dicht über der A. thyreoidea inf. Das Ganglion cervicale inferius liegt in der Höhe des 7. Halswirbels hinter der A. subclavia.

b) Der *Brustteil* des Grenzstranges ist eine den ganzen Brustraum durchziehende Kette von 12 Ganglien. Das 12. Brustganglion liegt an der Durchtrittsöffnung des Grenzstranges durch das Zwerchfell. Die Ganglien liegen flach den Rippenköpfchen auf. Lateral sind die Ganglien des Grenzstranges durch die Rami communicantes mit den spinalen Nerven und durch diese mit dem Rückenmark verbunden, während an der medialen Seite die Fasern entspringen, welche die inneren Organe und ihre

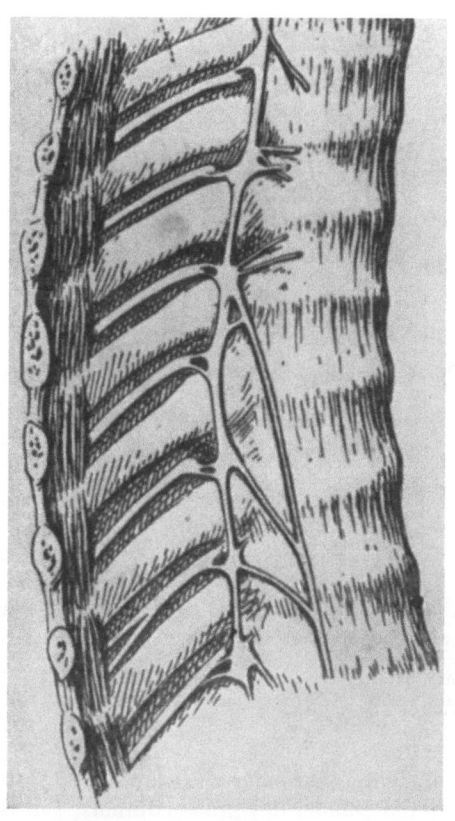

Abb. 2. Seitlicher Blick an die Innenseite des Thorax. Im Bereiche der Rippenköpfchen liegt der thoracale Grenzstrang und seine Ganglien. Die Rami communicantes ziehen von diesen zu den Intercostalnerven. Sie sind topographisch sehr variabel. Auf der Wirbelsäule selbst sieht man die Formation der splanchnischen Nervengebilde aus dem sympathischen Grenzstrang. (Nach Spalteholz.)

Gefäße versorgen. So ziehen der N. splanchnicus maior (aus Th$_6$—$_9$[$_{10}$] stammend) und der N. splanchnicus minor (aus Th$_{10}$—$_{11}$) nach ventral und gelangen zwischen medialem und lateralem Zwerchfellschenkel in die Bauchhöhle, wo sie vorwiegend im Plexus solaris enden, dessen Hauptwurzeln sie sind (Abb. 2).

Die Zahl der den jeweiligen Ganglien zugehörigen Rami communicantes ist verschieden (nach L. R. Müller: 1 bis 4). Die Verlaufsart der Rami communicantes ist sehr wechselnd.

c) Der *Lenden-* und *Kreuzbeinteil* des Grenzstranges beginnt nach dessen Durchtritt durch das Diaphragma. Die Zahl der Ganglien ist wechselnd. Die

Verlaufsart der Rami communicantes ist am Lendenteil der Wirbelsäule unregelmäßiger als im Bereiche der Brustwirbelsäule.

Dadurch, daß der lumbale Grenzstrang nicht mehr seitlich von der Wirbelsäule, sondern über die Vorderfläche der Lendenwirbelkörper hinzieht, ist die
Entfernung zwischen den sympathischen Ganglienknoten und der Ursprungsstelle der Spinalnerven größer geworden.

Der Verlauf des Sympathicus im Sacralteil ist für unsere Betrachtungen
nicht wichtig.

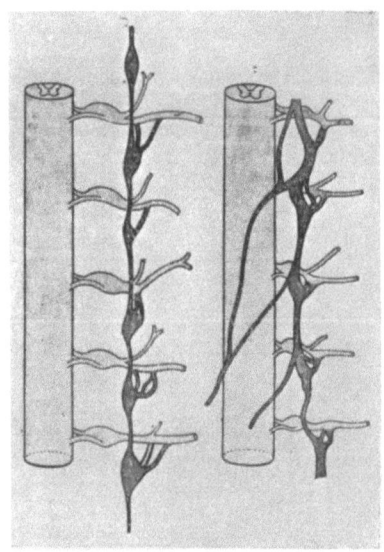

Im Brustteil der Wirbelsäule ziehen
von den Ganglienknoten des sympathischen Grenzstranges zu den spinalen Nerven meistens zwei kommuni-
zierende Äste in der Länge von etwa
einem Zentimeter. Gar nicht so selten
aber sind es auch drei oder mehr oder
aber auch nur einer.

Abb. 3 zeigt die sympathischen Gebilde in der Höhe der Brustwirbelsäule
mit ihren Wurzeln und Nerven nach
Lospräparierung des Grenzstranges von
den Wirbelkörpern. Der wechselvolle
Verlauf der Rami communicantes ist
deutlich zu erkennen. Man sieht aber
auch von einem Ganglion des Brust-
grenzstranges Äste nicht nur zu den in
gleicher Höhe gelegenen Spinalnerven.
sondern auch zu den höher und tiefer
gelegenen ziehen (L. R. M ü l l e r).

Bekanntlich unterscheidet man einen
weißen, d. h. markhältigen und einen
grauen, d. h. marklosen Ramus communicans. Bei der makroskopischen
Darstellung ist die Unterscheidung aber
nicht möglich. Faktisch bietet der kräf-
tigere, mehr peripher gelegene Ast

Abb. 3. Die Beziehung der Rami communicantes
der sympathischen Ganglien zu den Spinalganglien.
Links im Bereiche der hohen thoracalen Wirbelsäule, rechts im Bereiche der unteren thoracalen
Wirbelsäule. (Nach L. R. M ü l l e r.)

meist ein glänzenderes „weißes" Aussehen, als die medial gelegenen, etwas
zarteren Bündel des grauen Ramus. Ein Bündel kann aber oft sehr häufig beide
Arten, d. h. markhältige und marklose Nervenfasern enthalten. Bei der Betrachtung mit bloßem Auge kann eine Unterscheidung zwischen weißen und grauen
Rami communicantes nicht getroffen werden.

Noch unregelmäßiger als an der Brustwirbelsäule ist die Verlaufsart der
Rami communicantes am Lendenteile der Wirbelsäule. Dadurch, daß hier der
Grenzstrang nicht mehr seitlich an den Wirbeln, sondern weiter vorne an den
Lendenwirbelkörpern entlang verläuft, ist die Entfernung zwischen den sympathischen Ganglienknoten und der Ursprungsstelle der peripheren Nerven
größer geworden. Die Rami communicantes verlaufen auch hier nicht direkt von
einem Knoten zum nächsten peripheren Nerven, sondern sie ziehen vielfach zum
nächsten höher oder tiefer gelegenen Lumbalnerven. Sie überkreuzen sich vielfach und bilden dann Schleifen und in jedem Falle, in dem man Rami communicantes des Lumbalteiles vom Grenzstrang zur Darstellung bringt, ist der
Verlauf dieser Bündel immer anders gelagert. In den unteren Teilen der Lendenwirbelsäule und am Kreuzbein treten dann sehr häufig quere Verbindungen

zwischen beiden Grenzsträngen auf, die überhaupt keine segmentale Gliederung erkennen lassen (s. S. 16).

Die Länge der Rami communicantes, die im Lendenteile 3 bis 4 cm betragen kann, ist am Kreuzbein, wo die Entfernung zwischen Grenzstrang und Ursprungsort des peripheren Nerven wieder kürzer ist, viel geringer (L. R. M ü l l e r).

Ganz unmöglich erscheint es bei den ersten Versuchen, den Verlauf der Rami communicantes, welche vom Halssympathicus zu den Cervicalnerven ziehen, zu schildern und in ein System einzureihen. Die zahlreichen Schlingen der Ansa Vieusseni, die dazu noch in jedem Fall anders gelagert sind, und die vielen Varietäten der vom Ganglion stellatum und vom Ganglion cervicale superius ausgehenden Rami communicantes sind zahlreich.

Wir wissen heute auch, daß die genaue Injektion in so kleine Gebilde, wie Sympathicusstrang, sympathische Ganglien oder Rami communicantes, sehr schwierig ist. Rein praktisch aber dürfen wir annehmen, daß Injektionsdruck und Diffusion der Injektionslösung bei gut gezielten Injektionen die erwähnten sympathischen Gebilde erreichen kann.

3. Über topographische Anomalien an den sympathischen Gebilden

Auf dieses wichtige Kapitel haben in letzter Zeit A t l a s und S m i t h w i c k bereits kurz hingewiesen. Denn die Variabilität der Lage der Ganglien hat für den Chirurgen bei der Operation die größte Bedeutung und für den, der mit der Sympathicusblockade arbeitet, ist sie natürlich auch von Wichtigkeit.

Injektionsmethoden und Operationsmethoden wurden schon vielfach durch die Topographie beeinflußt. Ich möchte hiefür einige praktische Beispiele geben:

H e r g e t untersuchte die topographischen Anomalien des Ganglion stellatum und fand, daß eine ständige Beziehung zwischen diesem Gebilde und dem Cricoidknorpel des Kehlkopfes einerseits und dem oberen Rand des sternalen Endes der Clavicula anderseits besteht und baute auf dieser Überlegung seine Methode der Stellatuminfiltration auf (s. S. 343).

Ich fand bei Leichenuntersuchungen und bei Operationen, daß das Ganglion coeliacum, welches man zur Komplettierung einer S m i t h w i c k schen Operation entfernen muß, in zirka 50% der Fälle durch Exhairese aus dem Diaphragma dargestellt werden kann. Hingegen ist derselbe Vorgang bezüglich des Ganglion lumbale I auch bei retropleuraler oder transpleuraler Operation nur ganz selten möglich. Wir werden später sehen, welche praktische Bedeutung diese Tatsache bei der Hochdruckchirurgie hat.

Die Anomalien beginnen beim Halsgrenzstrang und seinen Ganglien und dehnen sich bis zum sacralen Sympathicus aus.

Von größter Bedeutung sind die Anomalien am Ganglion stellatum:

Hiezu konnte ich feststellen, daß der Sitz und die Ausdehnung des Ganglion stellatum auf jeder Seite verschieden sein kann. Die Situation der Ganglia stellata bei der Stellektomie mit vorderem Zugang ist in Beziehung zur Lage der Wirbelsäule fast immer gleich. Die Höhe der Pleurakuppel ist aber variabel und so wird es möglich, daß man bei Injektionen oder Operationen mit dieser in Konflikt gerät. Die Topographie des Ganglion stellatum in seiner Beziehung zur A. vertebralis ist verschiedenartig und ebenso wechselt die Formation des Ganglion stellatum aus dem Ganglion cervicale inf. und dem Ganglion thoracale primum.

L e h m a n n hat zur Klarlegung der anatomischen Verhältnisse am cervicothoracalen Grenzstrang 50 Leichen präpariert. Er fand folgende Typen im Bereich des Ganglion stellatum:

Typus I: der sogenannte normale Typus. Dieser besteht nach L e h m a n n in einem relativ dicken Grenzstrang mit gut markiertem Ganglion stellatum. Das Ganglion thoracale I ist deutlich vom Ganglion stellatum abzugrenzen. Ebenso gelingt dies für das Ganglion thoracale II.

Typus II: Das Ganglion stellatum und das 1. Thoracalganglion liegen in einer spindeligen Auftreibung, die nach cranial auch das mittlere Halsganglion erfassen kann. In diesen Fällen ist das Ganglion thoracale II auch immer gut sichtbar.

Typus III: Die Ganglien und der Grenzstrang sind sehr spärlich und dünn. Oft sind das Ganglion stellatum und das Ganglion thoracale I kaum voneinander zu trennen. Das Ganglion thoracale II ist kaum sichtbar. Der Grenzstrang ist oft von einzelnen parallel verlaufenden Fasern begleitet, die ebenfalls marklos sind, so daß in diesen Fällen L e h - m a n n von einem stark aufgefaserten Grenzstrang spricht.

Weiters fand E l i s a r o w s k i bei 91 Leichenuntersuchungen in 27,4% ein unteres Halsganglion und in 72,6% ein Ganglion stellatum, das vom Querfortsatz des 7. Halswirbels bis zum unteren Rand des Köpfchens der ersten, seltener der 2. Rippe reichte. Im letzteren Falle war es also zu einer Verschmelzung zwischen Ganglion cervicale inferius und Ganglion thoracale I gekommen.

A. K u n t z beschreibt die Lage des Ganglion stellatum so, daß es gewöhnlich knapp hinter der A. subclavia an der Stelle liegt, an welcher die A. vertebralis entspringt. Es ist nur undeutlich vom ersten thoracalen Ganglion separiert, oft aber mit ihm innig verbunden. Es liegt vor dem Köpfchen der 1. Rippe und etwas hinter der Pleura.

Die Variationen des Ganglion stellatum wurden weiter von P e r l o w und V e h e geschildert:

Größe, Form, Ausstrahlungen und Fixationen des Ganglion stellatum sind sehr variabel. Vor allem zeigen sich Unterschiede zwischen der Größe und den Beziehungen der Ganglia stellata auf beiden Seiten. Die Größe dieser Ganglien schwankte zwischen 1 und 3 cm in der Länge und 3 bis 10 mm in der Breite. In 40 von 48 anatomischen Präparaten bestand eine enge Verbindung zwischen Ganglion cervicale inferius und dem ersten Thoracalganglion. In den restlichen acht Fällen waren sie separiert. Nur in 18 von 24 Fällen waren Größe und Beziehungen zu der Umgebung bei den Ganglia stellata der beiden Seiten gleichmäßig. Die Beziehung des Ganglion stellatum zur A. vertebralis schwankt ebenfalls. Das Ganglion lag vor der Arterie in zwei Fällen, medial zur Arterie in 23 Fällen, hinter der Arterie in zwei Fällen, medial und hinter derselben in fünf Fällen und medial nach vorne von der Arterie zu in 16 Fällen. In allen Fällen fand sich eine innige Beziehung zwischen Ganglion stellatum und den vertebralen Gefäßen. In 16 Fällen waren zwei Stränge vorhanden, welche die A. vertebralis umschlangen, der eine medial und vorne, der andere lateral und rückwärts. In neun Fällen war nur ein Strang nach vorne von der A. vertebralis zu finden, in 22 Fällen war nur ein Strang vorhanden, welcher nach rückwärts und seitwärts zog.

Studien über die Anatomie und die topographischen Varietäten des thoracalen Sympathicus im Rahmen der Hochdruckoperationen verdanken wir M i t c h e l l. Auf diese Arbeit wird auf S. 169 hingewiesen werden.

Auf meine Veranlassung wurde jüngst von R. J e l i n e k die topographische Anatomie des thoracalen Grenzstranges und des Splanchnicus von chirurgischen Gesichtspunkten aus am anatomischen Universitätsinstitut studiert. An 50 Leichen vom 3. Embryonalmonat bis zum 82. Lebensjahr wurde nach Anomalien gefahndet. Zunächst wurde festgestellt, daß nach Eröffnung des Thorax der Grenzstrang nicht immer sichtbar ist. Die Sichtbarkeit dieser Gebilde (sie ist bei der endothoracalen, endoskopischen Methode und auch bei transpleuralen Operationen von Bedeutung) hängt von der Menge und Farbe des subpleuralen Fettgewebes ab. Die Anomalien der thoracalen Ganglien, der Ansatzstellen der Splanchnicusnerven in verschiedener Höhe zwischen Th_{10} und Th_{12} entsprachen im großen und ganzen den in den Lehrbüchern geschilderten Veränderungen und Anomalien.

Der lumbale Grenzstrang liegt mit seinen Ganglien rechts dorsal von der V. cava caudalis und links dorsal und lateral der Aorta abdominalis am inneren Rand des Psoas an der Vorderfläche der Wirbelkörper. Er tritt zwischen medialem und lateralem Zwerchfellschenkel durch das Diaphragma hindurch in den Bauchraum ein. Unterhalb des 3. Lendenwirbelkörpers liegt er in reichliches retroperitoneales Fettgewebe eingeschlossen, was besonders bei adipösen Patienten die Präparation des Grenzstranges in diesem Bereiche erschweren kann.

Auf meine Veranlassung hat B u s c h am Kaiser-Franz-Josef-Spital in Wien sich der Mühe unterzogen, die Topographie des lumbalen Grenzstranges zu studieren. Die Anzahl der lumbalen sympathischen Ganglien ist nach den Untersuchungen B u s c h s sehr variabel. Sie schwankte zwischen zwei und sechs Ganglien auf einer Seite (Abb. 4). In 45% war auch die Anzahl auf beiden Seiten untereinander verschieden. Darunter wiesen wieder die Hälfte der Fälle rechts drei und links vier Ganglien auf. Daneben ergeben sich noch andere Kombinationen. Als Durchschnittszahl gibt B u s c h vier Ganglien auf einer Seite an. C o w l e y und Y e a g e r fanden an ihrem Untersuchungsmaterial drei Ganglien auf einer Seite.

Die Durchschnittsgröße der Ganglien betrug 14 : 4 : 2 mm im Material B u s c h s. Es gibt aber auch sehr kleine Ganglien, die nur bei exaktester Präparation feststellbar sind. Das oberste Lumbalganglion wurde von B u s c h im Gegensatz zu B u m k e - F ö r s t e r und K i r s c h n e r und N o r d m a n n eher klein als groß gefunden.

Was die Lage der Ganglien anbelangt, so ist die ideale segmentale Anordnung der Ganglien, wobei auf je einen Wirbelkörper je ein Ganglion auf einer Seite zu liegen kommt, nur in den seltensten Fällen zu finden (2% im Materiale B u s c h s). In der überwiegenden Mehrzahl der Fälle finden sich unregelmäßige Verteilungen ohne feststellbare Gesetzmäßigkeiten. Zu achten ist auf kleine Lymphknoten, die Ganglien täuschend ähnlich sein und zu Verwechslungen Anlaß geben können.

Der lumbale Grenzstrang liegt, wie schon erwähnt, lateral an der Ventralseite der Lendenwirbelkörper, wobei sich die beiden kontralateralen Stränge nach caudal zu nähern, um vom 4. Lendenwirbelkörper ab wieder zu divergieren. So entsteht eine nach medial konvexe Linie. Er findet sich dann noch weiter caudal über der Art. sacroiliaca, von dort weg konvergiert er wiederum mit dem Strang der Gegenseite. Der Grenzstrang ist bei Austritt aus dem Zwerchfellschlitz sehr dünn, wird aber allmählich im lumbalen Anteil 1 bis 2 mm stark (durchschnittlich 1 mm), um sich im sacralen Anteil wieder zu verjüngen. Konstitutionelle Momente spielen hier eine Rolle, wobei aber interessanterweise die Ganglien solchen nicht folgen müssen: es gibt kräftige Männer mit auffallend kleinen Ganglien und umgekehrt (B u s c h).

Praktisch wichtig ist die Tatsache, daß der Grenzstrang auf einer Seite eine Verdoppelung, wie es B u s c h in 26% fand, zeigen kann (Abb. 5). Diese findet sich ungleich häufiger links als rechts und beginnt zumeist erst unter dem 3. Lendenwirbelkörper, weshalb der Chirurg, der am lumbalen Sympathicus operiert, an die Möglichkeit dieser Verdoppelung des Grenzstranges zu denken hat, wobei also 5½mal häufiger eine solche sich auf der linken Seite findet. Meist werden ein bis zwei Ganglien überbrückt; selten hat die Verdoppelung eine Ausdehnung von über drei Ganglien. Der gedoppelte Grenzstrang liegt meist medial vom Hauptstamm und zumeist in einer Entfernung von bis zu 1 cm.

Die Verdoppelung des Grenzstranges wurde auch von F a g a r a s a n u in 44% seiner 76 untersuchten Leichen gefunden, wobei dieser Autor bis zu vier parallel verlaufende Stränge beschreibt (B u s c h).

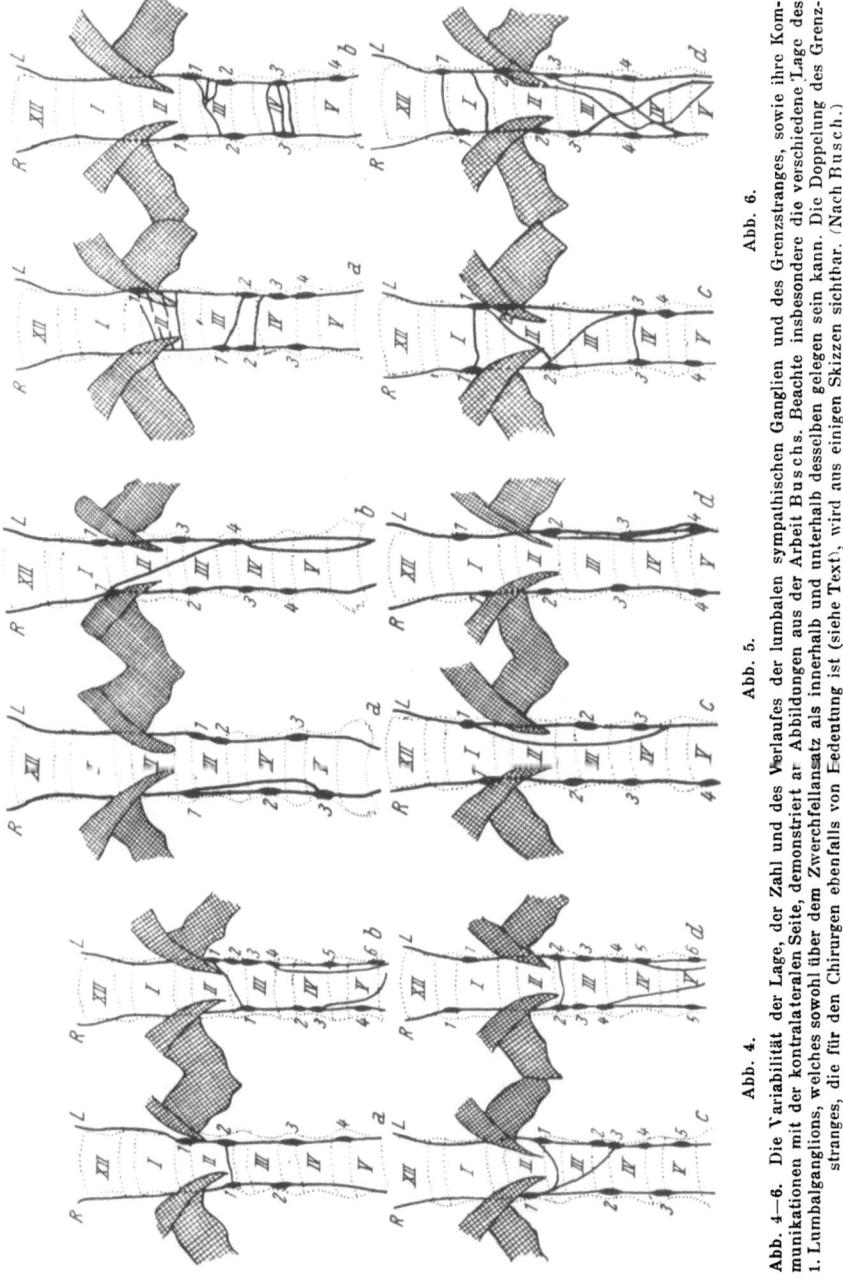

Abb. 4.

Abb. 5.

Abb. 6.

Abb. 4—6. Die Variabilität der Lage, der Zahl und des Verlaufes der lumbalen sympathischen Ganglien und des Grenzstranges, sowie ihre Kommunikationen mit der kontralateralen Seite, demonstriert an Abbildungen aus der Arbeit B u s c h s. Beachte insbesondere die verschiedene Lage des 1. Lumbalganglions, welches sowohl über dem Zwerchfellansatz als innerhalb und unterhalb desselben gelegen sein kann. Die Doppelung des Grenzstranges, die für den Chirurgen ebenfalls von Bedeutung ist (siehe Text), wird aus einigen Skizzen sichtbar. (Nach B u s c h.)

Der rechte und linke Grenzstrang zeigen Querverbindungen, die zum Teil rein waagrecht, als auch schräg verlaufen. Diese sind keinen Gesetzmäßigkeiten unterworfen, weshalb auch die Beschreibung segmental angeordneter Rami interganglionares illusorisch ist, wenn man die wenigen Fälle mit durchgehenden verbindenden Ästchen vernachlässigt (Abb. 6). Die Querverbindungen können einfache Nervenbrücken sein, als auch geflechtartige Netze, die beide Grenzstränge verbinden. Sie ziehen zum Teil von Ganglion zu Ganglion, zum Teil von Ganglion zum Strang und zum Teil von Strang zu Strang. Sie sind in das retroperitoneale Fettgewebe eingelassen, liegen direkt den Wirbelkörpern auf und sind von kleinen Gefäßen stark überkreuzt. Sie zeigen wechselnde Dicke, erreichen sogar mitunter die Dicke des Stranges selbst.

Was die Höhenlage der Ganglien anlangt, so fanden sich im Materiale B u s c h s in 86% größere Differenzen zwischen rechter und linker Seite, weswegen er auch eine zahlenmäßige Bezeichnung der Ganglien („lumbal 1 bis 4 [5]") ablehnt, weil die Fälle mit rein segmentaler Anordnung so stark in der Minderzahl sind, daß sie praktisch nicht ins Gewicht fallen.

Ein wichtiges Moment geht letzthin noch aus den Untersuchungen B u s c h s hervor, das vor ihm schon C o w l e y und Y e a g e r betonten: Es finden sich nämlich so gut wie stets in der Höhe des 2. und 3. Lendenwirbelkörpers sympathische Ganglien, während dies über dem 1. Lendenwirbelkörper nur zur Hälfte und über dem 4. Lendenwirbelkörper zu 90% der Fall ist. Daraus ergibt sich, daß man ganglienfreie Strecken am sichersten im Bereiche des 2. bis 4. Lendenwirbelkörpers wird vermeiden können. In diesem Ausmaß kann theoretisch das Maximum der vorhandenen Ganglien bei einem Eingriff am lumbalen Sympathicus reseziert werden.

4. Anatomie der Weichteile

Die Weichteile, welche zwischen den Dornfortsätzen bzw. zwischen den Querfortsätzen und der Position der sympathischen Ganglien, nämlich an der Vorderfläche der Wirbelkörper, gelegen sind, lassen sich bei guter Technik ohne Verletzung wichtigerer Gebilde bei der Injektion penetrieren.

Die Durchführung einer ungefährlichen Injektion hängt von der Technik ab. Rein anatomisch aber soll die Injektionsnadel in ihrem Verlauf von den Querfortsätzen bis zum Wirbelkörper, abgesehen von der Haut und der Hautfettschicht, nur Muskelschichten penetrieren und besonders im Brustteil Pleura und Lunge unberührt lassen.

In der Höhe der unteren Halswirbelsäule sind diese Schichten gegeben durch: die Musculi rhomboidei, serratus post. sup., trapezius, levator scapulae, scalenus medius und posticus.

Im Bereiche der Brustwirbelsäule ist die Schichtung der Muskulatur einfacher. Hier handelt es sich meistens nur um eine Durchdringung der langen Rückenstrecker bzw. Mm. quadrati lumborum und des M. psoas. Die Komplikationsmomente sind hier bedingt durch die Nähe der Lungen, Pleura und durch die in den Intercostalräumen gelegenen Nerven.

Die Gefäße, die man im thoracalen Anteil auf diesem Wege antrifft, sind Zweige aus dem Ramus ventralis der A. intercostalis.

Im lumbalen Anteil kann man Gefäße passieren, welche, aus der Aorta kommend, als Aa. lumbales bzw. Vv. lumbales bezeichnet werden.

Die bei Durchdringen der Weichteile im Brustteil in Frage kommenden Nerven sind Zweige des N. intercostalis. Im Lumbalteil handelt es sich um Abzweigungen aus dem Plexus lumbalis.

Näheres über die Beziehungen wichtigerer Organe und Gewebsschichten finden wir im Kapitel „Technik" vermerkt.

Literatur

A l e x a n d e r, W. F., A. K u n t z und W. P. H e n d e r s o n, J. Int. Coll. Surg. **12**, 111 (1949). — A t l a s, L. N., Ann. Surg. **114**, 456 (1941); **116**, 476 (1942).

B u s c h, W., Helvet. chir. Acta **17**, 143 (1950).

C o w l e y, R. A., und G. H. Y e a g e r, Surgery (Am.) **25**, 880 (1949).

E l i s a r o w s k i, zit. nach H e r g e t.

H e r g e t, R., Chirurg **15**, 681.

K u n t z, A., The Autonomic Nervous System. Philadelphia: Lea & Fiebiger, 1934.

L a b a t, G., Regional Anaesthesia. Philadelphia: Saunders, 1928. — L e h m a n n, H., Wien. med. Wschr. **1947**, H. 44/45 und 46/47.

M a n d l, F., Die paravertebrale Injektion. Wien: Julius Springer, 1926; The Paravertebral Block. New York: Grune & Stratton, 1947. — M i t c h e l l, G. A. G., Edinbgh med. J. **54**, 545 (1947). — M ü l l e r, L. R., Lebensnerven und Lebenstriebe. Berlin: Julius Springer, 1931.

P e r l o w und H. V e h e, Amer. J. Surg. **30**, 454 (1936).

R a n s o n, S. W., The Anatomy of the Nervous System. Philadelphia: Saunders, 1939.

S c h ö n b a u e r, L., Die Chirurgie der vegetativen Nerven, in „Die Chirurgie". Berlin-Wien: Urban & Schwarzenberg, 1941. — S m i t h w i c k, R. H., Amer. J. Surg. **40**, 286 (1940).

W h i t e, J. C., und R. H. S m i t h w i c k, The Autonomic Nervous System. New York: MacMillan, 1941.

Bemerkungen zur Physiologie

Wenn man daran geht, die verschiedenen, später genau zu erörternden Erkrankungen durch Eingriffe am vegetativen Nervensystem und am Sympathicus im besonderen therapeutisch anzugehen, so stellt die Kenntnis der funktionellen Abläufe im vegetativen Nervensystem eine der Voraussetzungen für dieses Vorhaben dar. Dies um so mehr, als solche Eingriffe diverse Veränderungen im physiologischen Geschehen nach sich ziehen, die für die postoperative Beurteilung des einzelnen Falles von Wichtigkeit sind. Die ersten Eingriffe am vegetativen Nervensystem, die aus therapeutischen Gründen ausgeführt wurden und welche auf die Zeit um die Jahrhundertwende zurückreichen, konnten sich damals eigentlich auf nur vereinzelte bekannte Tatsachen über die Funktion des autonomen Nervensystems stützen, aber gerade dieser Vorstoß ins Neuland hat zusammen mit den experimentellen Reiz- und Durchschneidungsversuchen einen wesentlichen Anteil an unserem heutigen Wissen über das Vegetativum.

Wenn wir uns hier noch einmal kurz mit der Frage der Stellung des vegetativen Nervensystems im Gesamtorganismus befassen, so ist festzustellen, daß ihm die harmonische Regulierung der Organfunktionen im weitesten Sinne obliegt, daß es Energiezufuhr und Energieausgabe kontrolliert und vermittelt. Sein Wirkungsbereich bleibt stets auf das Körperinnere beschränkt; es werden also die „Binnenbedingungen" (W. R. H e s s) geregelt. Somit ist den Geweben des Organismus jener Optimalzustand garantiert, unter welchem sie nicht nur existieren können, sondern ihren spezifischen Funktionen nachkommen können. Damit ist aber seine Funktion noch nicht erschöpft; es stellt nämlich für den Organismus einen wichtigen Schutzmechanismus dar, der ihn vor akut eintretenden Noxen aller Art, kommen sie von außen oder seien sie endogen entstanden, durch automatische, unwillkürliche Reaktionen bewahrt. Hier obliegt es vor allem dem Sympathicus, Mechanismen spielen zu lassen, die den Körper in die lebenswichtige Lage versetzen, seine Energien zu entfalten, im gegebenen Falle auch Spitzenleistungen zu erzielen. Diese der Abwehr und dem Schutz des Körpers dienenden Reaktionen, die C a n n o n als „Notfallreaktion" bezeichnet hat, und die geordnet und aufeinander abgestimmt vor sich gehen —

was zwangsläufig die Konzeption einer zentralen Regulation des vegetativen Nervensystems nahelegt —, laufen aber nicht nur bei elementaren, den Organismus treffenden Noxen ab, sondern mit abgeschwächtem Akzent werden sie bei jedem Grad der Beanspruchung wirksam. Somit wird eine regulierende Funktion offenbar, die, wie erwähnt, automatisch vor sich geht, sich den gegebenen äußeren und inneren Lebensbedingungen anzupassen imstande ist und dadurch, daß sie unwillkürlich abläuft, den Menschen enthebt, den funktionellen Vorgängen der inneren Organe bewußte Aufmerksamkeit widmen zu müssen. Diese ausgleichende, steuernde Regulation des vegetativen Nervensystems hat Cannon als „Homöostase" bezeichnet.

Verschaffen wir uns noch einmal kurz einen Überblick über den Aufbau des vegetativen Nervensystems.

Man teilt es ein in einen sympathischen Anteil, der seinen Ursprung vom 8. Cervicalsegment bis zum 3. Lendenmarksegment nimmt und in einen cranial und caudal davon gelegenen Anteil, der also den Sympathicus auf beiden Seiten flankiert und daher als Parasympathicus bezeichnet wird. Diese beiden Anteile stehen einander in gewissem Sinne als Antagonisten gegenüber, was wohl zuerst Gaskell ausgesprochen hat und das von H. H. Meyer pharmakologisch betont wurde. Nach neueren Untersuchungen anatomischer und embryologischer Art ist aber dieser Gegensatz topographisch heute kaum noch haltbar (Schönbauer).

Sympathicus und Parasympathicus versorgen die meisten Organe des Organismus gleichzeitig, wobei der obenerwähnte Dualismus dadurch zum Ausdruck kommt, daß ein Teil hemmend und der andere fördernd auf die Organfunktionen einwirkt. F. Hoff spricht hier von „polaren Wirkungsgruppen". Daneben gibt es aber auch qualitativ verschiedene Funktionen: so bewirkt sowohl Sympathicus als auch Parasympathicus auf Reiz eine Sekretion der Speicheldrüsen, wobei der Sympathicus einen viskösen, fermentreichen, der Parasympathicus einen dünnflüssigen Speichel fördert. Im allgemeinen kann man aber beiden Systemen keine unabhängige Funktion zuschreiben, sie wirken also in diesem Sinne nicht summativ, sondern sie sind nach einem Leistungsprinzip ausgerichtet, wirken also integrierend, und stellen so letzten Endes, auf die Gesamtfunktion und -organisation des Körpers bezogen, Synergisten dar.

Der Sympathicus entspringt, wie oben erwähnt, aus der Formatio reticularis des Seitenhorns des Rückenmarks im Bereiche des 8. Cervicalsegments bis zum 3. Lumbalsegment. Von dort verlaufen die Fasern über die vorderen Wurzeln, zum Teil aber auch efferent über die hinteren Wurzeln zum Spinalganglion. Unmittelbar danach trennt sich vom Spinalnerv ein Bündel markhältiger sympathischer Fasern und verläuft als Ramus communicans albus zu den Vertebralganglien des Sympathicus (Grenzstrangganglien), die untereinander sowohl in vertikaler (als Grenzstrang schlechthin) Richtung in Zusammenhang stehen, aber auch Verbindungsfasern zur anderen Seite schicken. In den Grenzstrangganglien erfolgt für einen Teil der Fasern eine Umschaltung in marklose Fasern, die entweder direkt zu den peripheren (terminalen) Organganglien ziehen, oder aber vorher die prävertebralen Ganglien durchlaufen, die Fasern von einer größeren Anzahl von Segmenten erhalten und Zentralstellen darstellen (wie Ganglion coeliacum, mesentericum sup. et inf.), von welchen mehrere Organe koordiniert versorgt werden, was für komplexe physiologische Vorgänge (wie z. B. der Verdauung) von Bedeutung ist. Vom Grenzstrang zieht weiter ein Bündel markloser Nervenfasern im Ramus communicans griseus zum Spinalnerv, der Fasern für die Hautgefäße, Hautdrüsen usw. des Rumpfes und der Extremitäten führt. Besonders wichtig sind für die späteren Erörterungen die zuerst

2*

erwähnten Fasern des Ramus communicans albus. Sie sind der Angriffspunkt der ausgedehnten Sympathicusoperationen, wie u. a. der Hochdruckoperationen. Aus dem oben Gesagten geht hervor, daß sie das Grenzstrangganglion (Vertebralganglion) noch nicht erreicht haben, also präganglionär sind und daher mit den Fasern anderer Segmente noch nicht vermischt sind. Durchtrennt man sie (sogenannte „präganglionäre Operation"), so hat man ceteris paribus die Gewähr, die sympathischen Fasern für ein bestimmtes Organ konsequent ausgeschaltet zu haben. In der Tat legen die überwiegende Mehrzahl der Autoren und ich selbst auf dieses präganglionäre Operieren größten Wert.

Zu den Zellen der Organe selbst verlaufen die Fasern entweder auf dem Wege der Spinalnerven oder sie dringen in das Organ als perivasale Geflechte, also mit den Blutgefäßen ein, um sich dann an die zu versorgenden Elemente zu begeben. Hier vermischen sie sich innigst mit den parasympathischen Fasern, so daß eine scharfe Trennung anatomisch nicht mehr, wohl aber pharmakologisch möglich ist.

Über die anatomische Struktur der Endstrecken des vegetativen Nervensystems herrscht derzeit noch keine einhellige Meinung. Entgegen der alten, von W a l d e y e r und C a j a l begründeten Neuronenlehre, basieren die neuen Vorstellungen, die vor allem von Ph. S t ö h r jun. und seiner Schule in Deutschland vertreten werden und die sich auf Studien des mikroskopischen Bildes stützen, auf der Konzeption eines syncytialen Baues der Nervenendigungen, was S t ö h r als „Terminalreticulum" bezeichnet hat. Mit den Erkenntnissen der modernen Physiologie und Pharmakologie sind sie allerdings noch nicht auf einen gemeinsamen Nenner zu bringen, so daß das „anatomische" und „funktionelle" vegetative Nervensystem gewissermaßen noch bezuglos nebeneinander stehen (S t ö h r). Anderseits wird der synaptischen Erregungsübertragung (basierend auf der Neuronenlehre) für das Studium der Physiologie und Pharmakologie des vegetativen Nervensystems nach wie vor als Arbeitshypothese die grundlegende Bedeutung beigemessen, und auf dieser Basis konnten auch die Erkenntnisse von der chemischen Natur der Reizübertragung vertieft werden (H o l t z).

Der *Halsteil* des Sympathicus mit den drei Ganglien (Ganglion cervicale superius, medium und inferius bzw. stellatum) führt:

a) Motorische Fasern für die Augenmuskeln (M. dilatator pupillae, tarsalis superior M ü l l e r i und die glatte Lidmuskulatur);

b) vasomotorische Fasern für die Gefäße des Hals- und Kopfbereiches;

c) pilomotorische Fasern;

d) sekretorische Fasern für Speicheldrüsen, Schweißdrüsen, Tränendrüsen;

e) viscerale Fasern für Pharynx, oberes Mediastinum, endokrine Organe des Hals- und Brustraumes.

f) cardiale Fasern als Nn. cardiaci (Nn. accelerantes) afferent wie efferent.

Der *Brustteil* des Sympathicus führt:

a) Vasomotorische Fasern für die Haut der oberen Extremität und des Rumpfes;

b) pilomotorische Fasern;

c) sekretorische Fasern für die Schweißdrüsen;

d) viscomotorische Fasern für die Lunge sowie Zweige, die sich den Nn. cardiaci anschließen, daneben die Nn. splanchnici (maior et minor) mit Vasoconstrictoren für die Baucheingeweide, sekretorische Fasern für die Verdauungsdrüsen, Leber, Pankreas, Niere; motorische Fasern für die Darmmuskulatur, sowie afferente Fasern, die Schmerzempfindungen leiten (viscerosensible

Fasern). Die Nn. splanchnici bilden die Hauptwurzel des Plexus solaris, an den auch parasympathische Fasern herantreten.

Der *Lendenteil* des Sympathicus führt:

a) Vasomotorische Fasern für die Haut, Unterhaut und Muskulatur der unteren Extremitäten;

b) pilomotorische Fasern;

c) sekretorische Fasern für die Schweißdrüsen;

d) visceromotorische Fasern als Plexus hypogastricus für die Beckenorgane, Rectum, Blase, innere und äußere Genitalien, sowie deren Gefäße.

Welchen Segmenten die einzelnen Fasern für die zu versorgenden Organe nach unserem heutigen Wissen entstammen — eine Tatsache, die für unsere Belange hier von besonderer Wichtigkeit ist —, soll folgende Tabelle illustrieren, die einer Publikation von W h i t e entnommen ist. Sie entstammt Beobachtungen aus der Praxis und basiert (nach seinen eigenen Angaben) zum Teil auf der Publikation von H e a d (1893). Sie kann gleichzeitig als richtungsweisend für die Frage gelten, in welchem Ausmaß aus therapeutischen oder diagnostischen Gründen blockiert werden soll.

Herz	Th_1—Th_4 (Th_5?)
Leber und Gallenblase	Th_6 (?), Th_7—Th_8, Th_9 (?)
Magen	Th_5 (?), Th_6—Th_7, Th_8 (?)
Dünndarm	Th_9—Th_{10}, Th_{11} (?)
Colon ascendens	Th_{10} (?), Th_{11}—Th_{12}.
Sigmoid, Rectum	L_2, L_3, L_4.
Niere	Th_{10} (?), Th_{12}—L_1.
Ureter	L_1—L_2.
Harnblase	Th_{10}—Th_{12}.
Perineum, Penis	L_2—L_4.
Uterus, Fundus	Th_{11}—L_1.
Uterus, Cervix	L_2—L_4.

Die Segmente, an denen ich aus verschiedenen Indikationen Sympathicus-injektionen ausführe, sollen hier angegeben werden:

Herz	Th_1—Th_4 bilateral oder einseitig. Oft Th_5 und Th_6 hinzufügen.
Bronchien	Th_1—Th_5 bilateral oder einseitig, oder Ganglion-stellatum-Injektionen.
Pylorus und Duodenum	Th_6—Th_7, eventuell Th_8 rechts.
Kleine Magenkurvatur	Th_6—Th_7; und Th_6 oder Th_7 bilateral oder einseitig.
Magen	Th_6—Th_8 beiderseits.
Gallenblase	Th_9 oder Th_9—Th_{10} nur rechts.
Appendix	Th_{12} oder Th_{12}—L_1 oder Th_{12}—L_3 rechts.
Rechte Niere	Th_{12}—L_1 oder Th_{12}—L_2 rechts.
Linke Niere	Th_{12}—L_1 oder Th_{12}—L_2 links.
Pankreas	Th_8—Th_{10} links.
Obere Extremität	Th_1—Th_3.
Untere Extremität	L_2—L_4 (eventuell L_1).

Der *Parasympathicus*, über den hier der Vollständigkeit halber kurz gesprochen werden soll, wird eingeteilt in ein cranialautonomes Zentrum, das sich im Mittel- und Rautenhirn befindet, in ein sacralautonomes Zentrum und in die peripheren Ganglien.

Die Umschaltung der Fasern erfolgt in den peripheren Ganglien, ist also im Vergleich zum Sympathicus weit in die Peripherie hinausgeschoben; somit sind die postganglionären Fasern sehr kurz. Der Parasympathicus berührt den Grenzstrang nie.

Das *cranialautonome* parasympathische Zentrum gibt ab (Abb. 7):

1. als mesencephaler Parasympathicus: Fasern aus den Oculomotoriuskernen zum Sphincter pupillae und zum Ciliarmuskel;

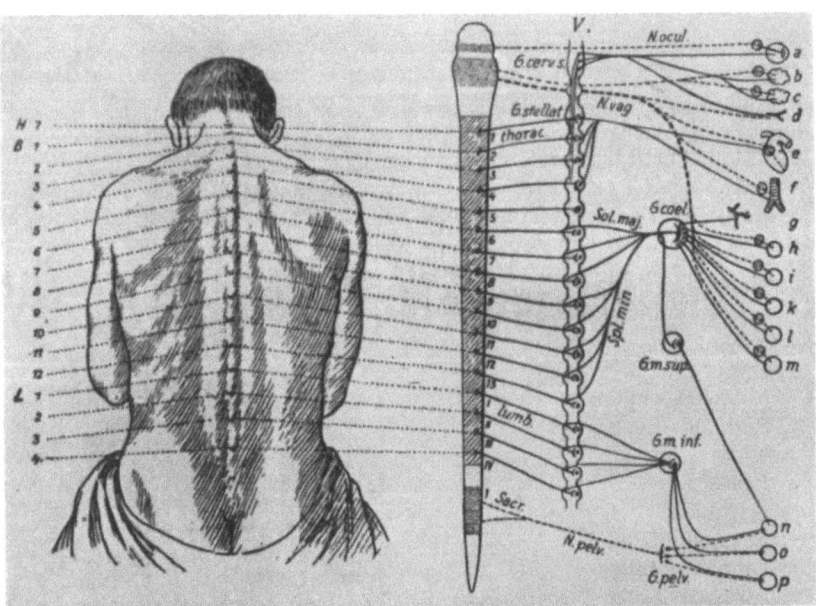

Abb. 7. Die Beziehung der Processus spinales der Wirbelsäule und der Nervenversorgung zu den verschiedenen Organen. (Der rechte Teil der Abbildung stammt aus M. H Meyer-Gottlieb, der linke aus F. Mandl, Die paravertebrale Injektion, 1926) Die Vagusfasern sind durch punktierte Linien, die sympathischen Fasern durch ausgezogene Linien markiert. *V* Vertebralganglion; *a* Auge; *b, c* Speicheldrüsen; *d* vasomotorische Fasern für den Kopf; *e* Herz; *f* Bronchien; *g* Magen-Darmtrakt; *h* Magen; *i* Leber; *k* Pankreas; *l* Darm; *m* Nieren; *n* Colon und Rectum; *o* Blase; *p* Genitale; *H* Halswirbelsäule; *B* Brustwirbelsäule; *L* Lendenwirbelsäule.

2. als rhombencephaler Parasympathicus:

a) über den Facialis Fasern zu den Speicheldrüsen des Mundbodens,
b) über den Glossopharyngeus Fasern zur Parotis,
c) über den Vagus Fasern für:

aa) Herz (Nn. retardantes),
bb) Lunge, Bronchien, übrige Brustorgane,
cc) Bauchorgane inklusive Darm bis zur Flexura lienalis coli.

Das *sacralautonome* parasympathische Zentrum gibt ab:
als Nn. pelvici Fasern für Enddarm und die Beckenorgane.
Plexus hypogastricus und Plexus pelvicus sind kaum voneinander zu trennen.

Bevor wir näher auf die Wirkung der beiden Anteile des vegetativen Nervensystems auf die Organfunktionen eingehen, sei die Frage erörtert, wie man sich heute den Erregungsablauf und die Erregungsübertragung im vegetativen Nervensystem vorstellen kann. Die diesbezüglichen Erkenntnisse liegen eigentlich noch gar nicht so lange zurück. Die grundlegenden und klassischen Versuche dieser Übertragungsmechanismen verdanken wir vor allem Otto L o e w i, der 1921 durch seine einfachen und doch so prägnanten Versuche die humorale Übertragung der nervösen Impulse aufklären konnte. Der Grundversuch L o e w i s ist bekannt: Er reizte den N. vagus eines Froschherzens solange, bis deutliche Bradycardie eintrat, entnahm dann den Herzkammerinhalt und brachte ihn in ein anderes Froschherz, wonach sich auch bei letzterem eine Bradycardie einstellte. Es mußten also chemisch faßbare Stoffe wirksam gewesen sein, die zu diesem Effekt führten. 1926 konnte L o e w i dann zusammen mit N a v r a t i l diesen „Vagusstoff" als physiologisch identisch mit dem Acetylcholin aufklären. Spätere Untersuchungen erwiesen dann, daß das Acetylcholin in einer inaktiven Vorstufe (Acetylcholin-Precursor) im Gewebe vorliegt und erst bei Eintreffen eines parasympathischen Nervenreizes frei wird, um daraufhin sofort wieder fermentativ (Cholinesterase) abgebaut zu werden. Daraus erklärt sich auch die zeitlich nur beschränkte Wirkung eines nervösen Reizes auf das Erfolgsorgan.

Es war naheliegend, auch für die sympathischen Nervenendigungen einen ähnlichen Mechanismus anzunehmen und L o e w i fand nach Vorarbeiten von E l l i o t t das nach C a n n o n benannte Sympathin, das mit dem Adrenalin bzw. neuerdings mit manchen Einschränkungen mit dem Noradrenalin (v. E u l e r, H o l t z) physiologisch identisch ist, als den Überträgerstoff. Auch dieses Sympathin wird schnell fermentativ (Aminooxydase) abgebaut.

Mit Hilfe dieser Erkenntnisse hat man interessante Feststellungen gemacht. So stellte sich heraus, daß die Schweißdrüsennerven gar keine sympathischen Fasern sind, weil sie durch Acetylcholin erregt werden und durch Atropin gelähmt werden. Sie sind also parasympathischer Natur und benutzen lediglich den Sympathicus als Leitgebilde, um zu den Erfolgsorganen zu gelangen. Dies hat D a l e (1933) veranlaßt, vom pharmakologischen Standpunkt eine neue Einteilung des vegetativen Nervensystems einzuführen. Er unterscheidet cholinergische Fasern, also solche, die auf Acetylcholin reagieren und adrenergische Fasern, die auf Adrenalin erregbar sind. Adrenergisch sind nun nur die postganglionären sympathischen Fasern, während alle übrigen cholinergisch sind (alle postganglionären parasympathischen Fasern, alle präganglionären Fasern, sowohl sympathisch als auch parasympathisch, aber auch alle motorischen cerebrospinalen Nerven).

Wir wollen uns nun dem Kernpunkt dieses Kapitels zuwenden, nämlich der Frage, in welcher Weise das vegetative Nervensystem, also Sympathicus und Parasympathicus, durch die über sie geleiteten nervösen Impulse die Funktionen der einzelnen Organe bestimmen.

Das Studium dieser Funktionen läßt sich prinzipiell auf zweierlei Art und Weise durchführen, und zwar:

1. Durch Reizung der Nervenstämme und Plexus;

2. durch Durchschneidung, thermische (Verkauterung) oder chemische Unterbrechung oder Exstirpation der sympathischen oder parasympathischen Gebilde.

Auf diesen Wegen bekommen wir elementare Aussagen über die nervöse Steuerung. Allerdings ist mit Nachdruck festzustellen, daß diese vom Tierexperiment stammenden Befunde nicht im Sinne eines zwangsläufigen Analogieschlusses auf die Verhältnisse am Menschen übertragen werden dürfen. Beim Menschen werden auf Grund seiner höheren Organisation manche Reaktionen in den Vordergrund treten, die im Tierexperiment scheinbar zweitrangig sind und umgekehrt. Außerdem stellen diese Reizversuche grobe Eingriffe in das normale Geschehen des Organismus dar und sind an sich unphysiologisch. Bedenken wir nur, daß es — beispielsweise bei Reizversuchen am Herzen —

eine isolierte Funktion am Herzen ohne gleichzeitige zentralgesteuerte Berücksichtigung des Gesamtkreislaufes gar nicht gibt, so erhellt daraus am besten,
wie sehr diese experimentellen Daten hinter der Realität nachhinken. Doch sind
wir auf sie trotzdem angewiesen, denn sie geben uns wertvolle Anhaltspunkte.

Halten wir uns an das eingangs gegebene Schema der Innervationen von
Sympathicus und Parasympathicus und beschreiben wir die Wirkungen auf die
einzelnen Organe.

1. *Auge:* Schaltet man das Ganglion stellatum aus, so bekommt man jenen Symptomenkomplex, den P e t i t 1727, Claude B e r n a r d 1852 und H o r n e r 1869 beschrieben
haben und der sich am Auge in einer Miosis (durch Ausfall des M. dilatator pupillae und
Überwiegen des parasympathischen (über N. oculomotorius) innervierten M. sphincter
pupillae) und einem Enophthalmus mit Ptosis des Oberlides (Wegfall des sympathisch
innervierten glatten M. tarsalis superior M ü l l e r i) äußert. Daneben besteht eine auf
die gleichseitige Gesichtshälfte beschränkte Anhidrose und Gefäßerweiterung mit konsekutiver Hauttemperatursteigerung. Dieses Syndrom, das als wichtiges Zeichen für eine
richtigsitzende Sympathicusblockade am Ganglion stellatum und am Halsgrenzstrang gilt,
wollen wir in Hinkunft — einem Brauch im deutschen Sprachgebiet entsprechend — als
H o r n e r sches Syndrom bezeichnen. Die Reizung des Halssympathicus ergibt den umgekehrten Effekt, wobei die Genese des Exophthalmus allerdings nicht ganz geklärt ist,
denn nach neueren Anschauungen soll dieser auf einer Ausschüttung des thyreotropen
Hypophysenhormones beruhen. Es wäre an eine Stimulierung des Hypophysenvorder-
lappens durch Reizung der sympathischen Fasern zu denken.

2. *Gefäße* des Kopfbereiches, insbesondere des Gehirns: Reizung des oberen Hals-
ganglions verursacht eine Konstriktion der Hirngefäße.

3. *Herz:* Reizt man das Ganglion stellatum, so beobachtet man nach kurzer Zeit einen
Blutausfluß aus dem Sinus coronarius. Der Effekt ist unabhängig von der Schlagfrequenz
des Herzens, somit ein Hinweis auf die Dilatation der Coronararterien (A n r e p). Durchschneidet man die Rami communicantes albi von C_8—Th_2, dann kommt es zu einer
deutlichen Abnahme der coronaren Durchblutung (G o l l w i t z e r - M e i e r). Die Herzfrequenz nimmt unter Sympathicusreizung zu, ebenso steigt der Sauerstoffverbrauch des
Herzens.

Die Wirkung des Vagus auf das Herz besteht in einer Herabsetzung der Frequenz;
daneben ist die Muskelkraft, mit der das Herz sich in der Systole kontrahiert, vermindert. Reizt man den Vagus, so beobachtet man neben den oben beschriebenen Veränderungen an den Coronarien eine deutliche Herabsetzung der coronaren Durchblutung.
Durchschneidet man hingegen beide Vagi, so kommt es zu einer Steigerung der Herzdurchblutung. Da diese Wirkung auch dann zu beobachten ist, wenn sich die Frequenz
nicht ändert, muß es sich also um echte vasoconstrictorische Impulse auf die Coronarien
handeln (H e s s).

Im allgemeinen läßt sich sagen, daß die Herzmuskulatur unter dem Einfluß einer
Aktivierung von Seiten des Sympathicus steht, während umgekehrt die Blutversorgung
durch ein gestuftes Nachlassen des vagal bedingten Tonus der Coronarien gefördert wird
(W. R. H e s s). Im Kapitel „Angina pectoris" werden wir auf diese Verhältnisse noch
näher zu sprechen kommen.

4. *Lunge:* Es ist bei der Besprechung hier notwendig, das Blutgefäßsystem der Lunge
und die respiratorischen Anteile getrennt zu behandeln.

a) Lungengefäße: Reizung des Ganglion stellatum bleibt auf die Pulmonalgefäße zumeist ohne Effekt, oder es zeigt sich eine geringe Vasoconstriction. Anderseits wurden
auch biphasische Effekte beobachtet, nämlich kurzdauernde Vasoconstriction mit konsekutiver Vasodilatation, auch wenn die Reizung des Ganglion stellatum weitergeht. Der
Effekt ist hier sehr von der Wahl des Versuchstieres abhängig. Die Vasoconstriction
bezieht sich allerdings auf die zentrale Strombahn, während für die peripheren Anteile
der Pulmonalgefäße eine adrenergische Vasodilatation vorherrscht. Bei Reizung des
Vagus fehlt jede Wirkung. Die Durchschneidung der Vagi bringt eine starke Erweiterung
der Lungengefäße zustande, was den Wegfall eines vagalen Vasomotorentonus nahelegt.

Daneben spielen aber druckpassive Momente eine maßgebende Rolle. So ist das Schlagvolumen des rechten Herzens, das indirekt wiederum vom Maß der Arbeitsleistung des Körpers diktiert wird, und die damit verbundene Druckerhöhung in der Lungenarterie für die Durchblutungsgröße der Lunge wichtig.

b) Bronchien: An der künstlich perfundierten Lunge zeigt sich, daß der Intratrachealdruck nach sympathischem Reiz steigt, also ein bronchokonstriktorischer Effekt vorliegt, der allerdings nur kurze Zeit andauert und dann einer Bronchodilatation Platz macht, auch wenn der Reiz des Ganglion stellatum weitergeht. Die Reizung des Vagus macht eindeutige Bronchoconstriction. De facto liegen nun die Verhältnisse so, daß die Knorpelspangen der Bronchialwand rein mechanisch eine Erweiterung der Bronchien bedingen. Dieser entgegen wirken die Bündel glatter Muskulatur, die die Knorpelspangenenden miteinander verbinden und bei deren Kontraktion, die unter dem Einfluß eines vagal bestimmten Tonus steht, eine Verengung der Bronchien resultiert. Die Bronchodilatation erfolgt dann in erster Linie durch Nachlassen dieses Vagustonus und kann weiter durch Sympathicusreiz deutlich werden.

Zusammenfassend kann also gesagt werden, daß Sympathicusprädominanz eine Begünstigung der Durchblutung verursacht, während das Nachlassen des vagalen Tonus die Durchlüftung fördert.

5. *Verdauungstrakt:*

a) Magen und Darm: Bei Reizung des Splanchnicus kommt es zu einem Stillstand der Motorik. Die Peristaltik — beobachtet am Röntgenschirm nach Kontrastfüllung — flacht deutlich ab, die Magenentleerung ist verzögert, die Magenwandspannung nimmt ab. Nach Vagusreiz beobachtet man den umgekehrten Effekt: man sieht eine starke, tiefgreifende Peristaltik, die Weiterbeförderung der Ingesta wird beschleunigt. Sinngemäß ist bei Reizung des N. pelvicus am Colon descendens und am Rectum dasselbe zu beobachten. Die Sekretion der Magen- und Darmdrüsen steht unter dem Einfluß vagaler Impulse. Sie versiegt bei Reizung des Sympathicus bzw. Splanchnicus. Die Gefäße des Magen-Darmtraktes werden bei Reizung des Splanchnicus kontrahiert. Damit nimmt die Durchblutung in den Darmschlingen und im Magen ab. Gleichzeitig besteht auch eine Venoconstriction. Die Gefäße der vom Splanchnicus versorgten Teile von Magen und Darm sind muskelstark und können so bei ihrer Kontraktion große Mengen Blutes an die Gesamtzirkulation abgeben. Diese Reaktion tritt dann zutage, wenn in der Peripherie, wie Muskulatur, Gehirngefäßen, Hautkapillaren, Blut benötigt wird. Dann werden die Blutspeicher des Splanchnicusgebietes ausgepumpt. Zu diesen Blutspeichern gehört auch die Milz. S m i t h w i c k betont, daß der vasculäre Tonus des Splanchnicusbettes für die Konstanterhaltung des Blutdruckes am Menschen in den verschiedenen Körperlagen von größter Wichtigkeit ist.

b) Leber, Gallenblase, Pankreas: Bei Splanchnicusreiz wird auch das Blut aus der Leber ausgepumpt, wie volumimetrische Messungen ergaben. Außerdem kommt es zu einer Freisetzung des in den Leberzellen gespeicherten Glykogens und damit zur Hyperglykämie. Der Splanchnicusreiz senkt auch den Gallenblaseninnendruck, tonisiert aber den M. sphincter Oddi zum Verschluß, wodurch eine Hemmung der Gallenabgabe an den Darm entsteht. Vagusreiz macht Gallenfluß. Bei Vagusreiz kommt es im Pankreas zu verstärkter Durchblutung und zur Sekretion sowohl des inkretorischen als auch des exkretorischen Anteiles.

6. *Niere und ableitende Harnwege:* Während normalerweise die Niere nie mit allen ihren Elementen in Funktion steht, sondern nur ein gewisser Teil der Glomeruli durchblutet wird, und die anderen restlichen abgeschaltet sind, wobei Funktion und Ruhestadium ständig wechseln („Intermittency of capillary Flow", B i e t e r, 1930), kommt es nach Durchschneidung des Sympathicus zu einer starken Durchblutung aller Glomeruli. Es übt also der Sympathicus einen vasoconstrictorischen Effekt auf die Niere aus. Der Vagus wirkt auf die Niere im Sinne einer Förderung der exkretorischen Tätigkeit. Reizt man ihn, nachdem die Splanchnici durchschnitten sind, kommt es zu einer starken Vermehrung des Harnwassers, gleichzeitig aber auch zu einer Vermehrung der festen Bestandteile des Harnes. Wenn man den Ureter chemisch oder mechanisch reizt, stellt sich eine Vasoconstriction in der Niere ein, die reflektorisch über den Sympathicus

verläuft. Dabei ist die Nierendurchblutung hochgradig gedrosselt. Dieser Effekt bleibt aus, wenn vorher der Sympathicus unterbrochen wurde (B i e t e r).

Ureter und Detrusor vesicae werden durch den Sympathicusreiz in ihrer Muskelfunktion gehemmt. Der Sphincter vesicae internus hingegen erfährt durch Sympathicusreiz eine Tonussteigerung, während der parasympathische N. pelvicus hemmend auf die Muskelkontraktion einwirkt.

7. *Geschlechtsorgane:* Das vegetative Nervensystem spielt hier im Vergleich zu den hormonalen Stimulierungen eine geringere Rolle (W. R. H e s s). Beim Versuchstier macht der Reiz des Sympathicus beim Weibchen eine starke Kontraktion der Vulva, beim männlichen Tier eine Kontraktion der Penisarterien sowie der Skrotalmuskeln usw. Damit ergibt sich in beiden Fällen eine Behinderung des Kopulationsaktes. Der Parasympathicusreiz erzeugt eine Vasodilatation der Penisarterie, bleibt aber auf Samenblasen und Vasa deferens ohne Wirkung.

8. *Peripheres Gefäßsystem:* Der Sympathicusreiz bedingt in den Gefäßen der Peripherie eine Vasoconstriction. Es sei hier auf das Kapitel über die peripheren Gefäßkrankheiten verwiesen.

9. *Haut:* Die Schweißsekretion, die allerdings, wie oben erwähnt, cholinergisch ist, wird durch Reizung des Sympathicus gefördert, durch Unterbrechung im ausgeschalteten Hautgebiet aufgehoben. Darauf beruht der von M i n o r angegebene postoperative Schwitztest (s. später). Die Hautkapillaren werden durch Sympathicusreiz im allgemeinen kontrahiert. Darauf beruht die Steigerung der Hauttemperatur nach Sympathicusausschaltungen.

Bei Zusammenfassung aller oben wiedergegebenen Befunde über Reizung und Lähmung von Sympathicus und Parasympathicus läßt sich folgendes Schema über die Wirkung des vegetativen Nervensystems auf die einzelnen Organe geben, das in Anlehnung an die Tabelle aus dem Buch von B e s t und T a y l o r (1950) aufgestellt ist (s. Tab. 1).

Es bleibt nun nur noch die Frage nach der zentralen Steuerung des vegetativen Nervensystems offen. Wir wissen heute, daß sie im Zwischenhirn abläuft. Alle vegetativen Organe werden vom Zwischenhirn beeinflußt. Obwohl dieses bislang noch kein Angriffspunkt konservativer oder chirurgischer Maßnahmen auf direktem Wege ist und daher die Besprechung desselben eigentlich aus dem Rahmen eines für die Praxis gedachten Buches fällt, sei doch das Kapitel der Physiologie nicht abgeschlossen, ohne den zentralen Regulationsstellen des vegetativen Nervensystems kurz unser Augenmerk zuzuwenden.

Es finden sich also am Boden des 3. Ventrikels, im Hypothalamus, Zellgruppen, deren Reizung im hinteren Anteil Symptome in der Peripherie zeigt, wie sie mit der Funktion des Sympathicus in Zusammenhang zu bringen sind, während bei Reizung im vorderen Anteil vagale Effekte in der Peripherie in Erscheinung treten. Die klassischen Versuche gehen auf K a r p l u s und K r e i d l zurück, die diese in Wien durchführten. Diese experimentellen Ergebnisse wurden in der Folgezeit weiter ausgebaut. Heute stehen sich zwei Theorien gegenüber, deren eine von R a n s o n und F u l t o n vertreten wird und die von einem mehr lokalisierenden Prinzip bestimmt ist, wo einzelnen Lokalisationen im Hypothalamus auf Grund subtiler Reizversuche bestimmte Einzelfunktionen unterlegt werden, während die andere Theorie von W. R. H e s s stammt. Sie zielt mehr auf eine Gesamtschau ab und betont die funktionelle Ausrichtung nach einem Leistungsprinzip, d. h., daß nicht einzelne Funktionen elektiv aufgerufen werden, sondern stets ein komplexer synerger Mechanismus ausgelöst wird, der den Erfordernissen der Peripherie am zweckmäßigsten Rechnung trägt. So spricht H e s s die ventralen (rostralen) Teile des Hypothalamus als eine trophotrop-endophylaktische Zone an, deren extrazentraler Repräsentant das parasympathische System ist. Ihr ist der Schutz der Organe

anheimgestellt, die Regulationen der Funktionen des Atmungs- und Verdauungstraktes, sowie des Kreislaufes. Es ist die Zone der Assimilation, der Sammlung
der Kräfte. Die hinteren Anteile, die H e s s als ergotrop-dynamogene Zone
bezeichnet und deren peripheres Wirkungsinstrument das sympathische System

Tabelle 1

Organ	Sympathischer Effekt	Parasympathischer Effekt
Herz	erhöhte Frequenz und Kraft Vermehrtes Herzminutenvolum.	Hemmung, Bradycardie Vermindertes Minutenvolumen
Gefäße von		
Haut	Constriction	—
Muskulatur	Dilatation (Constriction?)	—
Verdauungsorgane	Constriction	Dilatation
Coronarien	Dilatation	Constriction
Speicheldrüsen	Constriction	Dilatation
Lunge	Dilatation	—
Gehirn	Constriction	Dilatation
Äußeres Genitale	Constriction	Dilatation
Auge		
M. sphincter pup.	—	Kontraktion
M. dilatator pup.	Kontraktion	—
M. ciliaris	—	Kontraktion
Bronchien	Kontraktion	Dilatation
Drüsen		
Schweißdrüsen	Sekretion (cholinergisch!)	—
Speicheldrüsen	geringe visköse Sekretion (»Fermentspeichel«)	profuse, dünnflüssige Sekretion (»Spülspeichel«)
Magendrüsen	Hemmung der Sekretion	Sekretion
Pankreas		
inkretorischer Teil	—	Sekretion
exkretorischer Teil	—	Sekretion
Leber	Glykogenolyse	—
Nebennierenmark	Sekretion	—
Glatte Muskulatur		
Haut	Kontraktion	—
Magenwand	Hemmung	Kontraktion, starke Peristaltik
Pylorus, Cardia	Kontraktion	Hemmung
Ureter, Blasendetrusor	Hemmung	Kontraktion
Sphincter trigoni	Kontraktion	Hemmung
Uterus		
gravid	Kontraktion	—
nichtgravid	Hemmung	—

ist, trägt, wie der Name sagt, für die Aktivierung des vegetativen peripheren
Systems, für die Ankurbelung der Energien Sorge. Es ist die zentrale Stelle
für die Dissimilation.

Der Hypothalamus ist jedoch nicht als selbständiger und unabhängiger
Anteil des Zentralnervensystems anzusehen, sondern er steht in engster Ver-
bindung mit den Gebilden seiner Nachbarschaft, wie der Hypophyse, womit die
Korrelation zwischen vegetativem Nervensystem und hormonalem System ge-

geben ist, sowie mit dem Thalamus, wo gefühlsmäßige Sensationen zu vegetativen Impulsen umgeschaltet werden. H. H o f f und W e r m e r haben diese wichtige gegenseitige Beeinflussung als „psychovegetative Schaltung" bezeichnet. Daneben bestehen indirekt über den Thalamus (Dorsomedialkern) innigste Verbindungen mit dem Großhirn. Von der Area 8 und 10 des Stirnhirns ziehen Impulse zum Thalamus und ebensolche rückläufig, so daß jetzt gefühlsmäßige Sensationen und vegetatives Geschehen mit der Bewußtseinssphäre in engstem Kontakt stehen. Dies sei an einem Beispiel dargestellt: Kot- und Harnentleerung sind nicht allein abhängig von den Gegebenheiten der Peripherie; diese sendet lediglich die Impulse, ausgehend von dem jeweiligen Spannungszustand nach Füllung der Ampulla recti zum Zentrum, während die darauf einsetzende Defäkation und Miktion über die eben genannten zentralen Stellen läuft und von dorther bestimmt wird.

Direkt übergeordnet ist dem Hypothalamus die Area 24 des Großhirns, wo sich die corticale Repräsentation vegetativer Sensationen befindet. Hier erfolgt die bewußte Wahrnehmung von vegetativen Sensationen (Gefühl des Wohlbefindens, Gefühl der Übelkeit usw., H o f f).

Kommen wir nochmals auf die Rolle der ergotrop-dynamogenen Zone zu sprechen, so werden wir jetzt verstehen, daß in ihr jene Massenreaktionen zentral gelenkt werden, die wir eingangs als Notfallreaktion („Emergency-Reaction", C a n n o n) schon beschrieben haben und die eine synerge Regulation der vegetativen und animalen Reaktionen für die lebenswichtigen Vorgänge, wie Abwehr usw., darstellt. Damit schließt sich der Kreis der physiologischen Vorbemerkungen, die lediglich eine zusammenfassende Darstellung der bereits bekannten Tatsachen sein sollten.

Das Schmerzproblem in seiner Beziehung zum vegetativen Nervensystem

In den vorhergehenden Ausführungen wurde nur immer von den efferenten Leistungen des vegetativen Nervensystems gesprochen. Wir wollen uns daher jetzt auch mit den Afferenzen befassen, von denen die Leitung des Schmerzes eine praktisch besonders wichtige Stellung einnimmt. Die Bekämpfung des Schmerzes ist eine der Hauptfunktionen, die die Ausschaltung durch konservative Maßnahmen oder auf operativem Wege am Sympathicus zu erfüllen hat.

Wesen des Schmerzes, allgemeine Schmerztheorie: Im großen und ganzen halte ich mich nun bei der folgenden Schilderung an eine Publikation von H. H o f f und S t r o t z k a und hebe besonders die Teile der Mitteilung hervor, welche mit der Sympathicuschirurgie oder mit der Blockade in Konnex stehen. Die Autoren stellen fest, daß für den Schmerz eine Reihe von spezifischen Endorganen existieren, die als Receptoren der Schmerzqualitäten fungieren. Diese Endorgane, das sogenannte M a l p i g h i sche Netzwerk, zeigen keine Anpassungsfähigkeit an den Schmerzreiz. Von ihm führen sensible Fasern im gemischten Nerv zum Zentralnervensystem. Sie bestehen aus a-, b- und c-Fasern. Es wird angenommen, daß die Hauptmasse der Schmerzimpulse durch die ganz dünnen c-Fasern geleitet wird, welche einen sehr niedrig gestellten Stoffwechsel haben. Die Impulse gelangen dann durch das Spinalganglion zum Rückenmark. Sie treten durch die hinteren Wurzeln in das Rückenmark ein und teilen sich in einen absteigenden und in einen aufsteigenden Ast. Die Fasern bilden den Fasciculus longitudinalis, der im Hinterhorn des Rückenmarks gelegen ist. Die Verteilung der Schmerzfasern im Hinterhorn des Rückenmarks ist die Grundlage der segmentalen Schmerzlokalisation. In den Hinterhornkernen kommt es nach H o f f zu einer Umlagerung der Impulse, von denen manche in das

Zwischenneuron gelangen. Die Schmerzimpulse ziehen dann durch den Tractus spinothalamicus nach zentral. Andere Impulse gelangen durch das Zwischenneuron nach ventral in den Bereich der Vorderhornzellen. Von hier geht der Impuls durch die vordere Wurzel — gemischter Nerv — durch die neuromuskuläre Verbindung zum Muskel und so wird der Schmerzreiz mit einer Muskelkontraktion beantwortet. Andere Impulse gelangen aus dem Zwischenneuron in das Seitenhorn und gehen hier mit der vorderen Wurzel zum Ramus communicans albus und zum Grenzstrang, wo sie umgeschaltet werden und dann als Ramus communicans griseus zum peripheren Nerv und zu den Gefäßen verlaufen. Der Schmerzreiz erregt auf diesem Wege also eine Vasoconstriction. Diese Vasoconstriction führt zur Anoxie und es besteht schon jetzt eine Kette zwischen Muskelkontraktion, Gefäßverengerung und Anoxie, welche einen Circulus vitiosus bilden und den Schmerz verstärken.

Weil die Gefäßnerven für die reflektorische Verstärkung des Schmerzes von so großer Wichtigkeit sind und bei ihrer Unterbrechung ein Teil des falschen Zirkels durchbrochen werden kann, sei ihr Verlauf hier kurz skizziert.

Nach verschiedenen Untersuchungen ziehen vasoconstrictorische Bahnen und eventuell auch vasodilatatorische Bahnen mit den sympathischen Nerven. Andere Autoren nehmen wiederum an, daß die vasoconstrictorischen Fasern durch den Sympathicus ziehen, während die vasodilatatorischen Fasern zum parasympathischen System gehören. Das Vorhandensein von vasodilatatorischen Fasern ist bisher einwandfrei für die Gefäße der Speicheldrüsen und des Gehirns erwiesen. Für alle anderen Gefäßgebiete ist der experimentelle Beweis einer vasodilatatorischen Innervation noch nicht erbracht. Die Schwierigkeit der Beurteilung liegt in der schweren Unterscheidung zwischen aktiver Vasodilatation auf der einen Seite und Lähmung der Vasoconstrictoren auf der anderen Seite.

Die Vasoconstrictoren verlassen die Medulla spinalis mit den vorderen Wurzeln und gelangen mit den sogenannten Rami communicantes albi zum Grenzstrang des Sympathicus als präganglionäre Fasern. Von den Ganglien des Grenzstranges ziehen sie als postganglionäre Fasern mit den Spinalnerven zur Peripherie. Dieser Leitungsweg kommt für die Extremitäten in Betracht, während Vasoconstrictoren für andere Gebiete (Brust, Bauch, Schädel) nicht mit den Spinalnerven ziehen, sondern von den Ganglien des Grenzstranges unmittelbar an die Gefäße herantreten, welche sie als perivasale Geflechte umspinnen. Die sympathischen Nerven, welche zu den Gefäßen der Extremitäten ziehen, gelangen also durch Vermittlung spinaler Nerven zu diesen oder aber sie stammen unmittelbar von den sympathischen Ganglien. Auch für die supponierten vasodilatatorischen Bahnen wird angenommen, daß sie mit den peripheren Nerven zu den Gefäßen der Peripherie verlaufen. Die Beziehung zwischen den Vasodilatatoren und den spinalen Nerven soll eine innigere sein, als die zwischen den Vasoconstrictoren und den spinalen Nerven. Ein Teil der letzteren verläuft nämlich vom Grenzstrang unmittelbar zu den periarteriellen sympathischen Geflechten.

Schon aus der Schilderung des bisherigen Verlaufes der Schmerzbahnen ist zu ersehen, daß der obenerwähnte Circulus vitiosus von Muskelkontraktion, Gefäßverengerung und Anoxie, bedingt durch Irradiation eines Schmerzreizes, durch Ausschaltung oder Operation im Bereiche des sympathischen Grenzstranges unterbrochen werden kann. Dieser Punkt ist für das praktische Geschehen der Sympathicuschirurgie von allergrößter Bedeutung.

Wir sagten vorher, daß von den Hinterhornzellen der Tractus spinothalamicus den Schmerzreiz zum Gehirn führt, und zwar vollzieht vorwiegend der dorsale

Anteil des Tractus spinothalamicus diese Funktion (H o f f). Der Tractus spinothalamicus endet im lateralen Kern des Thalamus. Die Bedeutung des Thalamus wurde von H. H o f f ausführlich beschrieben, doch gehört seine Besprechung nicht in diesen Rahmen, ebenso nicht die der corticothalamischen Faserzüge, die in letzter Zeit so großes neurochirurgisches Interesse in Anspruch nehmen, und in welchen der Schmerz als bewußte Empfindung registriert wird. Wir werden später sehen, daß die Behebung des Muskelkrampfes, Behebung der Vasoconstriction und dadurch Linderung oder Behebung der Anoxie zu den Hauptzielen der Sympathicuschirurgie gehören.

Es gibt noch eine andere Theorie der Schmerzleitung, nämlich die von Schmerzen, welche als fortgeleitete oder indirekte Schmerzempfindung bezeichnet werden kann („Referred pain", M a c k e n z i e, 1919). Diese viscerokutane Theorie wurde in letzter Zeit von M o r l e y modifiziert. Nachdem sich M o r l e y gegen die Möglichkeit der genauen Bestimmung der Schmerzzonen der Haut wendet, bemerkt er, daß diese Zonen erst dann deutlich werden, wenn sich zu der ursprünglichen Erkrankung eine Ausbreitung hinzugesellt hat, welche das Peritonaeum parietale erreicht, wie es bei entzündlichen Prozessen des Bauchraumes oft vorkommt. Er stellt so den Begriff des „peritoneokutanen Mechanismus" auf. Die Anlehnung an die alte L e n a n d e r sche Theorie ist auffallend (s. später im folgenden Kapitel). Schließlich gelangt M o r l e y zu einem Kompromiß und meint, daß es eine zweifache Schmerzleitung bei abdominellen Erkrankungen gäbe, und zwar eine direkte durch das erkrankte Organ selbst und eine solche durch einen Mechanismus der indirekten Schmerzleitung. Einen ähnlichen Standpunkt vertreten jüngst L e w i s und K e l l g r e n.

Betrachten wir das Schmerzproblem von rein praktischen Gesichtspunkten in seiner Relation zur Sympathicusausschaltung oder Unterbrechung, so haben wir mit G o o d festzustellen, daß der Mechanismus des Schmerzes folgende Ursachen haben kann:

1. Herabgesetzte Blutversorgung (Stenocardie, Muskelschmerz, Gefäßschmerz der Extremitäten und des Bauches, verschiedene Gefäßerkrankungen);

2. Spasmus und Kontraktion der glatten und quergestreiften Muskulatur (Schmerzen des Magens und des Verdauungstraktes, Schmerzen im Bereiche der Gallenwege);

3. Aufblähung von Hohlorganen, welche auf Grund von Tierexperimenten deutlich als Schmerzursache erkannt wurde. Dasselbe trifft für den Menschen beim Gallenschmerz zu;

4. Gefäßschmerzen, welche künstlich durch Injektion in Arterien erzeugt werden oder welche durch plötzliche mechanische Okklusion des Gefäßrohres bedingt sind.

Fassen wir nun die erwähnten vier Punkte der Schmerzentstehung zusammen, dann ist es naheliegend, daß diese Arten von Schmerzen durch Sympathicusausschaltung oder Operation am Sympathicus zu beheben sein werden. Diese vier Schmerzursachen stellen — sehen wir vom Entzündungsschmerz ab — die Hauptursachen der Schmerzarten überhaupt dar. Es ist also die Annahme eines ganz speziellen „sympathischen Schmerzes" zur Erklärung der Schmerzbehebung durch Sympathicusausschaltung gar nicht notwendig. Tatsächlich spricht lediglich L e r i c h e von diesem „sympathischen Schmerz".

Zusammenfassend müssen wir sagen: Die Schmerzbehebung durch die Unterbrechung des Sympathicus, sei es durch Operation, sei es durch eine Sympathicusblockade, ist auf drei Tatsachen zurückzuführen:

1. Schmerzimpulse von den Gefäßen ausgehend passieren, bevor sie das Rückenmark erreichen, den sympathischen Strang. Alle gegenteiligen Ansichten

auf Grund der verschiedensten Tierversuche oder Ergebnisse von ganz speziellen Fällen abgesehen (L i v i n g s t o n e), sind zwar von größtem Interesse, können aber nur schwer die Effekte der operativen oder chemischen Blockade am sympathischen Nervensystem erklären.

2. Vasoconstriction und Vasodilatation der Gefäße werden durch den Sympathicus reguliert und besonders die Unterbrechung der Vasoconstriction im Bereiche des Sympathicus ist imstande, Gefäßschmerzen durch bessere Durchblutung zu beheben.

3. Der Tonus der Hohlorgane wird durch die Sympathicusunterbrechung geändert. Der in Verdauungshohlorganen durch Dehnung oder starke Kontraktion auftretende Schmerz wird ebenfalls durch Sympathicusunterbrechung behoben.

Auf diesen Wegen ist derzeit der schmerzlösende Effekt der Sympathicusunterbrechung zu erklären.

Literatur

A n r e p, G. V., Heart 13, 239 (1926); Physiol. Rev. (Am.) 6, 596 (1926).

B e s t, Ch. H., und N. B. T a y l o r, The physiological basis of the medical practice. London: Baillière, Tindall & Co., 1950. — B i e t e r, R. N., Amer. J. Physiol. 91, 436 (1930). — B u s c h, W., Helvet. chir. Acta 17, 143 (1950).

C a n n o n, W. B., Physiol. Rev. (Am.) 9, 399 (1929); The wisdom of the body. New York: 1932. — C a n n o n, W. B., und A. R o s e n b l u e t h, Amer. J. Physiol. 104, 577 (1933).

D a l e, H., H. F e l d b e r g und W. V o g t, J. Physiol. (Brit.) 86, 353 (1936).

E l l i o t t, T. R., J. Physiol. (Brit.) 32, 401 (1905). — E u l e r, U. S. v., Acta physiol. scand. 12, 73 (1946).

F o e r s t e r, O., Die Leitungsbahnen des Schmerzgefühls. Wien-Berlin: Urban und Schwarzenberg, 1927. — F u l t o n, J. P., Physiology of the Nervous System. Oxford Univ. Press, 1943.

G a s k e l l, zit. bei H e s s, W. R. — G o l l w i t z e r - M e i e r, Kl., Pflügers Arch. 129, 135 (1911). — G o o d, M. G., Acta Med. Orient. 8, 232 (1949).

H e a d, H.,'Brain 16, 1 (1893). — H e s s, W. R., Die funktionelle Organisation des vegetativen Nervensystems. Basel: Schwabe, 1948. — H o f f, F., Klinische Physiologie und Pathologie. Stuttgart: G. Thieme, 1950. — H o f f, H., Acta neuroveg. 1, 123 (1950); Wien. klin. Wschr. 1951, H. 5, 57. — H o f f, H., und H. S t r o t z k a, Wien. med. Wschr. 1950, H. 35/36, 611. — H o f f, H., und W e r n e r, Wien. klin. Wschr. 1928, 8. — H o l t z, Med. Klin. 33, 896 (1951). — H o r n e r, zit. bei W h i t e und S m i t h w i c k.

K a r p l u s, J. P., und A. K r e i d l, Pflügers Arch. 129, 135 (1911).

L e n a n d e r, K. G., Zbl. Chir. 28, 209 (1901). — L e r i c h e, R., La chirurgie de la douleur. Paris: Masson & Cie., 1949. — L e w i s, Sir Thomas, Pain. New York: MacMillan, 1942. — L e w i s, Sir Thomas, und J. H. K e l l g r e n, Clin. Sci. 4, 47 (1939). — L i v i n g s t o n e, W. K., Pain Mechanism. New York: MacMillan, 1943. — L o e w i, O., Pflügers Arch. 187, 105 (1921); Pflügers Arch. 237, 504 (1936). — L o e w i, O., und N a v r a t i l, zit. bei M o l l e r.

M a c k e n z i e, J., Symptoms and their Interpretation. London: Shawe & Sons, 1920. — M e y e r, H. H., Experimentelle Pharmakologie. Wien: Julius Springer, 1936. — M o l l e r, K. O., Pharmakologie als theoretische Grundlage einer rationellen Pharmakotherapie. Basel: Schwabe, 1947. — M o r l e y, J., Abdominal Pain. New York: William Wood, 1931.

P e t i t, zit. bei W h i t e und S m i t h w i c k.

R a n s o n, S. W., und H. W. M a g o u n, Erg. Physiol. 41, 56 (1939).

S c h ö n b a u e r, L., Vortrag in der Gesellschaft zur Erforschung des vegetativen Nervensystems. Dezember 1952. — S t ö h r, Ph., jr., Med. Klin. 33, 896 (1951).

W h i t e, J. C., und R. H. S m i t h w i c k, The Autonomic Nervous System. New York: MacMillan, 1941.

Die Bedeutung der Sympathicusblockade
für die Differentialdiagnose bauchinnerer Erkrankungen

An dieser Stelle soll einiges über die *Innervation und die Schmerzleitung innerhalb der Bauchorgane* vorausgeschickt werden. Es schließt an das vorhergehende allgemeine Kapitel über den Schmerz an. Diese Ausführungen werden dort bedeutungsvoll sein, wo über die Therapie dieser Organschmerzen bzw. -erkrankungen durch Blockade und Chirurgie am Sympathicus die Rede sein wird.

Wie schon im vorhergehenden allgemeinen Kapitel über den Schmerz erwähnt, liegen der Diskussion über die Schmerzleitung im allgemeinen zwei Haupttheorien zugrunde:

1. Der Schmerz hat seine Ursprungstelle im erkrankten Organ selbst oder in dessen unmittelbarer Umgebung. Von hier wird er zum Zentralnervensystem geleitet, verläuft also afferent. Es handelt sich um die Theorie vom „visceralen Schmerz".

2. Viscerale Erkrankungen erzeugen Irradiationen im Bereich der nervösen Zentralorgane, hauptsächlich im Rückenmark, und sensitive Impulse, welche in diesen zentralen Segmenten münden, werden übertrieben stark empfunden und in das erkrankte Bauchorgan verlegt. Man bezeichnet sie als „Theorie der indirekten Schmerzempfindung" (,,Referred pain", M a c k e n z i e).

Ad 1. Als einer der ersten dürfte sich L e n a n d e r mit diesen Fragen beschäftigt haben. Die ursprünglich allgemein geltende Ansicht L e n a n d e r s ging dahin, daß das Peritoneum parietale der vorderen und hinteren Bauchwand äußerst empfindlich gegen alle Reize sei. Die Organe der Bauchhöhle selbst sind aber vollkommen unempfindlich. Alle Organe, die vom Sympathicus oder Vagus unterhalb der Abgangsstelle des N. recurrens innerviert werden, besitzen keine der vier Gefühlssinne (Schmerz, Druck, Wärme und Kälte). Aber es ist bekannt, daß auch bei vollkommenem Gefühlsverlust innerhalb des Bereiches des Peritoneum parietale Eingriffe in der Bauchhöhle unangenehme Empfindungen, „abdominale Sensationen" hervorrufen.

Viele Autoren haben der L e n a n d e r schen Ansicht widersprochen. W i l m s fand eine Sensibilität der Mesenterien, die im Verlauf der großen Gefäße bis zu 3 cm vom Darm entfernt ist. P r o p i n g beobachtete eine Sensibilität des Netzes, H e s s e eine solche des Mesenteriums des Wurmfortsatzes usw.

F r ö h l i c h und H. H. M e y e r haben im Tierexperiment gezeigt, daß starke Drehung des Darmes, ebenso wie starke Kontraktion desselben Schmerzen auslöst, die nach der Anordnung des Versuches nicht mit Zerrung am Mesenterium erklärt werden können und es ist bemerkenswert, daß L o y a l D a v i s, I. C. H a r t und R. C. C r a i n auf Grund von Tierversuchen nachweisen konnten, daß afferente Impulse, welche von einer forcierten Dilatation der Gallenblase und Gallenwege ausgehen, und auf dem Wege des rechten Splanchnicus zum Rückenmark wandern, zum Verschwinden gebracht werden können, wenn man eine genügende Anzahl der dorsalen Rückenmarkswurzeln durchtrennt.

Im übrigen haben F r ö h l i c h und H. H. M e y e r darauf hingewiesen, daß die die Schmerzempfindung vermittelnden Fasern ausnahmslos durch die hinteren Wurzeln in das Rückenmark eintreten, also Spinalnervenfasercharakter haben. Allerdings seien ihnen auch vegetative Fasern beigemischt, die von ihnen anatomisch nicht getrennt werden können. Die vorderen Rückenmarkswurzeln seien an der Schmerzleitung nicht beteiligt.

Diese Versuche und viele andere entsprechen dem alten B e l l - M a g e n d i e schen Gesetz, nach welchem sich die Schmerzleitung in den hinteren Wurzeln nach zentralwärts bewegt.

Es muß aber darauf hingewiesen werden, daß sich zahlreiche Widersprüche über die Schmerzleitung durch die hinteren Wurzeln ergeben haben und daß eine Reihe von Autoren auf Grund klinischer Beobachtungen mißglückter Schmerzoperationen, bei welchen die hinteren Wurzeln durchgeschnitten wurden, und auf Grund von Tierexperimenten, die Ansicht aussprachen, daß der Schmerz in den vorderen Wurzeln geleitet wird (K i d d, L e h m a n n, S h a w e).

L e w i s hat gegen alle diese Ansichten gewichtige Gründe vorgebracht und meint, daß in diesen operativen Fällen nicht alle Fasern der hinteren Wurzeln durchschnitten wurden, weiters, daß es in Fällen von tabischen Krisen, die ohne Erfolg operiert wurden, möglich ist, daß der Ursprung des Schmerzes tatsächlich bei der Tabes im Rückenmark gelegen sein kann. Andere Autoren wieder, wie F ö r s t e r, nehmen einen weniger radikalen Standpunkt, wie L e h m a n n, und glauben, daß in den vorderen Wurzeln nur subsidiäre Leitungsbahnen des Schmerzgefühles verlaufen.

Man kann heute mit F r ö h l i c h, M e y e r, D a v i s und P o l l o c k und vielen anderen annehmen, daß sich die Schmerzleitung nur in den hinteren Wurzeln bewegt.

Für uns erscheint es wichtig, wie die verschiedenen Forscher über die Beteiligung des Sympathicus an dieser Schmerzleitung zu berichten wissen:

L e n a n d e r glaubte an Reizung der Intercostal- und Lumbalnerven, die das Peritonaeum parietale innervieren, aber keine Äste für das viscerale Peritonaeum abgeben. Der Sympathicus habe keine Bedeutung bei der Innervation. M ü l l e r aber gibt an, daß das sympathische Nervensystem mit seinen Verbindungen zum Rückenmark nicht nur dazu da sei, seelische Erregungen, welche im Zentralnervensystem vor sich gehen, auf die Vasomotoren, auf die Schweißdrüsen, auf den Magen, Darm und die Geschlechtsorgane überzuleiten, sondern daß der Sympathicus auch Empfindungen aus den inneren Organen nach dem Gehirn zu vermittle. M ü l l e r stand also im Gegensatz zu L e n a n d e r bezüglich der sympathischen Schmerzleitung.

Erst die Arbeiten von N e u m a n n brachten mehr Klarheit in die Frage der Sensibilität der Eingeweide: Er experimentierte anfangs am Frosch und fand, daß dieser auf Reizung des Magens und Darmes aber besonders der Mesenterien mit charakteristischen Abwehrbewegungen reagiert. Nach Durchschneidung der Nn. splanchnici jedoch fallen diese Abwehrbewegungen weg, der Darm wird unempfindlich, da keine Reize mehr vom Zentralnervensystem vermittelt werden. Dasselbe zeigte sich beim Hunde.

K a p p i s hat diesen Versuch am Hunde nachgeprüft und kommt zu ähnlichen Resultaten: An Hunden mit intaktem Nervensystem fand K a p p i s die Magen- und Darmwand, Leber, Milz und Gallenblase unempfindlich gegen Klemmen, Stechen, Schneiden und ähnliche Reize. Das kleine und große Netz, Gallenwege sowie die Gefäße der Leberpforte dagegen waren bei gleichen Reizen schmerzhaft. Auch die Mesenterialgefäße sind sehr empfindlich. Nach Durchtrennung des Rückenmarkes in verschiedenen Höhen, zum Beispiel nach Durchtrennung des Rückenmarkes zwischen Th$_5$—Th$_6$ fand er, gleich F ö r s t e r, die Bauchorgane völlig empfindungslos. Zwischen Th$_7$—Th$_8$ blieben Magen und Milz und oberer Dünndarm schmerzempfindlich. Bei Durchtrennung bei Th$_{13}$ (Hund!) und L$_1$ reichte die Anästhesie bis zum Coecum. Nach isolierter Durchtrennung beider N. splanchnici an der Durchtrittsstelle durch das Zwerchfell fand er Magen, Leber, Milz und Dünndarm unempfindlich.

Nach N e u m a n n reicht die Anästhesie bei Splanchnicusdurchtrennung bis zur Flexura sigmoidea. Er glaubt aber, daß in bezug auf die untere Grenze der Empfindungslosigkeit Variationen häufig sind.

Heute steht also jedenfalls gegen L e n a n d e r fest, daß die inneren Organe sensible Nerven besitzen, die aus dem Sympathicus stammen, denn es wurde durch die Versuche von N e u m a n n und K a p p i s festgestellt, daß die Schmerzleitung von den Eingeweiden auf Bahnen erfolgt, die von den Organen aus längs der großen Gefäße zu den sympathischen Ganglien verlaufen und durch die Rami communicantes in das Rückenmark eintreten. Aus Fasern der Rami communicantes Th$_5$ oder Th$_6$—Th$_{10}$ wird der N. splanchnicus maior, und aus Th$_{11}$—Th$_{12}$ der N. splanchnicus minor gebildet. Die Splanchnici münden im Ganglion coeliacum, von dem aus die Nn. mesenterici als feine Fasern an die Gefäße des Mesenteriums herantreten. Die sensible Innervation der Bauchwand wird durch die Hautäste der Intercostalnerven und Lumbalnerven besorgt. Die sensiblen Hautäste bilden jedoch so reichliche Anastomosen, daß bei zentraler Unterbrechung der Sensibilität die Hautanästhesie erst zwei Segmente tiefer beginnt (A d a m).

Als relativ sicher in unseren Anschauungen kann also nach all dem angenommen werden, daß das schmerzempfindliche Peritonaeum parietale von den Intercostal- und Lumbalnerven versorgt wird, und daß das Peritonaeum viscerale und die Bauchorgane als solche unempfindlich sind. Schmerzhaft ist die Gegend der großen Gefäße, die Mesenterien, das kleine Netz, der Ansatz des großen Netzes am Magen, die Gegend des Hepaticus, Cysticus, Choledochus, die Leberpforte und der Nierenhilus. Die Leitung dieser Gebilde geht über den Splanchnicus zu den Rami communicantes des 6. bis 12. Thoracalnerven und von dort zum Rückenmark. Auf dieser Tatsache sind alle Anästhesierungsmethoden aufgebaut (paravertebrale Sympathicusblockade, Splanchnicusanästhesie nach B r a u n, K a p p i s und F i n s t e r e r).

Trotz Ineinandergreifens der einzelnen Innervationsabschnitte ist die Versorgung doch eine ziemlich regelmäßige und segmentäre. K a p p i s hat experimentell festgestellt, daß die oberste Grenze für die Innervation der Bauchorgane das 6. Thorakalsegment ist. Nach Durchschneidung des Rückenmarkes an dieser Stelle trat Anästhesie aller Bauchorgane ein. Eine Anästhesierungsmethode aller dieser Gebilde müßte Th_6—L_4 umfassen. K a p p i s hat weiter gefunden, daß die Innervation der Bauchorgane in ihrer Gesamtheit bilateral erfolgt. Es müßten also zur Anästhesierung der Bauchorgane die Leitungswege zu beiden Seiten der Wirbelsäule ausgeschaltet werden.

Eine noch viel präzisere Darstellung und den praktischen Beweis für die segmentäre Leitung verschiedener visceraler Organe hat L a e w e n 1923 durch seine diagnostische Sympathicusblockade mit Procain erzielt. Hiebei hat sich erwiesen, daß die sensiblen Schmerzzonen der Haut bei Feststellung des erkrankten visceralen Organs von gewisser Bedeutung sind. Diese Schmerzzonen sind seit langem als H e a d sche Zonen bekannt, sind hyperästhetisch, zeigen oft abnormes Schwitzen oder vasomotorische Störungen oder muskuläre, pilomotorische Aktivität.

Es muß aber gesagt werden, daß nicht alle visceralen Schmerzen zu hyperästhetischen Zonen innerhalb der Haut führen müssen. Nach der von L a e w e n geübten diagnostischen Sympathicusinjektion mit Procain verschwindet bei richtiger Indikation und Technik sowohl der viscerale Schmerz als auch die hyperästhetische Zone.

Durch L a e w e n s Versuche, durch Veröffentlichungen anderer Autoren und durch eigene Erfahrungen sind heutzutage für alle visceralen Organe die Segmente mit größter Wahrscheinlichkeit bekannt, welche segmentär in ganz bestimmter Höhe ausgeschaltet werden können (s. S. 37).

Ad 2: Zur Theorie der Indirekten Schmerzempfindung („referred pain").

Seit den Publikationen von M a c k e n z i e, R o s s und H e a d (1893) wurde teilweise angenommen, daß bei Krankheiten der Eingeweide eine Irritation im Gebiete des Rückenmarkes zustande kommt, durch welche Reize, die hier von peripheren Segmenten landen, als übertrieben schmerzhaft wahrgenommen werden. Diese Ansicht fand eine Stütze in einer Publikation von W e i s s und D a v i s, in welche auf die Bedeutung afferenter Impulse der Haut im Mechanismus des visceralen Schmerzes hingewiesen wurde. Diese Autoren konnten zeigen, daß eine bloße Infiltration von Novocain subkutan als therapeutische Maßnahme bei visceralen Schmerzen dienen kann. Die Voraussetzung war, daß die in der Haut vorhandene Schmerzregion deutlich lokalisiert werden konnte.

Diese Untersuchungen und klinischen Beobachtungen sind natürlich eine Stütze für die Theorie des sogenannten „referred pain". Die Methode von W e i s s und D a v i s wird zur Schmerzbehandlung ebenso vorgeschlagen wie die Sympathicusblockade. Sie wird begründet durch die Tatsache, daß durch subkutane Injektion von Novocain diese lokalisierten Schmerzregionen in der Haut bei visceralen Schmerzen ausgeschaltet werden.

Nun zur Praxis der diagnostischen Sympathicusblockade, die nur mit Novocain oder Procain durchgeführt wird.

Der differentialdiagnostischen Anwendung der paravertebralen Injektion (Sympathicusblockade) liegt praktisch der Gedanke zugrunde, daß die Schmerzleitung der einzelnen Bauchorgane in ganz bestimmten Segmenten verläuft und daß die Ausschaltung dieses ganz bestimmten, im jeweiligen Falle schmerzleitenden Segmentes den Reflexbogen unterbricht und so der Schmerz schwindet. Dies trifft aber natürlich nur dann zu, wenn in dem vorliegenden Fall das ausgeschaltete Segment wirklich das schmerzleitende war. War es aber nicht der Fall, dann besteht der Schmerz weiter.

Nun sind aber die einzelnen schmerzleitenden Segmente von den anderen größtenteils überlagert (H e a d), was natürlich die Voraussetzung für das Gelingen der Injektion theoretisch zu trüben scheint. Die Praxis hat aber gezeigt, daß das nur in geringem Maße zutrifft. Wir sind also in der Lage, den Schmerz, der bekanntlich von den Kranken oft nicht mit Sicherheit in ein bestimmtes Organ lokalisiert werden kann, mittels der Ausschaltung durch die paravertebrale Injektion viel feiner zu lokalisieren, als es das Gefühl des Kranken oder die Palpation durch den Arzt vermöchte.

Das ist die Grundlage der L a e w e n schen Methode der Differentialdiagnose mittels der paravertebralen Injektion.

Es muß darauf hingewiesen werden, daß auch K u l e n k a m p f mit der Splanchnicusanästhesie differentialdiagnostische Möglichkeiten erwogen hat. Diese erwiesen sich aber als insuffizient, weil die meisten Bauchorgane vom N. splanchnicus versorgt werden. Es wäre also mit dieser Methode eine feinere Bestimmung der einzelnen Erkrankungen der Bauchhöhlenorgane nicht möglich gewesen. Die Splanchnicusanästhesie käme hingegen bei der Differentialdiagnose zwischen Erkrankungen des Thorax und des Bauches (beginnende Pneumonie) oder der abdominellen Erkrankungen einerseits und der Wirbelsäulenaffektionen anderseits in Betracht. Auch bei Splanchnicusanästhesie ist ebenso wie bei der Sympathicusblockade nach Erschlaffung der Bauchdecken eine viel aussichtsreichere Palpation möglich.

L a e w e n hat gezeigt, daß die Ausschaltung ganz bestimmter Schmerzsegmente durch die paravertebrale Injektion den Schluß auf die Bestimmung des krankhaften Organs zuläßt. Darüber soll noch später an Hand von Krankengeschichten genauer berichtet werden.

Gegen die Wirkung des Verfahrens als spezifisches Blockademittel lassen sich einige Einwände erheben.

Vor allem legte man sich die Frage vor, ob die Wirkung der paravertebralen Injektion eines Anästheticums als rein örtliche Wirkung oder aber als allgemeine Wirkung aufzufassen wäre. Es ist anzunehmen, daß es für den Menschen zweifellos eine Grenzdosis Novocain für alle Arten der Injektion (auch für die intravenöse) gibt, die nicht überschritten werden darf, falls man nicht eine allgemein resorptive oder toxische Wirkung des Betäubungsmittels erhalten will (s. S. 332). So wurde schon den seinerzeitigen Untersuchungsergebnissen von L e n a n d e r seitens K a s t und M e l z e r auf Grund von Tierexperimenten entgegengehalten, daß große Novocainmengen allgemeine Empfindungslosigkeit hervorrufen. Tatsächlich konnte A l l e n in letzter Zeit durch intravenöse Novocainzufuhr allgemeine Schmerzlosigkeit erzielen. Hiezu kommt noch, daß so manche Chirurgen nach Einverleibung größerer Novocainmengen bei den Patienten schlafähnliche Zustände beobachten konnten. Ich habe diesen Mitteilungen seit jeher das größte Augenmerk geschenkt und habe allgemeine Ermüdungszustände bis schlafähnliche Zustände selbst nach Dosen von 80 bis 100 ccm Novocain-Adrenalin in $1/2$%iger Lösung beobachten können. Es ist zweifellos, daß diesbezüglich hochgradige individuelle Unterschiede bestehen können. Nun werden aber zu paravertebralen Injektionen Novocainmengen verwendet, bei welchen, selbst eine intensivere Resorption von der Wirbelsäulengegend vorausgesetzt, eine Allgemeinwirkung normalerweise nicht zustande kommen kann. Wir verwenden zur paravertebralen Injektion pro Segment zirka 10 ccm einer $1/2$%igen Novocainlösung ohne Zusatz von Adrenalin. L a e w e n injizierte ursprünglich einige Kubikzentimeter einer 2%igen Lösung.

Wir haben dann noch einige Male versucht, die Empfindlichkeit einer druckschmerzhaften Gallenblase durch intramuskuläre Einverleibung von 20 ccm einer 2%igen Lösung zu beheben. Die Injektion war ohne Wirkung. Hingegen schwand der Schmerz nach einer Injektion von 7 ccm einer 2%igen Lösung auf paravertebralem Wege bei Th$_{10}$ augenblicklich.

Es wäre hervorzuheben, daß eine allgemeine resorptive Wirkung des Novocains bei dem schlagartigen Verschwinden der Schmerzen nach paravertebralen Injektionen in das richtig bestimmte Segment wohl ausgeschlossen werden kann.

Nach unseren Erfahrungen spricht weiter gegen die resorptive Wirkung bei der paravertebralen Injektion die Tatsache, daß bei einigen Fällen von schmerzhaften Zuständen der Bauchorgane, wo mehrere paravertebrale Injektionen ausgeführt werden sollten, entsprechend der Injektionshöhe durch den Patienten ganz spontan festgestellt werden konnte, daß jeweils nach der Injektion in einem bestimmten Segment die Schmerzen in einer kleinen Partie des Schmerzbereiches zum Verschwinden gebracht wurden, bis sie schließlich nach Ausschaltung der „richtigen" Segmente ganz schwanden.

Ein weiterer, gegen die Wirksamkeit der paravertebralen Injektion vorgebrachter Vorwand ist nach L a e w e n der, daß beim Menschen die Überlagerung der einzelnen Dermatome inkonstant ist und dementsprechend mit einer von Fall zu Fall wechselnden Innervation des parietalen Bauchfelles, sowie der Mesenterialwurzel, der Leberpforte und der übrigen schmerzempfindlichen Teile der Bauchhöhle zu rechnen ist. Nun aber sprechen die vielen Versuche und praktischen Erfahrungen von L a e w e n, K a p p i s, G e r l a c h, B r u n n und M a n d l u. a. aber gegen diese theoretischen Bedenken.

Schon L a e w e n, G e r l a c h und K a p p i s haben hervorgehoben, daß die erfolgreiche Sympathicusblockade nicht nur Dauer- und Druckschmerz und Koliken beseitigt, sondern sie unterbricht auch den Reflexbogen für die visceralreflektorische Bauchdeckenspannung und beseitigt dieselbe. Dadurch ergeben sich vielfach erst positive Tastbefunde oder vorher mangelhafte Tastbefunde werden deutlicher. „Die parietal reflektorische Spannung durch Wandperitonitis wird nur dann beseitigt, wenn die entsprechenden Segmente anästhesiert werden. Aber auch ohne deren Anästhesierung läßt bei Wandperitonitis die Spannung meist etwas nach, weil im allgemeinen ein Teil der Spannung visceralreflektorisch bedingt ist" (K a p p i s).

Das Verschwinden der reflektorischen Bauchdeckenspannung, dieses wichtigen Symptomes der Peritonitis setzt ganz bestimmte Forderungen für die Indikationsstellung voraus, auf die wir später noch zu sprechen kommen.

Es ist sehr eigenartig, daß die Wirkung der Injektion aber augenblicklich eintritt. Wenige Sekunden oder Minuten nach der paravertebralen Injektion sind Kolikschmerzen, Druckschmerzen und Bauchdeckenspannung verschwunden. Eine Erklärung für diese Tatsache ist natürlich nur hypothetischer Natur. Zweifellos spricht die schlagartig auftretende Wirkung dafür, daß es sich um eine örtliche Nervenwirkung handeln muß. Bei den gewöhnlichen Leitungsunterbrechungen sieht man aber eine so unmittelbare Wirkung selten, nicht einmal immer bei intraneuraler Injektion. L a e w e n meint nun, daß zur Beseitigung der Übererregung eines Nerven die bloße Berührung mit dem Betäubungsmittel genüge, und die Konzentration desselben müsse zu diesem Zweck nicht einmal eine so hohe sein, wie zur Leitungsanästhesie eines gesunden Nervens. W i e d - h o p f ist der Ansicht, daß die sympathischen Nerven viel elektiver auf ein Anästheticum reagieren, als motorische oder sensible spinale Fasern. Ursprünglich dachte man, daß namentlich sensible Nerven besonders leicht auf Cocainpräparate ansprechen. Außer den sensiblen Nerven werden aber auch durch jede örtliche Betäubung die in jedem gemischten Nerven verlaufenden Gefäßnerven regelmäßig ausgeschaltet. W i e d h o p f hat nun gezeigt, daß die Wirkung auf die Gefäßnerven schon zu einer Zeit auftritt, wo die sensiblen Nerven noch leitungsfähig sind und hat weiters gefunden, daß alle Arten von sympathischen Nervenfasern gegen Novocain empfindlicher sind als die spinalen Nerven.

Die Hauptwirkung der paravertebralen Injektion spielt sich an den Nervenelementen ab, die in der Nähe des Foramen intervertebrale gelegen sind. Das sind vor allem die Rr. communicantes, die Spinalganglien und der sympathische Strang selbst. Die Blockade jedes einzelnen dieser Gebilde führt zur Schmerzunterbrechung.

Nach diesen allgemeinen Bemerkungen kommen wir auf die spezielle Differentialdiagnose der Baucherkrankungen mittels der Sympathicusblockade zu sprechen.

Praktisch kommen differentialdiagnostisch in Betracht:
Magen-Gallenblasenerkrankungen,
Duodenum-Gallenblasenerkrankungen,
Magen-Duodenalerkrankungen,
Magen-Pankreasleiden,
Gallenblasen-Pankreaserkrankungen,
Nieren-Appendixschmerzen,
Gallenblase-Nierenkoliken,
Appendixschmerzen — Erkrankungen des weiblichen Genitale.

Gleich an dieser Stelle sei bemerkt, daß durch die Sympathicusblockade in die betreffenden Segmente die Differentialdiagnose der Leiden, bei welchen Gallenblasen-Nierenerkrankungen in Betracht kommen, mit großer Sicherheit, Magenerkrankungen weniger sicher und Schmerzen des Wurmfortsatzes am wenigsten sicher gestellt werden kann. Man kann sagen, daß Gallenblasen- und Nierenschmerzen direkt die Standardindikationen für die aussichtsreiche Anwendung der differentialdiagnostischen Sympathicusblockade darstellen.

Im großen und ganzen stimmen mit dieser Ansicht auch die Mitteilungen L a e w e n s , G u b e r g r i t z s und I s t s c h e n k o s überein.

Wir wiederholen:
Die Gallenblase wird ausgeschaltet durch paravertebrale Injektion in Th_9 oder Th_{10} (Th_9, d. i. der 10. Thoracalnerv, s. S. 321).

Der Magen	wird ausgeschaltet bei	Th_6—Th_8 beidseitig.
der Pylorus	wird ausgeschaltet bei	Th_7 rechts,
das Duodenum	wird ausgeschaltet bei	Th_7 rechts,
die Niere	wird ausgeschaltet bei	Th_{12}—L_1 einseitig (eventuell auch L_2),
die Appendix	wird ausgeschaltet bei	Th_{12}—L_3 einseitig und doppelseitig,
das Pankreas	wird ausgeschaltet bei	Th_8—Th_{10} links.

Es sei hier betont, daß gewisse Differenzen in bezug auf die Höhe der Segmente bei den einzelnen Autoren bestehen.

Nach W h i t e ist das Segment für:

Leber und Gallenblase	Th_7—Th_8 rechts
Magen	Th_7—Th_8
Dünndarm	Th_9—Th_{10}
Aufsteigender Dickdarm	Th_{11}—L_1
Niere	Th_{12}—L_1
Ureter	L_1—L_2

Nach einer Vergleichstabelle von Sir Thomas L e w i s ergeben sich folgende Anhaltspunkte nach drei Autoren für bestimmte Organe:

	H e a d	W h i t e	K a p p i s und G e r l a c h
Magenschmerz	Th_7—Th_9	Th_7—Th_8	Th_6—Th_8
Gallensteine	(Th_6—Th_7) Th_8—Th_9 (Th_{10})	Th_{10}	Th_9—Th_{10} (Th_{11})
Nierenkoliken	Th_{10}—Th_{12} (L_1)	Th_{12}—L_1 (L_2—L_3)	Th_{12}—L_2

Ein Blick auf diese Tabelle zeigt deutlich, daß eine differentialdiagnostische paravertebrale Injektion in Segmente, deren Leitung ziemlich weit auseinander liegt (beispielsweise zwischen Gallenblase und Magen, Gallenblase und Duodenum, Gallenblase und Niere), gut möglich ist. Es ist weiter zu ersehen, daß eine Differentialdiagnose mittels paravertebraler Injektion zwischen Nieren- und Appendixschmerzen wegen der fast gleichlaufenden Nervenleitung und Schmerzleitung nicht erwartet werden kann (Niere Th_{12}—L_1; Appendix Th_{12} bis L_3). In diesen Fällen könnte man höchstens aus bestimmten Begleitumständen auf eine der beiden Affektionen schließen.

Als Beispiel: Bei unbestimmten Schmerzen im rechten Unterbauch kommt eine Differentialdiagnose zwischen Nierenerkrankungen und Wurmfortsatzentzündung in Betracht. Paravertebrale Injektion in Th_{12}—L_1 bringt den Schmerz nicht zum Verschwinden. Nierenschmerzen aber können, wie die Erfahrung lehrt, durch paravertebrale Injektion dieser Segmente mit fast unfehlbarer Sicherheit beseitigt werden. In unserem Falle verschwanden die Schmerzen aber erst auf weitere bilaterale Injektionen. Es läßt sich daraus annehmen, daß der Wurmfortsatz die Ursache der Schmerzzustände darstellt.

Ein anderes Beispiel: Bei einem kachektischen und hochgradig ikterischen Individuum schwankt die Differentialdiagnose zwischen einem Tumor der Gallenblase oder des Pankreaskopfes. Die bei Gallenblasenschmerzen mit größter Sicherheit wirkende Injektion bei Th_9 und eventuell auch bei Th_{10} bringt die Schmerzen nicht zum Verschwinden. Es gehen daher die Schmerzen nicht von der Gallenblase aus.

Ich will nun vor allem einige Literaturberichte über die Erfahrungen der aus differentialdiagnostischen Gründen vorgenommenen paravertebralen Injektionen, nach einzelnen Organen gesondert, mitteilen.

Die angloamerikanische Literatur über die Differentialdiagnose der bauchinneren Erkrankungen ist sehr dürftig und wir finden überall die Erfahrungen L a e w e n s, K a p p i s, G e r l a c h s, G u b e r g r i t z s und I s t s c h e n k o s zitiert, auf die ich unter Hinzufügung einiger meiner eigenen Fälle zurückkommen muß.

Erkrankungen der Gallenblase

Nach H e a d erhält die Gallenblase ihre Nervenversorgung vom 8. und 9. Thoracalsegment durch die Plexus splanchnici et coeliaci. Von diesen Geflechten aus ziehen Fasern zu dem die A. hepatica und die Gallenblasenausführungsgänge umspinnenden Plexus hepaticus und von da mit den Gefäßen in die Gallenblasenwand. Ein Teil der Fasern entstammt auch dem Vagus. Der

von den Gallenkoliken ausgehende Schmerz wird in der Gegend der Gallenblase, der vorderen rechten Bauchwand, der rechten Lumbalgegend zuweilen im
Bereich einzelner unterer Dornfortsätze, zwischen den Schulterblättern und in
der rechten Schultergegend (Oberarmschmerz, „Epaulettenschmerz"), selten auch
in die linke Schulter ausstrahlend empfunden. Der Schulterschmerz soll vom
R. phrenicoabdominalis des N. phrenicus geleitet werden. Da der N. phrenicus
seine stärkste Wurzel aus dem 4. Cervicalsegment bezieht, sollen im Sinne
H e a d s durch Überempfindlichkeit dieses Segments Schmerzen in das Endgebiet
der aus ihm entspringenden sensiblen Nerven projiziert werden.

L a e w e n hatte bis 1922 90 Fälle, bis 1923 150 Fälle von abdominellen
Erkrankungen durch die paravertebrale Injektion differentialdiagnostisch zu
klären versucht. Die besten Erfahrungen wurden bei der Beschickung der Gallenblasensegmente (Injektion des 10. Thoracalnerven bei Th_9 oder Th_9—Th_{10})
gemacht. Die ersten Injektionen, die L a e w e n auf Anregung B e r g m a n n s
im Jahre 1920 ausgeführt hat, brachten bei zwei Fällen von Gallenkolik die
Schmerzen sofort zum Schwinden.

Aber nicht nur Koliken, sondern auch dauernd bestehende Druckempfindlichkeit konnten durch die paravertebrale Injektion beeinflußt werden. Hiefür
gab L a e w e n einige ausgezeichnete Beispiele an. Voraussetzung für die Wirksamkeit der Injektion ist aber, daß der Prozeß auf die Gallenblase und die
Gallenwege beschränkt bleibt.

K a p p i s und G e r l a c h, die 1923 über 100 derartiger Fälle berichten
konnten, haben in 27 Fällen von Gallenblasenaffektionen injiziert, von ihnen
waren sofort schmerzlos auf Th_9 rechts drei Fälle; Th_9—Th_{10} rechts 18 Fälle;
Th_{10} rechts zwei Fälle; Th_9—Th_{11} rechts vier Fälle. Es handelt sich dabei teils
um Gallenblasenkoliken, teils um akute oder chronische Chole- und Perichole-
cystitis, teils um Choledochussteine ohne räumlich weiter ausgreifende Komplikationen. Als besonders drastische Beispiele der Wirksamkeit der Injektion bei
der Differentialdiagnose zwischen Gallenblasen- und Magenerkrankungen führen
K a p p i s und G e r l a c h einige klare Fälle an.

G u b e r g r i t z und I s t s c h e n k o, die über 73 Fälle von differentialdiagnostischer paravertebraler Injektion berichten, geben der Meinung Ausdruck,
daß die Unterscheidung besonders scharf zwischen Gallenblasen- und Nierenkoliken möglich sei. In zwei Fällen von sicheren Zeichen einer Nierenkolik sind
die Schmerzen bei Th_9—Th_{10} geschwunden. Bei der Operation wurde entsprechend dem Ergebnis der paravertebralen Injektion ein Gallenleiden bestätigt.

Was unsere Erfahrung anbelangt, hat sich die Sympathicusblockade, aus
dieser Indikation bei diesem Leiden vorgenommen, an einigen Hunderten von
Fällen sehr gut bewährt, die ich nicht weiter anführen will. Im besonderen trifft
dies gegenüber der Unterscheidung von Magen- und Duodenalerkrankungen
einerseits und Gallenaffektionen andrerseits zu. Es empfiehlt sich hiebei, immer
in die Gallenblasensegmente (Th_9—Th_{10} rechts) zu injizieren, da es sicherer
erscheint, eventuell einen Rückschluß auf eine Gallenblasenaffektion im negativen Sinne zu ziehen, als einen solchen im positiven Sinne auf eine Magen-
oder Duodenalerkrankung. Das heißt: Bestehenbleiben oder Schwinden der
Schmerzen nach der Sympathicusblockade bei Th_9—Th_{10} rechts anläßlich der
Unterscheidungsversuche zwischen Gallenblasen- und Magenschmerzen läßt einen
sichereren Schluß auf Erkrankung oder Intaktheit der Gallenblase zu, als in die
entsprechenden Segmente für den Magen, die übrigens bilateral durch sechs
Injektionen ausgeschaltet werden müßten.

Auch die Differentialdiagnose zwischen Gallenblasen- und Nierenerkrankungen ist mittels der paravertebralen Injektion mit größter Sicherheit möglich.

Die Injektion in Th$_9$ und Th$_{10}$ ist ebenso sicher, wie die Injektion in Th$_{12}$—L$_1$.

Gewisse Bedeutung hat nach unseren Erfahrungen die Differentialdiagnose zwischen akuten Gallenblasen- und akuten Pankreaserkrankungen, die ja dem Erfahrenen oft durch das klinische Bild naheliegt, deren Differenzierung aber in Fällen, in welchen rasche Entscheidungen zu treffen sind, mittels chemischer Untersuchung aber zu viel Zeit in Anspruch nehmen würde. Da man in letzter Zeit bei der akuten Pankreatitis nach Möglichkeit von der Operation absieht, ist die Stellung der Diagnose und Indikation in solchen Fällen ganz besonders erwünscht. Ich habe im Laufe der Jahre in einigen Fällen meiner Beobachtung feststellen können, daß beim Zweifel, ob eine Gallenblasenerkrankung oder eine Pankreaserkrankung akuter Art vorliegt, die Sympathicusblockade nach der positiven und negativen Seite hin verwendet werden kann. Schwinden die Schmerzen nach der Sympathicusblockade in Th$_9$—Th$_{10}$ rechts, dann liegt eine Gallenblasenerkrankung vor, und die Indikation zur Operation ist je nach der Lage des Falles gegeben. Bleibt der Schmerz aber nach Sympathicusblockade in Th$_9$—Th$_{10}$ bestehen, dann handelt es sich mit größter Wahrscheinlichkeit um eine Pankreaserkrankung.

Pankreas und Gallenblase

Seit G u b e r g r i t z s Mitteilung (1931) ist es bekannt, daß man das Pankreas durch Sympathicusblockade von Th$_8$—Th$_{10}$ links ausschalten kann. G u b e r - g r i t z konnte in einigen Fällen von akuten Erkrankungen des Pankreas ein momentanes Schwinden der Schmerzen beobachten und meinte, daß diese Tatsache in Analogie zu anderen Erkrankungen und zur Anwendung der Sympathicusblockade von diagnostischer und differentialdiagnostischer Bedeutung sein kann.

P o p p e r hat dann 1933 über fünf Fälle berichtet, bei welchen bei akuten Erkrankungen des Pankreas die Sympathicusblockade bei Th$_8$—Th$_{10}$ vorgenommen, regelmäßig die Schmerzen zum Stillstand brachte. Diese Schmerzlinderung trat immer ein. Sie war teilweise temporärer Natur und in manchen Fällen eine dauernde, woraus P o p p e r eine therapeutische Wirkung der Sympathicusblockade bei Fällen von Pankreatitis schließt, auf welche wir später zurückkommen.

Sollten sich die Befunde von G u b e r g r i t z und P o p p e r an einem größeren Material als stichhältig erweisen — und ich bin der Meinung, daß dies zutrifft —, dann wäre zwischen Gallenblasenerkrankungen akuter Art und einer akuten Pankreatitis eine ausgezeichnete differentialdiagnostische Methode geschaffen. Dies schon aus dem Grunde, weil die Gallenblase eindeutig nur rechts, das Pankreas eindeutig nur links durch die Sympathicusblockade auszuschalten ist. Eine Konfusion bezüglich sich überschneidender Segmente käme also hier nicht mehr in Betracht. Man könnte also bei Verdacht auf Pankreatitis von der Sympathicusblockade auch schon deshalb Gebrauch machen, weil diese Methode zweifellos in akuten Fällen das schnellste diagnostische Hilfsmittel und einen Vorteil gegenüber allen anderen chemischen Untersuchungen darstellen würde, welche eine gewisse Zeit in Anspruch nehmen, um die Diagnose zu sichern. Ob man zwei Segmente (Th$_9$ und Th$_{10}$ rechts) oder drei Segmente (Th$_8$—Th$_{10}$ links) ausschaltet, würde nicht wesentlich ins Gewicht fallen. Eine direkte Ausschaltung des Pankreas wäre vorzuziehen.

Gallenblase und Nierenleiden

Was die Differentialdiagnose zwischen Gallenblasen- und Nierenleiden anbelangt, ist der folgende Fall von K a p p i s und G e r l a c h lehrreich:

55jährige Frau erkrankt mit akuten Bauchschmerzen rechts. Heftiger Druckschmerz, Spannung und pralle Resistenz rechts im Bereich des Mittel- und Oberbauches bis zur Lendengegend. Differentialdiagnostisch kommt am ehesten ein appendizitischer oder paranephritischer Abszeß in Frage. Einspritzungen in Th_{12}—L_3 rechts ohne jeden Einfluß. Die Operation ergab tatsächlich ein Gallenblasenempyem bei etwas abnorm liegender Gallenblase.

Ähnliche Fälle sah ich im Verlauf der letzten 30 Jahre vielfach.

Es ist nun auffallend, daß man nach paravertebraler Injektion in das 9. und 10. Dorsalsegment bei kolikartigen und dauernden Schmerzzuständen auch die Schmerzen zum Verschwinden bringen kann, die gegen die Schulter ausstrahlen.

Es muß heute bei der vorgeschrittenen Möglichkeit der Diagnose mit Hilfe von Röntgenstrahlen und allen chemischen Untersuchungsmöglichkeiten gefragt werden, worin der Vorteil und die Sicherheit der Differentialdiagnose mittels der Sympathicusblockade liegt. Diese Frage ist nicht schwer zu beantworten.

Röntgenologisch liegen beispielsweise bei komplizierten Fällen recht häufig Gallensteine mit Ulcus duodeni oder pylori kombiniert vor und ergeben nach den Röntgenuntersuchungen nach beiden Richtungen hin positive Diagnosen. Die Druckempfindlichkeit allein ist nicht ausschlaggebend, welches Leiden derzeit im Vordergrunde steht. Die Sympathicusblockade kann aber die Situation sofort klären und bestimmen helfen, von welchen Erscheinungen die Beschwerden kommen.

Ein weiterer Vorteil bei dringlichen Fällen ist die Möglichkeit, die Differentialdiagnose in relativ kurzer Zeit und ohne große Belästigung des Patienten durchführen zu können. Die Röntgenuntersuchung des Magens und der Gallenblase bedarf einer Vorbereitung und einer sicherlich langwierigen Belästigung des Kranken, während die Sympathicusblockade im Bett des Patienten durchgeführt werden kann. In akuten Fällen verbietet sich außerdem die Einnahme von verschiedenen Kontrastmitteln; gibt man sie trotzdem, so werden sie erbrochen, so daß eine Röntgendurchleuchtung unmöglich wird.

Die Vorteile der diagnostischen Sympathicusblockade erlebte ich ziemlich deutlich, als ich 1947 nach Wien zurückkehrte, weil die Schwierigkeiten der Laboratoriumsarbeiten und der Mangel an Röntgenplatten und auch an Strom vielfach diese diagnostischen Möglichkeiten ausschloß. Hier eröffnete sich der diagnostischen Sympathicusblockade auf Grund zeitbedingter Mängel ein neues Anwendungsgebiet.

Nierenaffektionen

Die diagnostische Sympathicusblockade bei Nierenerkrankungen (Nierenkoliken, Pyelitis) wird am häufigsten bei Th_{12} und L_1 links oder rechts vorgenommen.

Bei Perinephritis, Nierenkarbunkel und perinephritischen Abszessen hat die Injektion in beide Segmente außer der Aufhebung der Schmerzen eine sehr wertvolle Erschlaffung der gespannten Muskulatur zur Folge, die die Palpation der vergrößerten Niere und ihrer infiltrierten Umgebung ermöglicht.

L a e w e n hielt es für wahrscheinlich, daß bei Pyelitis und bei Nierenkoliken die Aufhebung der Schmerzfreiheit „nicht nur die Folge der sensiblen Ausschaltung ist, sondern, daß auch Kontraktionszustände im Beginn und im Verlauf des Ureters durch die Nervenausschaltung beseitigt werden können" (L a e w e n).

Später bringt L a e w e n zur Kenntnis, daß tiefergelegene Steine im Ureter erst durch Injektion bei L_2, L_3 bzw. L_4 aufhören, schmerzhaft zu sein.

K a p p i s und G e r l a c h versuchten die Sympathicusblockade bei elf Nierenerkrankungen. Es wurden schmerzlos auf Th_{12}: drei Fälle; auf Th_{12}—L_1: vier Fälle; auf Th_{12} bis L_2: vier Fälle.

Wir sehen also auch hier bei der paravertebralen diagnostischen Injektion bei Nierenerkrankungen keinen Versager.

Wir selbst haben die paravertebrale Injektion in den hieher gehörigen Fällen sehr häufig angewendet. Lag tatsächlich eine Nierenaffektion vor, verschwand stets der Schmerz auf Injektion an Th$_{12}$ und L$_1$. Wir bevorzugten bei all diesen Fällen die Injektion in die genannten Segmente. Ließ der Schmerz nicht nach, dann wurde durch weitere klinische Beobachtung oder durch Operation stets der Beweis erbracht, daß eine andere Ursache der Schmerzen vorlag.

Einen besonders klaren Fall möchte ich hier kurz schildern:

Krankenbericht: 57jährige Frau. Bereits seit Jahren Schmerzen im rechten Unterbauch. Keine bestimmt anzugebenden Ausstrahlungen. Die Schmerzen sind kolikartig. Nie Ikterus. Karlsbader Kuren bringen Erfolg. Die Harnuntersuchung ergab niemals Anhaltspunkte für eine Nierenaffektion. Bei der Palpation tastet man einen unter dem rechten Rippenbogen gelegenen Tumor, der druckschmerzhaft ist und etwas ballotiert. Bei der sehr adipösen Patientin und infolge der bestehenden Bauchdeckenspannung läßt sich nicht sagen, ob der Tumor von der Niere oder Gallenblase ausgeht. Die Lage spricht eher für einen Nierentumor. Paravertebrale Injektion von Th$_{12}$—L$_1$ rechts. Die Schmerzen bleiben bestehen, die Operation fördert eine Steingallenblase zutage.

Die paravertebrale Injektion läßt sich also bei Nierenaffektionen mit großer Sicherheit sowohl im positiven als auch im negativen Sinne verwerten.

Magenerkrankungen

Über die paravertebrale Injektion bei Magenerkrankungen hat L a e w e n in seiner ersten Publikation im Jahre 1922 nur wenig mitgeteilt. In zwei Fällen seiner Beobachtung, in welchen eine gedeckte Perforation eines Ulcus vorlag, hat die paravertebrale Injektion in Th$_7$ rechts gewirkt. Nach K a p p i s kann der Magen durch paravertebrale Injektion in Th$_6$—Th$_9$ ausgeschaltet werden. Nach K u l e n k a m p f durch Injektion in das 6. bis 7. Thoracalsegment. Im Jahre 1923 teilte dann L a e w e n mit, daß er durch Sympathicusblockade je nach der Lage des Ulcus zum Pylorus oder zur Cardia rechts oder links bei Th$_7$, eventuell auch bei Th$_8$ Schmerzen ausschalten konnte.

Größere Erfahrungen mit der differentialdiagnostischen paravertebralen Injektion bei Magenaffektionen haben K a p p i s und G e r l a c h. Sie injizierten bei 36 chronischen, aber auch bei akuten Schmerzzuständen des Magens in die entsprechenden Segmente. Alle bis auf einen Versager wurden auf Einspritzungen im Bereich der Segmente Th$_6$ bis Th$_8$ teils einseitig, teils beidseitig völlig schmerzfrei, davon zwei Fälle bei Th$_6$ links, drei Fälle auf Th$_8$ rechts, drei Fälle auf Injektion bei Th$_7$ rechts, neun Fälle auf Injektion bei Th$_6$ rechts, Th$_7$ rechts usw.

Durch geeignete Wahl der Segmente fanden K a p p i s und G e r l a c h auch eine Möglichkeit, den Sitz des Ulcus (ob pylorusnahe, duodenal, an den Kurvaturen) festzulegen.

Persönlich habe ich mit der Sympathicusblockade bei Magenkrankheiten weniger Erfahrung. Was die Unterscheidung zwischen den an der kleinen Kurvatur oder am Pylorus und Duodenum sitzenden Ulcera oder Karzinomen anbelangt, haben sich mir die K a p p i s schen Erfahrungen — allerdings nur an dem kleinen Material von etwa 100 Fällen — nicht bestätigen können.

G u b e r g r i t z und I s t s c h e n k o haben ebenfalls zwischen Ulcus ventriculi und Ulcus duodeni mittels der paravertebralen Injektion nicht zu unterscheiden vermocht und auch ihre Erfahrungen sprechen gegen die von L a e w e n, K a p p i s und G e r l a c h.

Bei der Differentialdiagnose zwischen Magen-Darmkanalkrankheiten einerseits und Gallenblasenerkrankungen anderseits ziehe ich es vor, die viel sicherer auszuschaltenden Gallenblasensegmente bei Th_9 bzw. Th_{10} zu injizieren und aus dem Resultat dann die Schlüsse im positiven bzw. negativen Sinne zu ziehen. Dieses Verfahren ist der Ausschaltung der Magensegmente schon deshalb vorzuziehen, da bei Unkenntnis des Ulcus- oder Carcinomsitzes oft bilateral zwei bis drei Injektionen nötig wären.

Von der vorzüglichen und sicheren Wirkung der paravertebralen Injektion als Differentialdiagnosticum zwischen Magen- und Duodenalerkrankungen einerseits und Gallenblasenerkrankungen anderseits habe ich bereits im Abschnitt über die Wirkung der paravertebralen Injektion bei Gallenaffektionen gesprochen.

Sehr interessant und wichtig erscheint mir die Anwendung der paravertebralen Injektion zwecks Entscheidung, ob bei einer epigastrischen Hernie die Schmerzen durch diese oder durch eine gleichzeitige Erkrankung des Magens ausgelöst werden. K a p p i s und G e r l a c h führen solche Fälle an.

„31jähriger Mann mit epigastrischer Hernie wurde auf Injektion in Th_5—Th_7 beiderseits und Th_8 links nicht schmerzfrei. Eine Magenerkrankung wurde danach ziemlich sicher ausgeschlossen. Die Operation ergab auch intraabdominal ganz normale Verhältnisse. Als Schmerzursache kann also nur die Hernie angesehen werden."

Es ist zur Genüge bekannt, wie oft bei epigastrischen Hernien alle Zeichen einer benignen oder malignen Magenerkrankung vorhanden sind und daß viele dieser Kranken auch unter Abmagerung leiden und so die geschwächten und durch die Schmerzen herabgekommenen Patienten das komplette klinische Bild eines Magencarcinoms darbieten können. Wie das von mir bearbeitete Material der Klinik H o c h e n e g g bewies, war auch der Röntgenbefund nicht immer entscheidend, da durch Zug eines Magenzipfels gegen die Bruchpforte zu ein nischenartiges Bild hervorgerufen werden konnte. Ich erwähne weiters, daß in 35% meines Materials die Hernie der Linea alba mit ulcerösen Prozessen des Magens oder des Duodenums kombiniert war. Es müßte also zur Klarstellung der Verhältnisse eine ausgedehnte Laparotomie anläßlich der Hernienoperation gefordert werden, um eine gleichzeitig bestehende Magenaffektion mit Sicherheit auszuschließen. Vielleicht kann nun eine große explorative Laparotomie durch die paravertebrale Injektion in Fällen, wo man aus verschiedenen Gründen diese vermeiden möchte, und nur die Hernienoperation vornehmen will, erspart werden.

Erkrankungen des Wurmfortsatzes

Es sei gleich vorweggenommen, daß sich die diagnostische paravertebrale Injektion an den den Wurmfortsatz wahrscheinlich innervierenden Segmenten *nicht* bewährt. Das gilt aber nur für die Ausschaltung der Appendixgegend als solcher. Man soll daher, falls differentialdiagnostisch Wurmfortsatz- oder Gallenblasenschmerzen in Betracht kommen oder aber Wurmfortsatz- oder Nierenbeschwerden, Wurmfortsatz- oder Magenschmerzen vorliegen, immer in die Segmente der letztgenannten Organe injizieren. Man wird also der Sympathicusblockade in Th_{12}—L_1—L_3 (Appendix), die Sympathicusblockade in Th_9 und Th_{10} (Gallenblase) oder Th_6—Th_8 (Magen) oder Th_{12}—L_1 (Niere) vorzuziehen haben.

Mit den Magensegmenten kollidieren die der Appendixgegend niemals. Für die Differentialdiagnose mit Gallenschmerzen ist wichtig, daß bei paravertebraler Injektion in Th_{10} niemals Appendixschmerzen verschwinden und so die Differentialdiagnose eine sichere ist.

Die Möglichkeit der Unterscheidung zwischen Nieren- und Blinddarmschmerzen durch die paravertebrale Injektion ist leider durch die teilweise

Identität der zu injizierenden Segmente nicht groß. Es sind also die Unterscheidungsmöglichkeiten bei diesen Krankheiten, die man gerade so oft zu verwechseln pflegt, nicht so zuverlässig wie in anderen Fällen.

Die Schwierigkeit der Ausschaltung der Appendix liegt nach K a p p i s wahrscheinlich darin, daß entwicklungsgeschichtlich die Appendix ebenso wie der Darm bilateral sensibel versorgt wird. So erklärt sich die hinlänglich bekannte insuffiziente Anästhesierungsmöglichkeit des Wurmfortsatzes anläßlich einer operativen Entfernung. Hiezu kommt noch, daß sich bei einer Appendicitis der Entzündungsprozeß keinesfalls auf das Bett des Wurmfortsatzes beschränkt, sondern meist wesentlich darüber hinausgeht, das Netz an sich heranzieht usw. Und so genügt meist die Ausschaltung von zwei bis vier Segmenten einseitig oder auch doppelseitig nicht immer zur Aufhebung der Schmerzhaftigkeit.

G u b e r g r i t z und I s t s c h e n k o kamen bei der paravertebralen Injektion bei appendicitischen Beschwerden direkt zu „verwirrenden Resultaten" und ähnliches habe ich so oft erlebt, daß ich die Sympathicusblockade bei dieser differentialdiagnostischen Möglichkeit kaum mehr anwende.

Am wichtigsten wäre wohl ein sicheres Differentialdiagnosticum zwischen Appendixerkrankung einerseits und den Erkrankungen des weiblichen Genitales anderseits. Leider ist diesbezüglich unsere Methode insuffizient.

K a p p i s und G e r l a c h versuchten festzustellen, ob die Schmerzbeseitigung bei gynäkologischen und appendicitischen Schmerzen gewisse Unterschiede erkennen lasse. Dies ist leider nicht der Fall. Zwar gelang bei gynäkologischen Erkrankungen die Schmerzbeseitigung durch sacrale Anästhesie relativ oft. Dasselbe war aber, wenn auch nicht so häufig, bei appendicitischen Schmerzen der Fall und umgekehrt blieben so appendicitische wie gynäkologisch bedingte Schmerzen trotz gelungener sacraler Betäubung, wenigstens zum Teil bestehen. Wir haben ähnliche Erfahrungen an unserem Material gemacht.

Sonstige differentialdiagnostische Möglichkeiten der Sympathicusblockade

L a e w e n erwartet von dem Verfahren auch differentialdiagnostische Klärungen zwischen gewissen Brust- und Baucherkrankungen, insbesondere bei den zur Verwechslung Anlaß gebenden Pleuritiden. Ähnliches hat auch schon K u l e n k a m p f für die Splanchnicusanästhesie vorgeschlagen. Bei den Fällen von beginnenden Pneumonien, Pleuritis diaphragmatica, subphrenischen Abszessen, deren deutliche klinische Erscheinungen noch ausstehen und die zur Verwechslung von akuten abdominellen Erkrankungen führen (den akuten Magen-Duodenalgeschwüren und Gallenblasenerkrankungen), könnte die Ausschaltung des Magens (Th_6—Th_8) oder der Gallenblase (Th_9—Th_{10}) durch Bestehenbleiben oder Verschwinden der Schmerzen zur richtigen Diagnose führen.

In unserem Material gibt es nur wenig durch das Verfahren nicht geklärte Fälle.

Zusammenfassend muß über die differentialdiagnostischen Möglichkeiten mit der paravertebralen Injektion gesagt werden, daß dieselben ganz bedeutende sind. Ich betone nochmals, daß sich die Injektionen besonders bei den Krankheitserscheinungen bewähren werden, welchen Erkrankungen an der Gallenblase oder Niere zugrunde liegen, da diese Organe bei guter Technik mit fast unfehlbarer Sicherheit ausgeschaltet werden können. Für die Magenerkrankungen bzw. -schmerzen trifft dies weniger, für die Wurmfortsatzschmerzen in ganz geringem Grade zu. Kontrollversuche in falsche Segmente, wie sie G u b e r g r i t z und I s t s c h e n k o vorgenommen haben, sprechen auch wesentlich zugunsten der Methode, ebenso die bereits eingangs erwähnten Erfahrungen am Material der Abteilung P a l und der Klinik H o c h e n e g g, über die seinerzeit B r u n n und M a n d l berichteten, sowie letzte persönliche Erfahrungen.

Es muß aber auch an dieser Stelle darauf hingewiesen werden, wie wichtig, abgesehen von der richtigen Technik, das richtige Zählen der Dornfortsätze, also die richtige Bestimmung der Segmenthöhe, ist. Falls diese nicht getroffen wird, ist natürlich der Operateur an den „Mängeln des Verfahrens" selbst schuld. Insbesondere dort, wo man Segmente injiziert, die an das Segment des Organes grenzen, dem die Differentialdiagnose gilt, ist natürlich ein Irrtum in der Höhenbestimmung des Segmentes von weitgehenden Folgen. Dies käme dann zum Beispiel in Betracht, wenn man in der Absicht, den Magen von Th_6—Th_8 auszuschalten, statt dieser Segmente irrtümlicherweise Th_7—Th_9 injizieren und so mit dem letzten Segment die Gallenblaseninnervation beeinflussen würde. In diesem Falle gelingt eine Unterscheidung zwischen Gallenblasen- und Magenaffektion nicht.

Natürlich ist die paravertebrale Injektion nur ein Hilfsmittel, welches keinen Verzicht auf die anderen klinischen Untersuchungsmethoden bedingt oder erlaubt. Es ist weiters klar, daß die bisher üblichen Untersuchungsmethoden in einfachen Fällen stets vorzuziehen sein werden, weil sie für den Patienten meist belanglos sind, was man selbst bei der Schmerzlosigkeit und Gefahrlosigkeit der paravertebralen Injektion mit Novocain von ihr nicht immer behaupten kann. Sie wird daher als Diagnosticum hauptsächlich dort in Betracht kommen, wo andere Hilfsmittel fehlen (Röntgen) oder derzeit nicht angewendet werden können, oder aber zur Klärung des Krankheitsbildes nicht wesentlich beigetragen haben. Hier wird sie dann unter obigen Voraussetzungen Gutes leisten.

Es gibt aber auch *Kontraindikationen* für die diagnostische Sympathicusblockade. L a e w e n will sie bei schwer kachektischen Patienten nicht angewendet wissen, weil in einem solchen Falle ein allerdings sich zurückbildender schlafähnlicher Zustand eintrat. Im allgemeinen kann man sagen, daß die Zahl der Injektionen von dem Kräftezustand des Patienten abhängig gemacht werden muß. Eine vollkommene Ausschaltung des Magens durch vier Injektionen nimmt den Patienten natürlich mehr in Anspruch als die bloße Injektion bei Th_{10} zur Blockade der Gallenblaseninnervation. Auch daran muß gedacht werden. Letztere ist daher, wie die Injektionen bei Th_{12} und L_1 zur Ausschaltung der Niere, selbst bei sehr schwer kranken Patienten mit viel weniger Bedenken vorzunehmen.

Unbedingt kontraindiziert ist meines Erachtens nach die Paravertebralinjektion aus diagnostischen Gründen bei den akuten Fällen, bei welchen Perforationsgefahr besteht und bei welchen aus irgendwelchen Gründen die Operation nicht sofort ausgeführt werden kann. Wir haben schon gehört, daß die Bauchdeckenspannung sofort nach der Injektion nachläßt und die „Defense", das wichtigste Kriterium für das Übergreifen des Entzündungsprozesses auf das Bauchfell, verschwindet. In solchen Fällen wird dann das Bild der beginnenden Peritonitis verschleiert und die Indikation zur Operation ebenso verwischt wie nach Morphiuminjektionen. Wir fürchten letztere bei akuten, zur Perforation neigenden Prozessen der Bauchhöhle derart, daß wir prinzipiell bei auf Perforation im leisesten verdächtigen Fällen in der vorher durch den behandelnden Arzt verabreichten Morphiumgabe allein schon eine Indikation zur Operation sehen. Dasselbe gilt von der diagnostischen Sympathicusblockade. Sie soll also nur in chronischen Fällen vorgenommen werden und in akuten Fällen unter Spitalsaufsicht dort, wo operiert werden kann.

Literatur

B r u n n, F., und F. M a n d l, Wien. klin. Wschr. 1924, 21.

D a v i s, L., The Principles of Neurological Surgery. Philadelphia: Lea & Fibiger, 1943. — D a v i s, L., I. C. H a r t und R. C. C r a i n, Surg. etc. 48, 647 (1929). — D a v i s, L., und L. P o l l o c k, Arch. Neur. (Am.) 27, 282 (1932); 24, 883 (1930).

F ö r s t e r, O., Die Leitungsbahnen des Schmerzgefühls. Wien-Berlin: Urban und Schwarzenberg, 1927. — F r ö h l i c h, A., und H. H. M e y e r, Z. exper. Med. 29, 87 (1922).

G u b e r g r i t z, A., Arch. Verdgskrkh. 1931, 50. — G u b e r g r i t z, A., und N. I s t-s c h e n k o, Klin. Wschr. 1924, 51.

H e a d, H., Brain 16, 1 (1893).

K a p p i s, R., Med. Klin. 1923, H. 51, 52. — K a p p i s, R., und O. G e r l a c h, Med. Klin. 1923, H. 35. — K i d d, A., Lancet 2, 359 (1911). — K u l e n k a m p f, R., Zbl. Chir. 1923, 208.

L a e w e n, A., Zbl. Chir. 1922, 41; 1923, 12; 1924, 19; Münch. med. Wschr. 1922, 40; 1925, 35. — L e n a n d e r, K. G., Zbl. Chir. 28, 209 (1901). — L e w i s, Sir Thomas, Pain. New York: MacMillan, 1942; Clin. Sci. 2, 237 (1935).

M a c k e n z i e, J., Symptoms and their Interpretation. London: Shawe & Sons, 1920. — M a n d l, F., Die paravertebrale Injektion. Wien: Julius Springer, 1926; Wien. klin. Wschr. 1924, 17; 1925, 27; The Paravertebral Block. New York: Grune & Stratton, 1947; Wien. klin. Wschr. 1948, H. 4, 57. — M ü l l e r, L. R., Die Lebensnerven und Lebenstriebe. Berlin: Julius Springer, 1931.

N a e g e l i, Th., Zbl. Chir. 37, 749 (1919).

O d e r m a t t, W., Bruns' Beitr. 127, 1 (1922).

P a l, J., Gefäßkrisen. Leipzig: Hirzel, 1905; Wien. klin. Wschr. 1924, 14; 1924, 52. — P o l l o c k, L. L., und L. D a v i s, Arch. Neur. (Am.) 34, 1041 (1935). — P o p p e r, H. L., Zbl. Chir. 35, 2050 (1933).

R o s s, J., Brain 10, 333 (1888).

S h a w e, A., Brit. J. Surg. 9, 450 (1922).

W e i s s, S., und D. D a v i s, Amer. J. med. Sci. 176, 517 (1928). — W i e d h o p f, F., Münch. med. Wschr. 1924, 44; Bruns' Beitr. 1925, 132.

Sympathicusblockade als Test

Die Grundlage der Sympathicusblockade als Test ist die erfahrungsgemäß gewonnene Tatsache, daß oft (aber nicht immer) bei den verschiedenen Krankheiten, bei welchen der Sympathicus mit Erfolg blockiert wurde, sich später zeigte, daß eine Sympathicusoperation auch von Erfolg ist. Hiebei ist weniger die Intention des Arztes maßgebend, die ihn zur Blockade bestimmt hat, als vielmehr das Ergebnis der Blockade selbst. Hat beispielsweise eine aus welcher Indikation immer ausgeführte Blockade durch wiederholte Male immer nur einen temporär begrenzten Erfolg gezeigt, dann wird — vielfach mit Recht — geschlossen, daß die Sympathicusoperation einen langanhaltenden Effekt zu erzielen imstande ist.

Es ist weiter möglich, daß man, wenn zunächst mit Novocain (Procain) blockiert wurde, einen kurz dauernden Effekt erzielt, und durch diesen veranlaßt wird, später als Injektionslösung ein Mittel mit prolongierender Wirkung (Alkohol, Phenol, Daueranästhetica) zur Blockade zu verwenden. In solchen Fällen diente ebenfalls die simple Sympathicusblockade als Test.

Die Bewertung der Sympathicusblockade als Test für eine geplante Sympathicusoperation ist bei den einzelnen Autoren recht verschieden und wird in den einzelnen Kapiteln immer wieder hervorgehoben werden. Ich werde noch später zeigen, daß ich z. B. bei der Thrombangitis obliterans und der peripheren Sklerose auch dann eine Ganglienektomie vornehme, wenn der Test negativ ausgefallen ist, d. h. auch wenn der Schmerz nicht beseitigt und auch die Durchblutung des krankhaften Körperteiles, seine oscillometrischen Befunde. seine Temperatur sich nicht geändert haben.

D e T a k a t s u. a. legen aber auch hier weiter großen Wert auf die Sympathicusblockade in bezug auf die Prognose der Sympathicusoperation. Dies bezieht sich sowohl auf die Thrombangitis obliterans, als auch auf die periphere Sklerose (1946).

Weniger orthodox ist diesbezüglich J. C. W h i t e (1947), der meint, daß der Test von Bedeutung vor der R a y n a u d schen Krankheit und der Kausalgie, sowie weiters bei der Angina pectoris, bei Schmerzen bei Aortenaneurysmen. bei unbehebbaren Schmerzen im Gastrointestinaltrakt, im Pankreas und den Gallenwegen ist. Auch bei Knochendystrophie kann er Anwendung finden. Weniger prognostischen Wert hat die Sympathicusblockade als Test bei der B u e r g e r schen Krankheit und bei der peripheren Sklerose.

K o n c z (Göttingen) legt auf die Sympathicusblockade als Test vor Operationen nur im Rahmen weiterer Untersuchungsmethoden Wert, eine Ansicht. der ich vollkommen beipflichten möchte.

Desgleichen bin ich davon überzeugt, daß bei der essentiellen Hypertension die Sympathicusblockade als prognostischer Fingerzeig für den therapeutischen Effekt der Sympathicusoperation unbrauchbar ist. Die Sympathicusblockade ist hier ein Behelf gemeinsam mit den usuellen anderen Versuchen, welche feststellen sollen, ob der Blutdruck fixiert ist, oder aber durch künstliche Mittel gesteigert oder temporär gesenkt werden kann. Im übrigen reagieren Hypertoniker auf jede Menge und Art von Novocaininjektionen leicht mit Blutdrucksenkung.

Bei einer Anzahl von Krankheiten ist die erfolgreiche Sympathicusblockade als Test für eine geplante Sympathicusoperation durchaus verwertbar, wenn auch nicht einzusehen ist, warum die durch die Sympathicusblockade augenblicklich hervorgerufene stärkere Durchblutung auch ein sicheres Zeichen dafür sein sollte, daß durch die Sympathicusoperation ein Dauereffekt hervorgerufen wird.

Was nun diese Entwicklung der Sympathicusblockade zu prognostischen Zwecken anbelangt, glaube ich, daß die Sympathicusblockade als Test von mir zuerst systematisch angewendet wurde in Fällen, welche seinerzeit für die Operation nach G a z a (operative Durchtrennung der Rami communicantes) in Betracht kamen.

Ich schloß damals meinen Bericht: „Ich würde daher vorschlagen, auch bei anderen Erkrankungen die G a z a sche Operation dann zu versuchen, wenn die Sympathicusinjektion von deutlichem, aber nicht anhaltendem Erfolg gewesen ist."

Damit war eindeutig der Hinweis auf die Sympathicusblockade als Test gegeben. Er bezog sich allerdings nur auf die Erkrankungen der intraabdominellen Organe.

Die Sympathicusblockade als Test für die an den Extremitäten geplanten Sympathicusoperationen hat 1930 J. C. W h i t e vorgeschlagen. Im selben Jahre haben zu diesem Zweck B r i l l und L a w r e n c e, M o r t o n und S c o t t auch die Spinalanästhesie vorgeschlagen.

W h i t e konnte zeigen, daß die vasomotorischen sympathischen Fasern durch Sympathicusblockade ebenso wirksam unterbrochen werden können wie durch eine Sympathicusoperation. Er wies darauf hin, daß auch durch Spinalanästhesie infolge einer Paralyse der Sympathicusfasern eine maximale Vasodilatation der Extremitätengefäße erzielt werden kann. Sympathicusblockade und Lumbalanästhesie wirken aber in diesem Sinne gleichartig, aber fast ebenso wirksam ist die Novocaininfiltration peripherer Nerven als Test. Diese letzten Methoden wurden schon 1929 von Sir Th. L e w i s zu Untersuchungszwecken angewendet.

Einiges muß auch über den Testversuch mit Novocaininjektion in das Ganglion stellatum gesagt werden. Es ist vielleicht auch hier der Hinweis am Platz, daß das Ganglion stellatum „normalerweise“ keine Fasern enthält, die zu den oberen Extremitäten führen. Nach der letzten Publikation von S o u s a P e r e i r a ist zur Ausschaltung der oberen Extremität die gleichzeitige Infiltration des Ganglion cervicale intermedium nötig. Auch das 1947 erschienene Buch von A r n u l f, welcher zu der stellaren Infiltration meist auch die paravertebrale Injektion von Th_1—Th_2 hinzufügt, zeigt deutlich, daß man — um in der oberen Extremität den Sympathicus auszuschalten — mit der stellaren Infiltration nicht auskommt.

Nach diesem Stand der Dinge ist es nicht wunderzunehmen, daß man so häufig bei chronischen schmerzhaften Zuständen der oberen Extremität mit der stellaren Infiltration bei verschiedenen Erkrankungen (R a y n a u d sche Krankheit, Sklerodermie usw.) Enttäuschungen erlebt. Auf so einen Fall hat jüngst W. M a n d l hingewiesen.

Daß es auch andere Methoden gibt, um eine Vasodilatation herbeizuführen und daß diese als Test zu verwenden sind in bezug auf die Feststellung, ob es sich bei mangelnder Durchblutung einer Extremität um eine spastische oder anatomische Veränderung der Gefäße handelt (B r o w n s Fiebertest, allgemeine Narkose, Proteinkörper usw.), ist bekannt (s. S. 202).

Was nun die Auswahl der verschiedenen Teste anbelangt und was ihre Vor- und Nachteile betrifft, ob sie in Form der Spinalanästhesie der Sympathicusblockade oder in Form der Injektion in die peripheren Nerven verwendet werden soll, wollen wir kurz einige Bemerkungen machen.

Es ist klar, daß zu bloßen Untersuchungszwecken und zur bloßen graphischen Feststellung im Laufe einer routinemäßigen Untersuchung eines peripheren Gefäßleidens in der Ordination eines Arztes oder in einer Ambulanz die rascheste und einfachste Methode die Injektion von Procain in den peripheren Nerven darstellt. Anders aber liegt die Sache dann, wenn man den Wunsch hat, ein Heilverfahren vielleicht gleich einleiten zu wollen oder aber wenn man die Absicht hat, gleichzeitig nachhaltiger therapeutisch zu wirken. In diesen Fällen ist die Methode der Wahl die Sympathicusblockade. Sie kann im Lendenanteil auch ambulatorisch vorgenommen werden und sie kann therapeutischen Effekt haben. Dieser ist subjektiv und objektiv nachweisbar (Thermometrie, Oscillometrie, Oscillographie).

Was schließlich die Spinalanästhesie anbelangt, ist sie für eine Testmethode zu kompliziert, doch wendete ich sie in den Fällen von Thrombangitis obliterans lange als Anästheticum an und ließ nach ihrem Einwirken vor der Operation die thermometrischen Werte bestimmen, um sie mit dem Operationserfolg zu vergleichen. Sie darf nur in einem Spital ausgeführt werden.

Wir werden im Laufe der einzelnen Erkrankungen noch hören, daß zwar Sympathicusblockade als Test eine gewisse, aber nicht eine unbedingte Zuverlässigkeit hat. Ich selbst komme immer mehr von dieser Methode als Testverfahren ab.

Literatur

A l l e n, A. W., und R. H. S m i t h w i c k, J. A. M. A. **91**, 1161 (1928).

B r i l l, S., und L. B. L a w r e n c e, Proc. Soc. exper. Biol. a. Med. (Am.) **27**, 718 (1930). — B r o w n, G. E., J. A. M. A. **87**, 379 (1926).

G a z a, W., Klin. Wschr. 1924, H. 10, 525; Deutsche Ges. f. Chir. 1924.

K o n c z, J., Dtsch. Z. Chir. **226**, 555 (1950); **269**, 223 (1951).

L e v i s, F., und G. W. P i c k e r i n g, Heart **16**, 33 (1931). — L e w i s, Sir Thomas, Heart **7**, 101 (1929).

M a n d l, F., Die paravertebrale Injektion. Wien: Julius Springer, 1926; The Paravertebral Block. New York: Grune & Stratton, 1947. — M a n d l, W., Klin. Med. **2**, 672 (1947). — M o r t o n, J. G., und W. J. S c o t t, J. clin. Invest. (Am.) **9**, 235 (1930); New Engld med. J. **204**, 955 (1931).

T a k a t s, G. de, Ann. Surg. **94**, 1382 (1931); Surg. etc. **79**, 359 (1944); J. A. M. A. **128**, 699 (1945).

W h i t e, J. C., J. A. M. A. **94**, 1382 (1930); Amer. J. Surg. **9**, 264 (1930); Surg. Clin. N. Amer. **27**, 1263 (1947). — W h i t e, J. C., und R. H. S m i t h w i c k, The Autonomic Nervous System. New York: MacMillan, 1941.

Spezieller Teil

Blockade und Chirurgie am Sympathicus als Behandlungsmethode

Schon in den vorhergehenden Abschnitten wurde angedeutet, daß die Sympathicusblockade zu therapeutischen Zwecken angewendet werden kann. Wir werden sehen, welche Leistungen sie hier zu vollbringen imstande ist. Dasselbe soll bezüglich der Sympathicuschirurgie aufgezeigt werden, wobei Indikationen und Ergebnisse auf Grund persönlicher Erfahrungen und aus der Literatur wiedergegeben werden sollen.

Der besseren Übersicht halber wird immer ein Krankheitsbild als Titel eines Kapitels aufscheinen und es wird dann von der Symphaticusblockade und der Sympathicuschirurgie im obigen Sinne gesprochen werden.

Die Beeinflussung apoplektischer Zustände durch Infiltration des Ganglion stellatum

Die Voraussetzung der genannten Behandlungsmethode ist, daß sich Vasokonstriktion und Vasodilatation im Bereich der Piagefäße ähnlich verhalten wie an den peripheren Blutgefäßen.

Die cerebralen Blutgefäße werden sowohl von sympathischen, wie auch von parasympathischen Nerven versorgt. Die sympathische Versorgung geht durch die Wurzeln der oberen Thoracalsegmente des Rückenmarks und wird über den Weg des Ganglion stellatum und der hohen cervicalen Ganglien zum Plexus caroticus geführt. Blockierung und Reizung der Nervenfasern entlang der genannten Strecke ändern das Kaliber der cerebralen Blutgefäße.

Nach einer Mitteilung von Villaret und Cachera soll schon Bracht im Jahre 1837 nach Durchschneidung der cervicalen sympathischen Ganglien gefunden haben, daß das Gehirn blutreicher war als im Normalzustand. 1855 soll ein anderer Autor nach derselben Quelle nach Reizung des cervicalen sympathischen Geflechtes Kontraktion der Hirngefäße festgestellt haben.

Die Grundlage der Beeinflussung apoplektischer Zustände auf dem Wege der Blockade des Ganglion stellatum wurde bereits 1926 von Westphal und Baer dargestellt. Später haben Villaret und Cachera an Hunden künstlich cerebrale Embolien hervorgerufen und haben durch eine Öffnung in der Schädeldecke die Gehirngefäße beobachtet. Es konnten auf diese Weise photographisch Spasmen an den Piagefäßen festgestellt werden. Diese Spasmen waren aber auch in Gefäßgebieten sichtbar, welche nicht direkt von der künstlichen Embolie betroffen waren und blieben manchmal sogar durch Wochen bestehen. Weitere Studien haben gezeigt, daß auf diese Weise Hirninfarkte zustande kamen. Es war also deutlich, daß durch einen Arterienreiz des Embolus auch weit entfernte Partien von der lokalen Affektion innerhalb des Gefäßbezirkes betroffen wurden.

Es ist nun von größter Wichtigkeit, daß es diesen Autoren auch gelang, durch Blockade der cervicalen sympathischen Ganglien diese Spasmen zu beheben. Weiter stellten die Autoren fest, daß Anastomosen der Hirngefäße innerhalb und zirkulär um cerebrale Infarkte vorhanden waren. Diese Befunde von V i l l a r e t und C a c h e r a ließen den Schluß zu, daß das nun schon historisch gewordene Konzept, daß die Hirnarterien Endarterien darstellen, wahrscheinlich nicht zu Recht besteht. In einer Diskussion zu einem Vortrag von G u r d j i a n erwähnt A d a m s, daß nach der Stellatuminfiltration auf Grund experimenteller Ergebnisse eine Erhöhung des Blutzustromes zum Gehirn durch folgende Anzeichen angenommen werden konnte: Wenn man eine Punktionsnadel in den Lumbalkanal einführt und abwartet, bis der Druck der Lumbalflüssigkeit konstant geworden ist, dann die Stellatuminfiltration ausführt, kommt es zu einem vorübergehenden Anstieg des Druckes der Lumbalflüssigkeit, welche 30 bis 40 Sekunden dauert. Hierauf fällt der Druck zu seiner normalen Höhe ab. A d a m s nimmt an, daß dadurch gezeigt wurde, daß es zu einer vorübergehenden Erhöhung des Blutzuflusses in die Schädelhöhe kam, welcher allerdings sofort wieder durch die verschiedenen regulierenden Mechanismen normalisiert wird.

Schließlich konnte A d a m s durch Anwendung einer radioaktiven Substanz zeigen, daß sich die Durchblutung auf der ipsilateralen Seite des Gehirns auf 15 bis 20% der vorhergehenden Werte erhöht, wenn eine Stellatumblockade ausgeführt wurde.

Nach dem bisher Vorgebrachten war die Annahme berechtigt, daß es gelingen könnte, bei manchen Fällen von Apoplexie die gestörte Blutzirkulation wieder in Gang zu bringen. Bevor wir uns dieser Frage aber zuwenden wollen, ist es notwendig, den Begriff der Apoplexie näher zu differenzieren. Ich schließe mich hier an die usuellen Einteilungen des Krankheitsgeschehens an (A r i n g und M e r r i t t, G i l b e r t und D e T a k a t s u. a.). Es wird wohl kaum möglich sein, die für die Indikation zur Sympathicusblockade notwendige Differentialdiagnose bei allen Kranken durchzuführen. Einige Grundlagen aber zur Unterscheidung der Zustände, welche als Apoplexie bezeichnet werden, seien hier erwähnt:

1. Die cerebrale Embolie: In diesem Falle tritt der sogenannte apoplektische Insult plötzlich ein. Die Grundlage der Embolie ist eine Herzschädigung und in manchen Fällen sind schon Embolien an anderen Körperstellen vorausgegangen. Der Blutdruck muß nicht erhöht sein; eine Lumbalpunktion ergibt klaren Liquor. Das Alter der Kranken ist nicht zu hoch, da die Grundlage der Affektion meist eine rheumatische Herzerkrankung ist. In einer von G i l b e r t und D e T a k a t s behandelten Gruppe von 15 Patienten war das Durchschnittsalter 53 Jahre. Der durchschnittliche Blutdruck war 143/85.

2. Die cerebrale Thrombose: Von A r i n g wird die cerebrale Thrombose mit der Encephalomalacie fast gleichgesetzt. Die Kranken mit cerebraler Thrombose zeigen eine Blutdruckerhöhung und meist eine schon lang bestehende Herz- und Nierenerkrankung. Der apoplektische Zustand setzt nicht sehr plötzlich ein und bleibt in einem gewissen Maße länger bestehen. Erhöhter Hirndruck wird nicht beobachtet. Die Lumbalpunktion ergibt klaren Liquor. Der Augenhintergrund ist meist normal. Die Diagnose kann per exclusionem gegenüber einer Embolie und gegenüber der Hirnblutung gestellt werden. In der Beobachtungsreihe von G i l b e r t und D e T a k a t s war das Durchschnittsalter 60,8 Jahre. Die Blutdruckwerte waren nicht erhöht. Von 53 Fällen dieser Gruppe war der cerebrale Zustand plötzlich, bei 25 aber allmählich eingetreten.

3. Die Hirnblutung: Die Mortalität der Hirnblutung betrug in der Serie von G i l b e r t und D e T a k a t s 77%. Das Durchschnittsalter in dieser Gruppe

war 58,9 Jahre. Der durchschnittliche Blutdruck war 213/120. Es zeigt sich
also, daß die Hirnblutung bei den drei ätiologischen Möglichkeiten der Apoplexie
die höchsten Blutdruckwerte aufweist. Der Beginn der Erkrankung ist immer
plötzlich. Das Lumbalpunktat ist bei zwei Drittel der Patienten blutig. Der
Liquor steht unter hohem Druck (über 160 mm Wasser). Von diagnostischem
Standpunkt aus ist der plötzliche Beginn, Leukocytose, der blutige Liquor unter
erhöhtem Druck und ein tiefes Coma charakteristisch für die Hirnblutung.

Weniger beachtet wird als vierter ätiologischer Faktor im Rahmen einer
Apoplexie die Bedeutung des Hirnödems. V o l h a r d, O p p e n h e i m e r und
F i s h b e r g haben das erste Mal darauf hingewiesen und gezeigt, daß es
zwischen dem klinischen Bild der Apoplexie und dem pathologischen Substrat
bei der Obduktion oft Differenzen gibt. Nach P i c k e r i n g kann es im Verlauf
einer chronischen Hypertension zu durch ein Hirnödem bedingten Zuständen
kommen, welche einer Apoplexie ähnlich sind. Daß solche Zustände auch bei der
akuten Hypertension vorkommen, ist schon längere Zeit bekannt. So gibt es eine
hypertensive Encephalopathie bei akuter Hypertension, akuter Nephritis und
toxischer Schwangerschaft, die unter dem Bild von Attacken von schweren
Kopfschmerzen, gefolgt von Erbrechen, Schwindel, Bradycardie, Konvulsionen
und Coma verlaufen.

V o l h a r d hat deutlich darauf hingewiesen, daß dieses klinische Bild dem
der akuten intracraniellen Druckerhöhung gleichkommt. Er hat schon darauf
hingedeutet, daß ein akutes Hirnödem hier vorliegt, welches auch zum Tode
führen kann. Die Ursache des Hirnödems ist nicht klar. Schon T r a u b e hat
gemeint, daß eine Senkung der Blutproteine ursächlich wäre und daß eine plötzliche Blutdruckerhöhung die Passage für Flüssigkeit aus den Gehirngefäßen in
die Hirnsubstanz erleichtern und die cerebrale Attacke hervorrufen würde. Die
Ursache des Hirnödems wurde auch später noch genau studiert. V o l h a r d
nahm an, daß die cerebralen Arteriolen stark kontrahiert seien und daß durch
den herabgesetzten Blutzufluß die Kapillaren durch Anoxie so geschädigt werden, daß sie abnorme Mengen von Flüssigkeit und Eiweiß in die Hirnsubstanz
abgeben.

Eine solche Encephalopathie kann auch bei chronischer Hypertension vorkommen und P i c k e r i n g hat kürzlich elf Fälle beschrieben, die im Alter von
36 bis 65 Jahren standen und auf beide Geschlechter fast regelmäßig verteilt
alle an chronischer Hypertension litten und apoplektische Erscheinungen aufwiesen. Diese bestanden in Hemiparesen, Aphasien und Facialislähmung.

Der Versuch, die vier Grundelemente der Apoplexie zu differenzieren, ist
aus dem Grunde notwendig, weil aus den bisherigen Veröffentlichungen hervor-
geht, daß die cerebrale Embolie am besten auf die Blockade des Ganglion
stellatum oder cervicaler sympathischer Fasern reagiert. Es hat sich weiter
gezeigt, daß bei Hirnblutungen ein Effekt nicht zu erwarten ist und es wird
betont, daß auch die Möglichkeit einer Schädigung des Kranken besteht, falls
man bei Hirnblutung eine Sympathicusblockade vornimmt.

Die bisherigen Veröffentlichungen über den Effekt der Sympathicusblockade
bei apoplektischen Zuständen sind nicht zahlreich:

1936 berichten L e r i c h e und F o n t a i n e über zwei Fälle postoperativer Hemiplegie (?), bei welcher eine Infiltration des Ganglion stellatum der kranken Seite zu
einem deutlichen Rückgang der Erscheinungen führte. Es wurde angenommen, daß
durch die Sympathicusblockade die Zone der Vasokonstriktion rund um den ischämischen
oder hämorrhagischen Herd günstig beeinflußt wurde und daß schließlich durch den
Rückgang des Ödems die klinischen Zeichen gebessert wurden.

1938 berichten dann M a c k e y und S c o t t über 19 Fälle von Apoplexie, bei welchen das Ganglion stellatum durch Novocain infiltriert wurde. Neun dieser Kranken wurden deutlich und anhaltend durch dieses Verfahren gebessert. M a c k e y und S c o t t weisen darauf hin, daß die Hirnblutung besonders bei alten Patienten nicht besonders gut auf dieses Verfahren reagiert, weiter, daß Patienten mit einer cerebralen Thrombose, besonders wenn diese mit einer Arteriosklerose in Konnex besteht, etwas besser auf die Methode ansprechen und daß die cerebrale Embolie bei relativ jungen Menschen die ideale Indikation für diese Behandlung darstellt. Schon von diesen beiden Autoren wurde auf ein objektives Zeichen für die Besserung des Zustandes durch das erwähnte Verfahren hingewiesen. Es liegt einzig und allein im Zeitfaktor. Wenn eine große Anzahl von Kranken sich einige Minuten nach der Blockade in ihrem Krankheitszustand gebessert fühlen, dann wird angenommen, daß diese Besserung auf die Durchführung des Verfahrens zurückzuführen sei.

1943 berichten V o l p i t t o und R i s t e e n über gute Resultate der Stellatuminfiltration bei der cerebralen Thrombose, warnen aber vor dem Verfahren bei der Hirnblutung. Diese Autoren konnten auch durch Bohrlöcher am Schädeldach beobachten, daß die Blockade des Ganglion stellatum Dilatation der Piagefäße an der kranken Seite hervorruft.

In der Zwischenzeit wird in zwei Monographien, welche über die Sympathicusblockade erschienen sind (T o s a t t i, A r n u l f), das Verfahren erwähnt, ohne daß es ausführlich besprochen würde. A r n u l f weist auf die physiopathologischen Grundlagen des Verfahrens hin. Er spricht von Behebung des Gefäßspasmus durch Infiltration des Ganglion stellatum. Er meint, daß sowohl im akuten Stadium als auch in den Folgezuständen nach Apoplexie die Ganglieninfiltration die motorischen und sensiblen Folgezustände beheben kann.

Eine ausführlichere Arbeit veröffentlichten aber erst 1948 G i l b e r t und De T a k a t s. Die Gesamtzahl der von den Autoren beobachteten und behandelten Fälle beträgt 25. Hievon sind drei Hirnblutungen, zwölf Thrombosen und zehn Embolien. Es ist bemerkenswert, daß ein Fall von Gehirnblutung, acht Thrombosen neben zehn Emboliefällen deutlich und günstig auf die Stellatuminfiltration reagierten. Hieraus resultiert also ein Erfolg bei 19 von 25 Fällen. Das Kriterium des Behandlungserfolges liegt nach G i l b e r t und De T a k a t s in der Forderung, daß die Besserung innerhalb von zehn Minuten nach dem Manifestwerden des Hornerschen Syndroms eintreten muß. Die Infiltration des Ganglion stellatum wurde so rasch als möglich nach Einlieferung des Kranken durchgeführt. Die Besserungen, welche nach der Stellatuminfiltration auftraten, zeigten sich in Wiedererlangung des Bewußtseins, Wiedererlangung des Sprachvermögens, Besserung der Sprache sowie Besserung der Motorik an den Extremitäten. Die Dauer der Besserung variiert von einigen Stunden bis zu mehreren Tagen. Bei den Kranken, welche eine temporäre Besserung zeigten, wurde die Injektion wiederholt. Aber es wurde von G i l b e r t und De T a k a t s darauf hingewiesen, daß die neuerlichen Injektionen nur selten eine so deutliche Besserung brachten, als die erstmalige Injektion. Nach diesen Autoren war es ein bemerkenswerter Befund, daß sich öfter eine schlaffe Lähmung in eine spastische Lähmung umwandelte. Die Durchführung der Infiltration des Ganglion stellatum erfolgte von vorne her. Im großen und ganzen wurde die Technik von L e r i c h e und F o n t a i n e (1934) eingehalten. Wenn das Hornersche Syndrom nicht auftritt, dann wird die Injektion als technisch falsch durchgeführt angesehen und muß wiederholt werden. Die Injektion wird natürlich auf der Seite der angenommenen Läsion durchgeführt. Letztere aber zu bestimmen ist nicht immer leicht. Dilatation der Pupille findet sich meist an der kontralateralen (gesunden) Seite. Die Technik wurde im Laufe der Beobachtungszeit von G i l b e r t und De T a k a t s geändert, denn bei den letzten Fällen wurde der cervicale sympathische Strang täglich einmal blockiert, bis eine weitere Besserung nicht mehr beobachtet werden konnte. G i l b e r t und De T a k a t s weisen darauf hin, daß mit der Durchführung der Stellatumblockade natürlich die usuelle interne Medikation bei diesen Zuständen eingehalten werden muß. Sie besteht in Sauerstoffinhalationen, Venaepunctio, Dicumarol, Prophylaxe einer Embolie, Ernährungsvorsorge, Harnentleerung, Sedativa usw.

Die nächste ausführliche Arbeit stammt von A m y e s und P e r r y: Von ihnen wurden 44 Patienten mit akuter cerebraler Thrombose oder Embolie mit mehrfachen Infiltrationen des Ganglion stellatum behandelt. Es wurde eine Besserung in 28 von

44 Fällen festgestellt. Falls die Behandlung innerhalb der ersten sechs Stunden nach dem Insult begann, dann konnte in neun von zehn Fällen diese Besserung festgestellt werden. Das Elektroencephalogramm, welches nach der ersten Stellatumblockade durchgeführt wurde, zeigte Veränderungen ad melius. Diese Besserungen traten innerhalb von 15 Minuten bis zu einer Stunde ein. Bei den meisten Patienten, bei denen eine Besserung feststellbar war, zeigte sich dieselbe auch hinsichtlich der motorischen Kraft und der Sprache. Wenn eine Extremität nur „schwach" war, zeigte sich nach der Injektion Besserung der Beweglichkeit. Dort, wo eine komplette Lähmung bestand, war nach der Blockade eine Bewegungsauslösung auf schmerzhafte Reize möglich. Im Gegensatz zu Gilbert und De Takats wird festgestellt, daß in keinem einzigen Fall eine schlaffe Lähmung in eine spastische umgewandelt wurde. Dort, wo eine motorische und sensorische Aphasie bestand, war festzustellen, daß der Patient so gebessert werden konnte, daß er „paraphasisch" sprechen konnte. Dort, wo die Aphasie primär motorisch war, konnte die Sprache oft nach der Blockade verstanden werden. Der Vorteil, welchen die Patienten aus dem Verfahren ziehen, war in einigen Fällen besonders drastisch und die guten Ergebnisse überwogen bei weitem die Unannehmlichkeit des Verfahrens. Die Resultate waren im großen und ganzen so eindrucksvoll, daß die Autoren vorschlagen, daß die Blockade des Ganglion stellatum zur Methode der Wahl für die akuten cerebralen Thrombosen oder Embolien gemacht werden müßte, falls das Personal zur exakten Durchführung der Methode vorhanden sei. Es ist erwünscht, daß die Ganglienblockade durch einige Tage auf der kranken Seite durchgeführt werden solle. Bei einer Verschlechterung soll das Verfahren wiederholt werden. Die Autoren sprechen sich gegen eine bilaterale Stellatumblockade aus, nachdem angeblich durch eine solche auf einer anderen Station zwei Todesfälle hervorgerufen worden sein sollen. Der Vorschlag zur Erforschung eines in seiner Wirkung länger andauernden Anästheticums, wird von den Autoren vorgebracht.

Amyes und Perry haben auch in sieben Fällen versucht, nach der Stellatumblockade ein Elektroencephalogramm durchzuführen und es mit einem vor der Blockade aufgenommenen zu vergleichen. Weitere Aufnahmen wurden durchgeführt, sobald das Hornersche Syndrom auftritt, welches anzeigt, daß die Blockade richtig lokalisiert durchgeführt worden war. Andere Elektroencephalogramme wurden in Intervallen innerhalb der ersten und zweiten Stunde gemacht. Die Beziehungen der Ergebnisse des Elektroencephalogramms zu dem jeweiligen klinischen Befund war nur andeutungsweise festzustellen.

In einem Fall wurde eine Stunde nach der Blockade festgestellt, daß der „α-Rhythmus" konstant war, und daß die Wellen ungefähr dieselbe Amplitude und Frequenz aufwiesen, als die der anderen Hemisphäre. In einem anderen Falle (bei einem Patienten, welcher eine rechtsseitige Hemiparese — besonders schwer an den Beinen ausgeprägt — hatte) nahm die ganze Kraft, die er in seinem Arm verloren hatte, nach der Stellatumblockade wieder zu, wohingegen eine fast totale Paralyse des Beines weiter bestand. Trotzdem besserte sich das Elektroencephalogramm vollkommen. In wieder einem anderen Falle, welcher durch die Stellatumblockade stark gebessert wurde, war eine Veränderung des Elektroencephalogramms ad melius kaum zu bemerken.

Im großen und ganzen kann man also aus diesen erstmalig durchgeführten Elektroencephalogrammen bei Apoplektikern nach Stellatuminfiltration vorläufig keine großen Schlüsse ziehen.

Im Jahre 1949 erschien eine Mitteilung von Stricker. Er blockiert das Ganglion cervicale superius auf der Seite der Hirnläsion. Er stellte Temperaturerhöhungen nach der Blockade fest und sah in Fällen von Hemiplegie und Aphasie Besserungen.

Zur gleichen Zeit berichtete De Sousa-Pereira über zwei Kranke, bei welchen er durch Arteriographie eine Thrombose der Carotis interna dargestellt hatte. Der Autor führte eine Sympathektomie des Ganglion cervicale superius et inferius aus und schloß eine periarterielle Sympathektomie der A. carotis interna und der A. vertebralis an. Das nach dieser Operation durchgeführte Arteriogramm zeigte bei beiden Kranken eine deutlich verbesserte Zirkulation der Hirngefäße und eine klare klinische Besserung.

Im selben Jahre aber veröffentlichten Harmel und Mitarbeiter, daß sie an 13 Patienten quantitative Studien des cerebralen Blutumlaufes nach der Stellatumblockade beiderseits durchgeführt hatten. Das Ergebnis ihrer Studie war, daß die Blockade der beiden Ganglia stellata den cerebralen Blutzufluß nicht vergrößerte und den Tonus der cerebralen Gefäße nicht ändert. Diese Versuche können gegen die Behandlung von Angiospasmen der cerebralen Gefäße durch Stellatumblockade als Gegenargument aufgefaßt werden.

Nach diesen klinischen und theoretischen Auseinandersetzungen möchte ich einen zusammenfassenden klinischen Überblick über die bisherigen statistischen Ergebnisse der Stellatuminfiltration bei apoplektischen Zuständen geben.

Vereinzelte Mitteilungen und Empfehlungen des Verfahrens finden sich in den verschiedenen Monographien über die Sympathicusinfiltrationen. Besonders T o s a t t i hat auf sie hingewiesen.

Verwertbare statistische Ergebnisse an einem halbwegs größeren Material sind chronologisch geordnet:

M a c k e y und S c o t t (1938) . .   19 behandelte Fälle mit 9 Erfolgen.
G i l b e r t und De T a k a t s (1948)   25 behandelte Fälle mit 19 Erfolgen.
A m y e s und P e r r y (1950) . .   44 behandelte Fälle mit 28 Erfolgen.

Hiezu kommt als vierte Serie in der Weltliteratur an größerem Material aus meiner Station von:

K a r n i t s c h n i g g (1950) . . .   28 behandelte Fälle mit 18 Erfolgen.

Es wurde also zusammenfassend bei 118 Fällen 74mal mit Erfolg die Stellatumblockade ausgeführt. Wenn man bedenkt, daß von 1936 bis 1950 mit einem erfolgversprechenden Verfahren bei einem so ungemein häufigen Leiden nur 118 Fälle mit 74 guten Erfolgen veröffentlicht wurden, so muß man sagen, daß es kein drastischeres Beispiel für die mangelhafte Kooperation zwischen der Chirurgie und deren Grenzgebieten gibt.

Was nun die Statistik des eigenen Materials anbelangt, wird in dieser absichtlich nicht von Heilungen oder von Besserungen, sondern nur von „Reaktionen" gesprochen. Es kann also ein Patient, welcher zunächst auf die Stellatumblockade reagiert auch später an seinem Leiden zugrunde gehen. Die Zahlenangaben in der nun folgenden Tabelle weisen daher eine scheinbare Diskrepanz auf, welche durch das Vorhergesagte verständlich ist.

Tabelle 2

Art des pathologisch-anatomischen Prozesses	Fälle	Reagiert	Vorübergehend reagiert	Nicht reagiert	Gestorben
Embolie	13	5	4	3	5
Thrombose	4	3	—	1	1
Blutung	11	5	1	5	2
Zusammen:	28	13	5	9	8

Wie schon frühere Autoren nachwiesen, ist eine Injektion besonders dort, wo erstmalig nach einer Stellatuminfiltration eine „Reaktion" auftrat, zu wiederholen. Eine zusammenfassende Übersicht über das Krankenmaterial von G i l b e r t und De T a k a t s, A m y e s und P e r r y und über das eigene Material zeigt die Anzahl der Fälle, positive Reaktionen und die Zahl der Injektionen. Die relativ geringe Anzahl der Injektionen in meinem Material führe ich darauf zurück, daß in diesem Phenolinjektionen (s. S. 329) angewendet wurden.

Die Mortalität der Fälle nach Stellatuminfiltration beträgt bei G i l b e r t und De T a k a t s 28%, im eigenen Material 28,5%.

Gegen diese Statistik wurden Bedenken laut, besonders dann, wenn man diese Zahlen mit den Erfolgszahlen der rein medikamentösen, bisher usuellen Behandlung vergleicht.

De T a k a t s hat während der Zeit seiner Stellatumblockaden bei apoplektischen Zuständen eine Kontrollgruppe von 121 Patienten auf internem Wege behandeln lassen. Seine Durchschnittsmortalität betrug 47%. Ich selbst hatte keine Möglichkeit dazu. Ich war nur darauf angewiesen, die interne Abteilung

Tabelle 3

Autor	Fälle	Positive Reaktion	Gestorben	Zahl der Injektionen
Gilbert und De Takats	25	19	7	57
Amyes und Perry	44	28	?	?
Eigene Fälle	28	18	8	48

des Kaiser-Franz-Josef-Spitals von Primarius E i s e l s b e r g über das Behandlungsergebnis seiner letzten 100 Fälle zu befragen. Die Mortalität dieser Abteilung, an der die Stellatuminfiltration nicht geübt wird, betrug 54%. Nun ist natürlich zu bedenken, daß die Indikation zur Stellatumblockade, wie ich schon erwähnte, die Fälle von Durchbruch einer Blutung in den Ventrikel mit blutigem Liquorpunktat von der Stellatuminfiltration ausschließt. Dadurch vermindert sich der Wert der Stellatuminfiltration als solcher. Ich kann aber sagen, daß während der Zeit unserer Stellatuminfiltrationen an meiner Station bis Mai 1950 nur drei derartige Fälle nicht infiltriert wurden und daß von diesen drei Fällen zwei gestorben sind. Jedenfalls aber ergeben sich aus diesem Faktum, was ich hervorheben möchte, Zahlen, die die Verwertbarkeit der Stellatuminfiltration einschränken.

Zur Technik der Stellatuminfiltration bei apoplektischen Zuständen sei kurz hier bemerkt, daß hier besondere Verhältnisse vorliegen. Es ist selbstverständlich, daß wir bei einem Apopleptiker die Stellatuminfiltration bei dem am Rücken liegenden Patienten vorziehen (s. Technik, S. 340). Die Injektion von Novocain (Procain) mit Phenolzusatz erscheint hier besonders vorteilhaft.

Man müßte annehmen, daß der Zeitpunkt der Infiltration nach dem apoplektischen Insult entscheidend für den Erfolg sei. Dem ist aber nicht ganz so. Eine Tabelle aus dem eigenen Material gestattet diesbezüglich einen Überblick:

Tabelle 4

Infiltration nach Auftreten des Insultes in Stunden	Fälle	Reagiert	Vorübergehend reagiert	Nicht reagiert
1— 6	4	1	—	3
7—12	13	4	3	6
13—24	4	3	—	1
24 und mehr	7	5	2	—
Zusammen:	28	13	5	10

Aus dieser Tabelle geht hervor, daß auch noch nach 24 Stunden und mehr eine Reaktion eintreten kann. Im übrigen zeigt auch eine Tabelle, die ich aus der Mitteilung von A m y e s und P e r r y zusammenstellte, ein ähnliches Verhalten:

Tabelle 5

Auftreten des Insults in Stunden	Amyes und Perry		Eigenes Material	
	Erfolg	nicht reagiert	Erfolg	nicht reagiert
1— 6	9	1	1	3
7—12	5	6	7	6
13—24	5	5	3	1
24 und mehr	9	4	7	—
Zusammen:	28	16	18	10

Diese Tatsache scheint mir von außergewöhnlicher Bedeutung und ich möchte sie doch etwas näher diskutieren. Es ist kaum anzunehmen, daß ein so eingreifendes Geschehen, wie Embolie, Thrombose oder Blutung es darstellen, auch noch nach 24 Stunden durch eine Stellatuminfiltration in ein so delikates Gewebe, wie das Gehirn, seine klinischen Erscheinungen verlieren kann. Es erscheint mir also — zumal solche Überlegungen von anderen Autoren noch niemals angestellt wurden — notwendig, darauf hinzuweisen, daß auch noch andere Prozesse, als Embolie, Thrombose, Blutung oder Ödem, das klinische Bild einer Gehirnapoplexie hervorrufen könnten. Es wäre möglich, daß eine Kapillarlähmung im Sinne von R i c k e r, ein Gefäßkrampf, wie ihn viele Autoren, unter ihnen V o l h a r d, immer wieder hervorheben, zu den Erscheinungen einer Apoplexie führen kann.

Seit Mai 1950 bis Anfang November 1950 wurde an meiner Station eine weitere Anzahl von Apoplektikern mit Stellatuminfiltration mit den gleichen Erfolgen bzw. Mißerfolgen behandelt. Wir konnten uns auch in letzter Zeit des Eindrucks der günstigen, ja lebensrettenden Wirkung der Stellatuminfiltration bei diesen Kranken nicht ganz erwehren und setzten natürlich unsere Versuche mit diesem Verfahren fort.

Augenhintergrunduntersuchungen, welche infolge äußerer Umstände nur von Fall zu Fall durchgeführt werden konnten, ergaben nach der Infiltration nur bei einigen Fällen eine stärkere Gefäßdilatation im Vergleich zum anderen Auge und im Vergleich zum Zustand des Augenhintergrundes vor der Stellatuminfiltration. Nicht in allen Fällen, auch nicht in all denen, bei denen die Stellatuminfiltration erfolgreich war, konnten diese Befunde erhoben werden.

Neben der Blockade am Ganglion stellatum wurde schließlich jüngst versucht, durch *Sympathicusoperationen* apoplektische Zustände zu beeinflussen. Darüber berichtet A. de S o u s a - P e r e i r a. Er hat bei Kranken mit Thrombose, Arteriitis oder Spasmen der Hirnarterien im Laufe der Untersuchungen Operationen am Sympathicus, die sich in drei Arten von Eingriffen gliedern, ausgeführt:

1. Bilaterale cervicale inferiore Sympathektomie, d. h. Abtragung des Ganglion cervicale medium, das Ganglion intermediale und des oberen Poles des Ganglion stellatum mit allen Ästen des Vertebralnerven. Bei einigen Kranken wurde diese Operation durch eine periarterielle Sympathektomie der A. vertebralis, der A. carotis und der V. jugularis interna ergänzt.

2. Bilaterale cervicale superiore Sympathektomie, ebenfalls ergänzt durch die periarterielle Sympathektomie der A. carotis interna und V. jugularis interna. Bei einigen dieser Kranken wurde auch die einseitige Ligatur der A. carotis externa nach Unterbrechung der perivasculären Innervation dieser Arterie ausgeführt.

3. Bilaterale komplette cervicale Sympathektomie, welche das Ganglion cervicale superius, cervicale medium, intermediale und den oberen Pol des Ganglion stellatum mit allen Ästen der Vertebralnerven erfaßt.

De S o u s a - P e r e i r a erinnert bei dieser Gelegenheit an die Versuche von H e n s c h e n, welcher die Revascularisation des Gehirns durch eine Transplantation des M. temporalis ins Gehirn versucht hat.

In diesem Sinne haben seinerzeit auch B e c k und Mitarbeiter eine Anastomose von Carotis communis und V. jugularis interna mit anschließender Ligatur dieser Vene unterhalb der Anastomose versucht auszuführen. Auf diese Weise sollte nämlich das Blut der Carotis als auch der V. jugularis interna ins Gehirn gelangen.

Ergebnisse der Eingriffe von de S o u s a - P e r e i r a werden nicht genannt.

Postapoplektische Zustände

Die Indikation für die Stellatumblockade bei postapoplektischen Zuständen ist einfacher und gefahrloser zu stellen. Hier handelt es sich um Sprachstörungen, welche gebessert werden können, um Lähmungen, die neben der usuellen physikalischen Therapie vielleicht rascher zum Rückgang gebracht werden können und schließlich um Schmerzzustände in den Gelenken, Extremitäten, welche man günstig beeinflussen kann. Ich sah schon — seit 1937 mit dieser Art der Behandlung beschäftigt — vielfach Erfolge von diesem Verfahren bei dieser Indikation. Allerdings ist hier zu bedenken, daß man bei solchen Kranken eine spontane Besserung nicht der Stellatuminfiltration unüberlegt zuschreiben darf. Nur dort, wo Schmerzen rasch zum Verschwinden gebracht werden können, liegt ein eindeutiger Erfolg der Stellatuminfiltration vor. Ich glaube aber sicher, daß wiederholte Stellatuminfiltrationen mit Procain die Nachbehandlung apoplektischer Zustände wesentlich erleichtern und abkürzen können.

Zahlenmäßige Angaben fand ich über dieses Kapitel in der Literatur nicht.

Literatur

A d a m s, J. G., Arch. Surg. (Am.) **1951**, 62. — A m y e s, E. W., und S. M. P e r r y, J. A. M. A. **142**, 15 (1950). — A r i n g, L. D., Brain **68**, 23 (1945). — A r i n g, L. D., und H. H. M e r r i t, Arch. int. Med. (Am.) **56**, 435 (1935). — A r n u l f, G., L'infiltration stellaire. Paris: Masson & Cie., 1947.

G i l b e r t, N. C., und G. de T a k a t s, J. A. M. A. **136**, 659 (1948).

H a r m e l, M. H., J. H. H a f k e n s c h i e l, G. M. A u s t i n, C. W. G r u m p t o n und S. S. K e t y, J. clin. Invest. (Am.) **28**/3, 415 (1949).

I s e l i n, M., und R. H e i m de B a l z a c, Sem. Hôp. Par. **1949**, 8, 337.

J u s t o n B e s a n c o n, L., S. de S e z e und R. C a c h e r a, Rev. neur. (Fr.) **65**, 1174 (1936).

K a r n i t s c h n i g g, H., Wien. klin. Wschr. **1950**, 985. — K l a u s g r a b e r, F., und H. T s c h a b i t s c h e r, Ges. z. Erforsch. d. vegetat. Syst., Sitzung vom 21. 11. 1950.

L e r i c h e, R., und R. F o n t a i n e, Presse méd. **1934**, H. 42, 849; Rev. Chir. (Fr.) **55**, 755 (1936). — L u z u y, M., Les infiltrations du sympathique. Paris: Masson & Cie., 1950.

M a c k e y, W. A., und S c o t t, Brit. med. J. **1938**, 2, 1. — M a n d l, F., Congress of the Italian Chapter of The Int. Coll. Surg. 1950. Wien. klin. Wschr. **1951**, H. 8/9, 141.

P i c k e r i n g, G. W., J. A. M. A. **137**, 423 (1948).

R i c k e r, G., Arch path. Anat. **226**, 181 (1919). — R i s t e e n, W., und P. V o l p i t t o, South. med. J. (Am.) **39**, 430 (1946).

S e i t e l b e r g e r, F., Wien. klin. Wschr. **1951**, H. 3, 49. — S o u s a - P e r e i r a, A. de, Lyon chir. **1949**, 44; J. internat. Chir. (Belg.) **11**, 301 (1951). — S t r i c k e r, P., Lyon chir. **44**, 264 (1949).

T o s a t t i, E., Le infiltrazioni del simpatico. Roma: Edizione Italiane, 1948.
V i l l a r e t, M., und R. C a c h e r a, Les embolies centrales. Paris: Masson & Cie.,
1939. — V i l l a r e t, M., und R. C a c h e r a, Presse méd. **1939**, H. 47, 267. — V o l p i t t o,
B. P., und W. A. R i s t e e n, Anaesthesiology 4, 403 (1943).

Commotio cerebri

Es ist nicht möglich, im Rahmen dieses Buches und bei den geringen Erfahrungen mit der Sympathicus-, insbesondere der Stellatumblockade bei diesem Leiden auf die noch unklare Pathogenese und das Krankheitsbild der Comotio cerebri genauer einzugehen.

Sollten Gefäßspasmen oder Hirnödem an ihm beteiligt sein, dann könnten nach den bisherigen Erfahrungen diese durch die erwähnten Methoden günstig beeinflußt werden. Das Verfahren wird in den Büchern von T o s a t t i, A r n u l f und L u z u y nur kurz und ohne Angabe von Statistiken oder anderen Einzelheiten erwähnt.

Jüngst berichtet B l u m e n s a a t ausführlich über die Blockade des Halsgrenzstranges bei dieser Indikation. Er selbst hat sie seit 1947 bei der frischen Commotio cerebri angewendet. Weiter hat über sie E b e r l e berichtet. Die Novocainblockade des Halsgrenzstranges bei der Commotio cerebri scheint besonders in Deutschland geübt zu werden. So wenden sie T ö n n i s (1947) und auch R i e c h e r t an, während B a y e r (1949) und P i e p e r (1949) die Infiltration des Ganglion stellatum der des Halsgrenzstranges vorziehen.

Die Grundlage dieser Behandlung haben T ö n n i s und W a n k e gegeben. Es wird nach R i c k e r eine abnorme Erregbarkeit der Gefäßnerven im Sinne eines Dauerspasmus angenommen. So meint B l u m e n s a a t mit der Novocainblockade des Halsgrenzstranges eine causale Therapie anzuwenden, welche den Krampf der Gehirngefäße sofort löst, die Krampfbereitschaft herabsetzt und durch die Hyperämie zur Verhütung bzw. zur Beschleunigung der Resorption eines Hirnödems beiträgt.

B l u m e n s a a t ist auch der Ansicht, daß durch eine frühzeitig angewendete Blockade die Zahl der Fälle mit Spätbeschwerden verringert werden kann. Dieselbe Ansicht vertreten auch T ö n n i s und P i e p e r. T ö n n i s sieht den weiteren Wert der Blockade auch in der Tatsache, daß mit ihrer Hilfe anatomische Läsionen von nur funktionellen Störungen abgegrenzt werden können. Damit kommt ihr also auch der Wert eines Differentialdiagnosticums zu.

Die Behandlung mittels der Infiltration des Halsgrenzstranges scheint jedoch nicht ganz ungefährlich zu sein, denn kürzlich hat P i e p e r über zwei Todesfälle mit diesem Verfahren berichtet. B l u m e n s a a t wirft die Frage auf, ob diese Komplikationen vermeidbar gewesen wären. P i e p e r ist der Ansicht, daß die Umspülung der austretenden Halsnervenwurzeln durch Novocain das gefahrenbringende Moment sei, denn der Abtransport von hier geschieht durch „Diffusion in die Kapillaren und durch Ausbreitung in den Lymphspalten". Die Gefahr würde also durch die Ausbreitung der Novocainlösung auf dem Wege „Lymphe — Liquor" liegen. In seinen beiden Todesfällen trat der Exitus zehn Minuten bzw. zwölf Minuten nach der Injektion ein.

Wenn auch B l u m e n s a a t an eine Novocainüberempfindlichkeit glaubt, so kann er doch das Vorkommen „unvermeidbarer Gefahren" bei der Halsgrenzstrangblockade nicht bestätigen. Er hat bei 500 Blockaden des Halsgrenzstranges in den letzten Jahren keine Komplikationen gesehen. Dasselbe trifft für R i e c h e r t bei 900 Injektionen zu. Auch er hat über keinen Zwischenfall zu klagen. Es liegen wahrscheinlich bei den in letzter Zeit erfolgten Berichten über Todesfälle mit dem Verfahren Fehler der Technik vor.

Die Bevorzugung der Stellatuminfiltration, wie sie P i e p e r und B a y e r anwenden, gegenüber der Halsgrenzstrangblockade erscheint nach B l u m e n - s a a t nicht gerechtfertigt.

B l u m e n s a a t hat seit Anfang 1947 103 Fälle von frischer Commotio cerebri mit der Blockade des Halsgrenzstranges behandelt. Sie betrafen alle Grade der Commotio cerebri. In 67 Fällen wurde einmal injiziert, bei 36 weiteren Fällen wurde die Blockade ein- bis zweimal wiederholt. Der Erfolg der Behandlung trat immer schlagartig ein und betraf alle subjektiven Beschwerden und bestand in Schmerzfreiheit oder Schmerz- linderung oder Beseitigung des Schwindelgefühls und des Erbrechens.

Bei der reinen Commotio cerebri gab es keine Versager. Die Behandlung hat darüber hinaus den Vorteil, die Bettruhe und auch die Spitalsaufenthaltsdauer abzukürzen. Auch Spätfälle zeigen mit der Blockade Erfolge. 31 Fälle wurden doppelseitig und 71 einseitig blockiert. Die doppelseitige Blockade erscheint aber nach den späteren Erfahrungen B l u m e n s a a t s überflüssig.

Meine persönlichen Erfahrungen mit der Methode sind gering.

Literatur

B a y e r, W., zit. nach B l u m e n s a a t. — B l u m e n s a a t, C., Zbl. Chir. 1951, H. 2. 142; Zbl. Chir. 1951, H. 8, 498.

E b e r l e, zit. nach B l u m e n s a a t.

P i e p e r, zit. nach B l u m e n s a a t.

R i e c h e r t, zit. nach B l u m e n s a a t.

T ö n n i s, zit. nach B l u m e n s a a t.

Sympathicuseingriffe in der Augenheilkunde

Die Beziehung der Eingriffe am Sympathicus zur Augenheilkunde ergibt sich schon rein historisch dadurch, daß seinerzeit als einer der ersten sympathischen Eingriffe versucht wurde, einen M. Basedow durch eine cervicale Sympathektomie zu beeinflussen (J o n n e s c o, 1897). Es steht heute wohl fest, daß es dem Operateur bestenfalls gelang, ein Hornersches Syndrom zu erzielen, welches den Exophthalmus gebessert haben mag. Nichsdestoweniger aber wird immer wieder die cervicale Sympathektomie als therapeutische Maßnahme bei jenen Fällen empfohlen, welche nach einer typischen Thyreoidektomie beim Basedow einen progredienten Exophthalmus aufweisen. Es gelingt für Wochen durch diesen Eingriff, manchmal auch für Monate den intraoculären Druck herabzusetzen und die unmittelbare Gefahr des Exophthalmus zu beheben (C r o t t i).

1945 habe ich selbst bei einem solchen akuten Fall einen Erfolg erzielt und vielleicht durch ihn das Auge retten können. Derzeit dürfte aber die „orbitale Dekompression" nach N a f z i g e r und J o n e s in solchen akuten Fällen die Methode der Wahl sein. Auch die bloße Stellatuminfiltration könnte bei diesem Prozeß den Augentonus herabsetzen. Dies hat D e m a r e z nach Sympathicus- und Stellatuminfiltrationen zeigen können.

Wenn wir von der Sympathicuschirurgie und Sympathicusblockade im Rahmen der Augenheilkunde sprechen — wobei vorwegnehmend leider zu sagen wäre, daß diese bisher keine praktische Bedeutung erlangt hat und von den meisten Ophthalmologen am Kontinent kaum geübt wird —, ist zunächst die Frage zu entscheiden, an welcher Stelle der Angriffspunkt eines Eingriffes — gleichgültig bei welcher Indikation — liegen soll. Ist es das Ganglion stellatum oder das Ganglion cervicale superius, an welchem man blockieren oder das man operativ entfernen soll? Im allgemeinen wird angenommen, daß die sympathi- schen Fasern für das Auge aus den Rami communicantes von Th_1 und Th_2 kommen, daß sie sich im Ganglion stellatum vereinigen, von wo auch Fasern zum Ganglion cervicale superius ziehen und mit den sympathischen Geflechten der Carotis in Verbindung treten. L e r i c h e und F o n t a i n e haben gemeint, daß die oculopupillären Fasern sich im Ganglion stellatum konzentrieren und nicht durch das Ganglion cervicale superius führen. Diese Autoren haben zeigen können, daß auch eine periarterielle Sympathektomie an der A. carotis interna ein Hornersches Syndrom herbeiführt, welches aber weniger ausgesprochen ist, als nach der Resektion des Ganglion stellatum. Dafür aber ist es dauerhafter. Es wurde weiter nachgewiesen, daß auch die Durchschneidung des sympathischen Grenzstranges unterhalb des Ganglion stellatum einen Hornerschen Symptomenkomplex hervorruft, welcher deutlicher ist als jener nach Resektion des Ganglion cervicale superius.

Als Indikationen für sympathische Eingriffe bei Augenerkrankungen kämen in Frage:

Die Retinitis pigmentosa

Wie allgemein bekannt ist, bezeichnet man als Retinitis pigmentosa eine recessiv-hereditäre Erkrankung, die in die Gruppe der tapetoretinalen Degenerationen gehört und bei welcher das Gesichtsfeld allmählich eingeengt wird und das periphere Sehen gestört ist. Die Erkrankung führt im Laufe der Zeit zur Amaurose. Schon in den ersten Stadien der Erkrankung erscheinen Veränderungen in den retinalen Blutgefäßen; diese sind fadendünn, die Zirkulation wird immer schlechter und schließlich sind im Augenhintergrund die Gefäße überhaupt nur mehr schwer sichtbar. Die konservative Therapie ist im allgemeinen machtlos und sie strebt an, entweder durch subconjunktivale Injektionen einer Kochsalzlösung oder durch Amylnitrit oder andere Mittel (Priscol retrobulbär) die Blutgefäße zu erweitern. Nach dem Vorschlag von F i l a t o w werden auch Placentagewebsimplantationen in die Bindehaut versucht. Die Ergebnisse dieser Behandlungsversuche sind unbedeutend und es lag nahe, auf dem Weg des Sympathicus eine Vasodilatation zu erzeugen.

Scheinbar war 1901 A b a d i e der erste, welcher eine operative Sympathektomie im Bereiche des cervicalen Sympathicus ausführte. Später hat W a g e n e r (1931) zeigen können, daß nach einer cervicothoracalen Ganglienektomie eine anhaltende Dilatation der Retinalarterien auftritt und R o y l e machte von diesem Effekt bei der Retinitis pigmentosa Gebrauch. Er berichtet über sechs Fälle, bei welchen die Sympathektomie einen mäßigen Erfolg hinsichtlich der Sehfähigkeit brachte. Auch das Gesichtsfeld wurde vergrößert. Bei jungen Individuen und bei Frühfällen waren die Ergebnisse besser. Später wurde die Methode auch von anderen Autoren mit wechselnden Resultaten geübt.

J. C. W h i t e berichtet von drei Fällen seiner Beobachtung, die aber alle negative Resultate nach der Operation aufwiesen.

De T a k a t s und G r i f f o r d haben die cervicale Sympathektomie bei der Retinitis pigmentosa mit unklarem Erfolg 1936 versucht, sind aber in ihren späteren Publikationen auf dieses Thema nicht mehr zurückgekommen.

Auch A r n u l f erwähnt in seinem Buch die Behandlung der Retinitis pigmentosa auf dem Wege des Sympathicus. Er hat keinen einheitlichen Eindruck aus den Ergebnissen der in der Literatur einzeln verstreuten Operationsangaben gewinnen können. Subjektive Besserungen scheinen häufig aufzutreten, ohne daß diese auch durch die ophthalmoskopischen Untersuchungen als begründet nachgewiesen werden könnten. Auch A r n u l f ist für den Eingriff im Bereiche des Ganglion stellatum.

Ich selbst habe im Oktober 1941 bei einem Patienten von Professor F e i g e n b a u m das Ganglion stellatum beiderseits wegen Retinitis pigmentosa exstirpiert. Nach der Operation gab der Kranke an, daß seine Sehfähigkeit etwas besser geworden sei, aber die Untersuchung des Augenhintergrundes durch F e i g e n b a u m ergab keine Veränderungen im Zustand der Blutgefäße. Bis Juni 1945 konnte der Patient beobachtet und dabei zumindest festgestellt werden, daß eine Verschlechterung bis zu diesem Zeitpunkt nicht eingetreten war.

Intraoculärer Druck und Glaukom

Die Versuche, den intraoculären Druck durch Sympathicuseingriffe zunächst im Experiment zu beeinflussen, liegen schon lange zurück, ebenso einzelne Beobachtungen von ophthalmologischer Seite.

Dem „Handbuch der Augenheilkunde" von P e t e r s (1930) entnehme ich zunächst eine Beobachtung von S t o c k, der feststellte, daß bei einseitiger Lähmung des Sympathicus der Augeninnendruck herabgesetzt wurde, was er auch im Tierversuch demonstrieren konnte. Die Drucksenkung hielt aber nicht lange an. L o d a t o konnte bei Hunden durch Sympathicusreizung Drucksteigerungen hervorrufen. J e s s berichtet hier, daß die experimentellen Ergebnisse mit Reizung ohne Lähmung des Sympathicus sehr widersprechend sind. Bei einem seiner Kranken wurde trotz Sympathicuslähmung kein Erfolg, sondern ein rapides Fortschreiten der Erkrankung beobachtet und W e s s e l y meint nach seinen Versuchen, daß die Sympathicuslähmung den oculären Druck erhöht. Reizung ihn aber herabsetzt. Dasselbe sahen O g a w a und R o c h a t. Anderseits glauben viele Autoren doch, daß das Glaukom den Ausdruck einer Sympathicotonie darstellt und daß dieser abnorme Erregungszustand ein Glaukom zur Folge haben kann (H a n n e m a n n, B a i l l a r t, A b a d i e, B i s t i s. W o o d s u. a.).

Eine der letzten Veröffentlichungen aus diesem Gebiet stammt von J a f f e. der sich experimentell mit der Frage des intraoculären Druckes in Relation zum Sympathicus beschäftigt hat. Er fand nach Durchschneidung der cervicalen sympathischen Nervenfasern im Tierversuch (Katze), daß der intraoculäre Druck für die Dauer von etwa zwei Tagen um etwa 5 bis 7 mm Hg absank, um dann wieder auf den ursprünglichen Wert anzusteigen. Besonders interessant und auch theoretisch wichtig erscheint die Feststellung, daß bei Tieren mit post ganglionärer Sympathektomie sich keine Drucksenkung, sondern sogar eine Druckerhöhung ergeben kann, während bei der präganglionären Sympathektomie der Druck normal bleibt oder leicht abfällt. Ein durch Äther ausgelöster Erregungszustand verursachte bei allen Tieren eine präoperative intraoculäre Drucksteigerung und ist bei der Bewertung des Druckniveaus in Erwägung zu ziehen. J a f f e betont, daß das sympathische Nervensystem eng mit der Regulation des intraoculären Druckes verbunden ist, aber erst weitere Forschungen die Beziehungen zum Glaukom aufdecken werden.

Abgesehen von der schon erwähnten ersten Operation von J o n n e s c o (1897), hat K a p p i s ausführlich über die bisher bekannt gewordenen operierten Fälle berichtet (1924). Am erfolgreichsten dürfte A b a d i e gewesen sein, aber Tatsache ist, daß man gegen Ende der Zwanzigerjahre von dieser Operation kaum mehr sprach. Nur hie und da wird eine Stimme laut, welche sich eines Sympathicuseingriffes beim Glaukom bedient (B e l a e f f, 1927, R o m e r o, 1943).

Die neueste Arbeit über dieses Gebiet im deutschen Sprachraum dürfte die von P a u sein (1949), der zunächst wieder die Symphaticotonie beim Primärglaukom erwähnt und sie mit der Wirkung des Druckabfalles durch das sympathicolystische Ergotamin beweisen will. Er bespricht eigentlich die Exstirpation des Ganglion cervicale superius eher positiv und verweist auf A b a d i e. Daß dieser Druckabfall innerhalb des Auges auch seine hormonalen Komponenten hat. wird von T h i e l und u. a. von R a d n o t betont.

Jüngst schlägt D e n i g vor, an Stelle der Exstirpation des Ganglion cervicale superius die wiederholte Blockade mit Novocain an demselben anzuwenden, eine Methode, mit welcher er — nebenbei erwähnt — einen Herpes zoster ophthalmicus geheilt hat.

Embolien und Thrombosen der A. centralis retinae

War noch bis vor kurzer Zeit die Thromboembolie im allgemeinen die Domäne der Sympathicuschirurgie, so steht in den letzten Jahren das Interesse an den Antikoagulantien doch im Vordergrund. Dieses Problem wird an anderer Stelle noch eingehend besprochen werden. Nehmen wir aber an, daß die Sympathektomie in einem bestimmten Erkrankungsgebiet

a) zu einer Vasodilatation,

b) zu einer Ausnutzung des Kapillarbettes und

c) zu einer Abdämpfung der reflektorischen Spasmen führt, dann muß der Schluß gezogen werden, daß auch eine Thrombose oder Embolie der A. centralis retinae in bestimmten Fällen erfolgreich auf sympathischem Wege beeinflußt werden könnte. Nach W a g e n e r s Experimenten ist die Sympathektomie auch im Bereich der Retinalgefäße von einer Vasodilatation gefolgt, so daß im Prinzip ein Spasmus in den Retinalgefäßen durch Sympathicuseingriffe zum Verschwinden gebracht oder ein thrombotischer Verschluß in seinen klinischen Erscheinungen gebessert werden könnte. Ziehen wir noch weiter in Betracht, daß die Retina einen gewissen Grad von Ischämie für eine bestimmte Zeit ohne größeren Gewebsschaden überstehen kann, dann wäre ein weiteres Moment für die Indikation zu einem Sympathicuseingriff bei dem erwähnten Leiden gegeben. Hiezu kommt noch, daß die Retinalgefäße keine Endarterien sind und daß ein zeitweise verschlossenes Gebiet später wieder von Kapillaren durchzogen werden kann. Der N. ophthalmicus ist umgeben von einem Netzwerk von kleinen arteriellen Gefäßen (H a l l e r), welche von der A. centralis einerseits und von den Ciliararterien anderseits Anastomosen empfangen. So scheint also die A. centralis retinae rein funktionell keine Endarterie zu sein.

Embolie oder Thrombose der Zentralarterie sind keine so seltenen Erkrankungen. Die verschiedenen Formen der Arteriitis, Endocarditis und alle Arten von septischen und infektiösen Prozessen können diese Erkrankung veranlassen. Eine Embolie kommt allerdings nur in der Minderzahl der Fälle in Frage. Die Diagnose der Erkrankung kann ophthalmoskopisch fast mit Sicherheit gestellt werden.

Eine konservative Behandlung ist fast ergebnislos. Auch hier wird versucht, durch verschiedene gefäßerweiternde Mittel (Amylnitrit, Acetylcholin, Atropin oder Papaverin oder retrobulbäre Injektionen von Kochsalzlösung) eine Gefäßdilatation zu erzielen. Ein bestimmter Plan für die Sympathicustherapie wurde bisher noch nicht aufgestellt.

Jüngst berichtet G r e l a u l t über drei Fälle von Embolie der A. centralis retinae, welche durch Stellatuminfiltrationen sehr gebessert wurden.

Folgenden Fall habe ich 1945 publiziert:

Eine 23 Jahre alte Patientin kam am 7. III. 1945 an die Augenklinik. Sie gab an, daß sie am vorhergehenden Tag, als sie am Morgen erwachte, nichts sehen konnte. Die ophthalmoskopische Untersuchung ergab eine Embolie der Zentralarterie. Der Embolus war höchstwahrscheinlich endocarditischer Natur. Am 8. III. 1945 entfernte ich das Ganglion cervicale superius und die Patientin zeigte ein deutliches Hornersches Syndrom. Am 20. IV. 1945 ergab die ophthalmoskopische Untersuchung eine blasse Papille, die Arterien waren dünn, das Hornersche Syndrom bestand weiter. Die Sehkraft war nicht besser geworden. Am 4. VI. 1945 derselbe Befund. Dieser Fall muß also als Mißerfolg bezeichnet werden.

Trotz dieses Mißerfolges — es ist der einzige Fall, den ich sah — stimme ich doch S a u t t e r zu, der 1950 das Thema zur Diskussion stellt und meint, daß man doch der Sache weiter nachgehen müsse, wenn auch die bisherigen Ergebnisse unklar sind. So würde ich also vorschlagen, daß in dieser Frage der Okulist hie und da den Chirurgen zu Rate ziehen sollte.

Die sympathische Ophthalmie

Über dieses Kapitel ist innerhalb der Sympathicuschirurgie wenig geschrieben worden. R u m i n a n t z e v a s hat 1935 über die Novocainblockade der Cervicalganglien bei der sympathischen Ophthalmie berichtet. Sechs Fälle wurden behandelt, darunter zwei akute und vier chronische. Die akuten Fälle reagierten prompt und die Kranken wurden geheilt. Die vier chronischen Fälle zeigten eine gewisse Besserung. Die Heilungserklärung durch R u m i n a n t z e v a s erfolgt im Sinne der Theorie von S p e r a n s k y.

D e n i g will die Sympathicusblockade bei der sympathischen Ophthalmie mit einer lokalen Diathermiestichelung der Uvea kombiniert wissen.

Besondere Indikationen und Beobachtungen

Zwei der nun folgenden Beobachtungen sind ziemlich wahllos aus der Literatur herausgegriffen und sollen nur zeigen, daß zunächst bei unklaren Fällen ohne klare Diagnose mit einer Sympathicusoperation ein Erfolg erzielt werden kann. Der von R e e d und A b e l 1938 beschriebene Fall wird nun im Auszug kurz geschildert:

Bericht über einen 34 Jahre alten Mann. Seit 1925 heftige Kopfschmerzen, seit 1928 linksseitig. Wiederholtes Erbrechen, Bewußtlosigkeit, psychische Depressionen. 1930 Stirnhöhlenentzündung links, operiert. Später Siebbeinzellen eröffnet. Nur vorübergehende Besserung der Kopfschmerzen. Seit 1932 unerträglich. 1935 Sehverschlechterung. Linkes Auge: Visus: 6/60, starke Einengung des Gesichtsfeldes. 1936 noch stärkere Verschlechterung mit einem Visus von Fingerzählen in 1 m. Schwerhörigkeit, weiterhin Kopfschmerzen, Intentionstremor. Diagnose: sympathische Dysfunktion. Therapie: Entfernung des linken Ganglion stellatum. Typischer Horner. Zwei Monate nach der Operation: Visus am linken Auge 6/4, Gesichtsfeld o. B., Kopfschmerz, Intentionstremor und psychische Depression beseitigt. Die Heilung hält zweieinhalb Jahre an.

Schließlich berichtet P a u 1950 über die Ciliarneuralgie als vegetatives Krankheitsbild. P a u hat sechs Kranke beobachten können, die nach Elektrokoagulation des Ganglion Gasseri eine Keratitis neuroparalytica mit folgender Iritis, Iridocyclitis und Sekundärglaukom akquirierten. Sie klagten gleichzeitig über heftige Ciliarneuralgien. P a u meint, daß diese Schmerzen auf dem Wege der sympathischen Nerven beeinflußt werden könnten. Auch D ö r i n g zieht diese Behandlungsform in Frage, wenn er auch Bedenken gegenüber einer Sympathicusoperation im Schädelbereich zum Ausdruck bringt. Aus dem Bericht von P a u geht allerdings nicht hervor, ob und mit welchem Erfolg eine Blockade oder Sympathicusoperation durchgeführt worden ist.

Über die große Bedeutung der Augenhintergrundsbefunde bei der arteriellen Hypertension, über die besonders F a n t a, B o u r n e und T u c k w e l l u. a. berichteten, und die die Besserungen der Retinopathie nach Hochdruckoperationen betrifft, sei auf S. 161 verwiesen.

Dieser recht fragmentarische Abschnitt hatte nur den Zweck zu zeigen, daß es Probleme im Bereiche der Sympathicuschirurgie gibt, welche auch den Ophthalmologen beschäftigen. Hier liegt noch ein weites Arbeitsfeld offen vor uns.

Literatur

A b a d i e, Arch. Ophtalm. (Fr.) **29**, 401 (1909); Clin. ophthalm. **16**, 248 (1927). — A r n u l f, G., L'infiltration stellaire. Paris: Masson & Cie., 1947.

B a i l l a r t, Arch. Ophtalm. (Fr.) **44**, 513 (1927). — B e l a e f f, zit. Ophthalm. Jb. **1927**, 114. — B i s t i s, Intern. Ophthalm.-Kongr., Amsterdam, 1929. — B o u r n e, G., Proc. roy. Soc., Lond., **41**, 728 (1948).

C r o t t i, A., Thyreoid and Thymus. Philadelphia: Lea & Fibiger, 1938.

D e m a r e z, zit. nach A r n u l f. — D e n i g, Klin. Mbl. Augenhk. **1950**. — D ö r i n g, G., Klin. Wschr. **1946**, H. 11.

F i l b r y, E., Klin. Mbl. Augenhk. **1949**, 506.

H a n n e m a n n, Zbl. Ophthalm. **14**, 792 (1924).

J a f f e, N. S., Amer. J. Ophthalm. **31**, 1597 (1948), ref. Klin. Mbl. Augenhk. **3**, 321 (1951). — J e s s, Arch. Augenhk. **69**, 201 (1911); Fschr. Ther. **1928**, Mai. — J o n n e s c o, Z. Chir. **1897**, 33.

K a d l i c k y, Zbl. Ophthalm. **14**, 395 (1925). — K a p p i s, R., Med. Klin. **1923**, 51; Ref. Zbl. Ophthalm. **14**, 82 (1924).

L e r i c h e, R., und R. F o n t a i n e, Presse méd. **1928**, 1041; **1926**, 1312. — L e r i c h e, R., Zbl. Ophthalm. **3**, 477 (1920). — L o d a t o, Ann. Ocul. (Fr.) **135**, 246.

M a n d l, F., Acta Med. Orient. **4**, 306 (1945).

O g a w a, Zbl. Ophthalm. **19**, 770 (1945).

P a s s o w, A., Klin. Mbl. Augenhk. **1950**, 561. — P a u, H., Klin. Mbl. Augenhk. **1949**, 513; **1950**, 578. — P e t e r s, A., Das Glaukom, im Handbuch d. ges. Augenheilk. Berlin: Julius Springer, 1930.

R a d n o t, M., Klin. Mbl. Augenhk. **1949**, 524. — R e e d, H. K., und L. A b e l, Proc. roy. Soc., Lond. **32**, 75 (1938), ref. Klin. Mbl. Augenhk. **1950**, 110. — R o c h a t, Ref. Klin. Mbl. Augenhk. **62**, 267 (1919). — R o m e r o, E., Arch. Oftalm. hisp.-amer. (Sp.) **2**, 157 (1943), ref. Klin. Mbl. Augenhk. **113**, 82 (1948). — R o y l e, N. D., Med. J. Austral. **2**, 111 (1932). — R u m i n a n t z e v a s, Sovietsky Vieshnik Oph. **7**, 27 (1935).

S a u t t e r, H., Klin. Mbl. Augenhk. **1950**, 471. — S t o c k, Klin. Mbl. Augenhk. **1910**, 124; **1910**, 48.

T a k a t s, G. de, und S. R. G r i f f o r d, Arch. Ophthalm. **14**, 441 (1936). — T h i e l, Klin. Mbl. **82**, 109 (1929); zit. P a u. — T u c k w e l l, E. G., Proc. roy. Soc., Lond. **41**, 728 (1948).

W a g e n e r, H. P., Surg. Clin. N. Amer. **11**, 867 (1931). — W e s s e l y, Arch. Augenhk. **50**, 1 (1908). — W h i t e, J. C., und R. S m i t h w i c k, The Autonomic Nervous System. New York: MacMillan, 1941. — W o o d s, Zbl. Ophthalm. **14**, 71 (1925).

Z i r m, Ref. Klin. Mbl. Augenhk. **82**, 525 (1929).

Sympathicusblockade und Stellatuminfiltration bei Nasen- und Ohrenkrankheiten

Schon seit vielen Jahren wird der Theorie der Beteiligung des Sympathicus bei verschiedenen Ohrenleiden, besonders beim Ménière und bei manchen Nasenleiden, wie z. B. bei Ocaena, Beachtung geschenkt und es liegen eine ganze Anzahl von Untersuchungen auf diesem Gebiet vor (D e m e t r i a d e s und S p i e g e l, S p i e g e l und S o m m e r, K a p p i s). Auch A r n u l f hat in seiner Monographie — leider ohne Erfolgszahlen zu nennen — von den Ergebnissen der Praxis mit der Stellatuminfiltration beim Ménière und auch bei anderen Krankheiten berichtet, eine Mitteilung, die auch bei T o s a t t i und vielen anderen Autoren immer wieder kursorisch aufscheint.

Seitdem an der I. Wiener Universitätsklinik für Ohren-, Nasen- und Kehlkopfkrankheiten (Prof. S c h l a n d e r) seit 1949 die Stellatuminfiltration in das Behandlungsschema miteinbezogen wurde, verfügen wir nun auch über zahlenmäßige und genauere Angaben darüber, was man mit dieser Methode bei den verschiedenen Indikationen erzielen kann. Besonders aufschlußreich ist diesbezüglich eine Veröffentlichung von D v o r a c e k (1949).

Schon vorher waren, abgesehen von den erwähnten Mitteilungen, Erfolge mit der Stellatuminfiltration bei der Ménièreschen Erkrankung von L e v i n. D o r o s c h e n k o, B i a n c a l a n a, H i b l e r u. a. beschrieben worden. Bei der Otosklerose hat L e v i n das Verfahren versucht; bei der Ocaena C a s t e r a n, B e r g e s und A s t e r i a d e s, P o r t m a n n, H a l p h e n und S c h u l m a n n, J a n n u l i s, B e r t e l n und H i b l e r.

Was die Physiologie der Stellatuminfiltration anbelangt — nur sie kommt als Eingriff bei den in Frage stehenden Zuständen in Betracht —, so kann man annehmen, daß durch die Sympathicusblockade die Blutzirkulation des Gehörorganes verbessert wird. Daß neben der Bedeutung des vegetativen Nervensystems Momente eine Rolle spielen, die nicht nervösen Ursprungs sind, wird von vielen Autoren betont (D v o r a c e k), aber es wird nicht von der Hand zu weisen sein, daß auch das Verhalten der Endolymphe, sowie der Zustand der Labyrinthflüssigkeit und deren Zirkulation durch die Stellatuminfiltration beeinflußt wird. Allerdings muß aber hier erwähnt werden, daß auch gegenteilige Meinungen geäußert werden; so betont B o r n s c h e i n (1950) nach Versuchen zusammen mit K r e j c i am Physiologischen Institut in Wien, daß es abgelehnt werden muß, daß die Blockade des Halssympathicus eine stärkere Durchblutung des Labyrinths hervorrufe. Es gäbe zwar — meint er — im Tierversuche eine vasomotorische Reaktion im Bereiche der Mittelohrgefäße, aber eine Veränderung der Labyrinthgefäße in der Lamina spiralis sei nicht nachzuweisen gewesen.

Trotzdem sind die praktischen Erfolge — und solche liegen nun einmal sicher vor — auf der Basis der Sympathicusbeeinflussung nur durch eine Besserung der Vascularisation im Kreislaufbezirk des Gehörorganes zu erklären. Vielleicht hat z. B. beim Ménière die Stellatuminfiltration nur in den Fällen Erfolg, bei welchen pathogenetisch Gefäßspasmen vorliegen. Das scheint nach S c h u b e r t in den meisten Fällen von Ménière ursächlich der Fall zu sein, wo hingegen die selteneren Ursachen der Krankheit, wie Blutungen im Labyrinth, in den Kerngebieten, Hirntumoren, hormonale Störungen, doch als Krankheitsursache in den Hintergrund treten.

Die Technik der Stellatuminfiltration bei den in Frage stehenden Krankheitszuständen ist die allgemein übliche.

D v o r a c e k bezeichnet als Zeichen des richtigen Sitzes der Infiltration, abgesehen vom Auftreten eines Hornerschen Syndroms, „Hyperämie der Bulbusbindehaut, jedoch in unseren Fällen keine Hyperämie bzw. Kaliberänderung der Retinalgefäße im Gegensatz zu Beobachtungen anderer Autoren, weiter ein Hitzegefühl in Gesicht und Arm. Hyperämie von Ohrmuschel, Gehörgang und vor allem des Trommelfelles, das in einigen exzessiven Fällen wie ein Trommelfell bei beginnender Otitis med. acuta imponiert".

Bezüglich des Ganges der Behandlung berichtet D v o r a c e k:

„Die Infiltration wurde bei jedem Patienten zehnmal vorgenommen, d. h., wechselnd auf jeder Seite fünfmal, meistens in zweitägigen Abständen, oft auch täglich. Die Patienten geben unmittelbar nach Auftreten des Hornerschen Syndroms außer undefinierbaren Schwindelgefühlen, Kopfkongestion, Hitzegefühl der entsprechenden Kopf-, Gesichts- und Armseite, oft Auftreten von Ohrensausen und Dröhnen oder Verstärkung desselben, Schleier und Ziehen in den Augen, manchmal Schläfrigkeit, sonst jedoch keine wesentliche Änderung des subjektiven Befindens an und können spätestens nach 20 Minuten nach Hause entlassen werden. Wir haben bei der überwiegenden Mehrzahl der Patienten die Infiltration ambulant durchgeführt. Momente, die vielleicht zu einer Besserung hätten beitragen können, wie Bettruhe, Milieuänderung usw., konnten durch eine ambulante Behandlung jedenfalls nicht zur Wirkung kommen, so daß die beobachtete günstige Wirkung vermutlich allein auf die erwähnte Behandlungsmethode zu beziehen ist. Lediglich bei einigen auswärts wohnenden Patienten waren wir zu einer stationären Behandlung gezwungen. Bei allen Patienten wurde außerdem einige Zeit vorher die bisher allgemein geübte zuständige Therapie vorgenommen, wie Tubenkatheter, Politzer-Dusche, Massage, Elektrisieren usw."

An der Klinik S c h l a n d e r wurden 71 Patienten des verschiedensten Lebensalters (15 bis 72 Jahr) mit folgenden Krankheiten mit der Stellatuminfiltration behandelt:

1. Ménière und verwandte Krankheitszustände: 12 Fälle,
2. Zustände nach Radikaloperation, Otitis media chronica simplex: 22 Fälle,
3. Otosklerose: 7 Fälle,
4. chronischer Adhäsivprozeß: 8 Fälle,
5. Laesio auris interna: 13 Fälle,
6. Ozaena: 9 Fälle.

Die Ergebnisse der Behandlung werden von den verschiedenen Autoren wie folgt beurteilt:

1. *Ménière und verwandte Krankheitsbilder.* Die Nachuntersuchung der von D v o r a c e k beschriebenen zwölf Fälle ergab bei objektiver und subjektiver Beurteilung ein ausgezeichnetes Ergebnis. Der Schwindel war in allen Fällen verschwunden. Das Hörvermögen hat sich in allen Fällen gebessert (Sprach-, Stimmgabelprüfung und Audiogramm).

S c h u b e r t betont besonders die prompte Reaktion bei Kranken mit typischem, frischem Ménière. Diese ist besonders dann ausgeprägt, wenn eine deutliche vegetative Erregung (Übelkeit, Blässe, Schweißausbruch usw.) das Krankheitsbild begleitet. Zuerst verschwinden in solchen Fällen Schwindel und Kopfschmerz, dann erst Ohrensausen und Schwerhörigkeit. Weniger günstig liegen nach S c h u b e r t die Erfolge bei älteren abortiven Fällen. Hier wird aber durch mehrere Injektionen doch das Schwindelgefühl erträglich gemacht, während das Ohrensausen und die Schwerhörigkeit kaum beeinflußbar sind.

2. Zustände nach *Radikaloperation, Otitis media chron. simpl.* In dieser Gruppe wurden von D v o r a c e k 22 Fälle behandelt. Das hervorstechendste Zeichen der Behandlung ist in dieser Gruppe nach D v o r a c e k das Nachlassen und die Austrocknung der abundanten Sekretion des Mittelohres.

3. und 4. *Otosklerose, Adhäsivprozesse.* Hier wurde von D v o r a c e k und anderen Autoren keine objektive Besserung durch die Stellatuminfiltration beobachtet.

5. *Laesio auris interna.* Zunächst hatte D v o r a c e k am Material der Klinik S c h l a n d e r keine Erfolge bei diesem Leiden erzielt. Später aber konnte er einen einwandfrei gebesserten Kranken (1950) demonstrieren. Auch R i c c a b o n a hat mit der Stellatuminfiltration bei diesem Leiden einen Erfolg zu verzeichnen, welcher P o p p e r bei seinem Material versagt blieb. N o v o t n y betont aber mit Recht zur Diskussion zu einer Krankenvorstellung, daß bei dieser Krankheit auch Einzelerfolge von Bedeutung seien.

6. *Ozaena.* Über das Ergebnis der Ozaenabehandlung mit der Stellatuminfiltration sind die Ansichten noch geteilt. Einer von D v o r a c e k s Fällen ist ein deutlicher Erfolg. Allerdings schien seine Beobachtungszeit zu kurz und schließlich ist die Ursache des Erfolges bei dieser Krankheit mit der Stellatuminfiltration noch recht unklar.

Weiter hat M a l h e r b e Ohrengeräusche durch Stellatuminfiltration günstig beeinflussen können. Hervorgehoben sei, daß er die Stellatuminfiltration schon 1938 durch Röntgenaufnahme in zwei Ebenen hinsichtlich ihrer Zielsicherheit und ihrem richtigen

Sitz geprüft hat. Wenn auch die Zahl der Erfolge nicht angegeben wird, meint M a l-
h e r b e, daß in der Behandlung störender Ohrengeräusche die Stellatuminfiltration die
sicherste Methode darstelle, welche derzeit zur Verfügung steht.

Jedenfalls aber gebührt der Sympathicusblockade bzw. der Stellatuminfiltration im Bereiche der Ohren- und Nasenheilkunde ein gewisser Raum.

Literatur

A r n u l f, G., L'infiltration stellaire. Paris: Masson & Cie., 1947.

B o r n s c h e i n, H., Mschr. Ohrenhk. **1950**, H. 7/9, 235.

D v o r a c e k, H., Wien. klin. Wschr. **1949**, 38, s. dort ausführliche Literatur; Ref.
Mschr. Ohrenhk. **1950**, H. 7/9, 235.

K a p p i s, R., Erg. inn. Med. **25**, 562 (1925).

M a l h e r b e, A., Presse méd. **1938**, 39, 770. — M o r i t s c h, P., Die Schmerzverhütung
bei chirurgischen Eingriffen. Wien: Maudrich, 1949.

N o v o t n y, O., Mschr. Ohrenhk. **1950**, H. 7/9, 235.

P i e r i, G., Ref. Z. org. Chir. **1941**, 318. — P o p p e r, J., Mschr. Ohrenhk. **1950**,
H. 7/9, 235.

R i c c a b o n a, A., Mschr. Ohrenhk. **1950**, H. 7/9, 235.

S c h n e i d e r, E., Zur Chirurgie des Halssympathicus. Zbl. Neurochir. **1940**, 342. —
S c h u b e r t, K., Ärztl. Forsch. **3**, 45 (1949).

Abdominelle Erkrankungen und ihre Beeinflussung durch Sympathicusblockade

Anläßlich der Einführung der K a p p i s schen Splanchnicusanästhesie hat
N a e g e l i 1919 die Frage der therapeutischen Beeinflussung durch diese
Methode kurz berührt. N a e g e l i stellte sich vor, daß kolikartige Schmerzen
bei Gallensteinen und Darmspasmen auch durch eine einmalige Injektion günstig
beeinflußt werden könnten, und daß, abgesehen von sensiblen, auch vasomotorische und sekretorische Nervenfasern betroffen würden.

Schon in seiner Publikation im Jahre 1922 und 1923 hat L a e w e n erwähnt,
daß nach paravertebraler Injektion wegen Nierenkoliken in das 12. Thoracal-
und 1. Lumbalsegment die Schmerzen für längere Zeit verschwinden. Er konnte
auch über einen Fall berichten, bei dem durch die paravertebrale Injektion ein
Abgang von Uretersteinen erzielt werden konnte.

Auch K a p p i s und K u l e n k a m p f hatten auf die therapeutischen Erfolge
der Injektion im Bereich der die Niere versorgenden Segmente hingewiesen.

Aus dem Vorhergehenden ist also ersichtlich, daß der Unterschied zwischen
diagnostischer und therapeutischer Sympathicusblockade mehr in der Indikation
als im Effekt besteht. Eigentümlicherweise waren nach der erfolgreichen Durchführung der diagnostischen Sympathicusblockade auch therapeutische Folgen
entstanden und so wurde aus der diagnostischen Sympathicusblockade gleichzeitig eine therapeutische, was besonders bei Nierensteinen öfter bei verschiedenen Autoren und auch in unserem Material eintrat.

Wir (B r u n n und M a n d l) erkannten diese Möglichkeit frühzeitig und begannen nun systematisch die Sympathicusblockade aus rein therapeutischen
Gründen bei verschiedenen Krankheitszuständen zu üben.

Über die ersten Ergebnisse wurde 1924 kurz berichtet. Auf Grund unserer
Erfahrungen von der sicheren Wirkung der aus differentialdiagnostischen
Gründen vorgenommenen paravertebralen Injektionen wurde auch die therapeutische paravertebrale Injektion zunächst nur bei Gallenblasen- und Nierenschmerzen angewendet.

Hier sind ja auch, wie bereits erwähnt, um die Schmerzleitung mit großer Sicherheit auszuschalten, nur ein bis zwei Injektionen nötig (Th₉ und Th₁₀ bei Gallenblasenschmerzen, Th₁₂, L₁ bei Nierenschmerzen). Ausgedehnte Vornahme von Injektionen in mehrere Segmente wurde ebenso wie bei der diagnostischen paravertebralen Injektion zunächst auch bei der therapeutischen Sympathicusinjektion nach Tunlichkeit vermieden.

Natürlich stellen aber auch die therapeutischen Injektionen — und darauf muß mit Nachdruck hingewiesen werden — nicht die erste therapeutische Maßnahme dar. Anderseits soll die Injektion nur dann vorgenommen werden, wenn zeitweilig oder aus anderen Gründen eine Kontraindikation gegen die Operation besteht.

Gallenblasenschmerzen

1922 bis 1926 hatte ich zunächst bei 27 Gallenblasenerkrankten die paravertebrale Injektion aus therapeutischen Gründen ausgeführt. Einige Sekunden nach der Injektion waren die Schmerzen ganz verschwunden und die Bauchdecken wurden weich. Während des noch etwa eine Woche andauernden Spitalsaufenthalts blieben die meisten Patienten nach der Injektion anfallsfrei und schmerzfrei. Bei drei Patienten war die Injektion nicht wirksam.

Was nun das „Dauerresultat" anbelangt, lagen die Injektionen bei 21 Kranken länger als vier Monate zurück, und dieselben kommen schon für die Beurteilung der Dauerwirkung in Betracht, falls es sich um Fälle handelt, welche vor der Injektion an gehäuften Anfällen litten. In 81% der Fälle resultierte also insofern eine „Heilung", als die Schmerzen und Anfälle nach der Injektion vier Monate bis zwei Jahre überhaupt ausblieben.

Es sei betont, daß die meisten Patienten bis zu der Injektion an immer wiederkehrenden Anfällen gelitten hatten, deren Intervalle immer kürzer wurden, bei denen der Schmerzgrad zunehmend stieg und die teilweise einem Alkaloid-Abusus verfallen waren. Ein Ikterus ist nach der Injektion nur bei einem unserer Kranken aufgetreten.

Ganz eigenartig ist, daß wir bei einigen Kranken konstatieren konnten, daß — nachdem die Bauchdecken nach der paravertebralen Injektion erschlafft waren und der Gallenblasentumor deutlich palpiert werden konnte — sich dieser Tumor im Laufe der nächsten Tagen verkleinerte. Man hatte also nicht nur den Eindruck, daß die Kolik sofort behoben werden konnte, sondern daß sich auch in der Motorik der Gallenwege Änderungen vollzogen.

Die Zahl der Fälle, bei welcher es gelang, eine sicher vorliegende Gallensteinerkrankung, bei welcher eine Kontraindikation zur Operation gegeben war, für längere Zeit schmerzfrei zu machen, hat sich bis heute in unserem Material außerordentlich vermehrt. Selbst an meinem letzten Arbeitsplatz haben meine Assistenten und ich viele Dutzende von Gallensteinkranken, bei denen wegen Alters, sowie Komplikationen verschiedener Art die Operation nicht durchführbar war oder herausgeschoben werden mußte, immer wieder deutlich Erfolge mit der therapeutischen Sympathicusblockade mit Novocain erzielt.

Betrifft die eine Gruppe unserer Gallenblasenkranken, die mit der Sympathicusblockade behandelt wurden, Fälle, bei welchen das Gallenleiden schwererer Art war und bei denen wir mit der Operation zögerten, so sehen wir anderseits eine sehr gute therapeutische Beeinflussung durch dieses Verfahren bei solchen Fällen, welche wir als *Cholecystopathie* bezeichnen, einer Erkrankung. der vielfach funktionelle Störungen in der Schließmuskulatur der Gallenwege (Sphincter Oddi) zugrunde liegen. Diese Tatsache ist umso wichtiger, als wir wissen, daß die operativen Dauerergebnisse bei diesen Zuständen nicht hervorragende sind. Ich habe seit vielen Jahren in solchen Fällen besonders deutliche Erfolge mit der Sympathicusblockade gesehen. Auch S c h ö n b a u e r meinte jüngst, daß man durch die Blockade vielen Kranken die unwirksame Operation ersparen kann.

Die dritte Gruppe der Erfolge dieses Verfahrens betrifft schließlich jene Kranken, bei welchen Gallenblasenoperationen bereits durchgeführt wurden und bei denen die Schmerzen im selben Ausmaß wie vor der Operation bestehen, oder wo diese Schmerzen „fast" so stark und „fast" denselben Charakter haben wie die vor der Operation, ein Zustand, der als „Postcholecystektomie-Syndrom" Eingang in die Literatur gefunden hat. Ein großer Teil dieser Kranken konnte durch die Sympathicusblockade gebessert oder geheilt werden.

Versuche, die röntgenologische Gallenblasenfüllung mit den usuellen Kontrastmitteln zu beeinflussen und die röntgenologische Darstellung nach der Blockade zu demonstrieren, sind uns nie einwandfrei gelungen. Allerdings wurden hiezu immer pathologische Fälle verwendet. Es konnten also Änderungen in der Motorik und Sekretion bei Kranken durch die Sympathicusblockade nicht gezeigt werden.

Genauere Versuche hat E r b 1932 publiziert. Er fand, daß eine Tonusänderung der Gallenblase, wie bei der Sympathicuslähmung durch Gynergen durch die Sympathicusblockade nicht hervorgerufen wird. Nach ihm bleiben Hypophysenpräparat- und Eigelbreflex erhalten.

Die leichte Vergrößerung der Gallenblase nach Sympathicusinjektionen wird durch Unterbrechung des afferenten Reflexbogens erklärt, der den Bauchdeckentonus steuert. Das Erhaltenbleiben der Reflexe nach Atropin, ihr Schwinden nach Gynergen beweisen nach E r b, daß der Sympathicus der motorische Nerv der Gallenblase ist und nicht der Vagus.

Die Ursache für die klinische Beseitigung von Gallenkoliken durch die Sympathicusblockade ist nach E r b die Unterbrechung der sensiblen Fasern, die mit dem Sympathicus verlaufen und ist jedenfalls nicht primär in einer Tonusänderung der Gallenblase zu suchen. R i e d e r, G o h r b a n d t und B e r n a r d haben später über ähnliche Ergebnisse berichtet.

Nierenkoliken

In Fällen von Nierenkoliken verschwanden die Schmerzen nach Sympathicusinjektionen in die betreffenden Segmente nicht nur augenblicklich, sondern bei vielen Fällen auch für mehrere Monate.

Von acht Fällen (bis 1926 beobachtet) ist bei fünf ein Dauererfolg zu verzeichnen (keine Anfälle mehr durch 6 Monate bis 19 Monate nach der Injektion).

Nun kurz einen Bericht aus neuerer Zeit:

Krankenbericht: Im Februar 1944 wurde ich zu einem 21 Jahre alten Patienten gerufen. Er hat eine klare Nieren- oder Uretersteinattacke mit den üblichen Begleiterscheinungen: wenig Harn, leichte Temperaturerhöhung, starke Bauchdeckenspannung und unerträglichen Schmerz. Die Attacke begann um 7 Uhr früh. Injektion von Novalgin intravenös nach einer Stunde erfolglos. Hierauf Morphin 0,01 ohne Erfolg. Hierauf Morphin 0,02 ohne Erfolg. Die Schmerzen halten ununterbrochen bis 18 Uhr an. Ich verabreiche sofort eine Injektion paravertebral in Th$_{12}$, L$_1$ und L$_2$ links von je 10 ccm ½%iger Novocainlösung. Die Schmerzen hören sofort auf und der Patient erhebt sich vom Bett. Er geht den nächsten Tag aus. Eine Röntgenaufnahme wurde empfohlen, aber nicht durchgeführt, bis der Patient am 22. I. 1945 wieder einen unerträglichen Anfall von Nierenkolik hatte, welcher wieder sofort durch Sympathicusblockade behoben werden konnte. Patient wird nun veranlaßt, sich gründlich untersuchen zu lassen.

Anfangs 1945 hatte ich einen Patienten zu behandeln, bei welchem die therapeutische Sympathicusinjektion von besonderer Indikation war. Nachdem diese
Indikation sich zweifellos oft ergibt, möchte ich diesen Fall besonders schildern.

Krankenbericht: Ein 25 Jahre alter Mann erkrankt mit Schmerzen im rechten Oberbauch und Fieber. Die Untersuchung ergibt, daß es sich um einen Stein im rechten
Nierenbecken handelt. Es wird eine Pyelotomie von anderer Seite ausgeführt und der
Stein entfernt. Es etabliert sich hierauf eine Nierenbeckenfistel. Alle Versuche, diese
Fistel auf konservativem Wege zu schließen, scheiterten. Schließlich wurde von mir
eine plastische Operation am oberen Teil des Ureters ausgeführt, die beiden durchtrennten Ureterteile miteinander vereinigt und zur Entlastung der Ureternaht eine
Nephrotomie angelegt. Trotzdem die Operation anatomisch und technisch einwandfrei
gelingt, kommt es nicht zur Heilung, und es muß schließlich nach weiteren sechs Wochen eine Nephrektomie der rechten Seite ausgeführt werden.

Die Heilung geht glatt vor sich. Am 14. Tag nach dem Eingriff erkrankt der Patient
an typischen Steinkoliken der linken Seite. Eine Röntgenaufnahme zeigt keinen Stein-
schatten. Patient hat Fieber bis zu 40 Grad und starke kolikartige Schmerzen, so wie
er sie seinerzeit an der rechten Seite hatte.

Am dritten Tage dieses Zustandes Sympathicusblockade bei Th_{12}, L_1, L_2 links. Der
Schmerz hört sofort auf. Patient ist „wie ausgewechselt". Das Fieber sinkt innerhalb
von drei Tagen zur Norm.

Intravenöse oder retrograde Pyelographie werden abgelehnt. Lehraufnahme ist wieder
negativ. Der Patient ist bis zwei Jahre nach der Sympathicusblockade schmerzfrei geblieben.

Die Zahl der zunächst wegen starker Schmerzen mit der Sympathicusblockade
behandelten und dann nachuntersuchten Fälle, bei welchen sich zeigte, daß kleine
Steine oder Nierensand abging und die Patienten durch lange Zeit schmerzfrei
blieben, ist so groß, daß jede Kasuistik sich erübrigt.

Es wäre auch unrichtig, hier eine Statistik für Erfolge der Dauerresultate
anzuführen, da die Indikation zu diesem Verfahren eingeschränkt bleiben muß.

Die chirurgischen Indikationen werden nicht berührt und die Methode ist
kein Ersatz für die Operation, aber dort zu empfehlen, wo es nicht gelingt, einen
Schmerzanfall durch andere Mittel zum Schwinden zu bringen, oder wo aus
besonderen Gründen nicht operiert werden kann. Daß es hiebei in einer größeren
Anzahl der Fälle zu Steinabgang kommt, ist eine Tatsache. Auch in letzter Zeit
sahen wir dieses Vorkommnis am Kaiser-Franz-Josef-Spital in Wien öfters.

L a e w e n ist auch der Ansicht, daß jede Nierenkolik durch Sympathicusblockade bei Th_{12} und L_1 mit Novocain beseitigt werden kann. So wie wir von
allem Anfang an schwache Lösungen verwendet haben (1/2%), ist auch L a e w e n
dazu übergegangen, die starken Lösungen aufzugeben und niedrige Konzentrationen zu verwenden.

G e i s s e n d o e r f e r (1936) hat unter vier Kranken in drei Fällen nach
Sympathicusblockade Steinabgang erzielt, nachdem alle anderen konservativen
Maßnahmen erprobt waren. In einem Fall gelang es lediglich ein Tiefertreten des
Steines zu erzielen. Die Indikation zur Blockade besteht nach G e i s s e n -
d o e r f e r in Fällen von Anurie und Versagen der üblichen konservativen
Methoden bei Vorhandensein kleiner Steine. Kontraindikationen stellen nach
G e i s s e n d o e r f e r entzündliche Prozesse dar. Es dürfte empfehlenswert sein,
sowohl die Nieren als auch die Harnleitersegmente gleichzeitig auszuschalten.

In letzter Zeit hat G a y e t über die Erfolge der Sympathicusblockade am
XII. Kongreß für Urologie in Paris (1947) berichtet, daß ihm das Verfahren bei
folgenden Fällen gute Dienste geleistet hatte: Nierenkolik, Ren mobilis, Schmerzen durch Hydronephrosen bedingt und schließlich auch bei einer Reihe von
infektiösen Nierenerkrankungen, Pyelonephrosen bei Graviden usw.

Zusammenfassend können wir schon hier sagen, daß bei Gallenblasen- und Nierenschmerzen durch die Sympathicusblockade mit Novocain ein gut brauchbares Therapeuticum geschaffen ist, das nach Versagen interner Hilfsmittel oft mit Erfolg angewendet werden kann.

Kontraindiziert ist das Verfahren bei Gallenblasenerkrankungen mit lange bestehendem Gangverschluß und schwerem Ikterus, bei drohender Perforation, bei schweren Verwachsungen der Gallenblase mit dem Duodenum; bei Nierenkoliken dann, wenn die Steinniere mit einer Hydro- und Pyonephrose kombiniert ist und ein Funktionsausfall besteht, bei fieberhaften Zuständen usw.

Es werden also durch die Sympathicusinjektion die absoluten Indikationen zum operativen Eingriff nicht berührt.

Was die Erklärung der Wirkung der paravertebralen Injektion bei diesen Erkrankungen anbelangt, berühren wir natürlich bei dem Versuche, eine solche zu geben, das Bereich der Hypothese.

Nach P a l, von dem die ersten von mir behandelten Fälle stammen, liegt den schmerzhaften Zuständen des Abdomens ein Krampfzustand der Hohlorgane zugrunde. Durch die paravertebrale Injektion wird nicht allein der Schmerz, sondern auch dieser Krampf beseitigt.

Der Effekt der Sympathicusblockade in bezug auf die Nierenfunktion: Wenn man sich in die Erklärungsversuche der Wirkung der Sympathicusblockade auf die verschiedenen intraabdominellen Organe vertieft, dann liegt es nahe, daß die Aufhebung des Schmerzes und die, wahrscheinlich durch die Unterbrechung der efferenten oder afferenten Fasern bedingte Blockierung von Nervenbahnen, nicht allein nur auf die Schmerzleitung einwirkt, sondern daß auch andere Vorkommnisse innerhalb des ausgeschalteten Organes vor sich gehen. Es wäre eine Änderung der Funktion in bezug auf die Sekretion, sowie ein durch Änderung des Tonus bedingter Wechsel der motorischen Funktion möglich und schließlich könnte die nach der Sympathicusblockade angenommene bessere Durchblutung des Organes indirekt zur Änderung der Sekretion führen.

Für die Niere liegen diesbezüglich Untersuchungen von E r b, und T h i e l (1032) vor.

Was die Ureterenperistaltik und den Ureterentonus anbelangt, wie sie mit Hilfe von Aktionsstrom-Messungen und Druckschreibungen mittels Sperrballons bei Hunden mit Ureterfisteln experimentell geprüft werden konnten, zeigte sich durch Sympathicusblockade beim Versuchstier keine Beeinflussung der Peristaltik und des Tonus. Die Uretersteinabtreibung nach Sympathicusblockade wird von den Autoren so erklärt, daß durch Unterbrechung einer afferenten Bahn motorische Irritationen durch Überspringen des Reflexbogens nicht zur Wirkung kommen. Es kann also die Schmerzbeseitigung zur Krampflösung führen. Es kann aber auch in dem unempfindlich gemachten Ureter Wiederherstellung normaler Peristaltik und dadurch die Wirkung der vis a tergo von Seiten der Urinsäule erzielt werden, ohne daß man an eine Tonusherabsetzung denken müßte.

Die beiden Autoren (E r b und T h i e l) haben weiter beim Menschen nach intravenöser Pyelographie das Verhalten des Nierenbeckens bei Hypophysininjektionen mit und ohne Sympathicusblockade in Th_{12} und L_1 geprüft. Das Ergebnis dieser Untersuchungen war, daß das Verhalten der Größe des Nierenbeckens durch Sympathicusblockade nicht verändert wird. Von einer Nutzbarmachung der Sympathicusblockade für die pyelographischen, diagnostischen Zwecke ist nach diesen beiden Autoren nichts zu erwarten.

Im allgemeinen haben die Untersuchungen ergeben, daß die Sympathicusblockade diagnostisch und therapeutisch bei den in Frage kommenden Erkrankungen und Zuständen der Niere sehr gut verwendbar ist. Sie wirkt in erster

Linie durch Unterbrechung afferenter Bahnen, die mit dem Sympathicus verlaufen. Die Beeinflussung motorischer Funktionen durch Unterbrechung efferenter Bahnen konnte nicht nachgewiesen werden. Hingegen sprach manches dafür, daß man durch Sympathicusblockade die Durchblutung parenchymatöser Organe beeinflussen kann.

Bevor wir auf den Effekt der Sympathicusblockade bei Nierenerkrankungen zu sprechen kommen, erscheint es zweckmäßig, über die *Innervation der Niere* einige Bemerkungen vorauszuschicken, die zum Teil von O. R e n n e r und M i t c h e l l (1935) stammen.

Die Niere ist außerordentlich reich mit Nerven versorgt. Man unterscheidet das extrarenal liegende Nierengeflecht, den Plexus renalis, von den in den Hilus der Niere eintretenden Nervenfasern. Der Plexus renalis wird zum großen Teil aus Zweigen gebildet, die vom Ganglion coeliacum stammen. Man sieht aber auch Verbindungsfasern zum Ganglion mesentericum superius ziehen und Stränge zum Geflecht des Plexus aorticus der Bauchaorta sind ebenfalls immer nachweisbar.

Eine direkte Verbindung zwischen Vagus und Nierenplexus ist nicht immer mit Sicherheit nachzuweisen. Eine große Mannigfaltigkeit zeigt sich in der Verteilung der großen Ganglien. Sieht man manchmal die beiden Ganglia coeliaca in einem, dem Ganglion solare benannten, vereint, so kann man in anderen Fällen sogar die Ganglia coeliaca in einzelnen Knoten aufgelöst finden.

Die Nerven des Plexus renalis halten sich streng an den Verlauf der Gefäße. Sie umgeben diese mit einem dichten Geflecht, sich vielfach verästelnd und zahlreiche Anastomosen eingehend. Auch nach dem Eintritt in das Nierenparenchym kann man noch makroskopisch die feinen Nervenfasern verfolgen, die sich längs der Gefäße in dem Gewebe der Niere aufteilen.

Was die Struktur der hier in Betracht kommenden Nerven anbelangt, so sind sie im Nierenparenchym selbst fast ausschließlich marklos. Nur ganz vereinzelt konnte R e n n e r dünne markhaltige Fasern feststellen, dagegen schienen die markhaltigen Fasern im Gebiet des Nierenbeckens und der Nierenkelche häufiger zu sein.

Der größte Teil dieser Nerven stammt vom Sympathicus und auch die Beteiligung des Vagus ist umstritten.

Die chirurgischen Erfahrungen stimmen darin überein, daß auch die Niere und ihr bindegewebiger Überzug äußeren Eingriffen gegenüber unempfindlich sind.

Bei akuten Nierenerkrankungen, bei der echten Nephritis, wird von vielen Autoren die Spannung der Nierenkapsel für die bei dieser Krankheit auftretenden Nierenschmerzen verantwortlich gemacht. Von dem Bestehen eines erhöhten Druckes in der entzündlich erkrankten Niere kann man sich ja durch das Überquellen des Parenchyms beim Einschneiden in die Kapsel überzeugen. Wie aber spinale Nerven durch die Zunahme des intrakapsulären Druckes gereizt werden sollen, ist unverständlich, nachdem nicht zu erweisen ist, daß der bindegewebige Überzug der Niere von Rückenmarksnerven versorgt wird. Nun kommen jedoch Nierenschmerzen nicht nur bei akuten Nierenentzündungen, die mit Quellung und mit seröser Durchtränkung des Gewebes einhergehen, vor, denn auch die Schrumpfniere kann zu schmerzhaften Empfindungen in der Lendengegend führen.

Der Feststellung des Chirurgen, daß die Niere sich bei Operationen unempfindlich erweist, steht also die unumstößliche Tatsache gegenüber, daß die Erkrankungen der Niere, einerlei, ob sie entzündlicher, degenerativer oder ischaemischer Natur sind, Schmerzen auslösen können. Lageveränderungen des Organes und damit Zug und Druck auf die umgebenden spinalen Nerven können hier wahrscheinlich nicht für die schmerzhaften Empfindungen verantwortlich gemacht werden. So bleibt nur die Annahme übrig, daß das vegetative System für die Schmerzleitung in Betracht kommt. Die bei Nierenkranken so häufig festzustellende Hyperalgesie der Haut in der Lumbalgegend, entsprechend der H e a d schen Zone, weist darauf hin, daß Reize aus dem sympathischen System in das cerebrospinale umgeschaltet werden.

Die Schmerzbeseitigung durch die Sympathicusinjektion ist also als Eingriff, der eine sympathische Leitungsbahn trifft, durchaus begründet. Das konnte auch experimentell bewiesen werden.

J. C. W h i t e und G a r r e y konnten im Experiment zeigen, daß auch der durch Dehnung des Nierenbeckens hervorgerufene Schmerz nach Durchschneidung der zu den Nieren ziehenden sympathischen Segmente Th_{12}, L_1, L_2 nicht mehr empfunden wird.

Über den nervösen Einfluß auf die Sekretion der Niere liegen auch Untersuchungen der A s h e r schen Schule (Bern) vor: A s h e r und P e a r c e zerstörten auf der einen Seite durch Bestreichen mit konzentrierter Phenollösung sämtliche Nierennerven. Auf der anderen Seite wurde, um jeden fremden Einfluß zu vermeiden, der Splanchnicus durchschnitten und dann der Vagus nach Decerebrierung des Tieres nach längerer Periode hindurch mit dazwischenliegenden Ruhepausen intrathoracal gereizt. Es trat nun während der Reizperioden eine deutliche Vermehrung der Urinabsonderung ein, während die Urinmenge der anderen Seite gleich blieb. Aber nicht nur ein quantitativer Unterschied in der Funktion beider Organe ließ sich beobachten, sondern auch ein qualitativer. Die Zusammensetzung des Harnes, der unter Vagusreizung stehenden Niere war ein anderer als bei der Kontrollniere: durch die Nervenreizung wurde eine deutliche Vermehrung der festen Bestandteile im Urin hervorgerufen. Somit war der Beweis erbracht, daß der Vagus ein echter sekretorischer Nerv der Niere ist, der das Organ in förderndem Sinne beeinflußt.

Die Wirkung der Vagusreizung entspricht nun ceteris paribus der Wirkung der Splanchnicuslähmung. Die Forschung, die sich mit der Einwirkung des Splanchnicus auf die Nierenfunktion beschäftigt, hat schon vor Jahrzehnten eingesetzt. Schon Claude B e r n a r d sah nach Durchschneidung dieses Nerven Polyurie auftreten, ebenso J u n g m a n n, Erich M a y e r und E l l i n g e r.

Wie weiterhin festgestellt wurde, findet die Innervation durch den Splanchnicus streng einseitig statt. Reizung des Splanchnicus der einen Seite führt zur Verkleinerung des Organs derselben Seite, während die Durchschneidung zur Vergrößerung des gleichseitigen Organs führt. Oligurie und Polyurie gehen parallel mit dem Ab- und Anschwellen der Niere. Es ist dies also eine rein vasomotorische Wirkung.

Neben diesen quantitativen Unterschieden in der Urinabsonderung bei Splanchnicusdurchschneidung oder -reizung fiel schon frühzeitig auch eine qualitative Beeinflussung des Harns durch den Splanchnicus auf, die nur durch eine nervöse Beeinflussung der Nierensekretion erklärt werden konnte. In exakter Weise wurde diese sekretorische Komponente der Splanchnicuswirkung erst durch Untersuchung des Berner physiologischen Institutes sichergestellt. Nach Ausschaltung jeder Wirkung auf die Vasomotoren gelang es, durch Reizung des Splanchnicus eine Hemmung der Urinsekretion herbeizuführen. Auch hier tritt also der Antagonismus zwischen sympathischem und parasympathischem System deutlich zutage.

Die im N. splanchnicus ziehenden sekretorischen Fasern beeinflussen die Harnsekretion in hemmender, die im Vagus verlaufenden Fasern in förderndem Sinne. Dieser Antagonismus erstreckt sich aber anscheinend nicht auf die Gefäße. Hier dürfte allein der Splanchnicus in Betracht kommen (R e n n e r).

Sympathicusfasern und Vagusfasern treten durch den Stiel in die Niere ein. Die uns hauptsächlich interessierenden sympathischen Fasern verlaufen im Splanchnicus maior und minor und kommen aus dem 11. und 12. Thoracalnerven und 1. Lumbalnerven. Außerdem beteiligen sich auch an der Innervation sympathische Geflechte, die direkt aus dem Grenzstrang stammen. Nach diesen physiologischen Vormerkungen wenden wir uns einer interessanten praktischen Frage zu.

Reflektorische Anurie und Oligurie

Es ist bekannt, daß aus den verschiedenen Ursachen eine bisher gut funktionierende Niere plötzlich in ihrer Tätigkeit gehemmt wird und daß daraufhin auch die andere Niere zu funktionieren aufhören kann. Man spricht in einem solchen Falle von reflektorischer Anurie. Als solche auslösende Ursachen gelten: Reflexe, sei es von der Hautdecke ausgehend, oder aber ausgehend von den inneren Organen als reno-renale bzw. ureterorenale Reflexe (Ureterenkatheterismus, Steinanurie, Einwachsen eines Tumors in den Ureter usw.), sowie Reflexe, die von den Geschlechtsorganen ausgehen (Phimosen, Lapislösung-Instillationen), als auch hysterische Zustände (C h a r c o t, L e u b e). Die Meinungen, ob die reflektorische Anurie nur eine vorher erkrankte oder auch eine ganz gesunde Niere treffen kann, gehen auseinander. Viele Autoren nehmen diesbezüglich eine Mittelstellung ein.

E l l i n g e r und H i r t und andere haben die Leitungsbahnen, die hier in Frage kommen, studiert. Kürzlich hat S u e r m o n d t über die Pathogenese des Leidens geschrieben und er unterscheidet wie auch andere Autoren:

1. Extrarenale Faktoren (Schock, Diarrhoe),

2. Renale Faktoren (Degeneration des Nierenparenchyms mit Glomerulus- und Kapillarschäden, weiter die verschiedenen Nierenerkrankungen selbst),

3. Postrenale Faktoren (Verschluß des Ureters durch Steine oder durch Kompression von außen),

4. Prärenale Faktoren (Herabsetzung der Blutdurchströmung der Glomeruli).

N e u w i r t h hat diese Tatsache als erster praktisch verwertet. Statt einer Durchschneidung des Splanchnicus hat er diesen Nerven als Therapeuticum durch Anästhesie blockiert. Wie er ausführt, hatte diese Anästhesierung, sowohl durch Lumbal- als auch durch Paravertebral- und Splanchnicusanästhesie, erzielt werden können. Die Lumbalanästhesie hat N e u w i r t h verworfen, da sie den Blutdruck herabsetzt, außerdem durch die stets konsekutive Hyperämie des Darmes zu einer Oligurie führen könnte. In einem Fall von reflektorischer Oligurie hat dann N e u w i r t h die Splanchnicusanästhesie mit Erfolg ausgeführt.

Der Patient litt an Nierenkoliken bei gleichzeitiger Oligurie. Der erste Anfall dauerte eineinhalb Tage, der zweite Anfall war von einem paralytischen Ileus begleitet. Die Oligurie war wahrscheinlich durch Nierensteineinklemmung zustande gekommen. Es wurde nun der Splanchnicus blockiert. Vor der Betäubung betrug die Harnmenge in 24 Stunden 330 ccm (spezifisches Gewicht 1,028). Binnen 15 Minuten nach der Injektion waren die Schmerzen verschwunden und die in den nächsten zwölf Stunden abgesonderte Harnmenge betrug 2000 ccm (spezifisches Gewicht 1,013). Es wurde nach der Anästhesierung in einer Stunde soviel Harn ausgeschieden als vor derselben in zwölf Stunden. N e u w i r t h hat die Injektion doppelseitig ausgeführt, meint aber, daß auch die einseitige Ausführung genügt hätte.

Ich hatte nun 1923, 1925 in zwei Fällen erstmalig Gelegenheit, die Sympathicusblockade bei reflektorischer Anurie auszuführen (Klinik H o c h e n e g g); ich wollte zunächst versuchen, ob die Sympathicusblockade an den betreffenden

Segmenten ebenso wirksam ist wie die Splanchnicusanästhesie, und außerdem schien mir die Sympathicusblockade an einem bestimmten Segment gefahrloser als die Splanchnicusanästhesie, die zu Blutdrucksenkungen führen kann.

Über den ersten Fall, den ich injizierte, wurde anläßlich einer Diskussionsbemerkung in der Gesellschaft der Ärzte in Wien berichtet:

Krankenbericht: Bei einem Patienten trat nach Prostatektomie eine vollkommene reflektorische Anurie auf, Euphyllin, Kochsalzinfusionen waren ohne Erfolg. 48 Stunden nach Einsetzen der Anurie wurde eine Sympathicusblockade in Th_{11}, Th_{12}, L_1 und L_2 bilateral ausgeführt. Injiziert wurden je 5 ccm $^1/_2\%$iger Novocain-Adrenalin-Lösung. Vier Stunden nach der Injektion kam es zur Harnausscheidung, die bis zu 2600 ccm innerhalb 24 Stunden anstieg. Durch die zahlreichen Injektionen kam es zu einem Kollaps. Erst nach Ansteigen des Blutdruckes erfolgte die Harnausscheidung.

Nach diesen und ähnlichen Erfahrungen haben wir an der Klinik H o c h e n e g g noch zwei weitere Fälle von reflektorischer Anurie beobachten können, welche auf das Verfahren ansprachen.

L a e w e n berichtet über ähnliche Versuche, durch Sympathicusinjektion bei Th_{12} und L_1 die gestörte Funktion einer geschädigten Niere wieder in Ordnung zu bringen.

Auch bei Fällen von akuter Glomerulonephritis mit geringer Urinmenge wurde die doppelseitige Ausschaltung der Niere durch Sympathicusinjektion von W i e d h o p f vorgenommen. In der der Injektion folgenden Nacht steigerte sich die Diurese stark; in einem anderen Falle, bei dem eine Prostatektomie vorgenommen worden war, traten einige Tage nach der Operation Symptome von Niereninsuffizienz auf (motorische Unruhe, gaumige Sprache usw.). Nach Sympathicusblockade an beiden Nieren gingen die Symptome wieder zurück.

Nach diesen Mitteilungen berichtet H a w l i c z e k, daß bei zwei Fällen von kompletter Anurie wegen Scharlach-Nephritis die Unterbrechung des Splanchnicus durch Sympathicusblockade eine komplette Anurie zum Schwinden brachte. In beiden Fällen handelte es sich um Kinder, bei welchen die Diurese seit zwei bis drei Tagen unterbrochen war. Im Anschluß an die Injektion setzte die Diurese ein und führte in einem der beiden Fälle zu einer Harnflut. Die Anurie trat nicht mehr wieder auf.

Es ist selbstverständlich, daß nicht jeder Patient mit reflektorischer Anurie oder andersartiger Anurie auf die Sympathicusblockade reagiert. Auch ich erlebte unter Erfolgen natürlich Versager.

Durch diese Fälle ist der Beweis der Erfolgsmöglichkeiten der Sympathicusblockade bei reflektorischer Anurie und Oligurie erbracht, obwohl die Literatur über diesen Gegenstand spärlich bleibt.

G e i s s e n d o e r f e r (1936) meint, daß das Hauptanwendungsgebiet der Sympathicusblockade in therapeutischer Hinsicht die Behandlung der Oligurie und Anurie darstellt.

Die jüngst von T r u e t t a und Mitarbeitern durchgeführten experimentellen Untersuchungen (1946), welche allerdings auf das bisher Bekannte keine Rücksicht nehmen, scheinen übrigens die Frage der erwähnten pathologischen Zustände in ein neues Licht zu rücken.

Das schematische therapeutische Vorgehen bei reflektorischer Oligurie oder Anurie würde nach S u e r m o n d t folgendermaßen ablaufen:

1. Steinentfernung; falls keiner vorliegt:
2. Splanchnicus- bzw. Sympathicusblockade,
3. medikamentöse Therapie,
4. als ultimum refugium Dekapsulation der Niere oder eventuell
5. Peritonealdurchspülung.

Behebung des Magenschmerzes durch Sympathicusblockade

Abgesehen von Versuchen, inoperable Magencarcinome schmerzlos zu machen, worüber in einem anderen Kapitel berichtet wird, wurde meinerseits bis 1926 der Versuch nicht unternommen, den Magenschmerz, der durch Gastritis oder Ulcus oder andere Ursachen hervorgerufen wurde, durch Sympathicusblockade zu beheben.

In der Folgezeit aber versuchte ich in gewissen Fällen die Sympathicusblockade dann, wenn die innere Medikation versagte, wenn die Operation ein zu großes Risiko im derzeitigen Zustand der Kranken darstellte oder überhaupt nicht möglich war und konnte in gewissen Fällen durch Sympathicusblockade von Th_6 bis Th_8 einseitig oder beidseitig länger anhaltende Besserung erzielen. Die meisten Fälle wurden radiologisch verifiziert.

Krankenbericht: In einem Fall eines immer wieder rezidivierenden Ulcus ventriculi bzw. Ulcus pepticum jejuni, welcher bereits dreimal magenreseziert wurde und welcher in einem sehr schlechten Zustand an meine chirurgische Abteilung im Childs-Spital in Wien von auswärts an Dr. E d e l m a n n eingeliefert worden war, war eine Operation kaum möglich. Abmagerung wie bei einem Carcinom, ununterbrochenes Erbrechen und Schmerzen, dazu eine starke Überempfindlichkeit gegenüber der Flüssigkeitszufuhr auf subkutanem Wege waren so ausgesprochen, daß eine Erholung des Kranken vor der Operation ausgeschlossen war. Eine Sympathicusblockade von Th_6 bis Th_8 bilateral mit Novocain brachte für zirka 14 Tage vollkommene Schmerzfreiheit und in dieser Zeit konnte der Patient auch Nahrung zu sich nehmen. Nach 14 Tagen kehrte der alte Zustand wieder und nun war der Kranke gerne bereit, abermals sich die Sympathicusblockade in derselben Höhe verabreichen zu lassen. Nachdem ein Monat vorüber gegangen war, hatte der Patient an Gewicht zugenommen und an eine Operation konnte herangegangen werden. Bei der Operation zeigte sich ein ganz kleiner Magenrest nach drei vorhergegangenen Resektionen. An der Anastomose zwischen Magen und Dünndarm sitzt ganz nahe am Magenrand an der großen Kurvatur ein penetrierendes Ulcus recidivans. Da eine neuerliche Magenresektion doch zu riskant war, wurde das Ulcus mehrfach übernäht und eine neue Gastro-Enteranastomia antecolica ausgeführt. Nach der Operation erholte sich der Kranke rasch und fuhr in seine Heimat zurück. Über das weitere Schicksal des Kranken ist mir nichts bekannt.

Vor einiger Zeit hatte ich Gelegenheit, die Ausschaltung des Magens durch Sympathicusblockade an einer Patientin der Abteilung Professor K l e b e r g (Universitätsspital in Jerusalem) wieder zu erproben und der Verlauf erscheint einer Mitteilung wert.

Krankenbericht: Bei der Kranken handelt es sich um eine Frau im achten Monat der Schwangerschaft, welche an einer Hiatushernie bei gleichzeitigem Ulcus in der Nähe der Cardia litt. Die Schmerzen waren durch innere Mittel nicht zu beheben. An eine Operation vor Austragung der Schwangerschaft war nicht zu denken. In diesem Falle wurde die Sympathicusblockade angewendet. Es wurde bilateral Th_6—Th_8 ausgeschaltet. Die erste Injektion wirkte vollkommen schmerzbehebend für zwölf Tage. Die Patientin hat sich in der ersten Zeit, in der der Schmerz behoben war, außerordentlich erholt. Dann kam es wieder zu Schmerzen, aber bedeutend geringeren als zuvor. Nach zwölf Tagen wurde die Sympathicusblockade mit Novocain im Th_6—Th_8 bilateral wiederholt. Neuerliche Wirkung für einige Wochen und wesentliche Besserung.

Schließlich füge ich noch einen Fall aus der allerletzten Zeit — eine Beobachtung an meiner Station am Kaiser-Franz-Josef-Spital — hinzu:

Krankenbericht: Patient O. M., 1909 geboren, Lohndiener. Seit 1937 magenleidend. Schmerzen nach jedem Essen. Krämpfe, welche von der Bauchmitte nach rechts ausstrahlen. 1937 Cholecystektomie. Ein Ulcus wurde bei dieser Gelegenheit nicht festgestellt. Die Beschwerden bleiben nach der Operation bestehen und haben saisonalen Charakter (Frühjahr und Herbst). Rollkur, Gerulcintherapie sowie Diät blieben ohne jeden Erfolg. Gewichtsabnahme in letzter Zeit deutlich. Mehrere Röntgenaufnahmen führen zu verschiedenen Deutungen. Zwei sind hinsichtlich eines Ulcus ventriculi positiv. eine klar negativ. Am 19. V. 1950 daher Laparotomie. Vollkommen negativer Befund am Magen und Duodenum, trotz explorativer Gastrotomie im Sinne von F i n s t e r e r mit Austastung des Magens. Nach dem Eingriff vier Wochen schmerzfrei, dann wieder die alten Schmerzen. Am 18. XI. 1950 Sympathicusblockade bei Th$_6$—Th$_8$ bilateral. Der Effekt hinsichtlich der Schmerzlosigkeit hält bisher (April 1951) an.

Über sechs Fälle von starken, in den Rücken ausstrahlenden Schmerzen und bedingt durch ein in das Pankreas penetrierendes Ulcus des Duodenum wurde von S m i t h w i c k berichtet. Die Schmerzausstrahlung war in diesen Fällen besonders ausgeprägt. In der Mehrzahl der Fälle wurde natürlich operiert. Bei zwei von ihnen bestand aber eine Kontraindikation zur Operation durch Hochdruck, Herzkrankheit und Angina pectoris. In diesen beiden Fällen wurde die Sympathicusblockade mit Alkohol in Th$_5$ bis Th$_7$ rechts ausgeführt. Der Erfolg bestand im ersten Fall bis zu dem am Coronarverschluß erfolgten Tod nach elf Monaten und in einem bisher acht Monate nach der Blockade folgendem Wohlbefinden in dem zweiten Fall.

Die Splanchnicusblockade wurde zur Behebung von Magenschmerzen bestimmter Indikationen auch noch von A. de S o u s a - P e r e i r a angewendet. Immer wurde diese Blockade in Ausnahmefällen unter besonderer Indikation geübt.

Die Indikation zur Schmerzbehebung in solchen Fällen ist klar. Die Kontraindikation zur Sympathicusblockade ist gegeben bei Verdacht auf Perforation. Bei Stenosenerscheinungen ist das Verfahren natürlich wertlos.

Trotz der erwähnten Erfolge unter ganz bestimmter und beschriebener Indikation bleibt natürlich die Anwendungsbreite der Methode in diesen Fällen eine beschränkte.

Einwirkung der Sympathicusblockade auf die Motilität und Sekretion des Magens und ihre praktischen Folgerungen

Die Vorstellung über die Sekretionsverhältnisse und die Motilität des Magens sind selbst auf Grund der bisher vorliegenden, sehr umfangreichen Studien noch keineswegs ganz geklärt. Auch über die Beziehungen dieser Funktionen zu den in Betracht kommenden nervösen Gebilden herrscht noch nicht vollkommene Klarheit. Vagus und Splanchnicus beeinflussen die Motilität der Verdauungsorgane zweifellos im antagonistischen Sinne (s. S. 25). Der Vagus regt die Magenperistaltik an, Splanchnicusreizung stellt Magen und Dünndarm ruhig. Die Operation am Vagus, die in letzter Zeit D r a g s t e d t ausführte und mit der ich mich eben beschäftige, wirft auf diese Frage ein neues Licht, doch gehört die Auseinandersetzung mit ihr nicht an diese Stelle.

H e s s und F a l t i s c h e k haben die Sekretions- und Motilitätsverhältnisse des Magens nach Ausschaltung der sympathischen Einflüsse, wie sie nach der Sympathicusinjektion als sicher angenommen werden können, studiert.

Im folgenden soll an Hand der Krankengeschichten dieser Autoren gezeigt werden, in welchem Sinne die Sympathicusinjektion auf die Sekretion und Motilität des Magens wirkt.

Aus einer größeren Reihe von Beispielen sei je ein charakteristischer Fall herausgehoben:

Josef H., 22 Jahre, Monteur. Als Kind Diphtherie, Tracheotomie. Vor zwei Jahren Grippe. Seit einem halben Jahr Schmerzen und das Gefühl von Völle in der Magengegend. Kein Erbrechen. Seit der Erkrankung hartnäckige Obstipation. Keine Anhaltspunkte für einen Geschwürsprozeß im Magen-Darmtrakt. Magenaushebung: nüchtern:

40 Minuten postcenal: freie HCl: 27; Gesamtacidität: 45. Zwei Tage später Wiederholung der Magenaushebung unter gleichen Bedingungen, Ergebnis: nüchtern: 40 Minuten postcenal: freie HCl: 25; Gesamtacidität: 46.

Nach weiteren zwei Tagen Sympathicusinjektion von 5 ccm 1%iger Novocainlösung in der Höhe von Th_7 rechts. Magenaushebung: nüchtern: 40 Minuten postcenal: freie HCl: 40; Gesamtacidität: 53.

Vier Tage später Wiederholung der Injektion von 5 ccm physiologischer Kochsalzlösung in den Sympathicus in der Höhe desselben Segmentes ergeben: nüchtern: 40 Minuten postcenal: freie HCl: 27; Gesamtacidität: 46.

Dieser Fall aus der großen Reihe der Versuche von H e s s und F a l t i - s c h e k zeigt, daß die Sympathicusinjektion in der Höhe des 7. und 8. Thoracalsegmentes, rechts ausgeführt, einen Anstieg der Aciditätswerte zur Folge hat.

In Kontrollversuchen haben sich die Autoren überzeugt, daß

1. indifferente Lösungen, in das gleiche Gebiet und unter gleichen Bedingungen appliziert, die Aciditätswerte unbeeinflußt lassen,

2. die Injektion des gleichen Pharmakons an beliebiger anderer Stelle ebenfalls ohne Einfluß auf die Aciditätswerte bleibt.

Als Beispiel aus der Reihe der Fälle, bei denen das motorische Verhalten nach der Sympathicusinjektion geprüft wurde, sei der Röntgenbefund folgender Krankengeschichte herausgegriffen:

Radiologischer Befund (ohne Injektion): Magen von normaler Größe, Form und Lage. Der tiefste Punkt etwas unter dem Niveau der Crista iliaca. Keine anatomischen Veränderungen. Nach zehn Minuten hat sich der Inhalt sedimentiert. Aus dem Magen hat sich nichts entleert. Nach 20 Minuten hat ein großer Teil der Kontrastmahlzeit den Magen verlassen, zehn Minuten später findet sich im Magen nur noch ein kleiner Rest.

Radiologischer Befund (nach der Injektion): Rasches Sedimentieren des Inhaltes, tiefe Peristaltik. Nach zehn Minuten nur noch ein kleiner Rest im Magen. Nach weiteren zehn Minuten ist außer einem schmalen Wandbelag an der gezackten großen Kurvatur von einem Mageninhalt nichts mehr zu sehen.

Was die Sekretionsverhältnisse anbelangt, haben wir die Ergebnisse von H e s s und F a l t i s c h e k an mehreren Fällen nachprüfen können und gefunden, daß auch in unseren Fällen die Aciditätswerte nach Sympathicusinjektion in Th_8 und Th_7 anstiegen.

Die gesteigerte Motilität findet sich nach unseren Erfahrungen nicht nur im Bereiche des Magens, sondern auch im Bereiche des Dünn- und Dickdarmes. Wir konnten dieselbe bei einem Fall von Adhäsionsbeschwerden nach wiederholten Laparotomien bei einem 23jährigen Mädchen genau verfolgen.

Praktische Verwertung

Es war möglich, diese Ergebnisse praktisch zu verwerten. Die Sympathicusinjektion könnte also bei Kranken mit verminderter Säureproduktion angewendet werden. Leider geht aus den bisherigen Versuchen nicht hervor, durch welche Zeit die Säurewerte hochbleiben.

Ein schwerer Fall von anacider Gastritis, die auf kein Medikament reagiert hatte, konnte mein Assistent Dr. K o o k (Universitätsspital in Jerusalem) durch Sympathicusblockade bei Th_6—Th_8 für viele Wochen schmerzfrei machen und ein Ansteigen der Säurewerte war zu beobachten.

Was die praktische Verwertung der erhöhten Magenmotilität nach Sympathicusinjektionen für unsere Kranken anbelangt, so lagen diesbezügliche klinische Beobachtungen für den *Pylorospasmus der Säuglinge* schon vor den Mitteilungen von H e s s und F a l t i s c h e k vor. T e t z n e r ließ von mir bei vier Säuglingen des Karolinen-Kinderspitals in Wien wegen Pylorospasmus die Sympathicusinjektion ausführen.

Krankenbericht: Hans K., 14 Wochen alt, wurde am 25. XI. 1924 in Th$_6$—Th$_8$ bilateral je 5 ccm $^1/_4$%iger Tutocainlösung injiziert. Die Injektion wurde anstandslos vertragen, das Kind hatte bis zu diesem ununterbrochen jede Mahlzeit durch längere Zeit hindurch immer wieder erbrochen.

Vom 25. bis 27. XI. erbrach das Kind nicht mehr. Dann kam der alte Zustand wieder. Auf neuerliche Injektion wieder besser. Am 19. XII. 1924 wurde die Injektion wegen eines Rückfalles abermals wiederholt (je 5 ccm einer $^1/_4$%igen Tutocainlösung). Wieder trat eine Besserung des Zustandes für längere Zeit und schließlich Heilung ein. Das Kind wurde von T e t z n e r in der Gesellschaft der Ärzte in Wien demonstriert.

In drei weiteren Fällen brachte aber das Verfahren bei Pylorospasmus keinen so deutlichen Erfolg. Jedenfalls erscheint aber das Verfahren des Ausbaues und der Nachprüfung wert.

L u z u y schlägt, ohne meine Versuche aus dem Jahre 1925 zu kennen, die wiederholte Splanchnicusblockade mit Procain bei Pylorospasmus der Säuglinge vor.

Der Effekt der Injektion ist dem Effekt der experimentellen Splanchnicusreizung direkt entgegengesetzt. Die Splanchnicusinjektion ist mit Splanchnicuslähmung identisch. Es stimmen also Klinik und Experiment hier überein.

Daß es in drei Fällen zu keinem so klaren Erfolg mit der Injektion kam, kann auch in der schwierigen Technik begründet sein, eine Sympathicusinjektion bei einem Säugling auszuführen. Die Querfortsätze und Rückenwirbel sind hier noch weich und der knöcherne Widerstand für die Nadel entfällt dadurch, als der richtige Wegweiser in der Gegend der sympathischen Gebilde. Es ist also ein rein technischer Fehler in diesen Fällen nicht von der Hand zu weisen.

Es könnte anderseits angenommen werden, daß die Sympathicusinjektion nur bei ganz bestimmten Formen des Pylorospasmus wirkt, von dem z. B. F i n - k e l s t e i n annimmt, daß ätiologisch drei verschiedene Grundformen vorliegen können:

1. Eine primäre stenosierende Hypertrophie als organische Mißbildung des Pylorus,

2. ein primärer Pylorospasmus und eine sekundäre Arbeitshypertrophie der Muskulatur,

3. ein Spasmus im primär hypertrophischen Pylorus.

Bei Erwachsenen könnte man aber die Sympathicusinjektion bei einer schweren postoperativen Magendilatation oder -atonie anwenden, wenn die übrigen Mittel nicht zum Ziele geführt haben.

Gastrische Krisen der Tabiker

Die pathologischen Veränderungen des Nervensystems, welche den gastrischen Krisen zugrunde liegen, finden sich sowohl im Zentralnervensystem, in den Nervenwurzeln, im Vagus und im Sympathicus.

Nach N a g e o t t e handelt es sich bei der Tabes um einen Entzündungsprozeß, der zunächst auf die hinteren Wurzeln beschränkt ist und der in weiterer Folge auch eine Degeneration der Hinterstränge zur Folge hat. Die Wurzelneuritis soll eine konstante Erscheinung der Tabes sein. Auch die vorderen Wurzeln werden allmählich ergriffen, erweisen sich aber im Laufe der Krankheit resistenter als die hinteren Wurzeln. Allmählich werden auch die intramedullären Abschnitte verändert. Die meisten Autoren glauben, daß die Hinterstrangsveränderungen das Charakteristische und Primäre bei der Tabes sind. In den Spinalganglien lassen sich die Veränderungen nicht mit so großer Regelmäßigkeit nachweisen. Die Erkrankung des peripheren sensiblen Neurons scheint sekundärer Art zu sein, es kann aber in seiner ganzen Länge der Krankheit unterliegen.

Die Veränderungen im vegetativen System sind verschiedener Art. So fand R o u x im cervicalen Teil des Sympathicus, Splanchnicus und thoracalen Sympathicus Veränderungen der zarten Markfasern, die aus den hinteren Wurzeln stammen. Weiter fand sich Atrophie des bulbären Vaguskernes (P i e r r o t), Sklerose der Vaguskerne (D e - m a n g e) usw. Diese verschiedenen lokalisierten Läsionen führten zu ·verschieden lokalisierten Schmerzzuständen im Bereich des Magens, Darmes, Mastdarmes, Blase, Ureteren, Herzens usw.

Die mannigfaltigsten sensiblen und motorischen und sekretorischen Störungen mit den verschiedensten Krankheitsbildern, welche ganz allgemein „gastrische Krisen" bezeichnet werden, kommen zur Beobachtung.

Die Voraussetzung für die Unterbrechung dieses Zustandes durch Operation oder Injektion ist nicht günstig, da die Ausdehnung des pathologischen Prozesses von Fall zu Fall verschieden groß und die Leitungsbahn noch nicht ganz geklärt ist.

In vielen Fällen läßt sich deutlich ein Krankheitsbild, vom Vagus beeinflußt, erkennen. Die Kombination der gastrischen Krisen mit Larynxspasmen, Dyspnoe, Bradycardie, Schwindel, Bleichwerden des Gesichtes kann als „Vaguskrise" erklärt werden (C a d e und L e r i c h e).

Für die Hauptbeteiligung des Sympathicus, welcher die Schmerzleitung vom Magen her versieht, sprechen Erscheinungen wie Beengtsein innerhalb des unteren Thoraxgebietes, Gürtelschmerzen, Hyperästhesie der unteren Thorax- und oberen Bauchpartien, Steigerung des epigastrischen Reflexes.

So sehen wir verschiedene Krankheitsbilder unter der Bezeichnung „gastrische Krisen" verlaufen, welche z. B. nach F o u r n i e r, C a d e und L e r i c h e eingeteilt werden in solche, wo 1. Erbrechen allein besteht, 2. in welchen nur Schmerzen im Bereiche des Magens vorliegen, 3. in welches es zur „großen Magenkrise" kommt und 4. in solche, bei welchen nur Anorexie vorliegt.

Es ist anzunehmen, daß der motorische Typ der gastrischen Krisen auf die von E x n e r bei diesem Leiden vorgeschlagene Vagotomie reagieren würde. Doch waren zwei in den letzten Jahren von mir mit diesem Verfahren operierte Fälle erfolglos.

Ich habe seinerzeit eine ganze Reihe von Fällen von gastrischen Krisen beobachten, behandeln und operieren können, und mich mit den verschiedenen Krankheitsbildern, Operationen und ihren Ergebnissen beschäftigt (M a n d l, 1928). Zu meiner Enttäuschung fand ich bei den verschiedenen Fällen die beschriebenen Erscheinungstypen nicht bestätigt und nicht so distinkt vorhanden, als es die betreffenden Einteilungen immer wieder erwähnen. Das war schon allein der Hauptgrund gegen die Möglichkeit, eine bestimmte Behandlung im jeweiligen Einzelfall als indiziert zu erachten. Anderseits kommen die Kranken, bei denen medikamentöse Maßnahmen oft erschöpft sind, körperlich durch ihre Schmerzen, Erbrechen, Schlaflosigkeit, Alkaloidabusus so herunter, daß die Möglichkeit, ausgedehnte Operationen durchzuführen, eingeschränkt wird.

Historisch betrachtet wurde die Sympathicusinjektion bei gastrischen Krisen zum ersten Mal von K ö n i g (1911) versucht. Er injizierte in einem Falle 100 ccm $^1/_2$%iger Lösung von Novocain an die „Austrittsstelle von Th$_6$—Th$_{10}$". Ein Erfolg der Injektion trat augenblicklich ein. Bei wiederkehrenden Krisen wurde das Verfahren, das keine Dauerwirkung zeigte, wieder mit Erfolg wiederholt.

D a n i e l o p o l u (1924) hat die Methode bei einem Falle angewendet, und je 1 ccm einer 8%igen Lösung von Novocain bei Th$_6$—Th$_{10}$ injiziert. Schmerzen und Erbrechen schwanden nach der Injektion sofort. Der Erfolg hielt drei Tage an.

Über ähnliche Einzelheiten berichtet dann noch H o h l f e l d e r, welcher das Verfahren vor einer Operation angewendet wissen will, um den Patienten so in einer Besserungsperiode die Möglichkeit zu körperlicher Erholung zu geben.

Bis 1928 habe ich 24 Fälle mit gastrischen Krisen durch Sympathicusblockade behandelt. Es wurde immer nur Novocain und nie Alkohol eingespritzt. Die Injektionen wurden immer bilateral in Th₅—Th₈ oder Th₅—Th₉ oder Th₅—Th₁₀ vorgenommen.

Ich habe über die Einzelheiten der Beobachtungen vielfach anderen Ortes berichtet und will nun zusammenfassend sagen: Fast immer ist es in diesen Fällen gelungen, eine Krise durch die Injektion zu unterbrechen, besonders dann, wenn sensible Erscheinungen im Vordergrund standen. Das Erbrechen konnte nur dann in einigen Fällen beeinflußt werden, wenn es gleichzeitig mit Schmerzen kombiniert war. In keinem der von mir behandelten Fälle kann von einem Erfolg gesprochen werden, welcher als Dauererfolg zu bezeichnen ist. Nach einigen Tagen kam es, selbst wenn die Sympathicusblockade den Anfall zu unterbrechen imstande war, immer wieder zum Auftreten der alten Erscheinungen.

Im Anschluß an unsere Beobachtungen mit der Sympathicusblockade wollen wir mitteilen, daß wir in einer Anzahl von Fällen die Splanchnicusanästhesie nach K a p p i s versucht haben. N a e g e l i hat vorgeschlagen, bei gastrischen Krisen die Splanchnicusanästhesie nach K a p p i s mit Alkohol auszuführen. nachdem er in einem Falle den Anfall unterbrechen und auch im weiteren Verlaufe des Leidens eine Besserung erzielen konnte. Wir haben daher versucht. im Sinne von N a e g e l i die Splanchnicusanästhesie mit Alkohol durchzuführen. nachdem die Injektionsstelle selbst vorher mit Novocain betäubt worden war.

Dieser Versuch wurde in zehn Fällen unternommen. Der Anfall wurde immer durch dieses Verfahren kupiert. In acht von diesen zehn Fällen kann von einem Dauererfolg nicht gesprochen werden, da der alte Zustand sich wieder einstellte. Bei den restlichen zwei Fällen kam es zu länger anhaltenden schmerzfreien Intervallen. Bei einem von den letzteren Fällen kam es vor der Injektion etwa alle 14 Tage zu schweren Anfällen mit Schmerzen und Erbrechen. Seit der Splanchnicusanästhesie mit Alkohol waren sechs Monate vergangen, in welchen das Erbrechen überhaupt nicht wiederkehrte und die Schmerzen in viel geringerem Umfange auftraten.

So weit man also ein Urteil fällen kann, scheint die Splanchnicusanästhesie mit Alkohol der Sympathicusblockade überlegen zu sein, doch leidet unsere Versuchsreihe an dem Mangel, daß wir die Sympathicusblockade mit Alkohol nicht oft genug durchgeführt haben.

In der Literatur finde ich nur wenige Angaben mit der Methode. W h i t e hat 1930 in einem Falle durch Sympathicusblockade in der Höhe von Th₄—Th₇ und Th₇—Th₁₁ den Anfall für 36 Stunden beheben können und daraus einen Schluß auf die Wirksamkeit einer Sympathicusoperation gezogen, welche auch später bei dem Patienten durchgeführt wurde. In diesem Falle hat also die Sympathicusblockade als Test gedient.

In der Folgezeit habe ich die verschiedensten Operationen bei gastrischen Krisen geübt und habe darüber berichtet. Ihre Erfolgsergebnisse gehören nicht an diese Stelle (s. G r i m s o n, 1947).

Nach all den Enttäuschungen aber, welche man mit den verschiedenartigsten Eingriffen bisher erlebt hat, dürfte nach W h i t e die Chordotomie, über welche K a h n und B a r n a y 1937, H y n d m a n und J a r v i s 1940 berichtet haben. die Operation der Wahl geworden sein. Ich selbst habe den Eingriff bei gastrischen Krisen nur dreimal durchgeführt. Ein Patient war vollkommen geheilt. ein Patient wurde wesentlich gebessert und in einem Falle kam es zu einer unangenehmen Parese der Blasen- und Rectumschließmuskulatur, die eigentlich die Besserung der gastrischen Krisen stark beeinflußte.

Erkrankungen des Pankreas

In dem Kapitel über die Differentialdiagnose wurde schon bemerkt, daß Gubergritz und Popper die Sympathicusblockade in Th_8—Th_{10} links schon aus diagnostischen Gründen angewendet haben und daß sie gerade bei den Pankreaserkrankungen ein sicherer diagnostischer Hinweis von außerordentlicher klinischer Bedeutung ist. Dasselbe würde von Versuchen gelten, welche sich auf gewisse therapeutische Möglichkeiten beziehen. Die erwähnten Autoren haben schon darauf hingewiesen, daß die Schmerzen, welche durch eine Pankreaserkrankung hervorgerufen werden, auf eine bestimmte Zeit zum Verschwinden gebracht werden können. Nachdem gerade in letzter Zeit die Operation der Pankreatitis fast allgemein abgelehnt wird, wäre es von großer therapeutischer Wichtigkeit, die Schmerzen und mit ihnen vielleicht auch den Schock, der diese Krankheit begleitet, zu mildern und das Krankheitsbild zum Abklingen zu bringen.

Popper hat diesbezüglich fünf Fälle genauer geschildert, bei denen sich der Wert der Sympathicusblockade viermal klar herausstellte. Im fünften Falle war die Schmerzlinderung nur vorübergehender Art und der Kranke wurde operiert.

Auf Grund dieser Berichte habe ich in einem Falle, bei welchem fast das ganze Pankreas von kleinen Steinen durchsetzt war und bei welchem der Kranke unter lang anhaltenden und intensiven krampfartigen Schmerzen im Oberbauch litt, die therapeutische Sympathicusblockade zweimal mit Erfolg angewendet (1945). Einmal wurde im Anfall selbst injiziert, derselbe wurde sofort behoben. Die zweite Injektion wurde im Intervall durchgeführt. Leider sah ich den Kranken nach zwei Wochen nicht mehr wieder, der sich innerhalb dieser Zeit aber viel wohler gefühlt hatte als vor der Injektion.

Basierend auf diesen Beobachtungen, die ich an meinem früheren Arbeitsplatz anstellen konnte, habe ich die Sympathicusblockade bei der akuten Pankreatitis auch an der chirurgischen Abteilung des Kaiser-Franz-Josef-Spitals in Wien als Behandlungsmethode eingeführt. Vejda, welcher sich dieses Arbeitsgebietes annahm, hat in der Gesellschaft der Ärzte in Wien am 18. Juni 1948 einen eindrucksvollen Bericht über den Erfolg der Sympathicusblockade bei der akuten Pankreatitis gegeben.

Vejda teilte aus meiner Abteilung mit, daß er zehn Fälle von typischer akuter Pankreatitis durch paravertebrale Blockade behandelt hat. Alle Patienten ohne Ausnahme berichten, daß die Schmerzen sofort nach Durchführung der Sympathicusblockade verschwunden waren. Ein Kranker, der unter der Diagnose „Akutes Abdomen" operiert worden war, wurde, nachdem eine akute Pankreatitis festgestellt worden war, ohne irgendeinen Eingriff am Pankreas wieder verschlossen. Nach der Operation wurde eine paravertebrale Blockade von Th_8—Th_{10} links durchgeführt. Der weitere Verlauf war glatt.

Ein Blick auf die Geschichte der Therapie bei der akuten Pankreatitis zeigt, daß besonders die Wiener Schule seit Walzel, Knoflach, Demel, Bsteh. Kunz die Operation ablehnt und die akute Pankreatitis konservativ behandelt.

Vejda hat das Material unserer Abteilung von 1938 bis 1947 mit folgendem Ergebnis nachuntersucht:

Tabelle 6

Fälle	operiert	nicht operiert	gestorben	Mortalität in %
40	20	—	10	50
	—	20	4	20

6*

Wenn wir uns die vier Todesfälle der konservativen Reihe näher ansehen, so finden wir darunter drei Moribunde (bei zwei von ihnen wurde die Diagnose erst bei der Obduktion gestellt) und nach Abrechnung dieser Fälle würde eine Mortalität in einer speziellen Rubrik für Moribunde nach dem Muster amerikanischer Autoren von 5% bei konservativer Behandlung einer solchen von 50% bei operativer Behandlung gegenüberstehen.

Eine kürzlich erschienene Statistik von P a x t o n und P a y n e aus Kalifornien (aus zwei Kliniken) gibt einen Bericht über 307 Fälle:

Tabelle 7

Fälle insgesamt	operiert	nicht operiert	gestorben	Mortalität in %
307	103	—	46	44,7
	—	204	56	27,5

Die Mortalität der nichtoperierten ohne die moribunden Fälle beträgt 21,3%, da 16 Fälle als moribund angeführt werden.

Nach P a x t o n und P a y n e ist die Therapie der Wahl in „nichtkomplizierten" Fällen die nichtchirurgische. Die konservative Therapie nach P a x t o n und P a y n e besteht in:

1. Dauernder Absaugung des Magen-Darminhaltes. Dadurch wird die Pankreassekretion reduziert entsprechend der Annahme, daß insbesondere ein gefülltes Duodenum einen starken Reiz für die Pankreassekretion abgibt;

2. parenteraler Flüssigkeitszufuhr, Infusion von 3000 bis 4000 ccm einer 5%igen Glukoselösung täglich, Insulin nur bei Fällen mit Diabetes;

3. Schmerzbekämpfung durch paravertebrale Blockade mit Novocain in Th_4—Th_9 links. Dadurch wird auch die äußere Sekretion des Pankreas gehemmt. Vielleicht, so meinen P a x t o n und P a y n e, ist eine Splanchnicusblockade mit einer einzigen Injektion vorzuziehen;

4. regelmäßig Atropin in großen Dosen, alle drei bis vier Stunden, zur Unterdrückung des Vagusmechanismus, denn durch Vagusreizung wird ein konzentrierter, enzymreicher, sehr aktiver Pankreassaft produziert.

Wir haben unsere Fälle nur mit der paravertebralen Blockade allein behandelt, um zu sehen, wie durch dieses Verfahren allein der Krankheitsverlauf beeinflußt wird.

Was die Pankreassegmente anbelangt, so werden sie wie folgt angegeben:
M a n d l: Th_8—Th_{10} links,
G u b e r g r i t z und P o p p e r: Th_8—Th_{10} links,
De T a k a t s: Th_6—Th_{10} links,
P a x t o n und P a y n e: Th_4—Th_9 links.

Die paravertebrale Blockade als Therapie wurde erstmalig bei der Pankreatitis acuta von G u b e r g r i t z und P o p p e r angewendet (G u b e r g r i t z, 1931, P o p p e r, 1933). Sie injizierten in der Höhe von Th_8—Th_{10} links. Sie konnten in ihren Fällen Heilung erzielen und Schmerzen beseitigen.

Falls das Kriterium der hohen Diastasewerte für die Einteilung der Kranken in schwere und leichte Fälle entscheidend ist, dann gehören von unserem Material von zehn Fällen sechs zur ersteren und vier zur letzteren Gruppe.

Klinisch werten wir als Symptom einer schweren entzündlichen Erkrankung des Pankreas die Blaufärbung der Haut, insbesondere der Flanken (C u l l e n -sches Zeichen), da nach unseren Erfahrungen die blau-lividen Flecken auf der Haut zugleich mit hämorrhagischem Ascites auftreten. Dieser ist bei allen schweren Fällen von Pankreatitis vorhanden und steht vielleicht mit der lividen Verfärbung der Haut in Zusammenhang. Die Einzelheiten dieses Phänomens sind allerdings noch nicht geklärt. Dieses Zeichen wiesen drei Fälle unseres Materials auf.

Im weiteren Verlauf des Jahres 1949 und 1950 wurden an meiner Abteilung noch weitere vier Fälle von akuter Pankreatitis nur konservativ mit Sympathicusblockade behandelt. Alle diese vier Fälle wurden rasch schmerzlos und geheilt. So verfügen wir also bei einem Material von 14 Fällen von akuter Pankreatitis, die mit paravertebraler Sympathicusblockade behandelt wurden, über durchwegs gute Resultate bei keinem Todesfall.

Es war logisch und einleuchtend, daß 1945 von zwei Autoren (M a r i o n und R e y e s) die akute Pankreatitis anstatt mit einer Sympathicusblockade durch Splanchnicusblockade mit Novocain behandelt wurde. M a r i o n berichtet über sieben Fälle von akuter Pankreatitis, die einer Splanchnicusblockade unterzogen wurden. Alle Fälle wurden geheilt.

1950 berichtet O c h s n e r, daß er bei der akuten Pankreatitis die Splanchnicusanästhesie verwendet. Der Schmerz verschwindet nach diesem Verfahren sofort, die Erkrankung scheint gestoppt zu werden und der Krankheitsverlauf wird bedeutend abgekürzt. O c h s n e r nimmt an, daß das Fortschreiten der entzündlichen Erscheinungen bei der akuten Pankreatitis durch einen persistenten Spasmus der Gefäße innerhalb des Pankreas zustande kommt und daß durch die Splanchnicusblockade ein schnelleres Verschwinden dieses Spasmus bei gleichzeitiger Befreiung von den Schmerzen zustande kommt. Durch diese Methode soll das Auftreten einer Nekrose verhindert werden können. G a g e und O c h s n e r haben 16 Patienten mit akuter Pankreatitis durch Splanchnicusblockade behandelt. Alle Patienten hatten Gallensteine. Alle konnten durch das Verfahren geheilt werden.

Aus dem Dargelegten geht hervor, daß die Sympathicusblockade und noch viel einfacher die Splanchnicusblockade die Therapie der Wahl bei der akuten Pankreatitis darstellt und es ist erstaunlich, daß der Hinweis auf dieses so sichere Behandlungsverfahren noch in vielen neuen Arbeiten fehlt (S i l e r und W u l s i n u. a.).

Beeinflussung des Diabetes mellitus durch Sympathicusblockade

Versuche mit Sympathicus oder Splanchnicusblockaden sind heute nur am Platz, wenn es sich um insulinresistente Fälle von Diabetes mellitus handelt. Voraussetzung für diese ist, daß im gegebenen Fall ein sogenannter symptomatischer Diabetes vorliegt, an dessen Entstehung die endokrine Kette der Zuckerregulatoren (Pankreas, Nebenniere, Hypophyse, Thyreoidea) beteiligt ist, und in deren Aktivität die großen sympathischen Nervengeflechte eingeschaltet sind. Auf der Basis experimenteller Befunde, nach welchen die Reizung des Splanchnicus eine Hyperglykämie und die Lähmung des Splanchnicus eine Hypoglykämie erzeugen, wurde zunächst von italienischen und französischen Autoren der Splanchnicus bei gewissen Fällen durch eine Procainblockade unterbrochen (P e n d e, 1926, P i e r i, T o s a t t i, L u z u y, M a r t i n). S e r v e l l hat 1941 ein gutes Ergebnis mit diesem Verfahren bezüglich des Absinkens der Blutzuckerwerte erzielt.

Die Indikation zu dieser Therapie wurde auf insulinresistente oder hoffnungslos komatöse Patienten beschränkt (M a r t i n). In manchen Fällen kann das Zustandsbild gebessert und der Blutzucker herabgesetzt werden.

Ich selbst habe keine persönlichen Erfahrungen auf diesem Gebiet in den letzten Jahren sammeln können und da die Krankengeschichten aus früherer Zeit nicht vorliegen, muß auf deren Wiedergabe verzichtet werden.

Hepatitis

In den Jahren 1946 und anfangs 1947 habe ich in drei Fällen von Hepatitis amoebica, welche bekanntlich sehr schmerzhaft sein kann, neben der usuellen Behandlung mit Emetin, die Sympathicusblockade mit Procain an den Segmenten rechts Th_9—Th_{10} vorgenommen. In allen Fällen war die Behandlung von Erfolg begleitet und alle Kranken verloren ihre Schmerzen nach drei- bis viermaliger Wiederholung der Infiltration. Vor kurzem hat E u c k e r (1949) ebenfalls bei der Hepatitis mit der Sympathicusblockade Erfolge erzielen können.

Postoperative Adhäsionen

K a p p i s und G e r l a c h haben erwähnt, daß sich ihnen in einigen Fällen von Adhäsionsbeschwerden nach operativen Eingriffen die Sympathicusinjektion aus differentialdiagnostischen Gründen bewährt hat.

Wir haben schon 1924 versucht, Adhäsionsbeschwerden nach Operationen durch die Sympathicusinjektion zu beeinflussen bzw. abzuwarten, wie lange solche Beschwerden durch die Sympathicusinjektion beeinflußt werden können.

Als Ergebnis dieser Versuche muß festgestellt werden, daß sich die Sympathicusinjektion bei hochgradigen, verbreiteten und diffusen Adhäsionen als Therapeuticum nicht bewährt hat. Vor allem hat sie dann versagt, wenn die Adhäsionen in viel größerem Umfang vorhanden waren, als Segmente durch die Injektion blockiert wurden. Es wären also hier ausgedehnte Ausschaltungen nötig. In den Fällen, wo es sich um Verwachsungen des Peritoneum viscerale mit dem Peritonaeum parietale handelt, müßten außerdem die Interkostalnerven und die Lumbalnerven ausgeschaltet werden, welche das vordere Bauchfell sensibel versorgen.

Die Aussicht, bei postoperativen Adhäsionen mit der Sympathicusinjektion etwas leisten zu können, bleibt nur auf die Fälle beschränkt, bei welchen die Verwachsungen auf kleine, circumscripte Bereiche beschränkt bleiben. Als Beispiel hiefür diene folgender Fall der Klinik H o c h e n e g g :

Krankenbericht: Anton L., 40 Jahre, wurde vor einem Jahr cholecystektomiert. Im Laufe der letzten Monate stellen sich wieder Beschwerden ein, die als Adhäsionsbeschwerden gedeutet werden. Steine in den tiefen Gallenwegen konnten ausgeschlossen werden. Das Röntgenbild sprach von periduodenalen Adhäsionen und leichter Stenosierung des Duodenums an der Flexur. Es wurde nun links in Th_7 und rechts bei Th_6 bis Th_8 paravertebral injiziert. Sofort nach der Injektion schwanden die Schmerzen und der Patient fühlte sich etwa zwölf Wochen nach der Injektion noch vollkommen gesund und schmerzfrei.

Diese eingeschränkte Indikation zur Sympathicusblockade nach diskreten postoperativen Adhäsionen hat sich auch in der Folgezeit in einer gewissen Anzahl von Fällen bewährt.

Es hat sich gezeigt, daß nach Operationen am Magen die Adhäsionen nicht nur Teile des Dünndarms und Dickdarms betreffen, sondern auch das Peritonaeum parietale stark in Mitleidenschaft gezogen ist. Hier ist die Ausdehnung der auszuschaltenden Segmente so beträchtlich und ungenau, daß wir mit der Sympathicusblockade keine Chancen auf Besserung haben. Wir wissen, daß es mit der Prognose solcher Fälle nach Operationen nicht gut steht. In solchen Fällen wäre die Splanchnicusanästhesie eventuell mit Alkohol am Platz.

Aber gerade bei den *cholecystektomierten Kranken* haben die Adhäsionsbeschwerden große Bedeutung. Immer wieder sind wir in solchen Fällen vor
die Frage gestellt, ob es sich nicht um ein Steinrecidiv oder aber um einen in
den Gallenwegen übersehenen Stein handelt. Diese Frage beibt solange aktuell,
als es uns schon rein technisch nicht immer möglich ist, den operativen Eingriff
der Cholecystektomie oder der Choledochotomie so zu gestalten, daß wir intra
operationem durch Röntgenkontrollen feststellen können, ob die Gallengänge
steinfrei sind oder nicht (s. M a l l e t - G u y).

Dort also, wo wir nach einem sauber durchgeführten Eingriff und exakter
Inspektion des Operationsfeldes glauben können, radikal operiert zu haben,
kommen wir immer wieder zu dem Schluß, daß die Beschwerden, besonders wenn
sie ihren Charakter geändert haben, durch Verwachsungen beteiligt sein können,
deren Auftreten und Ausdehnung ganz individuell ist. In solchen Fällen circum-
skripter Adhäsionen um das Gallenblasenbett, hat sich uns bis in die letzte Zeit
hinein an einem großen Material meiner Station die Sympathicusblockade in die
Segmente Th₉—Th₁₀ rechts ausgezeichnet bewährt und hat viele Kranke einer
Heilung zugeführt.

Literatur

A s h e r, L., und R. P e a r c e, Z. Biol. **63**, Nr. 63/64.

B r u n n, F., und F. M a n d l, Wien. klin. Wschr. 1924, 21. — B s t e h, O., Wien.
klin. Wschr. **1947**, H. 8, 113.

C a d e und R. L e r i c h e, Dtsch. Z. Chir. 121. — C r a i g, W. H. K., West. J. Surg.
(Am.) **42**, 146 (1934).

D a n i e l o p o l u, Zbl. ges. inn. Med. **1924**, 26. — D r a g s t e d t, L. R., und P. W.
S c h ä f e r, Surgery (Am.) **17**, 742 (1945).

E l l i n g e r und H i r t, zit. nach M ü l l e r. — E r b, K., Zbl. Chir. **37**, 2236 (1932). —
E r b, K., und R. T h i e l, Zbl. ges. Gynäk. **37**, 2237 (1932). — E u c k e r, Arch. inn. Med.
1, 171 (1949). — E x n e r, A., Dtsch. Z. Chir. **111**, 576 (1911).

G a y e t, R., Presse méd. **1947**, 64, 741. — G e i s s e n d ö r f e r, H., Zbl. Chir. **29**,
1763 (1936). — G o h r b a n d t, E., Zbl. Chir. **1948**, 453. — G r i m s o n, K. S., Surgery
(Am.) **22**, 230 (1947). — G u b e r g r i t z, A., Arch. Verdgskrkh. **5**, 50 (1931).

H a s l i n g e r, K., Wien. klin. Wschr. **1925**, H. 24. — H a v l i c z e k, H., Zbl. Chir.
35, 1967 (1925). — H e s s, L., und R. F a l t i s c h e k, Wien. klin. Wschr. **1924**, 44,
1925, 46. — H o h l f e l d e r, Ther. Mh. **1920**, 11. — H y n d m a n, O. R., und F. I. J a r-
v i s, Arch. Surg. (Am.) **40**, 997 (1940).

J u n g m a n n, zit. nach M ü l l e r.

K a h n, E. A., und B. F. B a r n e y, Arch. Neur. (Am.) **38**, 467 (1937). — K a p p i s, R.,
und O. G e r l a c h, Med. Klin. **1923**, H. 35. — K a p p i s, R., Med. Klin. **1923**, H. 51/52. —
K u l e n k a m p f, R., Zbl. Chir. **1923**, 208. — K u n z, H., Das akute Abdomen. Wien:
Urban & Schwarzenberg, 1948.

L a e w e n, A., Zbl. Chir. **37**, 2238 (1932); Münch. med. Wschr. **1925**, 35. — L e n a n-
d e r, K. G., Zbl. Chir. **28**, 209 (1901). — L u z u y, M., Les infiltrations du sympathique.
Paris: Masson & Cie., 1950. — M a l l e t - G u y, P., J. Méd. Lyon **1949**, 809. — M a l l e t-
G u y, P., J. S e r m o n a r d und Y. B e r b e n, Lyon chir. **45**, 403 (1950). — M a n d l, F.,
Die paravertebrale Injektion. Wien: Julius Springer, 1926; Erg. Med. **12**, 147 (1928);
Dtsch. Z. Chir. **205**, 92 (1927); Wien. klin. Wschr. **1948**, H. 4, 57. — M a r i o n, P., Lyon
chir. **40**, 315 (1945). — M a r t i n, P. E., Presse méd. 8. März 1941. — M a y e r, E., und
E l l i n g e r, zit. nach L. R. M ü l l e r. — M i t c h e l l, H., J. Anat. (Brit.) **70**, 10 (1935).
— M ü l l e r, L. R., Die Lebensnerven. Berlin: Julius Springer, 1937.

N a e g e l i, O., Schweiz. med. Wschr. **1926**, 1. — N a e g e l i, Th., Zbl. Chir. **37**, 794
(1919). — N e u w i r t h, O., Z. ur. Chir. **11**, 75 (1923).

O c h s n e r, A., J. A. M. A. **142**, 84 (1950).

P a l, J., Wien. klin. Wschr. **1924**, H. 52; Wien. Arch. inn. Med. **6**, 18 (1924). — P a x-
t o n, J. R., und J. H. P a y n e, Surg. etc. **86**, 69 (1948). — P e n d e, zit. nach P i e r i. —

P i e r i, G., Congr. Soc. Int. de Chir. **2**, 505 (1935); Fisiopatologia del simpatico. Roma: Luigi Pozzi, 1936. — P o p p e r, H. L., Zbl. Chir. **35**, 2050 (1933).

R e n n e r, O., zit. nach M ü l l e r. — R e y e s, zit. nach G r i m s o n. — R i e d e r, W., Arch. klin. Chir. **186**, 352 (1936). — R i e n h o f f, W. F., und B. M. B a k e r, J. A. M. A. **134**, 20 (1947). — R o u x, Handb. d. Neurol. II. Band.

S c h ö n b a u e r, L., Zbl. Chir. **9**, 617 (1951). — S e r v e l l, zit. nach L u z u y. — S h a w e, Zbl. ges. Chir. **1922**, 17. — S m i t h w i c k, R. H., Amer. J. Surg. **124**, 1006 (1946). — S i l e r und W u l s i n, J. A. M. A. **142**, 78 (1950). — S o u s a - P e r e i r a, A. de, Arch. Surg. (Am.) **53**, 32 (1946). — S u e r m o n d t, W. F., Arch. Clin. Niederl. **1**, 269 (1949).

T a k a t s, G. de, Surg. etc. **85**, 142 (1947). — T e t z n e r, A., Wien. klin. Wschr. **1924**. — T o s a t t i, E., Le infiltrazioni del simpatico. Roma: Edizione Italiane, 1948. — T r u e t a, J., Lancet **1946**, 238.

V e j d a, A., Wien. klin. Wschr. **1949**, H. 32.

W h i t e, J. C., und R. H. S m i t h w i c k, The Autonomic Nervous System. New York: MacMillan, 1941. — W h i t e, J. C., W. E. G a r r e y und I. A. A t k i n s, Arch. Surg. (Am.) **26**, 765 (1933). — W i e d h o p f, O., Brun's Beitr. **1925**, 132; Münch. med. Wschr. **1924**, 33.

Abdominelle Erkrankungen und ihre Beeinflussung durch Sympathicusoperationen

Einleitung. Die operative Behandlung auf dem Wege des Sympathicus, bei verschiedenen abdominellen Zuständen, ist schon vor längerer Zeit eingeführt und von Fall zu Fall von den verschiedensten Autoren geübt worden.

Als einer der ersten dürfte P i e r i Operationen am Sympathicus bei diesen Zuständen ausgeführt haben.

Die Eingriffe selbst bestehen zumeist in der Resektion des Splanchnicus auf der linken oder rechten Seite, welche infradiaphragmatisch oder transthoracal oder retropleural supradiaphragmatisch durchgeführt wird, also in operativen Vorgängen, welche durch die Hochdruckchirurgie beschritten wurden. Manchmal wurde auch das Ganglion coeliacum rechts oder links entfernt.

Es ist das Verdienst von K u x, daß er — unabhängig von H u g h e s, G o e t z — durch seine transthoracale endoskopische Methode ein Mittelding zwischen Infiltration im leeren Raum und der Unterbrechung des Splanchnicus unter Sicht durch Injektion, Verglühung oder Exhairese schuf und so die Durchführung eines richtig placierten Eingriffes sicherte und den Erfolg verlängerte. Es frägt sich nur, ob sie immer an Stelle der „blinden" Infiltration vorgenommen werden muß, was ich und viele andere sicher verneinen würden. Der Splanchnicus wird meist ober dem Zwerchfelldurchtritt gesichtet und unterbrochen werden können. Inwieweit damit eine Causaltherapie betrieben wird und inwieweit ein ausgedehnter, chirurgischer Eingriff ersetzt werden kann, darüber wird in den einzelnen Kapiteln noch gesprochen werden.

Die erwähnten Eingriffe chirurgischer Art am Sympathicus bzw. Splanchnicus sind auch für den Geübten manchmal schwierig und stellen außerdem eine gewisse Operationsbelastung für den Kranken dar. Es wird also immer wieder zu erwägen sein, ob man infiltrieren, operieren oder endoskopisch transthoracal vorgehen soll. Dort, wo man das Ganglion coeliacum zu entfernen hat, kommt die Methode von K u x nicht in Frage, da sie nur rein thoracal ausgeführt werden kann.

Der Nachteil aller dieser Verfahren ist aber der, daß man das erkrankte Organ nicht zu Gesicht bekommt, denn wir wissen, daß uns bei den Magenerkrankungen der röntgenologische Befund und auch das Ergebnis der klinischen

Untersuchung im Stiche lassen kann. Gerade bei diesen im „Dunkeln" einen Eingriff vorzunehmen, kann nachteilige Folgen haben. Wir kommen darauf noch zurück.

Wenn wir nun — ähnlich wie im vorangegangenen Kapitel — die verschiedenen bauchinneren Erkrankungen durchgehen, so kommen wir zu folgenden Feststellungen:

Gallenblasenerkrankungen

Für sie kommt die Sympathicuschirurgie vorläufig noch nicht in Frage und ist auch nur selten vorgeschlagen worden (P i e r i). Hingegen liegen von M a l l e t - G u y, S e r m o n a r d und B e r b e n (1950) sehr interessante Versuche vor, welche das Ergebnis der Exstirpation des Ganglion coeliacum auf die Motorik der Gallenwege zur Diskussion stellen. Es hat sich aus diesen Versuchen ergeben, daß die Exstirpation des Ganglion coeliacum dextrum zu einer Hypotonie der Gallenwege führt, die eigentlich vermieden werden sollte. Man sollte also das Ganglion coeliacum dextrum bei einer Splanchnektomie schonen.

Nierenerkrankungen

Gino P i e r i (1925) hat in einer Reihe von chronischen Erkrankungen der Niere, wie „Nephralgie", leichte schmerzhafte Hydronephrose, gewissen Fällen von schmerzhafter bilateraler Nierentuberkulose, um die Schmerzen zu beheben, die Rami communicantes von Th_{12}—L_2 operativ durchtrennt. Um die Prognose dieser Operation, was die Behebung der Schmerzhaftigkeit anbelangt, sicherzustellen, hat P i e r i in allen diesen Fällen vorher die Sympathicusblockade in die erwähnten Segmente als Test ausgeführt.

Die Beeinflussung der Geschwürskrankheit des Magens und Duodenums durch Eingriffe am vegetativen Nervensystem

Die Bedeutung des vegetativen Nervensystems für die Entstehung der Geschwürskrankheit des Magens und Duodenums geht vor allem aus den bekannten Arbeiten von C u s h i n g, R ö s s l e, B e r g m a n n, H o l l e r und anderen hervor.

Besonders in der Oberbauchregion, im Bereiche des Magens, des Duodenums und der Gallenblase sind die Kommunikationen zwischen Sympathicus und Parasympathicus bzw. Vagus so zahlreich und verwoben (S c h ö n b a u e r), daß man hier wie an keiner anderen Körperstelle sagen kann, daß es eine Resektion eines Astes des Vagus ohne gleichzeitige Beeinflussung von sympathischen Fasern und umgekehrt gar nicht geben kann. Die Feststellung dieser anatomischen Besonderheiten soll aber nicht etwa meine Ansicht verwischen, daß ich zur Heilung der Geschwürskrankheit die Vagusoperation für indizierter halte als einen Eingriff am Splanchnicus bzw. Sympathicus. Wir wissen, daß von beiden Möglichkeiten ausgehend, schon im Tierexperiment immer wieder versucht wurde, Ulcera zu erzeugen oder zu heilen, ein Versuch, der durch die Wesensverschiedenheit der Geschwürskrankheit beim Menschen und beim Tier litt. Ich will sie deshalb gar nicht weiter erwähnen. Der beste Versuch aber, ein Ulcus am Versuchstier zu erzeugen, ist jener, der als M a n n - W i l l i a m s o n scher Versuch derzeit in der Experimentalchirurgie im Vordergrund steht. Durch die M a n n - W i l l i a m s o n sche Technik einer Magen-Dünndarmanastomose gelingt es in fast 100% der Fälle, Ulcera zu erzeugen. Es war daher klar, daß das Ergebnis dieser Ulcuserzeugung bei gleichzeitiger Vagotomie für ihre Heilmöglichkeit im Tierexperiment an Bedeutung gewann. Es ist eine Tatsache, daß

bei gleichzeitiger Vagotomie und M a n n - W i l l i a m s o n scher Operation
bedeutend weniger Ulcera gefunden werden, nämlich durchschnittlich nur 10
bis 35% (s. S t o b e r, W o o d w a r d, D r a g s t e d t).

Derartige Versuche liegen mit der Splanchnektomie noch nicht vor. Hingegen
finden sich schon seit längerer Zeit Beobachtungen am Menschen. H e s s und
F a l t i s c h e k haben beobachtet, daß durch Splanchnicus- oder Sympathicusblockade mit Novocain die Motilität des Magens verstärkt wird und daß die
Magensekretion ansteigt. Jüngst hat P f e f f e r (1950) bei einem Bericht über
die Sympathicusreaktion bei Hypertonikern Untersuchungen über die Magenfunktion durchgeführt. Er fand, daß durch die Resektion der Splanchnici nach
der P e e t schen oder S m i t h w i c k schen Operation eine Steigerung der Säureproduktion postoperativ festgestellt werden kann. In der Hälfte der Fälle zeigen
sich auch Spasmen und erhöhte Peristaltik. Er kommt zu dem Schluß, daß bei
chronischen Ulcusträgern Sympathicus- oder Splanchnicusoperationen nur mit
größter Vorsicht ausgeführt werden dürfen. Es sei diesbezüglich auf das Kapitel
„Hypertension" verwiesen.

Im Gegensatz zu diesen Beobachtungen stehen die Erfolge mancher Splanchnicusoperationen bei der Geschwürskrankheit, welche von W h i t e, S m i t h-
w i c k und G r i m s o n geübt werden.

Diese Frage wurde in Österreich besonders aktuell, seit K u x mit der
endothoracalen endoskopischen Methode der Sympathicus- und Splanchnicus-
unterbrechung die Geschwürskrankheit zu beeinflussen versucht. In einer kürzlich erschienenen Arbeit gibt K u x an, daß er 50 Fälle von Geschwürskrankheit
endothoracal splanchnektomiert hatte. Es wurde in einer Nachuntersuchung
zwei Drittel der Fälle klinisch geheilt gefunden. Bei 50% wurde röntgenologisch
eine Heilung nachgewiesen. Auf der 4. Österreichischen Ärztetagung der Van-
Swieten-Gesellschaft in Salzburg (1950) bemerkt K u x, daß nun an seiner
Station 110 Kranke mit Ulcus duodeni nach endoskopischer Sympathektomie
von J o b und V i l l i n g e r nachuntersucht werden.

In einer späteren Mitteilung gibt K u x an, daß Kranke zwischen dem 20. und
30. Lebensjahr und mit einjähriger Anamnese nach diesem Eingriff 100%ige
Erfolgschancen haben. Bei Kranken über dem 30. Lebensjahr und mit längerer
Anamnese traten Mißerfolge in 12% der Fälle auf.

1952 berichtet dann K u x, daß wir mit der endothoracalen endoskopischen
Methode bei der Geschwürskrankheit Vagus *und* Sympathicus durchtrennt. Die
Frühergebnisse sollen die der einfachen Sympathektomie überschreiten. Dauer-
ergebnisse werden noch nicht mitgeteilt.

Im Anschluß an diese Mitteilungen ist es notwendig, sich auch jene Fälle
ins Gedächtnis zurückzurufen, welche seinerzeit von S i c c a r d, A l b o t t und
T r i c a r d splanchnektomiert wurden. Diese drei Autoren berichten über Fälle
von einseitiger oder beidseitiger Splanchnektomie zur Behebung eines aktiven
Ulcus. Zwei Drittel ihrer Patienten wurden nur unilateral operiert, und so wurden
die visceralen Sensationen zum Teil aufrechterhalten. Bei sieben Kranken
wurde beiderseits splanchnektomiert. Fünf dieser Fälle wurden von S i c c a r d
und seinen Mitarbeitern operiert. Drei von ihnen mußten später einer Magenresektion unterzogen werden. In keinem dieser sieben Fälle verschwand der
Ulcuskrater nach der Splanchnektomie komplett während einer Beobachtungszeit von drei Monaten bis zu zwei Jahren und neun Monaten.

F r ö h l i c h, S t e p h a n und F r ö h l i c h berichten über vier Fälle, bei
denen wegen einer Magengeschwürskrankheit sympathektomiert wurde. Die
Patienten fühlten sich nach der Operation wohl und das Röntgenbild zeigt eine
Besserung.

F r ö h l i c h berichtet 1949 über 25 Kranke, bei welchen eine Splanchnektomie bei der Geschwürskrankheit vorgenommen wurde. Sie wurde einseitig oder beidseitig ausgeführt. Kein Patient starb. Ausgezeichnete Resultate fanden sich in neun Fällen, gute Resultate in drei Fällen, d. h., daß bei diesen Kranken röntgenologisch ein Ulcus nicht mehr darstellbar war, wohl aber die Patienten noch abdominelle Beschwerden vorübergehender Art hatten, die aber nicht behandelt werden mußten. Schlecht war das Ergebnis in neun Fällen, unbekannt blieb es in zwei Fällen und zwei Patienten starben an interkurrenten Erkrankungen (Myocardinfarkt und Appendixperforation). F r ö h l i c h meint, daß die neun ausgezeichneten Fälle vier Jahre nach der Operation sich besser befinden als Resezierte.

Ich persönlich stehe auf Grund meiner Erfahrung auf dem Standpunkt, daß die Vagusresektion physiologischer und mehr begründet ist, als jeder Eingriff am Sympathicus oder Splanchnicus. Ich habe über meine vorläufigen Ergebnisse mit der Vagotomie an verschiedener Stelle schon berichtet (M a n d l). Ebenso liegen aus Österreich günstige Ergebnisse bei gewissen Geschwürsformen von R o s e n a u e r vor. Etwas aber steht sowohl für die Vagus- als auch für die Sympathicuschirurgie bei der Geschwürskrankheit fest: bei einem Magenulcus soll ceteris paribus keinesfalls eine Nervenoperation durchgeführt werden, denn hier bleibt die Magenresektion wegen der Möglichkeit der carcinomatösen Degeneration die Methode der Wahl.

Unter diesen Umständen habe ich die endothoracale Methode von K u x nur in ganz wenigen Fällen unbeeinflußbarer Magenschmerzen meist ohne positiven Geschwürsbefund ausgeführt.

Chronische Pankreatitis

Die operative Behandlung der chronischen Pankreatitis wurde 1945 von M a l l e t - G u y, J e a n j e a n und S e r r a t a eingeleitet, indem sie an Stelle der bisher von Fall zu Fall durchgeführten totalen oder subtotalen Pankreatektomie (W h i p p l e, C l a g e t t, Z i n n i n g e r, P a r s o n s) eine unilaterale subdiaphragmatische Splanchnektomie bei elf Patienten durchführten und vollkommene Schmerzfreiheit erzielten. Bei diesen Patienten wurden zehn Operationen auf der linken und eine auf der rechten Seite ausgeführt. Vier Kranke hatten eine oder mehrere Attacken von Schmerzen nach der Operation. Sieben Kranke waren bei einer Beobachtungszeit von 6 bis 35 Monaten nach der Operation vollkommen schmerzfrei.

S m i t h w i c k berichtet über eine Schmerzlosigkeit von sechs Monaten nach Resektion des rechten sympathischen Stranges von Th_3 bis Th_{12} kombiniert mit einer rechtsseitigen Splanchnektomie bei chronischer Pankreatitis.

F o n t a i n e, F o r s t e r und S t e p h a n i n i berichten über einen Fall von bilateraler Splanchnektomie bei chronischer sklerosierender Pankreatitis.

R i e n h o f f und B a k e r führten in so einem Fall eine bilaterale Resektion des Sympathicus in der Ausdehnung von Th_{12} bis L_2, kombiniert mit eine bilateralen Splanchnektomie und bilateraler Vagotomie mit Behebung des Schmerzes aus. Innerhalb einer Beobachtungszeit von zehn Monaten verzeichneten sie keinen Rückfall.

G r i m s o n, H e s s e r und K i t c h i n behandelten einen Patienten mit demselben Leiden durch Entfernung beider Ganglia coeliaca und des Ganglion mesentericum superius, aber der Schmerz kam nach fünf Monaten wieder.

De T a k a t s und W a l t e r führten eine rechtsseitige Splanchnektomie und Resektion des rechten Sympathicus von Th_9 bis Th_{12} bei einem Patienten aus. Innerhalb von sechs Monaten war kein Rückfall zu beobachten.

R a y und N e i l l haben in einem Fall den rechten großen Splanchnicus und den Sympathicus von Th₇ bis L₃ reseziert. Teilweise Schmerzerleichterung war zu verzeichnen, aber vollkommener Schmerzverlust trat erst nach derselben Operation auf der linken Seite ein.

Seine schönen Ergebnisse punkto Schmerzbehebung und funktioneller Besserung der Patienten hat M a l l e t - G u y 1949 nochmals zusammengestellt.

R a y und C o n s o l e nehmen an, daß eine weniger ausgedehnte Sympathektomie zweckmäßiger ist. Die exakten Leitungsbahnen sind nicht bekannt. Die wichtigsten und konstantesten Leitungsbahnen sind die Splanchnici. Ihre anatomische Topographie ist inkonstant und variabel. Sie haben fünf Fälle von sehr starken Schmerzen durch Pankreatitis chronica oder calcarea bedingt beschrieben, bei welcher mit Erfolg sympathektomiert und splanchnektomiert wurde.

Die Verschiedenheit dieser Eingriffe macht wohl etwas konfus. Soll einseitig oder beidseitig operiert werden? Soll der Vagus miteinbezogen werden oder nicht? Ich denke, die Operation auf der linken Seite ist wichtiger und man kann den Vagus ruhig unberührt lassen.

Was die Vagi betrifft, kann gesagt werden, daß sie wahrscheinlich keine schmerzleitenden Fasern für das Pankreas führen. Es genügt daher sicherlich, den Sympathicus und die Splanchnici zu resezieren.

Die Bezeichnung splanchnische Nerven (R a y und C o n s o l e) ist aber ungenau, da sie den großen und kleinen Splanchnicus und viele andere Nervenfasern, welche das Ganglion coeliacum mit den unteren thoracalen und oberen lumbalen sympathischen Geflechten verbinden, betrifft. Der beste Weg zu ihrer Unterbrechung ist die bilaterale Resektion des großen Splanchnicus und des sympathischen Stranges von Th₁₂ bis L₁.

Nach den Erfolgen der Sympathicus- und Splanchnicusblockade bei der akuten Pankreatitis ist es fraglich, ob bei diesem Leiden jemals die Sympathicus- oder Splanchnicusoperation notwendig ist. Eine operative Behandlung scheint nur bei der chronischen Form und besonders bei der Pankreatitis calcarea, die mit unstillbaren Schmerzen einhergeht, in Betracht zu ziehen sein.

Gastrische Krisen

Nachdem wir gesehen haben, daß Sympathicus- und Splanchnicusinfiltration bei den tabischen Krisen wenig wirksam sind, ist natürlich die Frage aufzuwerfen, ob man mit der Splanchnicusresektion bei diesem Leiden mehr erreicht. Ich muß sagen, daß das nicht der Fall ist und daß man auch hier relativ viele Versager sehen wird. Diese Ansicht stimmt mit der in der Literatur aufscheinenden überein.

In Anbetracht des Umstandes, daß die erste systematisch durchgeführte Vagusresektion im Jahre 1913 von E x n e r und S c h w a r t z m a n n an der Klinik H o c h e n e g g durchgeführt wurde, deren Material ich schon seinerzeit bearbeiten konnte, war es naheliegend, daß man jetzt mit verbesserter Übung und klareren anatomischen Kenntnissen auch bei gastrischen Krisen an diese Operation wieder herangeht.

Die gastrischen Krisen sind auf chirurgischen Abteilungen selten geworden. Nur in zwei Fällen wurden an meiner Abteilung in den letzten Jahren eine Vagusoperation bei diesem Leiden durchgeführt. Sie waren ohne Erfolg.

Diabetes

Im Anschluß an die Ergebnisse, welche ich beim Diabetes mit der Splanchnicusblockade mitgeteilt habe, ist hier darauf hinzuweisen, daß besonders M a n z an i l l a ausgedehnte Studien über die Splanchnicusresektion bei Diabetes ausgeführt hat. Er berichtet auf Grund von fünf Beobachtungen über deutliche Besserungen, Absinken des Blutzuckers und Verschwinden der diabetischen Komplikationen.

Übrigens wird in einer kürzlich erschienenen klinischen Studie das Problem von M a n z a n i l l a abermals aufgegriffen.

Andere Berichte sind in der Literatur verstreut. So operierte z. B. B a n e t vier Kranke mit schwerem Diabetes, von welchen drei eine Gangrän der Extremität aufwiesen. Die Indikationen waren Insulinresistenz und diabetische Komplikationen. Der Autor gibt an, daß die Insulinresistenz durch die Splanchnicusresistenz beseitigt wurde und daß die entzündlichen Komplikationen bald zurückgingen.

In jüngster Zeit versuchte K u x die transthoracale endoskopische Methode der Splanchnektomie bei Diabetes anzuwenden, um mit Sicherheit den Splanchnicus unter Sicht zu durchtrennen. Er hält diese Methode besonders bei juvenilen Diabetikern für zweckmäßig.

Ich selbst habe noch keinen Diabetiker durch Splanchnicusblockade oder -operation behandelt.

Cardiospasmus (Achalasie der Cardia)

Der Ausdruck Achalasie der Cardia wird für eine Dysfunktion der Cardiaschließmuskulatur seit 1930 (H u r s t) gebraucht, an dem ein Überwiegen von sympathischen Reizen schuldtragend sein soll.

Bei dieser Erkrankung wurden Sympathicusoperationen von K n i g h t, K n i g h t und A d a m s o n, von O c h s n e r und De B a k e y ausgeführt. Die Ergebnisse waren nicht eindeutig. Jüngst regt L u b b e r s wieder zu einer Sympathicusoperation bei dieser Krankheit an.

Nachdem die operative Chirurgie inzwischen in ein anderes Stadium getreten ist und die transthoracale Operation ohne besondere Gefahren in Form einer Ösophago-Gastroanastomose in der überwiegenden Mehrzahl bei schweren Fällen zum Erfolg führt, würde ich die Indikation zu einer ausgedehnten Sympathicusoperation bei diesem Leiden nicht recht begründen können.

Daß leichtere Fälle, die aber für einen Eingriff überhaupt nicht in Frage kommen, auf die Dilatation mit gewöhnlichen Sonden oder aber mit einer G o t t s t e i n schen Sonde gut wieder in Ordnung gebracht werden können, ist genügend bekannt.

Ich selbst habe zwei Fälle von Cardiospasmus ohne jeden Erfolg einer Sympathicusblockade unterzogen. In letzter Zeit berichten P i e r i, R o s e n a u e r über Erfolge mit der Sympathicusdurchtrennung.

Megacolon (Hirschsprungsche Krankheit)

Das Megacolon wird in zwei pathogenetische Gruppen eingeteilt. Die erste Gruppe ist das echte Megacolon oder die H i r s c h s p r u n g sche Krankheit, welche meist bei Kindern oder Jugendlichen vorkommt, als kongenitale Dilatation des Colons aufzufassen ist und die eine neurogene Ursache haben dürfte. S a l z e r faßt das Megacolon als Mißbildung im Sinne eines lokalen Riesenwuchses auf. Die zweite Gruppe ist das akquirierte oder Pseudomegacolon, welches als eine sekundäre Erkrankung zu einem chronisch stenosierenden Prozeß im Bereiche des Dickdarms hinzukommt oder welches aus einer Elongation des Mesenteriums entstanden ist. Manche Autoren fanden, daß die Ursache des sekundären Megacolon eine Insuffizienz der verschiedenen Klappen oder obstruktive Bandverschlüsse oder Rectalstrikturen verschiedener Pathogenese ist. Daneben dürften auch spastische Kontrakturen der Sphinkter ani, sowie spastische Kontrakturen gewisser Intestinalsegmente ursächlich anzuprechen sein.

Wenn wir auf der Grundlage der therapeutischen Resultate der Sympathicusoperationen oder auf der Grundlage der Anwendung die Motilität des Darmes stimulierender oder lähmender Medikamente die verschiedenartigen Reaktionen des sympathischen Systems nach K l i n g m a n auffassen, dann ergeben sich für die Störungen beim Megacolon folgende Möglichkeiten: 1. Herabgesetzte parasympathische Aktivität, 2. exzessive parasympathische Aktivität, 3. herabgesetzte sympathische Aktivität, 4. exzessive sympathische Aktivität.

Die ersten Sympathicuseingriffe bei diesem Leiden wurden von V a d e und R o y l e 1927 durchgeführt.

Vielfach wird vor der geplanten Sympathicusoperation ein Test angewendet, der sich sowohl als socher, aber auch von Fall zu Fall als Therapeuticum bewährt hat. Er besteht in einer Lumbalanästhesie (S c o t t und M o r t o n). Bekanntlich führt die Spinalanästhesie zu einer starken motorischen Funktion der Darmbewegungen. Nach einer Spinalanästhesie können die Darmbewegungen auch für längere Zeit so stark in Aktion treten, daß dieser Test auch spontan als Therapeuticum Anwendung finden kann.

Nach M i d o n werden sechs verschiedenartige Sympathicusoperationen derzeit beim Megacolon ausgeführt. Sie bestehen in: Resektion eines oder beider lumbaler Grenzstränge mit oder ohne Hinzufügung der Splanchnicusresektion, außerdem werden verschiedene Varietäten der präsacralen Neurektomie, sowie die Resektion des Plexus mesentericus inferior bei diesem Leiden ausgeführt. Die Hinzufügung der verschiedenen präsacralen und päaortischen Resektionen sowie des Plexus mesentericus inferior wurden von R a n k i n und L e a r m o n t 1930 angegeben.

Die Ergebnisse in der Literatur über die Sympathicusoperationen bei den verschiedenen Formen des Megacolon schwanken. Ich erblicke einen Grund hiefür in der Tatsache, daß von Fall zu Fall ein Abdominalchirurg in die Lage kommt oder sich gezwungen sieht, einen Sympathicuseingriff auszuführen, mit dem er wenig vertraut ist. Das muß natürlich nicht in allen Fällen so sein. A d s o n und J u d d berichten über ausgesprochene Mißerfolge mit diesem Verfahren. 23 Patienten wurden nach den verschiedenen Sympathicusoperationen nachuntersucht. Ein gutes Resultat war nur in einem Fall nachzuweisen, ein „faires" in fünf Fällen und keine Besserung trat bei 14 Kranken ein.

D e n k hatte bei einem fünfjährigen Knaben, bei dem also sicher ein kongenitales Megacolon vorlag, mit der beiderseitigen transperitonealen lumbalen Grenzstrangresektion, bei der auch der Plexus mesentericus inferior und der Plexus aorticus mitexstirpiert wurde, einen klaren Mißerfolg.

P ä s s l e r hat ausgesprochen gute Ergebnisse mit diesem Verfahren. Er meint, daß beim idiopathischen Megacolon bessere Erfolge erzielt würden als beim sekundären (B r u n n e r). P ä s s l e r operiert zunächst extraperitoneal am lumbalen Grenzstrang, eventuell an den Splanchnici; falls die Resektion dieser sympathischen Elemente keine genügende Unterbrechung der sympathischen Impulse bringt, folgt in einer späteren transperitonealen Operation die Resektion der präaortalen und mesenterischen Plexus. P ä s s l e r verwendet die Lumbalanästhesie als Test vor dem Eingriff.

P e n i c k (1945) berichtet über elf Kranke mit Megacolon, welche durch eine linksseitige lumbale Sympathektomie behandelt wurden. Das Ergebnis der Eingriffe war: ein sehr gutes Resultat in sieben Fällen, deutliche Besserung in drei Fällen, ungeheilt ein Patient. Er stellt aus der Literatur eine Kasuistik von 178 Fällen zusammen, bei welchen der überwiegende Teil der operativen

Ergebnisse mit der Sympathicusoperation günstig war. P e n i c k empfiehlt als Test vor dem Eingriff ebenfalls eine Lumbalanästhesie. Es wird in dieser Arbeit auf die Möglichkeit der postoperativen Sterilität bei Männern hingewiesen.

S m i t h y und K r e d e l haben drei Fälle bei Erwachsenen operiert. Eine Ursache für die Erkrankung konnte nicht festgestellt werden. Die Patienten wurden einer präsacralen, präaortischen und mesenterialen Neurektomie unterzogen. Ein Patient war vier Jahre geheilt und starb später, zwei Patienten sind drei Jahre und acht Monate bzw. zwei Jahre und ein Monat geheilt. In Abbildungen wird sehr eindringlich der Rückgang der Darmdilatation veranschaulicht.

Eigenes Krankengut: 1947 bis 1951 wurden an der chirurgischen Station des Kaiser-Franz-Josef-Spitals elf Fälle von Megacolon beobachtet (davon zwei Privatfälle). Nur bei fünf dieser Kranken erschien eine operative Behandlung notwendig, die anderen konnten durch Einläufe, Prostigmin und durch die therapeutische Lumbalanästhesie weitgehend gebessert werden. In fünf Fällen wurde operiert, und zwar eine linksseitige lumbale Grenzstrangresektion ausgeführt, welcher noch eine präsacrale Neurektomie und eine Resektion des Plexus mesentericus inferior hinzugefügt wurde.

Das Ergebnis dieser fünf Operationen ist: viermal ausgezeichnet (der Erfolg hält bei diesen Kranken einmal vier Jahre, zweimal ein Jahr und einmal sechs Monate an). In einem Falle hatte die erwähnte Operation keinen Erfolg. Dieser Kranke wurde einige Monate nach der Sympathicusoperation an anderer Stelle einer ausgedehnten Dickdarmresektion unterzogen, welche der Patient überstand. Er leidet derzeit unter ununterbrochenen Bauchbeschwerden und unstillbaren Diarrhoen, so daß er sich den Zustand vor der Operation herbeiwünscht.

Falls dem Arzt die Indikation zur operativen Behandlung beim primären oder sekundären Megacolon als dringlich erscheint, dann steht er vor der Wahl. eine Colektomie oder eine Sympathicusoperation auszuführen. Da die Mortalität der Colektomie auch heute noch eine bedeutend höhere ist als die der Sympathicusoperationen, und da weiter die Sympathicuseingriffe bei vielen Autoren doch in einer größeren Zahl der Fälle einen Erfolg haben, wäre eigentlich doch vor der Colektomie immer wieder eine Sympathicusoperation von dem Chirurgen zu versuchen, welcher sich mit der Sympathicuschirurgie im allgemeinen vertraut gemacht hat.

In diesem Zusammenhang muß hier die Mortalität der Resektion beim Megacolon hervorgehoben werden.

Tabelle 8. *Resektionsmortalität*

Autor	Jahr	Anzahl der Fälle	geheilt oder gebessert	ungeheilt	gestorben	Mortalität in Pozenten
Ladd und Gross	1941	10	8	1	1	—
Ask-Upmark	1930	27	—	—	—	—
Guiterrez	1942	114	—	—	—	19,4 (Totale Colektomie)
Ladd und Gross	1941	3	2	—	1	66
Yeazell und Bell	1943	6	5	1	0	0
Whithouse, Bargen und Dixon	1943	29	16	6	7	24
Cattell und Colcock	1946	4	3	--	1	25
Anschütz	1931	20	16	—	2	10
Grimson, Vandergrift und Dratz	1945	4	4	—	0	(Totale Colektomie)

Tabelle 9. *Ergebnisse der Sympathektomie*

Autor	Jahr	Anzahl der Fälle	gut	geheilt	ungeheilt	Mortalität
Ross	1935	29	21	7	1	0
De Takats	1938	2	2	0	0	0
Pässler*	1938	117	38	64	12	3
Barrington-Ward	1939	10	8	0	0	0
Telford	1939	9	6	2	1	0
Penick	1944	11	7	3	1	0
Ladd und Gross	1941	6	2	4	0	0
Cattell und Colcock	1946	2	0	0	2	0
Zusammen:		186	84 $(45,2\%)$	80 $(43,0\%)$	17 $(9,1\%)$	3 $(1,6\%)$

* Sammelstatistik.

Die Mortalität der Resektion ist also um ein Vielfaches größer, als die der Sympathicusoperationen.

Das Material habe ich zum Teil dem ausgezeichneten Buche von B a c o n entnommen, in dem hauptsächlich amerikanische Autoren zitiert sind.

Literatur

A d s o n, A. W., und E. S. J u d d, Ann. Surg. **88,** 479 (1928).

B a c o n, H. E., Anus, Rectum, Sigmoid, Colon. Philadelphia: Lippincott & Co., 1949. — B e r g m a n n, zit. nach H o l l e r. — B r u n n e r, A., Schweiz. med. Wschr. **73,** 13 (1943).

D e n k, W., zit. nach S a l z e r.

E x n e r, A., Dtsch. Z. Chir. **111,** 576 (1911).

F o n t a i n e, R., F o r s t e r und S t e p h a n i n i, Lyon chir. **41,** 279 (1946). — F r ö h l i c h, F., Lyon chir. **44,** 51 (1949).

G r i m s o n, K. S., F. W. H e s s e r und W. W. K i t c h i n, Surgery (Am.) **22,** 230 (1947).

H e s s, L., und R. F a l t i s c h e k, Wien. klin. Wschr. **1924,** H. 44; **1925,** H. 46. — H o l l e r, G., Acta neuroveg. **1,** 145 (1950).

J o b und V i l l i n g e r, zit. bei K u x.

K l i n g m a n, W. O., J. Pediatr. (Am.) **13,** 805 (1938). — K n i g h t, G. C., Brit. J. Surg. **22,** 145 (1934). — K n i g h t, G. C., und W. A. D. A d a m s o n, Proc. Soc. Med., Lond. **28,** 89 (1935). — K u x, E., Acta neurochir. **1,** 72 (1950); Med. Klin. **47,** 591 (1952); Wien. klin. Wschr. **1952,** 4, 66.

L u b b e r s, B. A., Schweiz. med. Wschr. **1950,** H. 11.

M a l l e t - G u y, P., J e a n j e a n und S e r a t a, Lyon chir. **40,** 293 (1945). — M a l l e t - G u y, P., J. S e r m o n a r d und Y. B e r b e r, Lyon chir. **45,** 403 (1950). — M a n d l, F., Chirurgische Therapie des Diabetes mellitus, in R. B o l l e r: Diabetes mellitus. Wien: Urban & Schwarzenberg, 1950; Wien. klin. Wschr. **1951,** H. 8/9, 141. — M a n z a n i l l a, M. A., J. Int. Coll. Surg. **6,** 180 (1943); Cirugia (Mexico) **18,** 269 (1950). — M i d o n, zit. bei I. C. W h i t e.

O c h s n e r, A., und M. de B a k e y, Arch. Surg. (Am.) **41,** 1146 (1940).

P ä s s l e r, H. W., Megacolon, Megacystis. Leipzig: J. A. Barth, 1938; IV. Österr. Ärztetagung (Van-Swieten-Gesellschaft), Salzburg, 1950. Wien: Springer-Verlag, 1951. — P e n i c k, R. N., J. A. M. A. **1928,** 423 (1945). — P f e f f e r, K. H., Dtsch. med. Wschr. **1950,** H. 19, 633. — P i c a r d, R., Tagung des ICS., Padua, 1950. — P i e r i, G., Congr. Soc. Int. de Chir. **2,** 505 (1935); Fisiopatologia del Simpatico. Roma: L. Pozzi, 1936; Chir. Ital. **4,** H. 4/5 (1950).

R a n k i n, F. W., und J. R. L e a r m o n t h, Ann. Surg. **92**, 710 (1930). — R a y, B. S., und A. D. C o n s o l e, Surg. etc. **89**, 1 (1949). — R a y, B. S., und C. L. N e i l l, Ann. Surg. **85**, 742 (1947). — R i e n h o f f, W. F., und B. M. B a k e r, J. A. M. A. **134**, 20 (1947). — R o s e n a u e r, F., Zbl. Chir. **77**, 461 (1952).

S a l z e r, G., Wien. klin. Wschr. **1951**, H. 13, 326. — S c h ö n b a u e r, L., Langenbecks Arch. **270**, 94 (1951). — S c o t t, W. J. M., und J. J. M o r t o n, J. clin. Invest. (Am.) **9**, 247 (1930). — S i c a r d, H., G. A l b o t und T r i c a r d, Mem. Acad. Chir. Paris **71**, 164 (1945). — S t e p h e n und F. F r ö h l i c h, Presse méd. **1942**, H. 50, 665. — S m i t h y, H. J., und F. E. K r e d e l l, Surgery (Am.) **22**, 259 (1947).

T a k a t s, G. de, und L. E. W a l t e r, Surg. etc. **85**, 742 (1947).

V a d e und R o y l e, Med. J. Austral. **1**, 137 (1927).

W h i p p l e, A. O., Ann. Surg. **124**, 991 (1946). — W h i t e, J. C., und R. H. S m i t h w i c k, The Autonomic Nervous System. New York: MacMillan, 1941.

Angina pectoris

Durch mehr als 25 Jahre habe ich mich — obwohl Chirurg — mit der Frage der Angina pectoris beschäftigt, eine große Anzahl von Patienten behandelt und eine noch größere Anzahl beobachtet, mich für ihr weiteres Schicksal interessiert und von vielen Kollegen des internen Faches immer wieder Anregungen und Aufklärungen auf diesem Gebiet empfangen.

Die Ursachen der Angina pectoris können verschiedener Art sein, wenn auch der „Anfall" als solcher ein typisches Gepräge zeigt. Es ist anzunehmen, daß die Angina pectoris nur ein Symptomenbild verschiedener Krankheitserscheinungen darstellt, deren Verlauf und deren Prognose verschiedenartig zu beurteilen ist. Wenn auch die Bezeichnung „Angina pectoris" unter den Kranken viel Verwirrung und auch Schrecken verbreitet hat, sollte dieser Ausdruck doch nicht durch die Bezeichnung „Herz-Schmerz" ersetzt werden. Der Anginapectoris-Anfall ist von ihm doch zu deutlich geschieden.

Für unsere Betrachtung ist es notwendig, die verschiedenartigen Ursachen für die Angina pectoris zu kennen. Hätte nämlich das Leiden rein pathogenetisch verschiedenartig lokalisierte Ursachen, dann käme für seine chirurgische Behandlung auch eine differente Art der Therapie in Frage. Seinerzeit wurde an diese Möglichkeit gedacht, als nicht alle Fälle gleich gut auf die Behandlung mit der Sympathicusblockade reagierten. Heute wissen wir aber, daß das nicht zutrifft und daß die Höhe der Ausschaltung der sympathischen Bahnen für jede Art der Pathogenese der Angina pectoris die gleiche ist; sei es, daß sie von der Aorta, den Coronargefäßen oder vom Herzmuskel ausgeht.

Trotzdem erscheint es wichtig, die drei supponierten Theorien dieser Krankheit nach dem derzeitigen Stand der Dinge zu betrachten.

Die Theorien der Pathogenese

1. *Die Aortentheorie:* Diese von A l b u t t, W e n c k e b a c h und V a q u e z vertretene Theorie der Angina pectoris setzt voraus, daß das Krankheitsbild vom supravalvulären Abschnitt der Aorta ausgelöst wird. Bei Spannungszuständen in diesem Abschnitt durch verschiedene Krankheiten wird der Schmerz angeblich vom Nervus depressor geleitet, der vom Vagus stammt. So hat auch W e n c k e b a c h die Durchschneidung des Nervus depressor als chirurgische Therapie der Angina pectoris vorgeschlagen, die heute als verlassen angesehen werden kann.

2. *Die Coronargefäßtheorie:* Sie geht auf H e b e r d e n (1768, 1772) zurück, dem wir auch die erste klassische Beschreibung des Krankheitsbildes der Angina pectoris verdanken. Es ist in der Folgezeit von einer ganzen Reihe von Autoren

auf diese Theorie hingewiesen worden, welche Spasmen und mechanische komplette oder teilweise Verschlüsse der Coronargefäße durch Entzündung. Thrombose oder Sklerose für die Angina pectoris verantwortlich machen. Schließlich hatte in letzter Zeit P. D. W h i t e die Angina pectoris mit „Coronar insufficiency" fast identifiziert und diese Begriffe abgetrennt von jenem der „Coronar-Herzerkrankung" oder „Coronar-Erkrankung" selbst, wenn auch in der Majorität der Fälle eine Kombination dieser Krankheiten zu beobachten ist. Bei dieser Coronarinsuffizienz handelt es sich nach P. D. W h i t e um eine absolute oder relative Insuffizienz der Coronargefäße, welche durch verschiedene Ursachen bedingt sein kann: Spasmus, chronische oder zeitweise Verengung des Lumens der Coronargefäße von verschiedener Ätiologie und schließlich Verschluß der Coronargefäße durch Thrombose (20% aller Fälle).

Genauer eingeteilt kann diese Insuffizienz der Coronargefäße bedingt sein durch:

a) Krankheiten der Coronargefäße selbst;

b) Drosselung des Blutstromes an der Mündung der Coronargefäße auf der Basis einer Einengung der Ostien durch verschiedene entzündliche, im besonderen syphilitische Prozesse;

c) Blutrückfluß aus der Aorta in die Herzkammer mit tiefem diastolischem Blutdruck und konsekutiver schwacher Füllung der Coronargefäße bei den Aortenklappenfehlern (z. B. Aortensuffizienz).

d) schwere Anämie verschiedener Art, mit schwacher Füllung der Coronargefäße;

e) Belastung der Herzarbeit, wie z. B. beim Hyperthyreoidismus;

f) Reine Spasmen der Coronargefäße (Angina pectoris ambulatoria H e b e r d e n, W e n c k e b a c h, L a u d a).

3. *Die Myocardtheorie:* Es ist selbstverständlich, daß bei einer Insuffizienz der Coronargefäße der Herzmuskel nicht genügend ernährt wird und daß somit die Theorie 2 spielend in die Theorie 3 übergeht, und schließlich alle oben geschilderten Zustände schließlich in einer Ischämie des Myocards ausklingen. Diese ischämischen Zustande des Herzmuskels finden bei der Fortdauer der Herzaktion immer wieder ihren Ausdruck in einem Schmerz, welcher dem des „intermittierenden Hinkens" des Extremitätenschmerzes gleichzusetzen ist, zumal dieser Schmerz bei der Angina pectoris sich nachweislich bei körperlicher Anstrengung steigert bzw. durch diese zur Auslösung gebracht wird. Es ist möglich, daß nicht nur körperliche Anstrengung, sondern auch chemische Veränderungen des ischämischen Muskels („P-Factor" L e w i s) eine Rolle spielen. Diese Theorie wird heute von den meisten Autoren als die wahrscheinliche für die Angina pectoris bezeichnet (F i s h b e r g, L i b m a n, P e a r c y, P r i e s t und Van A l l e n, L e w i s, K a t z, R a a b, L a u d a u. a.).

Daß wir klinisch zwischen einem Angina-pectoris-Paroxysmus und einem mehr oder weniger anhaltenden Schmerz leichter oder schwerer Art (Status anginosus) zu unterscheiden haben, ändert nichts an der Ätiologie, aber auch nichts an der Indikation zu der Therapie, mit der wir uns im speziellen beschäftigen.

Die Schmerzleitung

Die nervöse Schmerzleitung für die Angina pectoris ist immer gleichartig und trifft für alle erwähnten ätiologischen Faktoren zu und wir wissen heute über sie folgendes:

Es ist nicht auszuschließen, daß sowohl der Vagus als auch der Sympathicus an einem Zustandekommen der Angina pectoris beteiligt sind. Doch nehmen

die meisten Autoren an, daß die Schmerzleitung für das Herz und die Coronargefäße ausschließlich auf dem Wege des Sympathicus verläuft. Die Kommunikationen zwischen Sympathicus und Vagus aber erklären seine verschiedenartigen Manifestationen des Angina-pectoris-Anfalles, welche jeweilig den beiden
erwähnten Nervengebieten zuge-
sprochen werden können.

Der überwiegende Teil aller
afferenten Bahnen des Herzens
und der Aorta läuft durch das
untere cervicale und oberste thoracale Ganglion (Ganglion stellatum) und von hier durch die
Rami communicantes von C_8 bis
Th₄ bzw. Th₁ bis Th₄, oder Th₁
bis Th₅ zum Zentrum der Sensibilität des Herzens in der Medulla
oblongata (L a n g l e y , R a n -
s o n). Die Durchtrennung dieser
Bahnen unterbricht die meisten
afferenten Fasern, welche den
Herzschmerz leiten. Aber auch
die Unterbrechung oder Ausschaltung des Ganglion stellatum
allein setzt die Empfindbarkeit
des Herzschmerzes herab oder
bringt ihn ganz zum Verschwinden. Ausnahmsweise sind an der
Herzleitung noch tiefere Bahnen
beteiligt als Th₅ (Abb. 8).

Nach J o n n e s c o und D a -
n i e l o p o l u hingegen finden
sich im oberen Halssympathicus
Bahnen, die auf dem Wege des
Vagus und des Ganglion cervicale superius die oberen Hals-
segmente erreichen und zum Zen-
tralorgan ziehen und Schmerzempfindungen auslösen. Manche
ungewöhnliche Ausstrahlungen
des Herzschmerzes werden von
M i l l e r durch Kommunikationen zwischen Vagus und Sympathicus erklärt, so z. B. die
Ausstrahlung des Schmerzes in
das Gesicht. Die Erklärung für
den Gesichtsschmerz wird von
M i l l e r ähnlich wie von D a -
n i e l o p o l u gegeben. Gewisse

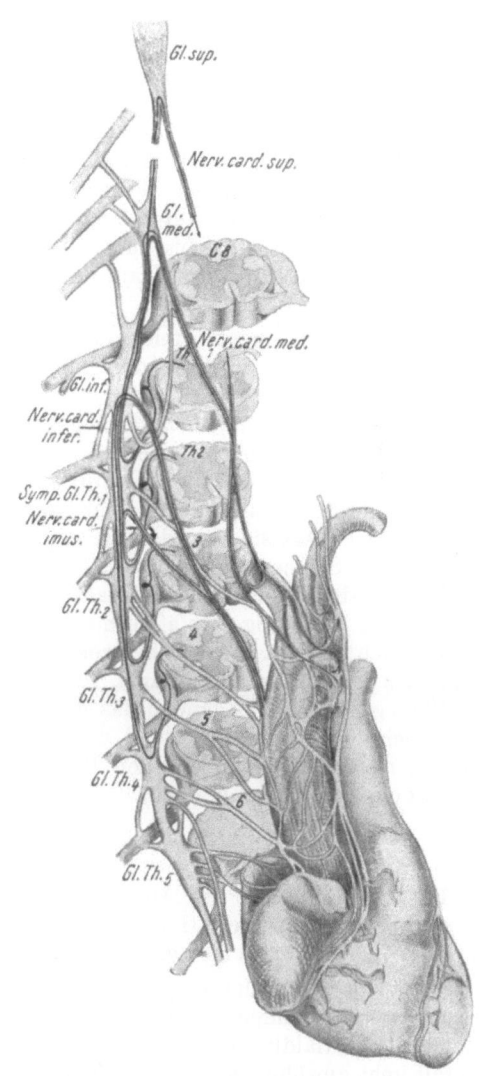

Abb. 8. Afferente Herzinnervation (Rami cardiaci) und ihre
Beziehung zu den sympathischen Ganglien in der Ausbreitung
vom Ganglion cervicale superius bis zum Ganglion thoracale 4. In dieser schematischen Abbildung ist das Ganglion
stellatum (Ganglion cervicale inferius und Ganglion thoracale 1)
nicht verschmolzen.

cardiale Reize erreichen die Gesichtsnerven auf dem Wege von Vagusästen,
welche mit den obersten cervicalen Ganglien in Verbindung stehen und zum
Trigeminus ziehen.

7*

Allerdings ist die Chirurgie oder Blockade bei der Angina pectoris, falls sie Leitungsbahnen des Schmerzgefühls unterbrechen will, unfreiwillig auch mit der Läsion der motorischen Bahnen, die im Sympathicus verlaufen, kombiniert. Die Opposition D a n i e l o p o l u s gegen die Exstirpation des Ganglion stellatum basiert auf dieser Tatsache. Anderseits meinen einige Autoren, daß alle sensiblen Fasern des Herzens durch Exzison der Ganglia stellata unterbrochen werden. G o e t z (1948) u. a. lehnen dies aber entschieden ab. Die Leitungsbahnen für das Schmerzgefühl des Herzens verlaufen, wie schon ausgeführt wurde, über die mittleren und unteren Herznerven noch aufwärts zum Ganglion cervicale medium und zum Ganglion stellatum, und gehen von dort zu den drei obersten thoracalen Ganglien, von welchen sie auf dem Wege der korrespondierenden weißen Rami und hinteren Wurzeln das Rückenmark erreichen. Eine ganze Anzahl von Bahnen aber laufen längs dem hinteren Mediastinum zu den obersten 4. bis 5. (vielleicht auch bis zum 6. und 7.) Ganglion thoracicum, welche sie, ohne unterbrochen zu werden, auf dem Wege der weißen Rami und der hinteren Wurzeln passieren.

Aus dem oben Angeführten ergibt sich, daß die Chirurgie oder Blockade der Angina pectoris entweder an den Ganglia thoracalia 1 bis 4 oder 1 bis 6 anzusetzen hätte (M a n d l, J. C. W h i t e) oder es wäre eine Unterbrechung in der Gegend der Rami communicantes angezeigt (R a n e y) oder aber könnte man die hinteren Wurzeln durchtrennen (D a v i s). Nach G o e t z hätte dieser letzte Eingriff den Vorteil, daß diese Operation mit efferenten Bahnen nicht in Kollision gerät. Wir können aber schon hier sagen, daß die Nachteile dieser Operation verschiedener Art sind, so daß sie nicht durchgeführt wird.

Über die Schmerzempfindlichkeit des Herzmuskels, Epicards, Pericards und Endocards sind die klinischen Erfahrungen und experimentellen Untersuchungen noch nicht eindeutig. Gefäßintima und Endocard erscheinen nicht schmerzempfindlich zu sein. Künstlich erzeugter Blutmangel des Herzmuskels und auch künstlich erzeugter Herzinfarkt führen im Experiment nicht zu Schmerzen (R. S i n g e r). Andere fanden das Gegenteil. Die Adventitia der Coronargefäße und auch der Aorta selbst ist — ebenso wie die Adventitia anderer Arterien — in hohem Maße gegenüber allen Reizen mechanischer Art schmerzempfindlich (S u t t o n und L u e t h, 1930).

Klinisches Bild

Das klinische Bild des Angina-pectoris-Anfalles ist von Fachleuten in ausgezeichneter Weise seit H e b e r d e n bis zu den letzten Beschreibungen von P. D. W h i t e, F i s h b e r g, M i l l e r, L a u d a u. a. beschrieben worden.

Ich kann mir daher ersparen, das zu wiederholen und möchte nur auf die Schmerzausstrahlungen eingehen, welche ungewöhnlicher Art sein können und dann differentialdiagnostische Bedeutung haben. Der Schmerz oder der Schmerzanfall geht gewöhnlich von der Tiefe der linken Sternalgegend aus und strahlt meistens bis in den linken Arm (Ulnargegend), manchmal auch in den rechten Arm aus. Diese Ausstrahlung ist durch die Zusammenhänge zwischen den Segmenten Th_1 bis Th_4 des sympathischen Stranges mit dem Plexus brachialis, der aus den Spinalsegmenten der gleichen Höhe kommt, erklärt.

Die ungewöhnlichen Ausstrahlungen des anginösen Schmerzes zur Schulter selbst, zur Gallenblasengegend oder aber von der Gallenblasengegend in der Richtung zum Herzen ausstrahlend, werden durch die sinnvollen Abbildungen M i l l e r s dargestellt. Es ist bekannt, daß die Intensität des in anderen Regionen ausstrahlenden Schmerzes so starke Ausmaße annehmen kann, daß der Herzschmerz in den Hintergrund treten kann. Aus Abb. 9 geht im übrigen die Kommunikation zwischen sympathischer und vagaler Leitung hervor.

Die Ausstrahlungen in das Gesicht und zum Nervus trigeminus wurden schon erwähnt.

Diagnose

Der Anfall von Angina pectoris ist so klar charakterisiert, und ein so dramatisches Erlebnis für den Patienten und beobachtenden Arzt, daß manche Autoren, denen ich mich vollkommen anschließen möchte, ihn von dem „Cardiac

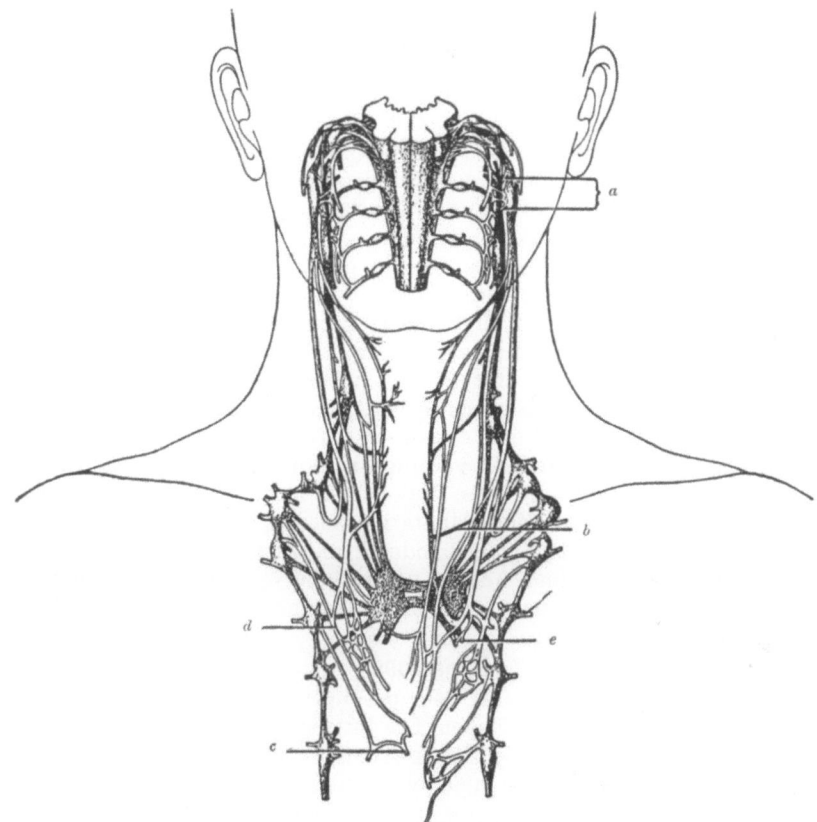

Abb. 9. Dunkle Linien: sympathische Fasern; helle Linien: vagale Fasern. *a* Verbindung zwischen sympathischen cervicalen Ganglien mit vagalen Ganglien. *b* Beziehung zwischen N. recurrens und Ansa. *c* Anastomosen zwischen vagalen und sympathischen Fasern in den cardialen Plexus. *d* Beziehung beider vegetativer Systeme in den Lungenplexus. *e* Beziehung beider Fasersysteme im Bereich des Ösophagus. (Nach H. R. Miller.)

Pain" aus anderen chronischen Ursachen entstanden, abgegrenzt sehen möchten. Es handelt sich tatsächlich um eine erschütternde Krise des gesamten autonomen Nervensystems, charakterisiert durch unerträglichen Schmerz bei gleichzeitigem schwerem Schock und durch ein unvergeßliches Vernichtungsgefühl mit Todesangst, um Symptome, die durch Sympathicus- und Vagusbeteiligung erklärt werden können. Dieses Bild ist mit anderen Zuständen nicht zu verwechseln.

Bei einer Reihe von Patienten aber finden wir im Gegenteil zu diesem Paroxysmus des gesamten autonomen Systems, das innerhalb der Herzregion außer Rand und Band gerät, einen mehr erträglichen und länger anhaltenden Schmerz, der im Gegensatz zum Paroxysmus nicht durch Minuten, sondern

durch viele Stunden andauert. Die Bezeichnung „Status anginosus" erscheint
hier zweckmäßiger. Luetische Erkrankungen der Aorta, Aortenaneurysma,
Anämie, Arteriosklerose, Basedowsche Krankheit und manche Intoxikationen
sind die Ursache dieses Zustandes, die von chronischen Veränderungen der
Coronararterien ausgehen und durch diese zu einer Ischämie dauernder Art
des Herzmuskels führen.

Beide Arten dieser Schmerzzustände werden durch körperliche Anstrengungen, durch Kälte, Magenfülle, Obstipation, Aufregung psychischer Art,
sexuelle Exzesse oft ausgelöst und gesteigert.

Von anderen cardialen Zuständen kommt differentialdiagnostisch das Asthma
cardiale, pericardiale Synechien und komplette Vernarbung zwischen Herz und
Herzbeutel und in seltenen Fällen auch eine Pericarditis in Frage, welch letztere
allerdings oft ohne Schmerzen verläuft. Abgesehen von diesen cardialen oder
in den Gefäßen gelegenen Ursachen für den Herzschmerz wird dieser oft durch
Krankheitszustände vorgetäuscht, die differentialdiagnostisch besonders bei nervösen und hypochondrischen Individuen in Erwägung gezogen werden müssen,
welche über die Angina pectoris durch „Aufklärung" oder durch persönliche
Erlebnisse im Familienkreis informiert sind.

Die verschiedenen Formen von Neuritiden des Plexus brachialis, Myositiden
des M. pectoralis, verschiedene Formen rheumatischer Erkrankungen der Gelenke
und der Muskulatur können so zu Schmerzen im Bereiche der das Sternum
deckenden Weichteile führen oder aber über die Schulter in die Armgegend
ausstrahlen, ohne mit Angina pectoris etwas zu tun zu haben. In diesem Zusammenhang erscheint auch das Scalenussyndrom (S p u r l i n g und G r a h a m,
1941, W h i t e) erwähnenswert und ebenso das Vorhandensein einer Halsrippe,
oder die in letzter Zeit hie und da veröffentlichten Fälle einer rupturierenden
Zwischenwirbelbandscheibe der tiefen Hals- oder hohen Brustwirbelsäule.

Auch Zwerchfellhochstand, Magendilatation, mediastinale Erkrankungen verschiedener Art (retrosternale Strumen oder Lymphdrüsengeschwülste) können
fälschlicherweise das Bild einer Angina pectoris hervorrufen. Von Fall zu Fall
wurden Hiatushernien, Cardiospasmus und „Ösophagusneurosen" mit Angina
pectoris verwechselt.

Prognose

Die Angina pectoris gehört zu den prognostisch unklarsten Krankheits-
begriffen, mit welchen wir zu tun haben. Die Intensität des Schmerzes, die Dauer
des Leidens, ja vielfach auch die Häufigkeit der Anfälle über eine bestimmte
Zeitperiode sind oft prognostisch nicht von entscheidender Bedeutung für die
Lebensdauer.

Das Elektrocardiogramm ist von großer diagnostischer Bedeutung, aber
prognostisch, nach all dem, was ich im Laufe der Jahre sah, nicht absolut
zuverlässig.

Abgesehen von diesen persönlichen Eindrücken, haben aber die statistischen
Berichte über die Lebensdauer bei Angina pectoris, wie sie in den letzten
Jahren erschienen sind, für unsere Besprechung eine Bedeutung. Ihre Bedeutung
wird noch größer sein, wenn wir einmal auf Grund eines großen Materials von
Kranken, welche mit einer bestimmten chirurgischen Methode behandelt wurden,
eine Vergleichsstatistik werden aufstellen können, welche zeigen wird, ob die
angewendeten Methoden imstande waren, nicht nur die Schmerzen zu beheben,
sondern auch das Leben zu verlängern.

Vorläufig existieren aber solche Vergleichsmöglichkeiten nicht. Die Statistiken
über die Lebensdauer von Kranken mit Angina pectoris bzw. Myocardinfarkt
aber haben für unseren Stoff schon heute Interesse.

P. D. W h i t e berichtet 1937, daß die durchschnittliche Lebensdauer bei 213 von 500 seiner Patienten vom Beginn der ersten Symptome der Angina pectoris bis zu dem erfolgten Tode durchschnittlich 4,4 Jahre betrug. Von den restlichen 287 Fällen waren zur Zeit der Nachuntersuchung 273 mit einer durchschnittlichen Lebensdauer von 5,1 Jahren gerechnet vom Beginn der Anfälle bis zur Zeit der Nachuntersuchung am Leben. P. D. W h i t e , B l a n d und M i s k a l l haben die Nachuntersuchung der erwähnten Serie bis 1943 fortgesetzt und haben gefunden, daß die durchschnittliche Lebensdauer, gerechnet vom Beginn der ersten Symptome bis zum Tode, bei 445 Fällen 7,9 Jahre betrug. Bei 52 Kranken, die noch am Leben sind, beträgt die durchschnittliche Lebensdauer bisher 18,4 Jahre. Der Lebensdurchschnitt für beide Gruppen (Gestorbene und Lebende) ist 9,1 Jahre.

Die Behandlung der Angina pectoris mit Sympathicusblockade und Stellatuminfiltration

Historischer Rückblick

1922 führte L a e w e n , hiezu von B e r g m a n n angeregt, in einem Falle von Angina pectoris eine Sympathicusinjektion aus. Über den Erfolg bzw. die Wirkung derselben wurde nichts mitgeteilt. Auf dem deutschen Chirurgenkongreß 1922 hat K a p p i s den Vorschlag gemacht, die akute lebensbedrohliche Gefahr eines Anfalles von Angina pectoris dadurch zu beseitigen, daß man etwa 30 bis 40 ccm einer 0,5%igen Novocainlösung paravertebral an den unteren Teil der Halswirbelsäule injiziert, um so die leitenden Sympathicus- oder Vagusfasern zu unterbrechen. Diesen Vorschlag scheint K a p p i s nur einmal ausgeführt zu haben. Denn nur im letzten Hefte der Medizinischen Klinik 1923 wird berichtet, daß K a p p i s den auf einen Aortenfehler zurückgehenden rechtsseitigen Brust- und Armschmerz eines 70 Jahre alten Mannes durch eine einfache „Einspritzung in die Gegend des rechten Halssympathicus" für zwei Stunden beseitigt hat.

Mehr Angaben fanden sich in der Literatur nicht, als M a n d l am Material von P a l begann, die Sympathicusinjektion aus therapeutischen Gründen bei der Angina pectoris auszuführen. P a l und sein Assistent B r u n n haben zunächst je einen erfolgreichen Fall in der Wiener Gesellschaft für innere Medizin 1924 demonstriert. Über die ersten sechs Fälle wurde von B r u n n und M a n d l 1924 berichtet. Über 16 Fälle berichtete M a n d l im Arch. für klinische Chirurgie 1925 und über 20 Fälle in der Monographie „Die paravertebrale Injektion", 1926.

Die 1926 publizierte Übersichtstabelle über die bisherigen Resultate bei 20 Fällen zeigte, wie mit der Genauigkeit eines Experimentes bei den meisten Fällen, in welchen die heute als für die Leitung der Schmerzen verantwortlichen Segmente in ihrer gesamten Ausdehnung Th$_1$ bis Th$_4$ injiziert wurden, auch die Erfolge anhaltend waren.

Nachdem bei einer ganzen Reihe von Fällen die Beurteilung aber durch viele Monate möglich war, müssen wir auch heute noch annehmen, daß es gelingt, durch Sympathicusblockade mit Novocain, eventuell auch durch Wiederholung der Injektion, auch dauernde Wirkungen zu erzielen. Diese Tatsache festzustellen, erscheint uns notwendig, selbst wenn wir uns davon überzeugt haben, daß die Wirkung von Alkohol und anderen Mitteln nachhaltiger ist. Nach Prozenten gesichtet, würde ich heute über diese Fälle folgende Statistik bringen:

Von 20 Fällen von Angina pectoris mit Novocain einseitig in verschiedenen Segmenten zwischen Th$_1$ bis Th$_4$ oder in allen Segmenten von Th$_1$ bis Th$_4$ injiziert, war in:

11 Fällen ein anhaltender Erfolg zu verzeichnen . .   d. i. in 55%
6 Fälle vorübergehender, längerer Erfolg . . . .   d. i. in 30%
3 Fälle kein Erfolg . . . .   d. i. in 10%
1 Fall starb, nachdem er vier Tage ganz schmerzfrei
und wohl war, plötzlich am fünften Tage nach der Injektion   d. i. in 5%

Dieser Fall ist nicht als Todesursache durch Sympathicusinjektion anzusehen.

Was die Indikation, welche damals aufgestellt werden konnte, anbelangt, so glich sie der der operativen Methoden. Die Injektion wurde dann ausgeführt, wenn die inneren Mittel versagt hatten, oder wenn der Zustand des Patienten unerträglich wurde. Es wurde damals empfohlen, die Injektion jedenfalls vor einer geplanten Operation auszuführen.

Während die augenblickliche Wirkung durch die Injektion durch die Unterbrechung der Schmerzleitung zu erklären ist, ist die Frage der anhaltenden Wirkung durch ein simples Anästheticum natürlich schon damals aufgeworfen worden.

Ich selbst meinte damals: „Durch die Injektion von mehreren Kubikzentimetern eines Anästheticums kann durch einfache Novocaininjektion bei schmerzhaften chronischen Zuständen der visceralen Organe sicherlich keine dauernde Schmerzunterbrechung erzielt werden. Zweifellos sind solche Injektionen im sympathischen Bereich viel tiefgründiger, als wir es heute vermuten können, wo wir die Betäubungsmittel nur eindeutig von ihrer Anästhesierungskomponente bei Operationen zu betrachten gewohnt sind. Es ist also anzunehmen, daß durch derartige Ausschaltungen weitgehende Umstimmungen im Wechselspiel der sympathischen und parasympathischen Nerven ausgelöst werden, und durch diese allein kann die nachhaltige Wirkung der Sympathicusinjektion erklärt werden. Nach dieser Ansicht würde es sich also nach einer Sympathicusinjektion bei Angina pectoris nicht bloß um eine Beseitigung des Schmerzes handeln, sondern die Sympathicusinjektion würde viel zentraler in ihrer Wirkung ansetzen, als wir es ursprünglich vermutet hätten. Sie wäre dann auch nicht nur ein sympathisches, sondern auch ein causales Heilmittel. Ihre Wirkung wäre also absolut unvergleichbar der Wirkung einer Morphiuminjektion, die z. B. zur Beseitigung des Schmerzes bei einer Perforation eines intraabdominellen Organes angewendet wird, die allerdings den Schmerz beseitigt, während die Entzündung des Peritonaeums ungehemmt weiter wirkt. Sondern: Durch die Sympathicusinjektion würden Ursache und Folge zugleich getroffen werden, falls in dem betreffenden Falle der Angina pectoris kein rein anatomisches Substrat allein zugrunde liegt." (1926).

Erst Jahre später wurde diese meine Vermutung durch Veränderungen des Elektrocardiogramm ad melius, welche nach Sympathicusblockaden zu verzeichnen waren, erwiesen und L e r i c h e s Annahme (Vorwort im Buche zu A r n u l f, 1947), daß ich 1925 nichts anderes tat oder dachte, als die zentripetalen Herzbahnen zu „blockieren", ist schon durch das oben in meiner Arbeit 1925/1926 angeführte Zitat (das L e r i c h e bekannt sein sollte, da er meine Arbeit zitierte) *vollkommen unrichtig* und durch die inzwischen verflossene Zeit anachronistisch.

Weitere Entwicklung

Eine weitere Entwicklung zur Anwendung des Verfahrens stellt die Einführung von Alkohol bei der Verwendung der Sympathicusblockade dar (S w e t l o w und S c h w a r z, S w e t l o w und J. C. W h i t e). Diese Autoren injizierten 90%igen Alkohol paravertebral (3 bis 5 ccm).

Zunächst wurde über fünf Fälle berichtet. In drei Fällen handelt es sich um Angina pectoris, in einem Fall lag eine Aortalgie (congenitale Lues und Aorteninsuffizienz) vor, und in einem Falle wurde ein schmerzhafter Dehnungsschmerz bei dekompensiertem Mitralfehler auf diese Weise behandelt. Besonders in den vier ersterwähnten Fällen konnten hyperästhetische und hyperalgetische Zonen im Bereiche der oberen Dorsalsegmente festgestellt werden. Die Injektion von Alkohol paravertebral war in allen Fällen erfolgreich. In den vorher hyperästhetischen Gebieten kam es zu langdauernder Hypästhesie und Hypalgesie und zu herabgesetzter Temperaturempfindung.

Einer der Angina-pectoris-Patienten bekam nach der Injektion wieder Anfälle, aber ohne Schmerzen; einer war zeitweise dyspnoisch und cyanotisch, konnte sich aber viel mehr bewegen. Der Patient mit dem Mitralvitium war bis zu seinem Tode — 14 Wochen nach der Injektion — schmerzfrei.

Um die Verbreitung des Verfahrens hat sich in Amerika besonders J. C. White verdient gemacht, Mixter und White haben die Technik vervollkommnet und White berichtet 1935 über 38 Fälle, welche bis zu einem Zeitpunkt von sechs Jahren mit folgendem Ergebnis nachuntersucht werden konnten:

90 bis 100% gebessert . . . 70,3% der Fälle
50 bis 90% gebessert . . . 16,2% der Fälle
25 bis 50% gebessert . . . 5,4% der Fälle
Versager . . . . 8,1% der Fälle
Todesfall . . . . 1 Fall (!).

Seit 1927 habe ich bei den mir zugewiesenen Fällen von Angina pectoris sowohl mit Novocain als auch mit Alkohol injiziert und 1935 über weitere 50 Fälle von Angina pectoris kurz berichtet, bei welchen ein ausgezeichnetes Dauerresultat in 50% der Fälle vorlag. Ich habe aber die Technik für die Sympathicusblockade mit Alkohol insoweit abgeändert, als ich sowohl beim Vordringen der Nadel bis zum Ort der endgültigen Injektion in der Nähe des sympathischen Stranges, dann an der tiefsten Stelle der Injektion selbst, dann auch beim Zurückziehen der Nadel, immer Novocain injizierte. Durch dieses Vorgehen hatte ich nur selten unangenehme Komplikationen, wie Intercostalneuritiden, beobachtet. Leider sah ich damals von einer genauen Kasuistik ab, weil diese für einen späteren Zeitpunkt mit großem Material vorbereitet wurde. Ich konnte damals schließen, daß die Sympathicusblockade mit Novocain plus Alkohol bei Angina pectoris von nachhaltigerer Wirkung sei als die mit Novocain allein.

1940 gab J. C. White in einer zusammenfassenden Arbeit seine bisherigen Ergebnisse mit der paravertebralen Alkoholblockade bekannt, nachdem eine ganze Anzahl anderer Autoren über mehrere mit Erfolg behandelte Fälle berichtet hatten (Flothow, Marvin, Ochsner und DeBakey, O'Shaughnessy u. a.).

White hat von 1927 bis 1940 bei 63 Patienten 85 Sympathicus-Alkoholinjektionen ausgeführt. Er spricht seine Überzeugung aus, daß der Schmerz, welcher von den verschiedenen coronaren und valvulären Krankheiten, als auch von einer Lues des Aortenbogens ausgehen kann, durch die Sympathicusinjektion der oberen vier Thoracalganglien behoben werden kann. Die thoracale Blockierung erscheint endgültig wirkungsvoller als Eingriffe am unteren cervicalen oder 1. thoracalen Ganglion. Die Sympathicusinjektion ist gegenüber den verschiedenen operativen Sympathektomien schon im Hinblick auf den schweren Allgemeinzustand der Patienten, welche an vorgeschrittener Angina pectoris leiden, überlegen. Es wurden nur Patienten mit der Sympathicusinjektion behandelt, welche nach genauester Untersuchung und Diagnosestellung keinen Erfolg der inneren Therapie aufzuweisen hatten. Auch Patienten mit kurz zurückliegendem Coronarinfarkt oder schweren Herzfehlern wurden nicht von der Injektion ausgeschlossen. Der älteste Patient von White war 85 Jahre, der jüngste 17 Jahre alt. Die Resultate der Behandlung von 62 Patienten werden folgendermaßen von White zusammengefaßt:

Vollkommene oder fast vollkommene Behebung der Schmerzen   52 %
Herabsetzung von schweren Schmerzen zu leichten Schmerzen,
welche auf innere Medikation gut ansprechen 30,5%
Unbefriedigende Resultate 9,5%
Innerhalb zwei Wochen post injectionem gestorben . . . .   8 %

Hinsichtlich der Dauer der Besserung stellt W h i t e fest, daß nach Sympathicus-Alkoholinjektionen die Schmerzlosigkeit außerordentlich lange Zeit
anhalten kann. Innerhalb der erwähnten Serie wurde eine Heilung von über
zwei Jahren in 14 und Heilung von mehr als fünf Jahren in drei Fällen festgestellt. Ein Patient wurde von seinen unerträglichen Schmerzen zu 90% für
acht Jahre geheilt. Als Ursache für diese Dauerresultate führt W h i t e die Zerstörung der weißen respektive grauen Rami communicantes durch Alkohol an.
Die mikroskopische Besonderheit dieser zarten Fasern sei für die Penetration
durch Alkohol besonders geeignet. Ein richtiger unangenehmer Schmerz-
paroxysmus nach gelungener Injektion wurde nur fünfmal beobachtet.

1944 schlägt W h i t e vor, die Sympathicusblockade unter Röntgenkontrolle
auszuführen. Auch später noch ist J. C. W h i t e immer wieder auf die Röntgenkontrolle in zwei Ebenen zur Sicherung des richtigen Nadelsitzes zurückgekommen. Die Einführung der Röntgenkontrolle beim Einstechen der Nadel
bringt eine größere Genauigkeit in der Beurteilung der richtigen Blockierungs-
stelle mit sich. W h i t e hat diese Röntgenkontrolle der Nadelposition 1944
gemeinsam mit R. W. G e n t r y beschrieben. In einer persönlichen Mitteilung
fügt W h i t e hinzu, daß durch leichte Beruhigungsmittel und durch eine leichte
Narkose mit Penthotal-Lachgas die Unannehmlichkeiten der Lagerung des
Kranken mit eingeführter Nadel am Röntgentisch behoben werden können. Der
Patient wird vor der Procaininjektion nach Sicherung der Nadelposition zum
Erwachen gebracht.

Jüngst haben auch P e n d e r und P u g h (1951) über die Notwendigkeit des
Röntgenogrammes bei der therapeutischen Nervenblockade berichtet.

1941 berichtet R. L. L e v y und R. M o o r e (M a r v i n) in einem zusammen
fassenden Überblick über ihr Material, welches inzwischen auf 45 Fälle angewachsen war. Von diesen 45 Fällen handelt es sich in 40 Fällen um Coronarsklerose, dreimal um Aorteninsuffizienz und einmal um Coronarspasmus. Endgültig berücksichtigt werden nur 40 Fälle. Drei Kranke sind innerhalb von
3 bis 13 Tagen nach der Injektion gestorben. Die Endergebnisse von L e v y und
M o o r e sind: In 77,5% Besserung, davon 47,5% dauernd, 30% vorübergehend.
Die Dauer der Beobachtung beträgt in zwei Fällen neun Jahre, in sechs Fällen
sechs bis sieben Jahre, in drei Fällen zwei bis fünf Jahre, in acht Fällen ein
Jahr und weniger. In den meisten Fällen tritt die Besserung sofort nach der
Injektion ein, bei einigen Fällen aber erst einige Wochen nach der Behandlung.
Viele der Gebesserten konnten zu ihrer früheren Arbeit in gleichem oder teil-
weisem Umfange zurückkehren.

L e v y und M o o r e machen auf den Unterschied der gebesserten Fälle in
Privat- und Spitalpraxis aufmerksam: Von neun Privatpatienten wurden alle
gebessert, von den 30 Spitalspatienten wurden 22 gebessert. Die Autoren machen
weiter darauf aufmerksam, daß auch bei beiderseitig auftretendem Schmerz die
Injektion links genügt, um Erfolge zu erzielen. Bei Wiederholung der Injektion
wegen unvollkommener Wirkung beobachten die Autoren im Gegensatz zu
W h i t e Heilung. Die Mißerfolge der Injektion werden auf Fehler der Technik
oder auf unbekannte Kollateralen innerhalb akzessorischer Schmerzbahnen
zurückgeführt.

Interessant ist die Besserung des Elektrocardiogramms nach der Sympathicus-blockade bei L e v y und M o o r e, die ich schon in den gemeinsam mit S i n g e r in Wien behandelten Fällen feststellen konnte, aber nicht publizierte. Schon vorher hat auf sie F. G. Du B o s e hingewiesen. Er erklärt sie als Folge einer besseren Durchblutung des Myocards.

S. P e r l o w berichtet 1942 über eine Serie von 22 Fällen, welche innerhalb von fünf Jahren mit Sympathicusblockade mit Alkohol injiziert worden sind. An den 22 Patienten wurden 33 Injektionen durchgeführt. Ausnahmslos handelte es sich um schwere Fälle, die längere Zeit unter systematischer interner Be-handlung standen und bei denen diese ohne Erfolg war. Nahezu ein Drittel der Fälle hatte ständige Schmerzen. Von den 22 Fällen wurden erzielt:

Vollkommene Beschwerdefreiheit	in 7	73%
Teilweise Besserung	in 9	73%
Kein Erfolg	in 6	27%

Im unmittelbaren Anschluß an die Injektion starb ein Patient, dessen Todes-fall einer fehlerhaften Technik anzulasten ist. Es wurde bei der Injektion die Lungenspitze angestochen und obwohl die Injektion unterbrochen wurde, bevor Alkohol injiziert worden war, entwickelte sich bei dem Patienten ein Pneumo-thorax mit anschließender Pneumonie und Exitus am siebenten Tag.

Ein anderer Patient, der seit einem Monat an Status anginosus litt, wurde nach der Sympathicusblockade völlig schmerzfrei. Er starb aber plötzlich 24 Stunden später, ohne das Bett verlassen zu haben. Die Obduktion ergab einen frischen Verschlußthrombus in der linken A. coronaria descendens.

Von den 22 Fällen sind zur Zeit der Publikation P e r l o w s sieben bereits verstorben. Außer den bereits erwähnten zwei Kranken starben noch fünf. Einer drei Monate nach der Injektion an rheumatischer Endocarditis mit Stauungs-herz; einer an Pneumonie neun Monate nach der Injektion; drei starben an Coronarkrankheiten innerhalb von ein bis zwei Jahren nach der Sympathicus-blockade. Einer von diesen hatte von der Sympathicusblockade überhaupt keine Erleichterung.

Die meisten der gebesserten Fälle kehrten zu ihrer früheren Beschäftigung zurück. Manche hatten statt der Schmerzanfälle Symptome „myocarditischer Schwäche", wie Dyspnoe, Völlegefühl in der Brust für längere Zeit und lernten diese Symptome als Gefahrensignal an Stelle des Herzschmerzes zu substituieren. Manche Patienten blieben schmerzfrei, auch nachdem die sympathischen Fasern wieder regeneriert waren, was sich im Verschwinden des H o r n e r schen Syndroms und im Wiederauftreten von Schwitzen in der anästhesierten Zone manifestierte.

Die Einwände, daß man durch Behebung des Herzschmerzes den Patienten des Gefahrensignals beraubt, sind auch nach P e r l o w rein theoretischer Art. Praktisch haben alle Kranken die Erscheinungen von Dyspnoe, Schwäche und Herzklopfen als Substitutionssymptome zu deuten verstanden und sie dem-entsprechend mit Ruhe und Nitroglycerin behandelt.

P e r l o w meint, die Behebung des Schmerzes sei nicht nur physisch wichtig, sondern setzte die Herzarbeit herab. Angesichts der neueren Forschungsergeb-nisse, daß die efferenten Sympathicusfasern vielleicht auch vasokonstriktorisch wirken, kann ihre Zerstörung, zusammen mit der der afferenten Fasern zu einer Vasodilatation der Coronargefäße führen.

Meine dritte Serie von Patienten mit Angina pectoris, mit Sympathicus-blockade behandelt, stammt aus den Jahren 1940 bis 1945.

Ich ging vorsichtigerweise dort, wo die Sympathicusblockade bei diesem Leiden noch nicht eingeführt war, so vor, daß ich zunächst immer nur an einigen der zu beschickenden Segmente Th₁ bis Th₄ Novocain einspritzte und diese Injektion mit Novocain als Test für spätere Injektion mit Alkohol ansah, falls sie von vorübergehendem Erfolg begleitet war. Nur bei sehr debilen Kranken wurde prinzipiell nur mit Novocain injiziert und diese Injektion eventuell wiederholt. Die Durchführung der Behandlung bei schweren Kranken ging nur im Spital vor sich und die Behandlungszeit in alle Segmente von Th₁ bis Th₄ (Th₅?) und später eventuell mit Alkohol, nahm oft mehrere Tage in Anspruch.

1940 bis anfangs 1945 habe ich 20 Fälle behandelt: Im Anschluß an die Sympathicusblockade ist kein Patient gestorben.

Im Jahre 1945 und 1946 habe ich weitere 20 Fälle behandelt, die hier nicht besprochen werden.

Die ersten 20 Fälle ergeben folgendes Bild:

Nach einer Erholung und Besserung des Zustandes starben zwei Patienten drei bzw. vier Monate nach der Behandlung. In drei Fällen wurde die Behandlung mit der Sympathicusblockade abgebrochen (ein Fall thyreoidektomiert). In einem Fall liegt keine Nachuntersuchung vor.

Tab. 10 illustriert den Verlauf und das Ergebnis von 20, in den Jahren 1939 bis 1940 behandelten Fällen von Angina pectoris.

Von den zwölf Fällen, welche im Jahre 1945 behandelt wurden, liegen zehn gute Berichte bis Ende August 1946 vor. Bei einem aber wurde eine totale Thyreoidektomie ausgeführt, da die Sympathicusblockade ohne Erfolg war und ein Patient ist im Laufe der ersten Monate gestorben.

Nach einer weiteren Veröffentlichung von W h i t e und B l a n d (1948) hat sich die Zahl der mit Alkohol injizierten Sympathicusblockaden auf 75 erhöht. Die Zusammenfassung aus einer Tabelle der erwähnten Autoren zeigt, daß die 75 Patienten im Alter von 17 bis 85 Jahren standen. 56% der Kranken werden als gute Resultate bezeichnet und stellen jene Kranken dar, welche komplett odor fast ganz von ihron Schmorzon bofroit wordon waron. 21,3% dor Fällo werden als „fair" bezeichnet. Sie stellen eine Gruppe dar, in welcher ein unerträglicher Schmerz im Anfall so reduziert werden konnte, daß der Patient sich relativ wohl befand und ohne narkotische Drogen sein Auslangen finden konnte. W h i t e und B l a n d stellen fest, daß auf diese Weise 84% ihres Materials als erfolgreich behandelte Fälle bezeichnet werden müssen. 8% sind als Fehlschläge bezeichnet worden und 8% starben in direkter Folge des Eingriffes.

Eine Intercostalneuralgie mit unangenehmen Folgeerscheinungen trat in 10% der Fälle auf. 18,7% der Kranken bekam in einer Periode von zweieinhalb Monaten bis fünf Jahren nach der ersten Injektion wieder Herzschmerzen. Die meisten der Patienten aber blieben von einem Jahr bis zu neun Jahren schmerzfrei. Es ist beachtenswert, daß eine einzige Infiltration von Alkohol die cardialen sensorischen Fasern über eine so lange Periode zu beeinflussen vermag. Das H o r n e r sche Zeichen hielt keinesfalls so lange an, als der Erfolg der Infiltration. Eine genaue Analyse der sechs Todesfälle in W h i t e s Statistik zeigt. daß ein Kranker im vierten Lebensjahrzehnt, zwei im sechsten, zwei im siebenten Lebensjahrzehnt standen und daß ein Patient 85 Jahre alt war. In allen den erwähnten Fällen war die Beschwerdelosigkeit nach der Infiltration komplett. Während der Injektion starb ein Kranker. Die anderen Todesfälle traten 22 Stunden, drei Tage, zehn Tage, zwölf Tage und drei Wochen nach der Infiltration auf. Die Todesursachen sind: Coronarinsuffizienz und Thrombose der Coronararterien, Pneumonie und in einem Fall ein pleuritischer Schmerz.

Tabelle 10. *Angina pectoris. Kasuistik aus den Jahren 1939 bis 1944*

Nr.	Geschlecht	Alter in Jahren	Krankheits- dauer in Monaten	Anästheticum	unmittel- barer Effekt	Bemerkung	Dauer des Effektes in Monaten	Nachunter- suchungsperiode (in Monaten) und Ergebnis
1	m.	40	72	Novocain	+		5	5 +++
2	w.	30	18	Novocain	+		20	20 +++
3	w.	46	12	Novocain u. Alkohol	+	Stellektomie	0	
4	w.	42	?	Novocain u. Alkohol	+		22	22 +++
5	w.	36	16	Novocain u. Alkohol	+	Aortenlues	3	im 4. Monat gestorben
6	m.	48	48	Novocain u. Alkohol	+		19	19 ++
7	m.	72	48	Novocain u. Alkohol	+	mehrf. wiederh. Infektionen	19	19 ++
8	m.	71	1	Novocain	+		20	20 +++
9	m.	46	12	Novocain u. Alkohol	+		12	12 ++
10	m.	57	12	Novocain u. Alkohol	+		9	9 +++
11	m.	63	?	Novocain u. Alkohol	+		41	41 +++
12	w.	48	48	Novocain u. Alkohol	+		24	24 +
13	m.	30	4	Novocain u. Alkohol	+-	Aortenaneu- rysma	3	4 + gestorben
14	w.	48	2	Novocain u. Alkohol	+		12	11 +++
15	m.	65	?	Novocain	0	Behandlung abgebrochen	Myocardinfarkt	
16	m.	38	36	Novocain u. Alkohol	+		?	?
17	w.	42	84	Novocain	+	Motor. Lähmg. d. ob. Extr.	8	8 +++
18	m.	59	36	Novocain u. Alkohol	+		30	30 +++
19	m.	62	60	Novocain u. Alkohol	+		34	34 +++
20	w.	38	12	Novocain u. Alkohol	+	Hochdruck- Herz- erkrankung	6	6 ++

Erklärung: +++ Schmerzfrei und arbeitsfähig.

++ Manchesmal Beschwerden, aber arbeitsfähig.

+ Gebessert, aber nicht arbeitsfähig.

0 Kein Effekt.

welcher durch Alkoholinjektion ausgelöst wurde und die Herzdekompensation durch Verflachung der Atmung herbeiführte.

In einer Mitteilung von G. L a z o r t h e s (1947) wird vermerkt, daß die Infiltration des Ganglion stellatum und die Stellektomie nicht jene Erwartungen erfüllt haben, die in sie gesetzt worden sind. Der Autor selbst scheint vollkommen zur Sympathicusblockade mit Alkohol nach der Technik von M a n d l und W h i t e übergangen zu sein.

P. G. F l o t h o w berichtet 1949 über 23 Kranke mit Angina pectoris, welche mittels paravertebraler Alkoholblockade behandelt wurden. Bei 17 von 23 Fällen war eine deutliche Besserung zu verzeichnen. Diese Besserung wird von F l o t h o w als 75 bis 100% bezeichnet.

Als erste interne Abteilung in Wien hat erst 1950 die Abteilung F l e i s c h - h a c k e r die Stellatuminfiltration systematisch bei einer Reihe von Patienten mit Angina pectoris zur Anwendung gebracht. Hierüber hat K l a u s g r a b e r berichtet.

Seit 1947 bis Mitte 1950 habe ich wiederum einige Fälle teils mit der Sympathicusblockade, teils mit der Stellatuminfiltration behandelt.

Abgesehen von zwölf Fällen (sechsmal Sympathicusblockade, sechsmal Stellatuminfiltration), die an der Chirurgischen Abteilung des Kaiser-Franz-Josef-Spitals in Wien seit 1947 behandelt wurden, habe ich konsilariter an der II. Medizinischen Universitätsklinik (Prof. F e l l i n g e r) im Laufe der letzten Jahre sechs Fälle teils durch Sympathicusblockade, teils durch Stellatuminfiltration behandelt. Hiezu kommen noch vier Privatpatienten (einer von ihnen starb unmittelbar nach der Stellatuminfiltration), die dieser Behandlung unterzogen wurden.

Somit verfüge ich aus den Jahren 1947 bis 1950 über ein Krankengut von 23 Kranken, wobei die Hälfte von ihnen mit der Stellatuminfiltration in der von mir verwendeten Technik (s. S. 342) behandelt wurden.

Bei dem einen, im unmittelbaren Anschluß an die Blockade verstorbenen 69jährigen Kranken, den ich besonders hervorheben möchte, der seit 14 Jahren Stenocardiker ist, findet sich im Obduktionsbefund: Außerordentlich hochgradige Sklerose der ganzen Gefäße des Herzens mit mäßigen Kalkeinlagerungen in der Intima: in der linken Coronararterie nur im Bereiche des Hauptstammes mit wesentlicher Einengung der Lichtung, in der rechten Kranzschlagader im Bereich des Hauptstammes und des ganzen R. descend. post. Bereits 2 cm hinter dem Ostium ist die Lichtung der rechten Kranzschlagader verschlossen. In der Hinterwand der linken Herzkammer und im Spitzenbereich findet sich je ein parietales Aneurysma von einem Durchmesser von je 3^{1}/$_2$ cm, das zur Gänze verkalkt ist, so daß diese Aneurysmen wie Näpfe erscheinen, die mit alten Thrombenmassen erfüllt sind. Der zwischen den beiden Kalknäpfen liegende Wandteil ist in Schwielengewebe umgewandelt, das auch auf den hinteren Abschnitt des Kammerseptums übergreift. Die linke Herzkammer ist deutlich hypertrophisch und dilatiert. — Atheromatose der Aorta, vorwiegend im Bauchanteil und in den Arteriae iliacae mit mäßiger Kalkablagerung. Die übrigen Gefäßabschnitte frei von wesentlichen sklerotischen Veränderungen (Dr. P a u l).

Besteht eine Gefahr der Schmerz-Ausschaltung bei Angina pectoris?

Besonders bei der Angina pectoris ist zunächst ganz allgemein die Frage aufzuwerfen, ob es angezeigt erscheint, durch ein Injektionsverfahren, das eine Ausschaltung des Schmerzes zur Folge hat, dem Patienten die Schmerzsensationen zu nehmen und ihm vielleicht so mehr zu schaden als zu nützen. Dasselbe gilt ja auch für die später anzuführenden Operationen bei der Angina pectoris. Ist es also nicht gefährlich, das „rote Warnungssignal" (M a c k e n z i e) abzustellen?

Dieser Standpunkt erschiene begründet, wenn man ihn vergleicht mit der deletären Wirkung, die z. B. von einer Morphiuminjektion bei einer Perforations-Peritonitis hervorgerufen wird und welche die Diagnose verschleiert und die operative Hilfe verzögert. Der Tatbestand scheint aber bei der Angina pectoris anders zu liegen. Zunächst sind bei Angina-pectoris-Kranken vielfach Auslösungsmomente für den anginösen Schmerz unter keinen Umständen zu vermeiden (Aufregung, Temperaturwechsel, Mahlzeiten). Bedenken wir weiter, daß eine ganze Gruppe von Patienten jahrelang durch Nitroglycerin und ähnliche Medikamente schmerzfrei gehalten werden, und auf diese Weise Warnungssignale ebenfalls nicht erhalten, so sind vom praktischen Gesichtspunkt aus die Bedenken J. M a c k e n z i e s abgeschwächt.

Die Beobachtungen W h i t e s und meine eigenen Untersuchungen nach dieser Richtung hin haben weiter alle Bedenken, den Schmerz bei der Angina pectoris zu beheben, hinfällig gemacht. W h i t e und Mitarbeiter haben zunächst ganze Serien von Patienten gesehen, welche nach Sympathicusblockade absolut schmerzfrei wurden, welche sich aber trotzdem immer bewußt waren, wenn sie eine Attacke hatten. In der Abwesenheit von Schmerzen bestand das „Warnungssignal" in einer Gruppe ganz bestimmter Erscheinungen wie Dyspnoe, Palpitation, besonders aber in einer eigenartigen Sensation unter dem Sternum. Und wenn die Schmerzleitung nur auf einer Seite unterbrochen war, dann beobachtete W h i t e bedeutend mildere und „schmerzfreie", aber immerhin den Kranken zum Bewußtsein kommende Attacken auf der anderen Seite. Später wurden bei genauer Nachuntersuchung W h i t e nur ein einziger Fall bekannt, in welchem nach Sympathicusinjektion keine wie immer gearteten Warnungssignale bestanden hatten. Ähnliche Beobachtungen, daß nach Sympathicusinjektion die Schmerzen durch leichte Dyspnoe, Gefühl des Blutandranges nach der Brust oder Sternaldruck ersetzt werden, wurden auch von L e v y und M o o r e berichtet und von mir selbst vielfach nun seit Jahren beobachtet und schon 1926 habe ich auf diese Erscheinung hingewiesen.

Dazu kommen nun auch andere Momente, welche gegen den „wohltätigen" Einfluß des Schmerzes sprechen. So z. B. konnten H a l l und C o l l a b im Tierexperiment feststellen, daß die Mortalität bei Hunden, bei welchen ein plötzlicher Verschluß eines Coronarastes vorgenommen wird, beim anästhesierten Versuchstier geringer ist, also dann, wenn ihm der Schmerz nicht zu Bewußtsein kommt. Es wird angenommen, daß der Schmerz einen zusätzlichen Reflexspasmus (psychomotorische Leistung?) zu dem Coronarverschluß hinzufügt und so eine stärkere Ischämie erzeugt, als der Coronarverschluß an sich selbst.

L e v y und M o o r e bringen zu diesem Experiment Analogien aus der Klinik. Unter 376 Sektionen wegen Coronarsklerose war es in 14% zum plötzlichen Tod gekommen. Bei den Fällen mit starken Schmerzen trat der plötzliche Tod in 27,5% der Fälle auf. Ohne Schmerzen in der Anamnese kam es nur in 9,1% der Fälle zum plötzlichen Tod ohne Rücksicht auf die Ausdehnung der Coronarveränderung. Der Schmerz vermehrt also die Chance des plötzlichen Todes um das Dreifache. L e w i n e und N e w t o n betonen, daß ihrer Ansicht nach durch das Fehlen von Schmerzattacken der dem Leiden zugrunde liegende Prozeß in seinem Fortschreiten verhindert werden kann. Wiederholter Spasmus könnte die Coronarsklerose beschleunigen und letzten Endes auch eher zum Coronarverschluß führen. Wenn nun durch eine Methode der circulus vitiosus unterbrochen wird und der Schmerz zum Verschwinden gebracht wird, könnte das Leben verlängert werden und die Mortalität an Coronarthrombose verringert werden, weshalb auch mit Recht von Wiener Klinikern von Alkaloiden bei der Attacke reichlich Gebrauch gemacht wird.

Es ist eigenartig, daß aus dieser, jedem Kliniker geläufigen praktischen Erfahrung noch nicht der Schluß gezogen wurde, auch bei Coronarthrombose unter allen Umständen den Schmerz augenblicklich durch Sympathicusblockade oder Stellatuminfiltration (das einfachste und am wenigsten eingreifende Verfahren) zu beheben und so zu versuchen, die Mortalität der Coronarthrombose als solcher vielleicht herabzusetzen.

Die Bedeutung des Schmerzes als Zeichen einer organischen Erkrankung akuter Art bleibt natürlich unangetastet. Den Schmerz bei akuten Erkrankungen durch irgendwelche Medikamente zum Verschwinden zu bringen, ohne daß man Diagnose und Indikation erwägt, ist auch heute noch eine der bedenklichsten Mißgriffe ärztlicher Tätigkeit. Einen Schmerz chronischer Art aber, dessen Pathogenese man kennt, nicht mit allen zur Verfügung stehenden Mitteln zu bekämpfen, verstößt hier gegen die richtige Einschätzung und Beurteilung des Krankheitsbildes und letzten Endes auch gegen das ethische Prinzip unseres ärztlichen Handelns.

So sollte nun auch endgültig die Idee, daß jeder Schmerz ein „rotes Signal" darstellt, welches die willkürlichen Funktionen des Kranken regelt und hemmt, doch nun fallen gelassen werden und es muß heute klar unterschieden werden zwischen den Schmerzen, welche zur Diagnose und Indikation wichtig sind und wie sie bei akuten Erkrankungen tatsächlich lebenswichtige Fingerzeige für den Arzt abgeben und den chronischen Schmerzzuständen, die bei diagnostisch klaren Krankheiten bestehen und den Menschen nur zum Leiden verurteilen, ohne ihm irgendwie von Nutzen zu sein, und welche ihn im Gegenteil körperlich herunterbringen und moralisch widerstandslos machen. Man kann heute sagen: wir sind prinzipiell berechtigt, die Schmerzen bei Angina pectoris mit allen zur Verfügung stehenden Mitteln zu unterdrücken, falls wir die Patienten auf die Bedeutung der Substitutionserscheinungen des Anfalles aufmerksam machen.

Die Indikation zur Blockade und Operation bei Angina pectoris

Wie bei allen Grenzgebieten zwischen innerer Medizin und Chirurgie, besteht auch bei der Angina pectoris ein Dilemma zwischen der Möglichkeit, bessere Erfolge mit der Sympathicusblockade oder Stellatuminfiltration oder chirurgischen Verfahren bei leichteren Fällen zu erzielen, und der Tatsache anderseits, daß man natürlich die Patienten solange intern behandelt, solange diese Therapie wirksam ist und sie erst dann dem Chirurgen überweist, wenn die innere Therapie versagt und die Kranken allmählich „poor risk" Patienten geworden sind.

Nach meinen Beobachtungen steht es zweifellos fest, daß wir in frühen Fällen mit der Sympathicusblockade und auch der Operation am Sympathicus viel bessere Erfolge erzielen würden und damit auch die Operationsbreite wachsen würde, als bei dem derzeitigen Stand der Dinge. Wir finden diese Tatsache verständlich, müssen aber erkennen, daß sie uns die besten Chancen für die Sympathicusblockade und die Stellatuminfiltration und auch für die verschiedenen Operationen raubt.

Es ist heute üblich, daß nur der Herzfachmann dem Chirurgen die Fälle zuweist, bei denen er mit seiner Behandlung nicht mehr weiter kommt und bei welchen die Diagnose nach gründlicher Durchuntersuchung feststeht. Es ist eine außerordentlich erfreuliche Tatsache, in den letzthin erschienenen Büchern über Herzkrankheiten und Angina pectoris, die von internistischer Seite publiziert wurden, die Sympathicusblockade und die anderen chirurgischen Methoden ausführlich geschildert zu sehen (M i l l e r, F i s h b e r g, P. D. W h i t e, S c h e r f und B o y d).

Aus den, aus der Wiener Medizinischen Schule erschienenen Lehrbüchern betont L a u d a, daß man bei intern nicht beeinflußbaren Fällen einen besonders erfahrenen Chirurgen zwecks Planung eines Sympathicuseingriffes zu Rate ziehen sollte. Auch im Lehrbuch von F e l l i n g e r wird in dem von Z i m m e r - m a n n - M e i n z i n g e n bearbeiteten Kapitel der Klinik des Herzens zur Frage der chirurgischen Therapie der Angina pectoris Stellung genommen. Der Verfasser verhält sich allerdings gegenüber Dauererfolgen nach chirurgischer Therapie aller Art sehr skeptisch. Der Thyreoidektomie wird eine Vorzugsstellung eingeräumt.

Immer wieder muß in Betracht gezogen werden, daß — wie schon gesagt — eine Prognosestellung bei der Angina pectoris schwer ist und daß wir auch mit dem unglücklichen Zufall rechnen müssen, daß einen Kranken sein tödliches Schicksal *bei* der Injektion oder Operation oder knapp nach diesen Eingriffen ereilen kann. Mir ist diesbezüglich ein Fall in Erinnerung, der Erwähnung verdient.

Im Jahre 1934 wurde ich von meinem früheren Chef Professor H o c h e n e g g zu einem Kranken gerufen, den er jahrelang vorher wegen eines Carcinoma recti mit glänzendem Dauererfolg operiert hatte. Ich befand mich gerade in der Klinik und beeilte mich, den telephonisch geschilderten Fall einer Angina-pectoris-Attacke rasch zu beheben. In meiner Eile vergaß ich für die Injektion, die in der Wohnung des Kranken vorgenommen werden mußte, die zur Desinfektion notwendige Jodtinktur mitzunehmen und kam so mit einer Verzögerung von zirka fünf Minuten bei dem Kranken an. Als ich das Zimmer betrat, starb der Patient vor meinen Augen. Wäre ich fünf Minuten früher erschienen, wäre die Injektion zweifellos vorgenommen worden und der tödliche Ausgang wäre vielleicht ihr zugeschrieben worden.

Von ähnlichen Gesichtspunkten sind solche Fälle zu betrachten, welche kurz oder innerhalb von einigen Tagen nach der Sympathicusblockade starben, ohne daß es bei diesen zu einer eindeutigen Komplikation gekommen wäre. Oft erfolgte der Tod, nachdem die Sympathicusblockade puncto Aufhebung der Schmerzen vollkommen erfolgreich war, an dem Grundleiden selbst.

Bei W h i t e starb ein Patient nach der Sympathicusblockade, die ohne Komplikation oder Schmerz vor sich ging. Bei L e v y und M o o r e starb eine Frau einen Tag nach der Sympathicusblockade an Gehirnblutung; zwei Fälle am dritten Tag an Coronarthrombose.

Es ist sehr wahrscheinlich, daß wir diese Todesfälle als in keinem Zusammenhang mit dem Verfahren zu betrachten haben, daß wir aber anderseits bei der Indikation zur Sympathicusblockade bei schweren Fällen — um solche handelt es sich in den allermeisten geschilderten Berichten — an die Möglichkeit des tödlichen Verlaufes des Leidens während der Injektion zu denken haben werden.

Was das Alter der Patienten anbelangt, so ist die Wahl des operativen Verfahrens natürlich in diesem Sinne zu berücksichtigen. Für die Sympathicusblockade und die Stellatuminfiltration gibt es bezüglich des Alters keine Kontraindikation. W h i t e s ältester Patient war 85 Jahre alt. Ich habe mehrere 70jährige injiziert. Bei eingreifenden Operationen aber wird man das Alter bei der Indikation in Erwägung ziehen müssen.

Die die Angina pectoris begleitenden Komplikationen von Seiten des Herzens und der Gefäße (Klappenfehler, Asthma cardiale, Sklerose der Coronargefäße, frischer Myocardinfarkt) sind je nach der Lage des Falles oder aber in der Einstellung des Chirurgen zu dem von ihm geübten chirurgischen Eingriff vielfach als Kontraindikation zu bezeichnen und schließen oft die chirurgische Behandlung durch Operation aus. Keine der erwähnten Komplikationen ist aber prinzipiell eine Kontraindikation zur Durchführung der Sympathicusblockade oder Stellatuminfiltration. Wir können daraus schließen, daß die beiden Verfahren in viel schwereren Fällen angewendet werden können, als die später zu erwähnenden Operationen.

Erfolge und Mißerfolge der Sympathicusblockade sind natürlich auch von diesen Gesichtspunkten aus zu beurteilen. Ich habe bei einer ganzen Reihe von Fällen auch im akuten Paroxysmus selbst injiziert und in fast allen Fällen den Anfall augenblicklich zum Verschwinden bringen können. L e r i c h e , der diesen Vorgang auch übt (Injektionen in das Ganglion stellatum mit vorderem oder hinterem Zugang) meint, daß der Tod durch Herzflimmern durch eine Injektion vermieden werden kann. Leider ist für diese Ansicht nur an einem großen Material der Beweis zu erbringen, wenn auch die Wahrscheinlichkeit dieses Umstandes schon vorher angedeutet wurde.

Während also bei gewissen, durch das Herz oder die Gefäße hervorgerufenen Komplikationen eine Kontraindikation zu bestimmten Operationen besteht, ist die Sympathicusblockade und die Stellatuminfiltration in keiner Phase der Angina pectoris und ihrer Folgen als kontraindiziert zu betrachten.

Wenn man vor der Wahl zu einer chirurgischen Therapie der Angina pectoris steht, ist es selbstverständlich, daß man das günstige Ergebnis für den Augenblick als auch für die Zukunft in Relation mit der Ungefährlichkeit der einzuschlagenden Therapie zu erwägen hat. Kleinste Mortalität bei möglichst gutem Dauerresultat wird also in Hinkunft entscheiden, welche Methode bei der Angina pectoris Anspruch erheben kann, propagiert zu werden.

Technik der Blockade

Über die Technik wird im letzten Abschnitt (S. 320) gesprochen werden. Hier soll nur das angeführt werden, was nur auf die Angina pectoris Bezug hat.

Vor allem wissen wir, daß wir es bei der Angina pectoris mit sehr labilen Kranken zu tun haben, bei denen der kleinste Eingriff zunächst versucht werden soll und bei denen die Angst vor allem eine Rolle spielt. Wir haben daher keine großen Vorbereitungen zur Infiltration zu treffen, wir sollen nicht komplizierte Lagerungen vornehmen, den Operationssaal und sein Getriebe nicht vor dem Kranken auf vollen Touren spielen lassen.

Abgesehen davon, ist auch die Simplizität der Stellatuminfiltration (trotz ihrer theoretischen Insuffizienz) ein Grund, der für sie spricht. Sie wird von vorne oder seitlich am liegenden Patienten sehr leicht ausgeführt und man benötigt zu ihr einen Nadelstich, statt deren vier bis fünf zur Sympathicusblockade.

Die Kranken müssen mit Barbituraten vorbereitet werden und sollen schon vor der Infiltration eine ruhige Nacht haben. Falls man eine Röntgenkontrolle des Nadelsitzes im Sinne von J. C. W h i t e vornimmt, dann empfiehlt sich nach seinem Vorschlag eine intravenöse Injektion von Penthotal oder Evipan oder dergleichen.

Falls man aber eine Sympathicusblockade, so wie ich sie seinerzeit beschrieben habe, vornehmen will, dann injiziert man nicht alle vier bis fünf Segmente auf einmal in einer Sitzung, sondern teile sich die Infiltration in zwei bis drei Sitzungen auf. Wird Alkohol oder noch besser 6%ige Phenollösung oder ein Daueranästheticum nachgespritzt, dann infiltriere man den Injektionsweg bis zum Endpunkt der Nadel mit schwachen 0,25%- bis 0,5%igen Novocain- oder Procainlösungen *ohne* Adrenalinzusatz. Ich rate von der Verwendung von Alkohol ab!

Die meisten Fälle werden durch unilaterale linksseitige Injektion schmerzfrei auch dann, wenn sie ursprünglich nach rechts und links „ausstrahlten".

Nur ganz ausnahmsweise ist man gezwungen, beiderseits in Th₁ bis Th₄ oder Th₅ zu injizieren.

Die Injektion in diese Segmente wird heutzutage ganz routinemäßig durchgeführt. Aus Interesse untersuchten wir viele Fälle, ob sie H e a d sche Zonen aufweisen. Nach meiner Erfahrung ist dies aber nur in einem kleinen Teil der Fälle so. Schon aus diesem Grunde ist der Vorschlag von W e i s s und D. D a v i s, durch subkutane Injektionen von Novocain im Bereiche der hypersensiblen Zonen den Angina-pectoris-Anfall zum Verschwinden zu bringen, nicht immer aussichtsvoll. Daß dieser Vorschlag aber soviel Beachtung fand, ist erklärlich, weil bestimmte theoretische Vorstellungen über die Schmerzleitung durch ihn eine Stütze fanden. Ich muß mich aber gegen dieses Verfahren wenden, weil von gleichartigen Resultaten dieses Verfahrens mit denen der Sympathicusblockade nicht gesprochen werden kann. Bei drei Fällen von Angina pectoris, die von W e i s s und D a v i s geschildert werden, hielt der therapeutische Effekt nur 50 Minuten bis sechs Stunden an. Wir haben das Verfahren mehrmals ohne Erfolg auch in solchen Fällen gesehen, bei welchen hypersensible Zonen vorlagen.

Die von L e r i c h e und F o n t a i n e (1932) bei der Angina pectoris vorgeschlagene Stellatuminfiltration ist nach unseren physiologischen Erkenntnissen über die Ausschaltung der afferenten sensiblen Herzleitungsfasern keine so radikale Methode wie die Sympathicusblockade von Th₁ bis Th₄, die einzig und allein vom theoretischen Standpunkt den Leitungsweg der Schmerzbahnen unterbricht.

Trotzdem hat sie gewisse Vorteile. Diese sind: Erstens kann bei einem ruhig am Rücken liegenden Kranken die Infiltration von vorne oder von der Seite vorgenommen werden. Zweitens ist die Technik der Infiltration einfacher als die der Sympathicusblockade in den thoracalen Segmenten. Drittens ist die richtige Lokalisation der Nadelposition durch das Auftreten eines H o r n e r schen Syndroms gewährleistet.

Es ist nicht möglich, einen genauen Vergleich der Wertigkeit zwischen Stellatuminfiltration und Sympathicusblockade bei Angina pectoris aufzuzeigen. Das Verfahren ist, besonders was die technischen Details anbelangt, in verschiedenen Monographien ausführlich geschildert, jedoch finde ich Erfolgszahlen der Methode in systematischer Form in der gesamten Weltliteratur nicht vor. Meine Erfahrungen mit dieser Methode bei der Angina pectoris sind recht gute, nichtsdestoweniger aber halte ich sie doch nur für einen „Ersatz" der theoretisch zu fordernden Sympathicusblockade. Sie wird vielfach in praxi von jenen Ärzten angewendet, welche mit der Sympathicusblockade technisch nicht vertraut sind und stellt so in der Hand einer ganzen Reihe von Internisten und Neurologen einen Eingriff dar, der viel geübt wird und als solcher zweifellos angezeigt ist.

In unserem Material starb im Anschluß an die Infiltration des Ganglion stellatum keiner der Kranken. Die Infiltration von Alkohol nach einer örtlichen Infiltration von Novocain ist im Halsbereich unberechenbar. Die Bedeutung des Nachinjizierens von Phenol erscheint deshalb gerade bei der Stellatuminfiltration bei der Angina pectoris besonders wichtig.

Die Indikation zur Stellatuminfiltration ist mit der zur Sympathicusblockade identisch. Ich möchte glauben, daß man auch Schwer-Herzkranken noch eine Stellatumblockade zutrauen darf, auch solchen, welche für eine Sympathicusblockade (Beschickung der ersten vier thoracalen Segmente) nicht mehr geeignet erscheinen.

Eine Gegenindikation scheint dann vorzuliegen, wenn sich im Bereiche der supraclaviculären Gegend örtliche Entzündungen abspielen oder Tumoren oder

große Strumen befinden (V o ß s c h u l t e). Die von V o ß s c h u l t e vorgeschlagene Vorsicht bei Herzkranken mit Dekompensationserscheinungen ist natürlich
geboten, aber ich möchte nochmals betonen, daß ich der Ansicht nicht zustimmen kann, daß eine Herzdekompensation als solche eine Kontraindikation gegen
die Stellatumblockade darstellt.

Novocain — oder Novocain plus Alkohol — oder Phenol

Wenn ich auch heute überzeugt bin, daß die Wirkung der Sympathicusblockade mit Alkohol eine nachhaltigere ist, kann ich doch nicht verleugnen,
daß ich mich bei sehr hinfälligen Kranken nicht entschließen kann, die Alkoholinjektion durchzuführen, weil diese doch Komplikatonen mit sich bringt, welche
beim Novocain ausgeschlossen sind. Und so sehe ich in gewissen Fällen immer
wieder, daß man auch mit Novocain allein gute, ja anhaltende Resultate erzielen
kann, zumal Novocaininjektionen mit gleicher Wirkung immer wiederholt werden können. Nach W h i t e ist eine Wiederholung der Sympathicusinjektion
mit Alkohol in ein schon früher injiziertes Segment wegen der Alkoholinjektion
aufgetretenen Verwachsungen und Fibrosen des Gewebes nicht mehr wirksam.
Ich kann mich dieser Beobachtung auf Grund einiger selbst beobachteter Fälle
allerdings nicht ganz anschließen.

In meinem eigenen Material hat es sich als besonders zweckmäßig erwiesen,
einerseits um die Alkoholinjektion zu umgehen, anderseits aber doch die Wirkung der Blockade zu prolongieren, eine 6%ige wässerige Phenollösung in einer
Menge von 3 bis 5 ccm nach der Novocaininjektion einzuspritzen. Auch manche
Daueranästhetica kommen als Injektionsmittel in Frage.

Die Wirkung der Sympathicusblockade und der Stellatuminfiltration bei Angina pectoris

Die subjektive Wirkung der Sympathicusblockade der Angina pectoris ist
besonders drastisch, wenn im Anfall injiziert worden ist. Die Patienten spüren
nach der Injektion in jedes Segment immer deutlich, wie sich der „Brustpanzer"
allmählich löst, wie es mir ein Patient geschildert hat. Die ganze Mimik des
Patienten verändert sich und aus der schmerzhaften Verziehung seiner Züge
erscheint allmählich das ruhige und erlöste Gesicht eines nicht leidenden
Menschen. Die Theorie der Wirkung ist nach all dem, was wir über die Unterbrechung der Schmerzleitung gehört haben, vollkommen klar. Die Sympathicusblockade schaltet die Sympathicusfasern sowohl präganglionar als auch post-
ganglionar aus. Seine Wirkung hängt von der Diffusionskraft der Anästhesie-
lösung ab. Sehr interessant sind die objektiven Zeichen der Wirkung:

1. Vasodilatation und Lähmung der Schweißsekretion an der oberen Extremität. Wieso es zu diesen Erscheinungen kommt, ist nach der Physiologie der
Sympathicusblockade klar. W h i t e mißt diesen Erscheinungen puncto Gelin-
gens und der guten Prognose der Wirkung der Sympathicusblockade eine große
Bedeutung bei und ich kann dieser Erwägung nur zustimmen. Doch habe ich
beobachtet, daß Wärme und Trockenheit der Extremität, die meist so ausgesprochen sind, daß es vielfacher komplizierter Versuche und Teste nicht
bedarf, und die, um sie festzustellen, mit der bloßen Hand konstatiert werden
können, nicht sofort nach der Injektion, sondern manchmal erst nach Stunden
auftreten können.

2. B e r n a r d - H o r n e r sches Zeichen. Die Beurteilung des H o r n e r schen
Syndroms in Bezug auf das Gelingen der paravertebralen Injektion selbst oder

aber puncto der Prognose der Injektion wird von den Autoren verschieden gedeutet. W h i t e z. B. meint, daß zwar das H o r n e r sche Zeichen anzeigt, daß die Infiltrationsflüssigkeit gut in den prävertebralen Raum in der Höhe des 1. Thoracalwirbels penetriert ist, daß aber diesbezüglich Schlüsse in prognostischer Beziehung nicht gestellt werden sollen. In der letzten Serie der W h i t e schen Fälle haben nur weniger als die Hälfte der Patienten einen H o r - n e r schen Symptomenkomplex gezeigt, und es konnte durchaus kein Schluß auf den Dauererfolg gezogen werden.

Hingegen ist ein positiver H o r n e r als Beweis der richtig placierten Stellatuminfiltration unbedingt erforderlich. Er tritt immer einige Minuten nach der Infiltration auf.

L e v y und M o o r e berichten, daß ein H o r n e r sches Syndrom in neun Fällen von 40 positiv war. Von den neun Fällen wurden sechs gebessert. Das H o r n e r sche Zeichen fehlte in 31 Fällen. Hievon wurden 25 gebessert. P e r l o w hingegen erzielte einen H o r n e r in 75% der Fälle und dieser hielt in 30% für längere Zeit an, was P e r l o w für sehr wünschenswert hält. Diese Fälle ergaben nach P e r l o w die besten Ergebnisse, wenn auch P e r l o w meint, daß bei fehlendem H o r n e r zwar nicht die Ganglien bei der Injektion infiltriert worden seien, daß aber trotzdem die Rami communicantes von der Injektion getroffen worden sein können und letzteres auch einen Erfolg sicherstelle.

Elektrocardiogramm: Schon in meinen 1926 publizierten Fällen wurde zum Teil ein Elektrocardiogramm vor und nach der Injektion von R. S i n g e r ausgeführt, aber die Ergebnisse und Veränderungen wurden damals nicht publiziert. 1931 hat F. G. Du B o s e einen Fall bekanntgegeben, bei welchem das Elektrocardiogramm drei Monate nach der Sympathicusblockade bei einem Fall von Angina pectoris eine „deutliche Abnahme in den Defekten der verschiedenen Ableitungen und in manchen Fällen eine Rückkehr zu normalen Verhältnissen" aufwies. Du B o s e schloß damals aus diesem Befund auf eine gesteigerte Ernährung des Herzmuskels und eine gesteigerte Durchblutung desselben nach der Sympathicusblockade.

L e v y und M o o r e untersuchten das Elektrocardiogramm der meisten von ihnen mit Sympathicusblockade behandelten Fälle von Angina pectoris vor und nach der Injektion. Vor dem Eingriff war das Elektrocardiogramm in 16 Fällen normal, in 14 Fällen verändert. Nach dem Eingriff blieb es unverändert in zwölf Fällen, war gebessert in sieben Fällen und wurde schlechter in zehn Fällen. In jedem Fall von Besserung des Elektrocardiogramms trat auch eine Besserung der Schmerzen auf. Diese Besserung war auch zu verzeichnen, wenn sich das Elektrocardiogramm nicht geändert hatte, ja sogar wenn es schlechter geworden war.

In zwei Fällen, welche ausführlicher geschildert werden, war vor der Sympathicusblockade die T-Zacke geändert, nach der Injektion wurde sie normal. Nach L e v y und M o o r e ist die Veränderung der T-Zacke nicht anatomisch bedingt, sondern physiologisch als Änderung des Coronarkreislaufes durch Behebung eines Spasmus aufzufassen. Die Sympathicusblockade hat also nicht nur zur Behebung des Schmerzes, sondern auch zur Besserung der Coronarzirkulation geführt. Dies sei aber nur in Frühfällen möglich.

Nach P e r l o w zeigten die gebesserten Fälle keine Veränderung des Elektrocardiogramms.

Ich hatte Gelegenheit, 1939 bis 1945 das Elektrocardiogramm in zwölf Fällen vor und nach der Injektion zu überprüfen.

Die von mir behandelten Fälle von Angina pectoris wurden oft 1939 bis 1946 von B r a u n elektrocardiographisch vor und nach der Injektion untersucht. B r a u n hat seine Erfahrungen im Brit. Heart Journal 1946 publiziert. Er kommt zu dem Ergebnis, daß in acht von zwölf Fällen eine Besserung des Elektrocardiogramms nach der Sympathicusblockade zu verzeichnen war. Die T-Wellen, welche vor der Blockade flach, diphasisch, isoelektrisch oder negativ waren, zeigten eine Tendenz, zu normalem Zustand zurückzukehren.

Die Besserung des Elektrocardiogramms ging nicht immer parallel mit der Besserung bzw. Aufhebung der Schmerzen.

Ich bringe zwei Fälle aus der erwähnten Arbeit von B r a u n, die ich injiziert habe, vor und nach der Sympathicusblockade:

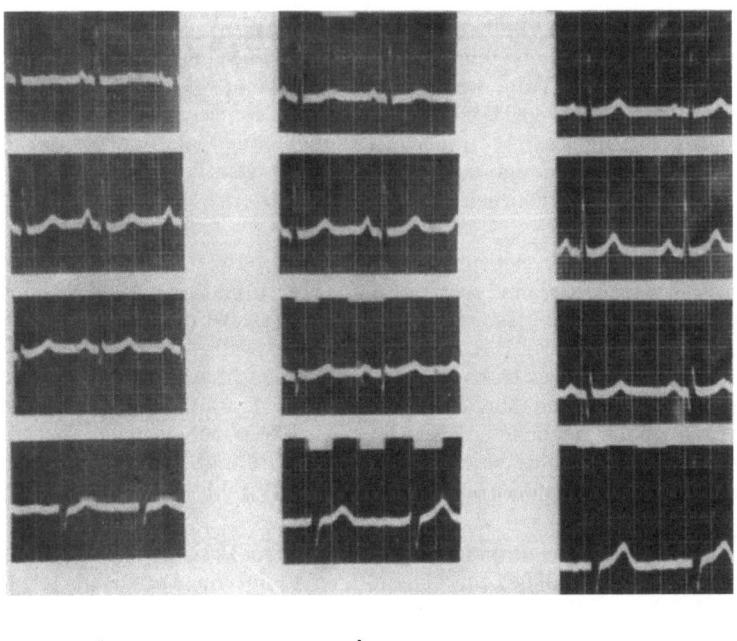

a   b   c

Abb. 10.   EKG vor und nach Sympathicusblockade bei Angina pectoris. Fall 1. (Siehe Text.)

Fall 1. Vor der Sympathicusblockade wurden zwei Elektrocardiogramme ausgeführt. Sie zeigten dieselben Veränderungen. Die T-Zacke war in der ersten Ableitung negativ und in den anderen Ableitungen flach (a). Nach der ersten Sympathicusblockade wurde die T-Zacke in der ersten Ableitung höher und auch die anderen Ableitungen mehr aufgerichtet (b). Zur Zeit der erfolgreichen Beendigung der Behandlung war das Cardiogramm praktisch normal (c, Abb. 10).

Fall 2. Das Elektrocardiogramm wurde in einem weiteren Falle unmittelbar vor der Sympathicusblockade aufgenommen und zeigte Achsenabweichungen von links, flache T-Zacke in Ableitung 1 und invertierte T-Zacke in Ableitung 4 (a). 24 Stunden nach der Sympathicusblockade (erfolgreich) war das Elektrocardiogramm verändert. Die T-Zacke wurde höher und in der ersten Ableitung aufrechter, in der 4. Ableitung isoelektrisch (b). Einen Tag später zeigte das Elektrocardiogramm dieselben Veränderungen wie vor der Sympathicusblockade (c). Diese Verschlechterung des Elektrocardiogramms trat auf, obwohl der Patient vollkommen schmerzfrei blieb (Abb. 11).

Komplikationen der Sympathicusblockade und der Stellatuminfiltration und ihre Verhütung in Fällen von Angina pectoris

Die bei der Injektion auftretenden oder nach der Injektion möglichen zutage tretenden Komplikationen, welche mit dem Verfahren in Verbindung stehen, sind rein technischer Art. Bei guter Technik können die meisten Komplikationen verhindert werden. Je mehr Übung und Erfahrung der die Sympathicusblockade ausführende Arzt hat, um so mehr Erfolge wird er mit dem Verfahren haben und um so weniger Komplikationen werden auftreten.

Da die Komplikationen der Sympathicusblockade bei Angina pectoris einen besonderen Raum einnehmen, sollen sie hier in Bezug auf diese Indikation geschildert werden.

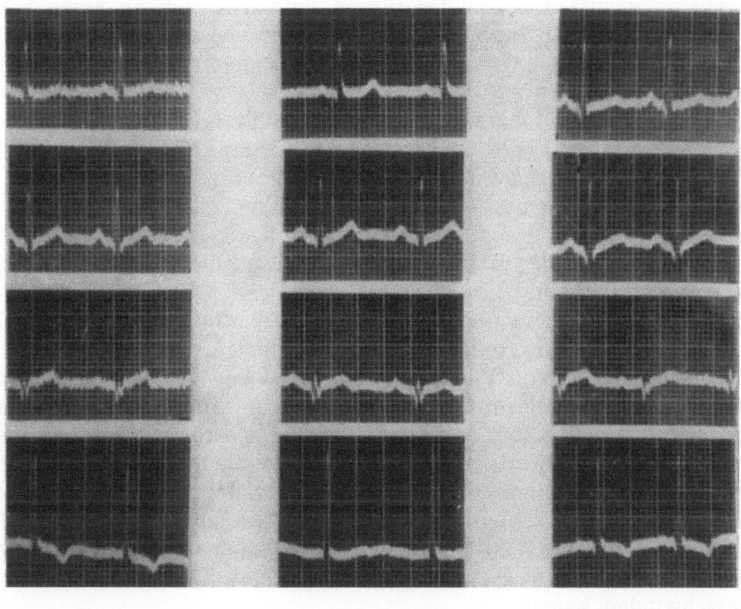

Abb. 11.   EKG vor und nach Sympathicusblockade bei Angina pectoris. Fall 2. (Siehe Text.)

1. Intradurale Injektion. Über diese Komplikation wurde in der Literatur in drei Fällen berichtet. Sie hat nicht spezifisch mit der Sympathicusblockade bei Angina pectoris zu tun. Diese Komplikation ist sehr selten. Ihre Verhütung kann mit Sicherheit erfolgen. Man muß vor der Injektion jedes Injektionsmittels zehn Sekunden abwarten und nachsehen, ob Liquor in Tropfen und regelmäßig aus der Nadel, an die eine Spritze nicht angesetzt ist, abfließt. Bei Liquorabfluß muß die Injektion an dieser Stelle unterbrochen werden und die Nadel muß neu eingeführt werden. Mir ist es im Laufe der Zeit zirka zehnmal vorgekommen, daß ich eine „seitliche Lumbalpunktion" ausgeführt habe, durch das Abfließen von Liquor gewarnt, aber die Injektion in keinem Falle vorgenommen habe, wodurch jede Komplikation nach dieser Richtung hin vermieden wurde.

2. Die intravasale Injektion ist durch dieselbe Vorsichtsmaßnahme zu vermeiden. Entleert sich arterielles Blut oder venöses Blut aus der ruhenden Nadel,

darf nicht injiziert werden. Dieser Punkt bedarf besonderer Erwähnung bei der Sympathicusblockade bei Angina pectoris, weil diese Kranken nach meiner Überzeugung gegenüber Novocain und ähnlichen Präparaten eine Überempfindlichkeit zeigen. Schwere Schockzustände könnten die Folgen einer intravasalen Novocaininjektion sein, trotzdem diese in letzter Zeit, allerdings natürlich unter anderen Bedingungen, eine therapeutische Anwendung finden. Intravasale Injektion von Alkohol führt aber zur Bildung von Thrombosen im Gefäßrohr, welche natürlich bei Herz- und Gefäßkranken unbedingt zu vermeiden sind. Daß Adrenalin dem Novocain *nicht* zugesetzt werden darf, wurde schon erwähnt und erscheint bei dieser Indikation selbstverständlich.

3. Das Anstechen der Pleura oder Lunge kann bei richtiger Technik vermieden werden. Ich halte das Anstechen der Lunge mit einer Nadel für nicht so gefährlich als die Injektion von Alkohol in die Pleura oder Lunge, welche zu einer Nekrose gewissen Ausmaßes führen muß und sich zu einer Pneumonie entwickeln kann, die bei Angina-pectoris-Kranken von deletären Folgen begleitet sein kann. Novocain an die Pleura oder in die Lunge gespritzt, scheint harmlos zu sein.

Die Verletzung der Lunge oder Pleura erfolgt hier nicht am Endziel der Injektion, sondern am Wege zu der Depositionsstelle der Flüssigkeit. Injiziert man während des Vordringens der Nadel am ganzen Wege Novocain, wie ich es immer tue, dann verrät — wie schon erwähnt — Hustenreiz und bitterer Geschmack im Munde, daß die Nadel falsch liegt. Ihre Richtung soll sofort geändert werden. Hält der Hustenreiz an, dann soll die Injektion ein oder zwei Tage verschoben werden.

Infolge der Injektion in die Pleura oder des Anstechens der Lunge kann es zu Pneumothorax, Pleuritis oder Pneumonie kommen. Bei meinem Material sah ich einen leichten Fall von Pneumothorax bei einem Fall von Angina pectoris. Der Pneumothorax verschwand nach zwei Wochen vollkommen. Das Anstechen der Lungenspitze bei einem Falle von Angina pectoris hatte bei P e r l o w, obwohl die Injektion sofort unterbrochen wurde und der Alkohol noch nicht injiziert worden war, einen alveolären Pneumothorax zur Folge, an welchen sich eine Pneumonie anschloß, an welcher die Patientin am siebenten Tag ad exitum kam. L e v y und M o o r e sahen keinen Pneumothorax in ihrem Material. Hingegen wurden fünfmal Pleuraergüsse beobachtet, die innerhalb einer Woche zum Verschwinden kamen.

J. C. W h i t e beobachtete unter seinen Fällen von Angina pectoris folgende diesbezügliche Erscheinungen: Bei vier Kranken wurde ein Pleuraschmerz beobachtet, der einige Stunden nach der Injektion auftrat. Therapie bestand in Morphininjektionen. In einem Fall kam es während der Injektion zu einem starken Pleuraschmerz. W h i t e nimmt an, daß Alkohol in die Pleurahöhle durchsickerte. Der Schmerz war innerhalb von sechs Stunden nach der Morphinmedikation behoben. Bei zwei Patienten W h i t e s kam es einige Stunden nach der Sympathicusblockade zu Erscheinungen des Pneumothorax. Durch das Anstechen der Lunge „strömte Luft durch die verletzte Lungenalveole hier einige Stunden" aus. In einem Falle war Aspiration der Luft zur Erleichterung der Dyspnoe notwendig, da es sich um einen asthmatischen Patienten handelte.

Die Seltenheit der beschriebenen Komplikationen in meinem Material von Angina pectoris führe ich auf den Umstand zurück, daß ich, nachdem ich den ganzen Weg von der Haut bis zu der Depositionsstelle der Nadel an der Vorderfläche der Wirbelkörper Novocain injiziere und durch die erwähnten Zeichen (Hustenreiz, bitterer Geschmack im Mund usw.) über die allfällig schlechte Lage der Nadel informiert bin und die Injektion von Alkohol von vornherein ver-

meide. (Über Komplikationen in meinem Material s. Kapitel „Asthma bronchiale"
und „Paroxysmale Tachycardie".)

4. Alkoholneuritis der Intercostalnerven. Die Tatsache der Möglichkeit einer
unangenehmen Alkoholneuritis hält viele Autoren davon ab, die Sympathicusblockade mit Alkohol bei der Angina pectoris auszuführen. So lehnt z. B. L e -
r i c h e, sonst ein Anhänger der Sympathicusblockade, die Injektion mit Alkohol
ab, weil er so oft Neuritiden sah. Auch O l i v e c r o n a scheint so zu seiner
Operationsmethode gelangt zu sein (1947), weil er der Alkoholneuritis aus-
weichen will. W h i t e schätzt das Auftreten der Neuritis auf 10% aller Fälle,
jedenfalls ein hoher Prozentsatz! W h i t e gibt folgende Erklärung für das Auftreten dieser Komplikation:

> Die sympathischen Ganglien liegen so nahe den Intercostalnerven benachbart, daß
> eine Infiltration der Ganglien ohne gleichzeitige Berührung der Intercostalnerven durch
> Alkohol nicht möglich ist. Zunächst werden die letzteren durch Alkohol gelähmt, die
> Bedeutung verschwindet jedoch innerhalb von 14 Tagen. Aber innerhalb eines Monates
> tritt eine Hyperästhesie des Brustkorbes auf, welche durch Monate anhalten kann. Selbst
> die Kleidung wird manchmal unangenehm empfunden und es kommt zu brennenden
> und stechenden Schmerzen.

In den meisten Fällen ist dieser Zustand erträglich und klingt in einigen
Wochen ab. Bei anderen sind aber Medikamente (Barbiturate, Codein, Aspirin)
nötig, um den Schmerz zu beheben. Trotzdem aber haben solche Patienten
W h i t e erklärt, sie wären neuerlich bereit, die Injektion nochmals hinzuneh-
men, da die Behebung der anginösen Beschwerden ihnen vordringlicher war.
W h i t e führt weiter aus, daß die Alkoholneuritis ein gewichtiger Umstand
gegen die Alkoholblockade darstelle.

Sehr häufig wurde die Alkoholneuritis bei L e v y und M o o r e beobachtet.
Unter ihren 45 Fällen kam es 38mal zu Neuritiden. P e r l o w gibt an, daß in
seinem Material die Alkoholneuritis in etwa 20% der Fälle in milder Form
vorkam. F l o t h o w sah diese Neuritis häufig und sie führt bei P a t e r s o n
und S t a i n s k i zur Ablehnung des Verfahrens. R a n s o h o f f sah die Alkoholneuritis in 25% seiner Fälle. G r a n t beobachtete sie in fünf von 37 Patienten
vier bis sechs Monate anhaltend. S a l a n d und K l e i n meinen, je größer die
Menge des injizierten Alkohols ist, desto wahrscheinlicher das Auftreten der
Alkoholneuritis. G o e t z klagt ebenfalls über diese Komplikation.

Nach all dem Gesagten und besonders nach der ersten Auffassung von
W h i t e über die Unannehmlichkeit dieses Vorfalles, der imstande ist, die
Indikation zu diesem Verfahren zu beeinflussen, muß alles getan werden, um
die Alkoholneuritis zu vermeiden.

Nachdem ich selbst nur in den ersten von mir vorgenommenen Sympathicusblockaden mit Alkohol die Intercostalneuritis beobachten konnte, und dann
nach Änderung der Technik (1935) diese niemals mehr in sehr intensiver Form
zu sehen bekam, könnte ich diese Tatsache auf die Änderung der Technik zurück-
führen, auf welche ich schon 1935 hingewiesen habe. Ich injizierte entlang des
ganzen Weges der Nadel von der Haut bis zur Depositionsstelle des Anästheticums ununterbrochen eine $^{1}/_{2}$%ige Lösung von Novocain. An der Zielstelle der
Injektion angelangt, wird abgewartet, und nach den usuellen zehn Sekunden
wieder eine $^{1}/_{2}$%ige Novocainlösung eingespritzt und schließlich wird nach dieser
5 ccm Alkohol sehr langsam injiziert. Während des Zurückziehens der Nadel
wird Novocain in $^{1}/_{2}$%iger Lösung in die Weichteile injiziert. Der Verbrauch an
Novocain beträgt beim Vordringen etwa 5 ccm, an der Zielstelle selbst ebenfalls
5 ccm, und während des Herausziehens der Nadel auch etwa 5 ccm.

Die Lösung aus diesem Zwiespalt aber bedeutet wahrscheinlich die Verwendung einer 6%igen wässerigen Phenollösung an Stelle von Alkohol, welche von M a n d l und R a b i n o v i c i (1947) zum ersten Male publiziert wurde. In der Zwischenzeit liegen Erfahrungen von H a x t o n , B o y d , R a t c l i f f , J e p s o n und J a m e s vor, in welchen niemals über neuritisartige Erscheinungen berichtet wurde. In den letzten Jahren habe ich selbst in etwa 100 Fällen am thoracalen Sympathicus Phenol injiziert, außerdem in zehn Fällen von Angina pectoris die Stellatuminfiltration mit Novocain plus Phenol ausgeführt und sah ebenfalls keine Komplikationen. Diese Erfahrungen erscheinen daher geeignet, die Autoren, welche die Sympathicusblockade seinerzeit wegen der entstehenden Alkoholneuritis verließen, anzuregen, das einfache und unschädliche Verfahren der Sympathicusblockade oder Stellatuminfiltration mit Phenol wieder aufzunehmen.

5. Herztod oder Coronarthrombose während oder knapp nach der Injektion. Im Kapitel „Prognose" habe ich einen Fall erwähnt, der nur durch einen Zufall vor der Injektion und nicht während der Injektion starb. W h i t e berichtet über zwei Fälle, welche einige Stunden vor der angesetzten Zeit, in welcher die Sympathicusblockade hätte ausgeführt werden sollen, starben. In meiner letzten Serie von Beobachtungen 1940 bis 1944 sah ich unter 22 Fällen einen, der an dem Tage, welcher der Beendigung der ersten Serie der Sympathicusinjektionen folgte, einen Coronarverschluß bekam, der aber nicht tödlich ausging. Die Behandlung wurde auf Wunsch des Internisten abgebrochen. W h i t e beobachtete zwei Fälle, welche im Anschluß an die Sympathicusblockade Coronarthrombosen erlitten, die tödlich ausgingen.

Bei L e v y und M o o r e starben zwei Fälle am dritten Tag nach der Sympathicusblockade mit Alkohol an frischer Coronarthrombose.

P e r l o w sah eine tödliche Coronarthrombose 24 Stunden nach der Sympathicusblockade. Der Patient hatte das Bett nicht verlassen. Die Autopsie zeigte einen frischen Verschluß der absteigenden Äste der linken Coronararterie.

Die Obduktionsbefunde, welche spärlich in den geschilderten Fällen vorliegen (s. W h i t e), sind nicht aufschlußreich. In den meisten Fällen fand sich eine frische oder ältere Coronarthrombose.

Bei objektiver Beurteilung alles dessen, was wir bisher über die Sympathicusblockade wissen, muß aber gesagt werden, daß ein direkter Zusammenhang zwischen dem Verfahren selbst und der Coronarthrombose kaum möglich ist. Man wird diese Komplikationen wahrscheinlich um so häufiger erleben, je schwerer das Material ist und je vorgeschrittener der schlechte Zustand des Herzens und der Gefäße ist. Nur ein Punkt, den schon W h i t e hervorhebt, müßte genauere Beobachtung finden, das ist die Erregung des Patienten vor der Sympathicusblockade. Es ist daher ratsam, alle beunruhigenden Noxen von dem Patienten besonders vor der Infiltration fernzuhalten und ihn mit Barbituraten ruhigzustellen (s. früher).

Man soll dem Patienten auch das Verfahren als ganz einfache Injektion schildern und von großen, überflüssigen Vorbereitungen (Abdecken des Operationsfeldes, langes Sterilisieren desselben und der Hände vor dem Patienten, statt ganz einfach sterile Gummihandschuhe anzuziehen) absehen. Ich glaube, daß es zur Beruhigung des Patienten beiträgt, wenn die Injektion im Sitzen vorgenommen wird. Bei Seitenlage oder gar bei Bauchlage fühlt sich der Kranke beengt, seine Atemexcursionen leiden und er hat den Eindruck eines großen Vorganges hinter seinem Rücken. Ich halte das alles für psychisch wichtige Begleitumstände, um die Aufregung herabzusetzen und so vielleicht eine akute Coronarthrombose zu verhüten.

6. Besondere Komplikationen. In einem Falle von P e r l o w findet sich als eine besondere Komplikation eine Recurrenslähmung, welche zwei Monate andauerte und ohne weitere Behandlung ausheilte. P e r l o w bemerkt, daß dem Patienten in der Höhe des Ganglion stellatum eine besonders hohe Dosis von Alkohol eingespritzt wurde. In diesem Zusammenhange fällt mir die Tatsache auf, daß ich in zwei oder drei Fällen meiner Beobachtung eine ganz passagere Heiserkeit, welche aber meistens innerhalb weniger Stunden verschwunden war, beobachten konnte. Leider ließ ich diese Fälle nicht laryngoskopisch untersuchen. Eine länger andauernde Recurrenslähmung sah ich nur einmal. Sie ging spontan zurück.

In dem Buch von M i l l e r finden wir einige ausgezeichnete Abbildungen, welche die Kommunikationen zwischen dem N. recurrens und dem untersten cervicalen Ganglion — also einen Teil des Ganglion stellatum — sehr illustrativ zeigen (Figur 27 bis 30 bei M i l l e r). Es erscheint also diese Komplikation besonders nach Injektion in der Höhe des Ganglion stellatum durchaus möglich.

In einem Falle sah ich eine besondere Komplikation, wie ich sie weder in der Literatur finden kann, noch jemals sonst beobachten konnte. Es handelt sich um eine partielle Lähmung einer bestimmten Gruppe der Oberarmmuskulatur nach Sympathicusblockade mit Novocain bei einem Falle von Angina pectoris. Es wurde gemeinsam mit A d l e r publiziert.

Die *Komplikationen nach Stellatuminfiltration* sind an Zahl geringer. Auch hier sind theoretisch folgende Störungen möglich:

a) Anstehen der Pleura,
b) intravasale Injektion,
c) Anstehen des Plexus,
d) Verletzung des Recurrens bzw. der Thyreoidea.

Alle diese Komplikationen sind mit Novocain oder Procain ohne jede Bedeutung. Es könnte höchstens eine intravasale Injektion (trotz der therapeutischen Anwendung des Verfahrens) einen Schock herbeiführen.

Anders liegt die Sache bei Verwendung von Alkohol. Der Reiz der Pleura ist intensiver, die intravasale Injektion kann zu Thrombosen führen, die Verletzung des Plexus kann zu motorischen und sensiblen anhaltenden Störungen führen und das Anstechen des Recurrens kann zu einer permanenten Recurrenslähmung führen. Auch hier ist wieder die 6%ige Phenollösung das Mittel der Wahl, welche wir neben einem Daueranästheticum für besser halten als Novocain und für weniger schädlich und gefahrvoll als Alkohol. Tatsächlich konnten M a n d l und R a b i n o v i c i nachweisen, daß alle in Betracht kommenden Gewebe durch Phenol nicht geschädigt werden.

V o ß s c h u l t e erwähnt jüngst als Gegenindikation gegen die Stellatuminfiltration örtliche Entzündungserscheinungen oder Tumoren der Supraclaviculärgegend und große Strumen. Ebenso will er die Stellatuminfiltration bei schwer dekompensierten Herzen nicht angewendet wissen.

Wir können nach unserer Erfahrung aus den erwähnten Berichten heute wohl sagen, daß jeder Anfall von Angina pectoris und auch jeder dauernde Herzschmerz, der auf die verschiedenen Erkrankungen der Herzgefäße und der Aorta zurückzuführen ist, durch die Sympathicusblockade mit Novocain oder Phenol zum Verschwinden gebracht werden kann. Sollte das nicht der Fall sein, dann bestehen meines Erachtens nach nur zwei Möglichkeiten:

1. Die Sympathicusblockade wurde technisch nicht einwandfrei ausgeführt; dasselbe gilt sinngemäß auch von der Stellatuminfiltration.

2. Es liegt eine andere Grundkrankheit vor, meistens eine solche, wie sie in dem Kapitel „Differentialdiagnose" erwähnt wurde. Ich glaube nicht, daß

dieser Schluß zu gewagt erscheint. Doch bezieht sich das Gesagte nur auf die unmittelbare Wirkung der Sympathicusblockade. Anders liegen die Verhältnisse, wenn der Angina-pectoris-Anfall zwar kupiert werden konnte, aber die Schmerzbehebung nur von temporärer Wirkung war. Was ist in diesen Fällen zu tun?

Vor allem wäre in solchen Fällen, bei denen die Sympathicusblockade mit Novocain ausgeführt wurde, nun eine Sympathicusblockade mit Phenol am Platz. Es ist zu erwarten, daß hier die Dauerwirkung eine nachhaltigere ist. Sollte das aber trotzdem nicht der Fall sein, dann wäre die Sympathicusblockade mit Novocain oder Phenol unbedingt zu wiederholen. Wir haben in unserer letzten Serie eine Reihe von Kranken gesehen, welche im Zustand der Besserung oder gar der vollkommenen Beschwerdefreiheit durch irgendeinen Anlaß für eine kurze oder auch längere Zeit wieder Schmerzen hatten. In der Überzahl der Fälle war dann eine neuerliche Sympathicusblockade wieder von guter Wirkung, gleichgültig, ob die erste Blockade mit Novocain oder auch mit Novocain plus Alkohol oder Phenol vorgenommen worden war. Sollte diese Wiederholung aber wirkungslos sein, dann ist — falls der Allgemeinzustand des Patienten es erlaubt — ein chirurgischer Eingriff am Platz (s. später).

Nachdem wir über alle Möglichkeiten von Komplikationen einen Überblick gaben und auch versuchten zu zeigen, wie viele von ihnen zu verhindern sind, kommen wir zur Frage: Werden durch die Sympathicusblockade, durch die Beseitigung des Schmerzes und durch die wahrscheinlich auch herbeigeführte bessere Durchblutung, wie sie das Elektrocardiogramm anzeigt, die weiteren bösen Folgen der zur Angina pectoris führenden Grundkrankheiten vermieden oder verzögert, und wird auf diese Weise die Lebensdauer der Kranken verlängert?

Wir müssen offen sagen, daß diese Frage nur auf Grund eines großen, gut verwerteten statistischen Materials geklärt werden kann, welches durch Jahre hindurch exakt geführt wird. Die Ergebnisse dieser Berechnung müßten dann in Relation zu den Zahlen der medikamentös behandelten Fälle von Angina pectoris gesetzt werden, wobei zu differenzieren wäre zwischen den uns bekannten Grundkrankheiten (Aortenfehler, Aortenaneurysmen, Coronarkrankheiten verschiedener Art mit und ohne Befallensein des Myocards) und wobei auch bei bejahrteren Patienten der Lebenserwartungsdurchschnitt eine entsprechende Aufmerksamkeit finden müßte.

Solche Zahlenreihen liegen aber leider bisher nicht vor. Hingegen kann über *langanhaltende Erfolge* schon gesprochen werden.

Auf eigene diesbezügliche Untersuchungen, die ich von 1926 bis 1938 gesammelt habe und die in Wien verloren gingen, muß ich leider verzichten. Bei W h i t e , der eine systematische Nachuntersuchung bisher noch nicht publizierte, finden wir eine Erwähnung, daß von seinen Fällen 14 nach über zwei Jahren, drei Fälle nach über fünf Jahren und einer nach über acht Jahren noch vollkommen geheilt sind. L e v y und M o o r e geben an, daß unter ihren 45 Fällen zwei nach neun Jahren, sechs Fälle nach sechs bis sieben Jahren, drei Fälle nach zwei bis fünf Jahren und acht Fälle nach einem Jahr oder weniger noch als geheilt anzusehen sind. Von P e r l o w s 22 Fällen, die innerhalb von fünf Jahren gesammelt wurden, sind im Laufe von drei Monaten bis zu zwei Jahren fünf Kranke an Coronarthrombose bzw. Endocarditis, Herzfehler und Pneumonie gestorben. Nach zwei Jahren waren also — abgesehen von den Frühtodesfällen — noch 15 mit Sympathicusblockade behandelte Kranke am Leben.

Die Nachuntersuchung meines eigenen Materials aus der ersten Periode von 1939 bis 1944 (22 Fälle) ergibt: Drei Fälle sind „einige Monate" (fünf, sechs

Monate) nach der Sympathicusblockade gestorben; davon nur einer an Coronarinfarkt; die beiden anderen an ihrem Grundleiden (Hochdruck, Aortenaneurysma). Neun Fälle sind 12 bis 14 Monate nach der Sympathicusblockade geheilt bzw. beschwerdefrei oder wesentlich gebessert, hievon fünf Fälle 20 bis 41 Monate. Diese Zahlen beziehen sich auf Untersuchungen bis 1945.

Alle diese Berichte genügen nicht, um vorläufig zahlenmäßig zu erweisen, daß die Sympathicusblockade bei der Angina pectoris die möglichen Komplikationen des Leidens, welche zum Tode führen können, hinausschiebt und dadurch die durchschnittliche Lebenszeit verlängert. Zweifellos wird dieser Beweis einmal exakt geführt werden können und — wie wir hoffen — zugunsten des Verfahrens ausfallen.

Die chirurgische Behandlung der Angina pectoris

Einleitung

Wir haben im vorhergehenden Abschnitt gesehen, daß man in einem großen Prozentsatz der Fälle von Angina pectoris mit der Stellatuminfiltration und noch häufiger mit der Sympathicusblockáde Erfolge erzielen kann, welche durch lange Zeit anhalten können.

Es ist nun nicht der Zweck aller dieser Injektionsverfahren und der nun zu besprechenden Operationen, nur den Schmerz zu beseitigen, ihr Zweck ist es vielmehr, hauptsächlich jenen Spasmus innerhalb der betreffenden Gefäßbahn zu unterdrücken, welcher ähnlich wie bei den Gefäßen der Extremitäten eine große Bedeutung an dem Zustandekommen einer Ischämie hat. In weiterer Folge haben diese Operationen den Zweck, die Blutzirkulation innerhalb des Myocards zu erhöhen und es wurde die Wahrscheinlichkeit dieses Vorganges in jenen Fällen bewiesen, wo nach Sympathicusblockaden oder Operationen das Elektrocardiogramm eine bessere Durchblutung des Myocards anzeigte.

Eine andere Frage ist die Auswahl der geeigneten Fälle von Angina pectoris zu einer Operation überhaupt und die Auswahl der richtigen Operation für den speziellen Fall.

Nachdem Sympathicusblockade und Sympathicusoperation nunmehr seit fast 25 Jahren bekannt sind und die Eingriffe aber trotzdem noch sehr selten vorgenommen werden und in den medizinischen Lehrbüchern noch stiefmütterlich behandelt werden, ist wahrscheinlich zu erwarten, daß der Chirurg auch in den nächsten Jahren nur solche Fälle vorgewiesen bekommen wird, bei welchen die innere Behandlung versagt hat und bei welchen man von einem Frühstadium der Erkrankung nicht mehr sprechen kann. Es werden somit dem Chirurgen jene günstigen Fälle entzogen werden, bei welchen eine reine spastische Komponente ohne Herzschädigung vorliegt. Was für ihn übrig bleibt, ist also fast durchwegs der „poor risk"-Fall. Das ist der Kranke, welchem der Herzspezialist nach Erschöpfung aller diätetischen, medikamentösen und psychotherapeutischen Maßnahmen nichts mehr zu bieten hat. Wir haben also mit der Zuweisung aller jener Fälle zu rechnen, bei welchen die Angina pectoris aus den verschiedensten Ursachen resultiert (Coronar- und Aortenerkrankungen sklerotischer und luetischer Art mit oder ohne Bestehen eines Vitiums). Es werden jene Fälle sein, bei welchen das Elektrocardiogramm schwere Veränderungen zeigt und bei welchen das Myocard bereits erkrankt ist. Somit bekommen wir Kranke zur Operation zugewiesen, bei denen die Möglichkeit des Todes jederzeit, vor, während oder nach dem Eingriff gegeben ist. Die Empfehlung, die in den letzten Jahren in den von Miller, Fishberg, P. D. White, W. D. Stroud erschienenen

Lehrbüchern der inneren Medizin zu frühzeitiger operativer Behandlung der Angina pectoris gegeben wurde, kann vielleicht in absehbarer Zeit die Anfälligkeit des Krankenmaterials ändern. Aber vorläufig können wir einen Todesfall, der knapp nach der Operation auftritt, wenn er nicht direkt mit dieser verbunden ist, nicht der Operation zur Last legen. So z. B. halte ich es nicht für richtig, daß in letzter Zeit L i n d g r e n und O l i v e c r o n a einer Publikation von J. C. W h i t e über Sympathicusblockade mit Alkohol bei Angina pectoris einen 8%igen Todessatz innerhalb zwei Wochen nach dem Eingriff dem Verfahren zuschreiben. W h i t e s Todesfälle sind nicht mit der Methode, sondern mit dem schweren Krankheitsbild verbunden. Bei der Sympathicusblockade gibt es keine Altersgrenze, welche die Durchführung des Eingriffes beschränkt. Daß aber ausgedehnte Operationen und Eingriffe, wie wir sie im folgenden besprechen werden, schwereren Fällen von Angina pectoris, welche jahrelang behandelt wurden, nicht zuzutrauen sind, ergibt sich von selbst. So konnte B e c k z. B. seine Operation (s. später) nur an Kranken durchführen, welche ungefähr 50 Jahre alt waren. Je größer der Eingriff, desto schärfer müßte die Auswahl der Kranken sein, welche frei von Herzdekompensation und von cardialem Asthma sein müßten und welche in letzter Zeit auch keinen Myocardinfarkt durchgemacht haben sollten. Im Gegensatz zu diesen Eingriffen ist die Sympathicusblockade aber bei allen diesen Zuständen keine Kontraindikation.

Ich erwähne das nochmals, um zunächst eine grundsätzliche Bemerkung zur chirurgischen Therapie der Angina pectoris zu machen: Es soll keine Operation bei Angina pectoris durchgeführt werden, bevor man nicht vorher — nicht als Test, sondern als Behandlungsmethode — die Sympathicusblockade oder die Stellatuminfiltration versucht hat. Erst wenn diese Methoden bei einwandfreier Technik sich als wirkungslos erwiesen und nicht zu einem lang anhaltenden Effekt geführt haben, erst dann kann eine der Sympathicusoperationen bei der Angina pectoris in Erwägung gezogen werden. Hier sollte es keine „prinzipiellen" Einstellungen zur Indikation geben.

Einen Übergang zwischen den Blockaden und Operationen stellt hier — so wie bei anderen Indikationen — das Verfahren nach K u x (die transthoracale endoskopische Injektion von verschiedenen Agenzien [Novocain, Alkohol, Phenol, Daueranästhetica]) unter Sicht des Auges dar. Das Verfahren, das schon vor K u x gerade bei der Angina pectoris von H u g h e s und G o e t z geübt worden war, hat sicherlich seine Vorteile.

Die chirurgischen Eingriffe am Sympathicus und ihm nahestehenden Gebilden wollen wir in folgende Gruppen einteilen:

1. Eingriffe am cervicothoracalen Sympathicus.
2. Die totale Thyreoidektomie.
3. Verschiedenartige Operationen, die sich noch im Versuchsstadium befinden und über welche ein größeres Krankenmaterial noch nicht vorliegt.

1. Die Eingriffe an den cervicothoracalen sympathischen Ganglien

Die Operation an den sympathischen Ganglien hat auch historisches Interesse, denn sie wurde von dem Physiologen François F r a n c k auf Grund von Tierexperimenten schon im Jahre 1899 zur Behebung des „Herzschmerzes" vorgeschlagen. Erst 1916 nahm Thoma J o n n e s c o diese Idee auf und führte bei einem Patienten mit Angina pectoris die erste Sympathicusoperation durch. Sie bestand, auf der linken Seite durchgeführt, in der Entfernung aller drei cervicalen und des ersten thoracalen Ganglions. Sie wurde als „totale cervicothoracale Sympathektomie" bezeichnet. In der Folgezeit wurden Sympathektomien in verschiedenster Ausdehnung vorgenommen und auf Abb. 12 kann man erkennen, wie viele Modifikationen — die Ausdehnung des Eingriffes betreffend — später durchgeführt wurden (E. K. F r e y). Die Operationsmortalität war zunächst hoch. In einer Serie von 82 Patienten sank sie dann auf 24%, während 16% der Kranken vollkommen geheilt und 35% gebessert werden konnten. Gewisse Autoren legten sich auf bestimmte Eingriffe fest. C o f f e y

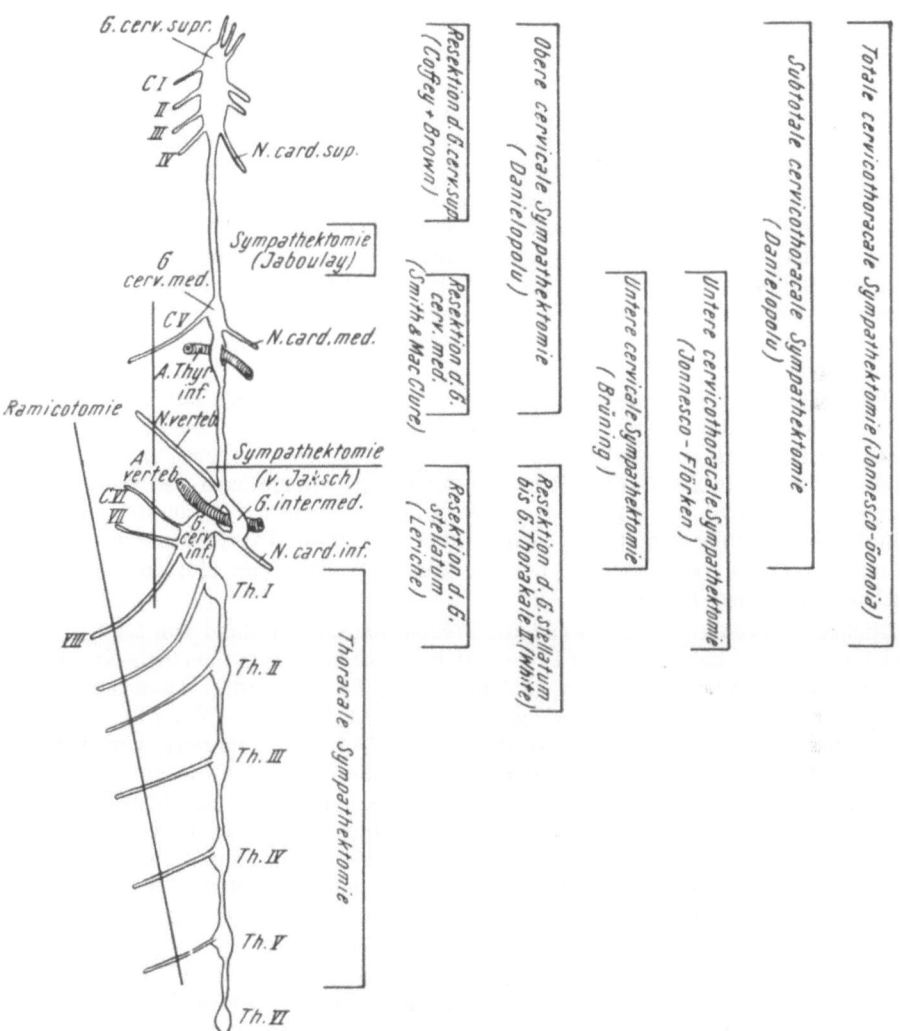

Abb. 12. Schematische Übersicht über die bei Angina pectoris geübten Operationen am sympathischen Nervensystem. (Nach Livingstone aus E. K. Frey.)

und B r o w n resezierten das Ganglion cervicale superius. L e r i c h e und F o n- t a i n e rückten das Ganglion stellatum in den Vordergrund der Therapie der Angina pectoris. Die Stellektomie, welche nach der Methode von L e r i c h e und F o n t a i n e von vorn her, oder aber nach Resektion der 1. Rippe nach A d s o n und B r o w n von hinten her ausgeführt werden kann, wurde aber von manchen Seiten abgelehnt. D a n i e l o p o l u und S i n g e r machten darauf aufmerksam, daß sich im Ganglion stellatum alle zentrifugalen acceleratorischen Fasern vereinigen. Durch Exstirpation wird das Herz der hemmenden Vagus-einwirkung überlassen. Außerdem sollten durch die Entfernung des Ganglion stellatum die Lungengefäße in ihrem Tonus nachteilig beeinflußt werden, wo-durch ungünstige Strömungsverhältnisse in dem an sich schon kranken Kreislauf und außerdem eine verminderte Leistungsfähigkeit der Ventrikelmuskulatur entstehen würden. Es wurde außerdem darauf hingewiesen, daß nach Ganglion-stellatum-Exstirpationen Anfälle von Asthma cardiale drohen.

Immer wieder erhebt D a n i e l o p o l u seine Bedenken gegenüber der Stellektomie. Er legt den motorischen Bahnen, welche bei der Stellektomie durchschnitten werden, die größte Bedeutung bei und meint, daß diese Ope-ration sehr leicht zu einem Herzstillstand führen kann. Er schlägt an Stelle der Stellektomie eine neue Operation vor, welche darin besteht, daß man den cervicalen Grenzstrang oberhalb des Ganglion stellatum durchschneiden müßte, daß man weiter die cardialen Äste des cervicalen Vagus und des cervicalen Sympathicus, weiter den Vertebralnerven und die Rami communicantes zwischen Ganglion stellatum und dem 5. bis 8. Cervical- und dem 1. Thoracalsegment entfernen sollte. Dieser der Theorie entsprungene Vorschlag ist operativ-technisch bei der Variabilität der erwähnten Gebilde nur schwer in die Tat umzusetzen.

Wir wissen im übrigen heute, daß eine Verschlechterung der Herzaktion nach der Stellektomie und nach der thoracalen Sympathektomie nicht zu be-obachten ist. Kürzlich erst haben die schon von anderen Autoren beobachtete Pulsverlangsamung nach körperlicher Anstrengung, wie sie nach den erwähnten Operationen eintritt, C h a p m a n und Mitarbeiter studiert. Sie konnten die er-wähnte Beobachtung bestätigen, meinen aber, daß diese Tatsache nur die Indi-kation der erwähnten Eingriffe bei Rhythmusstörungen des Herzens und bei Tachycardieformen berühre.

Nichtsdestoweniger aber hat sich die *Stellektomie* in der Hand von L e r i c h e und F o n t a i n e bewährt. L e r i c h e hat bis 1949 bei Angina-pectoris-Kranken 52 Ganglionektomien ausgeführt, und nur einen Todesfall (drei Tage nach der Operation an Coronarinsuffizienz) gesehen. Jüngst berichtete W e r t h e i m e r über seine Erfahrung mit der Methode. Er hat 28 Kranke operiert, von diesen starben vier Patienten (ein Fall an einer Luftembolie, zwei Fälle an Myocard-infarkt, einmal liegt keine Autopsie vor). Das Dauerergebnis der überlebenden Kranken ist günstig. Bei 17 Kranken war ein dauernder Effekt zu verzeichnen. Die Nachuntersuchungszeit betrug sechs Monate bis sieben Jahre. Die Operation wird besonders in Frankreich viel geübt. Hier erzielte Marcel B e r n a r d unter 27 operierten Fällen nur in 26% Mißerfolge. Der Autor weist aber auf Besse-rungen hin, welche neun, acht und sieben Jahre anhalten.

G o v a e r t s berichtete 1940 von seinen Erfahrungen an 17 Fällen, bei welchen 13mal die Stellektomie einseitig und dreimal beidseitig ausgeführt wurde. Er spricht von Heilungen in sieben von 17 Fällen, zehn Kranke waren wesentlich gebessert. Es ist interessant, daß der Autor in drei Fünftel seiner Fälle so gute Resultate erzielte, obwohl die Operation nur einseitig ausgeführt worden war.

G a l l a v e r d i n und F r o m e n t gaben 1944 eine Statistik von 13 Fällen bekannt. Bei 36% der Kranken kommt es zu einer beachtenswerten Besserung. Sehen wir von einzelnen Kasuistiken ab, so muß man sagen, daß in manchen Fällen der Erfolg der Stellektomie ein beachtenswerter ist.

Trotzdem wissen wir, daß — wenn wir die Prinzipien der Schmerzleitung berücksichtigen — der Ort des Operationsverfahrens vom Ganglion stellatum in den Brustraum zu verlegen ist. Die ersten hohen thoracalen Ganglien sind die Leitungszentren für die afferenten Bahnen, und wenn auch die Bedenken gegen die Stellektomie, welche vorhin erwähnt wurden, wahrscheinlich nur theoretisch zutreffen, so ist es doch sicher, daß die Operationen, welche die hohen thoracalen Ganglien betreffen, theoretisch besser fundiert erscheinen.

L i n d g r e n und O l i v e c r o n a (1947) halten die Stellektomie in Fällen, bei welchen die coronare Zirkulation sich in einem pathologischen Zustand befindet, für insuffizient. Sie sind der Ansicht, daß dieser Eingriff nicht vielversprechend ist. Sie halten daher eine ausgedehnte Zerstörung der Leitungswege für vasoconstrictorische Impulse zu den Coronararterien für zweckmäßiger. Dies ist nur durch Unterbrechung der ersten vier thoracalen Ganglien möglich. So wird von diesen Autoren die Entfernung des Ganglion stellatum und der ersten vier oberen thoracalen Ganglien vorgeschlagen, die von ihnen zunächst bei 71 Kranken durchgeführt wurde. Wir werden sehen, in welchen Bahnen sich diese außerordentlich radikale, doch zweifellos am richtigen Platz angreifende Ganglionektomie bewegt hat. Zunächst hatten L i n d g r e n und O l i v e c r o n a ihre 71 Kranken aus einem Material von 250 Fällen, welche sie selbst zu beobachten Gelegenheit hatten, ausgesucht. Die Operation wurde in sitzender Stellung in Sauerstoff-Äther-Anästhesie mit Intubation ausgeführt. Die halbsitzende Lage wurde später aufgegeben, weil es in einem Fall zu einer unerklärlichen Blutdrucksenkung kam, welche die Autoren auf diese Lagerung zurückführten. Die Operation selbst wurde nach der Methode vorgenommen, welche G a s k und R o s s 1937 angegeben hatten. Nach Angaben der Autoren ist es möglich, von einer Schnittführung parallel zum Schlüsselbein nach Abschiebung der Pleurakuppe bis zum 5. Thoracalganglion vorzudringen. Zunächst wird das Ganglion stellatum aufgesucht und von dort aus nach abwärts in den retropleuralen Raum operiert. Jeder Zug am sympathischen Strang und an den Rami communicantes soll nach Möglichkeit vermieden werden. In manchen Fällen kommt es infolge der nahen Beziehung der Gebilde zum Plexus brachialis zu einer sogenannten „traumatischen Neuritis". Die Ursache derselben ist den Autoren nicht bekannt. In vier der so operierten Fälle kam es zu einem kleinen Riß in der Pleura. Nachdem jedoch in intratrachealer Anästhesie operiert wird, ist diese Komplikation nicht von Belang. Nichtsdestoweniger kam es in einem dieser Fälle zu einem plötzlichen Todesfall und bei der Obduktion konnte außer einem Pneumothorax kein anderer Grund für den Tod festgestellt werden. Meistens wird die Operation zunächst an der linken Seite ausgeführt. Nur dort, wo die Schmerzen nur rechts sitzen, wird der rechten Seite der Vorzug gegeben. Grundsätzlich aber ist die Operation nach L i n d g r e n und O l i v e c r o n a bilateral durchzuführen. Das Zeitintervall zwischen erstem und zweitem Operationsakt beträgt ein bis zwei Wochen. Alle Patienten wurden vor dem Eingriff einer genauen Durchuntersuchung unterzogen. Es handelt sich, wie zahlreiche Operationstabellen zeigen, um ein mittelschweres Operationsmaterial. Die Altersgrenze betrug 26 bis 71 Jahre bei den männlichen Patienten, 38 bis 70 Jahre bei den weiblichen Kranken. Von diesen 71 Patienten sind drei während der Operation gestorben. In acht Fällen trat ein Myocardinfarkt innerhalb eines Monates ein. In drei von diesen letzteren Fällen war dieser tödlich. Das Resultat dieser ausgedehnten cervicothoracalen Ganglionektomie war befriedigend. Die Operation gab vollkommene oder fast vollkommene Schmerzlosigkeit in 44% der Fälle und verwandelte 41% der Fälle von einer sehr schweren Form der Stenocardie in eine ganz milde. Bei einer großen Auswahl von Fällen konnte eine Besserung des Elektrocardiogramms und anderer funktioneller Teste festgestellt werden.

Vergleichen wir einmal dieses Verfahren, welches als eingreifend bezeichnet werden muß, hinsichtlich seiner Ergebnisse mit den Resultaten von Sympathicus-operationen, welche O c h s n e r und D e B a k e y 1937 bekanntgaben. Hier wird in einer Sammelstatistik von 618 Fällen mit verschiedenen Arten von Sympathicusoperationen gesprochen, welche eine Mortalität von 12,2% aufweisen. 42,3% der Kranken wurden als erfolgreich operiert bezeichnet, eine Besserung war in 26,3% zu verzeichnen, ein „unbestimmtes" Ergebnis ergab sich in 5,3% und 13,7% waren Mißerfolge. Diese Zahlen sind Berichten von verschiedenen Autoren entnommen (R e i d und A n d r u s, C u t l e r, F o n t a i n e, L e r i c h e und F o n t a i n e, Y a t e r und T r e w h e l l a, O r t h, S a r a s o l a).

Es wäre möglich, die von L i n d g r e n und O l i v e c r o n a mit vorderem Zugang durchgeführte Operationen vielleicht durch einen hinteren Zugang technisch leichter zu gestalten. Im großen und ganzen aber muß gesagt werden, daß es sich um einen großen, einem schon herzgeschädigten Kranken nur schwer zuzumutenden Eingriff handelt.

Die hohe thoracale dorsale Sympathektomie wurde von W h i t e in letzter Zeit in intratrachealer Anästhesie mit Äther und Sauerstoff häufig geübt (1948). In Seitenlage des Patienten wurde zur Resektion ein dorsaler Zugang gewählt und nach einem paravertebralen Schnitt das zentrale Ende der 2. Rippe und der Proc. transversus des 2. Brustwirbels durchschnitten. Die cervicale und thoracale Komponente des Ganglion stellatum wird präpariert und das Ganglion, wenn möglich, total entfernt. Hierauf wird der Grenzstrang mit dem 2. und 3. Thoracalganglion nach abwärts zu präpariert. Diese Methode wird 1948 als Methode der Wahl von W h i t e betrachtet. Ein Nachteil des Verfahrens ist, daß es manchmal beidseitig ausgeführt werden muß. In letzter Zeit ergab diese Methode keine Mortalität mehr, allerdings finde ich in einem Bericht von W h i t e und B l a n d (1948) nur acht Fälle referiert. Das Alter der Patienten war 20 bis 62 Jahre. Die Ausdehnung der Operation liegt zwischen Th_1—Th_4. Das Ergebnis der Operation (ohne Mortalität) wird in allen acht Fällen als gut bezeichnet, doch war die Überlebensdauer in zwei Fällen zu kurz, um von einem Erfolg sprechen zu können. Vier Kranke starben innerhalb von siebeneinhalb Monaten. Die Todesursachen waren: Herzdekompensation, luetische Coronarostienstenose, Coronarthrombose und postpneumonisches Empyem.

Ich selbst habe die hohe thoracale Sympathektomie von einem dorsalen Zugang her, so wie sie W h i t e angegeben hat, im letzten Jahre an zwei Fällen von schwerer Angina pectoris, bei welchen jede andere Therapie versagte und bei denen auch die Stellatuminfiltration und die Sympathicusblockade erfolglos waren, mit Erfolg ausgeführt. Einer der beiden Kranken, die viele Monate hindurch bettlägerig waren, ist nun schmerz- und anfallsfrei und kann seiner beruflichen Betätigung nachgehen. Bei dem zweiten traten wieder Anfälle auf.

2. Die totale Thyreoidektomie

Die totale Thyreoidektomie wird innerhalb der Beschreibung der Sympathicusoperationsverfahren der Angina pectoris zunächst deshalb erwähnt, um Vergleichsmöglichkeiten zwischen diesen Methoden herzustellen. Außerdem stehen manche Autoren auf dem Standpunkt, daß die totale Thyreoidektomie deshalb bei der Angina pectoris so rasch wirksam ist, weil durch die Entfernung der Schilddrüse Impulse zu den Herznerven unterbrochen werden.

Es ist eine alte Erfahrungstatsache, daß Störungen der Herztätigkeit im Verlauf von Thyreotoxikosen nach Operation der letzteren rasch zurückgehen und ganz verschwinden. Es ist weiter bekannt, daß auch bei alten Menschen nach Kropfoperationen die Herzfunktion nicht nur keinen Schaden nimmt, sondern sich auch oft bessert. Es scheinen also verschiedene Erkrankungen des Herzens durch die Funktion des Schilddrüsenparenchyms ungünstig beeinflußt werden zu können. Der Grund aber, warum eine Gruppe von amerikanischen Autoren 1933 die totale Thyreoidektomie zur therapeutischen Beeinflussung schwerer Vitien des Herzens und auch der Angina pectoris angaben, liegt in einer anderen Linie (B l u m g a r t, L e v i n e, B e r l i n e, D a v i s, R i s e m a n, W e i n s t e i n). Diese Autoren fanden, daß sich gleichzeitig mit der Senkung des Grundumsatzes nach Thyreoidektomie die Blutumlaufgeschwindigkeit verringert. Durch die Verringerung des Grundumsatzes wird auch der Gesamtanfall an Abbaustoff im Organismus geringer und auf diesem Prinzip ist die totale Thyreoidektomie bei schweren Herzerkrankungen und bei Angina pectoris aufgebaut. Auch ein Herzmuskel, der durch die Insuffizienz seiner Coronargefäße nur ungenügend mit Blut versorgt wurde, verlangt durch Herabsetzung des Grundumsatzes nach totaler Thyreoidektomie weniger nach Sauerstoff als vorher. Wenn auch die strikte Indikation zur totalen Thyreoidektomie von den erwähnten Autoren für sogenannte kongestive Herzfehler aufgestellt worden war, zeigte sich, daß auch das Ergebnis in Fällen von Angina pectoris ein außerordentlich beachtliches war. Sofort nach der Thyreoidektomie verschwanden die Anfälle oder die Dauerschmerzen, an denen die Patienten gelitten hatten. Es war sicher, daß nicht die Senkung des Grundumsatzes, welche erst ungefähr eine Woche nach der Thyreoidektomie zu erwarten war, die Ursache für das Verschwinden der Schmerzen war. Dazu kommt noch, daß B l u m g a r t und Mitarbeiter feststellen konnten, daß nach einseitiger Thyreoidektomie das Verschwinden der Schmerzen auf dieselbe Seite beschränkt war. Von dieser Tatsache konnte ich mich selbst bei einigen Operationen überzeugen.

Erst W e i n s t e i n und H o f f glaubten später gefunden zu haben, daß die Schilddrüse in zirka 60% der Fälle mit den oberen Herznerven und in 50% der Fälle mit den mittleren Herznerven in Verbindung sei. Der Erfolg der Operation in Bezug auf die oft erfolgte Schmerzstillung könnte daher auf die Unterbrechung dieser Herznerven zurückgeführt werden. Demgegenüber wurde von B l u m g a r t ausgeführt, daß eine dauernde Besserung in Fällen von Angina pectoris nur dann zu erwarten sei, wenn die Anstrengung, welche dem Herzen durch die normale Blutumlaufzeit auferlegt wird, für eine beträchtliche Zeitspanne nachläßt. Dieser Zustand läßt sich aber nur durch die künstliche Erzeugung eines Hypothyreoidismus herbeiführen. Es wäre auch möglich, daß, wenn es sich nur um die Unterbrechung der oberen und mittleren Herznerven handeln sollte, dieser Zweck auch durch einfachere Methoden als durch eine totale Thyreoidektomie zu erzielen wäre.

Eine weitere interessante Erklärung stammt von L e v i n e und Mitarbeitern. Er macht darauf aufmerksam, daß der Effekt der Operation wahrscheinlich auf einer nach totaler Thyreoidektomie auftretenden herabgesetzten Empfindlichkeit gegenüber Adrenalin oder Epinephrin beruht. Diese Tatsache ließ sich experimentell von den erwähnten Autoren selbst als auch von anderen erweisen. So haben beispielsweise S e l y e und C u t l e r zeigen können, daß die Injektion von Adrenalin bei Kranken, deren Thyreoidsekretion herabgesetzt ist, nur schwache Vasoconstrictionen erzeugt. Sowohl bei Patienten, als auch im Tierversuch konnte diese Tatsache erwiesen werden.

Alles in allem also können wir sagen, daß eine ganze Reihe von Möglichkeiten für die Erklärung der Wirkung der totalen Thyreoidektomie bei Angina pectoris und anderen Herzerkrankungen spricht.

9*

Ich selbst konnte als einer der ersten die Methode an einer großen Serie
von Fällen seinerzeit am Kontinent nachprüfen. Bis 1936 hatte ich 17 Fälle,
bis 1938 36 Fälle, bis 1947 62 Fälle operiert, von denen allerdings nicht alle
eine Angina pectoris betreffen.

Jeder Chirurg, der sich mit Thyreotoxikosen beschäftigt, erlebt ja immer
wieder, wie rasch sich ein thyreotoxisches Herz nach der Operation in kurzer
Zeit dramatisch bessert. Einen solchen Fall, wo ich unwillkürlich zur Ausführung einer totalen Thyreoidektomie gezwungen war, habe ich 1933 operiert
und 1936 publiziert.

Krankenbericht: Anfangs Januar 1933 operierte ich eine 50 Jahre alte Frau, bei der
ein Hyperthyreoidismus vorlag. Im Vordergrund aber stand, wie bei so vielen Fällen,
nicht eine typische Thyreotoxikose, sondern die Zeichen schwerer dekompensierter
chronischer Herzerkrankung, welche auf die üblichen internen Mittel nicht mehr ansprach. Es fielen besonders die starke Dyspnoe, Lungenstauung, Cyanose, starke Ödeme
auf. Bei der Operation mit der Tendenz, eine ausgiebige Exstirpation der Thyreoidea
durchzuführen, kam es nolens volens anläßlich der zwingenden Notwendigkeit, die Blutstillung an dem zurückgebliebenen Parenchymrest vorzunehmen, durch Umstechung an
dem weichen Gewebe zu einer totalen Exstirpation der Thyreoidea. Anläßlich der Nachbehandlung, die unter ziemlicher Sorge hinsichtlich des weiteren Verlaufes stattfand,
war es auffallend, daß keine postoperative Störung eintrat, und daß sich der Herz-
zustand innerhalb einer außerordentlich kurzen Zeit verbesserte.

C u t l e r und H ö r r berichten im Jahre 1941 noch über 57 Fälle, welche
durch fünf Jahre hindurch nachuntersucht wurden. Nur in 32 dieser Fälle handelt es sich um eine Angina pectoris, in den anderen 25 Fällen lagen schwere
kongestive Herzerkrankungen vor. Von 27 Patienten mit Angina pectoris erlebten 26 eine Nachuntersuchungsperiode von sechs Monaten und mehr und
berichteten über vollkommene Schmerzlosigkeit. Acht von zwölf Patienten,
welche die Operation fünf Jahre überlebten, waren vollkommen schmerz- und
attackenfrei.

Die Operation hat ihre Indikationen und Kontraindikationen. Die Indikation
zur Thyreoidektomie ist gegeben, wenn die Patienten schon längere Zeit an
Angina pectoris leiden und die innere Behandlung keinen Erfolg brachte. Das
Alter der Kranken ist keine Kontraindikation. Von den Amerikanern wurden
Patienten zwischen 22 und 76 Jahren operiert.

Besonders geeignet für die Thyreoidektomie sind jene Patienten mit Angina
pectoris, welche gleichzeitig einen hohen Grundumsatz aufweisen und bei denen
Vergrößerungen der Thyreoidea vorliegen. Blutdruckkrisen werden von manchen
Autoren (S c h e r f, S e b a s t i a n i u. a.) als besonders geeignet für die totale
Thyreoidektomie bezeichnet.

Die totale Thyreoidektomie gilt als kontraindiziert bei schwerer renaler
Insuffizienz, bei chronischen Lungenerkrankungen, bei akuten rheumatischen
Affektionen, bei fortgeschrittener Atherosklerose und nach frischem Myocard-
infarkt. Eine weitere Kontraindikation ist in solchen Fällen gegeben, wo der
Grundumsatz von vornherein ziemlich tief liegt (— 15, — 20).

In diesem Zusammenhang ist besonders darauf hinzuweisen, daß H. Z o n d e c k
eine ganze Reihe von Fällen von Hypothyreoidismus beschrieben hat, welche
deutliche Zeichen von Angina pectoris darboten. Abgesehen von den tiefen
Grundumsatzwerten dieser Kranken, liegt bei ihnen ein hoher Blutcholesterin-
spiegel vor (Werte bis 400 mg%). Das Elektrocardiogramm zeigt deutliche Erscheinungen des Myxödems.

Die Operation bringt folgende Gefahrenmöglichkeiten mit sich:

1. Recurrenslähmung: Zwecks Vermeidung der Recurrenslähmung habe ich
bis zum Jahre 1938 ein Laryngoskop verwendet, welches während der Operation

eingeführt, die Stimmbandbewegungen kontrollieren kann und welches auf diese
Art nach der einseitig vollendeten Operation anzeigen kann, ob auf der Ope-
rationsseite eine Recurrenslähmung vorgefallen ist oder nicht. In positiven
Fällen hat der Operateur von der Operation der zweiten Seite natürlich abzu-
sehen. Die Notwendigkeit der laryngoskopischen Untersuchung ergibt sich aus
der bekannten Tatsache, daß die Recurrenslähmung nicht immer mit einer deutlichen Stimmveränderung einhergeht.

2. Postoperative Tetanie: Zwecks Vermeidung der postoperativen Tetanie
ließ ich, nachdem bekanntlich die Epithelkörperchen vielfach schwer während
der Operation sicherzustellen sind, eine ganze Reihe von Gefrierschnitten am
excidierten Gewebe vornehmen, und suspektive Gewebsteile sofort in das Wundbett reimplantieren. Innerhalb meiner Operationsreihe von 38 Fällen bis zum
Jahre 1938 trat in keinem Falle eine Tetanie ein.

3. Das Myxödem: Merkwürdigerweise konnte ich nur in den seltensten Fällen
nach der Operation ein deutliches Myxödem beobachten. Dort, wo es bestand,
konnte es immer durch Behandlung mit Thyreoideapräparaten paralysiert werden.

Bezüglich meines eigenen Materials bis zum Jahre 1937, welches auch
schwere Vitien und nicht allein Angina-pectoris-Fälle beinhaltete, habe ich
1937 auf dem französischen Chirurgiekongreß berichtet.

Was die Mortalität anlangt, ist es schwer, bei Krankheiten, deren Prognose
selbst schlecht ist und deren jeweiliger Zustand an und für sich als lebens-
gefährlich erachtet wird, von einer Operationsmortalität zu sprechen. Nie kann
direkt gesagt werden, inwiefern der operative Eingriff an einem plötzlichen Tod
beteiligt ist. Ich kann nur sagen, daß während der Operation kein Patient starb.
Einer der Patienten starb vier Stunden nach der Operation. Durch Operations-
komplikationen und das Grundleiden selbst bedingt, starben während der Nachbehandlung vier Kranke. An einer doppelseitigen Recurrenslähmung litt ein
Kranker, dessen späterer Zustand mir unbekannt ist. Wegen myxödematösen
Zuständen mußten drei Kranke mit Thyroxin behandelt werden.

Was den weiteren Verlauf der Erkrankung selbst anlangt, wurden, wenn
wir von erwähnten Mißerfolgen und Todesfällen absehen, alle anderen überlebenden Patienten von ihren Beschwerden befreit. Wie lange diese Beschwerdefreiheit anhielt, kann ich schon deshalb nicht sagen, weil es mir nicht möglich
war, das Krankenmaterial laufend nachzuuntersuchen.

Es wäre natürlich viel einfacher und für den Kranken nicht so belastend,
wenn man statt der totalen Thyreoidektomie eine „partielle Thyreoidektomie"
durchführen würde. Für die partielle Thyreoidektomie treten S c h e r f,
B a n k o f f u. a. ein. Es konnte bis zum heutigen Tage nicht klargestellt werden,
ob die partielle Thyreoidektomie, welche die so notwendige Senkung des Grundumsatzes mit all ihren Folgen kaum herbeiführen konnte, bei der operativen
Therapie schwerer Vitien und auch bei Angina pectoris so erfolgreich sein
konnte, wie die totale Thyreoidektomie.

Die Resultate anderer Autoren:

P a r s o n und P u r k s veröffentlichten 1937 eine Sammelstatistik über die
Ergebnisse der totalen Thyreoidektomie bei der Angina pectoris. Es wird über
135 verschiedene Fälle verschiedener Autoren berichtet.

Ergebnis:

3,75% Operationsmortalität,

55,46% Ausgezeichnete Besserung,

28,12% Mittelmäßige Besserung,

3,9 % Leichte Besserung und

12,5 % Mißerfolge.

In dem Buch „Die Chirurgie des Herzens" von E. K. F r e y wird ebenfalls eine Sammelstatistik veröffentlicht, in welcher wir 83mal die totale Thyreoidektomie ausgeführt vorfinden. Hier ergaben sich ausgezeichnete Resultate in 68,6% der Fälle, Besserungen in 8,4%, keine Besserung in 8,4%, wohingegen die Operationsmortalität 15,6% beträgt. F r e y s Statistik bezieht sich übrigens auch auf die Behandlung von Herzkrankheiten im allgemeinen und es ist nicht leicht, aus ihr die Fälle von Angina pectoris allein herauszulesen.

Im Anhang zur Feststellung, daß die Entfernung der Schilddrüse die Reaktion von Adrenalin herabsetzt und auf diese Weise Gefäßspasmen mildert, habe ich eine ganze Reihe von Fällen von Thrombangitis obliterans, besonders dann aber, wenn diese mit Angina pectoris kombiniert waren, nach 1937 mit der totalen Thyreoidektomie behandelt. Die Ergebnisse der totalen Thyreoidektomie erreichten fast die mit der Sympathektomie erzielten. In einem besonders eindrucksvollen Fall von Thrombangitis obliterans, welcher mit schwerer Stenocardie kombiniert war, hat die totale Thyreoidektomie nicht nur den Zustand des affizierten Beines wesentlich gebessert, sondern auch die stenocardischen Beschwerden vollkommen zum Verschwinden gebracht. Die Operation bei diesem Patienten wurde im März 1940 ausgeführt und sein guter Zustand hielt im Februar 1945 noch unvermindert an.

Im allgemeinen ist es um diese Operation bei der Angina pectoris ruhiger geworden, was ich um so mehr bedaure, als ich von ihrer Wirkung bei gewissen Fällen von Angina pectoris überzeugt bin.

3. Diverse operative Versuche zur Behandlung der Angina pectoris

a) Resektion der hinteren Wurzeln. Diese Operation wurde zur Bekämpfung der Angina-pectoris-Schmerzen von D a n i e l o p o l u vorgeschlagen und zum ersten Male von D a v i s 1933 ausgeführt. Der Patient von D a v i s wurde für ein Jahr von seinen Schmerzen vollkommen befreit. Später haben H a v e n und K i n g über fünf erfolgreiche Operationsfälle berichtet. Nach W h i t e und S m i t h w i c k wurden im ganzen bis 1941 elf derartige Operationen durchgeführt. Ein Patient starb, die anderen hatten ihre Schmerzen verloren. Die Kranken von H a v e n und K i n g sind nicht in die Zahlen von W h i t e und S m i t h w i c k einbezogen.

1947 haben L i n d g r e n und O l i v e c r o n a in sieben Fällen diese Operation versucht und die fünf höchsten thoracalen Wurzeln bei Kranken mit Angina pectoris reseziert. Ein Patient starb innerhalb einiger Stunden an einem Infarkt, ein anderer Patient starb drei Monate post operationem, nachdem er in der Zwischenzeit nur eine leichte Besserung seiner Beschwerden hatte. Die anderen Patienten wurden von ihren Herzschmerzen total oder fast vollkommen befreit, aber nach einer Zwischenzeit von drei bis sechs Monaten kamen die Schmerzen in drei Fällen wieder, ohne jedoch die Intensität vor der Operation zu erreichen. Ein Patient wurde von den Angina-pectoris-Attacken für zwölf Monate befreit, hatte aber ein ständiges Opressionsgefühl in der Brust. Bei einem anderen Kranken entwickelte sich eine Anaesthesia dolorosa. Bekanntlich ist diese den verschiedenen Formen der Behandlung unzugänglich und die Beschwerden dieses Zustandes können ungeheure Formen annehmen. Drei andere Patienten mit Opressionsgefühl konnten durch Nitroglycerin nicht mehr gebessert werden. Zusammenfassend meinen L i n d g r e n und O l i v e c r o n a, daß das Ergebnis der Durchschneidung der hinteren Wurzeln enttäuschend war. Dazu kommt noch, daß die Operationsmortalität groß ist und daß die Laminektomie, welche in Bauchlage des Patienten ausgeführt werden muß, von den Patienten schwer ertragen wird. Die Komplikationen, die an eine gewöhnliche Laminektomie anschließen, sind bei Kranken mit Angina pectoris noch viel ernster zu beurteilen als bei anderen Kranken.

Schließlich teilen W h i t e und B l a n d 1948 mit, daß sie bis zu diesem Zeitpunkt Berichte aus der Literatur von 29 derartigen Operationsfällen gesammelt haben. Drei der Kranken starben. Die Ansicht der Autoren ist, daß die Operation unter intratrachealer Äthernarkose sicherer durchgeführt werden kann, und daß durch sie jeder Schmerz in der Praecordialregion und auch die Ausstrahlung in die Arme behoben werden kann. Es ist aber notwendig, auf beiden Seiten die oberen vier thoracalen hinteren Wurzeln zu resezieren. Als Vorteile des Eingriffes wird von W h i t e und B l a n d die technische Einfachheit der Laminektomie geschildert, welche von den meisten Chirurgen ausgeführt werden kann. Die Möglichkeit der Regeneration der Nervenfasern kommt bei diesem Eingriff nicht in Frage und schließlich können durch ihn die cardialen afferenten Fasern auf beiden Seiten durch einen einzigen Eingriff durchtrennt werden. Diese Vorteile werden aber dadurch aufgewogen, daß die Laminektomie in der Ausdehnung von vier Wirbelkörpern eine eingreifende Operation ist und daß die Möglichkeit einer konsekutiven ischämischen Myelitis besteht und daß in einem Fall eine schwere Hypertension mit atypischen Herzschmerzen (Fall von M i x t e r und W h i t e, 1934) auftrat.

Den Eingriff führten neben W h i t e und B l a n d, D a v i s, C o n e, G r a n t, H a v e n, C r u t c h f i e l d, R a y aus.

Zusammenfassend möchte ich sagen, daß für Angina-pectoris-Kranke, die ich bezüglich einer eventuellen Operation zu beurteilen hatte, dieser Eingriff zu groß gewesen wäre.

b) Durchschneidung des N. depressor. In die Reihe der heute kaum mehr ausgeführten Operationen gehört die von E p p i n g e r und H o f e r vorgeschlagene Durchschneidung des N. depressor, welche sich nicht durchsetzen konnte. Der von C y o n und L u d w i g studierte N. depressor, dem eine blutdrucksenkende und pulsverlangsamende Wirkung zugeschrieben wird, wurde auch gleichzeitig als sensibler Nerv der Aorta aufgefaßt. E p p i n g e r und H o f e r haben 1922 bei Patienten mit Angina pectoris den N. depressor durchschnitten. Bis zum Jahre 1925 waren zehn solche Kranke operiert worden. Der erste nach diesem Verfahren operierte Patient ist 1½ Jahre nach der Operation frei von anginösen Attacken gestorben. Bei dem zweiten Patienten wurde ein acht Monate andauernder Erfolg erzielt. Der dritte Patient starb bald nach der Operation an einer Posticusparese. Der vierte und fünfte Patient war durch Monate anfallsfrei. Ein weiterer Patient hatte nach einseitiger Operation an der operierten Seite keine Schmerzen. Das Ergebnis bei den restlichen Patienten war zum Teil unklar, zum Teil unbefriedigend. Das Verfahren wurde in der Folgezeit eine „Tücke der anatomischen Verhältnisse", da der N. depressor nicht immer eindeutig topographisch zu finden war. Und so erzielten die Nachahmer der Methode fast immer Versager, so daß die Operation im allgemeinen aufgegeben worden zu sein scheint.

c) Durchschneidung der efferenten präganglionären Fasern. 1939 hat R a n e y versucht, die efferenten präganglionären Fasern an Stelle der afferenten Schmerzleitungswege zu unterbrechen. Er bezweckte mit dieser Methode den Coronarspasmus auf diesem Wege zum Verschwinden zu bringen, ohne aber die Warnungszeichen der Coronarinsuffizienz als solche zu beheben. Die Operation ist ziemlich kompliziert und besteht in der Unterbrechung der thoracalen Rami communicantes und in der gleichzeitigen Exstirpation des sympathischen Stranges bis zum 5. thoracalen Ganglion. R a n e y berichtet über elf erfolgreich ausgeführte Operationen dieser Art. P e r l o w hatte diese Methode in einem Fall erfolglos angewendet und konnte seinen operierten Kranken mit der simplen Sympathicusblockade mit Alkohol heilen.

d) Operationen zur Revascularisierung oder künstlichen Vascularisation des Herzmuskels. Die Grundlagen für die Besserung der Blutzufuhr zum Herzmuskel auf experimentellem Wege basieren auf jahrzehntelangen Versuchen von C. S. B e c k. Es konnte durch sie gezeigt werden, daß Versuchstiere trotz der Ligatur von einer oder beider Coronararterien am Leben erhalten werden konnten, wenn man vorher eine extracoronare Zirkulation dadurch herbeiführte, daß man das Herz mit anderen Geweben in Berührung brachte. B e c k experimentierte zuerst mit der künstlichen Vereinigung des Herzens mit dem Pericard. Einige Wochen, nachdem Verwachsungen zwischen Epicard und Pericard eingetreten waren, ertrugen die Tiere Ligaturen der Coronargefäße besser als vorher. Bei mikroskopischen Untersuchungen zeigte sich, daß sich neue Anastomosen zwischen den Gefäßen des Epicards und des Pericards ausgebildet hatten. Ähnliche Versuche wurden von B e c k und seinen Mitarbeitern mit mediastinalem Fettgewebe gemacht. L e z i u s konnte zeigen, daß ein ähnliches Resultat dann zustande kam, wenn man Lungengewebe auf das Epicard brachte. Schließlich haben B e c k, R i e n h o f f und O'S h a u g h n e s s y durch einen Zwerchfellschlitz das große Netz aus der Bauchhöhle an das Epicard herangebracht und konnten eine bessere Durchblutung des Herzens feststellen, welche die Coronarligatur im Experiment zuließ. Einen mehr praktischen Vorschlag machte dann wieder B e c k, indem er einen gestielten Lappen des M. pectoralis maior an die Herzoberfläche brachte und dann zeigen konnte, daß sich zwischen Herz und Skelettmuskel Gefäßanastomosen gebildet haben, wodurch eine Ligatur der Kranzgefäße beim Versuchstier ermöglicht wurde.

Die ersten derartigen Operationen am Menschen wurden von B e c k 1934 ausgeführt. Bei einem 48 Jahre alten Mann, der seit neun Jahren an Angina pectoris litt, brachte die Annähung des Pectoralislappens an das Herz einen Erfolg, denn der Kranke war $3^1/_2$ Monate nach der Operation beschwerdefrei und nach sieben Monaten arbeitsfähig. Bis 1937 wurde diese Operation von B e c k an 20 Kranken ausgeführt; acht Patienten starben. Bei allen Überlebenden wurde eine Besserung der Beschwerden festgestellt.

Die Operation wurde im Laufe der Zeit vielfach modifiziert und kleiner gestaltet. Zur selben Zeit hat auch O'S h a u g h n e s s y seine Operationsmethode (Cardioomentopexie) zum ersten Male praktisch durchgeführt. Bis 1937 hatte dieser Autor sechs Fälle damit behandelt. An den Eingriffen selbst starb kein Kranker. Zwei Patienten erlagen interkurrenten Erkrankungen (Ulcusblutung, Urämie). Die subjektiven Beschwerden besserten sich. Das Elektrocardiogramm war nach der Operation günstiger.

L e z i u s berichtet 1951, daß er mit seiner vor zwölf Jahren im Tierversuch angegebenen Cardiopneumopexie bei zwei Kranken mit schwerer Stenocardie einen bis nun sechs Monate anhaltenden Erfolg erzielte. Es handelte sich um eine 72jährige und eine 74jährige Frau! Beide waren seit Jahresfrist wegen Coronarinsuffizienz bettlägerig. Bei Gehversuchen traten bei 40 bis 50 Schritten anginöse Anfälle auf. Im Elektrocardiogramm zeigte sich ein typischer Hinterwandinfarkt sowie eine schwere Coronarinsuffizienz. Die angiösen Herzschmerzen hörten nach der Operation *sofort* auf. Aus diesem Grunde meint

L e z i u s, daß es sich bei dem Eingriff nicht um eine bessere Herzdurchblutung handelt, welche erst nach fünf bis sieben Wochen zu erwarten gewesen wäre, sondern daß die Durchschneidung von Reflexbahnen, welche im Pericard verlaufen, die Herzschmerzen zum Verschwinden brachte. Es wäre also die Resektion der linken Herzbeutelhälfte das wichtigste Moment, um nach R ö s s l e r, U n n a, F r e y und F e l i x die Leistungsfähigkeit des Herzens zu erhöhen. Das Elektrocardiogramm zeigte im Gegensatz zur klinischen Besserung keine ausschlaggebende Veränderung. Das klinische Befinden der beiden alten Frauen ist ein ausgezeichnetes. Hohes Alter ist also keine Kontraindikation zu diesem Eingriff.

e) Die Instillation von entzündungserregenden, corpusculären Substanzen in den Herzbeutel. In letzter Zeit führte B e c k folgende Operation aus: In Lachgasanästhesie wird am linken Sternalrand der 4., 5. und 6. Rippenknorpel entfernt. Die Pleura wird eröffnet. Ein Apparat kontrolliert Inflation oder Kollaps der Lunge. Das Pericard wird inzidiert. Hierauf wird in den eröffneten Herzbeutel gepuderter Asbest über das Herz gesprenkelt, das mediastinale Fettgewebe an das Herz herangezogen und die Operationswunde wieder geschlossen. Das Pericard wird dann an die Thoraxwand angenäht. Eine sehr genaue Nachbehandlung ist erforderlich. Gepuderter Asbest wird dem Talk vorgezogen, obwohl T h o m p s o n und R e i s b e c k letzteren zu demselben Zweck verwenden. Durch dieses Verfahren wird eine künstliche Entzündung hervorgerufen, die die Vascularisation des Herzens bessern soll. In der ersten Serie von zwölf Fällen war die Mortalität 50%. In den letzten neun Fällen betrug sie 0%. In einer Publikation von F e i l und B e c k wird erwähnt, daß von 23 Fällen acht innerhalb der ersten Woche nach der Operation starben. Die Überlebenden zeigten eine deutliche Besserung. 1943 publiziert F e i l über 37 auf diese Weise nach den Methoden von B e c k operierte Kranke. Sie wurden nach B e c k mit gestieltem Pectoralislappen bis zu der Methode, bei welcher gepuderter Asbest eingestreut wird, operiert. Von diesen 37 Fällen sind 14 im Anschluß an die Operation gestorben. Neun Kranke, obwohl sie die Operation selbst überlebten, starben in einer Periode von vier Monaten bis sechs Jahren nach der Operation. Fünf von ihnen waren ganz beschwerdefrei, während vier nur eine geringe Besserung zeigten. Von den 23 Patienten, welche die Operation überstanden, leben noch 14, davon neun endgültig gebessert, fünf nur zum Teil gebessert.

Nach Übersicht der Weltliteratur fand ich keinen Chirurgen, der dieses Verfahren nachgeahmt hätte. Die Mortalität des Eingriffes ist hoch und das von B e c k selbst angegebene Ergebnis steht nicht über den bedeutend ungefährlicheren Eingriffen.

T h o m p s o n führte die Erzeugung günstiger Adhäsionen durch Einstreuen von Talk in den Pericardialsack aus. Bei 36 Patienten wurde der Eingriff ausgeführt. Sechs Kranke starben im Spital nach der Operation (fünfmal an Coronarverschluß, einmal ein Infarktdurchbruch). 21 Patienten zeigten eine deutliche Besserung und acht von diesen bezeichnen sich als gesund. Fünf Patienten waren deutlich gebessert und vier Kranke haben noch ihre Stenocardie.

f) Anastomosen einer Körperarterie mit dem Sinus coronarius. Auch die nun kurz zu erwähnende Operationsmethode von B e c k gehört im strengen Sinne des Wortes nicht zur Sympathicuschirurgie, sie muß aber doch hier erwähnt werden, um die verschiedenen Richtungen der Bemühungen zur Erreichung einer besseren Durchblutung des Herzens — hier auf mechanischem Wege — aufzuzeigen.

B e c k hat nach ausgedehnten Tierversuchen eine Operationsmethode angegeben, bei welcher eine Körperarterie mit dem Sinus coronarius verbunden
wird.

Nach jahrelangen experimentellen Untersuchungen wurde die Operation auch
beim Menschen angewendet. Nach gründlichen Überlegungen wurde von dem
großen Krankengut — B e c k teilt diesbezüglich mit, daß er in den abgelaufenen zwei Jahren vor seiner Publikation 100 Patienten mit Coronarerkrankungen sah, welche zwecks Operation bei ihm erschienen waren — acht
Patienten nach genauen Voruntersuchungen ausgewählt, um in das Spital zu
Studienzwecken aufgenommen zu werden. Am 27. Januar 1948 wurde dann der
erste Eingriff ausgeführt. Der Kranke hatte eine schwere Coronarerkrankung,
welche längere Zeit zurücklag. Ein Transplantat aus der Brachialarterie wurde
zwecks Herstellung einer Verbindung zwischen der Aorta und dem Sinus coronarius ausgewählt. Das erwähnte Segment der Brachialarterie hatte einige
atheromatöse Ablagerungen. Die Anastomose wurde so angelegt, wie B e c k
sie bei seinen experimentellen Arbeiten auszuführen pflegte. Der Patient ertrug
die Operation.

Diese Operation würde von B e c k später modifiziert. Er konstruiert nun
ein Venentransplantat und verbindet mit demselben die Aorta und den Sinus
coronarius durch Gefäßnaht. Diese heroische Operation wurde bis Ende 1951
an 28 Kranken ausgeführt, von denen 23 genesen waren. Es gab fünf Todesfälle.
Dieser Eingriff wurde nur bei ganz schweren Fällen von Angina pectoris ausgeführt; oft wurde in zwei Akten operiert. Vielfach wurde, um eine intercoronare Gefäßkommunikation zu schaffen, die oben erwähnte chemische Irritation des Pericards hinzugefügt. B e c k sieht noch davon ab, ein endgültiges
Urteil über diesen Eingriff abzugeben.

g) Ligatur der großen Coronarvene mit oder ohne pericoronarer Neurektomie. Diese Operation wurde von F a u t e u x 1940 angegeben. In ausgedehnten Tierversuchen wurde gezeigt, daß die Ligatur der V. coronaria die
Zirkulation in der Coronararterie bessert. Gleichzeitig wurden von dem Autor
alle nervösen Gebilde, welche um die Coronararterie und an der Aortenwurzel
gelegen sind und aus dem Vagus, Sympathicus sowie aus sensiblen Fasern
bestehen, reseziert. Dieser letztere Vorgang wurde als „pericoronare Neurektomie" bezeichnet.

Das Prinzip, welches dieser Methode zugrunde liegt, stammt aus der Chirurgie
der peripheren Gefäße. Es besagt, daß der arterielle Blutumlauf durch die
Ligatur der parallel verlaufenden Vene gebessert wird. G r o ß, B l u m und
S i l v e r m a n haben 1937 im Experiment festgestellt, daß nach Ligatur des
Sinus coronarius eine intensive Dilatation in den intramyocardialen Gefäßen
eintritt. Die Ligatur wurde daher von den erwähnten Autoren als Methode der
Behandlung bei einem Coronarverschluß vorgeschlagen.

Der Operation liegen folgende Tierversuche zugrunde: An 20 Hunden wurde
die Coronararterie ligiert. 20% der Tiere überlebten den Eingriff. Bei einer
zweiten Gruppe von Hunden wurde im ersten Akt die V. coronaria ligiert,
ungefähr einen Monat später wurde eine Coronararterie ligiert. In dieser Serie
überlebten 40% der Hunde. Es ist hervorzuheben, daß die Tiere, welche starben,
sofort nach dem Verschluß der Coronararterie zugrunde gingen. In einer dritten
Gruppe von Hunden wurde zunächst die pericoronare Neurektomie allein ausgeführt. Die Ligatur einer Coronararterie wurde erst nach einem bestimmten
Zeitintervall durchgeführt. Bei diesen Tieren überlebten 60%. In dieser Gruppe

konnte weiter festgestellt werden, daß kein einziges Tier sofort nach dem künstlich herbeigeführten Arterienverschluß starb. In einer vierten Gruppe von Versuchstieren wurde sowohl die pericoronare Neurektomie, als auch die Ligatur der V. coronaria durchgeführt und erst in einem zweiten Akt die Coronararterie ligiert. In dieser Gruppe überlebten 86,7% der Tiere.

F a u t e u x hat dann während der Jahre 1940 bis 1946 mit der erwähnten Methode 16 Kranke operiert. Sie wurden in drei Gruppen eingeteilt: In der ersten Gruppe wurde nur die V. coronaria ligiert. In der zweiten Gruppe wurde die Coronarvene unterbunden und eine pericoronare Neurektomie angeschlossen und in der dritten Gruppe wurde die pericoronare Neurektomie allein ausgeführt. In allen Fällen hat es sich um Patienten gehandelt, die an schwerer Angina pectoris erkrankt waren und bei welchen mittels Elektrocardiogramms eine schon längere Zeit bestehende Coronarthrombose festgestellt worden war. Drei Kranke starben, zum Teil während, zum Teil nach der Operation. Elf Patienten leben, davon einer sechs Jahre nach dem Eingriff. Er steht im Alter von 65 Jahren und arbeitet. Seine einzige Beschwerde ist eine leichte Dyspnoe nach Anstrengungen. Bei drei Patienten liegt die Operation fünf Jahre zurück. Sie sind beschwerdefrei und haben dieselbe Beschäftigung wie vorher. Aus der Gruppe, bei welcher die Ligatur der V. coronaria und die pericoronare Neurektomie gleichzeitig durchgeführt wurden, ist ein Patient nach eineinhalb Jahren wohl und arbeitet, ein zweiter ist stark gebessert und fühlt nur manchmal Schmerzen in der Brust und der dritte Fall fühlt sich wohl.

In einem neuen Bericht aus dem Jahre 1948 teilt F a u t e u x mit, daß er bisher 43 Kranke operiert hätte, wovon drei an einer massiven Embolie starben. Bei 16 Kranken war die Ligatur der V. coronaria der alleinige Operationsvorgang. Bei zwei Kranken wurde die pericoronare Neurektomie allein ausgeführt und in 23 Fällen wurden beide Vorgänge kombiniert. Die Operationsmortalität beträgt 18,6% (acht Kranke starben). Sechs Kranke starben an Coronarthrombose. Von 35 Überlebenden wird das Resultat bei 20 als „excellent" bezeichnet.

h) Die Infiltration und Resektion des Plexus praeaorticus.   1949 hat A r n u l f eine Infiltration des Plexus praeaorticus bei Angina pectoris angegeben. Bei dieser Infiltration scheint es zweckmäßig, sich an folgende anatomische Tatsachen zu halten:

1. Es ist darauf zunächst Bedacht zu nehmen, an welcher Stelle das Pericard von oben her in der Höhe des Aortenbogens ansetzt. Es ist möglich, ohne in das Pericard einzudringen, an dessen oberen Ansatz zu gelangen.

2. Es ist in Betracht zu ziehen, daß die beiden Pleurablätter sich anatomisch auf verschiedenen Seiten verschieden verhalten. Die linksseitige Pleurakuppe bleibt immer außerhalb in Bezug auf die Präaortenfasern. Es bleibt auf der linken Seite ein von der Pleura freies Areal bestehen und man dringt mit der eingeführten Nadel links weniger wahrscheinlich in die Pleura ein als rechts.

3. Der venöse Truncus brachiocephalicus steht auf der linken Seite in unmittelbarem Kontakt mit den zu infiltrierenden Nerven.

Es handelt sich also bei der präaortalen Infiltration darum, sowohl der Pleura, als auch dem Truncus brachiocephalicus auszuweichen, was links leichter möglich ist, als auf der rechten Seite. Der Plexus praeaorticus liegt etwa 5 bis 6 cm unterhalb des Manubrium sterni bzw. der Clavicula. Infolge der anatomischen Verhältnisse der erwähnten Gebilde aber empfiehlt es sich nicht. in der Mittellinie einzugehen, sondern unterhalb der linken Clavicula.

Die Technik des Vorganges ist nach A r n u l f folgende: Unter ständigem Ansaugen, um ein Anstechen von Blutgefäßen sofort festzustellen, wird eine Punktionsnadel von 10 bis 12 cm Länge mit einer 20-cm-Spritze links vom Sternoclaviculargelenk eingeführt. Die zur Infiltration notwendige Lösung ist 1%iges Procain ohne Adrenalin. Der Patient befindet sich in aufrechter Lage, der Kopf ist nach der rechten Seite gedreht. Beim Vordringen wird die Nadel so vertical als möglich unterhalb der Clavicula eingeschoben. Bei einem korpulenten Individuum ist es notwendig, 7 bis 8 cm tief einzudringen. Man hat nach A r n u l f zunächst das Gefühl, als ob die Nadel sich in dem zellulären Gewebe des Mediastinums verlieren würde, zumal man auf einen knöchernen Widerstand nicht stößt. De facto ist das erste größere Gebilde, auf das man stößt, die Aorta selbst und so fühlt man auch beim Vordringen einen leichten Widerstand von Seiten derselben, und die Pulsation der Nadel wird immer stärker. An dieser Stelle ist das Anästheticum sehr langsam zu injizieren. Es läßt sich das Anstechen der Pleura und von größeren Gefäßen bei einiger Übung in der Technik leicht vermeiden.

L i a n und seine Mitarbeiter meinen, daß das Vorgehen von A r n u l f alle Elemente des Sympathicus, welche bei der Schmerzleitung beteiligt sind, trifft. Sie haben in mehreren Fällen das Verfahren von A r n u l f angewendet, injizieren aber auf der rechten Seite paramedian. Die Behandlung besteht aus sechs bis acht Infiltrationen, welche jeden zweiten Tag durchgeführt werden. In 20% der Fälle kam es zu einem Verschwinden der Schmerzen ohne weitere medizinische Hilfsbehandlung. Meistens aber, meint L i a n, ist diese Behandlung nur von vorübergehendem Effekt und es scheint die Resektion des präaortalen Plexus zweckmäßiger zu sein.

Später wurde die Resektion des Plexus aorticus von A r n u l f bei Angina pectoris angegeben. Der Plexus praeaorticus besteht meist aus fünf Nervenzügen, welche untereinander Anastomosen zeigen, und die sowohl mit dem linken Vagus, als auch mit dem cervicalen Sympathicus in Verbindung stehen. Der Plexus praeaorticus innerviert die linke Coronararterie und stellt auch zum Teil das Innervationsgebiet der rechten Coronararterie dar. Nach Tierversuchen, welche gezeigt haben, daß die Resektion des präaortalen Plexus mit dem Leben vereinbar ist und eine intensive Vasodilatation im Gefolge hat, wurde der Eingriff auch am Menschen versucht. A r n u l f hat die Operation bei solchen Fällen ausgeführt, wo die gewöhnliche Novocaininjektion nur von vorübergehender Wirkung war. Auch in solchen Fällen, wo die doppelseitige Stellektomie nicht zu dem gewünschten Erfolg führt, konnte nach der Resektion der präaortalen Fasern noch ein Verschwinden der Beschwerden festgestellt werden. Die Resektion hat A r n u l f sechsmal ausgeführt. Ein Myocardinfarkt stellt keine Kontraindikation für den Eingriff dar. Die Operation erfolgt in lokaler Anästhesie, extrapleural nach Resektion des vorderen Endes der 2. Rippe inklusive des Rippenknorpels. Die Resektion des Plexus praeaorticus soll so komplett als möglich sein. Unter den sechs operierten Kranken wurde nur ein Versager festgestellt. Bei einem Kranken verschwand nur der Präcordialschmerz, während die brachialen und epigastralen Beschwerden weiter anhielten. Bei dem letzten Falle schließlich war das Ergebnis der Resektion nur ein vorübergehend befriedigendes. In diesem Falle konnten aber nicht alle Fasern reseziert werden.

Wie schon oben hervorgehoben, ist auch L i a n bei Versagen der bloßen Infiltration zu der Resektion des präaortalen Plexus übergegangen. Zusammen mit S i g u i e r, L e v e a u und C r o s n i e r hat er dann nochmals zur Resektion des Plexus aorticus thoracicus Stellung genommen und über zwölf Operationen

berichtet, welche L e v e a u vornahm. Bei zehn von diesen zwölf Operationen
verschwanden die Schmerzen schon bei der Operation und traten später nicht
mehr auf. Es zeigte sich nur ein unangenehmer Druck unter dem Sternum bei
körperlicher Anstrengung. Der älteste Fall liegt nun ein Jahr zurück. Bei den
zwei Versagern handelt es sich einmal um ein Aortenaneurysma, beim anderen
kam es am 17. Tag nach der Operation zum Exitus (Myocardinfarkt).

Die Operation wurde in Lokalanästhesie ausgeführt und dauerte zirka eine
Stunde. Es wurde die 2. Rippe mit dem Knorpel nahe dem Sternalrand reseziert
und die A. mammaria interna ligiert.

Der linke Lungensinus wird freigelegt und abgedrängt. Nun reseziert man an
der Vorderseite der Aorta die hier gelegenen Nervenfasern (meist fünf an der
Zahl). In zwei Fällen, wo die Fasern nicht gut anatomisch darstellbar waren,
wurde an der Aorta eine periaortale Sympathektomie ausgeführt.

Im Anschluß berichtet L e r i c h e über einen von ihm nach diesem Vorgehen
1944 erfolgreich operierten Kranken. L e r i c h e meint, daß er diesen Eingriff
schon 1913 ins Auge gefaßt habe und daß diese Operation das einfachste operative Verfahren bei der Angina pectoris darstelle.

Über die Resektion des vorderen Aortenplexus berichtet auch B o e r e m a
über sehr gute Erfolge in zwei Fällen von schwerer Angina pectoris und bedeu-
tender Besserung in einigen weiteren Fällen.

D e m m e r hat schließlich auf Grund der Berichte von L i a n und A r n u l f
den Operationszugang modifiziert und transsternal operiert. Das Mediastinum
wird nach Sternumspaltung eröffnet, an der Aorta eine periaortale Sympathektomie ausgeführt, wie sie L i a n schon durchführte und schließlich wird das
Operationsfeld mit einer 6%igen Phenollösung nach D o p p l e r gepinselt.
D e m m e r hat sechs Kranke operiert. Es kam zu keinem Todesfall. Die Kranken
sind zum Teil sehr, zum Teil partiell gebessert. Die Fälle wurden bisher 5 bis
14 Monate beobachtet.

Schließlich hat D z a n e l i d z e 1950 ebenfalls die A r n u l f sche Methode
modifiziert. In der Mitte des Manubrium sterni wird in der Höhe des ersten
linken Intercostalraumes ein Bohrloch gesetzt. Genau sagittal wird nun eine
lange Nadel eingeführt und 1%ige Novocainlösung ohne Adrenalinzusatz vor
der Aorta deponiert. Bei 27 Fällen ohne Exitus trat 16mal ein Erfolg auf. In
drei Fällen wurden die Anfälle geringer und acht Fälle blieben unbeeinflußt.

Die Infiltration des Plexus praeaorticus habe ich selbst dreimal ausgeführt.
Einer dieser beiden letzten Fälle wurde zunächst durch Sympathicusblockade
mit Phenol von seinen Schmerzen befreit, später rezidiv und durch die Infiltration wieder gebessert. Eine operative Entfernung des Plexus nach der Technik
von A r n u l f war ein kleiner Erfolg.

Übersicht

Die Zahl der chirurgischen oder besser gesagt nicht internen Behandlungs-
möglichkeiten ist ungeheuer groß. Wir finden unter ihnen Methoden, die schon
jahrzehntelang geübt werden, wir finden Verfahren, die relativ leicht und wahrscheinlich an sich mit einer Mortalität nicht verbunden sind, wir sehen aber
auch Vorschläge, welche vom experimentellen Standpunkt interessant sind, aber
schwerkranken Menschen wohl kaum zuzutrauen sein werden.

Tatsache aber ist, daß die Sympathicusblockade und die Stellatuminfiltration
mit allen ihren Mängeln, welche wir freimütig besprochen haben, in ihren Erfolgen nicht sehr den Operationsmethoden nachstehen.

Ziehen wir noch in Betracht, daß es möglich ist, durch Sicherung der Nadelposition im Sinne von W h i t e eine größere Verläßlichkeit des Verfahrens zu
erzielen, daß es schließlich möglich ist, nach K u x unter Sicht des Auges in
vielen Fällen den Grenzstrang zu blockieren oder zu kauterisieren, denken wir
weiter daran, daß durch die Einführung von Daueranästheticis ein intensiverer

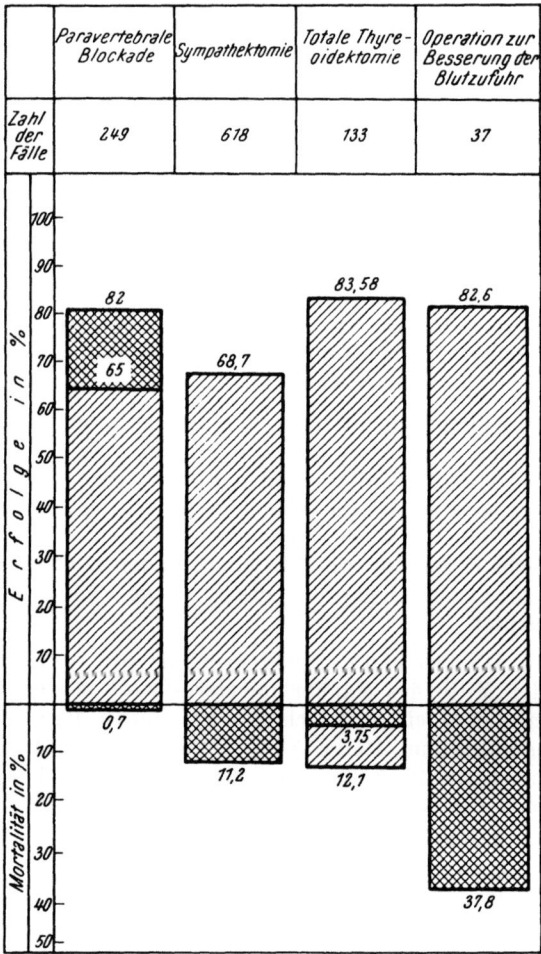

Abb. 13. Übersicht über die Erfolge mit verschiedenen Behandlungsmethoden bei der Angina pectoris
nach dem Stande von 1947.

Erfolg zu erwarten sein könnte, dann müssen wir sagen, daß es ohne Versuch
mit den einfacheren Methoden eine Sympathicusoperation bei Angina pectoris
nicht geben sollte.

Von den rein operativen Methoden aber haben bisher die Stellektomie und
die anderen thoracalen Sympathektomien den Vorzug einer gut basierten theoretischen Voraussetzung. Sie sind also nach vergeblichen Versuchen mit den
Blockaden zunächst in Betracht zu ziehen. Nach ihnen kommen dann die Operationsmethoden nach A r n u l f, L i a n und D e m m e r in Frage, die allerdings
unter unsicherer Anatomie und Physiologie arbeiten, aber immerhin Eingriffe

zu sein scheinen, welche noch Schwerkranken mit Stenocardie zugetraut werden können (D e m m e r).

Auch rein zahlenmäßig ergibt sich ein ähnliches Bild, wenn wir die Blockaden mit den Operationsmethoden vergleichen. Die beigefügte Tabelle stammt aus meinem Buch, das 1947 erschienen und nicht mehr ganz gültig ist. Aber immerhin vermittelt sie doch noch auch heute ein klares Bild (Abb. 13).

1. Sympathicusoperationen am cervicothoracalen Teil mit Einschluß der Stellektomie entnehme ich einer Zusammenstellung von O c h s n e r und De B a k e y (1937). Sie enthält die Fälle von R e i d und A n d r u s, C u t l e r, F o n t a i n e, L e r i c h e und F o n t a i n e, Y a t e r und T r e w h e l l a, O r t h, S a r a s o l a.

Die Zahl der von diesen Autoren durchgeführten Operationen beträgt 618 Fälle.

Die Resultate werden bezeichnet als:

Gut	42,4%
Gebessert	26,3%
Mißerfolge	13,7%
Unsichere Erfolge	5,3%
Mortalität	11,2%

2. Nach einer Zusammenstellung von P a r s o n und P u r k s wird über 133 Fälle von totaler Thyreoidektomie bei Angina pectoris berichtet. Erfolge liegen in 83,58% der Fälle vor. Die Mortalität beträgt 3,75%. Eine Zusammenfassung von F r e y zeigt 68,9% Erfolge bei einer Mortalität von 15,6%.

3. Nach der letzten Publikation von B e c k und F e i l (1943) wurden Methoden zur Vascularisation des Herzens von B e c k in 37 Fällen ausgeführt. Erfolge traten in 82,6% der Fälle auf, die Mortalität betrug damals 37,8%.

4. Sympathicusblockade und Stellatuminfiltration. Über günstige Ergebnisse mit der Sympathicusblockade haben im Laufe der Jahre — sehen wir von den größeren Berichten von M a n d l, W h i t e, L e v y und M o o r e, M a r v i n, P e r l o w ab — F l o t h o w, R u t h, Du B o s e, L e r i c h e, G a s k und R o s s, S w e t l o w, Y a t e r und T r e w h e l l a, W o o d b r i d g e, P l e t n e r, B e r a r d, J e s s e n, R a n s o h o f f, P a r a f und D r e y f u s, Le F o y e r, G r a n t, L a z o r t h e s u. a. berichtet. Die erwähnten größeren Berichte stammen von W h i t e (1940) 62 Fälle, P e r l o w (1941) 22 Fälle, L e v y, M a r v i n und M o o r e (1942) 45 Fälle, und hiezu die Fälle von M a n d l aus drei Perioden:

1923 bis 1926	20 Fälle
1926 bis 1938	80 Fälle
1940 bis 1944	20 Fälle
(1945 bis 1951 werden nicht eingeschlossen.)	

Wir verfügen also in Bezug auf diese vier Autoren über einen Überblick von 249 Fällen.

Die Erfolgszahlen weisen bei W h i t e	82,5%
bei L e v y und M o o r e	77,5%
bei P e r l o w	73,0%
bei M a n d l	65 bis 75% auf.

Die Mortalität ist gering und als Zufallsmortalität zu bezeichnen. Sie beträgt unmittelbar nach der Methode bei L e v y und M o o r e 0%, bei M a n d l 0%, bei P e r l o w starb ein Fall, d. i. 4,9%. Von den Todesfällen bei W h i t e kann ich nur einen als im Zusammenhang mit dem Eingriff als möglich bezeichnen, d. i. 1,5%. Es ergibt sich also bei 249 Fällen ein Erfolgsdurchschnitt von 70 bis 82%, bei einer Mortalität von zwei Fällen, d. i. 0,7%.

Nach dieser Tabelle ergibt ein Überblick über Erfolge und Mortalität der vier gebräuchlichsten Methoden chirurgischer Behandlung der Angina pectoris, daß die Sympathicusblockade zu den ungefährlichsten und gleichzeitig zu den erfolgreichsten Verfahren gehört, welche bei Angina pectoris angewendet werden.

Wenn wir daran denken, daß die Sympathicusblockade und die Stellatuminfiltration die schlechtesten und schwersten Fälle zur Behandlung bekommt, bei welcher andere Verfahren sicher abgelehnt worden wären, dann sind die Vorteile der beiden Methoden bei der Angina pectoris augenfällig. Besonders die niedrige Mortalität ist bestechend, und ich meine, daß wir auch durch diese Tatsache den Internisten für diese Methoden gewinnen können. Dem theoretischen Fortschritt unserer Kenntnisse, welche die anderen Operationen gebracht haben, wird diese Feststellung wohl keinen Abbruch tun.

Das einzig theoretisch gut begründete Operationsverfahren ist die hohe thoracale Sympathektomie (W h i t e, L i n d g r e n und O l i v e c r o n a). Von anderen Verfahren ist die Stellektomie begründet und rationell. Neuere Methoden stehen noch im Stadium des Experimentes, sind aber von Fall zu Fall zu erwägen. Von den indirekten Operationsverfahren hat die totale Thyreoidektomie in bestimmten Fällen sicher auch noch heute ihr Indikationsgebiet. Die präaortale Plexusresektion nach A r n u l f scheint ein harmloses und erfolgreiches Verfahren zu sein, dessen Grundlage allerdings noch nicht feststeht.

Alle Einwände gegen die erwähnten Verfahren bezüglich eines Schwindens des „roten Gefahrensignales" sind hinfällig.

Literatur

A d l e r, E., und F. M a n d l, Confin. neurolog. 1948. — A d s o n, A. W., und G. E. B r o w n, J. A. M. A. **102**, 115 (1934). — A l b u t t, C., Diseases of the Arteries. London: MacMillan, 1915, Lancet **101**, 883 (1923). A r n u l f, G, L'infiltration stellaire, Paris: Masson & Cie., 1947; Congr. de Chir. franc., Paris, 1949; Sem. Hôp. Par. **20**, 902 (1950); J. Chir. (Fr.) **66**, 97 (1950).

B e a u m o n t, G. E., und J. D. R o b e r t s o n, Lancet **1939**, 1, 682. — B e c k, C. S., Ann. Surg. **118**, 788 (1943); **102**, 801 (1935); Amer. Heart J. **22**, 539 (1941). — B e c k, C. S., und A. E. M a c o, Amer. Heart J. **21**, 767 (1941). — B e c k, C. S., K. S. H a h n, D. S. L e i g h n i n g e r und F. F. A l l i s t e r, J. A. M. A. **147**, 1726 (1951). — B e r a r d, M., Les methodes du traitement de l'angine de poitrine. Lyon: Rey, 1937. — B l u m g a r t, H. L., S. A. L e v i n e und D. D. B e r l i n, Arch. int. Med. (Am.) **51**, 866 (1933). — B l u m g a r t, H. L., und S. J. W e i s s, J. clin. Invest. (Am.) **4**, 399 (1927). — B l u m g a r t, H. L., D. D. B e r l i n, D. D a v i s, J. E. F. R i s e m a n, und A. A. W e i n s t e i n, J. A. M. A. **104**, 17 (1935). — B l u m g a r t, H. L., S. L. G a r g i l und D. R. G i l i g a n, J. clin. Invest. (Am.) **9**, 69/91 (1930). — B l u m g a r t, H. L., M. I. S c h l e s i n g e r und D. D a v i s, Amer. Heart J. **19**, 91 (1940), — B o e r e m a, Ndld. Tschr. Geneesk. **1950**, 1340; ref. in Wien. med. Wschr. **1951**, H. 37, 717. — B o y d, A. M., A. H. R a t c l i f f, R. P. J e p s o n und G. G. J a m e s, J. Bone Surg. (Am.) **3**, 325 (1949). — B r a u n, K., Brit. Heart J. **8**, 47 (1946). — B r u n n, F., und F. M a n d l. Wien. klin. Wschr. **1924**, H. 21.

C h a p m a n, E. U., D. K i n s e y, W. P. C h a p m a n und R. H. S m i t h w i c k, J. A. M. A. **137**, 579 (1948). — C o f f e y, W. B., und P. K. B r o w n, Arch. int. Med. (Am.) **21**, 200 (1923). — C o n e, s. W h i t e und B l a n d. — C r u t c h f i e l d, s. W h i t e und B l a n d. — C o l e m a n, E. P., und D. A. B e n e t t, Surg. etc. **57**, 349 (1938). — C u t l e r, E. C., Ann. Clin. med. **5**, 1004 (1927). — C u t l e r, E. C., und S. D. H ö r r, Ann. Surg. **113**, 245 (1941). — C u t l e r, E. C., und J. F i n e, J. A. M. A. **86**, 1972 (1926).

Danielopolu, D., L'angine de poitrine. Paris: Masson & Cie., 1927; Presse méd. 1930, H. 38, 1789; J. Physiol. et Path. gén. 31, 33 (1933); Acta Cardiolog. Bruxelles 3, 175 (1948); Cardiologica 14, 1 (1949). — Davis, L., J. A. M. A. 101, 1921 (1933). — Davis, L., und L. L. Pollock, Arch. Neur. (Am.) 27, 282 (1932). — Davis, L., L. L. Pollock und T. T. Stone, Surg. etc. 55, 418 (1932). — Davis, M., und O'Shaughnessy, Lancet 1938, 128. — Du Bose, F. G., Amer. J. Surg. 1931-N. S., 14, 3. — Demmer, F., Wien. klin. Wschr. 1951, H. 12, 227; 1951, H. 38, 719. — Dzanelidze, Chirurgijy 1, 10 (1950).

Eppinger, E. C., und S. A. Levine, Proc. Soc. exper. Biol. a. Med. (Am.) 31, 485 (1934). — Eppinger, E. C., Arch. int. Med. (Am.) 53, 120 (1936). — Eppinger, H., und G. Hofer, Wien. klin. Wschr. 1924, H. 28.

Fauteux, M., Surg. etc. 71, 151 (1940); Ann. Surg. 124, 1041 (1946); Mem. Acad. Chir., Paris 74, 528 (1948). — Fauteux, M., und J. H. Palmer, Canad. med. Assoc. J. 45, 295 (1941). — Feil, H., Ann. Surg. 118, 807 (1943). — Feil, H., und C. S. Beck, J. A. M. A. 45, 295 (1941). — Feil, H., und C. S. Beck, J. thorac. Surg. (Am.) 10, 529 (1941). — Felix, W., Zbl. Chir. 28, 61 (1930). — Fellinger, K., Lehrbuch der inneren Medizin. I. Band. Wien-Innsbruck: Urban & Schwarzenberg, 1951. — Fishberg, A. M., Heart Diseases. London: H. Stimpton, 1940. — Flothow, P. G., Amer. J. Surg. 1931-N.-S., 14, 3; West. J. Surg. etc. 57, 143 (1949). — Frey, E. K., Die Chirurgie des Herzens. Stuttgart: Enke, 1939.

Gallaverdin, L., J. Méd. Lyon 1944, 771. — Gask, G. E., und I. P. Ross, The Surgery of the Sympathetic Nervous System. London: Baillière, Tindall & Co., 1937. — Goetz, R. H., Surg. etc. 87, 417 (1948). — Grant, F. C., s. Stroud, W. D., Cardiovascular Diseases. Philadelphia: Davis, 1945. — Gross, L., L. Blum und G. Silverman, J. exper. Med. (Am.) 65, 91 (1937).

Hall und Collab, zit. nach Levy und Moore. — Haven, H., und R. L. King, Surg. etc. 75, 208 (1942). — Haxton, H. A., Brit. med. J. 11. Juni 1949. — Heberden, W., Med. Tr. College Phys. 2, 59 (1772). — Heinbecker, P. I., J. thorac. Surg. (Am.) 2, 517 (1932). — Hesse, E., Russ. Chir. Kongr. (Ref.) 1927. — Hughes, J., Proc. Soc. Med., Lond. 35, 585 (1942).

Jessen, H., Münch. med. Wschr. 85, 1149 (1938). — Jonnesco, Th., Bull. Acad. Méd., Par. 84, 93 (1920); Presse méd. 1921, H. 29, 193; 1923, H. 31, 517.

Kappis, R., Dtsch. Chir.-Kongr. 1922. — Katz, L. N., W. W. Hamburger und M. W. Lev, Amer. Heart J. 7, 731 (1932). — Klausgraber, F., Acta neuroveg. 4, 470 (1952). — Kuntz, A., und A. Morehouse, Arch. Surg. (Am.) 20, 607 (1930). — Kux, E., Acta neurochir. 1, 72 (1950). — Kux, E., und R. Vetter, Dtsch. med. Wschr. 75, 747 (1950).

Langley, I. N., The Autonomic Nervous System. Cambridge: Heffer, 1921; Lancet 1924, 995. — Lauda, E., Lehrbuch der inneren Medizin. Wien: Springer-Verlag, 1950. Lazorthes, G., Presse méd. 1947, H. 45, 517. — Leriche, R., Presse méd. 1927, H. 36, 561; Congr. franc. de Chir., Paris, 1932; La chirurgie de la douleur. Paris: Masson et Cie., 1949. — Leriche, R., und R. Fontaine, Amer. Heart J. 3, 649 (1928); Rev. neur. (Fr.) 1, 1046; J. Chir. (Fr.) 38, 785 (1931). — Leriche, R., R. Fontaine und L. Hermann, C. r. Soc. Biol. 107, 545 (1931). — Levine, S., und F. C. Newton, Amer. Heart J. 1, 41 (1925). — Levy, R. L., und R. L. Moore, J. A. M. A. 116, 2563 (1941). — Lewis, Th., Arch. int. Med. (Am.) 49, 713 (1932); Pain. New York: MacMillan, 1942. — Lezius, A., Langenbeck's Arch. 267, 576 (1951). — Lian, C., Acad. Nac. Med. Madrid 66, 443 (1949). — Lian, C., und F. Siguier, Presse méd. 1947, H. 40, 172. — Lian, C., F. Siguier, Leveau und J. Crosnier, Bull. Acad. Nat. Méd. 1949; Par. méd. 1949, 25. — Libman, E., Amer. Heart J. 14, 495 (1937); J. A. M. A. 102, 335 (1934). — Lindgren, J., und H. Olivecrona, J. Neurosurg. 4, 19 (1947).

Mackenzie, J., Angina pectoris. London: Oxford Med. Publ., 1923. — Mandl, F., Arch. klin. Chir. 136, 495 (1925); Die paravertebrale Injektion. Wien: Julius Springer, 1926; Congr. franc. de Chir., Paris, 1937; Wien. klin. Wschr. 1925, H. 38, 759; 1935, H. 16; 1936, H. 49, 531; 1937, H. 16; 1937, H. 50; Zbl. Chir. 64, 76 (1937); The Paravertebral

Block. New York: Grune & Stratton, 1947. — M a r v i n, H. N., Bull. N. Y. Acad. Med. 11, 435 (1935); New Engld J. Med. 226, 251 (1942). — M i l l e r, H. R., Angina pectoris. New York: Grune & Stratton, 1939. — M i x t e r, W. I., und J. C. W h i t e, Arch. Neur. (Am.) 25, 986 (1931). — M o o r e, R. M., R. E. M o o r e und A. O. S i n g l e t o n, Amer. J. Physiol. 107, 594 (1934).

O c h s n e r, A., und M. de B a k e y, Surgery (Am.) 2, 428 (1937); New Orleans med. J. 90, 520 (1938). — O c h s n e r, A., und C. G i l l e s p i e, New Orleans med. J. 88, 428 (1936). — O l i v e c r o n a, H., J. Neurosurg. 1947. — O r t h, O., Klin. Wschr. 1934, H. 13, 320. — O'S h a u g h n e s s y, L., Lancet 1937, 1, 185; 1939, 970.

P a l, J., Wien. Arch. inn. Med. 6, 153 (1923); Wien. klin. Wschr. 1926, 22; Tonuskrankheiten des Herzens und der Gefäße. Wien: Julius Springer, 1934. — P a l, J., und F. B r u n n, Wien. Ges. f. Inn. Med. 1924. — P a r a f, J., M. D r e y f u s und P. Le F o y e r, Bull. Soc. méd. Hôp. Par. 53, 116 (1937). — P a r s o n, W., und W. K. P u r k s. Ann. Surg. 105, 722 (1937). — P a t t e r s o n, R. H., und W. I. S t a i n s k i, Ann. Surg. 103, 514 (1936). — P e a r c y, J. F., W. S. P r i e s t und C. Van A l l e n, Amer. Heart J. 4, 390 (1932). — P e n d e r, J. W., und D. G. P u g h, J. A. M. A. 146, 798 (1951). — P e r l o w, S., Illinois J. 81, 55 (1942).

R a a b, W., Amer. Heart J. 24, 365 (1942); Arch. int. Med. (Am.) 68, 713 (1941). — R a n e y, R. B., J. A. M. A. 113, 1619 (1939). — R a n s o h o f f, J. L., J. Int. Coll. Surg. 2, 115 (1939). — R a n s o n, S. W., The Autonomic Nervous System. Philadelphia: Saunders, 1935. — R a y, s. W h i t e und B l a n d. — R e i d, M. R., und W. A n d r u s, Ann. Surg. 91, 591 (1925). — R i s e m a n, I. E. F., D. R. G i l l i g a n und H. L. B l u m g a r t. Arch. int. Med. (Am.) 56, 38 (1935). — R u t h, S., J. A. M. A. 102, 424 (1933).

S a l a n d, G., und C. K l e i n, Amer. J. med. Sci. 207, 249 (1944). — S a r a s o l a. zit. nach D a n i e l o p o l u, 1930. — S c h e r f, D., und L. J. B o y d, Klinik und Therapie der Herzkrankheiten und der Gefäßerkrankungen. 5. Aufl. Wien: Springer-Verlag, 1951. — S e l y e, H., und E. C. C u t l e r, Proc. Soc. exper. Biol. a. Med. (Am.) 34, 23 (1936). — S i n g e r, R., Wien. klin. Wschr. 1937, H. 40, 989; Wien. Arch. inn. Med. 1927, H. 12/13: 14, 193 (1927). — S i n g e r, R., und E. A. S p i e g e l, Z. exper. Med. 55, 607 (1927). — S p u r l i n g und G r a t h a m, s. W h i t e. — S t r o u d, W. D., The Diagnosis and Treatment of Cardiovascular Diseases. Philadelphia: Davis, 1945. — S u t t o n, D. C., und H. C. L u e t h, Arch. int. Med. (Am.) 45, 827 (1930). — S w e t l o w, C. I., Amer. Heart J. 1, 393 (1926); Amer. J. med. Sci. 171, 397 (1296); 187, 345 (1929); Amer. J. Surg. 9, 88 (1930). — S w e t l o w, C. I., und A. A. S c h w a r t z, J. A. M. A. 86, 1617 (1926).

T a k a t s, G. de, J. A. M. A. 102, 424 (1934). — T h o m p s o n, S. A., Amer. Pract. 3, 65 (1948). — T h o m p s o n, S. A., und M. J. R e i s b e c k, Ann. int. Med. (Am.) 16, 495 (1942).

V a q u e z, H., Diseases of the Heart. Philadelphia: Saunders, 1924. — V o ß - s c h u l t e, K., Med. Klin. 23, 749 (1950).

W e i n s t e i n, A. A., D. D a v i s, D. D. B e r l i n und H. L. B l u m g a r t, Amer. J. med. Sci. 187, 753 (1934). — W e i n s t e i n, A. A., und H. E. H o f f, Surg. etc. 64, 165 (1937). — W e n c k e b a c h, K. F., Brit. Med. J. 1, 809 (1924). — W e r t h e i - m e r, P., Presse méd. 1945, H. 24, 326. — W h i t e, J. C., Amer. J. Surg. 9, 98 (1930): Surg. etc. 71, 334 (1940); J. Neurosurg. 1944. — W h i t e, J. C., und R. G. G e n t r y, J. Neurosurg. 1, 40 (1944). — W h i t e, J. C., und R. H. S m i t h w i c k, The Autonomic Nervous System. New York: MacMillan, 1941. — W h i t e, J. C., und P. D. W h i t e, J. A. M. A. 90, 1099 (1928). — W h i t e, J. C., I. A. A t k i n s und W. E. G a r r e y, Arch. Surg. (Am.) 26, 765 (1933). — W h i t e, P. D., Heart Diseases. New York: MacMillan. 1944. — W h i t e, P. D., und E. F. B l a n d, Amer. Heart J. 7, 1 (1931); Medicine 27, 1 (1948). — W h i t e, P. D., E. F. B l a n d und E. W. M i s k a l l, J. A. M. A. 123, 801 (1943). — W h i t e, S., und D. D a v i s, Amer. J. med. Sci. 176, 517 (1928). — W o o d - b r i d g e, P. D., Amer. J. Surg. 1930-N.-S., 9, 278.

Y a t e r, W. M., und A. P. T r e w h e l l a, Amer. J. med. Sci. 182, 35 (1931).

Z i m m e r m a n n - M e i n z i n g e n, O., s. F e l l i n g e r. — Z o n d e k, H., Münch. med. Wschr. 1918, 277; Lancet 1941, 310.

Paroxysmale und permanente Tachycardie und ihre Beeinflussung durch Sympathicusblockade

Die Bedingungen für das Zustandekommen des Herzschlages liegen im Herzen. Es wurde angenommen, daß der Reiz hiezu entweder von den intracardialen Nervenbündeln ausgeht (neurogene Theorie), oder aber vom Muskel (muskuläre Theorie, G a s k e l l).

Der Rhythmus des normalen Herzschlags ist bedingt durch ein Gleichgewicht innerhalb der Dauerinnervation des Vagus und Sympathicus. Auf Ausschaltung des Vagus nimmt die Pulsfrequenz zu. Reizung des peripheren Vagusendes führt zur Verlangsamung des Herzschlages und nebenbei zur Herabsetzung des Blutdruckes. Gleiche Reizstärke ergibt beim rechten Vagus größere Ausschläge als beim linken. Reizung des Sympathicus hat Beschleunigung des Herzschlages und Erhöhung des Blutdruckes zur Folge. Als wichtigste Stelle der Passage acceleratorischer Nerven wurde von François F r a n c k 1884 das untere cervicale und oberste thoracale Ganglion — also das Ganglion stellatum — bezeichnet. Es wurde von manchen Autoren schon seit langer Zeit ein Unterschied in der Wirkung der rechtsseitigen und linksseitigen acceleratorischen Nerven gemacht und seit De H u n t (1899) und anderen wird angenommen, daß die rechtsseitigen Acceleratoren den Rhythmus als solchen beeinflussen, und daß die Acceleratoren der linken Seite einen „effet systolisante" haben, das heißt die Kraft der Herzkontraktion regulieren.

Es erscheint zweckmäßig, die verschiedenen Formen der Tachycardie in paroxysmale und permanente einzuteilen (P e l o t u. a.). Bei P. D. W h i t e finden wir eine ausführliche Beschreibung der paroxysmalen Tachycardie von B r i s t o w e aus dem Jahre 1888, doch wurde das Krankheitsbild seit 1889 besonders in der französischen Literatur heute allgemein als Tachycardie nach B o u v e r e t beschrieben. Das charakteristische Zeichen der paroxysmalen Tachycardie ist ihr plötzlicher Beginn und ihre ebenso plötzliche Beendigung. Während des Anfalles, der Stunden bis Tage dauern kann, beträgt der Puls, der dabei rhythmisch bleibt, 120 bis zirka 180 Schläge in der Minute. Bei Kindern hat P. D. W h i t e auch eine Frequenz von 300 und mehr Schlägen in der Minute beobachtet.

Ob es sich im jeweiligen Falle um eine auriculäre oder ventriculäre paroxysmale Tachycardie handelt, kann nur durch das Elektrocardiogramm entschieden werden. Der auriculäre Typus ist der häufigere.

Die Attacke wird von dem Patienten meist sehr unangenehm empfunden, führt zu Angst und Beklemmungen, manchmal zu unangenehmer Schwäche und Ermüdung. In vielen Fällen ist das Herz morphologisch gesund, doch können langanhaltende und oft wiederkehrende Anfälle pathologische Veränderungen der Herzgröße, sowie Myocardschwäche zur Folge haben.

Der ventriculäre Typus der paroxysmalen Tachycardie ist ernster aufzufassen und durch Arrhythmie charakterisiert, die beim auriculären Typ kaum gefunden wird.

Von den rein nervös bedingten permanenten Typen der Tachycardie ist die „Sinoauriculäre Tachycardie" die häufigste. Sie zeigt plötzlichen Beginn und endet auch plötzlich. Ihre Grundlage ist meist eine banale und rein nervöse. Immerhin soll stets versucht werden, eine Thyreotoxicose auszuschließen. Nur in seltenen Fällen ist ein Herzfehler oder eine Herzkrankheit die Ursache der Tachycardie. Manchmal ist die Unterscheidung von einer Thyreotoxicose schwer, weil sich, wie es z. B. T o u r n i a i r e (1934) und G a l l a v a r d i n in mehreren Arbeiten zeigen konnten, recht häufig ein er-

höhter Grundumsatz findet. (In elf von 16 Fällen von T o u r n i a i r e.) Nach
P e l o t ist aber die Höhe des Grundumsatzes selten konstant. Versuche, ihn
durch Jodmedikation zu beheben, sind mit verschiedenem Resultat ausgegangen.
Über die Thyreostatica ist uns nach dieser Richtung noch nichts bekannt.

Die paroxysmale und permanente Tachycardie, die bei normalem Herzen
und Gefäßsystem auftritt, ist zunächst vielfach auf interne Medikation für längere oder kürzere Zeit zu beseitigen (L a u d a, F e l l i n g e r). Erst wenn die
innere Medikation ohne Erfolg ist, sind andere Verfahren am Platz.

Einen Versuch, eine paroxysmale Tachycardie durch Sympathicusblockade
zu beheben, machte M a n d l erstmalig 1924 (publiziert 1925). Auch eine in
ungewöhnlicher Form erfolgte diesbezügliche Richtigstellung der Priorität von
V e r a n kann — da Literaturangaben nicht angegeben werden — an dieser
Tatsache nichts ändern, zumal die Angaben V e r a n s nicht nur unrichtig,
sondern auch unbelegt sind.

Krankenbericht: Eine 26jährige Patientin litt seit vier Jahren an schweren Anfällen
von Herzklopfen und Herzschmerz. Die Herzschmerzen strahlten bis in die Schulter-
blätter aus. Zur Zeit des Anfalles betrug der Puls 240; am 1. III. 1924 wurde eine Sympathicusblockade in Th_2 links durchgeführt. Die Schmerzen ließen sofort nach und die
Pulsfrequenz ging in den nächsten 25 Minuten auf normale Zahlen zurück. Am 16. III.
1925 lief eine Nachricht von der Patientin ein, welche besagt, daß nach der Sympathicusblockade niemals wieder ein Anfall von Tachycardie oder Herzschmerzen aufgetreten
sei, obwohl die Patientin Hochtouristin war und wieder ihre früheren Bergpartien
durchführte.

In der Folgezeit wurde eine linksseitige cervicale Sympathektomie zur Behandlung der Sinustachycardie 1927 von A l e s s a n d r i durchgeführt.

1932 berichtet L e r i c h e über einen Fall von paroxysmaler Tachycardie,
die durch beiderseitige Stellektomie behandelt worden war. Anfänglich trat nur
vorübergehende Besserung auf. Die Anfälle wurden aber seltener, nach einem
halben Jahre blieben sie aus und traten nicht mehr wieder auf. Der Erfolg
hielt sieben Jahre an.

Über Mißerfolge mit diesem Verfahren wurde aber ebenso berichtet wie
über Erfolge.

1939 berichten L e i b o v i c i, D i n k i n und W e s t e r über einen Erfolg
bei einer schweren postoperativen paroxysmalen Tachycardie, welche durch
Sympathicusblockade in das Ganglion stellatum auf paravertebralem Wege von
dorsal her geheilt werden konnte.

In dieser Publikation betonen die Autoren die Bevorzugung der hinteren
Route für die Anästhesie des Ganglion stellatum C_8—Th_1 (M a n d l) gegenüber
der Injektionsmethode von vorn.

Über drei weitere Fälle berichten dann J. C. W h i t e und S m i t h w i c k,
welche ihnen von P. D. W h i t e und H i g g i n s zur Behandlung zugewiesen
wurden. Die Krankengeschichten dieser Fälle finden sich im Buche von J. C.
W h i t e. Es handelt sich um zwei Fälle von paroxysmaler Tachycardie bei
Kindern, welche so schwer waren, daß sie zu Perioden schwerster Herzstauung
führten.

Einen weiteren Fall von Ausschaltung des Ganglion stellatum durch Novocaininjektion haben V e r a n, Du B o i s und C h e v r e l 1940 besprochen.

Schließlich beschreiben C o l e m a n und B e n n e t 1938 auch eine Beobachtung dieser Art. „Innerhalb sehr kurzer Zeit" fiel der Herzschlag nach einer
Sympathicusblockade mit Alkohol von 216 auf 88. Die Patientin konnte nach
zehn Tagen das Spital verlassen. Seit der Injektion traten niemals Anfälle
wieder auf.

1938 haben W e r t h e i m e r und F r o m e n t zwei Beobachtungen publiziert: Bei dem einen Fall wurde eine einseitige, bei dem anderen eine doppelseitige Stellektomie durchgeführt, mit dem Erfolg einer wesentlichen Besserung, bzw. vollkommenem Verschwinden des Leidens.

In seinem 1947 erschienenen Buch beschreibt A r n u l f einen Fall von paroxysmaler Tachycardie bei einer 59 Jahre alten Frau, die durch bilaterale Injektion in das Ganglion stellatum gebessert werden konnte.

1939 bis 1945 hatte ich Gelegenheit, drei weitere Fälle zu beobachten, welche nur mit Sympathicusblockade (Procain) behandelt wurden. Ein besonders interessanter Fall sei hier wiedergegeben:

Krankenbericht: Der 65 Jahre alte Patient ist Professor für innere Medizin und hat seinen Zustand sehr genau beobachtet. Er leidet an einer schweren Thyreotoxikose, welche nach entsprechender Vorbereitung mit Lugolscher Lösung mit Erfolg von mir operiert worden war (Dezember 1943).

Was seine Störungen des Herzrhythmus anbelangt, schildert der Kranke diese selbst folgendermaßen:

„Ich litt vor der Operation an drei Rhythmusstörungen des Herzens: 1. Ungefähr zwei Wochen nach dem ersten Luftbombardement von Tel Aviv, bei welchem ich an der rechten Hand verletzt wurde (1940), trat das erste Mal bei mir eine Tachycardie auf, welche zwölf Stunden dauerte. Die nächsten Anfälle kamen relativ selten alle drei bis vier Monate und dauerten eine halbe bis zwei Stunden. Zwischen den Anfällen war die Herzfrequenz 80 bis 84. In der zweiten Hälfte 1941 traten die Anfälle häufiger auf und dauerten zirka sechs Stunden. Während der Anfälle war der Puls unregelmäßig. Pulsfrequenz wechselte zwischen 120 und 130. Pulsdefizit war nicht groß. Die Anfälle wurden im Jahre 1943 immer häufiger. Im April 1943 besonders deutliche Verschlechterung. Jeden fünften Tag kam es zu Anfällen, und Chinidinum sulfuricum wirkte immer geringer. Selbst auf Dosen von Chinidinum sulfuricum von 1,0 g pro die konnte ich keine Wirkung mehr verspüren. Die Anfälle dauerten nunmehr immer zirka 50 Stunden. In der anfallsfreien Zeit war das Elektrocardiogramm normal. Während des Anfalles zeigte es eine ‚Flimmerarrhythmie'. Das Pulsdefizit wurde während der Anfälle immer stärker. Durch Druck auf den Sinus caroticus links konnte der Anfall niemals kupiert werden, nur die Herzaktion wurde verlangsamt. Ungefähr zwei Monate vor der Operation, die im Dezember 1943 vorgenommen wurde, betrug die anfallsfreie Zeit zwischen zwei Anfällen nur noch zwölf Stunden bis 14 Stunden.

2. Die zweite Rhythmusstörung, die ich beobachten konnte, war, daß seit April 1943 Bradycardien, zumeist des Morgens, auftraten mit einer Pulsfrequenz von 48 bis 52 Schlägen.

3. Die dritte Rhythmusstörung war eine Sinusarrhythmie, welche keine Gesetzmäßigkeit aufwies und in jeder Körperlage und zu jeder Tageszeit auftrat. Die Sinusarrhythmie verursachte manchmal Kopfschwindel. Der erste Ton nach dem Intervall hatte den Charakter eines starken Klopfens und erschwerte das Gehen."

Der Patient wurde im November 1943 zur Vorbereitung der Operation der Thyreotoxikose mit Jodlösung in das Spital aufgenommen, und er schildert den Einfluß der Lugollösung auf die verschiedenen Arten der Rhythmusstörungen wie folgt:

„Ebenso genau wie ich das Auftreten der paroxysmalen Tachycardie sowie ihrer Dauer voraussagen konnte, bin ich mir genau im klaren, welchen Einfluß die Vorbereitung mit der Lugolschen Lösung auf diese Rhythmusstörungen genommen hat.

Auf die Bradycardie war Lugol ohne Wirkung. In bezug auf die Sinusarrhythmie konnte ich feststellen, daß das Klopfen schwächer wurde, das Aussetzen der Sinustätigkeit seltener.

Was die paroxysmale Tachycardie anbelangt, hörten die zu erwartenden Anfälle nach Einnahme der Lugollösung am fünften Tag vollkommen auf. Sie sind auch nicht wieder gekommen im Laufe von zehn Tagen, nachdem ich mit diesem Medikament begonnen hatte.

Da kam es plötzlich in den frühen Morgenstunden des 13. XII. 1943 zu einem so heftigen Anfall von paroxysmaler Tachycardie, wie ich ihn noch nie zuvor erlebt hatte

Die Herzschläge waren so häufig, daß man sie überhaupt nicht mehr zählen konnte. Dagegen war der Puls nur 90 bis 100, also ein großes Pulsdefizit. Eine starke Dyspnoe trat ein. Im Laufe des Vormittages wurde eine Sympathicusblockade mit Novocain in der Höhe von Th₁—Th₂ links verabreicht. Eineinhalb Stunden nach dieser Injektion hörte der Anfall von paroxysmaler Tachycardie auf. Auch die Extrasystolen verschwanden fast vollkommen für die gesamte Dauer der Behandlung, auf welche vorher die Jodlösung keinen Einfluß hatte. Erst am 16. XII. spürte ich am Abend zwei Extrasystolen. Die Wirkung der Sympathicusblockade wurde also erst nach drei Tagen in geringfügiger Weise unterbrochen.

Die Operation wurde am 17. XII. 1943 ausgeführt (subtotale Resektion der Thyreoidea bilateral in einem Akt in Lokalanästhesie). Der Erfolg der Operation war ein eklatanter. Die paroxysmale Tachycardie, die Sinusarrhythmie und auch die Bradycardie traten nach der Operation nicht mehr auf."

Es ist, obwohl die Schilderung von Seiten des Kollegen recht interessant ist, nicht von der Hand zu weisen, daß das Aufhören des schweren Anfalles von paroxysmaler Tachycardie eineinhalb Stunden nach der Injektion am 13. Dezember ein zufälliges gewesen sein könnte. Der recht kritische Kollege aber führt gegenüber meinem diesbezüglichen Einwand an, daß er die Wirkung der Sympathicusblockade eigentlich sofort herannahen fühlte und daß auch die Sinusarrhythmie, die er immer deutlich empfand, nach der Sympathicusblockade nie mehr auftrat. Er meint weiter, daß er in den letzten Monaten nie mehr einen Anfall von paroxysmaler Tachycardie gehabt hätte, welcher kürzer als 50 Stunden gewesen wäre. Der letzte Anfall, der durch die Sympathicusblockade behoben worden wäre, hätte nur eine Gesamtdauer von zehn Stunden aufgewiesen. Es könnte also dieser Fall zu den Erfolgen mit Sympathicusblockade bei paroxysmaler Tachycardie gezählt werden.

V e r a n und C e s b r o n beobachteten folgenden Fall:

Ein 43 Jahre alter Mann erleidet nach Empfang einer schlechten Nachricht einen Anfall von Herzjagen mit Angstgefühl. Nach Angabe des Arztes ist der Puls 160, regelmäßig. Blutdruck 120/90. Keine Dyspnoe. Verschiedene Medikamente ohne Erfolg. Der Anfall währt acht Tage, bis Patient von V e r a n eine linksseitige Stellatuminfiltration (10 ccm ¹/₂%iger Novocainlösung) erhält. Sofort nach dieser Infiltration geht die Pulszahl von 160 auf 100 wieder zurück, der Patient erscheint beruhigt und kann drei Stunden schlafen. Durch sieben Monate nach der Infiltration fühlt sich der Patient vollkommen gesund.

Durch die Liebenswürdigkeit der II. Medizinischen Universitätsklinik in Wien (Professor F e l l i n g e r) konnte ich seit 1947 weitere drei Fälle behandeln, deren wesentlichste Ergebnisse aus den Krankengeschichten hervorgehen:

Krankenbericht: Rosa S., geboren 1908. Patientin hatte den ersten Anfall von paroxysmaler Tachycardie am 19. X. 1942. Er dauerte von 20 Uhr abends bis 4 Uhr früh. Dabei starkes Angstgefühl, angeblich Schüttelfrost, gesteigerte Diurese und Diarrhoen. Diese Anfälle wiederholten sich fünf- bis sechsmal im Jahr. Im allgemeinen waren die Anfälle — so sagt die Patientin bei der Aufnahme am 2. VIII. 1948 — früher an Zahl geringer, aber intensiver, jetzt häufiger, doch nicht mehr so schwer. Seit 16. I. 1948 bis 2. VIII. 1948 hatte sie neun Anfälle. Der letzte Anfall am 20. VII. 1948 dauerte 15 Stunden.

Am 3. VIII. 1948 Novocaininjektion in das rechte Ganglion stellatum. Hornersches Syndrom. Am 13. VIII. Entlassung.

Im September 1948 wird die Patientin wegen Magenbeschwerden wieder aufgenommen. Sie gibt an, seit ihrer Entlassung nur einen Anfall gehabt zu haben, der 15 Stunden gedauert hat.

Krankenbericht: Josef W., geboren 1898. Aufnahme an meine Station am 3. IX. 1948. Anamnese: Patient leidet seit 1939 an paroxysmaler Tachycardie. Damals wurde er plötzlich aus dem Schlaf geweckt, bekam einen Anfall und verlor das Bewußtsein. Seither wiederholen sich die Anfälle zweimal monatlich, besonders dann, wenn er aus dem Schlaf erwacht. Die innere Medikation ist ohne Erfolg gewesen. Im Elektrocardiogramm keine Besonderheiten, P a l l a d i n o - K e n t sches Bündel.

Am 10. IX. 1948 Sympathicusblockade von rückwärts in Th_1—Th_2 links, mit Novocain und hierauf Entlassung.

Am 7. VII. 1950 teilt der Patient mit: „Die Anfälle von paroxysmaler Tachycardie, unter denen ich schon jahrelang leide, scheinen abzuebben. Seit Neujahr 1950 hatte ich nur drei Anfälle, wogegen ich früher durchschnittlich monatlich einen Anfall zu gewärtigen hatte." „Auch verliert sich so langsam das Beängstigende während der Anfälle."

Dieser Fall kann nach den eigenen Angaben des Patienten als Erfolg gewertet werden.

Krankenbericht: Ernst B., geboren 1911. Aufnahme an meine Station am 20. III. 1950. Anamnese: 1934 bekam der Patient in der Nacht plötzlich starkes Herzklopfen. Er stand vom Bett auf und verlor für einige Zeit das Bewußtsein. Patient wird an die Herzstation der Poliklinik eingeliefert, wo eine paroxysmale Tachycardie festgestellt wurde. Auf Chinidin keine Besserung. Durch Carotissinus- und Bulbusdruckversuch konnte der Anfall kupiert werden. Der V a l s a l v a sche Versuch war von Wirkung. Auf Magnesiumsulfat keine Besserung.

Von 1934 bis 1945 stand der Patient in Behandlung bei vielen Ärzten. 1947 wird er wieder auf die Herzstation der Wiener Städtischen Poliklinik gebracht und hier kann ein Anfall mit Digilanid und 60 ccm Magnesiumsulfatlösung kupiert werden. Hierauf war der Patient durch sechs Tage anfallsfrei. Dann neuerliche Anfälle, die auf dieselbe Weise zum Schwinden gebracht werden konnten. Wieder in häusliche Behandlung entlassen, erleidet er ununterbrochen Anfälle, und kann durch drei Jahre das Bett nicht mehr verlassen, ohne von einem Anfall nicht wieder verfolgt zu werden.

Anfang Februar 1950 wird der Patient auf die II. Medizinische Universitätsklinik (Professor F e l l i n g e r) gebracht und wird dort mit Digilanid, Digitalen und Luminal behandelt.

Dort wird von mir an dem Patienten eine Stellatuminfiltration rechts ausgeführt und im Anschluß an diese Infiltration ist der Patient, was in den letzten Jahren nicht vorkam, durch 6 Tage anfallsfrei. Der temporäre Erfolg der Stellatuminfiltration wird als eine Indikation zu einem operativen Eingriff aufgefaßt, der bei diesem Kranken eindeutig indiziert erschien. Am 12. IV. 1950 wurde die hohe thoracale Sympathektomie ausgeführt, die der Patient jedoch nicht überstanden hat.

Während der ganzen Operation hatte der Patient seine Tachycardie, die nach Mitteilung des beobachtenden Narkotiseurs nur zweimal unterbrochen wurde: Erstmalig beim Fassen des sympathischen Stranges und dann bei der Exstirpation des Ganglion stellatum. Nach der Operation liegt der Patient aber wieder im Anfall. Am 14. IV. 1950 stirbt der Patient unter den Zeichen eines Lungenödems trotz ununterbrochener Herzbehandlung.

Sektionsprotokoll: Zustand nach Exstirpation des rechten Ganglion stellatum vor drei Tagen. Im Operationsgebiet außer einem extrapleural gelegenen kleinapfelgroßen Hämatom keine Besonderheiten. Totaler Kollaps des ganzen linken und rechten Unterlappens der Lunge. Hochgradige allseitige Dilatation des Herzens mit mächtiger Hypertrophie des rechten Ventrikels bei relativ geringer Linkshypertrophie. Schillingstückgroßer Defekt des Septum membranaceum, weit offenes Foramen ovale. Das septale Segel der Mitralis legt sich fast genau auf den beschriebenen Defekt, so daß der Zugang zum rechten Ventrikel zum größten Teil verhindert wird. Hypertrophie beider stark dilatierter Vorhöfe. Coronararterien und Aorta o. B. Herzgewicht: 520 g. Stauung II. Grades der Leber und Stauungskatarrh des Magens.

Histologische Untersuchung des Operationspräparates (24. IV. 1950): Entnommene Organe: Ganglia stellata.

Im Ganglion stellatum rechts und links kein wesentlicher Unterschied, weder was die Zahl der Ganglienzellen, noch das Ganglienzellbild anbelangt. Irgendwelche wesentlichen pathologischen Veränderungen nicht nachweisbar.

Tab. 11 und 12 geben in Ergänzung zu den Tabellen von L e i b o v i c i, D i n k i n und W e s t e r (1939) einen Überblick, der uns im Schrifttum zugänglichen Fälle von paroxysmaler Tachycardie wieder, die durch Eingriffe am Sympathicus behandelt wurden.

Tabelle 11. *Sinustachycardie*

Autor Jahr der Publikation	Diagnose	Behandlung	Ergebnis
Alessandri, 1927	Sinustachycardie	Linksseitige Sympathektomie	Heilung
Alessandri, 1927	Tachycardie, exsudat. Pleuritis	Stellektomie	Ungeheilt
Galaverdin, 1928	Permanente Tachycardie, paroxysmale Tachycardie	Linksseitige Stellektomie	Ungeheilt
Gravier, Leriche und Wertheimer, 1929	Tachycardie bei Mitralstenose	Bilaterale Stellektomie	Sofortige und anhaltende Besserung
Leriche, Bonchut und Fromant, 1935	Nervöse Tachycardie	Bilaterale Stellektomie	Kein unmittelbarer, doch späterer Erfolg
Langeron, Desbonnet und Delvaller, 1935	Sinustachycardie (Puls 125—160)	Linksseitige Stellektomie Rechtsseitige Stellektomie	Kein sofortiger Erfolg Nach 3 Monaten geheilt
Bonchut und Froment, 1935	Sinustachycardie (Puls 132)	Halbseitige Thyreoidektomie Bilaterale Stellektomie	Ohne Erfolg Dauererfolg
Gravier, Tourniaire und Sonnet, 1936	Sinustachycardie (Puls 140—150)	Bilaterale Stellektomie	Erfolg
Mandl, 1945	Sinustachycardie (Puls 120—130)	Sympathicusblockade Th_2 links	Immer nur für einige Tage wirksam
Mandl, 1945	Sinustachycardie	Sympathicusblockade Th_2 links	Erfolg

J. C. W h i t e und B l a n d berichten jüngst über sieben Fälle von paroxysmaler Tachycardie, die durch die hohe thoracale Sympathektomie behandelt wurden. Das Ergebnis wird folgendermaßen geschildert:

In einem Fall trat der Tod durch cerebrale Embolie ein. Der Thrombus stammte aus dem linken Ventrikel. In den anderen sechs Fällen war der Verlauf glatt. Vorher hatte einmal die Sympathicusblockade mit Alkohol in einem Falle ein ausgezeichnetes Resultat gegeben, aber die Attacken kamen wieder, wenn die acceleratorischen Fasern sich regeneriert hatten. Auch bei einem anderen Kranken, bei welchem nur ein kurzes Stück des sympathischen Stranges entfernt wurde, kam es zu einer Regeneration, die jedoch nur partiell war und mildere Attacken im Gefolge hatte. Drei von den anderen vier Patienten waren fähig, innerhalb einer Beobachtungszeit von vier Jahren, ihre Arbeit zu verrichten.

Aus dem Angeführten geht hervor, daß W h i t e und B l a n d besonders Gewicht auf die Möglichkeit einer Regeneration der sympathischen Fasern legen, falls nur kurze Strecken des sympathischen Stranges entfernt werden. Die Operation muß meistens auf beiden Seiten ausgeführt werden. Die Autoren führen sie von dorsal her aus (Resektion der 2. und 4. Rippe). Der Zugang liegt extrapleural. Der sympathische Strang wird vom Ganglion stellatum bis zum 4. bis 5. Thoracalganglion entfernt.

Tabelle 12. *Paroxysmale Tachycardie*

Autor Jahr der Publikation	Diagnose	Behandlung	Ergebnis
Mandl, 1925	Paroxysmale Tachycardie	Sympathicusblockade	Erfolg
Antonucci und Sebastiani, 1925	»	Linksseitige Stellektomie	Erfolg tritt nach 1 Monat auf und hält 3 Monate an
Leriche, Meyer und Fontaine, 1928	»	Rechtsseitige Stellektomie	Puls bleibt bei 194
		Linksseitige Stellektomie	Erfolg nach 18 Monaten und hält 7 Jahre an
White und Smithwick, 1930	»	Sympathicusblockade	Vorübergehender Erfolg, Patient stirbt später
White und Smithwick, 1936	»	Sympathicusblockade	Zeitlich begrenzter Erfolg
Coleman und Bennet, 1938	»	Sympathicusblockade	Erfolg
Wertheimer und Froment, 1938	»	Stellatumblockade Beiderseitige Stellektomie	Vorübergehender Effekt Erfolg
Leibovici, Dinkin und Wester, 1939	»	Stellatuminfiltration	Erfolg
Veran, Du Bois und Chevrel, 1940	»	Stellatuminfiltration	Erfolg
Mandl, 1945	»	Sympathicusblockade Th_2 links	Erfolg
Arnulf, 1947	»	Stellatuminfiltration beiderseits	Besserung
Mandl, 1947	»	Rechtsseitige Stellatuminfiltration	Teilerfolg
Mandl, 1948	»	Sympathicusblockade Th_1—Th_2	Erfolg
Mandl, 1948	»	Stellatuminfiltration	Kein Erfolg
Mandl, 1950	»	Stellektomie (dorsaler Zugang)	Exitus
Veran und Cesbron, 1950	»	Stellatuminfiltration einseitig	Erfolg
Luzuy, 1950	»	Stellatuminfiltration	Erfolg
White und Bland 1950	» Bericht über 7 Fälle	Hohe thoracale Sympathektomie	1 Todesfall, 6 Erfolge und Besserungen

Zusammenfassung

Aus den bisher veröffentlichten Fällen von paroxysmaler Tachycardie und von Sinustachycardie geht hervor, daß operative und chemische Unterbrechung am Sympathicus, besonders am Ganglion stellatum, beide Arten der Tachycardie zum Verschwinden bringen können. Hiebei hat sich gezeigt, daß es rein praktisch noch nicht feststeht, ob die rechtsseitige oder linksseitige Unterbrechung des Sympathicus von besserer Wirkung ist. Ich glaube aus dem kleinen, zu Vergleichszwecken zur Verfügung stehenden Material aber ersehen zu können. daß die Operation am Sympathicus bzw. am Ganglion stellatum nicht wirksamer ist, als die Unterbrechung durch die Sympathicusblockade. Da es sich um die Unterbrechung des Ganglion stellatum handelt, wurde diese sowohl von rückwärts als Sympathicusblockade, als auch von vorne her ausgeführt.

Unter Umständen könnte auch die Sympathicusblockade in solchen Fällen mit temporärer Wirkung als Test vor einem geplanten Eingriff operativer Art angewendet werden (W e r t h e i m e r). Nach den bisher vorliegenden Berichten dürfte sich aber die Operation in den meisten Fällen durch eine richtig ausgeführte Unterbrechung des Ganglion stellatum, wie erwähnt, umgehen lassen. Die Indikation zur Sympathicusblockade als auch zu den bisher angeführten Operationen geht aus den meisten Krankengeschichten klar hervor. Natürlich ist der Eingriff am Sympathicus nicht die erste therapeutische Maßnahme. Die medikamentöse Therapie ist gerade bei den verschiedenen Formen der Tachycardie ziemlich weit vorwärts gekommen und auch die Vagusreizversuche verschiedener Art haben manchmal Erfolg. Nur wenn diese versagen oder aber der Anfall von paroxysmaler Tachycardie beunruhigende Formen annimmt, dann ist die Sympathicusblockade zunächst immer zu versuchen. Ihre temporäre Wirkung mit Novocain gibt einen Fingerzeig zur eventuellen Durchführung eines Eingriffes am Ganglion stellatum oder an den hohen thoracalen Ganglien.

Literatur

A l e s s a n d r i, R., Arch. ital. Chir. **1927**, 18. — A n t o n u c c i, C., und L. S e b a s t i a n i, Boll. e Atti Real. Accad. Med. Roma **52**, 26 (1925). — A r n u l f, G., L'infiltration stellaire. Paris: Masson & Cie., 1947.

B o s e, F. G. du, Amer. J. Surg. 1931-N.-S., 11, 497. — B o n c h u t und F r o m a n t, Soc. Med. Hôp. Lyon 21. I. 1935. — B r i s t o w e, zit. bei W h i t e, P. D.

C o l e m a n, E. P., und D. A. B e n e t t, Surg. etc. **67**, 349 (1938).

D a n i e l o p o l u, L., Arch. Mal. Coeur etc. 1929 (Dezember).

F r e y, E. K., Die Chirurgie des Herzens. Stuttgart: F. Enke, 1939.

G a l a v e r d i n, R., Lyon méd. **1928**, 44. — G a l a v e r d i n, R., und R. F r o m a n t, J. Méd. Lyon Sept. 1930. — G a l a v e r d i n, R., und H. T o u r n i a i r e, Les neuroses tachycardiques. Paris: Masson & Cie., 1935. — G r a v i e r, T o u r n i e r e und G o u m e t, Lyon méd. 18. Okt. 1936.

D e H u n t, zit. bei P e l o t.

L a n g e r o n, D e s b o n n e t s und D e l v a l l e z, Soc. Méd. Hôp. 8. April 1936. — L e i b o v i c i, R., L. D i n k i n und W e s t e r, Presse méd. **1939**, 5, 83. — L e r i c h e, R., Congr. franc. de Chir., Paris, 1932. — L e r i c h e, R., B o u c h u t und F r o m a n t, Presse méd. **1935**, 52. — L e r i c h e, R., und R. F o n t a i n e, Presse méd. **1934**, 589. — L e r i c h e, R., M e y e r und R. F o n t a i n e, Presse méd. 27. Aug. 1932. — L u z u y, M., Les infiltrations du sympathique. Paris: Masson & Cie., 1950.

M a n d l, F., Arch. klin. Chir. **1925**, 505; Die paravertebrale Injektion. Wien: Julius Springer, 1926; The Paravertebral Block. New York: Grune & Stratton, 1947; Acta neuroveg. **2**, 156 (1951).

P e l o t, G., Les interventions sur la chaine dans le traitement des syndroms tachycardiques. Lyon: Imprimerie Berthod, 1934.

T o u r n i a i r e, H., Gaz. méd. France 15. Februar 1934.

V e r a n, P., R. D u B o i s und C h e v r e l, Presse méd. **1940**, H. 47, 533. — V e r a n, P., Berichtigung zu der vorhergehenden Arbeit. Presse méd. **1940**, 647. — V e r a n, P., und C e s b r o n, zit. bei L u z u y.

W e r t h e i m e r, P., und R. F r o m e t, J. Méd. Lyon **1938**, 567. — W h i t e, J. C., und E. F. B l a n d, Lyon chir. **45**, 395 (1950). — W h i t e, J. C., und R. H. S m i t h w i c k, The Autonomic Nervous System. New York: MacMillan, 1941. — W h i t e, P. D., Heart Diseases. New York: MacMillan, 1944.

Das Carotissinussyndrom

Es sei kurz in Erinnerung gebracht, daß H. E. Hering 1926, 1927 den Carotissinusreflex studiert und besonders seine Symptomatologie und Pathogenese beschrieben hat. Als Carotissinus wird die Erweiterung der A. carotis interna an ihrer Wurzel bezeichnet. Die zentripetale Leitung der von hier ausgehenden Reflexe erfolgt über den von Hering beschriebenen „Sinusnerven". Diese Sinusnerven stehen in Verbindung mit dem Glossopharyngeus und nach Tchibukmacher auch in Verbindung zum Stamm des N. vagus und zu den oberen sympathischen Cervicalganglien. Bei der Reizung des Carotissinus, die pressorisch durch Dehnung der Wand der A. carotis in ihrem Anfangsteil erfolgt, kommt es reflektorisch zur Abnahme der Zahl der Herzschläge und zur Erweiterung der Gefäße und dadurch zu einem Absinken des Blutdruckes. Da diese Nerven dauernd in Tätigkeit sind, hat Hering den Carotissinusnerven und den N. depressor als „Blutdruckzügler" bezeichnet.

Im Jahre 1933 haben Weiss und Baker auf die klinische Bedeutung des Carotissinusreflexes und seiner Abnormitäten hingewiesen. Sie zeigten, daß eine Überempfindlichkeit des Carotissinus verantwortlich ist für spontane Attacken von Schwindel, Ohnmacht und Krämpfen usw. Vielfach leiden manche Individuen unter ganz milden Symptomen einer abnormen Erregbarkeit des Carotissinus. Nur bei wenigen bestehen manifeste gefahrdrohende Symptome.

Es gibt klinisch drei verschiedene Typen der Carotissinus-Überempfindlichkeit:

1. Der vagale Typ mit Bradycardie, Asystolie, Arrhythmie, Hypotension, sowie schließlich eintretender cerebraler Anoxämie, die zur Bewußtlosigkeit führt.

2. Der zweite Typ ist durch Vasodilatation und Blutdruckfall charakterisiert. Auch hier kann es zu einer zentralen Anoxämie mit konsekutiver Bewußtlosigkeit und Konvulsionen kommen.

3. Der cerebrale Typ ist durch plötzliche Bewußtlosigkeit ohne Änderung der Herzschlagfolge und des Blutdruckes ausgezeichnet.

In vielen Fällen findet sich aber ein gemischter Typus, welcher sich nicht ohne weiteres in die erwähnten drei Gruppen einteilen läßt.

Die Diagnostik des überempfindlichen Carotissinus stützt sich weitgehend auf eine sorgfältig erhobene Anamnese, sowie weiters darauf, daß man einen Anfall durch Fingerdruck oberhalb des Carotissinus bei dem Patienten (in sitzender oder liegender Stellung) auslösen kann. Dieser Fingerdruckversuch soll niemals auf beiden Seiten gleichzeitig erfolgen.

Catell und Welch weisen darauf hin, daß ein derartiger künstlich hervorgerufener Fingerdruckversuch durch Infiltration der Sinusregion mit einer 1%igen Procainlösung zum Verschwinden gebracht werden kann, und daß dadurch die Differentialdiagnose gegenüber einer Hysterie festgestellt werden kann. Während der künstlich herbeigeführten Attacke sollen der Puls, der Blutdruck und eventuell das Elektrocardiogramm registriert werden. Gleichzeitig kann man während der Attacke den Patienten auch in eine der erwähnten Typen einzureihen versuchen.

Als Beispiel für ein Carotissinussyndrom bringe ich die Krankengeschichte eines einschlägigen Falles:

Krankenbericht: Patient I. K., geboren 1899. Anamnese: 1944 wurde der Kranke plötzlich in Gesellschaft ohnmächtig. Die Bewußtlosigkeit dauerte 45 Minuten. Der Patient konnte damals nicht sprechen und Hände und Beine nicht bewegen. Diese Anfälle wiederholten sich damals sehr oft, manchmal bestand nur kurzdauerndes Schwindelgefühl, so daß der Patient beim Gehen taumelte. Wenn sich der Patient nicht anlehnen oder hinsetzen konnte, war der Anfall von Bewußtlosigkeit gefolgt. Die Anfälle hielten durch acht Monate an. Auch im Bett mußte der Patient strenge Rückenlage einhalten, da bereits bei geringen Bewegungen Schwindelgefühl auftrat. Damals wurde der Patient in ein Spital aufgenommen und in diesem konnte durch Druckversuch in der Gegend der rechten Carotisgabel jederzeit ein Anfall ausgelöst werden. Das Elektrocardiogramm zeigte keine Besonderheiten. Der Puls war meist sehr schwach fühlbar. Frequenz um 40. Der Anfall dauerte nach einem Druckversuch etwa zwei Minuten. Atropin brachte solche Anfälle zum Stillstand.

1946 trat bei Anstrengungen das erste Mal Beklemmungsgefühl über dem Herzen mit Ausstrahlung in den linken Arm bis zum Ellbogen auf. Oft waren diese Anfälle mit Schwindelgefühl kombiniert. Es bestand immer starke Atemnot. Vor drei Monaten gesellten sich zu den Herzbeschwerden auch kurzdauerndes Erbrechen und Durchfälle. Durch Nitroglycerin konnten die Herzbeschwerden beeinflußt werden.

Anfangs 1947 habe ich bei dem Kranken den rechten Carotissinus durch Novocain blockiert. Nach dieser Infiltration wurde der Patient beschwerdefrei. Auch nach Carotisdruckversuch kam es zu keinem Anfall mehr. Der Erfolg dieser Infiltration hielt bis anfangs 1948 an.

Im Februar 1948 wies ich den Kranken, der nach Wien gekommen war, zur Durchuntersuchung an die II. Medizinische Universitätsklinik (Professor F e l l i n g e r) ein. Das Elektrocardiogramm zeigte hier ST_1 und ST_2 muldenförmig gesenkt, T_2 und T_3 flach negativ. Nach einem Carotisdruckversuch zeigt es bis auf die Bradycardie (32 pro Minute) keine Veränderungen. Blutdruckabfall von 120/85 auf 95/65, der sich nach einigen Minuten auf 160/70 erholt. Starker Schweißausbruch. Nach 10 Minuten Erholung und Wohlbefinden.

Im Februar 1948: In drei aufeinanderfolgenden Tagen wurde der Carotissinus von mir durch je 20 ccm einer $^1/_2\%$igen Novocainlösung blockiert. Nach dieser Infiltration blieb der Patient von seinen Anfällen bis Anfang 1950 verschont.

Anfangs 1950 — fast genau zwei Jahre nach seiner Entlassung aus der Klinik — stellt sich das alte Erkrankungsbild wieder ein. Sowohl nach der Bewegung des Kopfes nach der rechten Seite als auch bei Carotissinuseindruck kommt es zu Schwindel und Schweißausbruch, Ohnmacht, Bradycardie und Blutdruckabfall. Eine dem Patienten vorgeschlagene operative Behandlung lehnt dieser ab. Es wird daher im Februar 1950 zum dritten Male der Carotissinus durch Injektion mit einer Novocainlösung in drei Sitzungen blockiert. Der Patient wird nach der Infiltration vollkommen beschwerdefrei entlassen.

In diesem Fall hat also die Infiltration des Sinus genügt, um jeweils die Beschwerden für zwei Jahre zu beheben.

Vor jeder Behandlung durch Eingriffe am Sympathicus soll beim Carotissinussyndrom eine medikamentöse Behandlung versucht werden. Um die vagalen Impulse zu dämpfen, werden Atropin und Belladonna verabreicht, in milderen Fällen Barbitursäurepräparate, und nur in schweren Fällen soll die Denervation des Carotissinus durchgeführt werden.

Über die Infiltration des Sinus caroticus verdanken wir L e g e r ausführliche Mitteilungen.

Im Kapitel Technik wird auf den Modus der Infiltration am Carotissinus noch zurückgekommen werden.

Falls die Infiltration nicht wirksam ist, wird die „Denervation des Sinus caroticus" vorgeschlagen. Diese besteht in einer periarteriellen Sympathektomie. d. h. in einer Entfernung der Adventitia im Bereich der Carotis communis und oberhalb derselben im Bereiche der Carotisgabel.

Die Indikation zur Operation besteht bei:

1. Häufigkeit der Symptome,
2. Wirkungslosigkeit der inneren Behandlung,
3. schweren Anfällen.

Diese Operation gab nach einer Zusammenstellung aus der Weltliteratur bei den verschiedensten Chirurgen an 80 Fällen folgende Ergebnisse (L e g e r):

15 Heilungen, d. s. 18,7%,
21 Besserungen, d. s. 26,8%,
43 Mißerfolge, d. s. 53,9%.

Wir finden dann noch in der Literatur Vermerke über operative Methoden, welche in einer Entfernung des Glomus caroticus bestehen. Über Erfolge der Infiltration des Sinus caroticus selbst fehlen aber Statistiken. Einzelne Fälle sind bei T o s a t t i erwähnt.

Literatur

C a t e l l, R. B., und M. L. W e l c h, Surgery (Am.) **22**, 59 (1947). — C r a i g, W. M., und H. L. S m i t h, Yale J. Biol. a. Med. (Am.) **11**, 415 (1939).

H e r i n g, H. E., Die Carotissinusreflexe auf Herz und Gefäße, in E. A b d e r h a l - d e n s Handbuch der biologischen Arbeitsmethoden. Abt. V, Tl. 8, H. 4, Lfg. 313. Dresden und Leipzig: 1927; Z. Kreisl.forsch. **22**, 82 (1930)

L e c e r c l e, A., Les infiltrations sympathiques. Bayreuth: 1942. — L e g e r, J. Chir. (Fr.) **53**, 176 (1939); Presse méd. **1940**, 451.

T o s a t t i, E., Le infiltrazioni del simpatico. Roma: Edizione Italiane, 1948. — T c h i b u k m a c h e r, N. B., Surg. etc. **67**, 740 (1938).

W e i s s, S., und I. P. B a k e r, Medicine (Am.) **12**, 297 (1933).

Erkrankungen der Lunge, Pleura und Bronchien

Auf dem Wege des Sympathicus werden verschiedene Erkrankungen der Respirationsorgane, seien sie rein funktionell bedingt oder auf organischer Grundlage, zu beeinflussen versucht.

Asthma bronchiale

Die Pathogenese des Asthma bronchiale ist noch nicht geklärt. Bei der Entstehung des Asthma bronchiale als allergisch-anaphylaktisches Geschehen spielen sicherlich mehrere Faktoren eine Rolle. Vor allem handelt es sich um einen Krampf der Bronchialmuskulatur (Bronchospasmus). Diese Muskulatur wird vom sympathischen und parasympathischen System innerviert. Sympathische und parasympathische Fasern aber sind im Bereiche der Bronchen und Lungen sehr zahlreich miteinander anastomosiert. Es wird angenommen, daß Reizung der peripheren Vagusenden Kontraktion der Bronchialmuskulatur hervorruft und so zu einer Verengung der Bronchien führt. Der Vagus ist also als bronchoconstrictorisch anzusehen.

Pharmaka, die den Sympathicus erregen, führen infolge Erschlaffung der Muskulatur zur Erweiterung der Bronchien. Medikamentös kann also sowohl durch Adrenalin (Sympathicusreizung) als auch Atropin (Vaguslähmung) ein asthmatischer Anfall kupiert werden.

Abgesehen vom Bronchospasmus, kann es sich um Störungen der Selbststeuerung der Atmung handeln, was sich schon häufig außerhalb der Anfälle in einer Veränderung der Atemkurve ausdrückt.

Manche Autoren sehen das Asthma bronchiale als eine reine Neurose an. Bei Fällen von rein neurogen bedingtem Asthma bronchiale können von verschiedenen Nervengebieten aus (Nase) Anfälle ausgelöst werden.

Es gelingt nun in vielen Fällen die medikamentöse Beeinflussung des Leidens nicht und somit schien im Prinzip eine Berechtigung zu operativen Versuchen gegeben.

Schon relativ frühzeitig (1923) hat K ü m m e l sen. die Sympathicusdurchschneidung in die Therapie des Asthma bronchiale eingeführt. K ü m m e l glaubte, daß bei der innigen Verflechtung zwischen sympathischen und parasympathischen Fasern beide Systeme durch diesen Eingriff betroffen werden. In den folgenden Jahren wurden die operativen Versuche in Fällen von Asthma bronchiale fortgesetzt, und in dem Buch von W h i t e und S m i t h w i c k finden wir eine übersichtliche Zusammenstellung von Autoren, welche zusammenfassend über die Ergebnisse der Eingriffe am Sympathicus und am Vagus berichtet haben. Bis 1929 (P h i l i p p s und S c o t t) wurden 211 Fälle operiert. Die meisten Operationen waren einseitige oder doppelseitige Sympathektomien mit oder ohne Kombination mit Vagotomien. Die Mortalität betrug 1%. Als geheilt werden 30%, als gebessert 18% und als nicht gebessert 44% bezeichnet.

1939 haben L e r i c h e und F o n t a i n e über acht Fälle von einseitiger Stellektomie und 14 Fällen von doppelseitiger Stellektomie berichtet. Von letzteren wurden 50% als geheilt bezeichnet und 50% als gebessert. Die Beobachtungszeit betrug $2^1/_2$ bis $7^1/_2$ Jahre.

Mit der therapeutischen Sympathicusinjektion beschäftigt, habe ich 1925 zum ersten Mal einen Fall von Asthma bronchiale aus dem Material von Professor P a l mit Sympathicusblockade erfolgreich behandelt. Diesen so behandelten Fall habe ich 1926 publiziert. Wenn auch P a l diesen Erfolg recht kritisch beurteilt hat, hielt seine Besserung doch durch zwei Jahre an. Länger konnte er nicht kontrolliert werden.

Die nach 1926 veröffentlichten Berichte seien nun kurz erwähnt:

J. C. W h i t e hat auf dem Wege des Sympathicus vier Fälle behandelt: drei durch Operation und einen durch Sympathicusblockade. Da die Ergebnisse nicht „impressiv" waren, sah W h i t e von weiteren Versuchen ab. S t e r n und S p i v a c k e (1930) haben in einem weiteren Fall von Asthma bronchiale die Sympathicusblockade ausgeführt. Auch hier war kein eindeutiges Resultat zu sehen. F l o t h o w berichtet 1930 über einen Fall von Asthma bronchiale, bei welchem, bilateral von Th₁—Th₃ mit Procain injiziert, ein sofortiger Erfolg eintrat. Der Patient starb Jahre später an seinem Leiden, da er auf innere Medikation nicht mehr ansprach.

Über weitere Fälle berichtet dann D u B o s e (1931), ohne genaue Angaben der Zahl der von ihm behandelten Fälle zu geben. Da ein Erfolg oft erst einige Zeit nach der Sympathicusblockade eintrat, kann man wohl nicht sicher von einem Erfolg des Verfahrens sprechen. Die Injektion soll immer bilateral ausgeführt werden. D u B o s e berichtet von Erfolgen bis zu einem Jahr.

R u t h hat nicht so gute Erfolge erzielt wie D u B o s e. In 50% der Fälle war das Verfahren enttäuschend.

In ihrem Buche berichten J. C. W h i t e und S m i t h w i c k über eine persönliche Mitteilung von Dr. B. B a c k e r, Baltimore. Dieser führte die bilaterale Alkoholinjektion in 16 Fällen in die oberen fünf Thoracalganglien aus. Er beschreibt, daß in einigen Fällen der Erfolg ein unmittelbarer und frappanter war. In der Mehrzahl der Fälle war der Erfolg deutlich aber nicht vollkommen. In drei Fällen war kein Effekt zu erzielen. Von diesen letzteren Patienten bekamen alle innerhalb von zwei bis sechs Monaten Recidive und neuerliche Injektionen waren erfolglos.

Auf Grund aller dieser Versuche schlägt W h i t e vor, die Sympathicusinjektion als prognostischen Eingriff (Test) jedenfalls vor einer Sympathicusoperation auszuführen.

1939 hat M a l h e r b e versucht, Fälle von Asthma bronchiale durch Novocaininfiltration in das Ganglion stellatum zu beeinflussen.

1939 bis 1945 habe ich einige weitere Fälle von Asthma bronchiale mit Sympathicusblockade behandelt. Davon möchte ich folgenden Fall herausheben, der leider in unmittelbarem Anschluß an die Sympathicusblockade tödlich endete. Er stellt den einzigen tödlichen Ausgang einer Sympathicusblockade dar, den ich im Laufe meiner Tätigkeit bis 1948 zu sehen bekam.

Krankenbericht: Bei der 36jährigen Patientin, die erfolglos medikamentös behandelt worden war, injizierte ich in Th$_3$ rechts nach Sympathicusblockade bei Th$_1$. Nach Sicherung der richtigen Nadelposition beginne ich langsam 1%ige Novocainlösung zu injizieren. Nach der Injektion von 5 ccm erklärt die Patientin sich schwach zu fühlen und ich unterbreche die Injektion sofort. Ich bringe die Patientin, die leichten Schweißausbruch zeigt, sofort in liegende Position und beobachtete folgende Erscheinungen:

Zunächst kommt es zu einem beiderseitigen Nystagmus an beiden Augen. Nach etwa einer Minute kommt es zur Unmöglichkeit zu sprechen. Patientin deutet mit Handbewegungen an, daß sie etwas sagen will, ist aber nicht imstande, ein Wort hervorzubringen. Zirka zwei Minuten später ·hört die Patientin auf zu atmen. Es werden sofort die verschiedensten Injektionen durchgeführt: Coffein, Lobelin; künstliche Atmung. Die Atembewegungen sind aber nicht zu erzielen. Der Puls ist noch für einige Minuten gut und kräftig. Er verschlechtert sich aber zirka fünf Minuten später sichtlich, wird sehr frequent, die Spannung läßt rasch nach. Es wird eine intracardiale Injektion und intravenöse Injektion von Coffein, Adrenalin, Ephedrin ausgeführt. Patientin wird zur automatischen künstlichen Atmung in die „eiserne Lunge" gebracht. In einigen Minuten reagiert sie nicht mehr, die Cornealreflexe schwinden, der Herzschlag hört auf. 15 Minuten nach Sympathicusblockade ist der Tod eingetreten.

Erklärungsmöglichkeiten: Die Erklärung für diesen unglücklichen Ausgang ist nicht einfach. Es ist vor allem unwahrscheinlich, daß es sich um eine allgemeine Intoxikation durch Novocain, bedingt durch intravasale Injektion, handelt, da Blut aus der Nadel nicht ausfloß, als sie an der Depositionsstelle saß und weil die Erscheinungen einer solchen Intoxikation nicht entsprechen. Auch eine intradurale Injektion ist nicht wahrscheinlich. Liquor floß nicht ab und die Erscheinungen waren nicht die einer allgemeinen oder peripheren Paralyse nach intraduraler Anästhesie. Die Erscheinungen (Nystagmus, Unmöglichkeit zu sprechen, Atem und Herzstillstand) sind solche einer akuten Bulbärparalyse. Eine direkte Läsion des Kernzentrums durch das Anästheticum ist kaum von Th$_1$ und Th$_3$ auf infiltrativem Wege aus möglich. Es ist also anzunehmen, daß diese reflektorisch erfolgte.

Hier in Wien hatte ich vor kurzem Gelegenheit, einen schweren Fall von Asthma bronchiale zu behandeln, welchen mir Primarius Dr. E i s e l s b e r g (Kaiser-Franz-Josef-Spital) an meine Station überwies. Es konnte nach seiner Ansicht ein Erfolg, der mit 50% gewertet werden kann, zunächst erzielt werden. Später stellte sich der frühere Zustand wieder ein und Patientin ist in weiterer Behandlung, über die ich noch berichten werde.

K r a u t e r hat 26 Fälle von Asthma bronchiale mit der Halsgrenzstrangblockade behandelt. Von diesen wurden 14 geheilt und sechs blieben unbeeinflußt.

Über Erfolge mit der Stellatuminfiltration bei diesem Leiden berichtet auch. ohne Zahlen anzugeben, L a n g e r o n (1948).

In dem 1947 erschienenen Buch von A r n u l f wurde mir die neueste französische Literatur über diesen Gegenstand erschlossen. Hier werden Fälle von W e r t h e i m e r, Godard, Grabert-Duvernay und Herbert beschrieben, bei welchen die Infiltration des Ganglion stellatum zum Teil mit Erfolg versucht wurde und andere, bei denen dann die Stellektomie einen Erfolg brachte. Über länger anhaltende Ergebnisse ist leider nichts gesagt. In einem von A r n u l f persönlich beobachteten Fall wurde durch Stellatuminfiltration ein Erfolg nicht verzeichnet.

Hingegen muß ich hervorheben, daß in dem Kapitel des Buches über unglückliche Zufälle und Ergebnisse bei der Stellatuminfiltration sich einige Fälle von tödlichem Ausgang nach stellarer Infiltration bei Kranken mit Asthma bronchiale befinden. Einer dieser Fälle wurde von B r u l e , H i l l e m a n d , D e l a r u e und A n d o l y beschrieben. In diesem Falle wird der Tod auf bronchopulmonale Reflexe zurückgeführt. L a n g e r o n beschreibt zwei weitere Todesfälle bei demselben Leiden bei derselben Behandlungsform. Diese unglücklichen Ausgänge werden hier auf intradurale Injektion zurückgeführt, sind aber nicht ganz klar. Schließlich zitiert A r n u l f noch vier Todesfälle, welche sich in einer mir im Original nicht zugänglichen Arbeit von A d a m s - R a y finden (1941—1942).

R a b b o n i (1949) berichtet schließlich über 100 Fälle von Asthma bronchiale, die er am Ganglion stellatum und eventuell am cervicothoracalen Sympathicus einer Alkoholinfiltration unterzog. Als Ergebnis gibt er an: Komplette und dauernde Heilung in 30%, bedeutende Besserung in 51% und kein Erfolg in 19% der Fälle. Auf Grund seiner Ergebnisse spricht er sich gegen jede operative Therapie aus.

M a r t i n i untersuchte jüngst die Wirkung der Stellatuminfiltration an 50 mittelschweren und schweren Asthmatikern, bei denen 178 Injektionen ausgeführt wurden. Elf wurden beschwerdefrei, neun gebessert, 27 unbeeinflußt und drei verschlechtert.

Zusammenfassung

Zusammenfassend kann man sagen, daß man bei Asthma bronchiale zweifellos von Fall zu Fall mit der Sympathicusblockade Erfolge erzielen kann. Hier aber fand sich sowohl in meinem Material von tausenden Injektionen der erste tödliche Unglücksfall bei dieser Behandlungsform. Ebenso sind die in der Literatur vermerkten Todesfälle mit stellarer Infiltration relativ zahlreich.

Es ist also hier besondere Vorsicht am Platz und eine besonders gründliche Auswahl der Kranken, welche dem Verfahren nur dann unterzogen werden dürfen, wenn alle anderen therapeutischen Versuche wirkungslos waren, ist hier absolute Pflicht. Im übrigen wäre hier auf die intravenöse Novocainbehandlung hinzuweisen, die ein Verfahren darstellt, das der Sympathicusblockade vorzuziehen wäre.

Literatur

A r n u l f , G., L'infiltration stellaire. Paris: Masson & Cie., 1947.

B r a d f o r d , I. R., und H. P. D e a n , J. Physiol. (Brit.) **45**, 369 (1894). — B r a e u k k e r , W., Arch. klin. Chir. **142**, 38 (1926). — B r u l e , H i l l e m a n d , D e l a r n e und A n d o l y , Soc. Méd. Hôp. Paris 1943. — B o s e , F. G. du, Amer. J. Surg. 1931-N.-S., 11, 497.

F l o t h o w , P. S., Amer. J. Surg. 1931-N.-S., 14, 3. — F o n t a i n e , R., und L. G. H e r r m a n n , Arch. Surg. (Am.) 1931-N.-S., 11, 497.

K r a u t e r , K., Wien. med. Wschr. **1948**, H. 45/46. — K ü m m e l , H., Klin. Wschr. **1923**, 1480; **1923**, 1825; Arch. klin. Chir. **127**, 716 (1923).

L a b a t , G., Surg. etc. **50**, 74 (1930). — L a e w e n , A., Münch. med. Wschr. **1922**, 1423; **1923**, 35; Zbl. Chir. **1922**, 41; **1923**, 12; **1924**, 19. — L a n g e r o n , L., und V. N o l f , Presse méd. **1948**, H. 4, 38. — L e r i c h e , R., und R. F o n t a i n e , Presse méd. **1939**, H. 47, 241.

M a l h e r b e , A., Presse méd. **1939**, 1938. — M a n d l , F., Die paravertebrale Injektion. Wien: Julius Springer, 1926; The Paravertebral Block. New York: Grune & Stratton, 1947; Wien. klin. Wschr. **1951**, H. 8/9, 141. — M a r t i n i , H., Dtsch. med. Wschr. **1952**, 683. — M i l l e r , H. R., Central Autonomic Regulation in Health and Diseases. New York: Grune & Stratton, 1942. — M o r i t s c h , P., Die Schmerzverhütung bei chirurgischen Eingriffen. Wien: Maudrich, 1949.

P a l , J., Wien. klin. Wschr. **1924**, H. 14; **1924**, H. 52. — P h i l l i p s , E. W., und W. I. M. S c o t t , Arch. Surg. (Am.) **19**, 1425 (1929). — P r i c e , H. L., J. A. M. A. **123**, 628 (1943).

R a b b o n i, F., Riv. Pat. e Clin. Tbc. **1949**, H. 4/6, 254. — R u t h, S., J. A. M. A. **102**, 6 (1934).

S c h n u r, H., Ann. int. Med. (Am.) **13**, 845 (1939). — S p e r a n s k y, A. D., und E. M. G i n z b u r g, Amer. Rev. Soviet Med. **2**, 22 (1944). — S t e r n, E. L., und C. A. S p i v a c k e, J. Allergy (Am.) **1**, 357 (1930). — S w e t l o w, C. J., Amer. J. med. Sci. **171**, 397 (1926).

W h i t e, J. C., und R. H. S m i t h w i c k, The Autonomic Nervous System. New York: MacMillan, 1941.

Die Hochdruckkrankheit

Der Hochdruckkrankheit kommt eine immer größere sozialmedizinische Bedeutung zu, weil sie eine der häufigsten Erkrankungen geworden ist, was offenbar mit dem modernen Lebensmodus in Zusammenhang stehen dürfte. Die Bemühungen, sie erfolgreich zu behandeln, sind alt, beschränkten sich aber in früherer Zeit lediglich auf die medikamentöse und diätetische Therapie. Erst seit unseren neueren Erkenntnissen über die Pathogenese des Hochdruckes und seit dem intensiven Ausbau der chirurgischen Operationstechnik ging man auch daran, andere Wege zu ihrer Behandlung zu suchen, unter anderem auch die chirurgische Therapie, die heute schon mit Erfolg beschritten sind. Solange nicht eine auch bei schweren Fällen sicher wirkende Droge gefunden ist, hat die Chirurgie größte Bedeutung bei der Behandlung dieses Leidens.

Häufigkeit und Ausgang

Rein zahlenmäßig wissen wir heute, daß z. B. in Frankreich 1930 (nach L i a n) die Sterblichkeit an Herz- und Gefäßkrankheiten an erster Stelle stand. 1944 ist das in den Vereinigten Staaten noch immer der Fall und die Todesfälle an Herz- und Gefäßkrankheiten sind nach den verschiedenen Statistiken drei- bis viermal so hoch wie die an Krebs und fast zehn- bis zwanzigmal so hoch wie die an Tuberkulose. In der Schweiz starben 1947 zweimal so viel Kranke an Herz- und Gefäßkrankheiten als an Carcinom und fünfmal so viel als an Tuberkulose.

Nach M a s t e r, M a r k s und D a c k leidet ein Drittel der männlichen Bevölkerung und über zwei Fünftel der weiblichen Bevölkerung im Alter über 40 Jahren an Hypertension. Nach F a h r ist die Hypertension die häufigste Ursache des Todes in der zweiten Lebenshälfte. Einer von vier Todesfällen kommt nach dem 50. Lebensjahr auf die arterielle Hypertension, sowie auf ihre Folgezustände. In England sterben jährlich 100.000 Menschen an Hypertension (B e n n e t t).

Lebenserwartung

Haben wir oben auf die Mortalität der Herz- und Gefäßkrankheiten im allgemeinen hingewiesen, so hat die Nachuntersuchung großer Reihen von Kranken mit arterieller Hypertension im besonderen gezeigt, daß die Mortalität dieser Krankheit sehr groß ist. Nach P a g e ist die Mortalität der Hochdruckkrankheit um das 50. Lebensjahr viermal so groß wie beim Carcinom. Berücksichtigt man die Mortalität auf der Basis der vier Stadien von K e i t h und W a g e n e r (s. später), dann zeigt sich, daß Kranke, welche zum ersten Mal im Stadium I untersucht wurden, nach drei Jahren eine Sterblichkeit von 20% aufwiesen. Das Stadium II weist schon 36%, das Stadium III aber 75% Sterblichkeit nach drei Jahren auf und schließlich sind von den Hochdruckkranken, welche im Stadium IV zum ersten Male untersucht wurden, nach drei Jahren bereits 94% gestorben. Die Mortalitätstabellen zeigen Analogien mit der Sterblichkeit der Carcinomkrankheit. Auch französische Autoren (R i s e r, D u z u i n g. L a z o r t h e s, D a r d e n n e) betonen die Schwere der Erkrankung bei Jugendlichen. 60% der Todesfälle kommen vor dem 40. Lebensjahre vor. Später werden wir zu erörtern haben, in welchem Ausmaße die chirurgische Therapie imstande ist, die Lebenserwartung der Patienten zu verbessern.

Pathogenese

Die großen Kliniker des letzten Jahrhunderts wie B r i g t h, W i d a l, T r a u b e u. a. waren der Meinung, daß der hohe Blutdruck ausschließlich durch eine vorhergehende Nierenerkrankung bedingt ist. Aber die in den letzten Jahrzehnten beobachteten Formen der Hypertension zeigten, daß diese auch ohne primäre klinische oder pathologisch-anatomische renale Läsion vorkommen kann. Es wurde also die Hochdruckerkrankung eingeteilt in eine renale oder postglomerulonephritische und in einen nicht renalen Typ unbekannter Ursache. Um diese letztere Form der Hypertension zu klassifizieren, wurden die verschiedensten Ausdrücke gewählt. A l b u t t nannte sie Hyperpiäsie, H u c h a r d Praesklerosis, J a n e w a y hypertensive cardiovasculäre Erkrankung, V o l h a r d und F a h r sprachen von benigner oder maligner Sklerose. Der populärste Ausdruck für diese ätiologisch unbekannte Hochdruckkrankheit war „essentielle Hypertension". Er stammt von F r a n k.

Heute ist es klar, daß der hohe Blutdruck eine Krankheit an sich oder Symptom einer anderen Erkrankung sein kann und P a g e teilt die Hypertension in eine renale, von der er wieder 28 Untergruppen unterscheidet, weiters in eine cerebrale, welche durch Trauma, Tumor oder Entzündung oder durch Läsion im Hirnstamm bedingt sein kann, drittens in eine cardiovasculäre, von welcher Gruppe die Isthmusstenose der Aorta die Chirurgen am meisten interessiert, viertens in eine endokrine, welche beim Phaeochromocytom, Chorionepitheliom, bei der C u s h i n g schen Erkrankung, bei der Akromegalie, beim Hyperthyreoidismus usw. vorkommen kann und schließlich in die der Ätiologie nach unbekannte essentielle Hypertension ein.

Eine ganz besondere Form des endokrinen Hochdruckes hat jüngst H e l l s t r ö m bei seinen Fällen von Hyperparathyreoidismus geschildert. In den Fällen nämlich, wo es zu einer Kalzifikation des Nierenbeckens im Verlaufe eines Hyperparathyreoidismus kam, wurde gezeigt, daß ein ausgesprochenes Ansteigen des Blutdruckes auftrat, welches längere Zeit hindurch beobachtet werden konnte. Die Ursache dieses Hochdruckes liegt nach der Ansicht von H e l l s t r ö m in der zunehmenden Nierenschädigung und in der in Erscheinung tretenden Arteriosklerose begründet. Der Autor meint weiter, daß die Veränderungen in den kleinen Nierenarterien, welche zum Symptomenbild des Hyperparathyreoidismus gehören, an seiner Entstehung ursächlich beteiligt sind. Der Blutdruck war niemals fixiert. Nach der Operation wurde er aber permanent. Diese Blutdrucksteigerung ist umso bemerkenswerter, als es sich ja in der überwiegenden Mehrzahl der Fälle von Hyperparathyreoidismus um Kranke in den mittleren Lebensjahren handelt und für mich als den Autor der Parathyreoidektomie beim Hyperparathyreoidismus (1925) ist die Mitteilung von H e l l s t r ö m von besonderer Bedeutung.

Die Diagnose der essentiellen Hypertension wäre also per exclusionem zu stellen und von ihr ist immer dann die Rede, wenn einer der vorher angeführten Gründe für die bestehende Hochdruckkrankheit nicht gefunden werden kann. So können wir die essentielle Hypertension vielleicht am besten *definieren* als eine Form der Hochdruckkrankheit, welche ohne erkennbare Ursache auftritt und bei welcher der systolische *und* diastolische Druck erhöht ist, welche eine deutliche Progredienz zeigt und bei längerem Verlauf Veränderungen in den inneren Organen setzt, die noch näher zu erörtern sein werden.

Im ähnlichen Sinne spricht sich V o l h a r d (1950) aus: „Wenn der Arzt einen dauernd erhöhten Blutdruck findet, so denkt er automatisch an zwei Möglichkeiten. Entweder handelt es sich um eine nicht ausgeheilte, ehemalige akute diffuse Glomerulonephritis, oder aber um den so überaus häufigen essentiellen Hochdruck." Im ersten Falle wäre an einen renal bedingten, humoral bewirkten Hochdruck infolge Störung der Nierendurchblutung zu denken. Fehlt aber jeder Anhaltspunkt für eine durchgemachte Nierenerkrankung, und fehlt auch noch Eiweiß im Harn, „so nimmt der Arzt an, daß die allerhäufigste Form des Hochdruckes, der essentielle oder genuine Hochdruck vorliegt" (V o l h a r d).

Jedenfalls ist heute die von F r a n k als „essentielle Hypertension" bezeichnete Hochdruckkrankheit die häufigste. Die Häufigkeit der Erkrankung nimmt in immer steigenderem Maße mit den erhöhten Anforderungen an die körperliche und geistige Leistung des modernen Lebens zu („stress and strain", S e l y e). Es sei gleich vorweggenommen, daß sich dieser essentiellen Hypertension nun sekundär verschiedene Nierenerkrankungen aufpfropfen können, falls sie längere Zeit hindurch besteht. Die maligne Nephrosklerose im Sinne V o l h a r d s kann eine der Konsequenzen der lange bestehenden essentiellen Hypertension sein.

Der tierexperimentelle renale Hochdruck

Zunächst hat H a r t w i c h (1930) versucht, durch Abklemmung der Gefäße bei Versuchstieren eine Hypertension zu erzeugen. Später hat der technische Ausbau dieses Versuches durch G o l d b l a t t in Amerika und durch P a g e, W o o d und C a s h u. a. folgende Ergebnisse gezeigt: Wenn man durch eine speziell konstruierte Klemme bei einem Versuchstier die arterielle Blutversorgung einer Niere durch Abklemmen der A. renalis behindert, erhöht sich der Blutdruck auf die Dauer von Tagen oder Wochen. Nachlassen der Abklemmung oder Excision der ischämischen Niere bringt den Druck innerhalb kürzester Zeit zur Norm zurück. Eine dauerhafte und starke Erhöhung des systolischen und diastolischen Druckes wurde dann erzielt, wenn beide Nierenarterien abgeklemmt wurden. Ebenso konnte eine Druckerhöhung durch Bestrahlung der Niere mit Röntgenstrahlen erzielt werden (H a r t m a n n u. a.). Weiters ist eine Druckerhöhung experimentell durch Ligatur des Ureters (H a r r i s o n) und schließlich durch Erzeugung einer Cellophanperinephritis (C o r c o r a n und P a g e) möglich. Wenn man die dekapsulierte Niere mit Cellophan oder Seide umhüllt, kommt es zur Bildung narbig-schrumpfiger Bindegewebsmassen, zur Ischämie der Nierenrinde, zur Strangulation des Nierenhilus und schließlich zur Erhöhung des Blutdruckes, welcher in allen Fällen durch Herabsetzung der Nierenblutdurchströmung zustande kommt. Die folgenden Schlüsse können aus diesen Experimenten gezogen werden:

In einer künstlich ischämisch gewordenen Niere gehen humorale Veränderungen vor sich. Es ist möglich, daß sich auf diese Weise das sogenannte „Renin" bildet (T i g e r s t e d t und B e r g m a n n, 1898) und in den Körper ausgeschieden wird. Dieses Renin oder ein Reninaktivator kann eine Substanz bilden, die P a g e als Angiotonin bezeichnet, welches eine starke vasoconstrictorische Wirkung hat. Das Angiotonin wird von anderen Autoren auch als Hypertensin usw. bezeichnet. R a a b bemerkt jüngst in einer ausführlichen Arbeit, daß die Frage der Beteiligung vasopressorischer Stoffe im Mechanismus des renalen Hochdruckes immer noch offen steht. Die Biochemie der im Tierexperiment entstehenden Veränderungen wird noch immer ohne endgültiges Ergebnis studiert.

Immerhin waren die erwähnten Experimente von großer klinischer Bedeutung, weil sie auch die Niere in den Vordergrund der Ätiologie einer essentiellen Hypertension stellten. Würde die erwähnte Theorie auch für die humane essentielle Hypertension zutreffen, dann wäre letztere doch eine primär renale Erkrankung und so käme es, daß wir 100 Jahre nach der B r i g t h schen Formulierung des Hochdruckes — allerdings unter anderen Voraussetzungen — zu ihr zurückkehren würden. Nichtsdestoweniger muß aber gesagt werden, daß das Vorhandensein solcher pressorischer Substanzen bei der menschlichen essentiellen Hypertension bisher nicht mit Sicherheit nachgewiesen werden konnte. Es muß auch erwähnt werden, daß im H a r t w i c h - G o l d b l a t t schen Versuch die renale Hypertension durch Abklemmung einer großen Nierenarterie hervorgerufen wird, wohingegen beim Menschen die peripheren Arteriolen kontrahiert sind.

Tatsächlich nehmen die Fälle, wo eine sogenannte „Hypertension auf Grundlage einer chirurgischen Niere" vorliegt, nur einen verschwindenden Prozentsatz der operativen Fälle ein. Es sei kurz darauf hingewiesen, daß P e a r m a n, T h o m p s o n und A l l e n folgende renale Läsionen bei 12.000 Hypertensionen feststellen konnten:

Pyelonephritis	1,125%
Nephrolithiasis	0,417%
„Chirurgische Niere"	1,7 %

Auch B r a a s c h schätzt, daß diese Gruppe von Hochdruckursachen innerhalb der Hochdruckkranken nicht mehr als 1% beträgt.

Der tierexperimentelle neurogene Hochdruck

Zur Erzeugung eines Hochdruckes bei einem Versuchstier auf neurogenem Wege wurden eine ganze Reihe von Tierexperimenten ausgeführt. Zunächst wurde versucht, durch eine Anämie der autonomen Zentren eine Hypertension zu erzeugen. Diese Versuche gehen auf N a u n y n und S c h r e i b e r (1881) und auf C u s h i n g (1901—1903) zurück. Auch R a a b hat festgestellt, daß das vasoconstrictorische Zentrum durch Sauerstoffmangel nicht nur unmittelbar erregt wird, sondern daß gleichzeitig auch die Vasoconstrictionszentren hinsichtlich ihrer Erregbarkeit gegenüber anderen chemischen und reflektorischen Reizen zunehmen. Als ein derartiges Agens ist nach R a a b Milchsäure anzusehen. Eine akute Anämie der Hirnzirkulation, durch die Experimente von N o w a k und S a m a a n hervorgerufen, erzeugt eine intensive Hypertension. Es war interessant festzustellen, daß anderseits eine derartige akute Hypertension, hervorgerufen durch einen erhöhten Hirndruck, durch Sympathektomie behoben werden kann (G r i m s o n, W i l s o n, P h e m i s t e r, 1937).

Einer der am längsten zurückliegenden Tierversuche zur Erzeugung eines zentralen Hochdruckes ist der Versuch von D i x o n und H e l l e r, welche durch intracysternale Kaolininjektionen eine chronische Hypertension erzeugen konnten. Auch dieser Typus einer Hypertension kann durch totale Sympathektomie zum Verschwinden gebracht werden (P a g e, 1937).

Ein anderer Weg zur Erzeugung einer chronischen Hypertension wurde von B o u k a e r t und besonders von H e y m a n s (1934) gegangen. Diese Autoren denervierten den Carotissinus und durchschnitten den N. depressor. Auf diese Weise wurden die Impulse unterbrochen, welche unter normalen Umständen die zirkulatorischen und vasoconstrictorischen Zentren in der Medulla zügeln. So wurde die Aktivität der Vasoconstrictoren und der Herzacceleratoren gesteigert. Eine so erzeugte Hypertension konnte drei bis vier Jahre anhalten. Später zeigte H e y m a n s, daß eine totale Sympathektomie, ausgeführt in drei Sitzungen, den Blutdruck beim Hunde wieder normalisieren konnte. Andere Autoren (N o w a k und W a l k e r) wieder zeigten, daß eine präliminare totale Sympathektomie die experimentelle Hypertension, welche auf dem oben beschriebenen Wege erzeugt wurde, beim Hunde nicht zum Verschwinden bringen konnte, wenn der N. depressor durchschnitten wurde. Diese Versuche wurden auf die verschiedenste Weise ausgelegt. Sie haben aber zweifellos den Beweis erbracht, daß der Hochdruck beim Tier ebenso auf neurogenem Wege wie auf renalem Wege zu erzeugen ist.

Schließlich haben vor kurzer Zeit B r ü c k e und Mitarbeiter gezeigt, daß man die pressorische Reserve bei gleichzeitiger Reizung des Hypothalamus durch Carotidenabklemmung exakt studieren kann. Die Autoren stellten fest, daß bei jedem Hund in der Gegend des Hypothalamus Reizpunkte gefunden werden können, die bei elektrischer Reizung Blutdrucksteigerung ergeben. Bei unterschwelligen elektrischen Reizen blieb der Druck normal. Wurden aber während der Reizung beide Carotiden abgeklemmt, dann erfolgte eine stärkere pressorische Wirkung als ohne Reizung. Als Ergebnis dieser Experimente konnte also gesagt werden: „Der in den Depressoren gelegene Hemmungsmechanismus vermag gegenüber dem normalen Erregungszustand der sympathischen Vasoconstrictoren des Hypothalamus den Blutdruck auf normaler Höhe festzuhalten. Auch ein erhöhter zentraler Erregungszustand kann noch voll auskompensiert werden. Fällt aber der Depressortonus aus irgendeinem Grunde aus, dann enthüllt sich der latente Überschuß an zentraler sympathischer Erregung in einer mächtigen Steigerung der pressorischen Reserve." (B r ü c k e.)

In das Kapitel dieser Versuchsreihen gehört auch die Vermerkung der Tatsache, daß K a r p l u s und K r e i d l in Wien zeigen konnten, daß im hinteren Teil des Hypothalamus Zentren liegen, bei deren Reizung der Blutdruck erhöht und die Herzfrequenz und Atmung verändert werden kann. R a n s o n und Mitarbeiter haben die Region des Hypothalamus Zentimeter für Zentimeter nach dieser Richtung hin mit Elektroden geprüft und konnten so die Topographie jener Orte feststellen, welche für die Erhöhung des Blutdruckes von Bedeutung sind. Ebenso hat W. R. H e s s in den hinteren Anteilen des Hypothalamus und in der Region des N. infundibularis Orte gefunden, bei deren Reizung ein Hochdruck erzeugt werden kann.

Aus diesen außerordentlich zahlreichen Versuchen, die nur in Kürze vorgebracht werden konnten, ergibt sich eine Theorie der essentiellen Hypertension, welche in klarer Form mein früherer Assistent H. M i l w i d s k i aufgestellt hat und dessen Arbeit ich sie entnehme:

M i l w i d s k i nimmt an, daß sich innerhalb einer bisher unbekannten hereditär-konstitutionellen Basis eine Störung der Blutdruckkontrolle in relativ frühem Alter ausbildet, eine Übererregbarkeit mit einer erhöhten Reaktionsfähigkeit gegenüber psychischen, somatischen und visceralen Stimulantien (gegenüber „stress and strain" würden wir heute im Sinne von S e l y e sagen). Diese exzessive Reaktion wird zum Teil durch das sympathische Nervensystem oder durch endokrine Drüsenfunktionen zur Peripherie getragen, wo sie an den Blutgefäßen zunächst eine intermittierende Constriction hervorrufen. In diesem Stadium sind organische Veränderungen noch selten. Der Blutdruck ist bei besonderen emotionellen Anlässen oder bei schwerer körperlicher Anstrengung erhöht. In diesem Stadium ist Ruhe und medikamentöse Behandlung imstande, den Blutdruck wieder herunterzudrücken. Allmählich aber führt die ständige

Vasoconstriction zu einer Arteriosklerose, welche auch die Nierenarteriolen betrifft und den Blutumlauf der Nieren stört. Auf diese Weise könnte dann eine humorale Pressorsubstanz mobilisiert werden, welche ihrerseits wieder die Vasoconstriction erhöht und den Blutdruck weiter steigert. So beginnt die organische Phase der Hochdruckkrankheit, welche sich nun in Veränderungen der peripheren Gefäße,

der Nieren,

des Gehirns,

der Retina und

des Herzens, ausdrückt.

Diese Theorie beinhaltet also eine

1. konstitutionell-neurogene Komponente,
2. organisch-vasculäre Komponente,
3. renale und humorale Komponente.

Sie gibt auch wieder der Niere selbst einen gewissen dominierenden Platz in dem Ablauf der Erkrankung.

Behandlung durch Eingriffe am sympathischen Nervensystem

Entsprechend dem Ziel des Buches soll nun aufgezeigt werden, was man mit Eingriffen am sympathischen Nervensystem bei der Hochdruckkrankheit erreichen kann. Die diätetische und medikamentöse Therapie gehört nicht in den Rahmen dieser Betrachtungen und findet daher auch keine Erwähnung. Nur die Nachbehandlung mit Hydergin, die ich versuchte, soll später erwähnt werden.

Infiltrationsmethoden

1938 hat P e n d e mitgeteilt, daß er gemeinsam mit C i c e r i bei Fällen von essentieller Hypertension versucht hat, den linken Splanchnicus mit Novocain zu blockieren. Ebenso wurde von diesen Autoren auch Alkohol in den Splanchnicus injiziert. Diese Blockade des Splanchnicus wurde besonders für die lebensbedrohlichen Fälle von Hochdruckkrisen vorgeschlagen. Das Verfahren soll außerdem bei Kranken, welche eine Kontraindikation gegen die Sympathicusoperation darbieten, angeführt werden. P e n d e hielt es nicht für ausgeschlossen, daß die beiderseitige chemische Unterbrechung des Splanchnicus einen Ersatz für den operativen Eingriff darstellen könnte. C i c e r i verwendet die Novocain-„Splanchnicusblockade" als Test und Prognose für den späteren operativen Eingriff. 1936 publiziert L e r i c h e eine Mitteilung, in welcher er sich für den therapeutischen Versuch einer Splanchnicusblockade mit Novocain bei der essentiellen Hypertension ausspricht. 1937 berichtet V a l d o n i über Splanchnicus-Alkoholblockade als therapeutische Maßnahme in der Behandlung der essentiellen Hypertension.

Bei dem Kongreß der „Societé internationale de Chirurgie" 1939 in Brüssel sprechen sich A l l e s s a n d r i und V a l d o n i für die Alkoholisation des Splanchnicus aus, welcher Methode sie vor den meisten derzeit üblichen operativen Eingriffen den Vorzug geben. Sollte der Effekt der Operation kein dauernder sein, dann wird die Blockade im Sinne eines Testes gewertet und die Splanchnicusoperation kann angeschlossen werden.

An diesem Kongreß, an einer persönlichen Mitteilung verhindert, habe ich dieselbe dann kurz 1939 vorgebracht und gezeigt, wie ich schon seit 1925 bestrebt war, durch Ausschaltung der verschiedenen Organe durch Sympathicusblockade (Niere, Nebenniere, Herz) eine Senkung des Blutdruckes zu erzielen.

Die Grundlagen für dieses Verfahren waren damals noch mangelhaft und unsere Beobachtungen und Aufzeichnungen nur spärlich.

1939 bis 1947 habe ich bei einigen Fällen vor der Operation eine Splanchnicusblockade mit Novocain durchgeführt. Der Blutdruck pflegt auf diese für einige Tage immer zu fallen, was ich aber nicht als unbedingtes Zeichen für eine günstige Prognose einer späteren Operation ansehen möchte.

Wir haben weiter versucht, bei den Kranken, bei denen die Operation kontraindiziert war, Injektionen in den Splanchnicus oder die Sympathicusblockade von Th_{11} bis L_2 mit Alkohol durchzuführen. Es handelt sich um zwei Kranke, von denen einer wegen eines schweren Herzzustandes zur Operation nicht geeignet war, während der andere die Operation nicht zuließ. In beiden Fällen war die Injektion nur für einige Tage von Erfolg begleitet.

Wir stehen also heute nach unseren letzten Erfahrungen dem Splanchnicustest mit Novocain in Bezug auf die Prognose der Operation mißtrauisch gegenüber und wir fanden weiters in unseren letzten Fällen auch bei dem therapeutischen Versuch der Splanchnicusblockade mit Alkohol bzw. Sympathicusblockade von Th_{11}—L_2 keinen Anhaltspunkt, diese Methode empfehlen zu können, selbst wenn man hin und wieder subjektive Erleichterung verschiedener Art von dem Patienten hört.

In letzter Zeit haben S c h w a r t z und F i n d l e y wieder diese alten Versuche aufgenommen, die Sympathicusblockade als Test oder als Therapeuticum zu verwerten. Sie schildern drei Fälle, die erfolgreich gewesen sein sollen, die aber einer kritischen Wertung nicht standhalten. Dasselbe gilt für die Mitteilung von N o n n e n b r u c h und K l e i n.

Jedenfalls haben wir sowohl als Test, als auch als Therapeuticum bei der essentiellen Hypertension die Sympathicusblockade als auch die Splanchnicusblockade aufgegeben. Nur wo man subjektive Erleichterungen erzielen will, kann man das Verfahren versuchen, falls man absolut nicht operieren kann.

Operative Therapie

Geschichte der Hochdruckchirurgie. 1923 hat D a n i e l o p o l u und in demselben Jahre B r ü n n i n g, einer Anregung von Friedrich K r a u s folgend, die Hochdruckkrankheit auf dem Wege des Sympathicus operativ angegangen. Einen ähnlichen Vorschlag machte P e n d e (1924), der anregte, den linken Splanchnicus bei der Hypertension zu resezieren, während P i e r i diese Operation als erster 1930 bei einer Hypertension auf supradiaphragmatischem Weg bei zwei Kranken ausgeführt hat. Diese Technik hielt P e r e i r a (1929) wegen der Gefahr der Pleuraöffnung für nicht zweckmäßig und schlug die Splanchnektomie auf infradiaphragmatischem Wege vor. 1932 haben C r a i g und B r o w n den Splanchnicus und den sympathischen Grenzstrang zwischen Th_{12} und L_1 reseziert. Da aber bei diesem Eingriff immer wieder die Pleurahöhle eröffnet wurde, gaben die Autoren diese Operation auf. Im November 1933 führte P e e t die bilaterale Resektion des Splanchnicus und Sympathicus nach Resektion der 11. Rippe in einem Akt aus. Die Technik des Eingriffes hat P e e t dann immer mehr ausgebaut und hat schließlich den großen und kleinen Splanchnicus und den sympathischen Grenzstrang mit seinen Ganglien von Th_{10} oder Th_9 bis Th_{12} reseziert.

1935 hat A d s o n in zwei Akten die infradiaphragmatische Splanchnicusoperation bei gleichzeitiger Entfernung des Grenzstranges und seiner Ganglien von L_1 und L_2 ausgeführt. Ein Vorteil dieses Eingriffes war der, daß man eine gleichzeitige Biopsie aus der Niere anstellen konnte und auch die Nebennieren

palpieren konnte. Dieser Eingriff wurde auch in den Dreißigerjahren von D e n k
in Wien geübt. Später begann C r i l e seine Resektion des Ganglion coeliacum
wegen Hypertension und publizierte über diese Methode 1938.

1940 erschien die erste Arbeit von S m i t h w i c k über seine Methode der
Hochdruckoperation, welche in der Folgezeit die größte Popularität erreichte.
Seine Operation besteht in einer Kombination des P e e t schen und A d s o n -
schen Verfahrens. Sie umfaßte ursprünglich — abgesehen von der Entfernung
des großen und kleinen Splanchnicus — den sympathischen Grenzstrang von
Th₁₀ und reichte nach Durchsetzung des Zwerchfelles bis L₂.

G r i m s o n schlug schon 1941 seine totale Sympathektomie vor, welche er
in der Folgezeit technisch ausbaute. Nach cranialwärts umfaßte der Eingriff
die hohen thoracalen Ganglien und den Grenzstrang bis in die Höhe des
2. Thoracalsegmentes. Nach unten verläuft die Operation durch das Zwerchfell
bis L₂ und eine Entfernung des Ganglion coeliacum wurde miteinbezogen.
G r i m s o n hat seine Operationsmethode, welche eine Vergrößerung des Eingriffes
nach S m i t h w i c k darstellt, deshalb angegeben, weil angeblich die Blutdrucksenkung direkt proportional zur Ausdehnung der Sympathektomie ist und umgekehrt proportional zur Schwere der Erkrankung. Er ist daher für die totale
Sympathektomie und auch G o e t z bemerkte, daß die S m i t h w i c k sche Operation die wichtigsten Voraussetzungen für einen erfolgreichen Eingriff nicht
erfüllt, d. h. sie ist im anatomischen Sinne nicht komplett, indem sie die
Leitungswege von den Thoracalganglien oberhalb Th₉ nicht unterbricht, weiters
auch nicht die präaortischen und ösophagealen Plexus. Wie G o e t z in früheren
Arbeiten betonte, gibt es von den letztgenannten Plexus Verbindungen zum
Plexus solaris und zum N. phrenicus.

1943 teilte P o p p e n seine Methode mit, die Th₃, Th₄ bis L₂ umfaßt und bei
welcher das Diaphragma nicht gespalten wird. G r i m s o n und P o p p e n
fügen vielfach der Resektion der 11. Rippe — um die hohen thoracalen Ganglien
zu erreichen — noch eine Resektion einer höher gelegenen Rippe hinzu.

Die letzte Entwicklung der Operation bietet das transpleurale Vorgehen,
welches in den Vereinigten Staaten R i e n h o f f und S h u m a k e r, in Frankreich P. W e r t h e i m e r und in England B o y d entwickelt hat. W e r t -
h e i m e r führt zwei Rippenresektionen aus. Zunächst wird die 12. Rippe reseziert, von wo aus der retroperitoneale Teil des Eingriffes (infradiaphragmatische
Resektion des großen und kleinen Splanchnicusendes mit Resektion des 1. und
2. Lumbalganglions, inklusive des Ganglion coeliacum) durchgeführt wird. Im
zweiten Akt der Operation wird die 8. Rippe reseziert und dann transpleural
eingegangen, die Pleura mediastinalis eröffnet und hier scheinbar viel einfacher
als retropleural der thoracale Grenzstrang bis hoch hinauf mit dem thoracalen
Teil des großen und kleinen Splanchnicus reseziert. In England hat B o y d seit
1947 transpleural nach einer eigenen Modifikation operiert.

Die immer mehr fortschreitende Radikalisierung der Operation geschieht in
dem Bestreben, alle in Betracht kommenden sympathischen Gebilde mit Sicherheit und unter Sicht des Auges zu entfernen, um damit unter anderem auch die
Regeneration der sympathischen Fasern unmöglich zu machen, welche von
einigen Autoren angenommen wird und die vielleicht an manchen mangelnden
Dauererfolgen Schuld tragen mag. Jedes Kompromiß bei der Operation müßte
daher bei diesem Leiden fallen. Die Operation muß sicher und sehr ausgedehnt
sein. So halte ich auch das K u x sche Verfahren der endoskopischen transthoracalen Exhairese bei dieser Indikation für unzweckmäßig. Es ist nicht
möglich — und davon habe ich mich besonders bei den transthoracalen Operationen überzeugt, auf die ich noch zu sprechen kommen werde —, vom Thorax-

raum aus mit dem Endoskop die subdiaphragmatischen Gebilde radikal zu entfernen, wie es K u x behauptet. Ich stimme in dieser Ansicht mit zahlreichen anderen Autoren überein (S m i t h w i c k, P l a t t, M i t c h e l l, E v a n s und B a r t e l s u. a.).

Ich selbst habe in den Dreißigerjahren nach A d s o n operiert, ging dann zur P e e t schen Methode über, operiere oft nach S m i t h w i c k und verwende in manchen Fällen einen Eingriff, der als Mittelding zwischen P e e t und S m i t h w i c k bezeichnet werden kann. In solchen Fällen trachte ich ohne Zwerchfelleröffnung das Ganglion coeliacum, aus dem Zwerchfellschlitz, zu entfernen. Das Gelingen dieser Kombinationsmethode hängt von der Topographie des Ganglion coeliacum ab, welches oft im Zwerchfellschlitz liegen kann. Auf diesem Wege gelingt es jedoch selten, das 1. oder 2. Lumbalganglion ohne Durchtrennung des Zwerchfelles zu entfernen. Wenn man so wie ich meist nur schwere Fälle zu operieren hat, ist es gut, bei solchen „poor risk"-Kranken die Zwerchfelldurchtrennung zu vermeiden.

In letzter Zeit (1951) bin ich dazu übergegangen, transpleural zu operieren. Die transpleurale Operation (R i e n h o f f, W e r t h e i m e r, B o y d) scheint die letzte Entwicklung der Hochdruckchirurgie darzustellen und ich habe über sie im „Chirurg" (1952) ausführlich berichtet.

Theorie der Operation. Die Erklärung der Operationswirkung geht, kurz geschildert, nach folgenden Richtungen: Der vasculäre Tonus des Splanchnicusbettes wird durch die Sympathicusoperation herabgesetzt und Spasmen großer Körpergebiete werden zum Verschwinden gebracht. Eine weitere Möglichkeit der Beeinflussung besteht darin, daß durch die Entfernung der Splanchnicus eine bessere Durchblutung der Niere und damit eine Verbesserung ihrer exkretorischen Funktion eintritt. Nach den Arbeiten von T r u e t a (1947) ist es bekannt, daß jede Nervenreizung im Splanchnicusgebiet zu einer Vasoconstriction der Arterien und Arteriolen der Nierenrinde führen kann. Eine Exstirpation des Splanchnicus ruft das Gegenteil hervor.

Als interessanter Hinweis mag gelten, daß die verschiedenen Ansichten über den theoretischen Effekt der Operation sich eigentlich erst retrospektiv einstellten, nachdem die Operation an vielen Hunderten von Fällen durchgeführt worden war.

Wie S m i t h w i c k betont, wissen wir, daß der vasculäre Tonus des Splanchnicusbettes dazu dient, den Blutdruck des Menschen in den verschiedenen Körperlagen relativ konstant zu halten. Die Entwicklung dieses Mechanismus scheint sich mit der Aufrichtung des Menschen während seiner Phylogenese eingestellt zu haben. Diese regulatorische Funktion kann nach der Operation vorübergehend gestört sein (orthostatische Hypotension).

Die chirurgischen Bemühungen haben zum Ziel, alle sympathischen Bahnen. die Stimuli für die Tonuserhöhung in den Gefäßrohren mit sich führen, zu unterbrechen. Die meisten Chirurgen sind sich also in Bezug auf die Ausdehnung der Operation darin einig, daß man — wie es M i t c h e l l zusammenfaßt —

1. den größten Teil des Splanchnicus zu entfernen hat, um eine weitgehende Vasodilatation in diesem Gebiet zu erzielen,

2. die sympathischen Fasern zu den unteren Extremitäten ausschalten muß, um auch in diesen Regionen eine Vasodilatation zu erzielen,

3. die sympathischen Gebilde zu den Nieren entfernen muß, damit vasoconstrictorische Impulse wegfallen und daß man schließlich

4. die Nebenniereninnervation unterbrechen soll, um die Ausschüttung von Adrenalin und Noradrenalin in die Blutbahn zu hemmen.

Zur Erreichung aller dieser Ziele muß hiebei aber stets Rücksicht darauf genommen werden, daß das Operationsrisiko möglichst gering bleiben soll, und daß die unangenehmen Folgezustände nach diesen Eingriffen weitgehendst vermieden werden sollen. Es muß aber anderseits die Operation ausgedehnt sein, um eine eventuell mögliche Regeneration der Nervenfasern zu verhindern. Schließlich achten viele Chirurgen darauf, während des Eingriffes die Nieren zu inspizieren und auch die Nebennieren zu Gesicht zu bekommen, um hier liegende Marktumoren nicht zu übersehen.

Was die Wahl der Operationsmethode anlangt, verdanken wir auch hier Mitchell einige kritische Bemerkungen, die er den Methoden von Smithwick, Grimson u. a. widmet. Er bemüht sich um die klare Herausarbeitung einer „optimalen Sympathektomie" bei der Hypertension.

Mitchell hält die Smithwicksche Operation für einen anatomisch zielbewußten Eingriff, der das Operationsergebnis erreichen kann, das sich der Operateur setzt. Allerdings müßte — wie Mitchell betont — die Operation nach oben hin bis Th_4 oder Th_5 ausgedehnt werden. Wenn dann dieser Eingriff auch nach unten bis zur Höhe von L_2 und L_3 geführt wird und den großen und kleinen Splanchnicus miteinbezieht, ist das seiner Ansicht nach theoretisch ein „Optimum".

Gegen Grimsons totale Sympathektomie sprechen unerwünschte Effekte an Auge, Herz, Lunge und Brachialplexus.

Die Kommunikationen zwischen sympathischen parasympathischen Geflechten sind auch bei ausgedehnten Eingriffen, ebenso wie die abnormen Verteilungen der sympathischen Äste über viele Segmente immer wieder ein Hindernis für eine „sichere" Sympathektomie nach anatomischen Gesichtspunkten. Hiezu kommt noch nach Mitchell die ungeheure Macht dieser Fasern zur Regeneration, welche eine präganglionäre Operation immer nötig macht. Nach diesen letzten Gesichtspunkten muß nicht jede Peetsche oder Smithwicksche Operation alle sympathischen Fasern zur Niere oder Nebenniere unterbrechen. Denn aortale und ösophageale Fasern aus dem Sympathicus oder Splanchnicus, welche oberhalb der Durchtrennungsstelle liegen, ebenso para aortische Fasern und solche aus dem N. phrenicus können das abdominelle Splanchnicusgebiet erreichen, und so bei einer selbst richtig liegenden Smithwickschen Operation der Durchtrennung entgehen.

Aus meiner Abteilung hat Jelinek auf meine Veranlassung im anatomischen Institut über die verschiedenen topographischen Anomalien im Bereich des thoracalen Sympathicus gearbeitet und wird darüber demnächst berichten.

Indikation zur Operation. Es ist selbstverständlich, daß bei jenen Fällen essentieller Hypertension, die noch keine maligne Komponente zeigen, die Operation nicht die erste therapeutische Maßnahme darstellen wird. Tatsächlich verfügt die innere Medizin über eine große Anzahl von Möglichkeiten, einen erhöhten Blutdruck wieder herabzusetzen. Ayman (1930) hat 200 derartige Präparate bekanntgegeben. Es ist natürlich nicht Sache dieser Arbeit, sie hier aufzuzählen. Die Indikation zu einer Operation scheint aber dann gegeben, wenn die interne, diätetische und physikalische Therapie den Blutdruck nicht herabsetzen, die sekundären Veränderungen nicht verbessern und die subjektiven Symptome nicht zum Schwinden bringen können. Der chirurgischen Behandlung sind aber auch Grenzen gesetzt und die Einteilung der Hochdruckkranken in ganz bestimmte Kategorien stellt einen Versuch dar, vor allem die Indikation zur Operation zu fixieren und auch in weiterer Folge die Prognose des operativen Eingriffes in Erwägung zu ziehen.

Eine der ältesten Gruppeneinteilungen ist die von K e i t h, W a g e n e r und
B a r k e r (1939), die ich leicht modifiziert hier anführe:

Tabelle 13. *Gruppeneinteilung nach Keith, Wagener und Barker*

Gruppe	Grad des Hochdruckes	Blutdruck	Cardiovasculäre Funktion	Retinal-Veränderungen	Klinischer Charakter
I	Leicht	Normal bei Ruhe und Beruhigung	Gut	Fehlen oder leicht	Lange Dauer Alter 30—65 J.
II	Mittel	Fluktuierend, aber übernormal bei Ruhe und Beruhigung. Diastolisch: hoch (bei 100)	Genügend	Mäßige Arterio-sklerose Vasoconstriction	Progressive Hypertension
III	Deutlich	Übernormal erhöht. Diasto-lisch hoch und fest fixiert	Leicht geschädigt	Deutliche Vasoconstriction Blutung, Exsudat	Rasch progressive Hypertension
IV	Schwer	Hoch und fixiert diastolisch bei 140	Schwer geschädigt	Papillenödem	Maligne Hypertension

Es ist verständlich, daß diese Gruppierung nicht in allen Fällen befriedigen kann, und daß besonders Veränderungen im Augenhintergrund in
Relation mit Veränderungen der cardiovasculären Funktion oft aus der Reihe
fallen. So sah ich in meinem Krankengut beispielsweise vielfach, daß ausgedehnte
Retinalblutungen bei einem Patienten vorhanden sein können, welcher eine
ausreichende Nierenfunktion haben kann. Die Uniformität der Veränderungen
sekundärer Art an Herz, Nieren und Augenhintergrund stimmen nicht immer
so überein, wie es K e i t h, W a g e n e r und B a r k e r in ihrer Gruppeneinteilung angegeben haben. Nichtsdestoweniger ist aber diese Gruppeneinteilung
bis zum heutigen Tage noch die populärste.

Eine andere Einteilung hat 1948 S m i t h w i c k getroffen. Er teilt die
Kranken in drei Gruppen ein:

Tabelle 14. *Gruppeneinteilung nach Smithwick (1948)*

Gruppe	Klassifizierung
I	Der Pulsdruck ist weniger als die Hälfte des diastolischen Druckes
II	Der Pulsdruck ist gleich oder bis 19 mm Hg mehr als die Hälfte des diastolischen Druckes
III	Der Pulsdruck ist 20 mm Hg oder mehr als die Hälfte des diastolischen Druckes

Diese Einteilung entspricht auch nicht den tatsächlichen Verhältnissen. Ein
Beispiel hiefür: Ein Patient hat einen Blutdruck von 240/120. Der Pulsdruck
ist 120, die Hälfte des diastolischen Druckes ist 60, der Pulsdruck ist also um
die Hälfte mehr als die Hälfte des diastolischen Druckes; es besteht aber nun
gar kein Grund, einen Fall wie diesen als maligen anzusehen, wenn nicht andere
Zeichen dafür sprechen.

Eine neue Einteilung traf S m i t h w i c k dann 1950:

Tabelle 15. *Gruppeneinteilung nach Smithwick (1950)*

Gruppe	Befunde
I	Frauen und Männer mit einem Augenhintergrundbefund 0 oder 1
	Frauen mit einem Augenhintergrundbefund 2 oder 3
II	Männer mit einem Augenhintergrundbefund 2, 3 oder 4
III	Diastolischer Druck nach Ruhe unter 140
	Apoplexien mit Folgezuständen. Herzinsuffizienz
	Phenolsulfonphthaleinausscheidung unter $15^0/_0$ in 15 min.
	Schwache Reaktion auf Sedativa
IV	Wie bei III, aber zusätzlich noch einige cardiovasculäre Veränderungen
V	Diastolischer Blutdruck von 140 und mehr, unabhängig von den vasculären Veränderungen

Wenn weniger als vier Punkte, dann handelt es sich um Gruppe I oder II; wenn mehr als vier Punkte, dann handelt es sich um Gruppe IV oder V.

Auffallend ist nun, daß S m i t h w i c k bei dieser Gruppeneinteilung von der seinerzeit betonten Bedeutung des diastolischen Druckes für die Indikation abgegangen ist und hier auf die Augenhintergrundveränderungen — die sich übrigens auf die Einteilung von K e i t h , W a g e n e r und B a r k e r beziehen — besonderen Wert legt. Weiters fällt auf, daß S m i t h w i c k auf Grund seiner Erfahrungen die Prognose im allgemeinen bei Frauen besser stellt. Die Schlüsse, die S m i t h w i c k aus dieser Gruppeneinteilung zieht, gehen da hinaus, daß die Gruppe IV und V zur Operation ungeeignet erscheinen, weil die Veränderungen zu schwerer Natur sind und durch die Operation kaum mehr gebessert werden können. Gruppe III stellt für S m i t h w i c k eine Grenzindikation dar, bei der sich der Patient nach der Operation noch erholen kann.

Aber noch im selben Jahre versucht S m i t h w i c k mit einer neuen Gruppeneinteilung dem Kern des Problems näherzurücken, ein deutlicher Beweis für das allgemein ständige Schwanken in der Indikations- und Prognosestellung. Darüber berichten P. D. W h i t e und Mitarbeiter. Es gibt in dieser neuen Einteilung „schwarze Punkte" gegen die Operation.

Tabelle 16. *Gruppeneinteilung nach Smithwick und White (1950)*

Befunde	Schwarze Punkte
Alter über 50 Jahre	1
Abnormales Elektrocardiogramm	1
Vergrößertes Herz	1
Herzfehler	1
Herzinsuffizienz	2
Leichte Angina pectoris	1
Mittelschwere Angina pectoris	2
Apoplexie mit keinen oder ganz geringen Folgeerscheinungen	1
Apoplexie mit deutlichen Folgeerscheinungen	2
Phenolsulfonphthalein-Probe: $20—25^0/_0$ in 15 min. oder $60^0/_0$ in 2 Stunden	1
Phenolsulfonphthalein-Probe: $15—20^0/_0$ in 15 min.	2
Phenolsulfonphthalein-Probe: weniger als $15^0/_0$ in 15 min.	3
Keine Reaktion gegenüber Sedativa	2
Niereninsuffizienz	4

Die Schwäche auch dieser Gruppeneinteilung ist klar. Auffallend ist, daß die Augenhintergrunduntersuchung nicht berücksichtigt wurde und daß auch die Nierenbiopsie keine Erwähnung findet. Es zeigt sich auch hier wieder, daß der Grad des Ergriffenseins von Hirn, Niere, Retina, sowie der Herzfunktion ganz verschieden sein kann. Und so scheint es verständlich, daß jeder Chirurg seine eigene Gruppeneinteilung vorzieht.

Eine Einteilung, welche von Internisten getroffen wurde, wie z. B. die von Kappert (1949), ist für den Chirurgen kaum brauchbar.

Page und Corcoran haben eine Gruppeneinteilung angegeben, welche sich einzig und allein auf die Retinopathie bezieht. Abgesehen von einer Gruppierung nach dem Grad der Arteriosklerose schlagen Page und Corcoran auch vor, die Zahl der Hämorrhagien in beiden Augen für die Gruppierung zu berücksichtigen.

Verständlich ist bei dieser Verwirrung, daß man versucht, von allen diesen geschilderten Gruppeneinteilungen abzugehen und so wie Blondine und Weiss es 1948 tun, ganz einfach von benigner Form und von maligner Form der essentiellen Hypertension zu sprechen, wobei betont werden muß, daß hier ein Gesamteindruck über die organischen sekundären Veränderungen zum Ausdruck kommt, wie er im Detail und arithmetisch kaum präzisiert werden kann.

Trotz aller Mangelhaftigkeit der Gruppeneinteilungen gewähren sie ceteris paribus aber doch zumindest Anhaltspunkte für die Indikation zu einem chirurgischen Eingriff.

Sehen wir aber jetzt von den erwähnten Gruppen ab, so müssen wir auch den rein klinischen Teil der Indikation zur Hochdruckoperation erwähnen. Zunächst ist nicht zu vergessen, daß die Indikation zu einem chirurgischen Eingriff bei der essentiellen Hypertension nur bei den Fällen besteht, bei denen sich das Hochdruckleiden als progredient erweist. Diese Progredienz kann der Arzt nur durch lange persönliche Beobachtung und durch laufend wiederholte Untersuchungen feststellen. Hiezu ist es notwendig, den systolischen und diastolischen Blutdruck in gewissen Zeitabständen im Liegen, Sitzen und Stehen zu kontrollieren, den Augenhintergrund wiederholt zu untersuchen, das Elektrocardiogramm zu prüfen und immer wieder danach zu fahnden, ob die Nierenfunktion normal ist oder schon gelitten hat. Es wäre eigentlich in jedem einzelnen Fall von nicht maligner Hypertension die Indikation rein individuell zu stellen, wobei auch immer wieder soziale Momente in Erwägung gezogen werden müssen, welche den Beruf des Kranken, seine Umgebung, sein Milieu betreffen.

Anders steht die Indikation zur Operation bei der malignen Hypertension. Am zweckmäßigsten ist es, als maligne Hypertension jene Fälle zu bezeichnen, welche bereits progredient geworden sind und bei welchen sich ein schlechter Zustand von Augenhintergrund, Gehirn, Herz und Nieren nur noch weiter verschlechtert. Besonders gefährlich sind solche Fälle, bei welchen es ganz rapid zur malignen Form der essentiellen Hypertension kommt, bei der das Versagen der Nierenfunktion im Vordergrund steht. Ich möchte nur darauf hinweisen, daß in solchen Fällen ein Unterschied von essentieller oder nephrogener Hypertension unmöglich geworden ist, wenn nicht die mit besonderer Klarheit erhobene Anamnese Auskunft über eine schon primär vorhandene Nierenschädigung gibt.

Zur Symptomatologie. Die klinischen Erscheinungen sind bekannt: Kopfschmerzen, besonders occipital, allgemeine Nervosität und Reizbarkeit, Schlaflosigkeit, Kurzatmigkeit, sehr leichte Ermüdbarkeit, welche die Berufsausübung unmöglich machen kann. Wieso gerade bei essentieller Hypertension der

Occipitalkopfschmerz eine so besondere Rolle spielt, sowohl in der Ruhelage als auch beim Stehen, der Patienten in den frühen Morgenstunden oft aus dem Schlafe weckt, ist noch nicht sichergestellt. Manchmal können die Kopfschmerzen allein die Berufsunfähigkeit bedingen, weil sie so heftiger Natur sein können. In manchen Fällen wird der Occipitalschmerz durch das Niederlegen gesteigert.

Stenocardische Anfälle begleiten außerordentlich häufig die Hypertension. Ziemlich oft besteht auch eine Nykturie, welche die Ermüdung durch Unterbrechung der Nachtruhe nur noch steigert. In anderen Fällen stehen die psychischen Symptome oft im Vordergrund. Die Kranken leiden an einem Mangel an Konzentrationsfähigkeit, sie vergessen sehr leicht und auch der Gedächtnisverlust kann manchmal so stark sein, daß der Patient in der Ausübung seines Berufes behindert ist (hypertensive Encephalopathie, P e e t). Die psychischen Erscheinungen sind oft die einer Encephalomalacie. Manche Kranke erinnern in ihrem psychischen Verhalten an Apoplektiker. Ob es sich hier bei diesen Zuständen um vasculäre Spasmen handelt oder ob hier, wie P e e t glaubt, bereits kleine Blutungen vorliegen, kann nicht immer gesagt werden.

Zu den auffallendsten Erscheinungen gehört oft als Frühsymptom der Verlust des Sehvermögens, welches zunächst wie durch einen Spasmus bedingt, temporär begrenzt ist. Längere Perioden von verringertem Sehvermögen sprechen aber für Retinalblutungen, vollkommener Verlust des Sehvermögens für größere Retinalblutungen, Verschluß der Retinalarterien oder Thrombose der Zentralarterie oder -vene.

In manchen Fällen kommen alle diese erwähnten Erscheinungen sehr stürmisch und rasch zum Ausdruck. Schon nach einer Krankheitsdauer von wenigen Wochen kann sich eine Papilloretinitis, ein cerebrales Ödem entwickeln und die diastolischen Blutdruckwerte können sich rasch steigern. Bei anderen Erkrankten wiederum entwickeln sich die Erscheinungen ziemlich langsam. Dies sind meist die Kranken im sechsten und siebenten Lebensjahrzehnt. Die diastolischen Werte bleiben meistens tief und sie gehören als „sklerotische Hypertension" nicht in diese Besprechung.

Von augenärztlicher Seite liegen aus der letzten Zeit gründiche Untersuchungen vor, welche die Augenhintergrundveränderungen bei der Hypertension und bei den Nierenerkrankungen zum Ziele haben. So hat T h i e l — V o l h a r d zum Gedächtnis — einen ausgezeichneten Bericht über diesen Gegenstand geliefert.

Schließlich hat sich mit der Frage Hochdruck und Auge F a n t a mehrfach befaßt. Er legt besondere Bedeutung auf die Messung des Blutdruckes in der A. centralis retinae und meint, daß die bloße ophthalmoskopische Augenhintergrunduntersuchung eines Falles von Hochdruck keine vollwertige Untersuchung darstellt. Seine Ansicht, daß nicht alle Hochdruckkranken Veränderungen des Augenhintergrundes bekommen, zeichnet sich deutlich von der in den Vereinigten Staaten vertretenen Meinung ab, daß die Augenhintergrundveränderungen vielfach erste Erscheinungen der Hochdruckkrankheit überhaupt sind. F a n t a führt unter anderem zur Begründung seiner Ansicht eine Statistik von B e c h - g a a r d und Mitarbeitern an, in welcher erwähnt wird, daß bei 485 Patienten mit arterieller Hypertension, welche durch vier bis elf Jahre bestand, bei 160 Patienten (d. i. ein Drittel der Gesamtanzahl) keine Veränderungen im Augenhintergrund gefunden wurden. Seiner Ansicht nach wird auch das Kreuzungsphänomen nach G u n n und S a l u s überwertet. Er meint, daß dieses Kreuzungsphänomen sich auch bei normalen Blutdruck finden kann, und daß es also nicht eines der ersten Zeichen des Augenhintergrundes beim Hochdruck darstellt. S a l l m a n n hat sich übrigens mit der Erklärung des Phänomens befaßt und gezeigt, daß es sich beim Kreuzungsphänomen nicht um eine Verdrängung der Venen unter die Arterien handelt, sondern daß die Vene durch eine Gewebstrübung, die als Folge der Arteriosklerose aufzufassen ist, unsichtbar wird. So meint also F a n t a, daß das Kreuzungsphänomen mehr ein Symptom für Arteriosklerose, als ein Zeichen des Hochdruckes ist.

Nach F a n t a ist also die Druckmessung in der A. centralis retinae für die Diagnose des Hochdruckes wesentlicher als das Studium des Augenhintergrundes. Dabei wird aber betont, daß es auch einen „isolierten Hypertonus im Gehirngefäßgebiet" gibt, welcher bei Vasoneurosen, Hyperthyreosen und anderen Erkrankungen vorkommt und nicht als Zeichen einer Hypertension aufzufassen ist (S i e d e k und F a n t a). Allerdings ist es möglich, daß in manchen Fällen die lokale Hypertension in eine generelle Hypertension übergeht.

Kontraindikationen. Auch die Kontraindikationen sind nicht in Tabellen aufzuschließen, sondern werden aus klinischen Befunden erstellt. Die „offiziellen" Kontraindikationen sind nach F i s h b e r g:

1. Deutliche Abschwächung der Nierenfunktion.

2. Rest-N über 40 mg%.

3. Konzentration des Harns unter 1019.

4. Herzdekompensation mit Unmöglichkeit der Kompensation durch medikamentöse Maßnahmen.

5. Aurikuläre Fibrillation, Herzblock.

6. Attackenweises Auftreten von Herzschmerz. Dort, wo eine Coronarinsuffizienz durch Arteriosklerose bedingt angenommen wurde, operierte man meist nicht. Hingegen ist ein Präcordialschmerz, auch wenn er einige Stunden anhält und auch durch Nitroglycerin nicht behebbar ist, keine Kontraindikation für die Operation.

7. Hochgradige cerebrale Arteriosklerose in Form von wiederholten Insulten, Depression, Desorientiertheit. Hingegen ist ein einmaliger Hirninsult keine Kontraindikation.

8. Kein Patient soll operiert werden, bei welchem der diastolische Druck bei wiederholten Untersuchungen den Wert von 110 mm Hg nicht überschritt.

9. Patienten über 55 Jahre sollen nicht operiert werden. Im Alter von 50 Jahren wurde nur selten operiert (unerträglicher Kopfschmerz, Retinalläsionen).

Diese von F i s h b e r g angegebenen Kontraindikationen werden im großen und ganzen von den meisten Autoren bestätigt.

Hiezu kommt als neuartige Kontraindikation gegen die Operation Ulcera des Magens und des Duodenums, weil erfahrungsgemäß nach einer thoracolumbalen Sympathektomie eine „stille" Verschlechterung eines Ulcus pepticum, bzw. eine Blutungsgefahr als erwiesen zu betrachten ist (s. S. 90, 188).

P f e f f e r hebt die ungünstige Prognose bei Apoplektikern besonders hervor. Er bespricht das von Z e n k e r bearbeitete Operationsmaterial. Bei einer Gesamtzahl von 129 Hypertonikern fanden sich 28 Fälle, bei denen eine Apoplexie in der Anamnese nachgewiesen werden konnte. Von diesen starben im Laufe der Beobachtungszeit im ganzen 15 Kranke, wobei acht in unmittelbarem Zusammenhang mit der Operation ad exitum kamen. Von den übrigen 13 Fällen wurden zwölf Kranke ein halbes Jahr bis zwei Jahre nach der Operation nachuntersucht und nur bei drei von ihnen wurde eine wesentliche Besserung des subjektiven Befindens ohne Fortschreiten des Gefäßprozesses festgestellt. P f e f f e r schließt daraus, daß höchstens in drei von 28 Fällen der chirurgische Eingriff zweckmäßig war.

Nun hält man sich aber im allgemeinen, besonders Chirurgen, welche auf das Wohl ihrer Patienten mehr achten als auf ihre Erfolgszahlen, an diese Kontraindikationen nicht starr. Ich selbst wie auch P a l m e r meinen, daß gerade die schweren Fälle von hohem diastolischem Druck mit Papillenödem, wenn die Herzfunktion nicht zu stark alteriert ist, operiert werden sollen. Bei diesen Fällen stellt die Hochdruckoperation die einzige Hoffnung für den Kranken und seine Familie dar, das Leben zu erhalten. Daß man aber bei der Operation solcher maligner Fälle mit einer höheren Mortalität und schlechteren Dauerergebnissen zu rechnen hat, ist selbstverständlich. Wir werden auf diese Fälle noch bei Betrachtung der Operationsergebnisse zurückkommen.

Alle oben erwähnten Kontraindikationen stimmen im großen und ganzen mit den Arbeiten von P e e t, S m i t h w i c k, P o p p e n und L e m m o n, De T a k a t s u. a. überein.

Teste (Auswahl der Kranken zur Operation). Zunächst möchte ich ein freimütiges Wort über meine persönliche Stellungnahme zu den Testen sagen: Wir müssen unterscheiden zwischen dem Wert einer exakten Befundung Hochdruckkranker und zwischen dem Wert der verschiedenen Teste. Die Wichtigkeit der Befunde an Augenhintergrund, Herz und Niere in den Vordergrund stellend, bin ich immer mehr von der Bedeutung der Teste bei allen Eingriffen am sympathischen Nervensystem und bei den Eingriffen bei der Hochdruckkrankheit im besonderen abgekommen.

Zunächst schien es wertvoll festzustellen, ob ein Hochdruck „fixiert" oder „nicht fixiert" ist. Die Teste beziehen sich in diesen Fällen auf die Möglichkeit

a) durch den Eiswasserversuch zu zeigen, ob der Blutdruck noch in die Höhe steigt,

b) durch einen Schlaftest zu beweisen, daß der Blutdruck in Ruhe absinkt.

Ad a). Der Eiswasserversuch (H i n e s und B r o w n) wird folgendermaßen durchgeführt: Der Patient wird zunächst durch 20 bis 60 Minuten in Ruhelage gehalten, und ein mittlerer Blutdruckwert durch wiederholte Messungen errechnet. Hierauf kommt eine Hand bis zum Handgelenk für eine Minute in Eiswasser. Der Blutdruck wird auf der freien Hand alle 30 Sekunden durch eine Minute, dann alle zwei Minuten abgemessen, bis die Anfangswerte erreicht sind. Es muß betont werden, daß es schon unter Nichthochdruckkranken normal Reagierende, Unter- und Überreagierende gibt. Im allgemeinen wird eine Steigerung von plus 20/15 als normale Reaktion bezeichnet. Je labiler der Hochdruck ist, d. h. je spastischer die Komponenten des Gefäßzustandes sind, desto höher wird der Blutdruck durch den Eiswasserversuch in die Höhe schießen, und man kann daraus theoretisch eine günstige Prognose für die Operation stellen.

Ad b). Mittels des Schlaftestes durch Barbiturate (Luminal i. m., Sodiumamytal i. m.) kann man ebenfalls prognostische Schlüsse ziehen (s. S m i t h w i c k). Je weniger fixiert der Blutdruck ist, desto stärker wird er auf Barbiturate absinken. Aber ähnlich wie C r a i g und F i s h b e r g möchte ich sagen, daß auch dieser Schlaftest keine große Hilfe in der Auswahl der Fälle zur Operation bietet.

Von weiteren Testen sind von Interesse:

Der Reflexvasopressortest nach W i l k i n s: Wenn man einem Patienten, der an Hochdruck leidet, vor der Operation einen V a l s a l v a schen Versuch ausführen läßt, dann schießt der Blutdruck einige Sekunden nach der Exspiration in die Höhe, besonders aber der systolische. S m i t h w i c k hat gezeigt, daß dieser Test nach gelungener Sympathicusoperation nicht mehr auszulösen ist.

Versuche mit *Anästheticis,* die Prognose einer geplanten Sympathicusope-

ration zu stellen, wurden sowohl mit paravertebraler Anästhesie, sowie mit
epiduraler Anästhesie und Splanchnicusanästhesie ausgeführt. Bei allen diesen
Versuchen sinkt der Blutdruck bei der essentiellen Hypertension ab. Eine
Prognose für die Operation ist aus diesen Testen meines Erachtens nach nicht
abzulesen. Dasselbe meint P l a t t.

Andere Autoren kommen zu anderen Resultaten. So wird von T ö n n i s
und S c h i e f e r die peridurale Anästhesie als Test vor einer Hochdruckoperation angesehen. Von 48 Kranken ihres Materials reagierten auf die peridurale
Anästhesie mit ausreichender systolischer Blutdrucksenkung 24, d. s. 50%.
Von diesen 24 zeigten aber nur 15 (31%) eine Senkung des diastolischen Blutdruckes bis auf 100 mm Hg, bzw. um mindestens 30 mm Hg. Da die Autoren
im Verhalten der diastolischen Blutdruckwerte den Ausdruck der postoperativen
Reaktion sehen, müßte ihm eine prognostische Bedeutung zukommen. Tatsächlich fanden die Autoren ein Jahr nach der Operation die erwartete Blutdrucksenkung nur bei jenen Fällen, wo die peridurale Anästhesie eine ausreichende
Senkung des diastolischen Blutdruckes vor der Operation anzeigte, d. h. in 30%.

Im Anschluß an einen Vortrag von F. B r ü c k e über Kreislaufreflexe und
Kreislaufzentren habe ich über ein eigenartiges Verhalten des Blutdruckes bei
Kranken mit essentieller Hypertension berichtet, wenn man mit einem
E s m a r c h schen Schlauch beide Aa. femorales für einige Minuten abschnürt.
Durch diese Stauung stieg der Blutdruck bei gesunden Menschen nicht an. Bei
Kranken mit essentieller Hypertension aber steigt der Blutdruck und man kann
annehmen, daß diese Steigerung durch eine Vasoconstriction im Splanchnicusgebiet zustande kommt. Nach einer ausgedehnten Splanchnicus- und Sym-
pathicusresektion kommt nach Stauung diese Blutdrucksteigerung nicht mehr
zustande. Es war bisher nicht klar zu erheben, in welchem Ausmaß diese Erscheinungen pathogenetisch oder prognostisch von Bedeutung sind.

K a p p e r t hat Hydergin (Sandoz) bei einer Gruppe von Versuchsper-
sonen angewendet und hat zeigen können, daß bei der renalen Hypertension
die Blutdruckwerte nach intravenöser Injektion von 0,5 mg Hydergin absinken,
und zwar um 8,7% der Ausgangswerte. Bei der essentiellen Hypertension wurden
höhere Werte gefunden, und zwar sinkt der Blutdruck um 10,5% der Ausgangswerte ab. Ich glaube nicht, daß auf Grund dieser so nahe beisammenliegenden
Werte eine Differenzierung von nephrogener und essentieller Hypertension
möglich ist, ebensowenig wie daß dieser Test für die Operation und Prognosestellung eine praktische Bedeutung hat. K a p p e r t hat dann noch weiter bei
seinen Kranken mit essentieller Hypertension, bei denen ein Kältetest zum
relativen Blutdruckanstieg führte, versucht, nach intravenöser Injektion von
Hydergin den Blutdruck zum Absinken zu bringen, was ihm auch gelang. Wenn
fünf Minuten nach der Hydergininjektion der Kältereiz wiederholt wurde, dann
war der Blutdruckanstieg nicht mehr so hoch wie nach dem ersten Kältetest.

Im großen und ganzen erweisen sich die Teste als nicht sehr aufschlußreich
für die Indikation und Prognose zur Operation der essentiellen Hypertension.

Operationsmortalität. Die heute am meisten geübten Operationsmethoden
sind die von P e e t (thoracale Sympathektomie und Splanchnektomie), S m i t h-
w i c k (thoracolumbale Sympathektomie und Splanchnektomie) und G r i m s o n
(subtotale Sympathektomie und Splanchnektomie). Nur diese drei Methoden
wollen wir hinsichtlich der unmittelbaren Operationserfolge, sowie der späteren
Operationsergebnisse in Betracht ziehen, wobei nur die neueren Arbeiten über
diesen Gegenstand Erwähnung finden sollen.

1947 berichtete P e e t über 2100 operierte Fälle (1941 bis 1948). Die Operationsmortalität war 1,6% in der Reihe der Fälle, die als benignen zu bezeichnen waren, 10% bei den als malignen zu bezeichnenden Fällen, die ein Papillenödem hatten, und 2,2% bei den Fällen mit Apoplexien. Die Operationsmortalität der 1933 bis 1940 der Operation unterzogenen 578 Fälle betrug nach einer lückenlosen Statistik 3,6%.

L e a r m o n t h (1948) hat 94 Fälle in sieben Jahren operiert. Die Operationsmortalität war 2,3%.

Z e n k e r (1948) hat in fünf Jahren 80 Kranke operiert. Die Mortalität der P e e t schen Operation war 6%, die der S m i t h w i c k schen Operation war 8%. Es handelte sich um ein sehr schweres Krankenmaterial. 1950 gibt Z e n k e r an, daß er nach P e e t 80 Fälle, nach S m i t h w i c k 70 Fälle operiert hat. Bei ersteren war die Operationsmortalität 3,3%, bei letzteren 4,2%.

S m i t h w i c k berichtet 1950 über 500 Operationen. Die Operationsmortalität war 2,2%. Die Mortalität auf die Kranken bezogen war 4,3%.

P o p p e n und L e m m o n (1947) haben über 100 Fälle, nach S m i t h w i c k mit einer Operationsmortalität von 0,5% operiert, berichtet.

G r i m s o n (1949) hat 108 Patienten operiert, zwei sind gestorben.

Aus diesen Statistiken geht hervor, daß die Operationsmortalität bei nicht malignen Fällen tiefer gehalten werden kann. Die Operationsmortalität hängt von der richtigen Auswahl der Fälle und von der Vorsicht des Operateurs ab. Sie beträgt bei benignen Fällen 2% und sie steigt auf 10% bei malignen Fällen, deren Lebenserwartung ähnlich der der Carcinomkranken liegt.

Jeder Arzt, der um das Wohl seiner Kranken bemüht ist, wird streben, gerade bei einem so prognostisch ungünstigen Leiden, wie es eine maligne Hypertension darstellt, die wir ja vielfach zur Operation zugewiesen bekommen, eine Lebensverlängerung und Besserung seines Zustandes zu erzielen versuchen. Es fällt natürlich manchmal schwer, dieses Bestreben in einem Land, in dem dieser neuere Zweig der Chirurgie erst langsam Fuß faßt, und wo mit den üblichen Widerständen gegenüber diesen Neuerungen zu rechnen ist, in die Tat umzusetzen. Ich für meine Person lehne aber jedes Zugeständnis an eine glänzende Operationsstatistik ab und operiere dort, wo ich nur glauben kann, dem Kranken zu helfen und nehme haltlose Vorwürfe über eine gesteigerte Operationsmortalität bei meinem schweren Material ohne jedes Bedenken auf mich.

Operationsvorbereitung und Nachbehandlung. In den Mitteilungen über Hochdruckchirurgie findet man kaum eine Andeutung über die Behandlung vor, während und nach der Operation. Zum unmittelbaren Gelingen des chirurgischen Eingriffes trägt aber diese, wie bei allen anderen Operationen, sehr bei.

Wir verabreichen den Kranken sechs bis sieben Tage vor der Operation zweimal täglich $^1/_8$ mg Strophanthin in Glukoselösung intravenös, wir geben drei Tage vor der Operation Depotpenicillin in Dosen von zirka 600.000 Einheiten täglich. Zwei Tage vor der Operation ist eine Beruhigung der Kranken mit großen Luminaldosen notwendig, welche am Tage vor der Operation gesteigert werden. Vor der Operation selbst verabreichen wir 0,015 Morphin plus $^1/_2$ mg Atropin. Die orotracheale Narkose mit Lachgas hat die Operationsmortalität in meinem Material außerordentlich gesenkt. Ich bin meinem Anästhesisten Dr. M o h e l s k y hiefür zu Dank verpflichtet. Sie ist derzeit das beste Anästhesieverfahren für die Operation an Hochdruckkranken. Ein Curare-Präparat erweist sich bei der Operation von großem Vorteil und ein guter Anästhesist ist fast soviel wert wie ein erfahrener Operateur. Vor oder während jeder Operation wird eine intravenöse Dauertropfinfusion angelegt und je nach dem Verhalten des Blutdruckes diese mit einem Gemisch von physiologischer Kochsalzlösung und 6%iger Dextroselösung oder mit Konservenblut genährt. Jedem brüsken Blutabfall während der Operation muß sofort entgegengearbeitet werden, wozu sich uns in der letzten Zeit, von schnellerem Laufenlassen der Bluttransfusion abgesehen, Cortigon und Adrenor bewährt haben.

Ein außerordentlich wichtiger Faktor ist das langsame und schonende Operieren, wenn man an den Splanchnicus und an die sympathischen Gebilde im Thoraxraum herangekommen ist. In einem großen Prozentsatz der Fälle wird man bei retropleuralem Vorgehen nach P e e t und S m i t h w i c k eine Verletzung der Pleura vermeiden können. Die Pleuraverletzung ist immer wieder der Anlaß zu einer ganzen Reihe von Komplikationen, welche den Spitalsaufenthalt verlängern. Um Schockzustände zu vermeiden, soll — was immer man mit den Nn. intercostales vorhat, um den Intercostalschmerz zu vermeiden — die Novocainanästhesie der Intercostalnerven vorgenommen werden, weil dadurch ein Auftreten von Komplikationen vermieden wird.

Es ist unbedingt nötig, vor Verschluß des Operationsfeldes festzustellen, wie hoch der Blutdruck ist. Ein späteres Ansteigen des Blutdruckes kann zu Blutungen führen. Grundsätzlich ist deshalb in das Operationsgebiet ein Drainrohr einzuführen, welches unter Wasser zur Saugdrainage zu leiten ist. Ein oder zwei Todesfälle meines Materials sind darauf zurückzuführen, daß diese Vorsichtsmaßnahme unterblieb. Die Durchgängigkeit des Drainrohrs ist durch 48 Stunden ununterbrochen zu prüfen (Ansaugspritze oder Ansaugapparat).

Nach Beendigung der Operation gilt in den nächsten 48 Stunden unser Hauptaugenmerk dem Blutdruck. Er darf keinesfalls um mehr als ein Viertel der ante operationem gemessenen Werte im systolischen Bereich in den ersten zwei postoperativen Tagen abfallen! Um also einen Druck von drei Viertel der präoperativ gemessenen systolischen Werte aufrechtzuerhalten, ist die ständige Beobachtung des Kranken in den auf die Operation folgenden zwei Tagen durch einen Arzt oder durch ein besonders geschultes Pflegepersonal notwendig. Bei jedem Absinken des Blutdruckes muß die Bluttransfusion schneller laufen und es müssen Cortigen oder Adrenor verabreicht werden. Gleichzeitig ist bei herzgeschädigten Patienten die Strophanthintherapie fortzusetzen, wie sie schon vor der Operation im Gang war. Für die periphere Zirkulation ist Strychnin in hohen Dosen zu verwenden, und zwar bis zu 3 bis 4 mg in 24 Stunden. Die Penicillinmedikation bleibt zur Verhütung von Lungenkomplikationen durch zirka eine Woche nach der Operation aufrecht und kann fallweise durch 1 g Streptomycin pro Tag durch sechs bis sieben Tage bei Manifestwerden einer Lungenaffektion ergänzt werden.

Bei Arrhythmien, wie sie postoperativ bei Hypertensionkranken vorzukommen pflegen, oder bei schweren Tachycardien hat sich Rhythmocor, ein Chinidinpräparat, bewährt. Man verwende zur postoperativen Beruhigung der Patienten Barbitursäurepräparate und spare in den ersten Tagen, besonders am Abend, nicht mit Alkaloiden. Die Hauptsorge aber ist, wie gesagt, die Erhaltung des Blutdruckes auf einer vor der Operation errechneten Höhe. Erst nach 48 Stunden kann man den Blutdruck absinken lassen. Nach vier Tagen besteht für eine akute Blutdrucksenkung schon weniger Gefahr und man kann alle hypertonisierenden Mittel allmählich abbauen.

Effekte der Hochdruckoperation. *Die Blutdrucksenkung.* Nach jeder Operation bei Hochdruckkranken sinkt der Blutdruck ab. Diese knapp nach der Operation auftretende Blutdrucksenkung muß aber nicht von Dauer sein. Die Blutdrucksenkung, acht Tage nach dem Eingriff, kann aber ebenso systolisch wie diastolisch außerordentlich stark sein. Die Dauer dieser Blutdrucksenkung schwankt nach den Berichten der verschiedenen Autoren. Wir werden darauf noch zu sprechen kommen. F i s h b e r g fand, daß durchschnittlich 32 Monate nach der Operation der Blutdruck bei 119 Kranken von 218/135 auf 184/118 im Durchschnitt gesunken war. Der durchschnittliche Abfall des systolischen Blutdruckes betrug daher 16%, der des diastolischen Blutdruckes 13%. Bei diesen Zahlen wurde von F i s h b e r g aber eine Einteilung der Kranken in verschiedene Gruppen nicht berücksichtigt. In Frühstadien der Krankheit ist die Blutdrucksenkung stärker, in Spätstadien ist sie geringer. Daß aber die von F i s h b e r g beobachtete Blutdrucksenkung nur auf die Operation zurückzuführen ist, wird von ihm als Internisten besonders betont, da alle diese 119 Kranken von ihm durch Monate oder Jahre vorher ohne Erfolg intern behandelt wurden. Bei einer großen Anzahl der Patienten, über deren prozentuelle Beteiligung noch zu sprechen sein wird, wird der Blutdruck normalisiert.

Subjektive Besserung. Es ist eine von fast allen Autoren anerkannte Tatsache, daß die subjektiven Erscheinungen der Hochdruckkranken, wie Kopfschmerzen, Schwindel, Unruhe, Herzklopfen, nach der Operation für längere Zeit verschwinden. Die prozentuelle Beteiligung an dieser subjektiven Besserung wird von den einzelnen Autoren verschieden hoch angegeben. Die häufigsten subjektiven Beschwerden aber, die durch die Operation zum Verschwinden gebracht werden, waren unerträgliche Kopfschmerzen. In der Arbeit von F i s h b e r g wird über 83 Kranke berichtet, die so unerträgliche Kopfschmerzen hatten, daß diese wesentlich zur Indikation zur Operation beigetragen hatten. 64 von diesen 83 Kranken hatten nach der Operation ihre Kopfschmerzen fast vollkommen oder vollkommen verloren. Unter diesen Kranken finden sich solche, welche 5 bis 15 Jahre an Kopfschmerzen gelitten hatten und es ist in allen Beobachtungen auffallend, daß gerade der Occipitalkopfschmerz, welcher bis in den Rücken ausstrahlen kann, und welcher ganz unerträglich zu sein pflegt, verschwunden war.

Herz. Was die Herzbeschwerden anbelangt, berichten die meisten Autoren nicht nur über subjektive Besserungen, wie Verschwinden des Galopprhythmus usw., sondern auch über Besserungen der elektrocardiographischen Befunde. Die invertierte T-Zacke, die als Zeichen der Schädigung des Herzens aufgefaßt wird, strebt nach aufwärts. Die Herzgröße nimmt ab. Der dumpfe präcordiale Schmerz wird vielfach zum Verschwinden gebracht.

F i s h b e r g und P e e t haben 1948 den cardialen Zustand von 384 Patienten mit arterieller Hypertension, welche 5 bis 13 Jahre vorher einer Operation unterzogen wurden, studiert, und kamen zu folgendem Schluß:

60% der Patienten mit hypertensiven Herzerkrankungen lebten fünf bis zwölf Jahre nach der Operation. Ins Detail der pathologischen Elektrocardiogramme eingehend, zeigen die Autoren, daß Kranke, deren Elektrocardiogramm invertierte T-Zacken in Abteilung I und II zeigten oder eine deutliche Linksdeviation und abnormale T-Wellen aufwiesen, zu 50% noch lange Zeit nach der Operation lebten. Von den noch am Leben befindlichen 41% dieser Kranken, welche präoperativ ein abnormales Elektrocardiogramm gezeigt hatten, zeigte sich fünf Jahre oder länger nach der Operation eine deutliche Besserung des Elektrocardiogramms. 44% von den Kranken, welche vor der Operation ein deutliches Herzversagen aufwiesen, zeigten viele Jahre nach der Operation eine signifikante Verkleinerung des Herzschattens. In diesem Zusammenhang war die Feststellung interessant, daß bei den Kranken, bei denen sich das Elektrocardiogramm besserte und bei welchen die Herzvergrößerung nach der Operation abnahm, auch eine deutliche Reduktion des Blutdruckes beobachtet wurde. Hingegen ergab sich, daß bei den Kranken, welche eine paroxysmale nächtliche

Dyspnoe hatten, die als vordringlichstes klinisches Bild sich darbot, von der Hochdruckoperation nur wenig profitierten. Nur 12,5% überlebten fünf Jahre oder mehr.

Angina-pectoris-Kranke wurden durch die Operation vielfach gebessert. Von Kranken, welche vor der Operation einen Galopprhythmus hatten, überlebten 33,5% fünf Jahre oder mehr. Kranke mit Herzinsuffizienz, welche vor der Operation digitalisiert werden mußten, haben zu einem Drittel Chancen, lange Zeit nach der Operation zu leben. Schließlich lebten acht von elf Kranken, welche einen Coronarverschluß neben der Hypertension darboten, fünf bis neun Jahre nach der Operation.

Andere Autoren kamen zu anderen Ergebnissen hinsichtlich der Beeinflußbarkeit eines schlechten Elektrocardiogramms durch die Hochdruckoperation. So berichten Canabal und Mitarbeiter über eine Serie von 50 Kranken, die an Hypertension litten und bei welchen das Elektrocardiogramm in einer Periode von fünf Jahren oder mehr ständig schlechter wurde. Sie fanden, daß nur in 10% der Fälle eine leichte Besserung des Elektrocardiogramms postoperativ auftrat, daß in 40% der Fälle das Elektrocardiogramm unverändert blieb und daß es bei 50% der Fälle schlechter wurde.

Was die Herzgröße anbelangt, wurden von Evans und Bartels 51 Patienten vor und nach der Operation genau geprüft. Bei allen 51 Kranken war das Herz im transversalen Durchmesser vor dem Eingriff deutlich vergrößert. Bei 20 dieser Kranken bildete sich die Herzgröße innerhalb von drei bis sechs Monaten nach der Operation zu normalen Werten zurück. Bei acht Kranken war das Herz noch etwas größer als normal, aber immerhin doch nach der Operation kleiner geworden, als man es vor dem Eingriff gefunden hat. Keine Veränderung der Herzgröße zeigte sich bei zwei Kranken. Bei einem Kranken nahm die Herzgröße auch nach der Operation zu. Bei 20 Kranken konnte eine röntgenologische Nachprüfung nicht durchgeführt werden. Dort aber, wo diese möglich war, sprechen Evans und Bartels in 90% der Fälle von einer allgemeinen Verkleinerung der Herzgröße durch die Operation und in 64% von einer Reduktion derselben zu normalen Werten.

Hinsichtlich der Behebung von stenocardischen Beschwerden durch die Sympathektomie berichten auch Evans, Poppen und Tobias (1950). Nach einer kurzen Übersicht über die seit meiner Arbeit (1925) bekannten Leitungswege des Schmerzgefühls bei Angina pectoris kommen diese zu dem Schluß, daß die Resektion verschiedener Teile der sympathischen Leitungsbahnen für das Herz (1. bis 4. Thoracalganglion an der linken und rechten Seite) zufriedenstellende Resultate bei allen zehn beobachteten Kranken ergab. Die Schmerzlosigkeit war eine vollkommene bei fünf von den zehn Kranken, die restlichen fünf waren wesentlich gebessert. Die Autoren betonen neuerlich, daß das 1. bis 4. Thoracalganglion entfernt werden muß, also sie empfehlen selbst einen Eingriff, der von White, Lindgren und Olivecrona in letzter Zeit angegeben wurde. Ob es ratsam ist — so meine ich —, anläßlich einer thoracolumbalen Sympathektomie wegen einer Hochdruckkrankheit die Operation im selben Akt so hoch in den Thorax hinaufzuführen, bleibt Erfahrenen zu entscheiden vorbehalten.

Schließlich finden wir in der Arbeit von Smithwick (1948) außerordentlich wichtige Hinweise der Besserung des gesamten cardiovaskulären Systems. welches auch die Besserung des Elektrocardiogramms einschließt. Von 125 diesbezüglich untersuchten Patienten zeigten 42,3% deutliche Besserungen, 48,8% zeigten keine Veränderung und das Elektrocardiogramm war nur bei 8,9% fünf bis neun Jahre nach der Operation schlechter geworden.

Aus all diesen Daten geht eindeutig hervor, daß die Veränderungen des Herzens, wie es das Elektrocardiogramm und das Röntgenbild darbieten, durch die Operation günstig beeinflußt werden können.

Augenhintergrund. Was den Augenhintergrund anlangt, welcher schon für die Prognose des Leidens und auch für die Operation von eminenter Bedeutung ist, weist F i s h b e r g darauf hin, daß die rapide Besserung der Augenhintergrundbefunde, von welchen die Sympathektomie häufig gefolgt ist, einer der eindringlichsten Effekte der Operation darstellt. 17 seiner Kranken hatten Papillenödeme, welche bei 15 Fällen von Exsudationen und Hämorrhagien begleitet waren. Bald nach der Operation verschwanden Ödem, Exsudat und Blutung in zwölf Fällen. Bei vier Fällen, welche seine längsten Dauerbeobachtungen darstellten, ist die Papille noch 76, 69, 52 und 45 Monate nach der Sympathektomie frei von jedem pathologischen Befund. Von diesen 17 Fällen mit Hypertension und Neuroretinopathie sind zehn am Leben. Von den sieben verstorbenen Kranken hat sich bei fünf der Fundus niemals geklärt, während die zwei restlichen Kranken ihrem Herzleiden erlagen.

Auch S m i t h w i c k (1948) und ebenso E v a n s und B a r t e l s (1949) berichten über beachtliche Verbesserungen des Augenhintergrundbefundes, welche auch tabellarisch niedergelegt sind.

Cerebrale Zirkulation. Was die Veränderung des Gefäßzustandes im Gehirn anlangt, ist aus einer Arbeit von S m i t h w i c k zu entnehmen, daß 39 Patienten Apoplexien und Encephalopathien vor der Operation hatten. Von diesen lebten fünf bis neun Jahre nach der Operation noch 24 Kranke. Fünf hatten allerdings auch nach der Operation noch leichte Insulte. Von den 15 Verstorbenen dieser 39 Kranken hatten sechs eine postoperative tödliche Apoplexie. Daß nach einem Eingriff, welcher den Blutdruck nicht mehr zu senken imstande ist, die cerebrale Apoplexie als Todesursache dieselbe Rolle spielt wie vor der Operation, ist selbstverständlich. Nach meinen Erfahrungen ist eine noch postoperativ bestehende Encephalopathie durch Stellatuminfiltrationen besserungsfähig.

Niere. Bezüglich einer Besserung der Nierenfunktion nach der Operation meint F i s h b e r g, daß sich diese in keinem einzigen seiner beobachteten Fälle eingestellt hat, was allerdings in deutlichem Gegensatz zu den Angaben von P e e t steht, und S m i t h w i c k bemerkt hinsichtlich der renalen Funktion der Kranken, welche die Operation fünf bis neun Jahre hinter sich hatten, daß diese sich folgendermaßen verhalte:

Tabelle 17. *Nierenfunktion nach der Operation (Smithwick)*

Nierenfunktion vor der Operation	Nierenfunktion 5—9 Jahre nach der Operation			
	Zahl der Fälle	gebessert	keine Veränderung	Verschlechterung
normal	72	0	93%	7,8%
leichte Schädigung	26	77%	7,6%	15,4%
mäßige Schädigung	12	75%	8,3%	16,7%
schwere Schädigung	4	100%	0	0
Zusammen	114	28,9%	61,3%	9,8%

Es sei betont, daß die renale Funktion durch einen Test mittels intravenöser Injektion von Phenolsulfonphthaleinlösung geprüft wurde. Eine Ausscheidung von 25% oder mehr des Farbstoffes in 15 Minuten gilt als normal, ebenso wie eine Ausscheidung von 60% in zwei Stunden als normal angesehen wird.

Soziale Auswirkung der Hochdruckoperation. Es ist durchaus möglich, daß ein Kranker, bei dem der Blutdruck nach der Operation absinkt und bei dem seine subjektiven Erscheinungen gebessert sind, zu seinem Berufe zurückkehren kann. Natürlich ist bei der Beurteilung der wiedererlangten Arbeitsfähigkeit nach der Operation die Art des Berufes maßgebend. Dort, wo körperliche Anstrengungen beruflich vermieden werden können, werden wir mehr „berufliche Wiederherstellungen" finden, als bei Schwerarbeitern. Hausfrauen werden vielfach wieder arbeitsfähig sein können und um ein besonders anschauliches Beispiel wiederzugeben, sei eine Mitteilung von McK. C r a i g erwähnt, nach welcher von 13 Ärzten, welche die Hochdruckoperation hinter sich hatten, sechs symptomfrei mit normalisiertem Blutdruck waren und die restlichen sieben zwar Blutdruckwerte über 150/100 hatten, aber von diesen waren vier symptomfrei und gingen ihrem Berufe nach.

Lebenserwartung. Die meisten Autoren sind sich darin einig, daß einer der bedeutendsten Effekte der Hochdruckoperation die Erzielung einer Lebensverlängerung ist. Ja, in letzter Zeit weist S m i t h w i c k darauf hin, daß eine der wichtigsten Indikationen zur Hochdruckoperation der Verlängerung der Lebenserwartung darstellt. Natürlich hängt die Lebensverlängerungsmöglichkeit der Operation wieder von der Einteilung der Patienten in die verschiedenen Gruppen ab, und je weniger vorgeschritten die Erkrankung ist, desto lebensverlängernder wirkt die Operation.

Hier stellt die S m i t h w i c k sche Zusammenstellung (1951) eine der *aufschlußreichsten Arbeiten über den Effekt der Hochdruckoperation* dar. Eine Gegenüberstellung der operativ und nichtoperativ behandelten Fälle bei einer Beobachtungszeit von fünf bis zehn Jahren ergibt folgendes Bild:

Tabelle 18. *Mortalität der operierten und nichtoperierten Kranken (nach Smithwick)*

Gruppe	nicht operierte Kranke		operativ behandelte Kranke	
	Zahl der Fälle	gestorben, 5—10 Jahre	Zahl der Fälle	gestorben, 5—10 Jahre
I	69	37,6%	165	15,1%
II	79	50,5%	142	26,0%
III	89	84,5%	154	45,0%
IV	174	99,5%	77	56,0%
Zusammen	411		538	

Unangenehme Folgeerscheinungen nach der Operation

Abgesehen von der Mortalität des operativen Eingriffes, die man natürlich ins Kalkül zu ziehen hat, wenn man die Indikation zur Operation stellt, ist eine Bedachtnahme auch auf die unangenehmen Folgeerscheinungen der Operation am Platz.

Lungenkomplikationen. Wie sich auch in meinem kleinen Krankenmaterial erwiesen hat, stehen die Lungenkomplikationen an erster Stelle hinsichtlich der zwangsweisen Verlängerung der Spitalsaufenthaltsdauer.

Lungenkomplikationen wurden zwar von den verschiedensten Autoren erwähnt, ohne daß aber nach meiner Ansicht ihre große Bedeutung ins richtige Licht gesetzt wurde. Aufmerksam gemacht aber wurde ich auf diese Lungenkomplikationen erst durch eine Arbeit von B l u m e n s a a t und durch den von mir beobachteten ersten Fall von Lungenkollaps nach thoracolumbaler Sympathektomie (s. S. 151). B l u m e n s a a t s Arbeit war von besonderer Bedeutung für meine späteren Untersuchungen. B l u m e n s a a t operierte bei einem Kranken wegen Kausalgie am hohen thoracalen Sympathicus.

Die Pleura wurde dabei nicht eröffnet. 15 Minuten nach der Operation kam es zu einem Schock und zwei Stunden nach der Operation zum Exitus. Bei der Obduktion zeigte sich ein Totalkollaps der ganzen gesunden linken Lunge.

Damals legte ich mir die Frage vor, wie oft und in welchem Ausmaß ein derartiger Lungenkollaps nach thoracalen Sympathektomien zu erwarten ist. und ich habe von dieser Zeit an systematisch bei allen Hochdruckoperierten auch ohne klinische Notwendigkeit hiezu, laufend Thoraxröntgenbilder anfertigen lassen. Innerhalb von vier Wochen fand ich nun gleich bei drei Kranken, welche zweimal nach S m i t h w i c k und einmal nach P e e t operiert wurden, einen Lungenkollaps. Ich habe diese ersten Fälle in „Acta neurovegetativa" beschrieben.

Die klinischen Zeichen dieses postoperativen Lungenkollapses, welcher sofort nach der Operation oder aber am zweiten bis fünften Tag nach dieser auftreten kann, sind Atemnot, Opressionsgefühl, Cyanose, Schweißausbruch und erhöhte Temperatur (B l u m e n s a a t). L a u d a gibt als klinische Zeichen an: Dämpfung. positive Flüsterstimme, verstärkter Stimmfremitus, Verschiebung des Mediastinums nach der kranken Seite. Die Differentialdiagnose gegenüber einer Pneumonie ist oft nicht einfach. Nach Z u c k s c h w e r t und L e z i u s sind Art des Eingriffes und Art der Betäubung unwesentlich für das Zustandekommen dieses Zustandes, aber eine Änderung des Tonus des vegetativen Nervensystems wird von den beiden Autoren als Ursache für diese Komplikation angenommen.

An meinen drei ersten Beobachtungen ist bemerkenswert, daß bei zweien von ihnen der Lungenkollaps auf der der Operation contralateral gelegenen Seite auftrat. Weiter kam es bei keinem der erwähnten Operierten anläßlich der P e e t schen oder S m i t h w i c k schen Operation zu einem Pneumothorax. (Dieser Hinweis ist in Bezug auf die therapeutische Anwendung des Pneumothorax wichtig!) Der Zeitpunkt des Auftretens des massiven Lungenkollapses war röntgenologisch stets einige wenige Tage nach der Operation. Er machte in keinem der drei Fälle klinische Erscheinungen, war stets auf einen Unter lappen lokalisiert und verschwand spontan ohne jede Therapie.

Was die Entstehung dieses Zustandes anbelangt, rückt die Beobachtung B l u m e n s a a t s und die eigenen Beobachtungen diesen in ein neues Licht. Zunächst können wir jede rein mechanische Ursache, welche in der Literatur immer wieder hervorgehoben wurde, für unsere Fälle ablehnen. Fremdkörper. Schleimpfröpfe mit Verlegung eines Bronchialastes, wie sie in der älteren Literatur eine Rolle spielten, kommen hier nicht in Frage.

Es scheint kein Zweifel daran zu sein, daß es sich in unseren Fällen um einen reflektorischen Zustand handelt, welcher im Sinne von S t u r m zu einer „elastischen Retraktion" des Lungengewebes geführt hat.

Auch auf Grund meiner Beobachtungen kann der Schluß, ob Sympathicus- oder Parasympathicusreizung vorliegt, nicht entschieden werden. Jedenfalls konnte ich aber zeigen, daß der massive Lungenkollaps nach thoracalen Sympathicusoperationen zu den häufigen Komplikationen gehört. In unseren drei Fällen verschwand er, ohne klinisch irgendein Symptom dargeboten zu haben. spontan.

Nun zeigt aber der Fall von B l u m e n s a a t und auch meine Beobachtung bei dem Kranken mit paroxysmaler Tachycardie (S. 151), daß der Lungenkollaps doch von Fall zu Fall eine Therapie notwendig machen kann, wenn er einen ganzen Lungenflügel betrifft. In der Literatur finden sich diesbezüglich einige

Vorschläge. Sie zeigen — soweit sie eine Dämpfung innerhalb des vegetativen Nervensystems anstreben — die Diskrepanz der Ansichten über die Pathogenese des Zustandes. Denn L u c a r c e r empfiehlt eine Alkoholblockade des N. vagus. G l u s (1940) eine Sympathicusblockade. Der Vorschlag, diesen Zustand durch einen Pneumothorax zu beheben, erscheint vielleicht logisch, nachdem gerade im Fall B l u m e n s a a t s und in meinen eigenen vier Beobachtungen bei der thoracalen Sympathektomie ein Pneumothorax nicht entstand. M o u s e l empfahl 1940 die bronchoskopische Sekretabsaugung, die ich für wichtig halte, und B u y e r s (1950) zeigt an Bildern die erfolgreiche Behandlung eines massiven Lungenkollapses durch intratracheale Einführung eines Doppelkatheters, durch welches sowohl Sekret abgesaugt und gleichzeitig Sauerstoff insuffliert werden kann.

Der obenerwähnte Fall von B l u m e n s a a t wurde später noch von K e h l e r einer weiteren Analyse unterzogen. K e h l e r kam zu dem Schluß, daß zunächst die hohe thoracale Sympathektomie keinen Schutz vor derartigen Lungenkomplikationen bildet. Die Kontralateralität des Lungenkollapses wird als eine „bilaterale asymmetrische Ausgleichsstörung des vegetativen Nervensystems" gedeutet.

Daß Lungenkomplikationen nach Hochdruckoperationen häufig sind, haben schon F o w l e r und De T a k a t s, weiter P e n d e r g r a s s und A l l b r i t t e n festgestellt. Da ich persönlich sie aber zu den gefährlichsten Komplikationen nach diesen Operationen zähle und sie auch in erster Linie für einen verlängerten Spitalsaufenthalt verantwortlich mache, ließ ich sie durch meinen Anästhesisten M o h e l s k y einer besonderen Bearbeitung unterziehen. Dies war umso notwendiger, als detaillierte Berichte über dieses Thema in der Literatur nur selten vorliegen.

Zunächst ist das oft unvermeidliche Anreißen der Pleura bei den retropleuralen Eingriffen der erste Anstoß zu einer postoperativen Lungenkomplikation. B u r d y und Mitarbeiter meinen, daß dies unvermeidlich sei. In meinem Material kam es aber zu diesem Zwischenfall bei 50 retropleuralen Operationen nur 15mal.

M a s s e l l, E t t i n g e r und F o s k a m p haben erst 1950 die erste systematische Aufstellung der postoperativen Lungenkomplikationen nach Hochdruckoperationen beschrieben und gezeigt, wie häufig diese sind.

Tabelle 19. *Lungenkomplikationen nach Hochdruckoperationen (Massell)*

	retropleurale Operation	transpleurale Operation
Pneumothorax	5	1
Pleuraerguß	14	0
Empyem	2	0
Pneumonitis	3	1
Atelektase	1	1
Intercostalschmerz	6	3
Exitus	1	0
Zahl der operierten Fälle	26	26

M o h e l s k y hat unsere letzten 50 Hochdruckoperationen auf postoperativen Lungenkollaps untersucht. Es handelte sich damals noch um retropleurale Eingriffe. Zunächst hat sich bei ihnen gezeigt, daß die intratracheale Narkose der Äthertropfnarkose weit überlegen ist. Die erstere auszuführen, war erst seit

September 1949 möglich. Sie vermeidet die Anoxämie des Gehirns und das Kollabieren der Lunge, welche gerade für den Hypertoniker eine große Belastung darstellt. Abgesehen davon, stellt sie im Operationsfeld Ruhe her und erhöht dadurch die Sicherheit der Topographie des Eingriffes. Eine Gegenüberstellung der Lungenkomplikationen bei 25 Äthertropfnarkosen und 25 orotrachealen Narkosen gibt Tab. 20 wieder:

Tabelle 20. *Lungenkomplikationen, eigenes Material*

	Äthertropfnarkose, 25 Fälle	Orotracheale Narkose, 25 Fälle
Pneumothorax	2	1
Pneumonie	5	0
Fluidopneumothorax	2	1
Operative Pleuraverletzung	9	6
Zusammen	18	8

Das Einreißen der parietalen Pleura soll unbedingt verhindert werden. Aus Tab. 21 ist ersichtlich, daß nach Pleuraverletzungen die Lungenkomplikationen viel häufiger sind. Die Erklärung für das Entstehen der Lungenkomplikationen nach Pleuraverletzungen ist so klar, daß sie nicht erst im Detail erklärt werden muß. Abgesehen davon, führt die Pleuraverletzung zu Verklebungen im Sinus phrenicocostalis und zur Erschwerung der Beweglichkeit des Zwerchfells.

Tabelle 21. *Lungenkomplikationen nach operativer Pleuraverletzung bei retropleuraler Operation, eigenes Material*

	35 Fälle ohne operative Pleuraverletzung	15 Fälle mit operativer Pleuraverletzung
Pneumothorax	0	2
Pleuraerguß	8	5
Fluidopneumothorax	3	0
Pneumonie	2	3
Zusammen	13	10

Trotz alledem ist kein Patient bei den beschriebenen 50 Hochdruckoperationen an einer Lungenkomplikation gestorben.

Der Intercostalschmerz. Er stellt eine außerordentlich unangenehme Komplikation der Operation dar. Ich kenne Kranke, welche den zweiten Akt der Operation einzig und allein deswegen verweigert haben, weil sie den Intercostalschmerz auch nach der Zweitoperation fürchteten. Über die prophylaktischen Maßnahmen zur Verhütung der Intercostalschmerzen wurden viel Vorschläge gemacht. Ich glaube, daß das Intaktbleiben der Nn. intercostales während des operativen Eingriffes die beste prophylaktische Maßnahme ist. Im Gegensatz zu dieser Ansicht meint De T a k a t s, daß auch das Intaktbleiben der Intercostalnerven am Auftreten dieses Zustandes nichts ändert. Vitamin B_1 in hohen Dosen und eine Anästhesie der Intercostalnerven mit $^1/_2\%$iger Novocainlösung verabreichen wir, wenn ein Intercostalschmerz aufgetreten ist. Das in letzter Zeit empfohlene Calcinin intravenös hat sich bei uns nicht sehr bewährt, während Irgapyrin oft von Wirkung zu sein scheint. Obwohl die Intensität des Schmerzes schwankt, ist man manchmal gezwungen, bei Versagen der usuellen schmerzstillenden Mittel zu Alkaloiden zu greifen, um so diese Beschwerden

zu mildern. Der Intercostalschmerz kann bis zu drei Monaten andauern. Der
Intercostalschmerz muß vom Flankenschmerz unterschieden werden, welcher
meist einige Wochen nach der Operation bestehen bleiben kann und eine Art
von „weicher Leiste" darstellt, welche den Patienten beim Husten unangenehm
stört. Der Intercostalschmerz wird durch Infiltration des Operationsterrains mit
einem Daueranästheticum seltener und ebenso durch Vermeiden der transcostalen
Nähte bei der transpleuralen Methode.

Die orthostatische Hypotension. Ein starker postoperativer Blutdruckabfall
beim Aufrichten aus der Horizontallage tritt nicht bei allen Kranken auf. Diese
orthostatische Hypotension kann auch bei Kranken mit deutlichem postope-
rativem Blutdruckabfall fehlen. Sie äußert sich klinisch im Flimmern vor den
Augen, Herzklopfen, Schwindel, Schwäche. Dieser Zustand geht nach wenigen
Monaten wieder zurück. Es ist möglich, die orthostatische Hypotension durch
Anlegen von elastischen Binden von den Sprunggelenken bis in die Leisten-
gegend und durch das Tragen eines Bauchmieders zu mildern. E v a n s und
B a r t e l s haben ein besonderes suprapubisches pneumatisches Bauchmieder
für derartige Zustände angegeben. Eine Folge der orthostatischen Hypotension
ist die Tachycardie, welche einen kompensatorischen Mechanismus für das verminderte Schlagvolumen darzustellen scheint. Diese Verminderung des Schlag-
volumens bei der orthostatischen Hypotension konnte von De T a k a t s nachgewiesen werden.

Periphere Zirkulationsstörungen. Kalte Hände und Hyperhidrosis an den
Händen, R a y n a u d - artige Bilder, warme Füße, welche alle durch die Blut-
zirkulationsänderung nach der Operation zustande kommen, werden von einigen
Kranken unangenehm vermerkt. Diese Erscheinungen aber, welche leicht in
ihrer Ursache erklärt werden können, sind sehr schwer therapeutisch zu beheben. Hingegen können andere Zirkulationsstörungen, welche durch eine Änderung der Blutverteilung oder aber durch den eingetretenen Blutdruckabfall entstehen, leichter behoben werden. Es ist auch nicht selten, daß nach Hochdruckoperationen hie und da einmal ein Anfall von Claudicatio intermittens in den
Beinen auftritt (F i s h b e r g). In diesen Fällen werden intraarterielle Acetyl-
cholininjektionen nach S i n g e r (10 mg) ein bis zweimal wöchentlich am
Platze sein.

Psychische Störungen. Ernsterer Art sind Veränderungen der Psyche,
welche postoperativ beobachtet werden können. Bei manchen Kranken kommt
es nach der Operation zu schweren Depressionserscheinungen. Diese müssen
mit den üblichen Medikamenten behandelt werden (Tct. Laudani, Benzedrin-
präparate usw.). Ich sah bei zwei Kranken meiner Beobachtung paranoide
Zustände, welche sich auf das Familienleben bezogen und welche spontan nach
einigen Wochen zurückgegangen waren. Was die Depressionserscheinungen anlangt, hängen diese mit der Arteriosklerose des Gehirns zusammen und müssen
nicht auf die verminderte Blutzirkulation, welche postoperativ auch im Gehirn
auftritt, unbedingt in Zusammenhang gebracht werden.

Potenzstörungen. Zu den Störungen des Ejakulationsmechanismus bzw. der
Potentia generandi muß festgestellt werden, daß zahlreiche Hypertoniker schon
vor der Operation impotent sind (P o p p e n und L e m m o n). P o p p e n und
L e m m o n meinen auch, man sollte diese Frage nicht diskutieren, wenn sie
vom Kranken nicht selbst vorgebracht wird. De T a k a t s und H e l f e r i n g
haben gezeigt, daß nach der S m i t h w i c k schen Operation mobile Spermatozoen vorhanden sind und daß also ein Grund für die Impotentia generandi nicht
vorliegt. Zunächst muß einmal festgestellt werden, daß eine Hodenatrophie im

Anschluß an Sympathicusoperationen von vielen Autoren und auch von mir selbst niemals beobachtet wurde. Die Beeinträchtigung der Ejakulationsfähigkeit aber steht mit der „Hochdruckoperation" nicht in Zusammenhang, sondern dürfte auf die Entfernung des ersten Lumbalganglions zurückzuführen sein. So hat D r e s s l e r vier Patienten gesehen, die nach lumbalen Sympathektomien Störungen der Sexualfunktion hatten, von welchen drei völlige Impotenz aufwiesen. Diese Störungen werden durch den Tonusverlust nach dem Eingriff am Sympathicus an jenen Anteilen der Beckenmuskulatur erklärt, welche an der Erektion und Ejakulation beteiligt sind. D r e s s l e r meint weiter, daß durch die vermehrte Hodendurchblutung nach Sympathektomien eine lokale Temperatursteigerung auch im Genitalbereich zustande kommt, welche die samenbildenden Epithelien schädigt. Auch er konnte aber eine Hodenatrophie bei den Patienten niemals feststellen. Anderseits sei vermerkt, daß beispielsweise W h i t e und S m i t h w i c k selbst nach hohen lumbalen Sympathektomien (L_1—L_3) Sexualstörungen nicht beobachten konnten. Aus meinem eigenen Krankenmaterial hat sich noch keiner der operierten Hochdruckkranken über eine Störung der Potenz beschwert. Hingegen ist mir von meinem früheren Arbeitsplatz ein Kranker mit W i n i w a r t e r - B u e r g e r scher Erkrankung in Erinnerung, welcher nach gelungener hoher lumbaler Sympathektomie wegen seines Gefäßleidens eine dauernde Impotenz akquiriert hatte, welche weder auf Psychotherapie, noch auf Hormonbehandlung zu beheben war. Da jedenfalls nur die hohen Lumbalganglien hier — wenn überhaupt — beteiligt sein können, verweise ich auf die betreffende Besprechung bei der Sympathicuschirurgie der Extremitätenerkrankungen.

Hospitalisierungsdauer. Schließlich muß vom ökonomischen Standpunkt aus die Spitalsaufenthaltsdauer in Erwägung gezogen werden. Dort, wo es sich um nichtversicherte Personen handelt, ist dieser Punkt von großer Bedeutung. Der durchschnittliche Spitalsaufenthalt ist bei amerikanischen Autoren relativ kurz. Durchschnittlich beträgt er nach F i s h b e r g in dem von ihm beobachteten Material einen Monat pro Eingriff. Andere Autoren geben eine kürzere Dauer an. Ich erblicke in der in einem Akt durchgeführten beidseitigen Operation nach P e e t eine wichtige Aktion für die Abkürzung der Spitalsaufenthaltsdauer. Die ökonomischen Lasten, welche ein verlängerter Spitalsaufenthalt mit sich bringt, brauchen nicht weiter erörtert zu werden. Es muß aber gesagt werden, daß die Wiederaufnahme der beruflichen Tätigkeit, besonders bei Kranken von mit stärkerer geistiger und körperlicher Beanspruchung verbundenen Berufen, erst ungefähr nach vier bis fünf Monaten und oft noch später nach der Operation zu erwarten ist.

Hochdruckoperation und Ulcuskrankheit. Seit versucht wird, die Ulcuskrankheit durch Splanchnektomie und Sympathektomie zu beeinflussen (S i c c a r d, F r ö h l i c h, S t e p h a n und F r ö h l i c h, K u x, S t e i n m a n n, s. S. 90), erscheint mir dieses Kapitel so wichtig, daß es verdient, gesondert besprochen zu werden.

Mir war es schon 1938 anläßlich einer subdiaphragmatischen Splanchnektomie wegen essentieller Hypertension aufgefallen, daß der Kranke bald nach der Operation schwere Magenschmerzen bekam, und daß darauf schließlich wegen eines Duodenalulcus, welches sich bis zur Operation ziemlich ruhig verhalten hatte, eine Magenresektion notwendig wurde.

W e e k s, R y a n und Van H o y beschrieben dann 1946 „zwei Todesfälle" nach subdiaphragmatischer Vagotomie. Der erste Fall war ein Duodenalulcus. kombiniert mit einer essentiellen Hypertension. 13 Tage nach der Vagotomie

wurde in diesem Falle auf der rechten Seite sympathektomiert. 15 Tage nach
der Zweitoperation starb der Patient unter den Zeichen einer Peritonitis. Die
Obduktion ergab eine Perforation des Duodenalulcus. Der akute Schmerz der
Perforation wurde durch die Entfernung des Sympathicus verschleiert und
meiner Ansicht nach der neutralisierende Effekt durch die Sympathicusoperation
wettgemacht.

B l e g e n und K i n t n e r berichten dann 1947 über Sympathektomie und
Ulcus. Sie zeigten in einem Fall, daß nach der Sympathektomie der Zustand
eines Ulcus verschlechtert wurde. Dieser Patient litt an einer essentiellen Hypertension von 250/130. Er mußte in Gruppe IV nach K e i t h und W a g e n e r eingeteilt werden. Es wurde bei ihm im April 1944 eine S m i t h w i c k sche Operation ausgeführt. Der Blutdruck sank auf 140/90 herunter, die Allgemeinver-
änderungen besserten sich, aber in der Rekonvaleszenz nach der Operation
stellten sich schwere Magenblutungen ein, trotzdem der Patient vollkommen
schmerzlos blieb. Im September 1944 wurde eine subtotale Magenresektion im
Sinne von H o f m e i s t e r - F i n s t e r e r ausgeführt und das röntgenologisch
nachgewiesene Ulcus entfernt. Der Blutdruck blieb auch nach der Operation
auf 140/90. Dieser Fall läßt annehmen, daß durch die Hochdruckoperation der
Zustand des Ulcus sich verschlechtert hatte.

Noch weiter ließ sich diese Frage der Verschlechterung eines Ulcus nach
Sympathektomie wegen essentieller Hypertension durch eine Arbeit von M a s o n
und P o l l a r d (1949) verfolgen.

Nach einer Einleitung, welche die Leitungswege des Magenschmerzes bespricht, und
die die experimentelle Erzeugung von Ulcera auf dem Nervenwege aufzeigt, wurden am
Menschen folgende Beobachtungen gemacht. Bei 13 Kranken mit essentieller Hypertension wurden thoracale Sympathektomien und Splanchnektomien ausgeführt. Schon
vor der Operation hatten drei von diesen Kranken ein eindeutiges Ulcus pepticum und
bei weiteren vier Kranken konnte auf Grund der klinischen und röntgenologischen Untersuchungen ein Ulcus als wahrscheinlich angenommen werden. Drei weitere Kranke
waren auf Ulcus verdächtig und bei einem dieser drei bestand ein Magengeschwür wahrscheinlich schon zur Zeit der Hochdruckoperation. Nach der Operation stand dann die
Diagnose Ulcus in neun Fällen fest und die Wahrscheinlichkeitsdiagnose konnte in
weiteren drei Fällen gestellt werden; ein weiterer Fall war auf Ulcus verdächtig. Die
Autoren fassen nun zusammen und sagen, daß acht von diesen 13 Fällen ihr erstes
Ulcus vor der Operation entwickelten, während vier die ersten Geschwürszeichen nach
der Operation darboten. Der verbleibende 13. Patient kann nur schwer in die beiden
Gruppen eingeteilt werden. Bei den Kranken nun, welche ein Ulcus schon vor der Ope-
ration darboten, traten nach der Hochdruckoperation neuerlich Zeichen eines Ulcus auf.
Hingegen kann mit Sicherheit angenommen werden, daß die vier Kranken mit neuer
Ulcusbildung nach der Operation zur Zeit der Splanchnektomie noch gesund waren.

Die Autoren schließen nach dieser etwas komplizierten Beobachtung, welche
außerdem mit einem großen Material an Ulcuskranken und nicht Splanchnicus-
operierten verglichen wird, daß Kranke mit einem Magengeschwür oder mit
Verdacht auf ein solches nach der Operation ganz besonders sorgfältig zu untersuchen und zu beobachten sind, da angenommen werden kann, daß die
Splanchnektomie oder Sympathektomie die klinischen Erscheinungen der Ulcuskrankheit abdämpft und man unter Umständen Komplikationen (Blutung, Perforation) übersehen könnte.

Kranke mit aktiven Ulcera sind also durch die Splanchnicusoperation ge-
fährdet. Drei Kranke der Beobachtung von M a s o n und P o l l a r d bekamen
bald nach der Splanchnicusoperation Blutungen, welche eine Operation notwendig machten. In drei Fällen kam es zu Penetration in das Pankreas mit
Arrosion von Arterien, so daß sich Magenresektionen als notwendig erwiesen.

Die Autoren meinen, daß das Vorhandensein eines rezenten Geschwürs oder aber eines chronischen Ulcus die Indikation zur Splanchnektomie beeinflußt. Es werden zwei Fälle angeführt, wo es zu tödlichen Folgeerscheinungen durch Blutung kam.

In der letzten Zeit hat P f e f f e r (1950) diese Divergenz zwischen Splanchnektomie als Ulcustherapie einerseits und Auftreten eines rezenten Ulcus nach Splanchnektomie aus anderer Indikation ebenfalls aufgegriffen und nach S m i t h w i c k scher Operation Untersuchungen der Magenfunktion durchgeführt. Seine Untersuchungen führen zu dem Schluß, daß operative Verfahren am Grenzstrang bei leicht erregbaren Kranken zu Funktionsstörungen führen, welche zur Blutung und Perforation bestehender Ulcera Anlaß geben können. Für gewisse Gruppen von Kranken muß nach Sympathicusoperationen die Möglichkeit einer Ulcusentstehung angenommen werden. Bei chronischen Ulcusträgern dürfen Sympathicus- und Splanchnicusoperationen nur mit größter Vorsicht ausgeführt werden. Im allgemeinen bestätigen diese Untersuchungen das, was H e s s und F a l t i s c h e k bereits im Jahre 1924 angeführt haben (s. S. 90).

Jüngst haben weitere derartige Fälle, wo nach Hochdruckoperationen Magenoperationen wegen rezenter Ulcera notwendig waren, S t e i n m a n n (1950), S c h u s t e r und Mitarbeiter (1950) mitgeteilt.

Vergleich der internen und der chirurgischen Behandlung

Am entscheidendsten für die Beurteilung des Effektes der Hochdruckbehandlung sind die Mitteilungen von Autoren, welche einen Überblick über einen Vergleich der medikamentösen mit der chirurgischen Therapie gestatten. Besonders wertvoll sind diese Mitteilungen dann, wenn der Autor versucht, die medikamentös oder chirurgisch behandelten Fälle in gleiche Gruppen einzuteilen, sie auch nach Möglichkeit nach Geschlecht und Alter auszurichten und dann mehrjährige Nachuntersuchungen anstellt.

Bei diesen Nachuntersuchungen spielt natürlich die Senkung des Blutdruckes als solche eine große Rolle. Hinsichtlich der Blutdrucksenkung besteht in manchem Material eine gewisse Divergenz, die ein Außenstehender schwer beurteilen kann. So haben beispielsweise E v e l y n und Mitarbeiter das Material von S m i t h w i c k (allerdings ohne dessen Hinzuziehung) nachuntersucht und gefunden, daß, je mehr Zeit nach der Operation verstrich, die Blutdruckwerte in der überwiegenden Zahl der Fälle die präoperativen Werte wieder erreichen. Nicht berücksichtigt aber hat E v e l y n die außerordentlich verbesserte Lebenserwartung der operierten Kranken, welche allein es möglich machte, daß diese Nachuntersuchung überhaupt vorgenommen werden konnte. R o g g e r s und P a l m e r sind ebenfalls zu keinen günstigen Resultaten gekommen, denn drei Jahre nach der S m i t h w i c k schen Operation untersucht, haben 25% von 68 Kranken normale Blutdruckwerte, 45% waren ungebessert und 30% waren gestorben.

Von diesen Feststellungen aus können wir zu dem Vergleich, den darzustellen wir vorhaben, übergehen und zunächst eine Arbeit von K e i t h , W o o l f und G i l c h r i s t (1949) zitieren, die über 151 Fälle von essentieller Hypertension berichtet. 69 Kranke wurden auf medizinischem, 55 auf chirurgischem Wege behandelt. Es handelt sich etwa um ein gleichschweres Material in beiden Gruppen. Das Ergebnis der Studie zeigt: Die chirurgisch behandelten Fälle liegen weit günstiger als die medizinisch behandelten. Im Laufe der Zeit steigt bei den intern behandelten Fällen der diastolische Blutdruck, während er bei den chirurgisch behandelten fällt. Auch bei den Kranken mit schweren cardiovasculären Veränderungen liegen die chirurgisch behandelten Fälle besser. Und schließlich wird gezeigt, daß auch die als „maligen" bezeichneten Hypertensionen chirurgisch besser beeinflußt werden konnten, als durch eine medizinische Behandlung, denn von zehn chirurgisch behandelten malignen Fällen sind fünf im Laufe der Zeit gestorben, während von 18 intern behandelten Fällen 17 gestorben sind.

Am aufschlußreichsten aber erscheint mir in der gesamten Weltliteratur die Mitteilung von P. D. W h i t e (1950). Sie erscheint deshalb besonders wertvoll, weil W h i t e s objektive Persönlichkeit in der Weltliteratur bekannt ist und weil wir annehmen können, daß er als Internist und als angesehener Herzfachmann einen klaren Bericht zu liefern imstande ist wie kein anderer.

In den Jahren 1941 bis 1946 wurden 50 seiner Privatpatienten mit Hypertension und cardiovasculären Veränderungen von S m i t h w i c k operiert, ihnen gegenübergestellt wird eine Kontrollgruppe von 50 Privatpatienten, die ungefähr von gleichem Alter, von gleichem Geschlecht und gleichen cardiovasculären Veränderungen waren wie die andere Gruppe. Sie wurden medizinisch behandelt.

Tabelle 22. *Gegenüberstellung der internen und chirurgischen Behandlungen (P. D. White)*

Gruppe	Ergebnis				
	gut	fair	unverändert	schlechter	gestorben
Medizinisch behandelte Fälle 4 bis 10 Jahre	1	4	4	41	
Chirurgisch behandelte Fälle 4 bis 10 Jahre	11	11	5	11	12

Ich halte diese Tabelle von W h i t e entscheidend. Aus dem schon eingangs angeführtem Grunde erscheint es zweckmäßig, die Arbeit von P. D. W h i t e doch etwas ausführlicher wiederzugeben.

Zur Erklärung des Ausdruckes „gut" muß im Detail erwähnt werden, daß sechs von diesen elf Kranken in ausgezeichnetem Zustand lebten, normale Blutdruckwerte hatten, frei von allen Symptomen waren und ihrem Beruf nachgingen. Sie gehörten den Gruppen I bis III nach S m i t h w i c k an. In diese Gruppe fallen weiter fünf Kranke, welche als gut bezeichnet werden, wenn auch ihr Zustand nicht als „perfekt" bezeichnet werden kann, wie in der ersterwähnten Gruppe. Einige Kranke litten noch an einer leichten orthostatischen Hypertension, andere wieder an leichten Kopfschmerzen. lhr Blutdruck war in vier von fünf Fällen zur Norm abgesunken. Sie gehörten den Gruppen I bis III nach S m i t h w i c k an. Alle waren zu ihrer Arbeit zurückgekehrt. Die als „fair" bezeichneten elf Fälle waren eindeutig, wenn auch noch nicht endgültig von ihren Beschwerden befreit. Ihre Blutdruckwerte waren etwas erhöht, ohne daß schwere Erscheinungen aufgetreten wären. Sie stammen aus den Gruppen II und III nach S m i t h w i c k. P. D. W h i t e weist darauf hin, daß die cardiovasculären Erscheinungen hier zurückgegangen waren.

Was nun die medizinisch behandelten Fälle anbelangt, ist zu erwähnen, daß innerhalb dieser Gruppe sieben Personen sind, welchen die Sympathektomie empfohlen wurde und bei welchen sie aus verschiedenen Gründen nicht ausgeführt werden konnte. Von diesen sieben Kranken waren drei im dritten Jahr nach der Erstuntersuchung gestorben. Einer von den Überlebenden war nach einer Apoplexie ans Bett gefesselt, einer hatte eine schwere Herzinsuffizienz, einer hatte eine schwere Angina pectoris ohne Reduktion des Blutdruckes trotz intensiver medizinischer Behandlung und der letzte zeigte dieselbe Hypertension wie zu Beginn der Behandlung, welche allerdings nicht fortgeschritten war. Die Mortalität in dieser Gruppe ist außerordentlich hoch (s. S. 178).

Nachuntersuchungsergebnisse

Die erste umfangreiche Nachuntersuchung eines sehr großen Materials erschien 1946 nach P e e t und I s b e r g. Sie betrifft die Fälle, welche von 1933 bis 1945 operiert wurden. Ihre Anzahl ist 1500. Aus dieser Reihe liegen bei 437 Fällen die Operationen fünf bis zwölf Jahre zurück. Es handelt sich dabei um folgendes Material in Gruppen aufgeteilt:

Tabelle 23. *Krankengut von Peet und Isberg*

Klassifizierung der Kranken	Anzahl	
	total	in Prozenten
Frühfälle	5	1
Fälle ohne sekundäre Erscheinungen	72	17
Kranke mit organischen Herzveränderungen	154	35
Kranke, bei welchen cerebrovasculäre Erscheinungen im Vordergrund stehen	53	12
Patienten mit schlechter Nierenfunktion	51	9
Kranke, bei welchen der Zustand als maligne Hypertension bezeichnet wurde	112	26

Die totale Lebensdauer der Kranken, welche fünf bis elf Jahre nach der Operation noch am Leben sind, beträgt 57,5%. Diese 251 Kranken haben und behalten eine deutliche Blutdrucksenkung.

Tabelle 24. *Verhalten des Blutdruckes 1 bis 13 Jahre nach der Operation*
(Peet und Isberg)

Verhalten des Blutdruckes	Anzahl der Kranken in Prozenten
Blutdruck normal (wobei 140/90, zw. 150/95 willkürlich als normal angenommen wurde)	20,3
Blutdruck deutlich reduziert, doch nicht zu normalen Werten	26
Reduktion des Blutdruckes	35
Keine Senkung des Blutdruckes, doch leben die Patienten	18,7

Die subjektiven Beschwerden wurden in der überwiegenden Mehrzahl der Fälle gebessert.

Der Einfluß des Krankheitszustandes und die postoperative Lebensdauer verhielten sich folgendermaßen:

Von den Kranken, welche keine deutlichen Zeichen einer Herz-, Hirn- oder Nierenschädigung aufweisen, lebten 95% fünf bis elf Jahre nach der Operation. Ungefähr ein Drittel aller Patienten, welche präoperative Zeichen einer organischen Herzschädigung oder schlechte Nierenfunktion hatten, erlebten nicht das fünfte bis elfte postoperative Lebensjahr. Von 112 Kranken, welche als maligne Hypertension bezeichnet wurden, leben fünf bis elf Jahre nach der Operation 19%.

Die zweite aufschlußreiche Nachuntersuchung an einem großen Material verdanken wir S m i t h w i c k (1948).

Es berichtet über 256 Fälle, bei welchen die Operation fünf bis neuneinhalb Jahre zurückliegt. Sie beinhaltet — abgesehen von der Blutdruckprüfung — Augenhintergrunduntersuchung, Elektrocardiogramm und Nierenfunktionsprüfung.

Die Spätmortalität des gesamten Materials fünf bis neun Jahre nach der Operation ist 31,2%. (Die Todesursachen sind cardiale, renale und cerebrale.) Sie war bei den Kranken am höchsten, welche präoperativ die höchsten diastolischen Blutdruckwerte aufwiesen (48,8%).

Die Relation der Mortalität zwischen dem fünften und neunten Jahr nach der Operation zu den präoperativen cardiovasculären Verhältnissen zeigt, daß die Patienten mit sehr schwerer Herzdekompensation und sehr schlechter Nierenfunktion alle starben.

In einer Nachuntersuchungsserie von ein bis fünf Jahren nach der Operation wurden 84 von 100 Patienten mit einem gewissen Grad von Blutdrucksenkung beobachtet. Wenn das Blutdruckniveau derselben dann später nach fünf bis neun Jahren wieder untersucht wurde, zeigte sich, daß nur 47 der Patienten weiter einen gesenkten Blutdruck hatten. Diese Zahlen zeigen an, daß ein allmählicher Anstieg der Blutdruckwerte zu den präoperativen Werten nach der Operation in 44% der Fälle zustande kommt. S m i t h w i c k resümiert aber, daß die Lebenserwartung durch die Operation außerordentlich gebessert wird.

Französische Autoren berichten (F o n t a i n e , W e r t h e i m e r und L e z u i r e) über verschiedene Ergebnisse mit den mannigfaltigsten Operationsmethoden. F o n t a i n e dürfte der einzige sein, welcher eine Nebennierenexstirpation oder -reduktion auf der linken Seite mit einer subdiaphragmatischen Splanchnektomie und Sympathektomie beiderseits ausführt. Mit dieser Methode erzielte er sehr gute Ergebnisse bei 37 Fällen, gute Ergebnisse bei acht Fällen, Besserungen bei sechs Fällen, Versager bei sechs Fällen und gestorben sind fünf Patienten.

W e r t h e i m e r und L e z u i r e haben auf ähnliche Weise 22 Fälle mit einem postoperativen Todesfall und vier Spättodesfälle operiert. Von 17 Kranken konnten zwölf nachuntersucht werden. Dabei ergaben sich gute Resultate bei sieben Fällen und schlechte Resultate bei fünf Fällen.

W e r t h e i m e r hat mit der subdiaphragmatischen Operation und mit der P e e t schen Operation schlechte Dauerresultate zu verzeichnen und führt die S m i t h w i c k sche Operation nach eigener Technik transthoracal aus, mit der er sehr gute Resultate erzielt hat und die ich letzthin selbst übe. Die P e e t sche Operation wird von W e r t h e i m e r abgelehnt.

W e l t i und P e t e l schließen sich der Ansicht W e r t h e i m e r s hinsichtlich des Wertes der P e e t schen Operation an.

P e e t (1949) widerspricht den genannten Autoren, daß eingreifendere Methoden bessere Resultate zu verzeichnen hätten.

Die ausgedehnteste Operation, die man als subtotale Splanchnektomie und Sympathektomie bezeichnen kann, führt bekanntlich G r i m s o n aus. Von seinen 108 Fällen sind zwei postoperativ gestorben (1949). Sechs Monate bis acht Jahre nach der Operation starben acht Kranke, 93 Kranke waren am Leben. Bei diesen ergibt die Nachuntersuchung:

Blutdruck normalisiert . . . . 25 Fälle
Blutdruck reduziert, aber nicht ganz normal . . 44 Fälle
Blutdruck nicht reduziert . . . . 24 Fälle

Alle Patienten zeigten aber deutlich subjektive und objektive Besserungen.

P o p p e n und L e m m o n (1947) haben 100 Fälle nach ausgedehnter thoracolumbaler Sympathektomie, welche ein bis fünf Jahre zurückliegen, untersucht. Bezüglich der Technik ist zu erwähnen, daß die Autoren im Laufe der Zeit allmählich von der P e e t schen Operation auf die S m i t h w i c k sche Operation übergingen. Frühfälle wurden nicht operiert. Das Operationsergebnis wird entsprechend der Einteilung von K e i t h und W a g e n e r mitgeteilt:

Tabelle 25. *Nachuntersuchungsergebnisse von Poppen und Lemmon (1947)*

Gruppe	Zahl der Fälle	gut	fair	unbeeinflußt	gestorben
I	0	Kranke des Stadiums I wurden nicht operiert!			
II	72	39	16	16	1
III	19	4	8	4	3
IV	9	4	0	2	3
Zusammen	100	47	24	22	7

Auffallend ist an dieser Tabelle, daß die Autoren begreiflicherweise das Stadium I kaum operieren, aber auch innerhalb des Stadiums IV sehr wählerisch scheinen. P o p p e n und L e m m o n erwähnen, daß sie im Stadium IV nur bei ganz jungen Individuen operierten. Die Autoren betonen auch, daß die Operation möglichst ausgedehnt sein soll und falls nach Jahren der Besserung ein Blutdruckanstieg stattfindet und gewisse postoperative Teste für eine Regeneration sprechen, ein neuerlicher Eingriff vorgenommen werden sollte, welcher allerdings schwieriger ist als der primäre.

De T a k a t s und seine Mitarbeiter (1948) berichten über 202 Kranke, die einer Hochdruckoperation unterzogen wurden. Zwei Todesfälle sind zu verzeichnen. Keiner der Patienten der Gruppe III überlebte mehr als anderthalb Jahre.

Tabelle 26. *Nachuntersuchungsergebnisse von De Takats (1948)*

Gruppe	Zahl der Fälle	Ergebnis der Nachuntersuchung 2—6 Jahre nach der Operation	
		Erfolge in %	Mißerfolge in %
I	55	87	13
II	123	75	25
III	24	0	100
Zusammen	202	69	31

Es ist aus räumlichen Gründen nicht möglich, noch weitere Arbeiten zu zitieren. Aus dem Obigen geht aber deutlich hervor: Das Ergebnis der Operation hängt erstens von dem operativen Eingriff selbst ab. Es ist klar, daß je radikaler dieser ist, je ausgedehnter er die Regeneration zu vermeiden trachtet, desto besser die Dauerresultate sind. Diese hängen von dem Stadium der Erkrankung ab. Besonders drastisch ist diesbezüglich die Mitteilung von De T a k a t s und Mitarbeiter, deren Ergebnisse innerhalb der malignen Hypertension schlecht sind, daß sie sie als Kontraindikation ansehen. Ich selbst konnte innerhalb meines Materials zeigen, daß man auch bei Fällen von maligner Hypertension die Lebenserwartung durch eine Operation verlängern kann, und ich möchte den diesbezüglichen Standpunkt De T a k a t s nicht teilen.

Eigenes Krankengut

An meinem früheren Arbeitsplatz habe ich 1940 bis 1947 an 46 Kranken 63 Operationen ausgeführt. Es handelte sich meist um die Operation von P e e t oder S m i t h w i c k. Drei Kranke sind bei der Operation gestorben. Die Operationsmortalität betrug daher damals 6,5% auf die Kranken und 4,7% auf die Operation bezogen.

Als ich 1947 in Wien die Operation wieder aufnahm, erhöhte sich die Operationsmortalität infolge des schweren Materials sehr stark. In meinem ersten Wiener Bericht über mein Krankengut war dieses auf 51 Kranke mit 86 Operationen angewachsen. Davon starben vier Kranke, so daß die Mortalität in Bezug auf die Kranken auf 12,2% und auf die Operation auf 8,1% angestiegen war.

Ich stand nun vor dem Dilemma, entweder nur Kranke der leichteren Stadien in Hinkunft zu operieren oder die Operation auch weiterhin bei Kranken in fortgeschrittenen Stadien durchzuführen. Ich habe mich nach längerer Überlegung zu letzterem entschlossen und konnte trotzdem die Operationsmortalität hinunterdrücken und so anfangs 1951 über 85 Kranke mit 124 Operationen berichten. Davon waren damals acht Kranke gestorben, das entspricht einer Krankenmortalität von 9,4% und einer Operationsmortalität von 6,4%.

Schließlich verfüge ich jetzt im Dezember 1951 über ein Krankengut von 100 Kranken, an welchen 151 Operationen ausgeführt wurden. Die Zahl der verstorbenen Kranken ist unverändert geblieben (acht), hat sich also nicht erhöht, so daß die Mortalität derzeit in Bezug auf die Kranken 8% und in Bezug auf die Operationen 5,3% beträgt.

Tabellarisch zusammengefaßt ergibt sich somit folgendes Bild (s. Tab. 27).

Tabelle 27. *Statistik des eigenen Krankengutes (1947 bis 1951)*

Berichtsjahr	Anzahl der Kranken	Anzahl der Operationen	Fallmortalität	Operations-mortalität
Stand 1947	46	63	6,5%	4,7%
1. Bericht (1949)	51	86	12,2%	8,1%
2. Bericht (anfangs 1951)	85	124	9,4%	6,4%
3. Bericht (Dezember 1951)	100	151	8,0%	5,3%

Ein Überblick über mein Krankengut bis Ende 1951 ergibt folgendes Resultat:

Tabelle 28. *Eigenes Krankengut nach Jahren gestaffelt (1947 bis 1951)*

Jahr	Zahl der Operationen	Zahl der verstorbenen Patienten
1947	1	—
1948	12	3
1949	17	1
1950	25	1
1951	35	1
Total	90	6

Die Mortalität entspricht also 6,6%. Mit dieser Zahl habe ich rein operativ die Durchschnittsquote erreicht.

Betrachten wir die Schwere des Krankengutes:

13*

Tabelle 29. *Einteilung des eigenen Krankengutes*

Jahr	Gruppe I	Gruppe II	Gruppe III	Gruppe IV	Kontraindikation Gruppe V
1947	—	—	1	—	—
1948	—	1	2	5	1
1949	—	4	2	3	1
1950	—	4	2	6	3
1951	—	4	5	4	6
Total	—	13	12	18	11

Alle Todesfälle gehören den Spätstadien der Erkrankung an. In den Frühstadien ist keiner der Patienten gestorben.

Bei einem Überblick über die an meiner Station am Kaiser-Franz-Josef-Spital in Wien beobachteten Todesfälle muß ich sagen, daß ein oder zwei Kranke an Nachblutungen gestorben sind, welche von Hochdruckkranken sehr schlecht vertragen werden. Um diese mit Sicherheit zu erkennen und mit einem postoperativen Schock nicht zu verwechseln, ist es für mich imperativ geworden, unbedingt für 24 bis 48 Stunden zu drainieren und das Drain unter Wasser zu leiten. Die anderen Todesfälle waren gegeben durch Urämie, Lungenödem und Versagen des rechten Ventrikels.

Von Dauerergebnissen zu sprechen ist nicht statthaft, weil mein Krankengut noch zu kurze Zeit zurückliegt. Bezüglich der Letalität der essentiellen Hypertension kann ich aber auf Grund meiner hiesigen Beobachtungen folgendes sagen: Von den die Operation überlebenden Kranken starb im Stadium IV nur ein Kranker an seinem Grundleiden, und ein Kranker ging nach einem Suicid wegen Carcinophobie zugrunde. Von 14 Kranken, welche in den Jahren 1947 bis 1950 die Operation entweder abgelehnt hatten, wenn sie indiziert war, oder aber von mir als inoperabel bezeichnet wurden, sind in der Nachuntersuchungsperiode sechs gestorben. Die Letalität der nichtoperierten Fälle beträgt daher ein Vielfaches gegenüber der der operierten Fälle.

Der Rückgang der Mortalität ist auf folgende Fakten in meinem Material zurückzuführen: 1. Bessere Vor- und Nachbehandlung der Kranken mit Unterstützung des Internisten und 2. Einführung der orotrachealen Gasnarkose. Sie ist aber nicht zurückzuführen auf eine Selektion geeigneter Fälle zur Operation und ebenso nicht auf die Wahl neuer Operationsmethoden.

Anfangs operierte ich hier in Wien zumeist nach P e e t und ging später zur S m i t h w i c k schen Operation mit Durchtrennung des Zwerchfelles über. Im Jahre 1951 operierte ich meist transthoracal im Sinne von R i e n h o f f oder W e r t h e i m e r. Über die Vorteile der transpleuralen Operation gegenüber den retropleuralen Verfahren habe ich im „Chirurg" (1952) berichtet.

Bei einer Gruppe von Hochdruckkranken wurde postoperativ eine medikamentöse Nachbehandlung mit Hydergin (Sandoz) probeweise durchgeführt.

Bis Juli 1951 wurden bei 18 Kranken mit schwerer Hypertonie (Stadium III und IV) mit Hydergin postoperativ nachbehandelt. Bei acht Kranken entstand dadurch eine zusätzliche Blutdrucksenkung. Bei vier von diesen Kranken war die Wirkung nicht sehr eindrucksvoll. Bei den restlichen Fällen konnte auch Hydergin keine deutliche Blutdrucksenkung postoperativ herbeiführen. Hydergin wurde hiebei parenteral und enteral angewendet.

Literatur

A d s o n, A. W., und G. E. B r o w n, J. A. M. A. **102,** 1115 (1934). — A d s o n, A. W., J. nerv. Dis. (Am.) **82,** 190 (1935). — A l b u t t, C., Diseases of the Arteries. London:

MacMillan, 1915. — A l e s s a n d r i, R., und V a l d o n i, Soc. Internat. de Chir., Bruxelles, 1938. — A y m a n, D., J. A. M. A. **95**, 246 (1930).

B e c h g a a r d, P o r s a und V o g e l i u s, Brit. J. Ophthalm. **34**, 409 (1950). — B e n - n e t t, T. I., Lancet **2**, 56 (1945). — B l e g e n, H. M., und A. R. K i n t n e r, J. A. M. A. **133**, 1207 (1947). — B l o n d i n e, S., und A. W e i s s, Congr. franç. de Chir., Paris, 1948: Presse méd. **1948**, 728. — B l u m e n s a a t, C., Zbl. Chir. **1948**, 127. — B o y d, A. M., Proc. Soc. Med., Lond. **41**, 359 (1948). — B r a a s c h, W. F., W. W a l t e r s und H a n - m e r, J. A. M. A. **115**, 1837 (1940). — B r a e u c k e r, W., Arch. klin. Chir. **123**, 138 (1920 B). — B r ü c k e, F., Wien. klin. Wschr. 1950. — B r ü n n i n g, F., Klin. Wschr. **1923**, 2, 777.

C a n a b a l et al., Amer. Heart J. **30**, 189 (1945). — C o r c o r a n, A. C., und I. H. P a g e, Arterial Hypertension. Chicago, 1945.— C r a i g, W. McK., Brit. med. J. **2**, 1215 (1939); J. A. M. A. **139**, 1239 (1949). — C r a i g, W. McK., und G. E. B r o w n, Proc. Staff Meet. Mayo Clin., Rochester **7**, 61 (1932); Proc. Staff Meet. Mayo Clin., Rochester **8**, 373 (1933). — C r i l e, G., The Surgical Treatment of Hypertension. Philadelphia: Saunders et Co., 1938; Ann. Surg. **107**, 909 (1938). — C u s h i n g, H., Bull. Hopkins Hosp., Baltim. **12**, 290 (1901).

D a n i e l o p o l u, D., Bull. méd. **37**, 988 (1923). — D e n k, W., Zbl. Chir. **64**, 1769 (1937); Wien. klin. Wschr. **1940**, 827. — D i x o n, W. E., und H. H e l l e r, Arch. exper. Path. (D.) **166**, 265 (1932). — D r e s s l e r, Dtsch. med. Wschr. **1949**, 739.

E v a n s, J. A., und C. C. B a r t e l s, Ann. int. Med. (Am.) **30**, 307 (1949). — E v a n s, J. A., I. L. P o p p e n und I. B. T o b i a s, J. A. M. A. **144**, 1432 (1950). — E v e l y n, K. A., F. A l e x a n d e r und St. J. C o o p e r, J. A. M. A. **140**, 592 (1949).

F a h r, Th., Klin. Wschr. **1939**, 1541. — F a n t a, H., Graefes Arch. **1**, 64 (1944); Klin. Med. **2**, 212 (1947). — F a n t a, H., Klin. Med. **4**, 402 (1949). — F a n t a, H., W. H o l - z e r und K. P o l z e r, Wien. Z. Nervenhk. **2**, 280 (1948). — F i s h b e r g, A., J. A. M. A. **137**, 670 (1948). — F o n t a i n e, R., Tagungsbericht der Van-Swieten-Gesellschaft, Salzburg. Wien: Springer-Verlag, 1948. — F o n t a i n e, R., und L. G. H e r m a n n, Arch. Surg. (Am.) **16**, 1153 (1928). — F o w l e r, E. F., und G. de T a k a t s, Surgery (Am.) **21**, 773 (1947). — F r ö h l i c h, S t e p h a n und F r ö h l i c h, Presse méd. **1942**, H. 50, 665. — F u c h s i g, P., Wien. klin. Wschr. **1949**, 52.

G l u s, J. A., Surgery (Am.) **8**, 832 (1940). — G o l d b l a t t, H. G., Ann. int. Med. (Am.) **11**, 69 (1937); Physiol. Rev. (Brit.) **27**, 120 (1947). — G o e t z, R. H., S. afr. med. J. 11. Januar 1946; Amer. Heart J. **31**, 146 (1946); Surg. etc. **87**, 417 (1948). — G r i m - s o n, K. S., Ann. Surg. **114**, 753 (1941); Surg. etc. **75**, 421 (1942); J. A. M. A. **140**, 600 (1949). — G r i m s o n, K. S., H. W i l s o n und D. B. P h e m i s t e r, Ann. Surg. **106**, 801 (1937). — G r i m s o n, K. S., E. S. O r g a i n, B. A n d e r s o n, P. A. B r o o m e, jr., und F. H. L o n g i n e, Ann. Surg. **129**, 850 (1949). — G u n n und S a l u s, Klin. Mbl. Augenhk. **82**, 474 (1929).

H a r r i s o n, T. R., A. B l a t o c k und M. F. M a s o n, Proc. Soc. exper. Biol. a. Med. (Am.) **35**, 38 (1936). — H a r t w i c h, A., Z. exper. Med. **69**, 462 (1930). — H e l l - s t r ö m, J., Acta chir. scand. (Schwd.) **100**, 391 (1950). — H e s s, W. R., Die funktionelle Organisation des vegetativen Nervensystems. Basel: Schwabe, 1948. — H e y - m a n s, C., New Engld med. J. **219**, 154 (1938). — H i n e s, E. A., jr., und G. E. B r o w n, Ann. int. Med. (Am.) **7**, 209 (1933); J. A. M. A. **115**, 271 (1940).

K a p p e r t, A., Helv. med. Acta, Suppl. 22, Vol. 16, Fasc. 1 (1949). — K a r p l u s, J. P., und A. K r e i d l, Pflügers Arch. **129**, 135 (1911). — K e h l e r, Zbl. Chir. **10**, 648 (1951). — K e i t h, N. M., H. P. W a g e n e r und N. M. B a r k e r, Amer. J. med. Sci. **197**, 332 (1939). — K e i t h, M. A., B. W o o l f und A. R. G i l c h r i s t, Brit. Heart J. **11**, 283 (1949). — K l e i n, E. P., Wien. med. Wschr. **1950**, H. 27/28, 481. — K u x, E., Acta neurochir. **1**, 72 (1950).

L a u d a, E., Lehrbuch der inneren Medizin. Wien: Springer-Verlag, 1950. — L e a r - m o n t h, J., Presse méd. **1948**, 728; Lancet **1950**, 550. — L e r i c h e, R., Rev. Chir. (Fr.) **9**, 635 (1936). — L i n d g r e n, J., und H. O l i v e c r o n a, J. Neurosurg. **4**, 19 (1947).

M a n d l, E., Arch. klin. Chir. **143**, 1 (1926); Zbl. Chir. **5**, 260 (1926); Wien. med. Wschr. **1948**, H. 35/36, 382; J. Int. Coll. Surg. **XI**, 351 (1948); Wien. klin. Wschr. **1949**,

H. 22, 352; Wien. klin. Wschr. 1949, H. 51/52, 610; Acta neuroveg. 2, 156 (1951); Wien. klin. Wschr. 1952, H. 26, 469; Chirurg 22, 417 (1952). — M a s o n, St. C., und H. U. P o l l a r d, Surg. etc. 84, 271 (1949). — M a s s e l l, E t t i n g e r und F o s k a m p, Surgery (Am.) 1950, 271. — M a s t e r, M., H. H. M a r k s und J. D a c k, J. A. M. A. 121, 1251 (1943). — M i l w i d s k i, H., Acta Med. Orient. 2, 105 (1943). — M i t c h e l, G. A. G., Edinbgh med. J. 54, 545 (1947). — M o h e l s k y, H. M., Klin. Med. 7, 321 (1951). — M o u s e l, L. H., Proc. Staff Meet. Mayo Clin., Rochester 15, 261 (1940).

N a u n y n, B., und J. S c h r e i b e r, Arch. exper. Path. (D.) 14, 1 (1881). — N o - w a k, S. J. G., und A. S a m a a n, Arch. internat. Pharmacodynam. 51, 463 (1935). — N o w a k, St., und J. J. W a l k e r, New Engld J. Med. 220, 269 (1939). — N o n n e n - b r u c h, Schweiz. med. Wschr. 1950.

P a g e, I. H., Amer. J. Physiol. 112, 166 (1935). — P a g e, I. H., und A. C. C o r c o - r a n, Arterial Hypertension. Chicago: The Year Book Publishers, 1945. — P a l m e r, R. S., J. A. M. A. 134, 9 (1947); J. A. M. A. 214, 9 (1947). — P a t e l, I., Presse méd. 1948, 429. — P e a r m a n, R. O., G. J. T h o m p s o n und E. V. A l l e n, Proc. Staff Meet. Mayo Clin., Rochester 15, 567 (1940). — P e e t, M. M., Univ. Hosp. Bull. Ann. Arbor. 1, 17 (1935); Amer. J. Surg. 75, 48 (1948). — P e e t, M. M., und E. M. I s b e r g, J. A. M. A. 130, 467 (1946). — P e n d e, N., Congr. Int. Med., Padua, 1924; zit. nach S a n t u c c i; Clinique 27, 9 (1932); Presse méd. 1936, 1156; Soc. Internat. de Chir., 1938; J. Int. Coll. Surg. 2, 104 (1939). — P e n d e r g r a s s, R. C., und E. A l l b r i t t e n, Amer. J. Roent-genol. 57, 145, 205 (1947). — P e r e i r a, A., Nervi splanchnici. Portugal: Tipografia Protomedico, 1929. — P f e f f e r, K. H., Dtsch. med. Wschr. 1950, H. 19, 633; 1951, H. 9, 261. — P h i l l i p s, E., und W. J. M. S c o t t, Arch. Surg. (Am.) 19, 1425 (1929). — P i e r i, G., Ann. ital. Chir. 6, 678 (1927); Riforma med. 48, 1173 (1932). — P l a t t, R., Proc. Soc. Med., Lond. 41, 359 (1948). — P l a t t, R., und S. W. S t a n b u r y, Lancet 1950, 651. — P o p p e n, I. L., Lahly Clin. Bull. 3, 151 (1943); Surg. etc. 84, 1117 (1947). — P o p p e n, I. L., und C. L e m m o n, J. A. M. A. 134, 1 (1947).

R a a b, W., Wien. Z. inn. Med. 1, 1 (1948) (ausführliche Literatur). — R a n s o n, S. W., und H. W. M a g o u n, Erg. Physiol. 41, 56 (1939). — R i e n h o f f, W. E., zit. nach M. T h o r e k, Modern Surgical Technic. 2. Auflage. New York: Lippincott, 1949. — R i e n h o f f, W. E., und L. N. G a y, Arch. Surg. (Am.) 37, 456 (1938). — R i s e r, D u z u i n g, L a z o r t h e s und D a r d e n n e, Congr. franç. de Chir. Paris, 1948. — R o g g e r s, W. V., und R. S. P a l m e r, New Engld J. Med. 230, 39 (1944).

S a l l m a n n, Graefes Arch. 133, 152 (1934). — S c h u s t e r, G., A. M. S c h ö n und G r i e s w o l d, The Southern Surg. 16/2, 172 (1950). — S c h w a r t z, H. G., und Th. F i n d l e y, Surgery (Am.) 14, 267 (1943). — S h u m a k e r, H. B., Surg. etc. 91, 711 (1950). — S i c a r d, A l b o t t und T r i c a r d, Mém. Acad. Chir., Par. 71, 741 (1945). — S i e d e k, H., und H. F a n t a, Z. klin. Med. 140, 291 (1942). — S i n g é r, R., Wien. med. Wschr. 1950, H. 27/28, 469. — S m i t h w i c k, R. H., Surgery (Am.) 7, 1 (1949); J. med. Soc. N. Jersey 44, 304 (1947); Amer. J. Med. IV, 744 (1948); Brit. med. J. 4, 569 (1948); J. A. M. A. 147, 1611 (1951).

S m i t h w i c k, R. H., und E. D. F r e i s, Amer. J. med. Sci. 134, 9 (1947). — S t e i n - m a n n, D., Schweiz. med. Wschr. 1950, H. 27, 695.

T a k a t s, G. de, H. E. H e y e r und R. W. K e a t o n, J. A. M. A. 118, 501 (1942). — T h i e l, R., Dtsch. med. Wschr. 1950, H. 45, 1495. — T i g e r s t e d t, R., und P. G. B e r g m a n n, Scand. Arch. Physiol. 8, 223 (1898). — T i m m e r, G. I., Chirurg 22/1, 25 (1951). — T ö n n i s, W., und W. S c h i e f e r, Ärztl. Wschr. 1951, H. 6/8, 180. — T r u e t a, J., A. E. B a r c l a y, P. D a n i e l, K. J. F r a n k l i n und M. M. L. P r i - c h a r d, Lancet 17, 237 (1946).

V a l d o n i, Policlinico 1937, Vol. 44. — V o l h a r d, F., Handb. d. Inn. Med. 2. Aufl., 6. Band. Berlin: 1941; Schweiz. med. Wschr. 1948, 1189; Nierenkrankheiten und Hoch-druck. 1949; Neue Med. Welt 24, 839 (1950).

W e e k s, C., B. I. R y a n und I. M. V a n H o y, J. A. M. A. 132, 988 (1946). — W e l t i, Presse méd. 1948, 429. — W e r t h e i m e r, P., J. internat. Chir. (Belg). 10, 51 (1950). — W e r t h e i m e r, P., und L e z u i r e, Presse méd. 1949, 429. — W h i t e, J. C., und R. H. S m i t h w i c k, The Autonomic Nervous System. New York: MacMillan. 1941. —

W h i t e, P. D., J. A. M. A. **43**, 1311 (1950). — W i l k i n s, R. W., und L. W. E i c h n a, Bull. Hopkins Hosp., Baltim. **68**, 447 (1941). — W i l s o n, C., Proc. Soc. Med., Lond. **41**, 359 (1948). — W o o d, J. E., jr., und R. J. C a s h, Proc. Amer. Soc. exper. Biol. **6**, 232 (1947).

Z e n k e r, R., Chirurg **19**, 15 (1948); Verh. dtsch. Ges. inn. Med., Karlsruhe, 1948; Ärztl. Prax. **2**, 6 (1950). — Z e n k e r, R., und L ö h r, Klin. Wschr. **1928**, H. 11/12, 170. — Z u c k s c h w e r t und L e z i u s, Chirurg **1938**, 344.

Sympathicuseingriffe bei Erkrankungen und Verletzungen der Extremitäten

Einleitung

Das Hauptziel konservativer und chirurgischer Eingriffe am Sympathicus bei den verschiedenen später zu besprechenden krankhaften Zuständen der Extremitäten besteht darin, vor allem eine bessere Durchblutung der Extremitäten zu erzielen und eine Schmerzbehebung einzuleiten, welche oft mit der besseren Durchblutung in unmittelbarem Zusammenhang steht, wobei allerdings noch eine weitere Komponente hinzukommt, die in der direkten Schmerzbehebung (durch Ausschaltung schmerzleitender Fasern von den Gefäßen usw.) besteht.

Viele der zu behandelnden Zustände sind in ihrer Ätiologie noch nicht ganz aufgeklärt, bei vielen ist die Wirkung des Eingriffes nur empirisch begründet, wenn auch ex juvantibus bei manchen Erkrankungen Schlüsse auf die Pathogenese gezogen werden können.

Die Tatsache der besseren Durchblutung nach erfolgreich durchgeführter Unterbrechung des Sympathicus ist aber eine gut fundierte physiologische Grundlage der Sympathicuschirurgie. Sehr sorgfältige Untersuchungen liegen hier nach den verschiedenen Richtungen vor, um diese Tatsache, welche ja schon seit Claude B e r n a r d bekannt ist, zu sichern und auf die verschiedenartigste Weise zu demonstrieren. Hiezu wurden von H o r t o n und C r a i g und R e i c h e r t das Arteriogramm verwendet (1930, 1933). B r o w n (1926) zeigt die Zunahme der Temperatur nach Sympathektomie mittels eines Kalorimeters. Die anderen Methoden werden noch bei der Besprechung der Teste Erwähnung finden.

Die beweiskräftigste experimentelle Grundlage für die Wirkung der Sympathektomie zur Erhöhung der peripheren Zirkulation stammt von T h e i s s. Er konnte in 260 Experimenten, ausgeführt an 110 Versuchstieren, zeigen, daß durch Sympathektomie die Vasodilatation der kollateralen Arteriolen beschleunigt und gesteigert wird. Der Nachweis dieser Tatsache gelang durch die Erzielung einer permanenten Erhöhung der Temperatur, die durch kalorimetrische und oszillometrische Untersuchungen sinnfällig gemacht wurde. Der Blutdruck erhöhte sich, das Blutvolumen in der Peripherie wurde gesteigert gefunden und die Erhöhung der Temperatur bezog sich sowohl auf die oberflächlichen als auch auf die Tiefenmessungen.

Wenn auch diese Durchblutung nach J. C. W h i t e durch sehr lange Zeit und durch viele Jahre anhalten kann, was ich auch selbst bei den verschiedensten Zuständen beobachten konnte, besteht immerhin nach manchen Autoren die Möglichkeit, daß durch Umstände, welche bisher noch nicht ganz geklärt sind, die gesteigerte Durchblutung nach gewisser Zeit wieder aufhört. Ob hier Nervenregenerationen (G r i m s o n, 1940) eine Rolle spielen oder aber endokrine (gewebshormonale) regulatorische Mechanismen (z. B. Adrenalinempfindlichkeit), ist noch nicht ganz klar.

Auch eine andere Möglichkeit wird jüngst erwähnt, welche eine gelungene Sympathicusunterbrechung im Laufe der Zeit illusorisch macht, selbst wenn diese präganglionär erfolgt ist, der von L e a r m o n t h (1937), De T a k a t s (1941), A t l a s (1941) und anderen zugestimmt wird. Es ist nämlich nach G e o h e g a n und A i d a r (1942) möglich, daß im vegetativen (und im besonderen im sympathischen) Nervensystem selbst regulative Funktionen eine Rolle spielen, welche die seinerzeitige Unterbrechung zunichte machen.

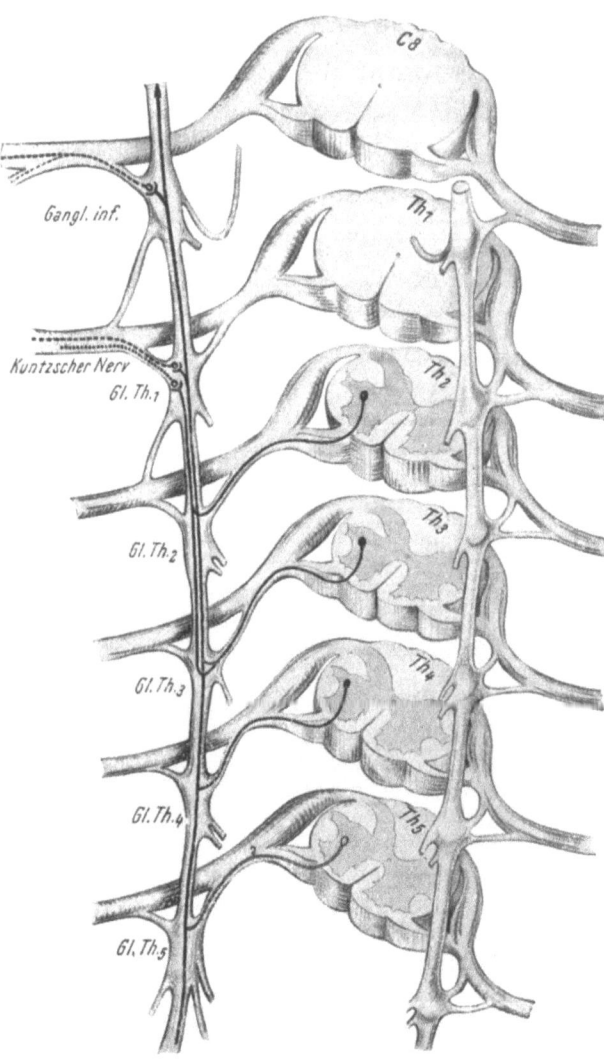

Einige klinische Beobachtungen (1944) lassen diese Möglichkeit zu. Nach Resektion von Th₂—Th₄ für die obere Extremität stellt sich die Sympathicusfunktion wieder her; vielleicht durch Übernahme der Funktion durch Th₁, welches Segment sonst constrictorische Fasern für die oberen Extremitäten nicht mit Konstanz führt (K u n t z und D i l l o n; 1942) (Abbildung 14).

Es ist selbstverständlich, daß bei allen Krankheiten und Verletzungen an den Extremitäten zu großer oder kleiner Sympathicuschirurgie sowie zu den Infiltrationsmethoden eine absolute Indikation in erster Instanz nicht gegeben ist. Wiederherstellung der Kontinuität des Gefäßrohres, Blutersatz, Therapie mit Antikoagulantien sind hier oft die erste Forderung für die Behandlung und erst daran anschließend stehen die Verfahren, welche durch Sympathicusbeeinflussung therapeutisch einen Vorteil erwarten lassen. Natürlich ist auch die

Abb. 14. Übersichtsbild über den Verlauf der sympathischen Fasern, welche die obere Extremität versorgen. Hinweis auf den K u n t z schen Nerven (siehe Text).

Dringlichkeit des Falles, die Tatsache, ob es sich um einen akuten, um einen subakuten oder chronischen Zustand handelt, von Bedeutung für die einzuschlagende Therapie.

Wir werden in der Folge die akuten und chronischen Erkrankungen, sowie die Verletzungen der Extremitäten besprechen. Eine andere Gruppe von Erkrankungen, welche die Extremitäten betreffen, und welche für unsere Besprechung von Bedeutung sind, sind die, welche wir als schmerzhafte Störungen an den Extremitäten (zumeist unklarer Pathogenese) bezeichnen können und welche auf Eingriffe am Sympathicus oft (nicht immer) reagieren. Sie stehen mit den Gefäßen oder Gefäßveränderungen meist nicht in direktem Zusammenhang. Dazu gehören: Das Phantomgefühl und der Phantomschmerz nach Amputationen, die Kausalgie, die Reflexdystrophie und in gewissem Sinne gehört hieher auch die Arthritis.

Wir schalten die obere Extremität am sichersten mittels der Unterbrechung von Th₁—Th₄ aus. Die wichtigste Stelle scheint dabei in der Höhe von Th₂ zu liegen (H y n d m a n n und W o l k i n , A t l a s).

Die auch heute noch bestehende Diskrepanz der Ansichten verschiedener Autoren bringt Tab. 30 (modifiziert nach G o e t z) zur Ansicht:

Tabelle 30

Autor	Th₁	Th₂	Th₃	Th₄	Th₅	Th₆	Th₇	Th₈	Th₉	Th₁₀
Thomas, 1926					▨	▨	▨	▨		
Gask u. Ross, 1937		▨	▨	▨	▨	▨	▨	▨	▨	
Fulton, 1938				▨	▨	▨				
Kuntz, 1938		▨	▨			▨	▨			
Förster				▨	▨	▨	▨			
Herd u. Riddock		▨	▨	▨	▨	▨	▨	▨	▨	
White, 1948			▨	▨	▨	▨	▨	▨	▨	
Atlas, 1941				→						
Hydeman u. Wolkin, 1942				→						
Goetz u. Marr, 1944				→						
Mandl, 1947				→						
Ray, 1948		▨	▨	▨	▨	▨	▨	▨	▨	▨
Goetz, 1949		▨	▨	→						

Jedenfalls geht aus dieser Tabelle hervor, daß das Ganglion stellatum mit der Ausschaltung der oberen Extremität nichts zu tun hat. Dieser Tatsache stimmen viele Autoren zu.

Der Tatbestand liegt einfacher im Bereiche der unteren Extremität. Im allgemeinen kann man sagen, daß die untere Extremität durch die Sympathicusblockade von L₂—L₄ ausgeschaltet werden kann. Dazu aber hat in letzter Zeit A t l a s darauf hingewiesen, daß es hier Anomalien gibt, welche für das Gelingen vornehmlich der operativen Ausschaltung von Bedeutung sein können. Auch A t l a s hat darauf hingewiesen, daß die anatomische Lage der Lumbalganglia sehr variiert (s. S. 16). Nach den Arbeiten der L e r i c h e schen Schule erscheint es zweckmäßig, auch L₁ in die Ausschaltung der unteren Extremität mit einzubeziehen (F o n t a i n e , H o u o t , Dos S a n t o s).

Aus dieser Erfahrung von A t l a s und der praktischen Erfahrung von L e r i c h e , S m i t h w i c k haben wir für die Sympathicusblockade den Schluß zu ziehen, daß es am besten ist, die untere Extremität von L₁—L₄ auszuschalten.

In Analogie zu dieser Tatsache ist heute die von L e r i c h e (1940) und S m i t h w i c k (1940) beschriebene Technik der hohen lumbalen Sympathektomie üblich und hat mir bessere Resultate gebracht, als die bis noch vor kurzem ausgeführte tiefere lumbale Sympathektomie.

Ob die daher von R a n e y (1940) proponierte transperitoneale Sympathektomie den Anforderungen genügt, nachdem man bei ihr nur L₃ und L₄ ausschalten kann, muß bezweifelt werden. Anderseits erscheint ein Übertreiben in

der entgegengesetzten Richtung, nach welcher die untere Extremität schon von
Th$_{12}$ und Th$_{11}$, ja sogar schon von Th$_{10}$ an ausgeschaltet werden soll, nach unseren klinischen Erfahrungen meist nicht notwendig.

Studienmethoden (Teste) vor und nach den Eingriffen am Sympathicus

Präoperative Teste

Die Studienmethoden, welche ich hier anführen will, dienen nicht nur zur
Untersuchung erkrankter Extremitäten, sondern werden auch als Teste verwendet, welche anzeigen sollen, ob sich nach gewissen unten näher auszufüh-
renden Methoden Veränderungen in der erkrankten Extremität ergeben, welche
den Schluß zulassen, daß das arterielle Flußbett erweitert werden kann. Wenn
dies der Fall ist, wurde bisher angenommen, daß es sich um spastische Veränderungen handelt; dort, wo es aber nicht der Fall ist, nahm man organische
Veränderungen an. In letzter Zeit haben sich allerdings diese diagnostischen
Erwägungen nach den verschiedenen Testmethoden als nicht beweiskräftig erwiesen (W h i t e , G r i m s o n , G o e t z , M a n d l). Immerhin gewähren aber die
Studienmethoden einen Einblick in die Pathologie der erkrankten Extremität.

Ihre Durchführung erfordert viel Zeit. Nicht alle der angeführten Methoden
werden im Einzelfalle angewendet werden können. Es ist auch nicht notwendig,
alle diese Versuche bei Patienten mit peripheren Gefäßerkrankungen durchzuführen. Dem einen werden diese, dem anderen wieder jene Methoden besser
zusagen.

1. **Messung der Hauttemperatur.** Eine der wichtigsten Untersuchungen bei
peripheren Gefäßerkrankungen ist die Messung der Hauttemperatur. Sie kann
heute mit elektrischen Methoden rasch und sicher durchgeführt werden. Bei der
Beobachtung der Hauttemperatur spielt der Unterschied des Temperaturgrades
zwischen erkrankter und gesunder Extremität eine wesentliche Rolle. Dort, wo
beide Extremitäten erkrankt sind, ist die relative Bewertung der Hauttempe-
raturhöhe in verschiedener Ausdehnung an der Extremität bedeutungsvoll. In
wieder anderen Fällen wird man aus dem plötzlichen Absinken der Hauttemperatur bei der Prüfung derselben von oben nach peripher zu gewisse Schlüsse
auf den Sitz der Erkrankung ziehen können.

Bedeutend besser als die von den Amerikanern angewendeten elektrischen
Thermocouple-Instrumente erwies sich mir das Hautthermometer nach dem
System H e i d e n w o l f, welches in Wien hergestellt wird. Das Prinzip des-
selben ist eine magnetomechanische Temperaturmessung.

a) Die mit der Hauttemperaturmessung verbundenen Testversuche bestehen
darin, die vor dem Versuch festgestellte Hauttemperatur nach einer Sympathicusblockade (J. C. W h i t e , 1930) in die Segmente der betreffenden Extremitäten
(obere Extremität: Th$_2$—Th$_3$, untere Extremität: L$_1$—L$_4$) zu kontrollieren und
die Höhe der erzielten Temperatursteigerung zu registrieren. Derselbe Vorgang
kann für die unteren Extremitäten ohne große Belastung für den Patienten
durch eine tiefe leichte Lumbalanästhesie (B r i l l und L a w r e n c e , M o r t o n
und S c o t t) erzielt werden. Wenn man zwischen L$_4$ und L$_5$ 80 bis 100 mg
Procain injiziert, steigt innerhalb weniger Minuten die Hauttemperatur an der
unteren Extremität beträchtlich an, falls es sich um Veränderungen handelt,
welche auch eine spastische Komponente haben, d. h. solche, welche einer Erweiterung des kollateralen Gefäßgebietes noch fähig sind. Aber bezüglich aller
dieser Teste bestehen hinsichtlich ihrer Zuverlässigkeit Bedenken. L i n d q u i s t

ist der Ansicht, daß auch die Spinalanästhesie keine verläßliche Methode als Test darstellt.

b) Sehr gute Temperaturausschläge erzielt man weiter nach Injektion von Procain oder Novocain in die peripheren Nerven (Sir T. L e w i s). Für die Untersuchung der oberen Extremität verwendet man eine Injektion in den N. ulnaris in der Höhe des Ellbogens mit dünner Nadel. Für die Prüfung der unteren Extremität verwendet man eine Novocaininjektion in den N. peronaeus. Es genügt die Injektion von 5 ccm einer $^1/_2$%igen Novocain- oder Procainlösung. Die Temperaturwerte auf der Haut schnellen in einigen Minuten in die Höhe, falls keine schwere organische Veränderung im Bereiche der Gefäße der Peripherie vorhanden ist.

c) Eine interessante Kombination der Hauttemperaturmessung, welche eine diagnostische Methode zur Untersuchung der Gefäßfunktion darstellt, ist der von S i n g e r angegebene Arbeitsversuch. Nach S i n g e r zeigt sich, daß bei normalem Gefäßsystem die Hauttemperatur nach Arbeitsleistung ebenso wie die oszillometrischen Werte ansteigen. Die Temperatursteigerung ist am Fußrücken deutlich, am Unterschenkel bleibt sie manchmal aus. Die Temperaturdifferenz zwischen Unterschenkel und Fußrücken ist nach Arbeitsleistung gegenüber Ruhewerten kleiner, wenn es sich um eine normale Durchblutung handelt. Nach Feststellung der Verhältnisse bei gefäßgesunden Patienten hat dann S i n g e r mitgeteilt, wie es sich bei 120 Fällen mit Durchblutungsstörungen verhält.

Bei Durchblutungsstörungen funktioneller Art steigt die Hauttemperatur nach Arbeitsleistung auf der kranken Seite nur geringfügig an. Dieser Anstieg ist geringer als der Anstieg der Hauttemperatur auf der gesunden Seite. Nach der Leistungsprobe ist nur ein deutliches Absinken der Temperaturwerte auf der kranken und ein Ansteigen derselben auf der gesunden Seite zu beobachten. Was die Temperaturdifferenz von Unterschenkel und Fußrücken anbelangt, zeigt sich eine Zunahme derselben auf der kranken Seite nach Leistung.

Bei Kranken mit organischen Durchblutungsstörungen sinkt die Temperatur am Fußrücken nach Leistung am erkrankten Bein oder bleibt gleich hoch wie in Ruhe. Die Temperaturdifferenz auf der erkrankten Seite zwischen Fußrücken und Unterschenkel nimmt nach Leistung deutlich zu. Liegen beidseitige organische Durchblutungsstörungen vor, verhalten sich die Temperaturwerte ähnlich wie bei einseitig organischer Erkrankung.

Was nun im allgemeinen die Bewertung der thermometrischen Untersuchung anbelangt, ist die Zimmertemperatur natürlich von Einfluß. Die Hauttemperatur soll nur in Räumen gemessen werden, in welchen die Temperatur nicht fluktuiert und in welchen die Feuchtigkeit gleich bleibt (W h i t e und S m i t h w i c k). Auch H e i d e n w o l f legt für die praktische Untersuchung mit seinem Hautthermometer großes Gewicht auf die Vermeidung von Zugluft und Ausstrahlungsmöglichkeiten an kühlere Wände. Die Raumtemperatur soll zwischen 21° und 23° betragen und vor allem soll, was ich besonders betonen möchte, die Extremität 30 Minuten vor dem Beginn der Messung unbedeckt in Ruhelage verbleiben.

d) Es ist bekannt, daß in der Peripherie eine Vasodilatation erfolgt, falls die Körpertemperatur gesteigert wird. Diese Vasodilatation ist begründet in der Hemmung der sympathischen Vasoconstrictoren infolge der Zirkulation von warmem Blut nach den nervösen Zentren (G a s k und R o s s). Die Erhöhung der Körpertemperatur wird zur Untersuchung dieser Tatsache entweder durch intravenöse Injektion von Typhusvaccine nach B r o w n oder durch Erhöhung der Körperwärme durch warme Luft oder durch warmes Wasser erzielt. Die B r o w n sche Methode wird heute wohl kaum mehr angewendet, weil sie viel zu eingreifend ist. Hingegen scheint in manchen Ländern die Hitzekammer oder der Heißluftkasten, in welchen der Körper mit Ausnahme des Kopfes steckt, aus welchen Füße oder Arme, durch Gummimanschetten luftdicht abgeschlossen. herausragen, noch angewendet zu werden (T. L e w i s und G. W. P i c k e r i n g).

2. Hautfarbe und Hautfarbenveränderung. Es ist bekannt, daß die Hautfarbe, besonders an der unteren Extremität in horizontaler Lage oder beim Stehen Aufschlüsse über den Zustand der Blutzirkulation geben kann. T. L e w i s hat in seiner Arbeit Standardfarben gezeigt, welche von weißlicher Verfärbung bis zur Cyanose alle Farbschattierungen enthalten. Er schlug vor, diese Farbenskala im Ordinationszimmer anzubringen und von Fall zu Fall einen Blick auf sie zu tun, wenn man die Hautfarbe einer erkrankten Extremität beurteilen will. Die gewöhnlich in horizontaler Lage auftretende Blässe der Extremität wird noch verstärkt, wenn man die Kranken auffordert, einige Male im Sprunggelenk dorsal und plantar zu bewegen. Tritt eine starke „plantare Ischämie" nach Bewegung auf, dann spricht man von einem positiven G o l d f l a m m schen Zeichen. Daß Kälte oder aber auch die bloße Vorstellung von Eis bei der R a y n a u d schen Krankheit zur weißen Verfärbung der Finger führt, ist bekannt.

3. Oszillometrie. Die Oszillometrie gibt ein sicheres Maß für die Pulsation in den peripheren Gefäßen. Sind diese komplett verschlossen, ist eine Oszillation im Oszillographen nicht abzulesen. Nur sehr gute Apparate geben eine Gewähr für ablesbare Werte. Ich möchte an dieser Stelle darauf hinweisen, daß in der Reihe der Arbeitsversuche S i n g e r auch die Oszillometrie in seinen Untersuchungsgang eingeschlossen hat. Die Untersuchung ist wertvoll!

4. Plethysmographie. Eine außerordentlich sinnreiche Methode der Plethysmographie hat G o e t z ausgearbeitet. Sie ist eine feinere Methode als die Oszillometrie. Sie wird an den Zehen oder an den Fingern durch einen Apparat abgelesen. Finger oder Zehen werden in den Plethysmograph eingeschaltet, welcher mit einer Pipette in Verbindung steht und eine Alkoholsäule enthält. Der Plethysmograph ist luftdicht über Finger und Zehen abgeschlossen und man muß darauf achten, daß die Zirkulation durch diesen Abschluß nicht geschädigt wird. Jede Veränderung in dem Volumen des Gliedteiles wird nun auf die Alkoholpipette übertragen und die Bewegung der Alkoholsäule wird photographisch registriert. Leider ist der Apparat so kompliziert, daß seine Anwendung auf Schwierigkeiten stößt. Daß die Methode natürlich vor und nach medizinischer oder chirurgischer Beeinflussung der verschiedenen Gefäßkrankheiten als Vergleichsablesung wertvolle Aufschlüsse zu geben vermag, ist selbstverständlich (K o n c z).

5. Kapillarmikroskopie. Die Technik der Kapillarmikroskopie ist einfach. Sie kann mit jedem schwachen Mikroskop ausgeführt werden. Es genügt eine Vergrößerung von 1 : 50, um die Kapillaren an der Basis des Nagelbettes beobachten zu können. Während der Vasoconstriction zeigen sich in den Kapillaren stagnierende Erythrocyten, während in den Phasen der Dilatation eine außerordentlich rasche Bewegung der Erythrocyten erfolgt, wodurch diese als solche kaum mehr zu erkennen sind. In Kombination mit der Sympathicusblockade oder einer Lumbalanästhesie als Test kann das Verfahren wertvoll werden.

6. Durchblutungsgröße (blood-flow). Um eine Durchblutungsgröße innerhalb der Zeiteinheit zu bestimmen, haben F r e e m a n und Mitarbeiter (1935) schon verschiedene Methoden entwickelt. F r e e m a n und Mitarbeiter verwendeten zur Bestimmung der Blutdurchströmung der peripheren Extremitäten in

der Zeiteinheit zunächst den Plethysmographen. Wenn eine Gummibinde oberhalb des betreffenden Körperteiles bis zum diastolischen Blutdruck aufgeblasen
wird, vergrößert sich das Volumen der Extremität in der Peripherie von dieser
Stauung bis zu einer Höhe, bei der das vasculäre Bett aufgefüllt ist. Nach Ab-
lassen der Stauung wird mittels einer Schreibtrommel die Höhe des Blutvolu-
mens in der Zeiteinheit registriert und kann dort abgelesen werden.

7. **Arteriographie.** Das Anwendungsgebiet der Arteriographie ist noch immer
in Erweiterung begriffen. W h i t e und S m i t h w i c k schreiben noch 1941 in
ihrem Buche, daß sie vielfach überflüssig und gefährlich ist, und daß es vorläufig ein vollkommen ungefährliches arteriographisches Kontrastmittel noch
nicht gibt. Anderseits wird hervorgehoben, daß die Injektion so schmerzhaft
war, daß dadurch Spasmen im Gefäßrohr ausgelöst wurden und so der wahre
Zustand des Gefäßrohres verschleiert werden könnte. In der Zwischenzeit ist
man von der Injektion von Thorotrast abgekommen, weil es bleibende Schädi-
gungen im Körper hervorrufen kann. 1938 aber schon meinen D i m t z a und
J a e g e r, daß die Arteriographie der Extremitäten die Methode der Wahl
geworden sei, um bei Zirkulationsstörungen infolge Arterienerkrankungen deren
Ursache und Lokalisation aufzufinden. In dieser Arbeit wird von den beiden
genannten Schweizer Autoren eine Schiebeblende angegeben, welche eine rasche
Röntgenaufnahme ermöglicht. P ä ß l e r hat diese Methode jüngst weiter ausgebaut (1952).

Die Einführung der Arteriographie verdanken wir aber jedenfalls Dos
S a n t o s und der französischen Schule von L e r i c h e. In Zentraleuropa haben
sich frühzeitig D e m e l und S g a l i t z e r und L ö h r (1933) mit dem Verfahren
beschäftigt. Sie ist heute ein unerläßliches Verfahren punkto Diagnose und
Prognose geworden.

Die Arteriographie wird nach einer kürzlich erfolgten zusammenfassenden
Arbeit von F o n t a i n e nach folgenden Lokalisationen eingeteilt:

a) Die arterielle Encephalographie,

b) die Aortographie. Hier wird die Technik von Dos S a n t o s geschildert.
Die Punktion der Aorta wird mit einer 12 cm langen Nadel paravertebral an
der linken Seite der Wirbelsäule vorgenommen. Sie erfolgt am besten in der
Höhe der 12. Rippe. Sie erreicht die Aorta ungefähr in der Höhe des Tripus
coeliacus. Man kann nach Dos S a n t o s die Aortographie auch etwas tiefer
ausführen, und zwar zwischen L₂ und L₃. Da die Injektion des Kontrastmittels
sehr schmerzhaft ist, sollte eine Anästhesie vorgenommen werden. Die Injektion
erfolgt mit Joduron, Umbradil, Diodrast oder Dijodon. Die erwähnten Kontrastmittel sind nicht sehr schmerzhaft. Die Injektion von Jodnatrium ist viel
schmerzhafter und kann nur unter Penthotal durchgeführt werden. Ich möchte
betonen, daß die Aortographie vor der Ausführung ein spezielles Studium und
die Durchsicht der Literatur erfordert.

Die Aortographie, welche an meiner Station nach der Technik von F o n -
t a i n e durchgeführt wird, darf nur in Narkose vorgenommen werden. Wir verwenden als Kontrastmittel Joduron. Mein Assistent Dr. G o t t l o b hat für die
Ausführung der Aortographie einen Druckinfiltrationsapparat improvisiert
(Abb. 15), der sehr brauchbar ist. Das Verfahren wird nicht immer anstandslos
vertragen. Es sollte nicht routinemäßig angewendet werden. Eine Indikation zur
Aortographie besteht aber in den Fällen, bei denen beide Aa. femorales nicht
zu tasten sind oder aber bei den Kranken, bei welchen man an eine Arterienresektion oder an endoarterielle Eingriffe oder an Transplantationen denkt. In
manchen Fällen erweist es sich als zweckmäßig, der Aortographie eine periphere
Arteriographie hinzuzufügen.

Die Aortographie ist bei den obturierenden Gefäßerkrankungen das beste Auskunftsmittel über Diagnose und Prognose und für die Indikation, über das wir verfügen.

c) Die periphere Arteriographie. Bei der peripheren Arteriographie ist nach L e r i c h e eine Anästhesie nicht notwendig, wenn Thorotrast verwendet wird. Tenebryl ist sehr schmerzhaft und erfordert eine Anästhesie. Die Injektion erfolgt transkutan. Die Technik wurde von Dos S a n t o s genau beschrieben.

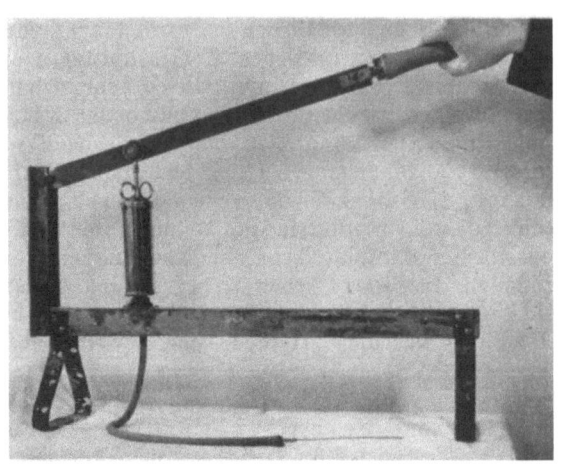

ebenso von D i m t z a und J a e g e r. Die Kontrastmittel sind dieselben, welche bei der Aortographie in Verwendung stehen. Thorotrast sollte nicht mehr verwendet werden, da es heute feststeht, daß Thorotrastome entstehen können, besonders dann, wenn durch Zufall periarteriell injiziert wurde. Solche Thorotrastgeschwülste wurden in den Weichteilen vielfach beobachtet und stellen vielleicht ein präblastomatöses Stadium dar. Das derzeit am häufigsten angewendete Mittel dürfte das Dijodon (35%) und Joduron (70%) sein.

Abb. 15.   Improvisierte Druckspritze zur Aortographie nach G o t t l o b, wie sie an meiner Station Anwendung findet.

Wir verwenden 70% Joduron.

G o t t l o b hat jüngst (1952) auch die Durchblutungszeit nach Aortographie nach Setzen von intracutanen Fluoreszinquaddeln beschrieben. Diese Methode ist vielversprechend bezüglich der Beurteilung der Pathologie des Gefäßrohres.

Postoperative Teste

Die postoperativen Teste sind von großer Bedeutung für die Klärung, ob Sympathicusoperation erfolgreich war und an richtiger Stelle placiert war und ob späterhin eine Wiederaufnahme der alten präoperativen sympathischen Funktionen aufgetreten ist oder nicht.

1. **Schwitztest.** Der wichtigste aller dieser Teste ist der „Schwitztest". Nach einer gelungenen Sympathektomie muß die betreffende Extremität trocken sein und trocken bleiben. Victor M i n o r hat 1928 eine interessante und auch photographisch erfaßbare Methode zur klinischen Untersuchung der Schweißabsonderung angegeben. Es bleiben die schweißfreien Stellen nach Präparierung des Körpers mit einem Jodölgemisch plus Stärkepulver weiß. Damit haben wir einen sicheren Indikator, der uns genau anzeigt, in welcher Ausdehnung sich die Sympathektomie bewegt hat. In einer vor kurzem erschienenen Arbeit aus meiner Abteilung hat L u z e durch den Schwitztest im Sinne von M i n o r zeigen können, daß dieser mit der Ausdehnung der Sympathicusausschaltung außerordentlich genau übereinstimmt.

2. **Sympathicusblockade mit Procain.** Von neueren angewendeten Testen, die postoperativ angewendet werden, ist die Sympathicusblockade mit Procain zu erwähnen. Eine Erhöhung der Hauttemperatur nach Procainsympathicus-

blockade zeigt nämlich an, daß die Operation inkomplett war. Dasselbe gilt von postoperativen Injektionen in periphere Nerven.

B l o c k erwähnt eine häufige Beobachtung nach Sympathektomien und Grenzstrangblockaden und empfiehlt sie zur Heranziehung als Test. Nach gelungener Grenzstrangblockade für die untere Extremität findet er *Parästhesien im Reithosenbesatz am Oberschenkel* und an der Schenkelbeuge. Er spricht dieses Symptom, daß er oft beobachten konnte, als Kriterium für den richtigen Sitz der Blockade an. Er stellt es in seiner Bedeutung dem H o r n e r schen Syndrom bei Injektionen am Ganglion stellatum an die Seite.

Weiters wurde als postoperativer Test von D e u t s c h, E h r e n t h e i l und P e i e r s o n nachgewiesen, daß die präganglionäre Sympathektomie einen deutlichen Einfluß auf das Kapillarbild (bei der R a y n a u d schen Erkrankung) hat. In der Mehrzahl der Fälle wurde der Blutdurchfluß der Kapillaren nach der Sympathicusoperation gesteigert.

Besteht nach Sympathektomien eine Leistungssteigerung oder Leistungsherabsetzung der spinalen Nerven?

Diese wichtige Frage wurde jüngst von V o ß s c h u l t e aufgegriffen. In der Literatur finden sich die entgegengesetztesten Ansichten über diese Frage, ob sympathische Impulse die Leistung der spinalen Nerven steigern oder senken. V o ß s c h u l t e hat die diesbezügliche Literatur in seinem Buche zusammengefaßt. Er selbst hat Sympathektomierte nachuntersucht und auf diesen Punkt geachtet. Bei 14 derartigen Fällen fand er viermal einen deutlichen Tonusverlust der Muskulatur. Die Patienten klagten über Schweregefühl in den Gliedmaßen und rasche Ermüdung. Eine Verbesserung der Muskelleistung wurde niemals angegeben. Man muß also annehmen, daß der Ausfall zentraler sympathischer Impulse beim Menschen die motorische Muskeltätigkeit beeinflussen kann (V o ß s c h u l t e).

Andere Autoren nahmen an, daß durch die Sympathektomie eine erhöhte Erregbarkeit mit Verbesserung der sensiblen Leistung zustande kommt. Abgesehen davon, daß die klinische Beobachtung gegen diese Tatsache spricht, und daß der Zweck der Sympathicusoperation in so vielen Fällen die Herstellung einer Schmerzlosigkeit ist, hat P e t t e gezeigt, daß das Gegenteil der Fall ist. Nach dieser Richtung hin hat V o ß s c h u l t e ebenfalls eine Anzahl von Patienten untersucht und gefunden, daß Störungen in der sensiblen Empfindungsqualität nach Sympathektomien auftreten können, aber sie sind uncharakteristisch und können sowohl in einer Erhöhung als auch Erniedrigung der Reizschwelle bestehen. V o ß s c h u l t e kommt schließlich zu dem Schluß, daß nach Ausschaltung der zentralen sympathischen Verbindungen eine nachteilige Erhöhung der Erregbarkeit spinaler Receptoren nicht zu befürchten ist.

Auch an meiner Abteilung wurden auf Grund der Mitteilung von V o ß - s c h u l t e diesbezügliche Untersuchungen begonnen. Sie verlaufen bisher in seinem Sinne.

Akute Zustände (Verletzungen und Erkrankungen) der Gefäße

Wenn wir hiebei nur vom praktischen Standpunkt ausgehen, haben wir an dieser Stelle folgende Zustände, die durch Eingriffe am Sympathicus erfolgreich behandelt werden können, zu besprechen:

1. Traumatischer arterieller Spasmus.

2. Die Ligatur und Naht großer peripherer Gefäße und Aneurysmaoperationen, bei der Eingriffe am Sympathicus als Hilfsverfahren Anwendung finden.

3. Kompression größerer Gefäße durch enge Verbände oder Tourniquets (Volkmannsche Kontraktur).

4. Arterielle Embolie.

5. Thrombophlebitis und Phlebothrombose, Postphlebitisches Syndrom.

6. Kälteschäden.

Der klinischen Erfahrung mit der Sympathicusblockade oder mit der Sympathektomie werden kurz einige allgemeine Gesichtspunkte über die in Rede stehenden Erkrankungen und Zustände vorangehen.

Der traumatische arterielle Spasmus

Die Bedeutung des arteriellen Spasmus wurde schon von John Hunter erkannt. Es ist von praktischer Wichtigkeit, zwischen einem traumatischen Spasmus einer Arterie zu unterscheiden und anderseits zwischen dem reflektorischen Spasmus, wie er mit einer großen Anzahl der Krankheiten an den Arterien und Venen kombiniert vorkommt und bei welchen er als sekundäre Krankheitserscheinung auftritt, aber oft von so großer Bedeutung wird, wie die ursprüngliche Krankheit selbst. So wird bei fast allen Veränderungen, welche wir in den folgenden Kapiteln zu beschreiben haben werden, auf den sekundären arteriellen Spasmus hingewiesen werden müssen.

Ein lokalisierter Spasmus der Arterie tritt sowohl nach direktem als auch indirektem Trauma, weiters sowohl nach offener als auch nach geschlossener Verletzung auf. Bei offenen Verletzungen kann ein solcher Spasmus zunächst von großer praktischer Bedeutung für den Verletzten sein, da er ihn vor der Verblutung schützen kann. Solche Fälle wurden beschrieben (Küttner und Baruch, 1920, Montgomery und Ireland, 1935). Dieser arterielle Spasmus kann eine verletzte Arterie so verschließen, daß ein organischer Verschluß simuliert werden kann. Es ist keine Seltenheit bei verschiedenen Operationen, besonders an den Extremitäten nach Durchschneidung einer kleinen Arterie, zu sehen, wie sich diese durch einen Spasmus plötzlich aufbäumt, den Blutabfluß verhindert, weil sich durch den Spasmus das Gefäßlumen verschließt.

Für uns ist die Frage wichtig, ob ein solcher Spasmus, welcher längere Zeit anhält, imstande ist, die Ernährung der Extremität zu gefährden, ob der Zustand diagnostisch erkennbar ist und welche Mittel gegen ihn angewendet werden können.

Es soll nicht weiter auf die Streitfrage eingegangen werden, wie ein solcher Spasmus physiologisch zu erklären ist. Über die Möglichkeiten der Lösung dieses Spasmus hat in einer Hunter-Vorlesung Cohen ausführlich und zusammenfassend referiert. Cohen ist der Ansicht, daß in den meisten Fällen der Spasmus spontan verschwindet. Andere Autoren halten ihn für gefährlicher und es sind zahlreiche Fälle bekannt, wo nach Frakturen, Gipsverbänden, Tourniquets die Arterie wegen Ischämie der Extremität freigelegt wurde, ein Arterienspasmus gefunden wurde, der oft nicht zu beeinflussen war und zur Gangrän führte (Watson-Jones).

In anderen Fällen kann man annehmen, daß es sich nicht nur um einen Spasmus, sondern um eine mechanische Unterbrechung der Blutleitung handelt, welche verschiedene Ursache haben kann (Zerreißung der Gefäße, Kontusion, Thrombose, Kompression durch Hämatom oder Knochensplitter usw.). Sind zirka 20 bis 60 Minuten nach der Verletzung vergangen, ohne daß Pulse fühlbar sind, wird die Exploration des Gefäßes empfohlen. Nach C o h e n ist sowohl die periarterielle Sympathektomie, als auch die paravertebrale Blockade oder Ganglienektomie wertlos, einer Ansicht, der mit Recht fast allgemein widersprochen wird. W a t s o n - J o n e s schlägt vor, vor der Freilegung des Gefäßes konservative Maßnahmen (intravenöse Injektion von Antispasmodica, Sympathicusblockade mit Novocain, Blockade des Brachialplexus oder Lumbalanästhesie) vorzunehmen.

Andere Autoren machen weniger Unterscheidung zwischen diesen beiden Arten von arteriellem Spasmus und sprechen sich auch in Bezug auf die Therapie eindeutiger aus. So schreiben P a g e und O c h s n e r :

„Wir haben mehrere Fälle von segmentärem arteriellem Spasmus in solchen Fällen gesehen, bei welchen die Gefäße distal von der spastisch kontrahierten Arterie traumatisiert worden waren. Das war z. B. bei der sogenannten „Metzger-Verletzung" der Fall. Diese ereignet sich, wenn bei dem Zerschneiden von Fleisch das Messer ausrutscht und zu einer Stichverletzung in den oberen Anteilen der Muskulatur des Oberschenkels in der Nähe des Hunterschen Kanales führt. Selbst wenn die Femoralgefäße bei einer solchen Verletzung nicht getroffen werden, sind die Erscheinungen des arteriellen Gefäßkrampfes so ausgesprochen, daß sie zu einem Symptomenbild führen, welches einer vollkommenen Durchtrennung der großen Gefäße ähnlich ist."

M o n t g o m e r y und I r e l a n d haben 42 Fälle von traumatischem segmentärem Gefäßkrampf aus der Literatur gesammelt und zwei eigene Fälle hinzugefügt. Diese Fälle betrafen einen arteriellen Spasmus der A. brachialis nach Oberarmfrakturen. Knapp nach der Verletzung erschien Unterarm und Hand „kadaverähnlich". Distal von der Verletzungsstelle fand sich kein Puls in der A. brachialis, radialis oder ulnaris. Daß es sich hier um einen arteriellen Spasmus handelte, konnte erwiesen werden, indem die Injektionen von Novocain an die sympathischen Ganglien sofort normale Pulsation und im Anschluß daran die normale Farbe und Wärme der betreffenden Partien wieder herstellten.

Die erwähnten Autoren halten die Sympathicusblockade beim arteriellen Spasmus für die Methode der Wahl. In Hamilton B a i l e y s „Kriegschirurgie" wird ebenfalls von L e a r m o n t h schon 1939 und 1940 die Unterbrechung der „vasoconstrictorischen Fasern" als beste Methode der Behandlung für die Therapie der arteriellen Spasmen hervorgehoben und gleichzeitig auch auf den diagnostischen Wert des Verfahrens hingewiesen. Ist nämlich die Sympathicusblockade wirkungslos, dann ist die Indikation zur Freilegung des verletzten Gebietes gegeben.

T u n i c k und Mitarbeiter machten jüngst auf jenen Arteriospasmus aufmerksam, welcher sich anläßlich der usuellen Behandlung von Varizen dann einstellen kann, wenn man die Vena saphena ligiert und verödende Substanzen injiziert. An zwei sehr instruktiven Fällen wird gezeigt, daß der nach diesen Vorgängen auftretende Arteriospasmus sich zu einem schweren Krankheitsbild auswirken kann und daß er eigentlich im geringerem Ausmaße fast immer nach dieser Operation eintritt. Ich selbst habe einen solchen Fall gesehen, in welchem es nach diesem so oft anstandslos ausgeführten Eingriff zu tagelang anhaltenden Zirkulationsstörungen kam. T u n i c k und Mitarbeiter verlangen daher ganz mit Recht die genaue vorherige Begutachtung der arteriellen Zirkulation in solchen Fällen und geben gleichzeitig als Therapie solcher Komplikationen die Anwendung der Sympathicusblockade an.

Ligatur und Naht großer peripherer Gefäße

Nach B a i l e y und L e a r m o n t h kommt es, nach einer Zusammenstellung aus den Erfahrungen des ersten Weltkrieges, an den verschiedenen Gefäßen, je nachdem, ob man innerhalb der Wunde zur Ligatur gezwungen war, um die Verblutung zu vermeiden, oder ob man durch ein geplantes operatives Verfahren zur Ligatur schritt, in folgenden Prozentzahlen zur Gangrän der Extremität:

Tabelle 31. Häufigkeit der Gangrän (Bailey)

Arterie	nach Ligatur in der Wunde	nach planmäßiger Ligatur
Subclavia	$8,8\%$	0%
Axillaris	$2,7\%$	$1,0\%$
Brachialis	$4,0\%$	0%
Femoralis	$20,2\%$	$17,2\%$
Poplitea	$34,7\%$	$26,6\%$

Diese Zahlen sind als Durchschnittswerte anzusehen und ändern sich bei den einzelnen Autoren ziemlich beträchtlich. Ich möchte nur die Zahlen von M a k i n s (1919) den obenerwähnten Zahlen aus Sammelstatistiken entgegenstellen. Hier ist der Prozentsatz der Gangrän nach Ligatur:

Tabelle 32. Häufigkeit der Gangrän (Makins)

Arterie	Auftreten einer Gangrän nach Ligatur
Subclavia	25%
Axillaris	$16,6\%$
Brachialis	23%
Femoralis	25%
Poplitea	$41,6\%$
Tibialis	0%

Andere Zahlen haben P e a r c e, De T a k a t s, H e i d r i c h angegeben. Nach Ligatur folgender Gefäße kam es zu Gangrän in Prozentzahlen:

Tabelle 33. Häufigkeit der Gangrän (Pearce, De Takats, Heidrich)

Arterie	Auftreten einer Gangrän nach Ligatur	Arterie	Auftreten einer Gangrän nach Ligatur
Subclavia	$9,7\%$	Iliaca communis	100%
Axillaris	$9,8\%$	Iliaca externa	13%
Brachialis	$3,13\%$	Femoralis	$21,8\%$
Radialis	0%	Femoralis superf.	$10,4\%$
Ulnaris	0%	Poplitea	$37,2\%$
Aorta	100%	Tibialis posterior	0%

Diese Statistiken anzuführen schien nötig, um zu beweisen, wie notwendig Bemühungen erscheinen, die Ligatur eines Gefäßes gefahrloser zu gestalten.

Die therapeutische Prophylaxe gegen die Gangrän geht historisch gesehen auf J a b o u l a y (1899) zurück, welcher die periarterielle Sympathektomie empfahl, um die Zirkulation in der Extremität zu steigern. Dieser Vorschlag wurde 1913 von L e r i c h e praktisch durchgeführt, welcher die periarterielle Sympathektomie an

der Femoralarterie ausführte und feststellen konnte, daß der Maximaleffekt im
Sinne einer Vasodilatation innerhalb von 36 Stunden auftrat und dann abflaute.

Später erwies sich die Sympathektomie als der radikalere Eingriff. H e r r i c k,
E s s e x und B a l d e s konnten experimentell zeigen, daß beim Hunde nach
Sympathektomie der Blutdurchfluß in den (großen) Gefäßen sich steigert. Die
Stärke dieser besseren Durchblutung ist ungefähr doppelt so groß wie vor dem
Eingriff. Es wurde weiter gezeigt, daß Äthernarkose ebenfalls den Blutzustrom
erhöht. Diese Autoren stellten fest, daß ihr Experiment deshalb von Wichtigkeit
sei, da es zeige, daß zur Zeit einer Ligatur eines Gefäßes bei einer Operation,
welche in Äthernarkose vorgenommen wird, die Pulsation genügend sein kann,
während der Blutzustrom nach Abklingen derselben so ungenügend werden
kann, daß es zur Gangrän kommt.

Ähnliche Berichte stammen von M u l v i h i l l und H a r v e y. Diese Autoren
fanden, daß nach einer Sympathektomie auch der Blutzustrom durch die Kapillaren wesentlich zunimmt. In der Hauptarterie unterhalb der Ligatur wird der
Blutzustrom um 60% vergrößert und die Steigerung des Blutdruckes unterhalb
einer ligierten Arterie beträgt 15%. Es wurde der Schluß gezogen, daß eine
Sympathektomie, welche einer Gefäßligatur vorausgeht, einen erhöhten Blutzustrom zu der Peripherie sichert, einen arteriellen Spasmus verhindert und
einen entsprechenden Kollateralkreislauf sichert.

R o s e n a u e r beobachtete sieben Patienten mit posttraumatischen Gefäßverletzungen. Es wurde siebenmal lumbal sympathektomiert. Die Erfolge waren
ausgezeichnet.

Für praktische Zwecke haben G a g e und O c h s n e r die Sympathicusblockade zur Verhinderung einer Gangrän nach Ligatur großer Gefäße eingeführt.
Diese Methode wurde von den erwähnten Autoren schon 1933 empfohlen. 1939
wurden diese Vorschläge wiederholt und mitgeteilt, daß in zahlreichen Fällen
eine Sympathicusblockade imstande ist, die üblen Folgen einer Ligatur an einem
größeren Gefäß zu verhindern.

Eine ganze Reihe von Autoren haben dieses Vorgehen im Krieg sehr häufig
geübt und Berichte hierüber finden sich zerstreut in allen Mitteilungen, welche
die traumatische Gefäßchirurgie zum Gegenstand haben.

L e r i c h e tritt ebenfalls 1940 dafür ein, bei allen größeren Verletzungen
größerer Gefäße, welche eine Ligatur der Arterie notwendig machen, diese
sofort mit einer Sympathicusblockade zu verbinden. Wenn auch L e r i c h e auf
Grund seiner Erfahrungen und theoretischen Forschung für die Arterektomie
eintritt, wird von ihm doch die Ansicht vertreten, daß die „vasoconstriction
arterielle", welche nach einem Arterientrauma auftrat (und nach L e r i c h e
ist die Ligatur ein sehr brüskes arterielles Trauma), durch eine entsprechende
„regionale Anästhesie am Sympathicus" ergänzt werden soll. Die durch dieses
Vorgehen ausgelöste Vasodilatation ist ebenso ausgiebig wie die, welche nach
einer Arterektomie auftritt.

Eine der wichtigsten Aufgaben bei der Behandlung von Gefäßverletzungen,
wo die Ligatur des Gefäßes zwangsläufig vorgenommen werden mußte, besteht
daher darin, die vasomotorische Komponente der Verletzung oder der Ligatur
zu unterdrücken.

Es wird hier z. B. von L e a r m o n t h die Injektion einer 2%igen Novocainlösung in das leitende sympathische Ganglion empfohlen. O g i l v i e vertritt
denselben Standpunkt.

Mir persönlich erscheint die Injektion einer viel größeren Flüssigkeitsmenge
von bedeutend geringerer Konzentration aus den verschiedenen schon vorher

14*

erwähnten Gründen zweckmäßiger (20 ccm einer $1/2$%igen Lösung). Dem Alkohol ist die 6%ige Phenollösung vorzuziehen.

G a g e und O c h s n e r lehnen operative Methoden ab und meinen, daß durch die Sympathicusblockade dieselben Resultate zu erzielen sind. In zehn Fällen von Ligatur größerer Gefäße sind G a g e und O c h s n e r systematisch so vorgegangen, daß sie noch vor der Ligatur die Sympathicusblockade ausgeführt haben. In diesen Fällen erwies sich nach dem M a t a s-Test (Kompression des Aneurysmas und Vergleich der peripheren Pulsation) die Zirkulation der Extremitäten als insuffizient. In keinem der ligierten Gefäße blieb die Zirkulation nach der Sympathicusblockade so minderwertig, daß es zu einer Gangrän gekommen wäre. Von Fall zu Fall wird man bei nahegelegenem Operationsterrain aber doch eine Sympathektomie ausführen. So hat jüngst F l o t h o w eine Carotisligatur mit einer Sympathektomie erfolgreich kombiniert.

Nochmals muß darauf hingewiesen werden, daß die Sorge für das Inkrafttreten der Kollateralen durch Sympathicusblockade oder Sympathicusoperation nicht die erste und einzige Maßnahme darstellt, welche der Wiederherstellung des Verletzten zu gelten hat. Gleichzeitige Ligatur der Vene (O p p e l), Bluttransfusionen zur Hebung des Blutdruckes, eventueller Ersatz der Ligatur durch Gefäßnaht, Verwendung von Antikoagulantien usw. sind alles Maßnahmen, welche nicht in den Hintergrund treten dürfen.

Es war nur selbstverständlich, daß man nach diesen Erfahrungen besonders innerhalb der Kriegschirurgie Sympathicusblockaden oder Sympathicusoperationen auch als Adjuvans nach der zirkulären Gefäßnaht angewendet hat. Über Erfolge mit dieser Methode haben C u r t i l l e t und Mitarbeiter berichtet.

Hilfsverfahren bei Aneurysmaoperationen

Die Zahl der im Anschluß an Operationen wegen Aneurysmen aufgetretenen Gangränfälle der Extremität liegt viel tiefer als die, welche im Anschluß an die Ligatur folgt. Meist hängt die Gangränhäufigkeit hier sowohl vom Sitz des Aneurysmas ab, als auch von dessen Ausdehnung. So hat sich gezeigt, daß die Aneurysmen der Arteria poplitea die ungünstigsten Chancen hinsichtlich der Erhaltung der peripheren Ernährung geben.

Außerdem aber kann noch vor dem operativen Eingriff durch besondere Instrumente (z. B. das Kompressorium von M a t a s) den Kapillaren die Gelegenheit aufgezwungen werden, in Funktion zu treten. Die die Peripherie erreichende Blutmenge wird auch verschieden sein, je nachdem, um welche Art von Aneurysmen es sich handelt. Das arteriovenöse Aneurysma liegt diesbezüglich schlechter als das echte arterielle Aneurysma.

1934 hat G a g e anläßlich der Publikation eines Falles von mykotischem Aneurysma der A. iliaca communis vorgeschlagen, die Sympathicusblockade mit Alkohol vor jeder Operation eines Aneurysma auszuführen. Die Gründe hiezu waren für G a g e, eine Vasodilatation zu erzielen, den Blutzustrom zu erhöhen und einen Vasospasmus zu verhindern. So sollte es durch die Sympathicusblockade möglich sein, die Operation sicherer zu gestalten und die Gangrän zu vermeiden.

B i r d war der erste, der über die Anwendung der Sympathektomie noch vor der Operation eines peripheren Aneurysmas berichtet hat.

P l o t t k i n berichtete über ein ausgezeichnetes Ergebnis mit lumbaler sympathischer Ganglienektomie in einem Fall, bei welchem $1^1/2$ Stunden nach der Entfernung einer arteriovenösen Fistel der Poplitea eine starke Ischämie aufgetreten war.

W a u g h behandelte 1940 eine arteriovenöse Fistel, bei welcher die kollaterale Zirkulation sehr gering war, mit gutem Erfolg auf die Weise, daß er vor der Aneurysmaoperation eine Sympathektomie ausführte. Der Erfolg der Sympathektomie war zeitweise so gut, daß der Patient die Aneurysmaoperation selbst ablehnte.

Bis 1940 hat dann G a g e 15 Fälle von arteriellen und arteriovenösen Aneurysmen mit Erfolg operiert, nachdem er in allen Fällen die Sympathicusblockade angewendet hatte. Er schlug vor, sie mit Alkohol für die untere Extremität durchzuführen, hingegen — um eine Neuritis zu vermeiden — sie an der oberen Extremität mit Novocain auszuführen.

Der Publikation von G a g e und O c h s n e r entnehme ich noch zwei persönliche Mitteilungen: In der einen stellt Dos S a n t o s fest, daß er nach Aneurysmaoperationen die Sympathicusblockade mit Novocain so oft wiederholt, bis eine entsprechende Zirkulation wiederhergestellt ist. De B a k a y verwendet ebenfalls die Sympathicusblockade mit Novocain und meint, daß diese wiederholt ausgeführt, immer wieder ein Maximum an Wirkung ausübt, wo hingegen die Sympathektomie sofort einen maximalen Erfolg herstellt, der sich manchmal erschöpft und nicht wiederholt werden kann. Die Sympathektomie (vorgeschlagen als präoperative Maßnahme von R i c h a r d s , L e a r m o n t h , A t l a s u. a.) scheint also nach Ansicht anderer Autoren durch die Sympathicusblockade manchmal ersetzbar zu sein.

Das amerikanische War-Departement stellte in seinem Handbuch fest, daß die Sympathektomie anläßlich von Aneurysmaoperationen gebraucht werden solle. Gleichzeitig wurde vorgeschlagen, daß prä- und postoperativ die Sympathicusblockade an lumbalen Ganglien in allen Fällen von Zirkulationsstörungen, so u. a. auch bei Aneurysmen, breite Anwendung finden solle.

R o s e n a u e r hält die Sympathektomie vor Aneurysmaoperationen immer dann für indiziert, „wenn der Operateur Grund hat, für die Extremität zu fürchten". Es ist nach Ansicht R o s e n a u e r s kein Zweifel, daß die Aneurysmaoperation an einer sympathektomierten Extremität für den Patienten gefahrloser ist.

Über Erfolge mit der Sympathicusblockade bei arteriovenösen und arteriellen Aneurysmen berichteten in letzter Zeit folgende Autoren: M a s o n und G i d d i n g s , L i n t o n und P. D. W h i t e u. a.

Die zusätzliche Behandlung der arteriovenösen Fistel durch Eingriffe am Sympathicus wurde im Experiment von D e t e r l i n g , E s s e x und W a u g h (1947) studiert. Dabei wurde darauf hingewiesen, daß sie ihren Studien die weitverbreitete Ansicht zum Vorwurf nahmen, daß jedes arteriovenöses Aneurysma von selbst nach einigen Monaten eine maximale Dilatation der Kapillaren nach sich zieht und so das Gelingen der Operation sichert. De facto war aber dies nicht immer der Fall und eine Gangrän nach der Operation, selbst wenn die Fistel genügend lange Zeit bestand, trat nicht selten auf. Die zusätzliche Behandlung durch Sympathektomie oder Sympathicusblockade hat die Resultate erst verbessert.

Die erwähnten Autoren haben nun gefunden, daß allerdings bei der Arteriographie ein erweitertes kapillares Bett zu sehen ist, daß sich aber dieses in einem recht schlecht funktionsfähigen Zustand befindet und in seiner Wirksamkeit, die Ernährung betreffend, oft insuffizient ist. Die sympathische Denervation hingegen hat hinsichtlich der Eröffnung eines gut funktionierenden kapillaren Bettes eine deutliche Wirkung. Das konnte durch Messung der Hauttemperatur eindeutig nachgewiesen werden. Hiezu kommt nach D e t e r l i n g und Mitarbeiter noch, daß der Gefäßspasmus, der durch den Folgezustand des

Traumas besteht, durch Infektion gefördert und durch operative Manipulationen neu aufflackern kann, durch die sympathische Denervation verhindert wird. Es wird hieraus der Schluß gezogen, daß Eingriffe am Sympathicus eine Frühoperation der arteriovenösen Fistel mit Wahrscheinlichkeit auf Erfolg zulassen.

Von neueren Mitteilungen ist die von Schönbauer besonders interessant: Bei einem im letzten Krieg verwundeten Arzte bestand ein ausgedehntes Aneurysma dissecans der linken A. femoralis. Die Länge der Gefäßwandschädigung war so beträchtlich, daß an eine Resektion und Gefäßnaht nicht gedacht werden konnte. Daher wurde die Drosselung mittels eines Fascienstreifens vorgenommen, auf die der Patient jedoch mit heftigen Schmerzen und einer bedrohlichen Durchblutungsstörung der ganzen Extremität reagierte. Daher mußte nach wenigen Stunden der drosselnde Fascienstreifen wieder entfernt werden, obgleich er so locker angelegt worden war, daß distal von ihm die Pulsation deutlich nachweisbar gewesen war. Nun wurde zunächst eine lumbale Sympathektomie ausgeführt und im Anschluß daran die Drosselung wiederholt. Der Patient vertrug sie diesmal ohne periphere Zirkulationsstörung, das Aneurysma verschwand nach der Drosselung vollständig.

Ermutigt durch den Erfolg, hat Schönbauer in einem zweiten Fall bei einem arteriovenösen Schußaneurysma der rechten A. carotis communis und V. jugularis, das wegen seiner mächtigen Ausdehnung zunächst inoperabel schien, die doppelseitige Resektion des Halsgrenzstranges prophylaktisch ausgeführt, worauf der Patient die folgenden Operationsakte (zuerst Drosselung, wenige Tage später vollständige Ligatur der A. carotis communis und der V. jugularis, schließlich Exstirpation des·Sackes) ohne Komplikationen vertrug (Huber). Auch in einem dritten Fall hatte Schönbauer mit dieser mehrzeitigen Operation bei einem mykotischen Aneurysma vollen Erfolg.

Ernährungsstörungen der Extremitäten nach Kompression durch Verbände oder Tourniquets (Volkmannsche Kontraktur)

Die Notwendigkeit der Anlegung von Tourniquets bei Blutungen und der Zwang zum Abtransport bei Delassung des Tourniquets führt — falls das Tourniquet eine bestimmte Zeit die Blutversorgung der Extremität unterbricht — zur Gangrän. Diese Tatsache ist genügend bekannt. Die Dringlichkeit der Situation des Verletzten, besonders unter den ungünstigen Umständen einer kriegschirurgischen Tätigkeit ermöglicht diese Gefahr immer wieder. Hierüber ist in den verschiedenen Lehrbüchern der Kriegs- und Unfallchirurgie oft die Rede. „More limbs have been lost by the use of tourniquets than have been saved" (Watson-Jones).

Ob der deletäre Effekt eines Tourniquets nur in der direkten Kompression des Gefäßrohres besteht oder aber überdies indirekt durch die Auslösung eines Spasmus sich auswirkt, wurde jüngst von Trueta untersucht, ist aber noch nicht ganz klargestellt. Es erscheint gleichgültig, ob das abschnürende Band schmal oder breit, elastisch oder unelastisch ist, und auch die Dauer der Fixation ist nicht *so* entscheidend, als man glaubt, da der Spasmus auch noch längere Zeit nach Abnahme des abschnürenden Bandes anhalten kann. Griffith beschreibt einen Fall, wo der Puls nach Abnahme eines elastischen Bandes, welches sechs Stunden lag, noch durch 18 Stunden nicht zu fühlen war. Bei der Operation zeigte sich, daß hier weder eine Kontusion, noch eine Thrombose, sondern daß lediglich ein Spasmus vorlag.

In Watson-Jones' Buch findet sich eine Abbildung einer Gangrän der unteren Extremität, welche eintrat, nachdem anläßlich einer Operation ein Tourniquet nur 45 Minuten gelegen war.

Daß auch der Gipsverband unter Umständen zu einer schweren Ernährungsstörung der Extremität führen kann, ist ebenso klar. Besonders bei supracondylären Frakturen des Oberarmes, vor allem in Fällen, bei denen schon vor der Reposition und dem Anlegen des Verbandes ein großes Hämatom vorhanden war, oder aber in Fällen, bei welchen sich nach der Reposition ein großer Bluterguß entwickelte — weiters dann, wenn der Gipsverband zirkulär angelegt wurde, statt nur als eine Longette, die man zunächst erstarren läßt —, weiter, wenn dieser Gipsverband trotz Schmerzen und Unbehagen des Kranken liegen blieb, ohne rasch entfernt zu werden, ist die Gefahr der Entwicklung von schweren Ernährungsstörungen gegeben. Ich habe darauf hingewiesen, daß besonders die wahllose und unüberlegte Anlegung des ungepolsterten Gipsverbandes oft von deletärer Wirkung für die Extremität wird (M a n d l, 1934). Der ungepolsterte Gipsverband hat meines Erachtens nach seine strikten Indikationen und Kontraindikationen.

Ich habe seinerzeit folgenden, hier erwähnenswerten Versuch mit Einwilligung der betreffenden Patienten durchgeführt. Es lag bei ihnen keine Extremitätenverletzung vor und sie standen knapp nach anderen Leiden vor der Entlassung aus dem Spital. Wenn man bei ihnen einen zirkulären, nicht gepolsterten Gipsverband anlegte, welcher zwar die arterielle Zirkulation frei ließ, aber im allgemeinen doch eine Stauung hervorrief, traten nach ein bis zwei Stunden Schwellung, Rötung der Zehen und Schmerzen auf. Durch eine Sympathicusblockade in den Lumbalteil des Sympathicus mit Novocain wurden Schmerz, Schwellung und Stauung, ebenso wie cyanotische Verfärbung der Zehen innerhalb von 30 bis 40 Minuten zum Schwinden gebracht.

In manchen bisher ungeklärten Fällen führen die obenerwähnten Begleitumstände zu jenem Krankheitsbild, das man als ischämische „Muskelkontraktur" nach V o l k m a n n bezeichnet. Dieses Krankheitsbild wurde klinisch in allen Einzelheiten schon 1872 von V o l k m a n n beschrieben. Als Ursache gibt V o l k m a n n an: feste Verbände, E s m a r c h sche Blutdrosselung, Gefäßunterbindungen, Zerreißung und Kontusionen größerer Gefäße und vielleicht auch Kälteeinwirkungen. Das charakteristische der Erkrankung ist aber nicht — wie zu erwarten wäre — eine Gangrän, sondern, obwohl die Ursache nach V o l k m a n n in der Absperrung des Gefäßrohres liegt, eine Lähmung der Muskeln, die im abgeschalteten Versorgungsgebiet liegen, welche durch Zerfall der Muskelzellen bedingt ist, was mikroskopisch nachgewiesen werden konnte (G r i f f i t h, 1940). Und das ist das eigenartige der Krankheit. Nicht eine Gangrän ist die Folge der Gefäßläsion, sondern eine starre Lähmung der Muskulatur.

Bis zum heutigen Tage ist die Pathogenese dieses Zustandes trotz mancher sinnvoll erdachter Tierversuche nicht geklärt worden, obwohl an den Grundlagen der V o l k m a n n schen Beschreibung von den verschiedenen Autoren nicht viel geändert wurde.

F o n t a i n e gelang es, durch intraarterielle Injektion einer Jodverbindung einen der V o l k m a n n schen Kontraktur ähnlichen Zustand künstlich zu erzeugen.

Was uns heute interessiert, ist die Frage: Ist dieser Zustand frühzeitig zu erkennen und zu beheben und hat die Sympathicuschirurgie innerhalb der Therapie eine Bedeutung?

Ich möchte gleich vorausschicken, daß einige Autoren Eingriffe am Sympathicus von vornherein ablehnen, andere ihnen reserviert gegenüberstehen (N a r i o, T a v e r n i e r, P u t t i, K a p p i s). Das gilt besonders für das Stadium der Kontraktur selbst. L e r i c h e und seine Schule traten aber für frühzeitige

Eingriffe am Sympathicus ein, von welchen sie sich rasche Wiederherstellung versprechen.

F o n t a i n e und seine Mitarbeiter sind in letzter Zeit vom Wert der Sympathicuschirurgie bei der V o l k m a n n schen Kontraktur nicht sehr überzeugt. Sie fanden, daß die Stellektomie plus Resektion des 2. und 3. Thoracalganglions den Zustand dieser Kontraktur, die experimentell durch die obenerwähnte intraarterielle Injektion einer Jodlösung erzeugt werden konnte, nicht bessert. Daraus haben sie den Schluß gezogen, daß diese Erkrankung auch nicht vom Sympathicus zu beeinflussen ist.

Ich selbst bin der Ansicht, daß man bei jeder Ernährungsstörung einer Extremität, sobald sie sich durch klare Zeichen zu erkennen gibt, durch Eingriffe am Sympathicus selbst schwere Zustände rasch und erfolgreich bessern und beheben kann. Eine bereits eingetretene Muskelzellnekrose ist natürlich durch den Sympathicuseingriff nicht mehr reversibel zu machen. Allerdings kann man die weitere Ausbreitung dieses Muskelzellzerfalles durch eine Besserung der Durchblutung mittels Sympathicuseingriffen verhindern und so ein Weiterfortschreiten des Zustandes vermeiden.

Einen für diese Erkrankung illustrativen Krankheitsfall habe ich vor einigen Jahren behandeln können.

Krankenbericht: Der 40 Jahre alte Patient S. erleidet am 10. XII. 1944 gegen 12 Uhr mittags eine supracondyläre Fraktur des linken Radius. Die Fraktur wird um 3 Uhr nachmittags reponiert und ein zirkulärer Gipsverband wird vom Unterarm bis in das obere Drittel des Oberarmes ausgeführt. Der Patient wird nach Hause entlassen und hat nach einigen Stunden starke Schmerzen. Die Nacht ist schlaflos. Die Schmerzen ziehen, von der Hand ausgehend bis in die Schulter. Erst am 11. XII. gegen 10 Uhr vormittags wird der Gipsverband abgenommen. Der Patient wird in das Spital aufgenommen.

Die Hand ist wachsgelb, schmerzhaft und die Gefäße des Unterarmes zeigen keine Pulsation. Die Gegend des Ellbogens ist stark angeschwollen, zeigt ein großes Hämatom und Blasenbildung. Am 12. XII. sehe ich den Patienten consiliariter am Nachmittag und empfehle die Ausführung einer Sympathicusblockade mit Novocain in der Höhe von Th₁ und Th₂. An dem betreffenden Spital wurde dann auch die Sympathicusblockade durchgeführt und mir später mitgeteilt, daß die Hand etwas wärmer geworden war und daß auch der Schmerz nachgelassen hat. Hingegen hat sich an allen Fingerspitzen der linken Hand eine trockene Gangrän eingestellt. Die Schmerzen des Patienten sind ziemlicher Gefühllosigkeit gewichen, die Sensibilität ist gestört und die motorische Funktion ist unterbrochen. In diesem Zustand wird der Kranke noch am selben Tage an meine Station eingeliefert, wo ich sofort noch nachts eine thoracale Sympathektomie bei Th₂ durchführte. Am 14. XII. früh ist der Anblick der Hand vollkommen verändert. Die Hand ist ausgesprochen warm, rötlich gefärbt, die Gangrän der Fingerspitzen ist nicht mehr weiter fortgeschritten. Pulse sind noch immer nicht zu tasten. Im Laufe der nächsten Tage wird das Aussehen der Hand immer besser, sie fühlt sich warm an und allmählich kehren Radialis- und Ulnarispulse wieder zurück. Die Schmerzen haben ganz nachgelassen. Nur die Fingerspitzen bleiben schwarz.

In diesem Zustand wird der Kranke wieder in seinen Heimatort entlassen.

Anfangs März sehe ich den Patienten wieder. Die Fingerspitzen sind abgefallen, die Hand ist warm, Puls normal, Sensibilität gebessert. Motorische Funktion leicht unter mechanischer Behandlung gebessert. Nun liegt eine typische Muskelkontraktur nach V o l k m a n n vor.

Im Anfangsstadium konnte (nach der Sympathicusblockade als Test) die Sympathektomie die Gefäßstörung beheben, nicht aber die Muskelnekrose.

Arterielle Embolie

Pathogenetisch ist die Entstehung einer arteriellen Embolie ziemlich klar. Wir wissen, daß ein Thrombus aus dem linken Herzen oder aus der Aorta peripher in den arteriellen Blutstrom gleiten kann. Im Falle einer sogenannten paradoxen Embolie — bei Vorhandensein eines offenen Foramen ovale — ist die Quelle der Embolie im Bereiche des venösen Systems möglich.

Für die Entstehung des Thrombus selbst sind gewisse pathologische Voraussetzungen gegeben, welche in schwerer cardialer Insuffizienz, Endocarditis, Myocarditis oder Atherom der Aorta begründet sind. Die plötzliche Anschwemmung eines obturierenden Embolus im Arterienrohr oder an einer Bifurkation der arteriellen Gefäße ist durch sehr charakteristische Symptome begleitet: Lokalisierter, oft unerträglicher Schmerz, Kälte und Blässe der Extremität peripher von der Verschlußstelle sowie Pulslosigkeit stehen im Vordergrund des oft dramatischen Krankheitsbildes. Später kommen sensible und dann auch motorische Störungen hinzu. Dieses Bild ist so klar, daß eigentlich differential-diagnostisch wenige Krankheiten in Frage kommen. De T a k a t s erwähnt aber Fälle, wo die arterielle Embolie von wenig oder keinen Schmerzen begleitet war. Solche Fälle habe ich inzwischen selbst beobachtet.

Spastische Zustände im venösen Gebiet können aber ein ähnliches Bild hervorrufen und L ä w e n hat Fälle von akuter Thrombophlebitis geschildert, welche das Bild einer arteriellen Embolie boten. Es gibt weiter Fälle von Verschleppung kleinster Emboli, welche nicht so deutliche Krankheitszeichen darbieten (Pseudoembolismus) und die spontan abklingen können.

Nach S t r o m b e c k fanden sich 55,4% aller Thromboembolien an der A. femoralis, 16,8% an der A. iliaca, 10,4% an der A. poplitea, 7,6% an der A. brachialis, 4,9% an der Bifurkation der Aorta und 4,3% an der A. axillaris.

Was diese Leiden zu einem so schweren Krankheitsbild gestaltet, ist neben der Grundkrankheit auch die Tatsache, daß die Kapillaren durch den Verschluß eines großen Gefäßes, der wahrscheinlich gleichzeitig von einem schweren arteriellen Spasmus begleitet ist, dieser Belastung nicht gewachsen sind, weil er so plötzlich erfolgt. Dieser Spasmus kann extensiver Art sein. In einem Falle von A t l a s (1942) gab ein Embolus, der an der Arteria tibialis posterior hing, zu einem Gefäßspasmus Anlaß, der das klinische Bild eines reitenden Embolus an der Aortenbifurkation darbot. In einem Falle von W a t s o n-J o n e s wirkte eine Fraktur der Clavicula rein mechanisch auf die A. subclavia durch chronische Traumen so ein, daß Thrombose, Embolie und Vasospasmus gemeinsam an der auftretenden Gangrän Schuld trugen, welche durch Sympathicusoperation zum Stillstand kam und die Ischämie behob. Diese Tatsache wird bei einem Versuch der Embolektomie bedeutungsvoll, bei der die Lokalisation so wichtig ist.

Der Reflexbogen eines solchen Spasmus kann in folgender Weise erklärt werden. Die Wand der Blutgefäße ist bekanntlich mit zahlreichen sensiblen Nervenendigungen ausgestattet, die den durch die embolische Obstruktion des Lumens ausgelösten afferenten Stimulus auf dem Wege über die hinteren Wurzeln zum Hinterhorn des Rückenmarkes leiten. Von dort dürfte der Impuls mittels eines kurzen Schaltneurons zum Seitenhorn geleitet werden, wo die Ursprungsstellen des Sympathicus liegen. Der efferente Teil des Reflexbogens würde dann den vasoconstrictorischen Impuls über den sympathischen Grenzstrang und die somatischen Nerven zurück zur Gefäßwand führen.

Ziehen wir in Betracht, daß bei peripherer arterieller Embolie der reflektorische Spasmus der Kollateralen zu einem Zeitpunkt auftritt, wo die Lebensfähigkeit der betroffenen Extremität fast ausschließlich von der Kapazität des Kollateralkreislaufes abhängt, so ist die Notwendigkeit der therapeutischen Beseitigung des reflektorischen Vasospasmus evident.

Bekämpfung der reflektorischen Vasoconstriction ist auch in denjenigen Fällen von peripherer arterieller Embolie anzustreben, in welchen eine operative Entfernung des Embolus durch Embolektomie und anschließender Gefäßnaht ausgeführt wurde. Chirurgische Eingriffe an Arterien sind ja an sich schon in der Lage, Reflexvasospasmen erheblichen Grades im Stromgebiet des operierten Gefäßes auszulösen.

Vergleichen wir die Zahlen, die M a t a s für andere Zustände angibt, welche zu einem Verschluß des Gefäßlumens führen, so zeigt sich, daß bei Ligatur nach Aneurysmaoperationen die Gangrän in 5,2 bis 15% der Fälle auftritt, daß aber die ischämische Gangrän nach embolischem Verschluß etwa 30% der Fälle betrifft.

Unter gewissen Voraussetzungen ist bei einem massiven embolischen Verschluß eines großen Gefäßes die Embolektomie die Methode der Wahl bis vor kurzer Zeit geblieben (L a h e y, K e y). Die Ergebnisse derselben sind aber nicht sehr ermutigend. Die operative Behandlung der arteriellen Embolie ist im allgemeinen also wenig erfolgreich und die Erfolgszahlen gering. Wir wollen aber auf diese Verfahren hier nicht näher eingehen. Ein Versuch, es erfolgreicher zu gestalten, besteht in dem Vorschlag von L e r i c h e, die Embolektomie durch Sympathicusoperationen zu ergänzen (H a i m o v i c i). Es ist aber fraglich, ob man dem Schwerkranken noch einen zweiten Eingriff zumuten kann. Auch die Sympathektomie allein hat Erfolge gebracht (H a i m o v i c i). L e r i c h e und F o n t a i n e (1936) und A l b e r t (1937) schlugen vor, die Sympathicusoperationen durch eine „infiltration anésthesique de la chaine sympathique" zu ersetzen. Diese Injektion kann ohne weiters und mit Erfolg auch wiederholt werden. Später meint A l b e r t, daß man vor jedem geplanten Eingriff jedenfalls die Sympathicusblockade versuchen sollte. Erfolgszahlen werden von A l b e r t nicht angegeben. Von Erfolgen mit dem Verfahren berichten aber L e r i c h e und F o n t a i n e, C a r c a s s o n e, H a i m o v i c i, De T a k a t s, R a v d i n und W o o d (1941).

Daß der Gefäßspasmus tatsächlich vor und nach der Embolektomie eine Rolle spielt, sieht man vielfach bei diesen Operationen. So beobachtete ich nach gelungener Embolektomie und Naht des Gefäßes nicht immer ein sofortiges Einsetzen der Pulsation. In einem Falle hatte ich den Eindruck, daß eine Novocaininjektion, unter die Adventitia ausgeführt, die Pulsation verbesserte. Ich würde in Hinkunft immer im Anschluß an Embolektomien eine Sympathicusblockade ausführen.

G a g e und O c h s n e r haben die arterielle Embolie mit der Sympathicusblockade allein zu behandeln versucht. In einem Falle wurde der Embolus nach der Sympathicusblockade entfernt. Die anderen drei Fälle wurden nicht operiert und nur die Sympathicusblockade angewendet. Nach der Blockade kam es in allen drei Fällen, deren Verlauf klassisch war, zu Wiederherstellung der Sensibilität, zu normaler Temperatur und Farbe der Extremität.

G a g e und O c h s n e r glauben, daß die Sympathicusblockade die hohe Mortalität der operativen Eingriffe wegen arterieller Embolie mildern wird, da diesen Schwerkranken Operationen nicht zugemutet werden können.

Neben den Eingriffen am Sympathicus direkt, wird in letzter Zeit auch versucht, bei der arteriellen Embolie die Dauerlumbalanästhesie als Therapie zu verwenden (S m i t h und R e e s).

Daneben hat man aber in den letzten Jahren auch die Antikoagulantien in den Dienst der Therapie der arteriellen Embolie gestellt. Sie sollen nach einer übersichtlichen Mitteilung von A l l e n als erstes Therapeuticum angewendet werden.

Während meiner Tätigkeit (1939 bis 1941) wurden innerhalb von zwei Jahren vier Kranke von arterieller Embolie mit der Sympathicusblockade allein behandelt, welche von meinem Assistenten Dr. M i l w i d s k i (1947) publiziert wurden. Alle Fälle gingen gut aus:

Im ersten Fall wurden wir innerhalb der ersten drei Stunden nach Auftreten der Embolie der A. femoralis communis nach dreimal erfolgter intravenöser Injektion von Papaverin (0,04) wegen imminenter Gangrän des Fußes konsultiert. Der Internist rief uns in der berechtigten Annahme an, daß eine Embolektomie indiziert sei. Einmalige Sympathicusblockade (L_1—L_4) mit Novocain konnte hier in kürzester Zeit und drastischer Weise die Zirkulation in der betroffenen Extremität soweit wiederherstellen, daß auf die Embolektomie verzichtet werden konnte. Ob in diesem Frühfall tatsächlich der Embolus infolge Beseitigung des Gefäßspasmus von der A. femoralis communis in die A. femoralis superficialis hintransportiert wurde und damit das Stromgebiet der A. femoralis profunda freigemacht hat, ist eine spekulative Frage.

Im zweiten Fall, den wir erst 48 Stunden nach der Embolie zur Behandlung bekamen, konnte von einer Lageveränderung des Embolus in der A. poplitea als Folge der Sympathicusblockade keine Rede sein, da nach dieser Zeit bereits eine sichere Sekundärthrombose des peripheren Gefäßsegmentes vorhanden gewesen sein muß.

Das gleiche gilt vom dritten Fall, bei dem es sich um eine verschleppte Embolie der A. brachialis mit bereits manifester Gangrän der Finger handelte.

Auch im vierten Fall kann sich die Lokalisation des Embolus in der A. poplitea kaum noch verändert haben, nachdem hier mehr als 20 Stunden zwischen Einsetzen der Symptome und Beginn der paravertebralen Injektionen verstrichen waren.

Es kann also in allen diesen Fällen die günstige Wirkung der Sympathicusblockade ausschließlich in einer Wiederherstellung des geschädigten Kollateralkreislaufes bestanden haben.

Unsere Erfahrungen mit der therapeutischen Sympathicusblockade bei peripherer arterieller Embolie können also in folgender Weise zusammengefaßt werden:

In den drei Spätfällen von Embolie der A. poplites bzw. A. brachialis, bei welchen wegen der bereits verstrichenen Zeitspanne von 20 bis 48 Stunden die Embolektomie nicht mehr indiziert war, wurde durch wiederholte Sympathicusblockade die kollaterale Zirkulation in der betroffenen Extremität wieder hergestellt. Hiedurch wurden nicht nur fortschreitende Gangrän und Amputation vermieden, sondern den Patienten voll funktionsfähige Extremitäten erhalten.

An meiner hiesigen Station wurden 1947 bis 1949 acht Fälle von massiver arterieller Embolie beobachtet und mit der Sympathicusblockade behandelt. Fünf Patienten konnten wir mit lebensfähigen Extremitäten entlassen. Zwei Patienten mußten nach der Sympathicusblockade amputiert werden, da diese erfolglos geblieben war. Ein Patient starb während der Behandlung an seiner Grundkrankheit. — Alle unsere Patienten waren erst nach der Achtstundengrenze der Embolektomie in das Spital eingeliefert worden.

Vor kurzem meinen R e y n o l d s und J i r k a (1944), daß bei arteriellen Embolien die Sympathicusblockade erst nach vollzogener Embolektomie angewendet werden sollte, da sie sonst durch die nach der Blockade eingetretenen Vasodilatation zu einer Stelle weitergleiten könnte, welche die operative Entnahme erschweren könnte.

Die Frage, was eigentlich nach erfolgreicher Sympathicusblockade mit dem Embolus im Gefäßrohr geschieht, ist schwer zu beantworten. Durch die Sympathicusblockade hervorgerufene Dilatation des ganzen Gefäßbaumes dürfte er vielleicht entsprechend dem Blutstrom in periphere Teile des Gefäßrohres abgleiten, ähnlich wie bei den Fällen, in welchen von erfolgreicher Behandlung

der arteriellen Embolie durch intravenöse Verabreichung von Papaverin
(D e n k), Atropin und ähnlichen Präparaten gesprochen wird. Die andere
Möglichkeit ist die, daß die Bedeutung des ursprünglichen Embolus im Vergleich gegenüber dem durch ihn hervorgerufenen Arteriospasmus ganz in den
Hintergrund rückt und daß das Hervorstechendste des Krankheitsbildes eben in
dem Spasmus liegt, der durch die Sympathicusblockade zum Verschwinden
gebracht wird.

In diesem Zusammenhang ist ein Hinweis auch auf die Behandlungsmöglich-
keit der Lungenembolie notwendig. Die Parallele zwischen arterieller Embolie
und Lungenembolie ist in fast jeder Beziehung gegeben. Auch hier liegen Versuche vor, diesen lebensbedrohlichen Zustand durch Spasmolytica therapeutisch
zu beeinflussen. V i l l a r e t, J u s t i n und B a r d i n (1936) haben die Aufmerksamkeit darauf gelenkt, daß die Lungenembolie nicht nur dann tödlich
ist, wenn ein Hauptast verstopft ist, sondern auch dann, wenn es sich um eine
Verstopfung der Nebenäste handelt. Diese Autoren meinen, daß die Todesursache an Lungenembolie nicht allein die Folgen des mechanischen Ver-
schlusses ist, sondern daß ein von der Wand des betroffenen Gefäßes aus-
gehender Reflex, der über autonome Fasern geleitet wird, zu einer zentralen
Übererregung im Herzhemmungszentrum führt, in dessen Folge es zum Herzstillstand kommen kann (pulmocardialer Reflex). Die Schwere des Krankheitsbildes und sein Ausgang würden davon abhängen, ob dieser Reflex tödlich ist.
oder aber ob er nur einen prolongierten Gefäßkrampf auslöst, der sich spontan
oder therapeutisch beheben läßt.

So lag es nahe, daß L e r i c h e und F o n t a i n e (1936) bei der Lungenembolie die Blockade des Ganglion stellatum vorschlugen und in zwei Fällen
ausführten. In einem der Fälle war das Verfahren erfolgreich, im zweiten versagte die Novocainblockade des Ganglion stellatum.

Im großen und ganzen scheint die Sympathicusblockade — vielleicht in Kombination mit den Antikoagulantien — die früher ausgeführten Embolektomien
in den Schatten zu stellen.

Thrombophlebitis

In der Behandlung der *akuten* postoperativen Thrombophlebitis oder der
Phlebothrombose stehen heute zweifellos die Antikoagulantien an erster Stelle.
Den zweiten Rang besetzt aber derzeit die Sympathicusblockade. Diese Therapie
wurde von L e r i c h e und K u n l i n 1934 eingeführt.

Die Grundlage dieser Behandlungsmethode wird von L e r i c h e folgendermaßen begründet: Zunächst kommt es bei der Thrombophlebitis zu einer Ab-
lagerung von „plaquettes" an dem geschädigten Gefäßendothel. In diesem
Zustand ist eine klinische Manifestation des Leidens oft noch nicht eingetreten.
Erst die sekundäre Koagulation mit Schaffung eines Hindernisses für den Blut-
ablauf führt zu klinischen Erscheinungen, welche morphologisch durch drei
Faktoren gegeben sind:

1. Venenspasmus;
2. Ausdehnung der Blutkoagulation im Gefäßrohr;
3. Arterienspasmus.

Hievon scheint der Spasmus der Vene konstant zu sein. Er ist nach L e r i c h e
die Hauptursache des Schmerzes. Er fördert auch die Ausdehnung der Blutkoagulation. Der Arterienspasmus ist häufig, vielleicht auch konstant. Falls er
intensiv ist, dann ist er imstande, das Symptomenbild zu beeinflussen. Bei
massiver Venenthrombose ist er immer vorhanden und kann sogar das Bild

einer arteriellen Embolie vortäuschen, wie es 1934 von L ä w e n beschrieben wurde.

L ä w e n hat drei Fälle operiert, wo auf Grund der akut eingetretenen Erscheinungen die Diagnose auf eine Embolie der A. femoralis gestellt worden war. Bei der Operation fand L ä w e n aber keinen Verschluß der Arterie, sondern einen hochgradigen Kontraktionszustand der Arterie, welcher eine Durchblutung kaum durchließ. Gleichzeitig aber zeigte sich eine massive Thrombose der V. femoralis. Durch den Eingriff selbst (Eröffnung und Absuchung der A. femoralis) besserte sich der Zustand eigentlich spontan und die Durchblutung der Extremität war einige Stunden nach der Operation normal.

L ä w e n erklärt den Vorgang folgendermaßen: Die sich akut entwickelnde Thrombose der V. femoralis führte zu einem akuten Block im venösen Abflußsystem des betroffenen Beines. Bei jeder Stromverlangsamung in den Venen kommt es als Regulationsvorgang zu einer Verengung der zugehörigen Arterien (Experimente von R e c k l i n g h a u s e n u. a.). L ä w e n hat keine therapeutische Konsequenz aus diesen Befunden gezogen. Daß aber durch den mit einer Thrombophlebitis einhergehenden Arterienkrampf Verwechslungen mit einer arteriellen Embolie möglich sind, bewies mir ein vor 1945 beobachteter Krankheitsfall ähnlicher Art.

Die von L e r i c h e und K u n l i n eingeführte Sympathicusblockade in den angeführten Fällen wirkt hauptsächlich auf den Venen- und Arterienkrampf lösend, Schwellung und Ödem gehen nach fünf bis sechs Injektionen vollkommen zurück. Dort aber, wo die Ausdehnung der Thrombose innerhalb des Venenrohres sehr stark ist, geht nach der Sympathicusblockade zwar der Schmerz sofort zurück, das Ödem aber persistiert noch längere Zeit.

Eine ganze Anzahl von Schülern L e r i c h e s und andere französische Autoren (H o u o t, A u f r e r e, D a m r e z und L i n q u e t t e u. a.) haben sich für diese Therapie eingesetzt.

In Amerika haben sich zu dieser Methode besonders O c h s n e r und De B a k a y bekannt. Sie halten die Sympathicusblockade mit Procain bei der akuten Thrombophlebitis für „die beste Methode der Therapie". De B a k a y, B u r c h und O c h s n e r fanden klinisch und experimentell, daß der Vasospasmus, welcher von dem erkrankten Venensegment kommt, einen der wichtigsten Faktoren in deren weiterem Bestand und der Entwicklung der Thrombophlebitis darstellt. Experimentell konnten die Autoren zeigen, daß eine lokalisierte chemisch erzeugte Endophlebitis zu einem so starken Arterienkrampf führen kann, daß die peripheren Pulse verschwinden. Weiter konnte erwiesen werden, daß dieser Mechanismus das Resultat von vasoconstrictorischen Impulsen ist, welche in dem betroffenen Venensegment ihren Ursprung nehmen und auf dem Wege des Sympathicus geleitet werden.

O c h s n e r und De B a k a y haben in acht Fällen von Thrombophlebitis den Venendruck bestimmt und gefunden, daß er vier- bis sechsmal höher als normal war. Durch die Erhöhung des Venendruckes wird auch natürlich der Filtrationsdruck erhöht, welcher Flüssigkeit aus der Blutbahn in das perivasculäre Gewebe preßt. Wenn diese vasoconstrictorischen Impulse durch Infiltration der sympathischen Ganglien durch Sympathicusblockade unterbrochen werden, kann der normale Austausch zwischen intravasculärer und perivasculärer Flüssigkeit wiederhergestellt werden.

Die ersten klinischen Ergebnisse von O c h s n e r und De B a k a y in 22 Fällen sind von großem Interesse:

1. Was den Schmerz anbelangt, konnte derselbe innerhalb von 15 Minuten bis zu einer halben Stunde nach der ersten Blockade in 83,6% aller Fälle behoben werden. In allen anderen Fällen wurde der Schmerz durch die zweite Injektion behoben.

2. Was das Fieber anbelangt, waren über 50% der Fälle 48 Stunden nach Beginn der Therapie fieberfrei. Nur zwei Fälle hatten länger als eine Woche Fieber, ein Fall acht Tage, ein Fall 31 Tage (Lungeninfarkt).

3. Was das Ödem anbelangt, verschwand dieses bei acht Fällen vollkommen innerhalb von vier Tagen, nur zwei Fälle hatten länger als zehn Tage ein Ödem.

4. Der Spitalsaufenthalt wurde deutlich abgekürzt. Zwei Drittel der Fälle wurden innerhalb von acht Tagen nach Einsetzen der Therapie entlassen. 90% der Kranken innerhalb von zwölf Tagen.

Die Nachuntersuchung der Fälle wurde von vier Monaten bis zu einem Jahr durchgeführt. Kein Patient bekam ein chronisches Ödem oder andere postphlebitische Erscheinungen.

S m i t h y berichtet, daß er in den Jahren bis 1946 eine Serie von 29 Fällen mit Thrombophlebitis durch Sympathicusblockade behandelt hat. 23 dieser Fälle waren akut und wurden während der ersten Attacke gesehen. Das Behandlungsergebnis war in 27 Fällen gut. S m i t h y macht bis zum Verschwinden aller Erscheinungen jeden Tag eine Blockade. In manchen Fällen aber werden täglich mehrere Blockaden ausgeführt (bis zu sechsmal täglich). Sechs seiner Kranken hatten eine chronische Thrombophlebitis von drei Monaten bis zwölf Jahre Dauer. In solchen Fällen zieht S m i t h y die Sympathicusoperation vor.

Phlebo- oder Venothrombose

Gerade die letzten Jahre brachten eine enorme Literatur über jene entzündliche Erkrankung der tiefen Venen, welche von H o m a n s, O c h s n e r und De B a k a y als Phlebothrombose oder Venothrombose bezeichnet wird.

Während man bei der Thrombophlebitis eine einwandfreie entzündliche schmerzhafte Erkrankung der oberflächlichen Venen des Saphona- oder Femoralisgebietes feststellen kann, welche zu Fieber, Leukocytose, Schwellung und Drüsenvergrößerung führen, ist die Phlebothrombose dadurch charakterisiert, daß zwar der Puls und die Temperatur leicht steigen, daß aber die entzündlichen Erscheinungen zunächst im Hintergrund stehen. Hier hat sich in den tiefen Venen des Unterschenkels oder der Planta pedis ein Thrombus gebildet, das H o m a n s sche Zeichen (Schmerz bei Dorsalflexion des Fußes passiv ausgeführt) wird positiv und charakteristisch für den Zustand soll die Ängstlichkeit der Kranken sein. Diese Erkrankung ist sowohl für den Chirurgen und Gynäkologen als auch für den Internisten (B u r k e) von großer Bedeutung, weil es gerade die Phlebothrombose ist, welche so außerordentlich häufig zum Lungeninfarkt und zur tödlichen Lungenembolie führt. Saisonale Einflüsse, Vererbung, Alter und kachektische Krankheiten (A l l e n) sind disponierende Faktoren. Nach B a r k e r und P r i s t l e y, welche 166 solche Fälle beobachten konnten, kommt es zu diesem Zustand in 0,96% nach allen Operationen, bei 2% nach allen Laparotomien und bei 3% bei Laparotomien im kleinen Becken.

Die Phlebothrombose ist hinsichtlich der Entstehung eines Infarktes der Lunge oder einer Lungenembolie gefährlicher als die Thrombophlebitis. Letztere aber führt häufiger zu jenen postphlebitischen Zuständen, welche den Kranken durch Jahre leistungsunfähig machen (Ödem, Schwellung, Varicea, Ulcera, Ekzeme).

Die Behandlung der beiden Zustände ist konform.

Sie besteht in:

1. Anwendung der Antikoagulantien;
2. Ligatur der Venen;
3. Unterbrechung des Sympathicus durch Sympathicusblockade.

Bezüglich der Behandlung mit Antikoagulantien wird auf die Veröffentlichung von M u r r a y (1947) und R e h n (1951) hingewiesen. Bezüglich der Venenligatur verweise ich auf die Arbeiten von A l l e n, L i n t o n und D o n a l d s o n (1947), von A y c o k und H e n d r i c k (1947). Es ist noch nicht ganz klar, in welcher Höhe man am besten ligiert und ob man die Saphena, die oberflächliche Femoralis (A l l e n) oder sogar die Vena cava unterbinden soll (T h e b a u t und W a r d, 1947), um Infarkt und Embolie zu verhindern. Mein Assistent V e j d a hat diesbezüglich aus meiner Station berichtet.

Alle Autoren sind sich aber darüber einig, daß man als unterstützende Behandlung die Sympathicusblockade anwenden soll, doch scheint sich aus der Kombination der Behandlung mit Antikoagulantien und Blockaden eine retroperitoneale Blutungsgefahr zu ergeben! (S. S. 226.)

Es ist bei der Fülle der Publikationen über diesen Gegenstand schwer, die wichtigsten nur zu nennen. Aber die letzte Veröffentlichung von O c h s n e r, des Vorkämpfers für die Sympathicusblockade bei der Thrombophlebitis und Phlebothrombose, möchte ich doch kurz referieren:

Ausgehend von der verschiedenen Ätiologie der beiden Zustände (Thrombophlebitis und Venothrombose) und die Möglichkeit der Prophylaxe beider Zustände betonend, beschreibt O c h s n e r seine schon früher bekannte Theorie von der Wichtigkeit des Vasospasmus der beiden Erkrankungen und der Notwendigkeit seiner Behebung, ungeachtet aller anderen notwendigen Maßnahmen, wie z. B. Venenligatur und Thrombektomie.

Durch die Sympathicusblockade aber konnte durch die erste Serie von Injektionen der Schmerz in 90% der Fälle behoben werden. Die restlichen 10% der Fälle verloren ihn bei der zweiten Serie von Injektionen.

Bei der chronischen Form der beiden Venenerkrankungen war das Ödem bei 88,7% der Kranken innerhalb von acht Tagen verschwunden.

Das Fieber verschwand innerhalb von fünf Tagen bei 87,8% der Kranken.

Der Spitalsaufenthalt betrug bis zu zwölf Tagen in 88,8% der Fälle.

Diese Zahlen sprechen für sich und bedürfen keiner weiteren Erklärung. Der vielfach von O c h s n e r angewendete Terminus „Phlegmasia alba dolens" dürfte aber mit der Auffassung anderer Autoren nicht übereinstimmen.

Über ihre Ergebnisse mit diesem Verfahren berichten auch jüngst A n s e l m i n o und S a u e r. Zwei Drittel ihrer Kranken wurden geheilt und ein Drittel zeitweise gebessert.

In letzter Zeit wurden die Eingriffe am Sympathicus auch auf das sogenannte „postphlebitische Syndrom" (O c h s n e r, De B a k e y, C a m p, R e i c h m a n, R a y, L l e w e l l y n und C r e e c h, 1950) ausgedehnt. Seine Symptomatologie setze ich als bekannt voraus.

Es ist anzunehmen, daß das postphlebitische Syndrom umso seltener auftritt, je konsequenter man die akute Phase der Thrombophlebitis behandelt. Es hat wenig Beachtung gefunden. Das meiste Interesse wird der Thrombophlebitis, Phlebothrombose und der Embolie zugewendet. Der Patient aber mit einer „Phlegmasia alba dolens" ist invalid und kann es für sein ganzes Leben bleiben.

Bei allen phlebitischen Zuständen ist der Krampf der Arteriolen auf Impulse aus dem thrombophlebitischen Segment zurückzuführen und wird über das sympathische Nervensystem geleitet. Dort sitzt auch der Angriffspunkt der Behandlung.

Die Sympathektomie bei diesem Zustand wurde zuerst von G o i n a r d (1939) ausgeführt. Weitere Sympathicusoperationen blieben in der Folgezeit bei manchen Autoren ohne Erfolg, andere wieder konnten Erfolge aufweisen.

Die Behandlung, die O c h s n e r und seine Mitarbeiter seit Jahren anwenden, ist die Sympathicusblockade und -chirurgie. Innerhalb von sechs Jahren wurden etwa 600 Patienten mit dem „postphlebitic syndrom" behandelt. Von diesen wurden 246 durch eine Periode von mindestens sechs Monaten nach der Behandlung studiert. Die Fälle wurden eingeteilt in:

1. asymptomatische,
2. leichte (leichtes Ödem, Schwellung, herabgesetzte Arbeitsfähigkeit),
3. schwere,
4. sehr schwere Kranke mit Ödemen, Schmerzen und totaler Arbeitsunfähigkeit.

Die Behandlungsergebnisse sind:

Tabelle 34. *Behandlungsergebnisse (Ochsner)*

Ergebnis	konservativ behandelte 140 Fälle	sympathektomierte 106 Fälle	total 246 Fälle
Asymptomatisch	13,6%	22 (20,8%)	41 (26,7%)
Dauernd gebessert	33,6%	38 (35,8%)	85 (34,5%)
Leichte oder keine Besserung	44,3%	42 (39,6%)	104 (42,3%)
Verschlechterung trotz Behandlung	8,5%	4 (3,8%)	16 (6,5%)

Das gibt zusammen 56,6% einer dauernden Besserung im Vergleich zu 47% der Patienten, welche konservativ behandelt wurden.

Falls die Sympathektomie nicht zu dem gewünschten Erfolg führt, erscheinen nach der Ansicht von O c h s n e r und Mitarbeiter radikalere Maßnahmen angezeigt. Bei schlechter Schlußfähigkeit sowie Schlußunfähigkeit der Klappen soll man die Ligatur der Venen machen, selbst wenn Ulcera vorhanden sind. Die Venographie und Arteriographie wird empfohlen.

Ein weiteres Anwendungsgebiet für Sympathicusblockade oder Operationen am Sympathicus ergibt sich in letzter Zeit als zusätzliches Verfahren bei der anläßlich einer Thrombophlebitis oder Phlebothrombose angewendeten Ligatur der Venen, mit oder ohne Thrombektomie.

A l l e n, L i n t o n und D o n a l d s o n benützen die Sympathicusblockade dann, wenn es nach der Ligatur der V. saphena oder V. femoralis zu einer Schwellung der unteren Extremität gekommen ist. Nach A y c o c k und H e n d r i c h ist die Sympathicusblockade von Wert nach der Ligatur der Venen bei Thrombophlebitis oder Phlebothrombose.

Schließlich wird von den Autoren, welche die V. cava inferior bei phlebitischen Prozessen als Prophylaxe oder Therapie ligieren, von Fall zu Fall eine lumbale Sympathektomie hinzugefügt (T h e b a u t und W a r d). Das Verfahren ist bei hoher Venenligatur kein besonderer Eingriff mehr, da er nahe der Operationsstelle ohne weitere Schnittführung erreichbar ist.

Allerdings genügt bei Zirkulationsstörungen nach Ligatur der V. cava inferior nach V e a l, H u s s e y und B a r n e s auch eine Sympathicusblockade. Diese muß bei Zirkulationsstörungen nach hoher Venenligatur öfter wiederholt werden. In einem Falle der erwähnten Autoren brachte sie einen deutlichen Erfolg.

Eigenes Krankengut an Thrombophlebitis

Ich habe das Verfahren früher öfters geübt, habe aber aus den Jahren 1939 bis 1945 nur sechs Fälle von akuter postoperativer Thrombophlebitis bzw. Phlebothrombose und neun Fälle von chronischer Thrombophlebitis zur Verfügung, welche mit der Sympathicusblockade behandelt wurden.

Von den sechs Fällen von akuter postoperativer Thrombophlebitis wurden vier deutlich durch die Sympathicusblockade gebessert, eine rasche Heilung herbeigeführt und der Spitalsaufenthalt stark verkürzt.

Der Eindruck der schnellen Heilung mit diesem Verfahren und der Abkürzung des Spitalsaufenthaltes ist sehr impressiv. Die Nachteile des Verfahrens sind bei den immer ängstlichen Kranken die Aufregung vor der Injektion, welche eine entsprechende Vorbereitung des Kranken bedarf (Sedativa); weiters die zur Durchführung der Injektion notwendige Umlagerung des Kranken. In diesen Fällen soll die Injektion in Seitenlage ausgeführt werden. Verwendung von Alkohol zur Blockade ist nicht nötig. Man soll nur Novocain oder Phenol injizieren. Die Injektionen müssen mehrmals durchgeführt werden. Als Regel kann gelten, daß sie dreimal in der Woche vorgenommen werden sollen.

Unter *chronischer Thrombophlebitis* verstehen wir bekanntlich jenen Zustand, welcher sich an eine akute Thrombophlebitis anschließt und der dadurch charakterisiert ist, daß die anläßlich des akuten Zustandes aufgetretene Schwellung sich nicht zurückbildet, daß ein Ödem persistiert, welches besonders nach Stehen und Gehen zunimmt und den Kranken in seinem Beruf oft behindert, bei Frauen kosmetisch unvorteilhaft wirkt und schließlich ständig ein Gefühl der Schwere im Bein und eine Müdigkeit hervorruft. Die Gefäße werden in diesen Fällen gut pulsierend gefunden. Oft sieht man hier gestaute oder varicöse Venen.

Dieser Zustand ist sehr lästig und die bisher üblichen Behandlungen sind zeitraubend und oft vergeblich (Hitze-Therapie, Bäder, Bandagen, Zinkleimverband usw.).

In diesen Fällen nehme ich seit Jahren ebenfalls die Sympathicusblockade, oft mit gutem Erfolg, vor. Von den neun in den Jahren 1939 bis 1945 so behandelten Fällen — die Kranken wurden durchwegs ambulatorisch mit Novocain behandelt — wurden nach sechs bis zehn Sympathicusblockaden in die Segmente L₁ bis L₃ und L₄, welche in mehreren Sitzungen vorgenommen worden waren, sechs innerhalb kurzer Zeit wieder vollkommen hergestellt und jede Differenz des Umfanges der Extremität wurde vollkommen zum Verschwinden gebracht. Bei zwei Fällen war der Erfolg weniger deutlich und die Differenz im Umfang der unteren Extremität ging auf die Behandlung nicht vollkommen zurück. In einem Fall erlebte ich einen kompletten Versager.

In drei Fällen konnte von P a p p e r , A l e i s o n und I m m l e r röntgenologisch durch Venographie ein Venenspasmus nachgewiesen werden, welcher — durch Vergleichsbilder vor und nach der Sympathicusblockade bestätigt — durch diese zum Verschwinden gebracht wurde. Falls die vor der Blockade nachgewiesene Deformation im Verlaufe der Venen nach der Blockade zum Verschwinden gebracht werden kann, dann ist der Nachweis des Venenspasmus, aber auch seine Behebung durch die lumbale Blockade gesichert. Diese Fälle erweisen aber auch, daß die Venen der unteren Extremität Fasern vom lumbalen Sympathicus beziehen.

Die von den Autoren präsentierten Krankenberichte, Venographien usw. sind daher eine Stütze für die von O c h s n e r und D e B a k e y vorgebrachte Anschauung, daß bei der Thrombophlebitis ein Krampf der Arterien *und* Venen besteht.

Ebenso werden die Anschauungen von B e s t und T a y l o r, daß den Venen constrictorische Fasern vom Sympathicus zuströmen, bestätigt und ebenso die von D a v i s geäußerte Ansicht über die sympathische Innervation der Venen.

Von Bedeutung erscheint praktisch die Tatsache, daß es sich bei den drei von P a p p e r und Mitarbeitern mitgeteilten Krankenberichten um Fälle von chronischer Thrombophlebitis handelt, bei welchen durch Venographie als Ursache der Beschwerden ein Venenspasmus nachgewiesen werden konnte und welcher nach der Blockade zum Schwinden kam. Die Patienten wurden durch dieses Verfahren in ihrem chronischen Krankheitszustand wesentlich gebessert. Die Schmerzen gingen schon nach einmaliger Injektion zurück und die Autoren erwähnen die therapeutischen Aspekte des Verfahrens.

Nach *meinen Erfahrungen bei chronischer Thrombophlebitis* habe ich an dem Erfolg des Verfahrens kaum Zweifel. Es ist nur wunderzunehmen, daß durch viele Monate — ja sogar Jahre hindurch — ein solcher Spasmus aufrechterhalten wird. Ich hatte mir vorher vorgestellt, daß durch die Sympathicusblockade bei chronischer Thrombophlebitis lediglich das Ödem durch bessere Durchblutung zum Verschwinden gebracht wird, und damit auch das Gefühl der Schwere in den Extremitäten wegfällt.

Seit 1947 habe ich in Wien Sympathicuseingriffe, vornehmlich Blockaden, bei diesen Zuständen am Venensystem in großer Zahl durchgeführt. In letzter Zeit wurden die Eingriffe mit der Behandlung mit Antikoagulantien kombiniert. In den akuten Fällen habe ich hier nur selten Versager gesehen. Ich kann, da dieses Material nicht nachuntersucht wurde, keine statistische Aufschlüsselung bringen.

In letzter Zeit ging ich daran, das postphlebitische Syndrom mittels lumbaler Sympathektomie zu behandeln. Ich kann aber diesbezüglich noch keine endgültigen Erfahrungen bekanntgeben. Vorläufig beurteilt, scheint die Sympathektomie in einem chronischen Falle erfolgreich gewesen zu sein, in einem anderen aber versagt zu haben.

Nach prophylaktischer oder therapeutischer Ligatur der V. femoralis bei akuter Thrombophlebitis wurde nur zweimal die Sympathicusblockade angewendet, um ein ausgedehntes Ödem zum Schwinden zu bringen, welches nach der Ligatur aufgetreten war. In beiden Fällen waren wiederholte Blockaden von Erfolg begleitet.

Über eine außerordentlich *wichtige* und interessante *Kontraindikation* bei der lumbalen Sympathicusblockade anläßlich einer Venenthrombose, bei welcher mit Antikoagulantien behandelt wurde, liegen Berichte dreier Autoren aus den Vereinigten Staaten vor (L i l l y und L e e, O'C o n n o r und Mitarbeiter, C o l e und K l e i t s c h). Sie sahen ausgedehnte retroperitoneale Hämatombildungen, wenn man unter Antikoagulantientherapie paravertebrale Infiltrationen am Sympathicus ausführte. Diese beiden Behandlungsmethoden dürfen also in Hinkunft nicht miteinander kombiniert werden! Die usuellen Antidota für diese Komplikation sind Vitamin K und Bluttransfusionen.

Vor kurzem hat R a p p e r t mitgeteilt, daß er Thrombophlebitis und Phlebothrombose durch intravenöse Dauertropfinfusion (200 ccm) einer $^1/_4$%igen Novocainlösung therapeutisch günstig beeinflussen konnte. Bei einigen Kranken konnte ich mit seiner Methode ebenfalls Erfolge erzielen.

Zusammenfassend kann ich also sagen:

Die Sympathicusblockade ist mit und ohne Antikoagulantienbehandlung bei der akuten Thrombophlebitis mit Phlebothrombose, als auch bei der chronischen Thrombophlebitis und beim postphlebitischen Syndrom ein ausgezeichnetes ungefährliches Verfahren. Die Sympathicusblockade ist kontraindiziert bei *gleichzeitiger* Verwendung von Antikoagulantien.

Kälteschäden

In der angloamerikanischen Literatur finden wir vielfach folgende Ausdrücke für diverse Kälteschäden: Frost-bite, trench foot, immersion foot, shelter foot.

Unter „frostbite" versteht man jenen pathologischen Zustand, der hervorgerufen wird, wenn Teile des Körpers einer Temperatur von unter minus 5⁰ C ausgesetzt werden. Die oberflächlichen Gewebe werden rasch nekrotisch und es kommt zum Tode der Gewebe durch direkte Einwirkung der Kälte. Ist die Abkühlung nur von kurzer Dauer, dann werden nur die oberflächlichen Gewebe getötet. Je länger die Abkühlung dauert, umso tiefer und irreparabler wird der Gewebsschaden. Schließlich kommt es in den Gefäßen zu einer Stasis (B l a c k - w o o d) und in späteren Stadien zur Gefäßthrombose (G r e e n e, 1943). Dieser Kälteschaden ereignet sich meist auf verschneiten und vereisten Gebieten. Kalter Wind fördert ihn.

Der „immersion foot" kommt zustande, wenn die Beine für mehrere Stunden in Wasser von tieferen Temperaturen (plus 10⁰ C bis minus 1,5⁰ C) getaucht werden. Je länger die Einwirkung des Wassers, desto tiefergehender Kälteschaden. Seewasser wirkt besonders deletär. Die Hände können ebenso betroffen werden wie die Füße, und der Name „immersion foot" ist daher nicht immer richtig. U n g l e y schlägt daher den Namen „periphere Vasoneuropathie nach Kälteschäden" vor. Dieser Zustand wird also besonders durch Einwirkung von Kälte und Feuchtigkeit hervorgerufen. Dieser Zustand ist charakteristisch häufig bei Schiffbrüchigen zu sehen.

Die Begriffe „trench foot" und „shelter foot" sind pathologisch und ätiologisch mit „immersion foot" ziemlich identisch und haben ihre Namensgebung lediglich von der speziellen ursächlichen Gelegenheit der Affektion in Schützengräben und Unterständen bekommen. Auch hier spielen Kälte und Feuchtigkeit eine Rolle. Unterernährung, Hunger, Vitaminmangel sollen die Entstehung von Fall zu Fall fördern.

Alle diese Veränderungen durch Kälte oder durch Kälte und Feuchtigkeit wurden zur Zeit der Napoleonischen Kriege von dem großen Kriegschirurgen Dominique Jean L a r r e y (1766—1842) anläßlich des Feldzuges nach Moskau beschrieben. Die Bedeutung, welche diese Veränderungen schon rein zahlenmäßig für eine Armee haben, geht daraus hervor, daß allein innerhalb der britischen Armee im Verlaufe des ersten Weltkrieges 85.000 derartige Fälle gezählt wurden (zitiert nach B a i l e y). Zur Zeit der russischen Gegenoffensive im Winter 1942 sollen im deutschen Militär 200.000 bis 300.000 Erfrierungen vorgekommen sein.

Die erwähnten Zustände wurden innerhalb des letzten Krieges genau studiert und in zahlreichen Arbeiten publiziert (L a k e, B l a c k w o o d, J. C. W h i t e, D a v i s, S c a r f f, R o g e r s und D i c k i n s o n, G r e e n e, S c h n e i d e r, S c h ü r e r - W a l d h e i m, L e w i s, R i c h a r d s, B l a c k w o o d und R u s s e l, G o l d s t o n e und C o r b e t t u. a.).

Es ist hier nicht der Platz, das klinische Bild zu beschreiben und auf die zahlreichen mikroskopischen experimentellen Untersuchungen einzugehen und die usuelle Prophylaxe und Therapie anzuführen. Es soll hier nur mitgeteilt werden, daß gleich zu Beginn des Krieges L e r i c h e und F o n t a i n e (1940) Eingriffe am Sympathicus bei diesen Zuständen empfohlen haben.

Nach L e r i c h e führen Kälteschäden zu einer Vasoconstriction. Wenn diese Vasoconstriction durch längere Zeit anhält, obliterieren die Arterien durch

Thrombose und die Gangrän wird manifest. In manchen Fällen kommen gleiche Veränderungen an den Venen hinzu. In letzterem Falle kann es zu feuchter Gangrän kommen.

Jedenfalls ist dieser Zustand mit großen Schmerzen und trophischen Störungen verbunden. Aber auch, wenn es nicht zur Gangrän kommt, können Störungen trophischer Art mit deutlichem vasomotorischem Charakter durch viele Monate und Jahre anhalten, welche durch Schmerzen von brennendem Charakter gekennzeichnet sind. Die Funktion der Gliedmaßen kann durch viele Jahre gestört bleiben.

Durch Sympathicusblockade oder -operation konnten die Schmerzen und die zirkulatorischen Störungen zum Verschwinden gebracht werden. In den Fällen, in welchen eine Gangrän schon vorhanden war, hat L e r i c h e den Eindruck, daß durch den erwähnten Vorgang der Verlauf der Gangrän günstig beeinflußt werden konnte. Die bei der Gangrän nun einmal schon notwendige Amputation konnte durch die Sympathicusblockade in ihrer Ausdehnung eingeschränkt werden. L e r i c h e empfiehlt daher die prophylaktische Anwendung der Sympathicusblockade, bei den verschiedenen Arten der Erfrierung möglichst frühzeitig, um Gangrän und schmerzhafte Zustände zu vermeiden. Denselben Standpunkt vertreten an Hand von Demonstrationen einschlägiger Krankenberichte in der Académie de Chirurgie (1940) S t r i c k e r und B u c k und weiter R o u x - B e r g e r. Auch F o u r m e s t r a u x tritt für die prophylaktische frühzeitige Behandlung am Sympathicus ein und S c h ü r e r - W a l d h e i m schlägt eine periarterielle Sympathektomie vor.

L a k e widerspricht der Sympathicustherapie auf Grund experimenteller Erfahrungen. Letztere zeigen, daß alles, was in den Frühstadien den Blutzustrom erhöht, vermieden werden muß. Die verschiedenen Eingriffe am Sympathicus führen zu einem verstärkten Blutzustrom, auch wenn das Gefäßlumen verengt ist. Nach seinen Versuchen haben sympathische Eingriffe im Tierexperiment Schwellung, Ödem und Gangrän nicht verhindert, sondern im Vergleich zu Kontrollversuchen den Zustand verschlechtert. L a k e empfiehlt daher die Anwendung von Eingriffen am Sympathicus nur in ausgewählten Fällen und in dem späten „fibrotischen" Stadium der Erfrierung.

Die letzten Berichte englischer Autoren stimmen eigentlich mit der letztgeäußerten Ansicht überein. R i c h a r d s meint, daß alle Mittel, welche in den ersten Stadien der Kälteschäden angewendet werden, um die Zirkulation zu vergrößern (reflektorische Dilatation der Gefäße, Medikamente zur Gefäßerweiterung, Sympathicusblockade und Sympathicusoperation) von zweifelhaftem Wert sind. Es bestünde die Gefahr, daß diese Methode den intravasculären Druck vergrößern und durch Verstärkung der Exsudation Schaden anrichten. Nur für das letzte Stadium der Erkrankung kann die Sympathektomie empfohlen werden.

In diesem Sinne äußern sich auch G r e e n e, Sir T. L e w i s und U n g l e y: Nur in den Spätstadien sollte eine Sympathektomie oder Ganglienektomie angewendet werden.

Auf moderne therapeutische Versuche weisen jüngst S h u m a k e r und L e m p k e hin. Diese nichtchirurgischen Maßnahmen beziehen sich auf langsame Erwärmung der erfrorenen Gliedmaßen, Kompressionsverbände im Gips, rapide Erwärmung oder langsame Abkühlung der erfrorenen Extremität und schließlich auf die Therapie mit Antikoagulantien, welche 1944 B r a m b e l und L o k e r eingeführt haben. Besonders mit letzterer haben L a n g e und Mitarbeiter in einem hohen Prozentsatz der Fälle durch Heparinisierung angeblich die Gangrän verhindern können.

Ich habe im Laufe der Jahre 1942 bis 1943 Gelegenheit gehabt, bei zwei Fällen im späten Stadium von „immersion foot" die Sympathicusblockade mit Erfolg auszuführen.

In der Literatur fehlen bisher leider zahlenmäßige Angaben über die Resultate sowohl der Sympathektomie als auch der Sympathicusblockade bei den erwähnten Kälteschäden.

Nach S h u m a k e r ist die Beurteilung der Sympathicusblockade nach den bis 1950 vorliegenden Berichten ziemlich schwierig. Zunächst wurde bei manchen publizierten Fällen mit der Blockade zu lange hinausgezögert bis zu einem Stadium der Erfrierung, in welchem die Gangrän schon manifest war. S h u m a k e r selbst vertritt die Ansicht, daß bei den Spätzuständen nach Erfrierungen die Sympathicuschirurgie für den Kranken von großem Vorteil ist, selbst in den Fällen, bei welchen eine „Sympathicusübererregbarkeit" bestehen bleibt. Auch indolente Geschwüre an den erfrorenen Extremitäten werden günstig beeinflußt. Wenn man, so wie es S h u m a k e r tut, innerhalb der ersten Woche nach der Erfrierung während der Phase der Hyperämie am Sympathicus operiert, konnte beobachtet werden, daß der Spontanschmerz und die Berührungsempfindlichkeit des Fußes stark herabgemindert wurde. Ob eine im Entstehen begriffene Gangrän in ihrer weiteren Ausdehnung verhindert werden kann, konnte nicht mit absoluter Sicherheit festgestellt werden.

T r i m b l e , C h e n e y und M o s e s berichten 1944 über sechs Fälle von „frostbites", bei denen die Sympathicusblockade ausgeführt worden war (fünf geheilt, einer ungeheilt).

Mit Recht betont übrigens F u c h s i g die Wichtigkeit der Differentialdiagnose zwischen chronischen Kälteschäden und primärer Gefäßerkrankung (Endangitis obliterans usw.).

Bisher aber sind gerade in der Literatur Angaben über die Behandlung der Spätschäden selten. Dies ist umso bedauerlicher, als wir gerade hier derzeit mit einer ungeheuren Anzahl von Folgezuständen nach den verschiedenen erwähnten Kälteschäden zu rechnen haben.

Literatur

A l b e r t, F., Lyon chir. **29,** 44 (1932); Congrès français de Chirurgie, 1937. — A l l e n, A. W., Surg. etc. **84,** 519 (1947); J. A. M. A. **135,** 15 (1947). — A l l e n, A. W., R. R. L i n t o n und G. A. D o n a l d s o n, J. A. M. A. **128,** 397 (1945); J. A. M. A. **133,** 1268 (1947). — A n s e l m i n o, K. J., und M. S a u e r, Dtsch. med. Wschr. **1948,** 433. — A r t h o l d, M. K., Wien. med. Wschr. **1948,** H. 29/30, 320. — A t l a s, L. N., Ann. Surg. **114,** 456 (1941); Surgery (Am.) **10,** 318 (1941); Surg. etc. **74,** 236 (1942); Amer. Heart J. **22,** 75 (1941); **23,** 493 (1942). — A u f r e r e, M., Lyon méd. **158,** 169 (1936). — A y c o c k, Th. B., und J. W. H e n d r i c k, J. A. M. A. **133,** 1258 (1947); J. A. M. A. **133,** 17 (1947).

B a i l e y, H., Surgery of Modern Warfare. Edinburgh: Livingstone, 1942. — B a k e y, M. de, G. E. B u r c h und A. O c h s n e r, Proc. Soc. exper. Biol. a. Med. (Am.) **41,** 585 (1939). — B a k e y, M. de, G. B u r c h, T. R a y und A. O c h s n e r, Ann. Surg. **126,** 850 (1947). — B a r k e r, N. W., und J. T. P r i s t l e y, Proc. Staff Meet. Mayo Clin., Rochester **15,** 769 (1940). — B a r n e s, J. M., und J. T r u e t a, Brit. J. Surg. **30,** 74 (1942). — B a t e s, R. R., Surg. etc. **83,** 243 (1946). — B e s t, C. H., und N. B. T a y l o r, The Physiological Basis of Medical Practice. London: Baillière, Tindall & Co., 1950. — B i r d, C., Surg. etc. **65,** 56 (1937); **60,** 926 (1935). — B l a c k w o o d, W., Brit. J. Surg. **31,** 329 (1934). — B l a c k w o o d, W., und H. R u s s e l, Edinbgh med. J. **50,** 385 (1943). — B l o c k, W., Bruns' Beitr. **179,** 481 (1950). — B r a m b e l, C. F., und F. F. L o k e r, Arch. Surg. (Am.) **48,** 1 (1944). — B r i l l und L a w r e n c e, Proc. Soc. exper. Biol. a. Med. (Am.) **27,** 728 (1930). — B r o w n, G. E., J. A. M. A. **87,** 379 (1926); Ann. clin. Med. (Am.) **5,** 168 (1926). — B u r k e, M., Amer. J. med. Sci. **196,** 796 (1938).

C a r c a s s o n e und H a i m o v i c i, Lyon chir. **1937**, 553. — C o h e n, S. M., Lancet **1**, 1 (1944). — C o l e, F., und W. P. K l e i t s c h, J. amer. med. Assoc. **147**, 1233 (1951). — C u r t i l l e t, E., D. N o t e, I. H o u e l und V. R o i g t, Presse méd. **1945**, H. 38, 502.

D e m e l, R., und M. S g a l i t z e r, Wien. klin. Wschr. **1937**, 595. — D e n k, W., Zbl. Chir. **24**, 1333 (1938); Münch. med. Wschr. **1934**, 437. — D e t e r l i n g, R. A., H. E. E s s e x und J. M. W a u g h, Surg. etc. **84**, 629 (1947). — D e u t s c h, F., O. E h r e n - t h e i l und O. P e i e r s o n, J. Labor. a. clin. Med. (Am.) **26**, 1729 (1941). — D i c k i n s, R. D., und J. B. R i c h m o n d, J. A. M. A. **126**, 1149 (1944). — D i m t z a, A., und W. J a e g e r, Radiol. Rdsch. **7**, 2 (1938). — D i m t z a, A., Z. Unfallmed. u. Berufskrkh. **40**, 177 (1947).

F l o t h o w, A., J. A. M. A. **147**, 1562 (1951). — F o n t a i n e, R., Encyclopédie me- dico-chirurgical. Paris: 1950. — F o n t a i n e, R., et al., Rev. Chir. (Fr.) 1950 (Jan.-Febr.). — F o n t a i n e, R., A. H o u o t und A. Dos S a n t o s, Lyon chir. **34**, 257 (1937). — F o u r m e s t r a u x, H., Presse méd. **1940**, H. 25, 269. — F r e e m a n, N. E., Amer. J. Physiol. **113**, 384 (1935); Arch. Surg. (Am.) **40**, 326 (1940). — F r e e m a n, N. E., I. L. S h a w und J. C. S n y d e r, J. clin. Invest. **15**, 651 (1936). — F r e e m a n, N. E., und W. J. Z e i l e r, Amer. J. Physiol. **120**, 475 (1937). — F u c h s i g, P., Wien. klin. Wschr. **1946**, 48; Chirurg **7**, 314 (1948); Wien. med. Wschr. **1948**, H. 19/20, 201.

G a g e, M., Amer. J. Surg. **24**, 667 (1934). — G a g e, M., und A. O c h s n e r, Ann. Surg. **112**, 938 (1940). — G e o g e h a n, W. A., und O. A i d a r, Proc. Soc. Biol a. Med. **50**, 365 (1942). — G o e t z, R. H., S. afr. med. J. **19**, 91 (1945); S. afr. med. J. **22**, 391/422 (1948); Brit. J. Surg. **37**, 145 (1949); Circulation **1**, 1 (1950). — G o e t z, R. H., und F. A m e s, Arch. int. Med. (Am.) **84**, 396 (1949). — G o i n a r d, P., Mém. Acad. Chir., Par. **65**, 22 (1939). — G o l d s t o n e, B. W., und H. V. C o r b e t t, Brit. med. J. **1**, 218 (1944). — G o t t l o b, R., Wien. klin. Wschr. **64**, 839 (1952). — G r e e n e, R., J. Path. a. Bacter. **55**, 259 (1943). — G r i f f i t h, D. L., Brit. J. Surg. **28**, 239 (1940). — G r i m - s o n, K. S., H. W i l s o n und B. B. P h e m i s t e r, Ann. Surg. **106**, 801 (1937).

H a i m o v i c i, H., Les embolies arterielles des membres. Paris: Masson & Cie., 1937. — H a l s t e d t, W. S., Bull. Hopkins Hosp., Baltim. **23**, 191 (1912). — H e i d e n w o l f, zit. nach R. S i n g e r. — H e n s c h e n, C., Schweiz. med. Wschr. **1945**, H. 34, 737. — H e r r i c k, J. F., H. E s s e x und E. J. B a l d e s, Amer. J. Physiol. **101**, 213 (1932). — H o r t o n, P. T., und W. McK. C r a i g, Arch. Surg. (Am.) **21**, 698 (1930). — H o u o t, A., Progr. méd. (Fr.) **1937**, 492. — H y n d m a n, O. R., und J. W o l k i n, Arch. Surg. (Am.) **45**, 145 (1942).

J a n o v i t z, H. D., und M. I. G r o s s m a n, J. Mount Sinai Hosp. **17**, 1004 (1951).

K a p p i s, M., J. internat. Chir. (Belg.) **3**, 149 (1938). — K e y, E., Brit. J. Surg. **24**, 350 (1936). — K o n c z, J., Dtsch. Z. Chir. **266**, 555 (1950). — K u n t z, A., und J. W. D i l l o n, Arch. Surg. (Am.) **44**, 722 (1942). — K u e t t n e r, H., und H. B a r u c h, Bruns' Beitr. **20**, 1 (1920).

L a b e y, G., Bull. Acad. Méd. Par. **66**, 358 (1911). — L a e w e n, A., Zbl. Chir. **61**, 1681 (1934). — L a k e, N. C., s. H. B a i l e y, Kriegschirurgie. — L a n g e, K., L. I. B o y d und D. W e i n e r, Proc. Soc. exper. Biol. a. Med. (Am.) **74**, 1 (1950). — L e a r - m o n t h, J. R., Edinbgh med. J. **50**, 140 (1943); **47**, 225 (1940); Brit. J. Surg. **25**, 246 (1937). — L e r i c h e, R., La chirurgie de la douleur. Paris: Masson & Cie., 1950; Lyon méd. **152**, 234 (1933); J. internat. Chir. (Belg.) **3**, 585 (1938); Presse méd. **1940**, H. 6, 75; **1940**, H. 41, 1. — L e r i c h e, R., und R. F o n t a i n e, Rev. Chir. (Fr.) **55**, 751 (1936). — L e r i c h e, R., und R. F o n t a i n e, Presse méd. **1935**, H. 43, 935. — L e r i c h e, R., und J. K u n l i n, Presse méd. **1934**, H. 42, 1481. — L e w i s, Th., Heart **15**, 101 (1929); Med. Science **2**, 237 (1936). — L e w i s, Th., und G. W. P i c k e r i n g, Heart **16**, 33 (1931). — L i l l y, G. de, und R. M. L e e, Surgery (Am.) **26**, 957 (1949). — L i n d - q u i s t, T., Acta chir. scand. (Schwd.) **97**, 354 (1948). — L i n t o n, R. R., und P. D. W h i t e, zit. nach D e t e r l i n g, et al. — L i v i n g s t o n e, W. K., Pain Mechanism. New York: MacMillan, 1943. — L ö h r, W., Dtsch. Z. Chir. **1929**, 214. — L u z e, W., Wien. med. Wschr. **1951**, H. 24/25.

M a h o r n e r, H., Ann. Surg. **119**, 432 (1944). — M a n d l, F., Wien. klin. Wschr. **1934**, 8; Acta Med. Orient. **2**, 10 (1943); **4**, 207 (1945); Wien. med. Wschr. **1950**, H. 37/38.

643. — M a n d l, F., und H. M i l w i d s k i, Acta Med. Orient. **5**, 319 (1946). — M a s o n und G i d d i n g s, zit. nach D e t e r l i n g et al. — M a t a s, R., Ann. Surg. **53**, 1 (1911); **37**, 165 (1903); Surg. etc. **30**, 456 (1920). — M i l w i d s k i, H., Acta Med. Orient. **6**, 213 (1947). — M o n t g o m e r y, A. H., und J. I r e l a n d, J. A. M. A. **105**, 1741 (1935). — M o r t o n, I. I., und W. I. S c o t t, J. clin. Invest. **9**, 235 (1930). — M u l v i h i l l, D. A., und S. V. H a r v e y, J. clin. Invest. **10**, 423 (1931). — M u r r a y, C. D. W., und C. H. B e s t, Ann. Surg. **108**, 163 (1938). — M u r r a y, C. D. W., Brit. J. Surg. **27**, 567 (1940); Surg. etc. **84**, 665 (1947).

N a r i o, C. V., J. internat. Chir. (Belg.) **3**, 87 (1938).

O'C o n n o r und Mitarbeiter, Ann. Surg. **131**, 575 (1950). — O c h s n e r, A., Arch. Surg. Am. **40**, 208 (1940); Surg. etc. **84**, 659 (1947). — O c h s n e r, A., und M. de B a - k e y, J. A. M. A. **127**, 20 (1940); **139**, 423 (1949). — O c h s n e r, A., M. de B a k e y, P. T. de C a m p, J. M. R i c h m a n, C. J. R a y, R. C. L l e w e l l y n und O. C r e e c h, Surgery (Am.) **27**, 161 (1950). — O g i l v i e, W. H., Forward Surgery in Modern War-fare. London: Butterworth, 1944.

P a p p e r, E. M., E. A l e i s o n und M. E. I m m l e r, Surgery (Am.) **15**, 402 (1944). — P ä ß l e r, H. W., Angiographie. Stuttgart: G. Thieme, 1952. — P e a r c e, J. E., Ann. Surg. **98**, 17 (1933). — P e t t e, H., Dtsch. Z. Nervenhk. **100**, 143 (1937). — P l o t t-k i n, T., Lyon chir. **36**, 563 (1939). — P u t t i, V., J. internat. Chir. (Belg.) **3**, 189 (1938).

R a n e y, R. B., J. Neurosurg. **1**, 333 (1944). — R a p p e r t, R., Wien. klin. Wschr. **1952**, 16. — R a v d i n, I. S., und F. C. W o o d, Ann. Surg. **114**, 834 (1941). — R e h n, E., Langenbecks Arch. **270**, 17 (1951). — R e y n o l d s, L. F., und F. I. T i r k a, Surgery (Am.) **16**, 485 (1944). — R i c h a r d s, R. L., und J. R. L e a r m o n t h, Lancet **242**, 383 (1942). — R o s e n a u e r, E., 3. Österr. Ärztetagung, Salzburg, Tagungsbericht. Wien: Springer-Verlag, 1950; Wien. klin. Wschr. **1950**, H. 35/37, 696. — R o u x und B e r g e r, Presse méd. **1940**, H. 25, 296.

S a g a l l, E. L., und A. D o r f m a n, New Engld J. Med. **233**, 590 (1945). — S m i t h-w i c k, R. H., Ann. Surg. **112**, 1080 (1940); Arch. Surg. (Am.) **40**, 286 (1940); New Engld J. Med. **224**, 329 (1941). — S c h ö n b a u e r, L., Die Chirurgie des vegetativen Nerven-systems, in „Die Chirurgie". Berlin-Wien: Urban & Schwarzenberg, 1941. — S c h n e i-d e r, E., Med. Klin. **1947**, 17. — S c h ü r e r - W a l d h e i m, F., Zbl. Chir. **45**, 1797 (1942). — S h u m a k e r, H. B., und R. E. L e m p k e, Surgery (Am.) **30**, 873 (1951). — S i n-g e r, R., Wien. med. Wschr. **1949**, H. 21/22 und H. 23/24; Wien. med. Wschr. **1950**, H. 27/28, 469. — S m i t h, S. U., und V. L. R e e s, Anaesthesiology **9**, 229 (1948). — S m i t h y, H. G., The Southern Surg. **12**, 1 (1946). — S t e i n d l, H., Wien. med. Wschr. **1949**, H. 45/46, 530. — S t r i c k e r und B u c h, Presse méd. **1940**, H. 25, 296. — S t r o m-b o e c k, I. P., Acta chir. scand. (Schwd.) **77**, 229 (1933).

T a k a t s, G. de, Arch. int. Med. (Am.) **6 p**, 990 (1937); **68**, 519 (1941); J. A. M. A. **106**, 1003, (1936); **110**, 1075 (1938); Amer. J. Surg. **33**, 60 (1936). — T a k a t s, G. de, und M. H. E v o y, J. A. M. A. **133**, 441 (1947). — T a k a t s, G. de, E. F. F o w l e r, P. J o r-d a n und Th. R i s l e y, J. A. M. A. **131**, 495 (1946). — T a v e r n i e r, L., J. internat. Chir. (Belg.) **3**, 129 (1938). — T e l f o r d, E. D., Brit. J. Surg. **23**, 442 (1935); Brit. med. J. **2**, 360 (1943). — T h e b a u t, B. R., und Ch. S. W a r d, Surg. etc. **84**, 385 (1947). — T h e i s s, F. V., Surg. etc. **57**, 737 (1933). — T o a f f, R., Acta Med. Orient. **1946**. — T r i m b l e, J. R., W. S. C h e n n e y und R. M o s e s, Surgery (Am.) **15**, 655 (1947).

U n g l e y, C. C., Bull. War Med. **4**, 61 (1943). — U n g l e y, C. C., und W. B l a c k-w o o d, Lancet **2**, 447 (1942); **1**, 681 (1943).

V e j d a, A., Wien. klin. Wschr. **1948**. — V i l l a r e t, M., L. J u s t i n und P. B a r-d i n, Presse méd. **1936**, 873. — V o l k m a n n, R., Zbl. Chir. 24. Dez. 1881. — V e a l, R. I., H. H. H u s s e y und E. B a r n e s, Surg. etc. **84**, H. 4 a, 605 (1947).

W a t s o n - J o n e s, R., Fractures and Joint Injuries. Edinburgh: Livingstone & Co., 1943. — W h i t e, J. C., J. A. M. A. **94**, 1382 (1930); Amer. J. Surg. 1930, N.-S., **9**, 264; Surgery (Am.) **15**, 511 (1944). — W h i t e, J. C., und R. H. S m i t h w i c k, The Autono-mic Nervous System. New York: MacMillan, 1941.

Chronische Erkrankungen der peripheren Gefäße

Hier sollen besprochen werden: die Sklerose der peripheren Gefäße (mit und ohne Diabetes vorkommend), die von W i n i w a r t e r und B u e r g e r beschriebene Thrombangitis obliterans und schließlich eine Gruppe von Krankheiten, die sich um die R a y n a u d sche Krankheit gruppieren und die man am besten als R a y n a u d sches Syndrom zusammenfassen kann.

Die periphere Sklerose

Periphere Sklerose ist die klinisch übliche Bezeichnung für die Arteriosklerose der Extremitätenarterien. Es ist eine typische Erkrankung des Alters, eine Abnützungserscheinung und hat pathophysiologisch ihre Ursache in einer zunehmenden Ernährungsstörung der Gefäßwand. Manchmal kann sie auch bei Kranken in relativ jungen Jahren auftreten. Sehr häufig findet man sie bei Kranken mit Hypertension.

Die Beschwerden, welche die Sklerose der großen peripheren Gefäße hervorruft, sind sehr verschiedener Natur und die Prognose des Leidens ist nicht leicht zu stellen. Es gibt eine große Anzahl von Kranken, welche nur unter Schmerzen erträglicher Art und unter „intermittierendem Hinken" leiden und bei denen dieser Zustand durch viele Jahre anhält. Andere bekommen fast aus voller Gesundheit eine Ulceration im Bereiche der Zehen, einen Infekt oder eine Gangrän, welche rapid fortschreiten und radikal chirurgische Maßnahmen erfordern kann.

Die Erkrankung befällt vorwiegend Männer. Das Verhältnis der erkrankten Männer zu den erkrankten Frauen wird von De B a k e y mit 5 : 1 angegeben. Wenn sich ein Diabetes neben der Sklerose findet, dann erkranken Frauen doppelt so häufig wie Männer (De B a k e y).

Es handelt sich um ein chronisches Leiden, das seinen Träger für viele Jahre begleitet. Nur wenn eine diabetische Stoffwechsellage daneben besteht, sind die Krankengeschichten kürzer. Es gibt aber, wie man sich immer wieder überzeugen kann, Fälle, bei denen sich eine Gangrän sehr schnell entwickelt und bei denen nach relativ kurzer Krankheitsdauer schon eine Amputation ausgeführt werden muß. Auch De B a k e y hat diese rapid-progrediente Form der peripheren Sklerose beobachtet.

Was die diabetische Sklerose anlangt, so sei nur kurz darauf hingewiesen, daß sie nicht eine Erkrankung sui generis darstellt. Ein Teil der Sklerotiker wird von vornherein als Diabetiker erkannt. Die Behandlung des Diabetes erfordert bei ihnen besondere Sorgfalt. Theoretisch muß ich sagen, daß gerade bei ihnen alles geschehen müßte, um die Durchblutung der Extremität zu steigern. Es ist bekannt, daß das besondere Gefahrenmoment bei diesen Kranken ein der Sklerose aufgepfropfter Infekt ist, der das Grundleiden nach beiden Richtungen hin (Sklerose und Diabetes) kompliziert. Leider wird bei Fällen schwerer Art wohl noch oft die Amputation in Frage kommen.

Es erscheint hier angezeigt, einige differentialdiagnostische Erwägungen folgen zu lassen. Dabei muß betont werden, daß sich diese insbesondere gegenüber der Endangitis obliterans (W i n i w a r t e r - B u e r g e r schen Krankheit) manchmal nur vom Alter des Patienten leiten lassen. Nachdem die Symptomatologie der Thrombangitis obliterans einerseits, der arteriosklerotischen Gefäßkrankheiten anderseits fast gleichartig ist, die Frühsymptome meist larvierte orthopädische Beschwerden, dann die Claudicatio intermittens darstellen, nachdem auf der anderen Seite der Endausgang beider Krankheiten eine Gangrän ist, die sich nicht unterscheiden läßt, muß nach anderen Möglichkeiten der

Differentialdiagnose Ausschau gehalten werden. Diese sind in manchen Fällen sehr schwer und oft nur mikroskopisch zu stellen.

Bezüglich der Verkalkung im Röntgenbild muß gesagt werden, daß daraus eine Diagnose mit Sicherheit nicht zu stellen ist, da ein negativer Befund eine Sklerose nicht ausschließt und ein positiver ohne jede klinische Manifestationen vorkommen kann.

Die Altersdifferenz verliert auch an Bedeutung durch die Mitteilung von Leger, Mathirot und Tschekoff, die eine „Arteriitis des mittleren Lebensalters“ als Krankheit für sich beschrieben haben, deren Ätiologie unklar ist und die eine Nachkriegserscheinung darstellen soll.

Die zirkulierende Blutmenge ist bei der Sklerose oft normal. Bezüglich der Anzeichen einer Coronarerkrankung differieren auch meine eigenen Erfahrungen von denen Bumms. Es ist richtig, daß bei betagten Patienten die Zeichen einer Coronarerkrankung häufiger festzustellen sind, doch habe gerade ich bei der Winiwarter-Buergerschen Krankheit in einem großen Prozentsatz der Fälle Stenocardien gesehen, die von mir auf ein Befallensein der Coronararterien von der Grundkrankheit zu erklären wären. Hingegen stimme ich zu, daß die Phlebitis migrans eine außerordentlich häufige Vorerkrankung der Winiwarter-Buergerschen Krankheit darstellt, wo hingegen ich sie bei der peripheren Sklerose nie gesehen habe.

Die Testverfahren verschiedenster Art (Thermometrie, Oszillometrie, Plethysmographie) lassen eine Differentialdiagnose zwischen den beiden Krankheiten nicht zu. Auch die kürzlich von Singer angegebene diagnostische Methode zur Feststellung peripherer arterieller Durchblutungsstörungen (s. S. 203), bei welcher vor und nach einer Leistungsprobe oszillometrische und hautthermometrische Messungen durchgeführt werden, zeigen allgemein eine periphere arterielle Durchblutungsstörung an, dienen aber kaum zur Differentialdiagnose.

Alle obengenannten Testverfahren sprechen ganz allgemein für oder gegen eine stenosierende periphere Gefäßerkrankung. Die Arteriographie kann hingegen schon von Fall zu Fall Bilder liefern, die eine Differentialdiagnose zulassen. Das sklerotische Gefäßrohr ist im allgemeinen erweitert, brüchig und unregelmäßig. Das thrombangitische Gefäßrohr ist von vornherein zart, dünn und unterkalibrig. Vergessen wir nicht, daß zwischen der Thrombangitis obliterans und der peripheren Sklerose außerdem auch noch eine ganze Reihe anderer, bisher noch nicht erforschter Gefäßerkrankungen sui generis liegen mögen, so müssen wir einsehen, daß diese Tatsache die Unterscheidung der beiden Erkrankungen erschwert.

Auch das mikroskopische Bild des Querschnitts der sklerotischen Arterie bei der peripheren Sklerose, bzw. das mikroskopische Bild des thrombosierten Gefäßes bei der Winiwarter-Buergerschen Krankheit ist ein unsicherer Faktor diagnostischer Art. Es ist nur schwer, bei den von uns durchgeführten Operationen bzw. bei der Indikation zur Sympathektomie derartige Bilder zu gewinnen. Anderseits muß gesagt werden, daß in den Endstadien der peripheren Sklerose und im Endstadium der Winiwarter-Buergerschen Krankheit solche Kriterien auch im mikroskopischen Bild nicht mehr zu erheben sind. Auf diesen Punkt wird noch im Kapitel über die Winiwarter-Buergersche Krankheit näher eingegangen werden.

Im großen und ganzen also wird sich nach rein praktischen Kriterien gerade in den Altersstufen, wo Zweifel auftreten (40 bis 50 Jahren), die Differentialdiagnose auf die Anamnese und das Lebensalter auch weiterhin mit allen ihren Möglichkeiten der Unsicherheit beziehen müssen.

Wenn wir an die Therapie der Arteriosklerose der peripheren Gefäße durch Beeinflussung über den Sympathicus herangehen, dann soll es sich dabei niemals um die erste therapeutische Maßnahme handeln. Zunächst muß sich die usuelle medikamentöse und physikotherapeutische Behandlung als wirkungslos herausgestellt haben (I r v i n g, W r i g h t, M c K i t t r i c k, De T a k a t s, 1938).

Es erscheint daher angezeigt, einige Bemerkungen über die interne Therapie der peripheren Sklerose der Behandlung über den Sympathicus vorauszuschicken. Hiebei habe ich besonders die intraarterielle Injektion von gefäßerweiternden Drogen im Auge.

Besonders S i n g e r hat das Verdienst, die intraarterielle Injektion in die Therapie der peripheren Gefäßerkrankungen, namentlich der peripheren Sklerose eingeführt zu haben. Er selbst hat an vielen Hunderten von Fällen mit Erfolg diese Technik angewandt und darüber zahlreich berichtet. Die Voraussetzungen für dieses Verfahren sind, daß die Aa. femorales tastbar sind, was aber bei schweren Erkrankungen nicht der Fall ist. In diesen Fällen ist die Methode natürlich nicht anwendbar.

A r t h o l d hat über diese Behandlungsmethode ebenfalls viel publiziert. Ebenso hat S t e i n d l mit dem Verfahren gearbeitet.

Es ist interessant, daß die intraarterielle Injektion verschiedener Medikamente, wie sie später noch erwähnt werden sollen, nicht nur als Therapeuticum wirksam ist und manchmal andere Methoden ersparen kann, sondern daß dieses Verfahren auch als Nachbehandlungsmethode nach Sympathektomien, welche allein keinen vollen Erfolg gebracht haben, wirksam ist (M a n d l, S i n g e r, A r t h o l d, F u c h s i g).

Die zu diesem Verfahren angewendeten Mittel sind: Acetylcholin, Carbaminoylcholinchlorid (CCC), Priscol, Hydergin. Die Injektion hoher Dosen von Acetylcholin ist oft sehr schmerzhaft, weshalb diese recht niedrig gewählt werden soll, oder aber nach einem Vorschlag von S t e i n d l mit Novocain kombiniert werden soll.

Wir selbst haben an unserer Station in den Jahren 1947 bis 1951 66 Fälle mit peripherer Sklerose einer konservativen Behandlung unterzogen. Diese Fälle wurden von Dr. G o t t l o b zusammengestellt und in Evidenz gehalten.

Eine Sammelstatistik veranschaulicht die Ergebnisse mit den verschiedensten Methoden (einschließlich der Sympathicusblockade):

Tabelle 35. *Ergebnisse der konservativen Behandlung bei der peripheren Sklerose (1947 bis 1951)*

Gruppe	sehr gut	gut	unverändert	verschlechtert	total
I	3	6	—	—	9
II	4	6	—	5	15
III	8	7	2	2	19
IV	1	4	7	11	23
Zusammen	16	23	9	18	66

Die Gruppeneinteilung ist die auf unserer Station übliche und wird auf S. 239 näher erörtert werden. Die Klassifikation des Erfolges entspricht der, wie wir sie für die Beurteilung der Ergebnisse nach der Sympathektomie verwenden (s. S. 242).

Bei 24 Patienten haben wir die intraarterielle Therapie (S i n g e r) mit Acetylcholin angewendet. Die Ergebnisse waren:

Tabelle 36. *Ergebnisse der intraarteriellen Acetylcholininjektion*

Gruppe	sehr gut	gut	unverändert	total
I	2	2	—	4
II	2	3	—	5
III	2	5	2	9
IV	—	2	4	6
Zusammen	6	12	6	24

Bei 26 Patienten haben wir Priscol angewendet. Dieses wurde bei neun Kranken intraarteriell appliziert, bei den restlichen 17 Kranken haben wir es per os gegeben oder intramuskulär injiziert. Die Ergebnisse bei dieser Gruppe waren:

Tabelle 37. *Ergebnisse der Priscolbehandlung*

Intraarteriell				Ergebnis	Per os oder intramuskulär				total
Gruppe					Gruppe				
I	II	III	IV		I	II	III	IV	
—	—	—	—	sehr gut	—	—	—	1	1
3	1	—	3	gut	1	4	1	1	14
—	—	1	1	ungebessert	3	2	1	3	11
									26

Bei den restlichen Kranken der konservativen Reihe haben wir die verschiedenartigsten therapeutischen Möglichkeiten angewendet.

Bei drei Kranken haben wir die intraarterielle Peroxydtherapie mit zwei Besserungen versucht.

Hydergin wurde viermal intraarteriell mit drei guten Resultaten und dreimal peroral gegeben (wobei bei letzterer Applikation nur ein Patient eine Besserung zeigte).

In vier Fällen wurde Novocain als Dauertropfinfusion gegeben. Dabei zeigte sich zweimal keine Wirkung und zweimal besserten sich die Schmerzen.

In zehn Fällen verwendeten wir Histidin plus Vitamin C, eine Therapie, die dreimal wirksam und siebenmal wirkungslos blieb.

Curarepräparate gaben wir intraarteriell bei fünf Fällen (zweimal guter, dreimal kein Erfolg), intramuskulär oder intravenös bei fünf Fällen (viermal guter, einmal kein Erfolg).

Wenn wir uns nun der Beeinflussung der peripheren Sklerose mit Eingriffen über den Sympathicus zuwenden, so haben wir uns darüber klar zu sein, daß der Erfolg dieser Eingriffe am Sympathicus bei diesen Leiden mit der Frage steht und fällt: Inwieweit ist der krankhafte Prozeß ein das Gefäßrohr mechanisch obstruierender und wie weit sind am Krankheitsprozeß Spasmen, welche die Erkrankung zur Auslösung gebracht haben können, mitbedingt? Kann also die Blutzufuhr durch nervöse Einflüsse noch vermehrt werden, oder ist dies nicht mehr möglich? Kann das Kapillarbett erweitert werden?

Die spastische Komponente des Leidens ist durch die usuellen Testverfahren zu erbringen: Hiebei wird bei alten Leuten, bei denen ohnehin oft der Gesamtorganismus gestört und besonders das Herz miterkrankt ist, von einem Fiebertest nach B r o w n weniger Gebrauch zu machen sein, als von den ungefährlicheren Testversuchen durch Injektion von Novocain in den peripheren Nerven oder durch die Sympathicusblockade, um nachzuweisen, ob die Temperatur der erkrankten Extremität nach diesem Verfahren ansteigt. Wenn das der Fall ist, besteht theoretisch die Möglichkeit, die Extremität durch einen Eingriff am Sympathicus besser zu durchbluten, dadurch die Schmerzen zu beheben, Ulcera zur Abheilung zu bringen und eine eventuelle Gangrän zu vermeiden.

Im allgemeinen fallen diese Testversuche allerdings nicht sehr häufig zufriedenstellend aus. Man steht somit vor der Alternative, auch ohne Berücksichtigung dieser Proben nach Erschöpfung aller anderen Mittel einen Versuch mit einem Eingriff am Sympathicus durchzuführen (Trimble, Cheney, Moses). Dieser Eingriff wird natürlich zunächst immer die Sympathicusblockade mit Novocain oder Phenol sein, zumal man bei älteren Menschen mit der Indikation zu einer Sympathektomie zurückhaltend sein wird. So ist also die Sympathicusblockade in manchen Fällen als recht zweckmäßiger therapeutischer Vorgang anzusehen.

Behandlung mittels Sympathicusblockade

Soweit ich die Literatur überblicke, hat als erster Flothow 1931 über zwölf Fälle von arteriosklerotischen Zuständen berichtet, bei welchen er die Sympathicusblockade mit Alkohol angewendet hat und bei denen nach einem vorher durchgeführten Novocaintest der unmittelbare Erfolg gut war. Von diesen zwölf Fällen kam es bei zehn Fällen zu vollkommener Schmerzlosigkeit. Bei einem Fall kam es zur Gangrän, doch war nach Flothow eine viel bessere Stumpfversorgung möglich. Ein Fall wird als Mißerfolg bezeichnet.

Reichert berichtet dann 1933 über die Sympathicusblockade mit Alkohol bei intermittierendem Hinken. Das Verfahren wurde auch dann durchgeführt, wenn der Temperaturtest der Extremität nach Spinalanästhesie und Proteinkörperapplikation negativ war. Durch das Verfahren, welchem immer eine Sympathicusblockade mit Novocain vorausging, bevor mit Alkohol injiziert wurde, wurden 25% der Fälle wesentlich gebessert.

Die Stellungnahme anderer Autoren zur Methode wechselt. Leriche wendet die Sympathicusblockade bei der arteriosklerotischen peripheren Gefäßerkrankung nur als Test für eine geplante Sympathicusoperation an.

De Takats war zunächst 1938 von dem Verfahren weniger eingenommen und meint, daß das intermittierende Hinken nicht durch die Sympathicusblockade mit Alkohol beeinflußt werden kann. Hingegen werden bei älteren Leuten mit Winiwarter-Buergerscher Krankheit und bei jüngeren Kranken mit Atherosklerose durch diese Behandlung die Schmerzen, welche auch in Ruhe auftreten, beseitigt.

Freeman und Montgomery (1942) haben den Unterschied demonstriert, welchen zwölf Patienten mit der Sympathicusblockade mit Procain vor und nach der Blockade zeigten. Von diesen Patienten wurden sechs, welche eine temporäre Besserung nach der Sympathicusinjektion gezeigt hatten, einer lumbalen Sympathektomie unterzogen. Hiebei wurde auf die Einbeziehung des ersten Lumbalganglions Wert gelegt, weil die Entfernung desselben zur Sicherheit des Eintretens der Vasodilatation oberhalb des Knies notwendig ist. Unmittelbare und dauernde Besserungen wurden mit dem Verfahren in zwei von den restlichen sechs Fällen erzielt.

Saland und Klein (1944) haben in 16 Fällen (hievon 13 „Arteriosclerosis obliterans") die Sympathicusblockade mit Novocain und Alkohol ausgeführt. In 14 Fällen kam es zu einem therapeutischen Erfolg, bei dem besonders die Relation zwischen injizierter Alkoholmenge und der Dauer der besseren Durchblutung untersucht wurden, welche angeblich in einer Wechselbeziehung stehen. In zehn Fällen wurde die Wirkung des Verfahrens 12 bis 14 Monate beobachtet und gefunden, daß fünf Fälle gebessert, drei Fälle gleichbleibend und zwei Fälle nach der Sympathicusblockade schlechter wurden.

Wertheimer und Gauthier berichten 1946 über ihre Erfahrungen nach einer zehnjährigen Beobachtungszeit an 206 Fällen von „obliterativer arterieller Erkrankung", wobei leider zwischen Sklerose und Thrombangitis obliterans nicht genau unterschieden wird. In 26 Fällen wurden wiederholte Sympathicusblockaden ausgeführt, 15 von diesen blieben geheilt, vier der Kranken starben und drei wurden amputiert. Die anderen wurden nicht nachuntersucht.

F u c h s i g hat mit der Sympathicusblockade mit Alkohol 27 Fälle behandelt. Von diesen wurden 19 (70%) günstig und acht (30%) nicht beeinflußt.

H a x t o n hat bei 86 Fällen von peripherer Sklerose eine Sympathicusblockade mit 6%iger Phenollösung durchgeführt. Die Hälfte der Fälle wurde dauernd gebessert und eine deutliche Erleichterung ihres Zustandes erfuhren fast alle übrigen Kranken. Die Phenolblockade hat die Zirkulation im Fuß deutlich gebessert und in schweren Fällen von Gangrän wurde eine rasche Demarkierung der Zehen von dem übrigen gesunden Gewebe erzielt. H a x t o n betont, wie die Patienten für diese Art der Behandlung dankbar waren. Besondere Bedeutung spricht der Autor diesem Verfahren bei alten Leuten zu, bei welchen eine Sympathektomie zu gefährlich wäre.

Von 1939 bis 1945 haben wir 18 Fälle mit der Sympathicusblockade mit Novocain bzw. mit Novocain plus Alkohol behandelt. Zwei dieser Fälle sind nach erfolgreicher Behandlung ihrer Grundkrankheit erlegen. Bei dem einen steigerte sich deutlich nach der Sympathicusblockade mit Procain die Gehdistanz. Er wurde schmerzfrei und die Verfärbung der Zehen besserte sich deutlich. Die Pulse wurden durch die Behandlung nicht fühlbar. Drei Monate nach Abschluß der Behandlung starb er plötzlich (Hirnembolie). Der zweite Patient verlor nach der Sympathicusblockade mit Procain (fünfmal ausgeführt) alle seine Beschwerden und fühlte sich, was die Beine anbelangt, vollkommen wohl. Eines Tages (etwa vier Monate nach Abschluß der Behandlung) erkrankte er an einer Thrombose der Mesenterialgefäße (?). Ich sah ihn in einem anderen Spital in einem so schlechten Zustand, daß ich an eine explorative Laparotomie nicht mehr denken konnte und der Patient starb an einem „akuten Abdomen"; die Diagnose konnte nicht mehr gesichert werden.

Rechne ich diese zwei Fälle als Erfolge der Behandlung der peripheren Sklerose durch die Sympathicusblockade hinzu, dann muß ich feststellen, daß sich diese in einer Serie von 14 Fällen deutlicher Erfolge bzw. deutlicher Besserungen der früheren Zustände befinden. Nur in vier Fällen von diesen 18 Fällen konnte ich einen Erfolg durch die Sympathicusblockade mit Procain bzw. Procain plus Alkohol nicht erzielen. Von diesen letzteren Fällen wurden zwei später amputiert. Die restlichen zwei Fälle stehen mir zur Beurteilung nicht zur Verfügung. Das Ergebnis aber von zehn Erfolgen unter 18 Fällen ist eindeutig.

In den meisten Fällen wurden Testversuche unternommen, die verschiedener Art waren und in der Mehrzahl der Fälle negativ verliefen. Wir können also, so wie es z. B. in letzter Zeit auch J. C. W h i t e , T r i m b l e , C h e n e y und M o s e s geäußert haben, auf die Teste bei diesem Leiden prognostisch keine große Bedeutung setzen.

Aus dem Material aus den Jahren 1947 bis 1951 wurde die Sympathicusblockade bei 38 Patienten ausgeführt (G o t t l o b). Tab. 38 gibt die Ergebnisse bei dieser Therapie wieder:

Tabelle 38. *Sympathicusblockade bei peripherer Sklerose (1947 bis 1951)*

Gruppe	sehr gut	gut	ungebessert	zusammen
I	2	4	—	6
II	2	7	3	12
III	4	6	—	10
IV	—	4	6	10
Zusammen	8	21	9	38

Die Gruppeneinteilung und die Klassifizierung des Ergebnisses entspricht dem bei den Sympathektomieergebnissen zu besprechenden.

Zusammenfassend möchte ich sagen: Falls bei einer Sklerose der peripheren Gefäße die Frühsymptome durch medikamentöse und physikalische Therapie nicht bald zum Schwinden gebracht werden können, kommt als Therapie gegen Schmerz, Ischämie und auch gegen das intermittierende Hinken die Sympathicusblockade mit Novocain oder Phenol in Frage und erzielt oft gute Resultate. Ist sie nur von ganz beschränkter Wirkung, dann kann — falls keine Kontraindikation besteht — eine Sympathicusoperation von Erfolg sein, welche in der Folge besprochen werden sollen.

Indikation zur Sympathektomie

Es steht fest, daß nicht jeder Kranke mit peripherer Sklerose, welcher in unsere chirurgischen Stationen eingeliefert wird, einer Sympathektomie unterzogen werden kann und soll. Die folgenden Zeilen sollen Richtlinien für die Indikation zum Eingriff darstellen. Zunächst sollte die Ausdehnung der sklerotischen Erkrankung in den wichtigsten Organen des Körpers nach Möglichkeit festgestellt werden. Hiezu gehört auch die Untersuchung des Herzens durch das Elektrocardiogramm, die Untersuchung des Augenhintergrundes und ein Nierenfunktionstest. Wenn diese drei Untersuchungen sehr schlecht ausfallen, dann muß angenommen werden, daß die allgemeine Erkrankung so weit vorgeschritten ist, daß dem Patienten durch eine lokale Besserung seines Zustandes am Fuß nicht viel geholfen ist. Wenn ein Sklerotiker *knapp* nach einem Myocardinfarkt oder einer Apoplexie steht, soll ebenfalls der operative Eingriff nicht vorgenommen werden.

Auf der anderen Seite sind wir uns über die Altersgrenze, bis zu der eine Operation durchgeführt werden kann, noch nicht im klaren. Während diese beispielsweise B o y d mit 60 Jahren festsetzt, haben eine ganze Reihe von Autoren und auch ich selbst bei viel betagteren Patienten mit der Sympathektomie noch Erfolge erzielen können. Auch für De B a k e y und seine Mitarbeiter ist das Alter keine Kontraindikation zur Sympathektomie. In ihrem Material waren 60% der Kranken 60 Jahre und mehr. 15% waren über 70 Jahre.

Diabetes ist keine Kontraindikation. Nachdem auch ich meine, daß es eine diabetische Arteriitis als solche nicht gibt, sondern daß der Diabetes nur eine der Sklerose aufgepfropfte Begleiterkrankung darstellt, die sich erst beim Auftreten einer Gangrän besonders ungünstig auswirkt, kann man natürlich Kranke mit peripherer Sklerose und Diabetes genau mit den gleichen Erfolgen operieren, wie solche ohne Diabetes, falls man auf die Diabetestherapie besonders achtet.

Ein rein lokaler Zustand, der aber für manche Kranke mit peripherer Sklerose charakteristisch ist, gibt rein erfahrungsgemäß bei anderen Autoren und auch bei mir selbst eine gewisse Kontraindikation für die Sympathektomie ab, weil sich nach dem Überblick über die Operationsergebnisse deutlich zeigt, daß diese verschlechtert werden: Dieses Zeichen ist eine starke *Atrophie der Muskulatur*, besonders im Bereiche der Zehen, des Fußes und zum Teil auch im Bereiche des Unterschenkels. Es ist eine Erfahrungstatsache, daß die Sympathektomie an „skelettierten Extremitäten" zu ungünstigen Resultaten führt, daß sie die Entstehung von Ulcera und Gangrän fördert, und daß diese Kranken meist einer Amputation dann später unterzogen werden müssen.

Als Kontraindikation zur Sympathektomie gibt jüngst mein Assistent Dr. G o t t l o b den „arteriosklerotischen Marasmus" an. Weiters fanden wir innerhalb unserer aortographischen Studien, daß eine ausgedehnte Thrombose der Beckenarterien keinen Erfolg für die Sympathektomie erhoffen läßt (G o t t l o b) (s. sp.).

An meiner Station steht die Gruppeneinteilung der Kranken etwas modifiziert nach De T a k a t s in Anwendung:

Gruppe   I: Intermittierendes Hinken, Fehlen von Pulsen, kalte Extremitäten.

Gruppe II: Dauerschmerz.

Gruppe III: Exulceration, Atrophie.

Gruppe IV: Gangrän.

Ergebnisse der Sympathektomie bei der peripheren Sklerose

Die Sympathektomie bzw. Ganglienektomie wird nun schon fast seit 15 Jahren bei denjenigen peripheren stenosierenden Gefäßerkrankungen ausgeführt, bei welchen man glaubt, daß ein vasospastischer Faktor vorliegt, der durch den Sympathicuseingriff zu beheben ist oder aber wo man glaubt, daß durch eine erhöhte Blutzirkulation ein nicht benütztes Gefäßgebiet mit neuen Kräften zur Funktion angeregt werden kann (periphere Sklerose, Arteriitis sclerosans, Arteriitis arteriosclerotica, Arteriosclerosis obliterans).

Man nahm durch lange Zeit an, daß ein Sympathicuseingriff die erwähnten Voraussetzungen nicht mehr erfüllen kann. Und so ging man an die Sympathektomie bei eindeutig sklerotischen Gefäßen nicht heran. Wenn auch die Annahme begründet ist, daß die Arteriosklerose eine Konsequenz des Alterns ist und somit einen irreversiblen Prozeß darstellt, so zeigen die neuesten Erfahrungen mit der Sympathektomie und den rekanalisierenden Eingriffen bei der Gefäßsklerose, daß die Blutzufuhr auch zu sklerotischen Gefäßen zu bessern ist.

Im folgenden soll nun angegeben werden, was bisher von den einzelnen Autoren mit der Sympathektomie bei der peripheren Sklerose erreicht wurde.

Als erster dürfte wohl H a r r i s 1935 den Eingriff durchgeführt haben. Er hat zwölf Kranke mit peripherer Sklerose operiert und bei fünf Kranken eine dauernde Besserung festgestellt. Die Hauttemperaturerhöhung betrug bei den fünf Kranken im Durchschnitt 6,2° C. Einer der Kranken hatte einen guten unmittelbaren Erfolg nach der Sympathektomie, wurde aber rückfällig und mußte amputiert werden. Bei sechs Kranken, welche auf die Operation nicht gut reagierten, betrug die postoperative Erhöhung der Hauttemperatur 0 bis 3° C. H a r r i s legte Wert auf den präoperativen Test durch Lumbalanästhesie oder Peroneusnervblockade, welche eine deutliche Erhöhung der Hauttemperatur zeigen müssen. Bei den erfolgreich operierten Patienten heilten offene Wunden und kleine Stellen von Hautgangrän wurden zur Ausheilung gebracht.

Als nächste gaben L e r i c h e und F o n t a i n e 1939 einen Bericht zur „Behandlung der chronischen Arteriitis obliterans". Die beiden Autoren berichten in dieser Mitteilung über die Endangitis obliterans (W i n i w a r t e r - B u e r g e r sche Krankheit) und über die Arteriitis arteriosclerotica. 56 Fälle von Arteriitis arteriosclerotica, die mindestens drei Jahre lang nach der Operation nachuntersucht wurden, ergaben nach der Sympathektomie in 73% der Fälle gute Resultate. Als Erfolg werden solche Kranke bezeichnet, die nach der Operation keinen Schmerz hatten, deren Füße warm geworden waren und die bis zu einem gewissen Grad ihre vorherige Arbeit wieder verrichten konnten. Die Autoren bemerken weiter, daß eine mehr oder minder ausgeprägte Claudicatio intermittens auch in den besten Fällen bestehen bleibt. Einige der Fälle wurden bis zu zehn bis zwölf Jahre nach der Operation beobachtet. In etwa 20% der Fälle mißlang die Operation, der Allgemeinzustand wurde schlechter und schließlich wurde die Amputation notwendig. Zusammenfassend sprechen die Autoren über 50% gute und dauernde Resultate.

Im Jahre 1942 berichtet A t l a s über zwölf Kranke mit peripherer Arteriosklerose, welche über ein Jahr nach der Sympathektomie nachuntersucht wurden. Acht weitere

Patienten, die weniger als zwei Jahre nach der Operation beobachtet wurden, sind nicht in den Bericht einbezogen. Eine vor der Operation bestehende Claudicatio intermittens bei neun Kranken verschwand nach der Operation bei sieben Kranken. A t l a s spricht sich mit absoluter Überzeugung über den Wert der Sympathektomie bei der peripheren Sklerose bei ausgewählten Fällen aus. Er wünscht nur solche Fälle zu operieren, deren kollaterales Gefäßbett einer Mehrleistung fähig ist. Später berichtet er dann über paradoxe Erscheinungen nach der Sympathektomie, auf die wir noch gesondert zu sprechen kommen werden.

1942 beschrieben F r e e m a n und M o n t g o m e r y zunächst ihre Fälle von Sympathicusblockade mit Novocain. Sechs dieser Kranken wurden später sympathektomiert. Es wird angegeben, daß einer von ihnen sicher eine Arteriosklerose hatte. Dieser Kranke konnte vor den Sympathicusinjektionen nur um einen Häuserblock gehen, nach der Sympathicusblockade zweieinhalb, und nach der Sympathektomie 15 Blocks. In einer neueren Mitteilung (1947) sprechen sich F r e e m a n und Mitarbeiter gegen die wahllose Sympathektomie bei fortgeschrittenen Gefäßkrankheiten aus.

1946 erschien eine bedeutsame und sehr exakte Mitteilung von De T a k a t s über diesen Gegenstand, welche ich auszugsweise mitteilen will.

Nach Mitteilung eines Falles von erfolgreicher Sympathektomie, der durch vier Jahre beobachtet werden konnte, kommt der Autor auf die Auswahl der Fälle zu sprechen. Er gibt zunächst zu bedenken, daß bei ausgedehnter Sklerose und sklerotischem Herzleiden eine Erhöhung der Gehdistanz dem Herzen eine unerwartete Bürde bedeuten kann, welche zu vermeiden wäre. Er besteht weiter in diesen Fällen auf dem Testversuch mit der Sympathicusblockade, welcher gerade bei dieser Krankheit von Bedeutung ist. Nicht nur Erwärmung der Extremität und bessere „Gehdistanz" müssen ihm folgen, sondern auch eine objektiv nachweisbare Steigerung der Hauttemperatur. Falls diese ausbleibt oder gar paradoxe Werte (Absinken nach der Sympathicusblockade) anzeigt, ist die Operation unbedingt zu vermeiden. Hohe und ausgedehnte Sklerosierung der großen peripheren Gefäße reagieren auf die Sympathicusblockade gar nicht oder nur sehr schlecht. In solchen Fällen ist die Operation zu vermeiden. Der Autor stellt weiter fest, daß die bei der peripheren Sklerose auftretende ischämische Neuritis (zu kausalgieähnlichen Zuständen führend) eine Indikation für den Versuch mit der Sympathicusblockade bzw. Sympathicusoperation darstellt. De T a k a t s spricht sich aber gegen die Sympathicusblockade mit Alkohol aus und zieht Novocain vor. So berichtet De T a k a t s zunächst über 25 operierte Fälle, welche genau studiert wurden und bei denen — in drei Gruppen eingeteilt — Erfolge erzielt wurden, falls die Sympathicusblockade mit Novocain als Test positiv ausgefallen war.

Die Vorteile der Operation sind nach De T a k a t s: Die Behebung der Schmerzen, Erhöhung der Gehdistanz, Verschwinden neuralgischer causalgischer Erscheinungen und in Fällen, wo doch amputiert werden mußte, war die Amputation an einer tieferen Stelle möglich.

Von I v e s wird 1943 über günstige Ergebnisse von lumbaler Procainblockade und Sympathektomie bei der Arteriosclerosis obliterans berichtet. Bei sechs von sieben Kranken war die Sympathektomie erfolgreich. Das Durchschnittsalter betrug 60 Jahre. Bei keinem Kranken war die A. poplitea, A. tibialis posterior und dorsalis pedis zu tasten.

T r i m b l e, C h e n e y und M o s e s berichten 1944 über 24 Patienten, welche wegen Arteriosklerose einer lumbalen Sympathektomie unterzogen wurden. Die Autoren weisen darauf hin, daß die Differentialdiagnose gegenüber der B u e r g e r schen Krankheit nicht immer leicht ist. Die Operation brachte die Schmerzen zum Verschwinden, Geschwüre zur Abheilung und die Autoren meinen, daß nach bereits einseitig ausgeführter Amputation der zweite Fuß durch die Sympathektomie noch zu retten ist. Die Autoren geben als erste an, daß die usuellen präoperativen Teste bezüglich der Hauttemperatur mit der Prognose der Operation nicht in innigem Zusammenhang stehen. Sie glauben weiters, daß selbst die weit vorgeschrittenen Arteriosklerosen noch einer Operation unterzogen werden sollen.

In einer zweiten Mitteilung, die 1947 erschien, betonen De T a k a t s und E v o y wiederum die Bedeutung der lumbalen Sympathektomie bei ausgesuchten Fällen von peripherer Sklerose. 57 Fälle wurden in seine vier Gruppen eingeteilt und ergaben besonders bei den Frühfällen gute Ergebnisse.

L e e d s und G a r d n e r besprechen 1947 ihre Ergebnisse bei der peripheren Sklerose und stellen fest, daß, wenn auch die präoperativen diagnostischen Teste bezüglich des Steigens der Hauttemperatur nicht günstig ausfallen, die Sympathektomie doch eine dauernde und progressive Besserung des Leidens bringen kann. Diese Autoren kommen später noch auf die paradoxen Ergebnisse bei der Sympathektomie zurück.

1946 gibt S m i t h y an, daß er in zehn Fällen von Arteriosklerose außerordentlich gute Ergebnisse mit der lumbalen Sympathektomie erzielt hat. Von 13 wurden elf Fälle trotz drohender Gangrän, großer Ulceration und Claudicatio intermittens vollkommen wiederhergestellt. Die Beobachtungszeit beträgt zwölf Monate. Innerhalb dieser Zeit kam es zu einem Rückfall.

W e r t h e i m e r und G a u t h i e r haben bis 1946 in 83 Fällen die Sympathektomie bei diesem Leiden ausgeführt. Die Mortalität betrug 7,2%. 16 Kranke mußten später amputiert werden. In 42 Fällen wurde das Leiden zum Stillstand gebracht und eine Besserung erzielt.

1949 berichten C o l l e r, C a m p b e l l, H a r r i s und B e r r y über ihre Erfahrungen bei 63 Kranken, bei welchen wegen weit vorgeschrittener obliterativer Arteriosklerose die lumbale Sympathektomie vorgenommen wurde. Einige Fälle zeigen eine weit vorgeschrittene cerebrale oder renale Arteriosklerose, manche waren cardial dekompensiert, manche Fälle hatten eine paradoxe Reaktion auf die paravertebrale Blockade, d. h. die Symptome wurden durch diese verschlechtert, und die Zirkulation ebenfalls vermindert. Als schlechte Kandidaten für die Operation wurden solche Patienten erwähnt, bei denen sich bereits eine Atrophie der Muskulatur zeigte und solche, deren Beine skelettiert waren. Der jüngste von den Autoren operierte Fall war 32 Jahre alt. Daß es sich bei ihm um eine Arteriosklerose handelte, wurde durch eine mikroskopische Untersuchung des Gefäßes festgestellt. Der älteste war 70 Jahre alt. An diesen 63 Kranken wurden 73 Sympathektomien ausgeführt. 21 Patienten (33,3%) hatten einen Diabetes mellitus. Die Operation war in 13 Fällen ohne Erfolg und es mußte später amputiert werden.

B l e a n und C a m p b e l l geben 1949 an, daß acht Operationen bei sechs Kranken mit peripherer Sklerose durchgeführt wurden. Ein Patient ist gestorben (Herztod). Dauerergebnisse liegen noch nicht vor.

B o y d, R a t c l i f f, J e p s o n und J a m e s berichten 1949, daß der röntgenologische Nachweis von Kalk innerhalb der Gefäße keine Kontraindikation zur Sympathektomie darstellt. Manche der besten Ergebnisse der Sympathektomie bei seniler Arteriitis wurden gerade bei solchen Patienten erzielt. Im allgemeinen schlagen die Autoren vor, daß die lumbale Sympathektomie bei allen Kranken unterhalb des Alters von 60 Jahren durchgeführt werden soll, falls der Allgemeinzustand keine Kontraindikation abgibt. Aber auch im höheren Alter kann die Sympathektomie mit Erfolg durchgeführt werden. Die Ergebnisse der Sympathektomie bei 63 Fällen waren gut in 37 Fällen, gebessert in 15 Fällen, während elf Fälle ungebessert blieben.

De B a k e y und seine Mitarbeiter berichten 1950 über 146 lückenlose Fälle von peripherer Sklerose der unteren Extremität, die einer Sympathektomie unterzogen wurden. Bei diesen 146 Fällen wurden 201 Operationen ausgeführt. Bei 55 Fällen wurde bilateral operiert. Alle Patienten waren vorher schon durch Zeit intern behandelt worden. Das Lebensalter der Kranken war hoch. 90% der Fälle befanden sich im sechsten bis achten Lebensjahrzehnt. Eine Trennung der Fälle in diabetische und nichtdiabetische wurde genau durchgeführt. Die Nachuntersuchungszeit beträgt in 75% mehr als ein Jahr, und in 68% zwei bis drei Jahre oder mehr. Die kürzeste Nachuntersuchungszeit beträgt sechs Monate.

Die Autoren klassifizieren die Ergebnisse nach folgenden Gesichtspunkten: „gebessert" — „nicht gebessert" — „Amputation" (nur größere oberhalb des Sprunggelenkes). Tab. 39 gibt die Ergebnisse der Sympathektomie wieder:

Tabelle 39. *Ergebnisse der Sympathektomie bei peripherer Sklerose (De Bakey)*

Gruppe nach De Bakey	Gangrän	nicht diabetisch				diabetisch			
		Anzahl	gebessert	nicht gebessert	Amputation	Anzahl	gebessert	nicht gebessert	Amputiert
I	keine	63	53 (84,1%)	8 (12,7%)	2 (3,2%)	27	24 (88,9%)	2 (7,4%)	1 (3,7%)
II	drohende	19	15 (78,9%)	—	4 (21,1%)	9	7 (77,8%)	1 (11,1%)	1 (11,1%)
III	manifeste	42	10 (23,8%)	4 (9,5%)	28 (66,7%)	41	19 (46,3%)	5 (12,2%)	17 (41,5%)
	zusammen	124	78 (62,9%)	12 (9,7%)	34 (27,4%)	77	50 (64,9%)	8 (10,4%)	19 (24,7%)

Man sieht aus der Tabelle, daß die besten Ergebnisse in Gruppe I erzielt wurden. Bei Gruppe II wurden drei Viertel der Fälle mit guten Ergebnissen entlassen. Von Interesse ist, daß bei Gruppe III in einem Viertel der Fälle ohne Diabetes und in der Hälfte der Fälle mit Diabetes eine lebensfähige Extremität erzielt werden konnte. Die Autoren betonen aber zu ihrem Material, daß die Resultate wesentlich besser sein könnten, wenn das Material besser ausgesucht worden wäre.

1951 wurde die erste größere Serie von Sympathektomien bei Thrombangitis obliterans und peripherer Sklerose in Deutschland von H e r g e t veröffentlicht. 65 Kranke, hievon zwölf in höheren Krankheitsstadien, wurden an der Kieler Klinik operiert. Das vorläufige Ergebnis gibt Aufschluß über Durchblutung, Schmerzen und allfällige Amputationen. Von den 65 Fällen haben auf die Durchblutung 43 gut, zehn mit Besserung und zwölf nicht reagiert. Die Schmerzen wurden in 29 Fällen beseitigt und in 18 Fällen gebessert und bei 18 Fällen blieben sie unbeeinflußt. Kleine Amputationen mußten einmal und große Amputationen nach der Sympathektomie 13mal durchgeführt werden.

Die Nachuntersuchungen erstrecken sich über einen Zeitraum von ein bis zwölf Jahren. 47 Kranke konnten nachuntersucht werden. Hievon waren 29 hinsichtlich der Durchblutung als gut befunden worden, elf gebessert und sieben ungebessert. Hinsichtlich der Schmerzen fanden sich 15 schmerzfrei, 18 gebessert und 14 nicht gebessert.

Allgemein spricht H e r g e t dann von 55,5% Erfolgen, von 13,1% Teilerfolgen und 31% Mißerfolgen als Frühergebnis, während das Spätergebnis bei der peripheren Sklerose folgendermaßen liegt: Erfolg: 37,3%, Teilerfolg: 18,6% und kein Erfolg: 44,1%. (Bei letzteren Zahlen werden die Ergebnisse bei der Thrombangitis obliterans mit hinzugezählt.)

Eigenes Krankengut. Im folgenden will ich nun die Ergebnisse meines eigenen Krankengutes an peripherer Sklerose wiedergeben, die ich der Zusammenstellung meines Assistenten Dr. G o t t l o b entnehme:

Es wurden 1947 bis 1951 131 Fälle von peripherer Sklerose beobachtet. Es handelte sich um 120 Männer und elf Frauen. Somit ist in unserem Material die Frequenz der weiblichen Kranken mit peripherer Sklerose 8,4%. Unter den 131 Fällen fanden sich neun Diabetiker.

Tab. 40 gibt das Alter der Kranken in Dezennien und die Art der Behandlung, ob konservativ oder chirurgisch, wieder:

Tabelle 40. *Alter der Patienten, Behandlungsart*

Gruppe	Art der Behandlung	Lebensalter						total
		bis 49	bis 59	bis 69	bis 79	bis 89	zus.	
I	lumb. Symp. Ekt.	1	10	4	1	—	16	25
	konservativ	1	4	3	1	—	9	
II	lumb. Symp. Ekt.	3	4	7	—	—	14	30
	konservativ	—	1	7	7	1	16	
III	lumb. Symp. Ekt.	—	10	5	2	—	17	37
	konservativ	—	3	6	11	—	20	
IV	lumb. Symp. Ekt.	—	5	7	—	—	12	39
	konservativ	—	2	11	12	2	27	
	zusammen	5	39	50	34	3		131

Von diesen 131 Patienten wurden 89 einer lumbalen Sympathektomie unterzogen. Die Ergebnisse dieser Behandlung waren:

Tabelle 41. *Ergebnisse der lumbalen Sympathektomie (bezogen auf die operierten Extremitäten)*

Gruppe	sehr gut	gut	unverändert	verschlechtert
I	13	4	—	2
II	6	9	3	—
III	9	4	3	1
IV	6	4	3	2
Extremitäten	34	21	9	5

Die Gruppeneinteilung entspricht der an unserer Abteilung üblichen (s. S. 239).

Zur Klassifizierung des Behandlungserfolges sei folgendes erwähnt. Wir haben bezeichnet als:

„Sehr gut": die Fälle der Gruppe I und II, wenn sie durch die Operation vollkommen beschwerdefrei geworden sind, die Fälle der Gruppen III und IV, wenn sie eine weitgehende Besserung aufwiesen, wie z. B.: Abheilung von Geschwüren, Demarkation, Abstoßung und Epithelisierung der Gangrän.

„Gut": wenn eine deutliche, wahrnehmbare Besserung im Zustand des Kranken eingetreten war.

„Unverändert": wenn bei dem Kranken seine Beschwerden auch nach der Operation im selben Ausmaß weiterbestanden.

„Verschlechtert": wenn die Beschwerden zunahmen, eine bislang nur drohende Gangrän manifest wurde und zur Amputation geschritten werden mußte, oder wenn nach der Operation an der Grundkrankheit der Exitus eintrat.

Zwei Todesfälle in unserem Krankengut sind der Operation anzulasten. Diese rangieren in Tab. 41 unter „verschlechtert".

Während des Spitalaufenthaltes sind drei Fälle gestorben. Sie scheinen in der Tabelle oben als „unverändert" auf. Zwei dieser Fälle sind an ihrer Grundkrankheit verschieden, sie werden bei der Beurteilung der Nachuntersuchung nicht aufscheinen, ein Fall ist interkurrent gestorben. Auch er wird bei der Nachuntersuchung nicht berücksichtigt.

Nachuntersuchungsergebnis:

Von den 59 sympathektomierten Patienten konnten ein bis fünf Jahre nach der Operation 45 nachuntersucht werden. Die restlichen splittern sich auf in die obenerwähnten zwei Operationstodesfälle, in fünf Fälle, die entweder noch während ihres Spitalaufenthaltes (ein Fall) oder aber zu Hause interkurrent verstorben sind (vier Fälle), sowie in sieben Fälle, bei denen die Nachuntersuchungszeit weniger als ein Jahr betragen würde. Sie scheiden wegen der Kürze der Nachuntersuchungsperiode aus.

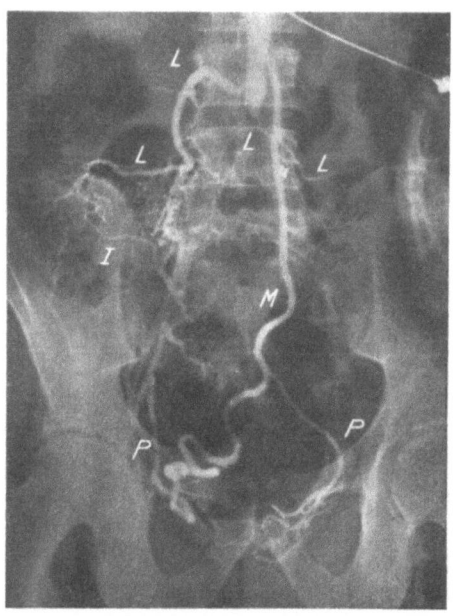

Abb. 16. Aortographie. Thrombose an der Aorten bifurkation. Aa. iliacae nicht darstellbar. Ausgedehnter Kompensationskreislauf durch Lumbalarterien (L), die A. mesenterica inf. (M) und die Aa. pudendae (P) und Aa. iliacae (I). Extremität nach Sympathektomie gut ernährt. (Beobachtung des Kaiser-Franz-Josef-Spitales in Wien, Dr. Gottlob, Langenbecks Arch. 1952.)

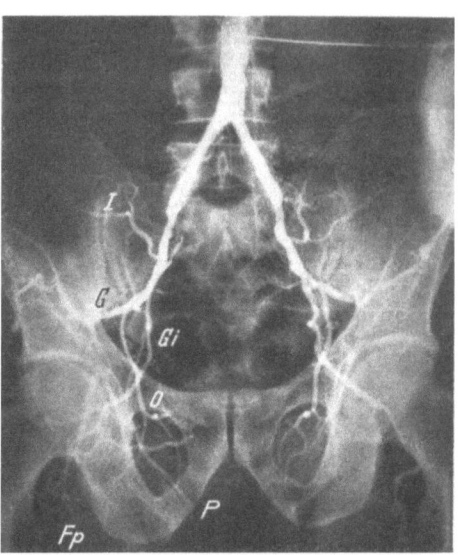

Abb. 17. Aortographie, Thrombose der rechten und linken Aa. iliaca. Ausgedehnter Kompensationskreislauf durch die Aa. glut. sup. (G), glut. inf. (Gi), obturatoriae (O), pudendae int. (P), iliacae (I), welcher auch die A. femoral. prof. (Fp) auffüllt. (Beobachtung des Kaiser-Franz-Josef-Spitales in Wien, Dr. Gottlob, Langenbecks Arch. 1952.)

Bei diesen 45 Patienten verhielten sich die operierten 53 Extremitäten bei der Nachuntersuchung wie folgt:

Sympathektomierte Extremitäten mit primär sehr gutem Erfolg (34):

19 bleiben sehr gut,
4 gut (gegenüber vor der Operation),
5 verschlechtert.

Sympathektomierte Extremitäten mit gutem Erfolg (21):

2 weiterhin sehr gut,
4 bleiben gut,
1 unverändert wie vor der Operation,
8 schlechter als vor der Operation.

Extremitäten, die nach der Operation unverändert blieben (9):

2 weiterhin unverändert,
5 verschlechtert.

Extremitäten, die nach der Operation eine Verschlechterung zeigten (5):
3 blieben schlechter.

Im Laufe der Nachuntersuchungen unserer Kranken konnte G o t t l o b
zeigen, daß die Prognose bei *Beckenarterienthrombosen* schlechter ist als bei
den peripheren Arterien. Zu demselben Ergebnis kam jüngst W a n k e. Die
Relation zwischen Erfolg und Mißerfolg beträgt bei ersteren 2 : 1. Bei letzteren 5,5 : 1.

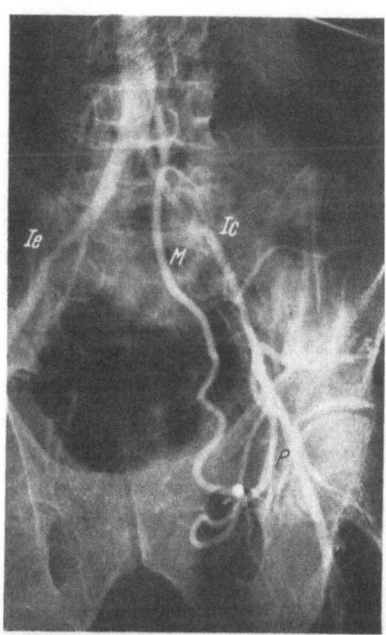

Abb. 18. Aortographie. Thrombose der A. iliaca
comm. (*I*) links, ziemlich lokalisiert. Ausgedehnter
Kompensationskreislauf durch die A. mesenterica inf.
(*M*) und die Aa. pudendae. *Ie* A. iliac. ext., *Ic* A. iliac.
com. (Beobachtung des Kaiser-Franz-Josef-Spitales in
Wien, Dr. G o t t l o b, Langenbecks Arch. 1952.)

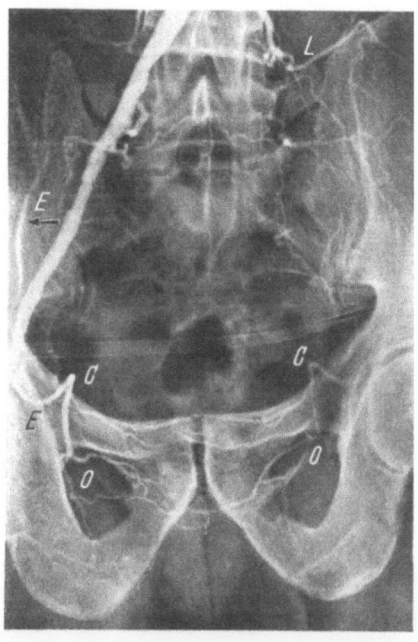

Abb. 19. Aortographie. Thrombose der Iliaca comm.
und Hypogastrica links. Kompensationskreislauf durch
die Aa. epigastricae inf. (*E*). Man sieht besonders
rechts eine »Corona mortis« (*C*), welche die Aa. obturatoriae rechts auffüllt und auch links sichtbar ist.
(Beobachtung des Kaiser-Franz-Josef-Spitales in Wien,
Dr. G o t t l o b, Langenbecks Arch. 1952.)

Wo der Verdacht auf eine Sklerose der Beckenarterien besteht, sollte die
Dos S a n t o s sche Aortographie durchgeführt werden, welche auch Fingerzeige
für die Prognose gibt. Ist der Kollateralkreislauf gut ausgebildet, dann kann er
durch Sympathektomie noch verbessert werden. Fehlt die Hypogastrica, dann
ist die Prognose schlecht.

Im übrigen zeigt die Aortographie eine an das Zauberhafte grenzende Möglichkeit der Bildung eines neuen Kreislaufes zur Kompensation der gestörten Blutzufuhr an, welche die interessantesten Bilder im Aortogramm gibt (Abb. 16, 17,
18, 19).

Die periarterielle Sympathektomie haben wir in den Jahren 1939 bis 1945
bei der Sklerose der peripheren Gefäße bei zwei Fällen ausgeführt. Sie war
vollkommen erfolglos. Wir versuchten das Verfahren in den Jahren 1947 bis
1951 noch an weiteren fünf Fällen (bei denen zum Teil auch nur eine D o p p-
l e r sche Pinselung vorgenommen wurde) und hatten auch hier in vier Fällen
keinen Erfolg, während sich in einem Falle eine Besserung einstellte. Auf Grund
unserer Ergebnisse sind wir von diesem Verfahren bei der peripheren Sklerose
abgekommen, weil es keine Erfolgschancen verspricht.

Die akute Gefäßkrise nach Sympathicusoperationen (paradoxe Gangrän)

Abgesehen von De T a k a t s, welcher bei der Sympathicusoperation der Thrombangitis obliterans darauf aufmerksam gemacht hat (1944), daß es nach einem selbst erfolgreich durchgeführten Eingriff zu einer lokalisierten Zehengangrän gekommen war, welche die allgemeine Wirkung der Operation nicht weiter beeinflußt, hat A t l a s (1942) als erster darauf hingewiesen, daß nach der Sympathektomie bei den verschiedenen Erkrankungen wegen obliterativer Arteriitis, also auch nach Operationen wegen peripherer Sklerose, sehr rasch das Gegenteil des erwünschten und erwarteten Effektes, nämlich eine sich rasch ausbreitende Gangrän auftreten kann. In drei Fällen aus A t l a s' Beobachtungen bei Kranken bei peripherer Sklerose zeigte sich zwar nach der Operation eine Temperaturerhöhung von 2 bis 5^0 C, doch entwickelte sich bei den Patienten bald eine Gangrän, welche eine Amputation notwendig machte.

Nach A t l a s berichten dann 1947 De B a k e y, B u r c h, R a y und O c h s n e r über vier Fälle von Mißerfolgen nach Sympathektomien nach peripheren chronischen Gefäßerkrankungen, bei welchen es erst allerdings einige Zeit nach der Sympathektomie zu einer Gangrän gekommen war. Diese Fälle sind meines Erachtens mit Vorsicht in das besprochene Thema aufzunehmen, da man annehmen könnte, daß es sich hier um ein Fortschreiten des Grundleidens handelt, welches eben auf die Sympathektomie nicht reagiert hat. Daß die Operation als solche zu einer Gangrän geführt hat, scheint in diesem Falle nicht bewiesen. Man kann aber doch sagen, daß in diesen Fällen die Gangrän trotz der Sympathektomie auftrat.

Diese Fälle von erfolgloser Sympathektomie bei der peripheren Sklerose werden von den Autoren folgendermaßen erklärt:

Durch die Aktivität der Gefäßnerven findet eine starke Blutverschiebung innerhalb des Organismus statt (Haemometakinesia). Durch ein „borrowing- and lending-system" wird es dem Körper möglich gemacht, ständig das Blut in die bluthungrigen und bedürftigen Körperteile zu bringen. Die Kontrolle über diesen Mechanismus und seine Regulation liegt bei den sympathischen Nerven. Es erscheint nach der Ansicht von De B a k e y und Mitarbeitern gefährlich, in einem großen Gefäßbezirk bei gewissen Fällen eine maximale Gefäßdilatation zu erreichen, weil diese auch Gefahren für beschränktere Gefäßbezirke beinhaltet. Fälle mit „tiefem vaskulärem Tonus" sind nach diesen Autoren somit für eine Sympathicusoperation nicht geeignet, wobei aber leider nicht gesagt wird, wie ein solcher Tonus klinisch oder durch andere Methoden nachgewiesen werden kann. Eine andere Erklärungsmöglichkeit ist die, daß bei diesen Fällen, bei welchen es nach Sympathicusoperationen zu schlechten Ergebnissen kommt, das Blut direkt durch arteriovenöse Anastomosen in die Venen gelangt, ohne die Kapillaren ausreichend zu durchströmen. Auf Grund plethysmographischer Studien und Versuche wurde diese Theorie von den erwähnten Autoren aufgestellt.

F r e e m a n, L e e d s und G a r d n e r ziehen aus einzelnen Beobachtungen ihrer Operationsreihe, welche ebenfalls in zwei Fällen nach Sympathektomie eine Gangrän zur Folge hatte, folgende Schlüsse: Bei „tiefem vasculärem Tonus" sei die Sympathektomie kontraindiziert. In solchen Fällen werden große Quantitäten von Blut postoperativ ohne Passage durch die Kapillaren direkt in die Venen gepumpt. P o p o f f hat auf biochemischem Wege zeigen können, daß es de facto bei stenosierenden Gefäßerkrankungen abnorme arteriovenöse Anastomosen geben kann, welche das Blut direkt in die Venen pumpen, ohne daß es die Kapillaren passieren würde. Wenn man nämlich die Sauerstoffkonzentration des Venenblutes des Armes mit der des Venenblutes der unteren Extremität vergleicht, dann war das letztere immer bedeutend sauerstoffreicher als das Armvenenblut. H a r p u d e r und Mitarbeiter hielten sogar die Größe der Differenz dieser Vergleichsbefunde für ein Kennzeichen der Schwere der Erkrankungen.

Weiter sprechen F r e e m a n und Mitarbeiter von den Erkennungsmöglichkeiten der „abnormen Vasoconstriction". Sie geben als klinische Zeichen der abnormen Vasoconstriction periphere Cyanose gesteigertes Schwitzen und Constriction der oberflächlich gelegenen Extremitätenvenen an. Die Venenconstriction wird oft als Zeichen der abnormen Vasoconstriction gedeutet, ebenso die Verzögerung des Blaßwerdens der Extremität bei Aufheben derselben. Alle diese Zeichen sind insofern als günstig anzusehen, als angenommen wird, daß sie durch die Sympathektomie behoben werden können. Die Operation ist also in solchen Fällen angezeigt. Hingegen wird von den Autoren die Steigerung der Hauttemperatur nach Spinalanästhesie, Sympathicusblockade oder Nervinjektion nicht als unbedingte Voraussetzung der Indikation zur Operation angesehen. Diesbezüglich stehen also die Autoren auf demselben Standpunkt wie A t l a s, welcher ebenfalls die Bedeutung der Temperaturteste als Indikation zur Operation ablehnt.

Nun werden von F r e e m a n und Mitarbeitern die Krankengeschichten von zwei Fällen dargestellt, bei welchen nach Sympathektomie — in einem Falle wegen Thrombangitis obliterans, im anderen Fall wegen peripherer Sklerose — eine Gangrän auftrat. Der letzte Fall verdient eine genaue Beschreibung.

Die Patientin litt an einer schweren ischämischen Neuritis nach einem sklerotischen Verschluß der linken A. poplitea. Sympathicusblockade brachte Schmerzlinderung und auf Grund dieses Testes wurde eine Sympathektomie ausgeführt. Der spontane Schmerz, an welchem die Kranke zehn Monate gelitten hatte, kam sofort zum Verschwinden. Aber die oszillometrischen Werte, welche im Bereiche des Sprunggelenkes eben noch wahrnehmbar waren, verschwanden sofort nach der Sympathektomie. Es entwickelte sich eine Gangrän und der Oberschenkel mußte drei Monate nach der Operation amputiert werden.

In einer Tabelle, in welcher vier derartige Fälle vermerkt sind, werden von F r e e m a n und Mitarbeitern vier Punkte angeführt, welche bei einer vorgeschrittenen obliterativen arteriellen Erkrankung Kontraindikationen zur Sympathektomie darstellen. In allen vier Krankheitsfällen war die Femoralarterie tastbar, weiters konnte durch thermometrische Teste — vor der Operation vorgenommen — eine Erhöhung der Hauttemperatur erzielt werden. In drei von diesen vier Fällen wurde eine lumbale Sympathektomie, in einem Falle eine periarterielle chemische Sympathektomie vorgenommen. In allen vier Fällen kam es unmittelbar nach dem Eingriff zu einer leichten Ekchymosierung bzw. Nekroseherden am Dorsum des Fußes.

In der der F r e e m a n schen Arbeit folgenden Diskussion meint O c h s n e r, daß das Auftreten der Gangrän nicht in ursächlichem Zusammenhang stand mit der Sympathektomie, sondern einen Zufall darstellt, und daß diese Gangrän trotz der Sympathektomie aufschien. Er gibt der Meinung Ausdruck, daß es bereits so viele Patienten gäbe, bei welchen die Gangrän durch die Sympathektomie behoben worden sei. Man soll auch einem sehr betagten Kranken die Chance geben, ein lebensfähiges Glied zu erhalten, selbst wenn man des Erfolges nicht absolut sicher ist.

Dieser interessanten Frage widmete jüngst K o n c z eine wichtige Mitteilung. Er meint, daß nach einer Sympathektomie mit ihrer konsekutiven Erweiterung des Gefäßnetzes ein erhöhter Stoffwechselbedarf des Gewebes einsetzte und so eine drohende Dekompensation der Durchblutung mit einer Insuffizienz eine Gangrän hervorrufen könne. So werden von K o n c z vier Krankenberichte gebracht, bei welchen es nach der Sympathicusoperation zu einem raschen Fortschreiten einer Gangrän kam, welche sich vor dem Eingriff nur ganz allmählich entwickelt hatte. Als Test war in diesen Fällen die Periduralanästhesie versucht worden, welche in allen Fällen ein Absinken der Hauttemperatur um 1 bis 2° C ergeben hatte.

Auch in meinem eigenen Material finden sich zwei Fälle, bei denen die Sympathicusoperation wider Erwarten zu einem deutlichen Mißerfolg führte:

Krankenbericht: Ein 65 Jahre alter Patient litt an peripherer Sklerose und hatte eine Claudicatio intermittens und gleichzeitig auch einen Tag und Nacht anhaltenden Dauerschmerz an seinem rechten Bein. Es lagen sklerotische Veränderungen am Augenhintergrund vor, und es bestand eine sklerotische Herzerkrankung. Röntgenologisch zeigten sich Kalkablagerung im Bereiche der A. poplitea.

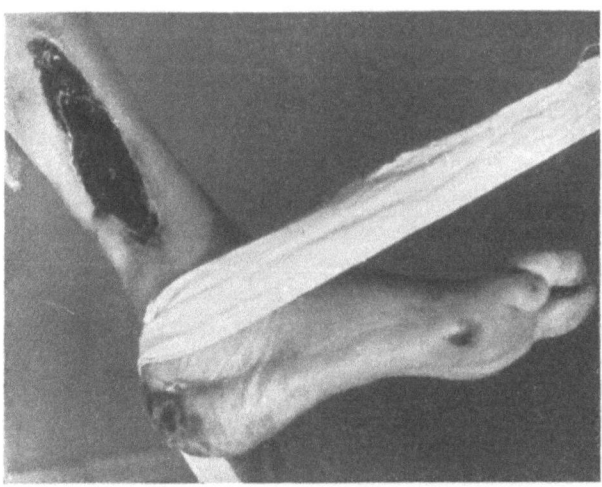

Abb. 20. Paradoxe Gangrän nach Sympathicusoperation, wie sie in unmittelbarem Anschluß an eine lumbale Sympathektomie wegen peripherer Sklerose an drei verschiedenen Stellen der unteren Extremität gleichzeitig entstand.

Oszillometrische und thermometrische Werte lagen ungünstig. Nach Sympathicusblockade bei L_2—L_4 wurde die Gehdistanz vergrößert und nach jeder Blockade wurde der Fuß wärmer und der Kranke wurde jeweilig für 48 Stunden schmerzfrei.

Nachdem die Blockade immer transitorische Effekte zeigte, und nachdem andere Mittel zur Schmerzbekämpfung (Novocain durch Dauerinfusion nach A l l e n) wirkungslos blieben, wurde nach dem Zugang von F l o t h o w eine lumbale Sympathektomie ausgeführt (L_1—L_5), welche anatomisch einwandfrei gelang. Schon 48 Stunden nach der Operation entwickelte sich an drei Stellen der Extremität eine Gangrän (Fußsohle, Außenseite des Unterschenkels und an der kleinen Zehe, Abb. 20). Die Gangrän schritt rasch vorwärts und der Kranke wurde in Eisenanästhesie amputiert.

In diesem Falle von peripherer Sklerose stellte sich also ein ganz konträrer Effekt der Sympathicusoperation ein.

Nun habe ich kürzlich wieder einen Fall von peripherer Sklerose („Sklerose des mittleren Lebensalters") operiert, dessen Krankengeschichte wiederzugeben zweckmäßig ist:

Krankenbericht: Der 59 Jahre alte Patient (J. M.) leidet an einer Claudicatio intermittens seit 1938. Seit 1944 beträgt die Gehdistanz 100 bis 300 Schritte und er bekommt nun auch Dauerschmerzen, besonders in der Nacht. Seit 1945 bekam er Acetylcholin intraarteriell (S i n g e r) mit Erfolg. Vor drei Monaten entsteht am Fußrücken eine schmerzhafte und verfärbte Veränderung der Haut, welche nach Blasenbildung eintrocknet und nun ein schillingstückgroßes Ulcus darbietet, das nicht heilt. Dorsalis pedis und Tibialis posterior sind an beiden Beinen nicht tastbar. Der rechte Fuß ist livid verfärbt und zeigt die erwähnten Hautveränderungen.

Die Hauttemperaturmessung ergibt an den Zehen im Vergleich zur linken Seite eine Differenz von 1 bis 3,6° C. Nach Sympathicusblockade gibt der Kranke Wärmegefühl am Fuß an und die Temperaturen steigen hier an den Zehen des kranken rechten Beines um 1° C an. Die zweite Sympathicusblockade bessert die Schmerzen nicht mehr.

Der Lumbalanästhesietest ergibt am kranken Bein eine Steigerung von durchschnittlich 3 bis 4° C und muß befriedigend in bezug auf eine geplante Sympathicusoperation gewertet werden.

Verschiedene Versuche zur Schmerzbekämpfung schlagen inzwischen fehl. Auch Wasserstoffsuperoxyd intraarteriell bringt keine dauernde Besserung, sondern nur vorübergehende Erleichterung. G o l d f l a m m sches Zeichen ist positiv, die venöse Füllungszeit ist stark erhöht (20 Sekunden). Oszillometrie ist stark herabgesetzt. Die Schmerzen halten an.

Am 9. II. wird eine lumbale Ganglienektomie nach der Schnittführung von F l o t h o w ausgeführt, welche anatomisch einwandfrei gelingt. Vier lumbale Ganglien werden entfernt.

Bis zum 19. II. sind die Schmerzen geschwunden, der Patient schläft in der Nacht ohne schmerzstillende Mittel. Der Fuß ist wärmer geworden und nach Abklingen der Adrenalinausschüttungsphase ist die Hauttemperatur befriedigend.

Am 10. III. beginnen die alten Schmerzen wieder und es tritt nun eine dunkle Verfärbung der großen rechten Zehe ein, die sich scharf demarkiert, nach der Breite aber allmählich auch auf die anderen Zehen übergeht und knapp an der Basis der Zehen dorsal und plantar haltmacht. Die Schmerzen werden nach Acetylcholin intraarteriell wesentlich gebessert. Am 21. III. ist die Gangrän trocken in der oben beschriebenen Richtung demarkiert. Eine eintägig aufgetretene Temperatursteigerung wird durch Penicillin sofort kupiert und der Status quo wieder hergestellt.

In der Folgezeit wird die Spontanabstoßung der gangränösen Partie abgewartet.

Zusammenfassung: Bei einem Kranken mittleren Lebensalters mit Sklerose des rechten Beines wird durch die lumbale Ganglienektomie zunächst ein Erfolg erzielt. Knapp vier Wochen später aber kommt es trotz Operation zu einer Gangrän aller Zehen, welche trocken ist und deren Demarkation abgewartet wird. Diese Veränderungen treten trotz eindeutig günstiger Temperaturteste auf, welche sorgfältig durchgeführt wurden.

Es handelt sich hier also — ähnlich wie im Fall Nr. 1 — um eine postoperative akute Gefäßkrise nach Sympathicusoperation.

Innerhalb einer großen Reihe von Sympathicusoperationen kam es in den beiden beschriebenen Fällen zu gegenteiliger Wirkung, welche meines Erachtens mit der Operation selbst schon wegen des Zeitintervalls in Zusammenhang steht. Die Ursache bleibt vorläufig im Rahmen der eingangs vorgebrachten Erörterungen diskutabel.

Die Rolle der Arterektomie als Behandlungsmethode bei der peripheren Sklerose

Die Arterektomie wurde von T i x i e r zuerst vorgeschlagen und später von L e r i c h e und S t r i c k e r als Operationsmethode bei peripheren stenosierenden Gefäßerkrankungen aufgenommen und beschrieben.

Schon L e r i c h e hat angenommen, daß eine durch Sklerose verschlossene Arterie dieselbe Wirkung auf den Kreislauf ausübt wie ein „sympathischer Nerv unter pathologischen Bedingungen", der zu reflektorisch bedingten Gefäßspasmen im kollateralen Bereich führt. Entfernt man diesen verschlossenen Gefäßteil, so läßt sich eine Lösung der kollateralen Spasmen und damit stärkere Vascularisierung erzielen. Je ausgedehnter das resezierte Arteriensegment ist, desto intensiver entwickelt sich in den Gefäßen der Muskulatur, der Haut und des Periostes ein Kollateralkreislauf, der, wenn er auch nicht ausreicht, die normale Zirkulation wiederherzustellen, so doch imstande ist, sie in einem gewissen Grade zu verbessern.

Man stellt sich vor, daß die Nervenendigungen in der Intima des stark sklerosierten Gefäßes ständig durch die Einlagerung des gewebsfremden Materials (Kalksalze) Impulse über den Sympathicus an das Rückenmark senden und zum Teil von dort oder aber unter Umgehung desselben als einfache Axonreflexe einen Spasmus der benachbarten und zum selben Stromgebiet gehörenden Gefäße hervorrufen. Kausal kann man nun diese Sympathicusirritation — und das ist auch der Grund, warum ich diese Methode in diesem Rahmen hier anführe — durch Resektion des veränderten Arterienabschnittes (Arterektomie) theoretisch ausschalten. Und das gelingt auch in vielen Fällen.

Allerdings kommt die Arterektomie vermutlich nur für solche Fälle in Frage, deren peripheres Gefäßsystem einer relativen Vasodilatation noch fähig ist (L e r i c h e).

Durch Kontrollarteriographie vor und nach der Arterektomie gelang es zu zeigen, daß nach der Arterektomie eine Vermehrung der kollateralen Strombahn auch röntgenologisch darstellbar wird (F o n t a i n e und B r a n z e n).

Kontrollarteriographie hat auch u. a. L o o s e ausgeführt. Auch dieser Autor konnte zeigen, daß nach Arterektomien die Gefäßeröffnung im resezierten Bereich eine Steigerung der Durchblutung hervorruft. L o o s e u. a. haben vorgeschlagen, die Arterektomie in den peripheren Gefäßen mit einer lumbalen Sympathekomie zu kombinieren, wodurch der Effekt jeder dieser beiden Operationen gesteigert wird.

F u c h s i g konnte auch in seinem Material eine Besserung des oszillometrischen Index nach der Arterektomie im Vergleich zu den präoperativen Werten und ebenso einen Anstieg des B r o w n schen Index mit Typhusvaccine nachweisen.

Daß sich auch die Hauttemperatur nach der Arterektomie steigern läßt, ist im allgemeinen einfach zu erweisen.

L o o s e hat in seinen Fällen aber zeigen können, daß die schon nach der Arterektomie gesteigerte Hauttemperatur nach lumbaler Sympathektomie zum weiteren Anstieg gebracht werden konnte (W a n k e). Diese Operationsmethode wurde allgemein für die Thrombangitis obliterans und auch für die periphere Sklerose von L e r i c h e angegeben. Es wird noch nachzuweisen sein, ob sie sich bei einer dieser Erkrankungen besser bewährt als bei der anderen.

Bis 1937 hat L e r i c h e über 68 Fälle mit dieser Operationsmethode berichtet und 45% der Kranken wurden von ihm und seinen Mitarbeitern als erfolgreich behandelt bezeichnet. Es waren französische Autoren, welche das Verfahren aufgriffen und zeitweise mit diesem Verfahren über Erfolge berichten konnten.

Von deutschsprachigen Chirurgen berichteten über Erfolge mit dem Verfahren S ü s s t r u n k, S u n d e r - P l a s s m a n n und F u c h s i g.

F u c h s i g berichtet über 28 Fälle aus der I. Chirurgischen Universitätsklinik in Wien. Einmal wurde die Operation an der A. poplitea, sonst immer an der A. femoralis ausgeführt. Von diesen 28 Fällen wurden zunächst 19 in eine bestimmte Gruppe eingeteilt, von diesen waren zehn gebessert, sieben nicht gebessert und zwei gestorben. Eine Nachuntersuchung, welche F u c h s i g vornahm, ergibt, daß fünf bis sieben Jahre nach der Operation aber neun Kranke später amputiert werden mußten, wohingegen acht als geheilt bezeichnet werden können. Die Schmerzen wurden im Material von F u c h s i g durch die Operation deutlich beeinflußt.

D e n k und K o h l m e y e r sahen keine eindeutigen Ergebnisse mit dieser Methode. Ebenso lehnen sie R e d w i t z und B l o c k ab. Letzterer mußte zehnmal bei zwölf Fällen nach der Arterektomie amputieren.

In einer früheren Mitteilung berichtet B l o c k, daß er bei acht Arterienresektionen der A. femoralis sechsmal in baldigem Anschluß an die Operation eine Verschlechterung der Blutzirkulation oder Versager beobachtet hat, so daß die Amputation notwendig wurde. Zwei Fälle betrafen eine Endangitis obliterans, sechs Fälle eine Arteriosklerose. B l o c k bemerkt, daß ausgedehnte Strecken des Gefäßrohres im Sinne von L e r i c h e entfernt worden waren.

Jüngst äußert sich wieder F o n t a i n e zum Kapitel der Arterektomie. Eine gute Arteriographie ist die Voraussetzung für die Indikation zu dieser Operation. Ob diese Operation mit der von der französischen Sympathicuschirurgengruppe so viel geübten lumbalen Sympathektomie kombiniert werden soll, wird nicht erwähnt.

W e r t h e i m e r und G a u t h i e r haben bei 14 Kranken eine Arterienresektion ausgeführt. Diese wurde bei neun Fällen mit einer lumbalen Sympathektomie kombiniert. In zehn Fällen sahen sie ein gutes Ergebnis, ein Fall wurde nur geringgradig gebessert, während die drei restlichen Kranken später amputiert werden mußten.

In letzter Zeit berichtet auch H e r g e t über dieses Thema an Hand von zwölf genau untersuchten Fällen aus der Kieler Klinik. Zunächst wird gezeigt, daß während oder nach der Arterienresektion mit großer Regelmäßigkeit eine bis zu 24 Stunden anhaltende Verschlechterung der Zirkulation im Bereiche des gefährdeten Gefäßabschnittes auftritt. Diese Beobachtung halte ich für neu. Sie würde dafür sprechen, daß man es hier nicht mit einer Operation zu tun hat, die indirekt den Sympathicus beeinflußt, da nach einer solchen die Temperatur sofort ansteigt und zunächst auf einer gewissen Höhe gehalten wird.

Im großen und ganzen sind die Ergebnisse von H e r g e t mit dieser Methode ungünstig. Von zwölf Kranken kam es viermal zu einer vorübergehenden Besserung, fünfmal zu einer Verschlechterung und dreimal konnte ein Einfluß auf die Durchblutung nicht nachgewiesen werden. In vier Fällen mußte amputiert werden, bei weiteren drei Kranken konnte nach der erfolglosen Arterektomie durch eine lumbale Sympathektomie eine Besserung der Durchblutung wieder erzielt werden. Bei weiteren vier Kranken, bei welchen sympathektomiert worden war, konnte auch durch eine nachfolgende Arterektomie kein Erfolg erzielt werden.

Ich halte diese Mitteilung für besonders wichtig, weil sie mir zeigt, daß — falls ein Erfolg bei kombinierter Operation (Arterektomie plus Sympathektomie) — dieser wahrscheinlich mehr dem letzteren Eingriff als der Arterektomie zuzuschreiben ist.

So habe ich selbst bei vier Fällen von peripherer Sklerose eine Arterektomie ohne Sympathektomie durchgeführt, aber keinen Erfolg gesehen und habe das Verfahren wieder verlassen, dies aus dem Grunde, weil mir die Grundlagen dieser Therapie zweifelhaft erscheinen.

Der Vollständigkeit halber sei hier noch die *Behandlung der Arterienobliterationen durch Resektion und Venentransplantation* zu erwähnen, über die jüngst S t e i n h a r d t von einem Studienaufenthalt aus der Klinik F o n t a i n e berichtet.

Diese Operation wurde 1920 von L e r i c h e vorgeschlagen, der sich auf Grund experimenteller Grundlagen von C a r r e l diesem Thema widmete (K u n l i n).

Für die Indikation zu dieser Operation ist eine einwandfreie Arterio- bzw. Aortographie mit serienweisen Aufnahmen, neben den sonst für die Gefäßchirurgie wichtigen Testen, eine unbedingte Voraussetzung. Es kann nur an einem groß- bis mittelkalibrigen Arterienast (z. B. bis distales Ende der A. poplitea) operiert werden. Weiter muß proximal und distal von dem zu resezierenden Gefäßstück arteriographisch eine ausreichende Durchgängigkeit festgestellt worden sein. Schließlich dürfen die Veränderungen der Gefäße nicht zu hochgradig sein. K u n l i n betont, daß es besser ist, vor der Transplantation eine Sympathektomie gesondert auszuführen.

Das Material der Klinik F o n t a i n e an diesen Operationen betrifft zwölf Arterienverschlüsse bei Männern im Alter von 23 bis 67 Jahren. Es wurde das obliterierte Arterienstück reseziert und die benachbarte Vene zur Überbrückung des Defektes verwendet, wobei nach Umkehr der Vene end-zu-end anastomosiert wurde. Die Länge der resezierten Arterienstrecke betrug 8 bis 36 cm. In der Folge der Operation trat nur ein vorübergehendes Stauungsödem auf.

Das Ergebnis im Material der Klinik F o n t a i n e war bei sieben Fällen ein ausgezeichnetes mit vollkommener Symptomfreiheit, bei drei Fällen eine wesentliche Besserung und zwei Fälle endeten mit einer Amputation. Bei diesen letzteren handelt es sich um einen Diabetes mit schweren Nekroseherden und um eine Thrombangitis obliterans.

Über eigene Erfahrungen mit dieser Methode verfüge ich nicht.

Die Aortenthrombose

Die Aortenthrombose wurde schon von G r a h a m 1814 beschrieben. Aber erst seit der Einführung der lumbalen Aortographie durch Dos S a n t o s (1929) konnte die Diagnose dieses Symptomenbildes auch klinisch mit sehr großer Sicherheit gestellt werden.

1898 hat W e l c h bei 14 Kranken das Vorliegen einer Aortenthrombose angenommen, H e s s e stellte dann 1921 72 Fälle zusammen, aber allen diesen Fällen mangelte die Aortographie und die Möglichkeit einer genauen Diagnose am lebenden Patienten. In den Jahren 1940/1948/1950 hat L e r i c h e den Begriff des Aortengabelsyndroms eingeführt und daraus verschiedene therapeutische Schlüsse gezogen. Weitere Arbeiten stammen von P r i c e und W a g n e r, E l k i n und C o o p e r, E l l i o t und P e c k.

1947 schilderte L e r i c h e ein typisches Krankheitsbild, welches als *Thrombose der Aorta* bezeichnet wird und sich schleichend entwickelt. Die Thrombose beginnt im allgemeinen knapp unterhalb der Aorta und zieht von einer der beiden Aa. iliacae gegen die Aorta zu, welche bis auf eine Strecke von 4 bis 5 cm verschlossen werden kann. Die andere A. iliaca kann primär oder sekundär thrombosiert sein. Anderseits kann die Thrombose auch von Anfang an in der Aorta selbst auf Grund eines Atheroms entstehen. Da sich dieser Zustand im Gegensatz zur Embolie außerordentlich langsam entwickelt, bildet sich ein beträchtlicher Kollateralkreislauf aus, welcher über die Aa. lumbales, öfters auch über die A. epigastrica verläuft, die thrombosierten Teile der Aorta überbrücken kann und somit die Blutzufuhr zu den peripheren Gliedabschnitten gewährleistet. Der Blutstrom ist dabei kontinuierlich, aber nicht rhythmisch. Die Blutmenge ist vermindert, reicht aber zur Ernährung der Peripherie für längere Zeit aus, solange die Thrombose die unteren von der Aorta abgehenden Lumbalarterienäste nicht ergreift.

Die Aortographie, die ein unentbehrliches Diagnostikum darstellt, zeigt das Fehlen der Zirkulation in der Aorta unterhalb des Beginnes der Renalarterien und die Neubildung von kollateralen Strömungsbahnen in den eben genannten Gefäßen (s. Abb. S. 244).

Die Symptomatologie wird von Leriche folgendermaßen geschildert: große Ermüdbarkeit der unteren Extremitäten ohne trophische Störungen, Blässe der unteren Extremität, besonders bei erhobener Lage, Mangel normaler Erektionsfähigkeit. Der Puls fällt in den peripheren Beingefäßen und es zeigen sich keine oszillatorischen Schwankungen. Erst in den späteren Stadien kommt es zu ischämischen Nekrosen in den peripheren Hautpartien. Die Endphase der Erkrankung kann sich über längere Zeit hinziehen und der Tod erfolgt manchmal an Urämie. Bei Leeraufnahmen kann man die sklerotische Aorta und die sklerotischen Ablagerungen in den Iliacae sehen.

Nach Leriche ist die Entfernung der Aortenteilung und der beiden Aa. iliacae mit lumbaler Sympathektomie, ein- oder zweizeitig ausgeführt, die Methode der Wahl.

Auf dieses Thema kommt Leriche 1947 in einem Vortrag anläßlich des Internationalen Chirurgenkongresses in London nochmals zurück. Er erwähnt wieder die Behandlung dieser Zustände durch die Aortektomie mit Resektion beider Aa. iliacae und mit beiderseitiger lumbaler Sympathektomie. Er führt an, daß diese Operation von Morel, Frieh und Morel, Dos Santos, Kunlin und von Delanoy durchgeführt worden sei. Bei allen lagen die Operationen zwei bis drei Jahre zurück.

Innerhalb der letzten Jahre wurden an meiner Abteilung sichere sechs Fälle von Thrombosen der terminalen Aorta beobachtet und von meinem Assistenten Dr. Gottlob veröffentlicht. Diese Fälle sind in Tab. 42 zusammengefaßt.

Von unseren sechs Fällen mit sichergestellter Aortenthrombose leben zur Zeit nur noch zwei Patienten, davon nur einer ohne Amputation. Drei weitere Fälle starben im Zustand des arteriosklerotischen Marasmus, ein Fall starb an einer massiven Gehirnblutung. Das Durchschnittsalter der Patienten zur Zeit der Aufnahme betrug 52,7 Jahre. Im Gegensatz zu dem von Leriche beschriebenen Aortensyndrom, bei dem die Claudicatio intermittens nicht typisch ist, litten alle unsere Patienten vor dem Erreichen des Gangränstadiums an intermittierendem Hinken, wobei außer Fall 1 kein Patient ohne Schmerzen mehr als 30 Schritte gehen konnte. Fall 3 war vollkommen gehunfähig.

Bei Fall 1 und 2 war die Thrombose auf die Aortengabel und auf die benachbarten Regionen beschränkt, die Gefäßveränderungen in der Peripherie waren nicht hochgradig. Die großen Arterien in der amputierten rechten Extremität von Fall 2 waren durchgängig. Es ist wahrscheinlich, daß der relativ gutartige Verlauf der Erkrankung bei diesen beiden Fällen auf das lokalisierte Vorkommen der Thrombosen zurückzuführen ist. Bei Fall 2 erwies sich die Amputation auf der Seite als notwendig, auf der neben der Aorta und der A. iliaca communis auch Teile der Externa und die Hypogastrica obliteriert waren. Die linke Seite hingegen, wo die Thrombose nur bis in die A. iliaca communis reichte, war zwei Jahre nach Arterienresektion und Sympathektomie deutlich gebessert. Bei Fall 3 bis 6 bestanden schwerste arteriosklerotische Veränderungen bis in die Peripherie der Extremitäten, daher auch der maligne Verlauf der Krankheit.

Über die Endarterektomie und andere rekanalisierende Operationen haben wir noch keine persönlichen Erfahrungen.

Die Aorten- und Beckenarterienthrombose demonstrieren die Bedeutung der Aortographie wieder klar, um die sich Dos Santos, Fontaine und in letzter Zeit D i m t z a und P ä ß l e r sehr verdient gemacht haben und ihre Technik ständig ausbauen.

Tabelle 42. *Aortenthrombosen (eigenes Material)*

Fall Nr.	Alter zur Zeit der Aufnahme (zu Beginn der Krankheit)	Stadium zur Zeit der Aufnahme, Gehdistanz	Diagnose durch	Befallene Gefäße	Therapie	Anmerkung
1 G. E.	49 (42)	I 100	Aortogramm	Aortengabel, Iliaca comm. bds.	Lumbale und periarterielle Sympathektomie bds. (auswärts), Reoperation re. und Sympathektomie li., 1 Jahr gebessert	Errektionsvermögen angeblich erhalten
2 K. J.	38 (34)	I 20	Operation	Aortengabel, Iliaca comm. li., Iliaca comm. und ext. und Hypogastr. re.	Resektion der Iliaca und Sympathektomie li., gute Besserung. Resektion der Aortengabel und Iliaca und Hypogastrica und Sympathektomie re., verschlechtert, Symp. Reoperation re., Amputation re.	
3 P. J.	58 (52)	III 0	Aortogramm Obduktion	Aorta von Nierenart. abwärts bis Femoralart. bds.	Periarterielle Sympathektomie (auswärts), guter Erfolg für einige Monate, Apoplexie	Akute Verschlechterung bei Thrombose
4 U. E.	47 (41)	III 3	Obduktion	Aorta bis Femoralart. bds. Embolie(?) der re. Cubitalart.	Lumbale Sympathektomie bds., $\frac{1}{2}$ Jahr besser, dann arteriosklerot. Marasmus	
5 M. R.	59 (44)	III 30	Operation Obduktion	Aortengabel, Iliaca, Femoralart. bds.	Lumbale Sympathektomie li., erfolglos, Resektion li. Iliaca, keine Besserung, arteriosklerot. Marasmus	Wassermann-Reaktion pos.
6 F. A.	65 (59)	IV 0	Obduktion	Aorta von Nierenart. bis Iliaca comm. bds.	Lumbale Sympathektomie li., vorübergehende leichte Besserung, arteriosklerot. Marasmus	

Thrombangitis obliterans (Winiwarter-Buergersche Krankheit)

Die Thrombangitis obliterans ist eine Erkrankung der Arterien und Venen, welche meist an den Extremitäten bei jugendlichen Personen männlichen Geschlechtes vorkommt. Frauen sind nur ganz ausnahmsweise betroffen (S i l b e r t). Meines Wissens sind bisher in der Weltliteratur zwölf Fälle von W i n i w a r t e r - B u e r g e r scher Krankheit bei Frauen bekannt geworden. In manchen Fällen sind nicht nur die Extremitätengefäße von der Krankheit befallen, sondern auch Gefäßgebiete aller anderen inneren Organe von der Krankheit betroffen (Hirn, Herz, Niere, Bauch, Milz, Augen). Die Erkrankung ist ursprünglich inflammatorischer Art und alle Schichten der Gefäßwand können von ihr betroffen werden, so daß unter Umständen im Spätstadium auch im mikroskopischen Bild eine Unterscheidung von der Arteriosklerose nicht leicht ist. Resorptive und proliferative Prozesse können miteinander abwechseln.

Nach L a u d a handelt es sich pathologisch-anatomisch um eine hyperplastische Intimawucherung der kleinen, mittleren, selten auch der größeren Arterien. Der Natur nach ist sie nach Ansicht der meisten Autoren eine abakterielle Entzündung auf allergisch-rheumatischer Basis. Fokalherde können als Ausgangspunkte der Erkrankung in manchen Fällen gefunden werden.

Andere Autoren sprechen von einer hyperergischen Reaktion der Intima als Antwort auf diverse Noxen, wie Nikotin, Kälte, Überanstrengung. — Schließlich wollen wieder andere Autoren die Erkrankung in den Formenkreis der arteriosklerotischen Erkrankungen eingereiht wissen.

Anatomisch handelt es sich um eine Intimawucherung, die sekundär zu einer Thrombosierung führt. Damit kommt es zu einer mehr oder minder hochgradigen Einengung des Gefäßlumens bis zum vollkommenen Verschluß desselben. Die Adventitia zeigt die engsten Beziehungen zu den benachbarten Venen und Nerven. Die die Arterien begleitenden Venen zeigen dieselben Veränderungen wie die Arterien. Der ganze Prozeß führt zur Obliteration, später eventuell zur Rekanalisation (A b r a m s o n , B o y d).

Das klinische Bild ist seit B u e r g e r sehr genau bekannt und kann hier nicht geschildert werden. Nur einige Punkte sollen, da wir ja hauptsächlich über die Therapie zu sprechen haben, hier herausgegriffen werden. Immer steht der Schmerz — meist im Bein — im Vordergrund des Leidens. Er kann zunächst durch die Intimaschädigung selbst erklärt werden. Seine weitere Ursache liegt in der Ischämie der durch die Gefäßerkrankung schlecht versorgten Gewebe. Schließlich liegt bei den meisten Fällen von Thrombangitis obliterans auch ein Gefäßspasmus vor und er ist, wie bei den anderen Erkrankungen der peripheren Gefäße, oft ein Maß für den Erfolg eines Eingriffes am Sympathicus. Es ist aber für die Prognose meines Erachtens nach auch notwendig, das Leiden, falls wir den Wert einer bestimmten Therapie prüfen wollen, nach anderen Gesichtspunkten zu klassifizieren.

1934 hat B r o w n vier Stadien der Krankheit unterschieden:

1. Leichte Gehstörungen mit Ermüdbarkeit bei Überanstrengung oder Kälte.

2. Langsam progredienter Typus mit Perioden der Besserung und Rückfällen.

3. Ein „trophischer Typus" mit Exulcerationen am Nagelbett der Zehen mit schlechter Heilungstendenz.

4. Der akut progressive Typus, der schnell zur Gangrän führt (N e u m a n n).

Ich habe seinerzeit (1941) eine andere Klassifikation vorgenommen, welche mir auch heute noch zweckmäßig erscheint und den von mir beobachteten Typen besser entspricht.

Stadium I. Hier ist der Schmerz der dominierende Faktor, der zunächst als Claudicatio intermittens, später auch in Ruhe auftritt. Der Zustand kann lange anhalten, ohne progredient zu werden. Oft sieht man hier (abgesehen von nebensächlichen Zufallserscheinungen) eine Thrombophlebitis migrans.

Stadium II. Es ist charakterisiert durch Ulcera an den Zehen oder am Fuß, die keine Tendenz zur Heilung zeigen.

Stadium III. Hier finden wir eine (meist feuchte) Gangrän, die sich aus Stadium II entwickeln kann und immer an den Zehenspitzen beginnt (Abb. 21).

Leider wird sowohl bei der medikamentösen als auch bei der chirurgischen Therapie nicht immer angegeben, in welchem Stadium man Erfolge oder Mißerfolge erzielte.

Ich habe in den Jahren 1939 bis 1947 250 Fälle von Thrombangitis obliterans beobachten können. Ihre Krankengeschichten sind vielgestaltig, die Entwicklung nach allen Richtungen hin verschieden, die Diagnose in den Anfangsstadien oft schwer. Für die Prognose der eingeschlagenen Therapie ist die obenerwähnte Einteilung wichtig, weil ich z. B. zu der Zeit, als die lumbale Sympathektomie noch nicht eingeführt und ihre Erfolge noch unbekannt waren, die meisten Fälle im Stadium III zu sehen bekam und operierte und ziemlich schlechte Resultate erzielen mußte. Es ist auch wichtig, im floriden Stadium der Progression *nicht* zu operieren (M a n d l, 1941, De T a k a t s, 1944). De T a k a t s hat vorgeschlagen, die Heparintoleranz, welche im aktiven Stadium stark herabgesetzt ist, durch Sodium tetrathionat zu verbessern, bis diese wieder normalisiert ist.

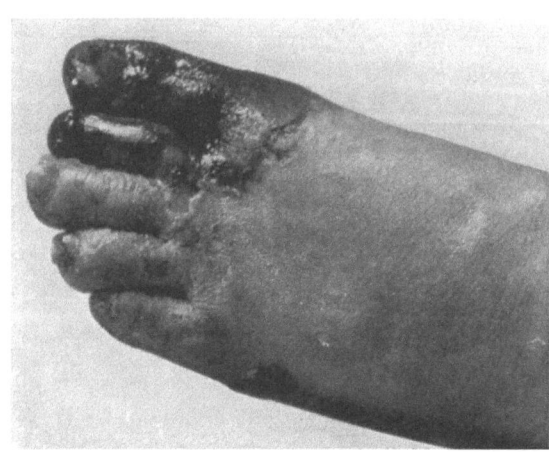

Abb. 21. Stadium III der Thrombangitis obliterans.

Ich konnte diese Befunde nicht bestätigen und verwende als einzige Behandlung zur Vorbereitung der Operation Penicillin, welches auch in leichteren Fällen einen therapeutischen Effekt ohne jede sonstige Maßnahme haben kann (M a n d l. 1946).

Später sah ich den überwiegenden Teil der Fälle im Stadium I oder II, traf nach bestimmten Gesichtspunkten die Auswahl zur internen oder chirurgischen Behandlung und erzielte viel bessere Resultate und habe innerhalb von drei Jahren — trotz einer großen Beobachtungsreihe — keine größeren Amputationen mehr an meinen Fällen, von denen die meisten in Evidenz gehalten werden konnten, an meinem früheren Arbeitsplatz ausführen müssen (1944 bis 1947).

Ein weiterer Punkt, der mir zur Beurteilung des Wertes der Therapie wichtig erscheint, ist die Diagnose bzw. die Differentialdiagnose. Darüber wurde schon auf S. 233 gesprochen. Ein Teil der Fälle — ich will von den häufigen falschen Frühdiagnosen, wie Plattfüße, Neuritis, Rheumatismus, Arthritis, Phlebitis usw., ganz absehen — wurde mit der Diagnose „Thrombophlebitis migrans" zu uns eingebracht. Thermometrie und Oszillometrie ergaben hier klar, daß es sich um eine Thrombangitis obliterans handelte. Ein anderer Teil der Fälle war unklar, ob es sich um eine Thrombangitis obliterans bei älteren Menschen handelt.

Im allgemeinen können wir sagen, daß eine Thrombangitis obliterans um das 40. Lebensjahr nicht mehr beginnt, sondern eine larvierte Form höchstens progredient geworden sein kann. Anderseits ist es möglich, daß ein 40jähriger eine beginnende Arteriosklerose der Beingefäße haben kann und wir werden in dieser Ansicht bestärkt, wenn seine Symptome erst seit kurzer Zeit vorhanden sind. Wenn wir die diesbezüglichen Erwägungen, welche K i t t r i c k in Tabellenform zum Ausdruck bringt, in Zahlenform uns vergegenwärtigen, dann zeigt sich nach K i t t r i c k, daß das Durchschnittsalter bei der Thrombangitis obliterans 39, bei der Arteriosklerose 68,2 Jahre ist.

Die Calcification der großen Gefäße im Röntgenbild ist nicht entscheidend, da sie von K i t t r i c k in 10,3% der Fälle bei Thrombangitis obliterans gefunden und in 89,7% der Fälle nicht gesehen werden konnte. Ein negatives Röntgenbild bei der Sklerose ist nach diesem Autor bei der Sklerose in nur 30,3% vorhanden und ein positives in 69,7% der Fälle.

Trotz aller dieser Mitteilungen muß gesagt werden, daß wir in den Grenzfällen eine sichere klinische Unterscheidungsmöglichkeit zwischen Thrombangitis obliterans und Sklerose nicht zur Verfügung haben. In den Anfangsstadien vermag die Histologie eine Abgrenzung beider Krankheiten zu ermöglichen und die exakte Diagnose zu sichern (A b r a m s o n).

T h e i s s und F r e e l a n d (1940) haben sich mit Blutstudium bei Thrombangitis obliterans beschäftigt. Wir vermögen nicht zu beurteilen, ob diese interessanten Untersuchungen differentialdiagnostisch gegenüber der Sklerose zu verwerten sind.

Wie erwähnt, haben wir 1939 bis 1947 in der Poliklinik consiliariter und schließlich an der chirurgischen Abteilung 250 Fälle von Thrombangitis obliterans beobachtet bzw. untersuchen können. Sehr oft hat sich ein gewisser Konflikt ergeben, ob man das jetzt häufiger zum Chirurgen gewiesene Stadium I operativ oder medikamentös behandeln soll. Es ist zweifellos, daß wir die besten Ergebnisse puncto Heilung und Heilungsdauer und puncto raschen Verschwin-dens der Beschwerden sowie Wiederherstellung der Arbeitsfähigkeit bei den lumbalen Sympathektomien im Stadium I erreichen. Es ist aber ebenso sicher, daß Stadium I vielfach sehr gut und mit nachhaltigem Erfolg auf die innere Behandlung anspricht, bei welcher wir der intravenösen Injektion von 3%iger Kochsalzlösung in steigenden Dosen, wie sie von S i l b e r t angegeben wurde (1926, 1930), jedem anderen Verfahren den Vorzug geben. An meiner Station hat W o h l m a n n seinerzeit vorgeschlagen, der Kochsalzlösung auch noch Alkohol in 3% der Gesamtmenge zur intravenösen Injektion hinzuzufügen, ein Verfahren, welches die günstige Wirkung der S i l b e r t schen Methode scheinbar noch gesteigert hat.

Das Verfahren der Wahl ist jedenfalls für uns bei intern-refraktären Fällen die Sympathicusoperation.

Von der prognostischen Beurteilung eines der usuellen Teste sehen wir in den letzten Jahren ab. Diese Feststellung, die anläßlich eines Vortrages 1942 von mir gemacht wurde und auf Opposition stieß, finde ich in letzter Zeit bei W h i t e bestätigt. Auch bei negativem Test ist die Sympathektomie überraschend wertvoll. In einer seiner Arbeiten (1944) legt aber De T a k a t s große Bedeutung auf das Ergebnis des Testes mit Sympathicusblockade. Es kann nach diesem Autor vorkommen, daß sich z. B. eine Zehe — trotz guter Temperaturerhöhung des Beines — nicht erwärmt, sondern daß gerade hier die Temperatur absinkt. Für De T a k a t s ist dieser Ausgang der Sympathicusblockade als Test eine Indikation, der Sympathektomie sofort eine Amputation der betreffenden Zehe anzuschließen. Wir konnten diese Befunde bestätigen und werden an anderer Stelle auf diese Tatsache noch eingehen.

Wir haben fast immer bilateral retroperitoneal in zwei Akten nach L e r i c h e oder nach F l o t h o w (1933) operiert. Manchmal führen wir die bilaterale Operation in geeigneten Fällen in einem Akt aus. Unsere Resultate bei Stadium I/II zeigen zirka 75% Erfolge (Stillstand der Krankheit, M a n d l und M i l w i d s k i, 1946).

Es muß bei dieser Gelegenheit bemerkt werden, daß ich 1946 einen therapeutischen Versuch publizierte, in welchem ich zeigen konnte, daß in sieben von acht Fällen bei der Thrombangitis obliterans durch Penicillin, intramuskulär verabreicht, im Stadium I und II Erfolge zu erzielen sind, welche in Behebung der Schmerzen, Verlängerung der Gehdistanz und in Abheilung kleiner Ulcera bestehen. Es ist mir nicht klar, wie lange solche Erfolge anhalten. Objektiv änderte sich Oszillometrie und Thermometrie nicht und diesbezüglich ist das Verfahren den Eingriffen am Sympathicus gegenüber unterlegen. Es wäre an eine antiinfektiöse oder aber an eine Wirkung zu denken, welche die Blutgerinnung herabsetzt. Meine Befunde konnten durch F e r r e y, S e n e q u e bestätigt werden. Im Gegensatz hiezu haben C o u r t y und B i s c a y e (1947) darauf hingewiesen, daß es im Anschluß an die Penicillinbehandlung in zwei ihrer Beobachtungen zu schweren arteriellen Krisen kam, welche in einem Falle durch die Sympathicusblockade behoben werden konnten, im anderen Falle aber tödlich ausgingen (akute Polyarteritis). Anderseits hat sich mir die Vorbehandlung mit Penicillin bei allen Sympathicusoperationen bei den verschiedenen arteriellen Erkrankungen der Peripherie bewährt.

Die therapeutische Sympathicusblockade

Soweit ich die Literatur überblicken kann, wurde die Sympathicusblockade — und zwar mit Alkohol — von S t e r n 1930 bei der Thrombangitis obliterans in die Praxis eingeführt. S t e r n injiziert in der Höhe von Th_{12}—L_2, weil er angibt, so auch Fasern zu treffen, welche zum N. genitofemoralis, N. femoralis und N. obturatorius ziehen und welche an der Versorgung der höhergelegenen Beingefäße beteiligt sind. S t e r n hat keine motorischen Störungen bei diesem Verfahren gesehen. Er vermeidet die Injektion in L_3 und L_4 wegen möglicher Parese des Quadriceps femoris (s. auch F u c h s i g).

P a t t e r s o n und S t a i n s k i beschreiben dann 1936 acht Fälle von Thrombangitis obliterans, welche nach Sympathicusblockade ihre Beschwerden verloren haben. Leider ist die Beobachtungszeit nur neun Monate. R u t h scheint das Verfahren auch mit Erfolg geübt zu haben.

Wir selbst haben in einigen Fällen das Verfahren versucht (Novocain und Novocain plus Phenol) und haben nur temporäre Erfolge erzielen können und die meisten der Kranken später doch operiert. Da wir die Thrombangitis obliterans für ein schweres Leiden ansehen und außerdem auch vom Gesichtspunkt einer sozialen Indikation (die Erkrankung betrifft in der Majorität der Fälle die ärmeren Bevölkerungsschichten) die Aufgabe haben, die Kranken wieder rasch arbeitsfähig zu machen, haben wir das Verfahren zugunsten der Operation, welche in den Frühstadien fast keine Mortalität hat, aufgegeben.

In zwei Fällen aber habe ich bei Auftreten von Erscheinungen von Thrombangitis obliterans an der oberen Extremität, nachdem die Operation bereits bilateral an der unteren Extremität ausgeführt wurde, die Sympathicusblockade mit Novocain am thoracalen Grenzstrang mehrmals wiederholt mit Erfolg ausgeführt.

In einem dritten Falle, der bereits an beiden Beinen mit gutem Erfolg operiert worden war, waren auch beide oberen Extremitäten erkrankt. Die Sympathicusblockade mit Procain brachte hier nur eine temporäre Besserung und bei diesem Patienten wurde mit gutem Erfolg auch bilateral eine hohe thoracale Ganglienektomie ausgeführt.

Im allgemeinen führen wir aber die Sympathicusblockade aus den erwähnten Gründen nicht mehr aus. Die Operation ist relativ einfach und ungefährlich und wir sehen so keinen Grund, hier die Sympathicusblockade zu üben, die der Operation unterlegen ist.

Sympathicusoperationen

Falls die interne Behandlung versagt, dann ist die Indikation zu einer Grenzstrangresektion gegeben. Ich schicke hier voraus, daß es heute feststeht, daß bei allen peripheren obliterierenden Gefäßerkrankungen die periarterielle

Sympathektomie und besonders die Phenolpinselung nach D o p p l e r als wertlose Methoden erkannt sind und abgelehnt werden. Ich komme auf dieses Verfahren auch hier nur deshalb zu sprechen, weil jüngst in der „Wiener Medizinischen Wochenschrift" (1951) eine Arbeit aufscheint, die das D o p p l e r sche Verfahren propagiert und in der die Ansicht vertreten wird, daß man nur auf diese Methode bei der Behandlung dieser Krankheitszustände zurückkommen müßte. Mit dieser Ansicht dokumentiert sich nur die vollkommene Unkenntnis der in- und ausländischen Literatur und es erübrigt sich, sie überhaupt zu diskutieren.

Die Methode der Wahl ist heute die hohe lumbale bilaterale retroperitoneal ausgeführte Grenzstrangresektion (kurz: hohe lumbale Sympathektomie) für die befallene untere Extremität.

In der Weltliteratur sind Angaben über Dauerergebnisse bei der B u e r g e r schen Krankheit recht spärlich. Ich führe das zunächst darauf zurück, daß in Analogie mit der französischen Schule die meisten Autoren ihre Operationsergebnisse bei der B u e r g e r schen Krankheit mit denen der peripheren Sklerose unter dem Titel der „Arteritis obliterans" zusammenfassen. Ein kasuistisches Herausgreifen der Fälle von B u e r g e r scher Krankheit stößt daher auf Schwierigkeiten und der Leser muß auf die entsprechenden Originalarbeiten verwiesen werden. Ich halte das übrigens für unzweckmäßig, denn es liegen doch ganz verschiedene Krankheitsbilder vor.

Über die Frühergebnisse mit der lumbalen Grenzstrangresektion berichtet H e r g e t (1951) bei diesem Leiden über 72 Fälle, von denen 32 schwerer Art waren.

Im Hinblick auf die Änderung der Durchblutung wurden diese 45mal als sehr verbessert, zwölfmal als gebessert und 15mal als nicht gebessert bezeichnet. Die Schmerzen schwanden unter 72 Fällen nach der Operation bei 28, sie wurden gebessert bei 24 und blieben unbeeinflußt bei 20 Fällen; Amputationen wurden in dieser Gruppe dreimal an kleinen und zwölfmal an großen Gliedabschnitten ausgeführt.

Spätergebnisse liegen von H e r g e t bei 55 Kranken mit diesem Leiden vor. Die Durchblutung blieb 1 bis 18 Jahre nach dem Eingriff bei 26 Kranken gut, sie war bei 18 Kranken gebessert und bei sechs nicht gebessert. Schmerzen blieben 1 bis 18 Jahre nach der Operation bei 19 Kranken aus, sie wurden bei 20 Kranken gebessert und bei elf nicht gebessert. Spätamputationen wurden in dieser Gruppe von 55 Kranken bei fünf Kranken ausgeführt.

Die Frühergebnisse der Behandlung waren (kombiniert mit Arteriosklerose der peripheren Gefäße) in 55,5% als Erfolge, in 13,1% als Teilerfolge und 31,4% als Mißerfolge bewertet worden. Die Spätergebnisse geben mit 37,3%, 18,6% und 44,1% ein gutes Bild von der erfolgreichen Behandlung.

Einige Mitteilungen über die Ergebnisse der Sympathicusoperation sind schlecht. Ich erwähne hier nur die Mitteilung von H e r b s t.

Ferner gehört hieher die Mitteilung von C a m p b e l l und Mitarbeiter. Hier wurden aus einem Krankengut von 283 Kranken — allerdings war die Diagnose nur bei 149 mit Sicherheit zu stellen! — nur 38 Fälle sympathektomiert worden. Das Resultat war recht mäßig. In 14 Fällen trat ein Erfolg ein, in 24 war dieser mittelmäßig oder ausgeblieben. Ich kann mir das nur so erklären, daß man hier nur die schlechtesten Fälle operiert hat, oder aber noch immer die tiefe, statt der hohen lumbalen Sympathektomie ausführte.

Eigenes Krankengut

Im Jahre 1941 publizierte ich 14 Fälle von W i n i w a r t e r - B u e r g e r scher Krankheit, welche, mit den verschiedensten Methoden operiert, zu enttäuschenden Ergebnissen geführt haben. In neun von diesen 14 Fällen war das Ergebnis der Eingriffe nicht gut, und es mußte viermal eine größere Amputation durchgeführt werden. Bei ihnen allen waren lumbale Sympathektomien, Adrenalektomien, Thyreoidektomien, Parathyreoidektomien vorgenommen worden. Bei allen Patienten war eine medikamentöse Therapie vorausgegangen. Einer von ihnen hatte 5600 Injektionen vorher bekommen (Typhusvaccine, Pedutin, Papaverin, Sodium nitrosum usw.). Bei einigen dieser Erkrankten lag die akute Form vor und erst retrospektiv zeigte mir ein Studium der Literatur, welche Fehler ich begangen hatte: 1. im akuten Stadium wurde operiert, 2. die lumbale Sympathektomie war zu tief, zum Teil transperitoneal ausgeführt worden, und sie war zu wenig ausgedehnt gewesen. Diesen Fehler zu vermeiden, habe ich erst in späteren Jahren gelernt.

Meine zweite Publikation über 55 Kranke mit W i n i w a r t e r - B u e r g e r scher Krankheit, an welchen 89 lumbale Sympathektomien ausgeführt wurden und welche mein Material von 1940 bis 1946 beinhaltet, zeigte auf Grund der neuen Erfahrungen bedeutend günstigere Ergebnisse. Die Statistik der zweiten Publikation leidet noch sehr unter den Fehlschlägen der vorher erwähnten Arbeit. Immerhin waren die Operationsergebnisse schon viel bessere:

Tabelle 43. *Ergebnisse der Sympathektomie bei der Thrombangitis obliterans (ein bis fünf Jahre)*

Stadium	Fälle	vollkommener Stillstand der Erkrankung	deutliche Besserung	nicht gebessert	gestorben	große Amputation	unbekannt
I	21	14	2	2	—	—	3
II	14	4	4	2	1	1	2
III	20	9	3	3	2	3	—
Zusammen	55	27	9	7	3	4	5

1947 bis 1951 wurden weitere 14 Kranke mit Thrombangitis obliterans sympathektomiert. Es handelte sich um besonders schwere Fälle. Bei diesen 14 Patienten wurden 22 Operationen ausgeführt. Eine Nachuntersuchung wurde in elf Fällen von diesen 14 Kranken angestellt (die restlichen drei Kranken scheiden aus: bei zwei Kranken liegt die Operation noch nicht ein Jahr zurück, einer ist aus uns unbekannter Ursache gestorben) (G o t t l o b).

Bei diesen elf Kranken wurden an 17 Extremitäten operiert und die Nachuntersuchung (ein bis drei Jahre) an diesen ergibt:

Operationserfolg sehr gut: 2 bleiben sehr gut,
                                      4 noch immer gebessert (gut),
                                      2 schlechter als vor der Operation.

Operationserfolg gut: 1 Extremität weiter gebessert (sehr gut),
                                        2 Extremitäten bleiben gut,
                                        4 Extremitäten schlechter als vor der Operation.

Verschlechterung nach Operation: 2 bleiben schlechter.

Ein außerordentlich wichtiges Adjuvans der medikamentösen und chirurgischen Behandlung der B u e r g e r schen Krankheit ist das Verbot des Rauchens, auf welches S i l b e r t, De T a k a t s und viele andere Autoren den allergrößten Wert legen, Nikotin soll die Erfolge der Behandlung im allerungünstigsten Maße beeinflussen. Selbst in kleinstem Maße verbiete ich den von mir behandelten Patienten das Rauchen. Nachdem es sich aber beim Nikotin in vielen Fällen um eine Art „Rauschgift" handelt, ist es mir nicht klar, wie oft dieses Verbot auch von den Kranken eingehalten wird, und beim Befragen dem Arzt richtig über Nikotinabusus berichtet wird.

Gelegentliche Folgeerscheinungen nach der lumbalen Sympathektomie

Obwohl schon auf S. 187 auf die *Störung der Sexualfunktion* hingewiesen wurde, soll hier noch einmal auf diese Fragestellung zurückgekommen werden. weil es sich ja beim Morbus B u e r g e r - W i n i w a r t e r um eine Erkrankung in jugendlichem Alter handelt.

Es ist seit längerer Zeit bekannt, daß nach lumbalen Grenstrangresektionen, die aus verschiedenster Indikation ausgeführt wurden, nach ein- oder doppelseitigem Eingriff Störungen der Spermiogenese und der Potentia coeundi auftreten. Darum wünscht B a n d m a n n einen Aufschluß und eine Beschreibung des gesamten geschlechtlichen Zustandes des Patienten vor jedem derartigen Eingriff. Dazu gehört Erhebung des klinischen Befundes, makroskopische Untersuchung der Geschlechtsorgane und mikroskopische Begutachtung der Spermatozoen. B a n d m a n n hat sechs Kranke nach dieser Richtung hin untersucht und durch ein Jahr unter ständiger Kontrolle gehalten. Schon sechs bis acht Wochen nach der Operation kam es zu eindeutigen pathologischen Vorgängen im Verhalten der Spermiogenese (herabgesetzte Bewegungsintensität, frühzeitig einsetzende Bewegungslosigkeit der Spermatozoen). Auch die Anzahl der Spermatozoen entsprach nicht mehr den Ausgangswerten, sie war deutlich reduziert. Unabhängig davon gaben auch einige Patienten eine Abnahme der sexuellen Funktionen an. Neuerliche Kontrollen ergaben aber einen immer schlechteren Gesamteindruck der Spermatogenese (Oligo- und Hypospermie). Bei den Kranken trat mangelhafte oder fehlende Erektion auf. In einem Falle ließ sich auch an den Hoden Kleiner- und Schlafferwerden nachweisen. B a n d m a n n meint, daß die sexuellen Ausfallerscheinungen in einem gewissen Verhältnis zur Ausdehnung der Grenzstrangresektion stehen. Die Höhe des resezierten Grenzstranges scheint dabei von untergeordneter Bedeutung zu sein.

B a n d m a n n nimmt schließlich an, daß die nach lumbalen Sympathektomien auftretenden Störungen der sexuellen Sphäre einschließlich der Spermiogenese in einer gestörten hormonalen Wechselwirkung zwischen Hypophyse und Hodensystem zu suchen sind. Es ist bisher unbekannt, ob der Einfluß der Sympathektomie auf die Sexualfunktionen reversibel oder irreversibel ist.

Ich selbst habe die Impotentia coeundi nur bei einem Fall von B u e r g e r scher Krankheit feststellen können und dieselbe Beobachtung machte H e r g e t in Deutschland an einem ziemlich großen Material. Sie ist also selten und tritt sie auf, so meine ich, daß die erwähnten Störungen als eventuell unvermeidliche Folgezustände bei einem so schweren Leiden in Kauf genommen werden müßten. Grundsätzlich unzweckmäßig erscheint es mir aber, den Kranken durch eine übertriebene somatische Untersuchung über den Zustand und die Funktion seines Genitalapparates nur auf diese Sphäre hinzulenken, da man bei der psychischen Labilität mancher Kranken etwaigen Störungen nur Tür und Tor öffnet. Außerdem ist zu erwähnen, daß sich im Schrifttum auch genügend Arbeiten finden, welche der von B a n d m a n n genau entgegengesetzt gegenüberstehen. So berichtet jüngst K m e n t aus der Klinik G o h r b a n d t über Steigerungen der Geschlechtsfunktion einschließlich der Spermiogenese nach Novocainblockaden des lumbalen Grenzstrangs. K m e n t berichtet, daß 50%

aller Fälle, die aus den verschiedensten Indikationen mittels der lumbalen Grenzstrangblockade behandelt wurden, mit Steigerungen bei Vorhandensein und mit
einem Wiederauftreten einzelner oder aller Geschlechtsfunktionen beim Er-
löschensein der letzteren reagiert haben. Das Material des Autors besteht aus
29 Fällen. Auch G o h r b a n d t konnte nach lumbalen Grenzstrangblockaden
eine Steigerung der Libido und gesteigerte Erektion feststellen.

Es ist noch die Frage aufzuwerfen: Was tun wir, falls nach vorgenommener
lumbaler bilateraler *Sympathicusoperation* ein *Recidiv* auftritt?

In einigen Fällen, welche an anderen Stationen operiert worden waren, oder
bei welchen vor Jahren tiefe lumbale Sympathektomien ausgeführt wurden,
haben wir nochmals operiert, und zwar die hohe lumbale Sympathektomie
(L e r i c h e) durchgeführt. In diesen Fällen war der Eingriff oft von Erfolg
begleitet. In anderen Fällen haben wir unter der Annahme, daß die Sympathicusfasern regeneriert waren, die Sympathicusblockade ausgeführt. Die Schmerzen
konnten in diesen Fällen beseitigt werden, traten aber nach gewissen Zeit-
räumen wieder auf, so daß die Sympathicusblockade wiederholt werden mußte.
Die Patienten erlangten so einen leidlichen Zustand. Handelt es sich aber nicht
allein um schmerzhafte Recidive, sondern um das Auftreten von Ulcera oder
von Gangrän, dann haben wir andere Methoden ausgeführt, über welche ich
seinerzeit berichtet habe. Hier wurde die Thyreoidektomie, sowie die Nebennierenexstirpation ausgeführt.

Die letztere Methode bei der Behandlung der peripheren obliterierenden
Gefäßerkrankungen wurde von O p p e l und seinen Schülern (1934) eingeführt.
Von allem Anfang an haben sich gegen diese Methode eine Reihe von Chirurgen
gewendet und haben betont, daß diese Operation eine rein hypothetische Grundlage habe, der jedes anatomische, pathologische und biochemische Substrat
vollkommen fehle. Die Schule L e r i c h e aber hat diese Therapie aufgenommen
und kombiniert bis in die letzte Zeit die Nebennierenentfernung mit den verschiedenen Eingriffen am Splanchnicus zur Behandlung der Hypertension und
kombiniert sie weiter auch mit den verschiedenartigen Eingriffen am Sympathicus zur Behandlung der stenosierenden peripheren Gefäßerkrankungen.

Jüngst veröffentlichten W e r t h e i m e r und G a u t i e r Nachuntersuchungen
über 21 Nebennierenentfernungen. Ihr Wert wird dadurch beeinflußt, daß immer
wieder Sympathicus- oder Splanchnicusoperationen gleichzeitig ausgeführt
wurden. Von diesen 21 Patienten konnten nur 13 nachuntersucht werden. Das
Ergebnis war folgendes:

Sechsmal gute Resultate (einmal acht Jahre, einmal drei, einmal zwei, dreimal
ein Jahr), d. s. zusammengefaßt 45%.

Das Ergebnis war in drei Fällen mittelmäßig (einmal vier Jahre, einmal drei,
einmal ein Jahr), d. s. 25%.

Zweimal mußte amputiert werden: einmal nach acht Jahren, einmal nach
drei Monaten, d. s. 15%.

Zwei Patienten starben: Myocardinfarkt, Chronische Nebenniereninsuffizienz.

Ich konnte mich in keinem Falle, wo ich eine Nebennierenentfernung ausgeführt — und ich habe das fast immer in Kombination mit einer Splanchnicus-
oder Sympathicusoperation getan — davon überzeugen, daß das Ergebnis
irgendwie gegenüber der reinen Splanchnicus- oder Sympathicusoperation auffallend gebessert würde.

Die amerikanischen Sympathicuschirurgen lehnen im übrigen diesen Eingriff ab.

Von einer Parathyreoidektomie sah ich in einem verzweifeltem Falle einen
klaren Erfolg.

Raynaudsche Krankheit und Raynaudsches Phänomen

1862 beschrieb R a y n a u d eine Erkrankung in klassischer Weise, welche bis zum heutigen Tage seinen Namen trägt. Sie besteht in einer symmetrischen Zirkulationsstörung der Finger beider Hände, welche attackenweise auftritt und zumeist jüngere Menschen weiblichen Geschlechtes ergreift. In progredienten oder lang anhaltenden Fällen kann es zu Ulcerationen an der Haut der Finger, zu trophischen Störungen an den Nägeln kommen und schließlich können tiefgehende, fibrös-sklerotische Veränderungen, welche die Fingerkuppen deformieren und destruieren, auftreten, welche das ursprüngliche Krankheitsbild zu einem bösen Zustand machen. Das Merkwürdige dieser Erkrankung ist, daß es niemals zu einer Okklusion der Gefäße kommt und höchstens in einem Anfall kann die betreffende Arterie temporär nicht tastbar sein.

Bevor man die Diagnose R a y n a u d sche Krankheit stellt, ist es notwendig, jene Krankheitszustände auszuschalten, welche das R a y n a u d sche Phänomen erzeugen können. Das ist der Fall zunächst bei einigen zentralen Nervenerkrankungen, und zwar bei der Syringomyelie und multiplen Sklerose. Andere Erkrankungen, welche den Zustand vortäuschen können, sind: die Basedowsche Krankheit, manche Infektionskrankheiten, manche Blutkrankheiten, Nikotinismus, sowie die Arthritis verschiedener Ätiologie. Diverse Gefäßerkrankungen werden sich leichter von dem R a y n a u d schen Phänomen unterscheiden lassen (Thrombangitis obliterans, embolische Störungen, Halsrippe, Skalenussyndrom). Erst wenn diese Krankheiten und auch eine Vergiftung mit Mutterkorn (D i m t z a) ausgeschieden werden können, kann man von reiner R a y n a u d scher Krankheit sprechen.

R o s s hat die R a y n a u d sche Krankheit in folgende Stadien eingeteilt, welche für die Prognose der einzuschlagenden Therapie wichtig sind:

1. Cyanose und Schwellung der Finger oder Zehen, besonders bei Kälteeinwirkung,
2. ulceröses Stadium,
3. sklerotisches Stadium mit fibrösen Veränderungen der Haut und Weichteile, sowie Gelenke und Knochenatrophie.

Die Krankheit ist genau beschrieben, abgesehen von der klassischen Mitteilung von R a y n a u d selbst (1862, 1874), in einer Mitteilung von L e w i s und P i c k e r i n g (1934), von D i m t z a (1938, 1945) und findet schließlich bei J. C. W h i t e und S m i t h w i c k einen weiten kritischen Raum der Besprechung.

Was die Pathogenese des Leidens anbelangt, blieb zunächst das ursprüngliche Konzept von R a y n a u d, daß es sich um eine Erkrankung der sympathischen Nerven handelt, unwidersprochen bis zum Jahre 1929. Damals haben L e w i s und K e r r gegen diese Art der Pathogenese auf Grund von Beobachtungen und Versuchen Widerspruch erhoben und erklärt, daß es sich bei der R a y n a u d schen Krankheit um eine rein lokale Erkrankung der Gefäße selbst handelt, welche primär das sympathische Nervensystem nicht befällt.

Heute finden wir das Lager der Autoren, welche sich mit diesem Gegenstande beschäftigen, nach zwei Richtungen gespalten: Die einen halten an dem Konzept der Sympathicuserkrankung fest: S i m p s o n, B r o w n und A d s o n, S m i t h w i c k, J. C. W h i t e, De T a k a t s, T e l f o r d u. a. Die Resultate ihrer Sympathicusoperationen sind — seitdem sie die Technik für ihre Operation geändert haben und immer die präganglionäre Sympathektomie vorziehen — günstiger. Dieser operative Vorgang ist immer leicht an der unteren Extremität durchzuführen, weil man hier im Bereich von L_1—L_4 stets präganglionär den

Sympathicus durchtrennt. Schwerer ist dieses Vorgehen an der oberen Extremität, wo man präganglionär nur durch den hinteren Zugang zu Th₂—Th₃ operieren kann, wie ihn S m i t h w i c k beschrieben hat.

Die andere Gruppe von Autoren aber schließt sich L e w i s an (vasculäre Theorie). Hieher gehören K e r r, M o r t o n und S c o t t, R o g g e r s, G a s k und R o s s. In letzter Zeit gesellten sich auch H y n d m a n und W o l k i n hinzu, welche an Hand von drei Fällen zeigten, daß durch eine Sympathicusoperation der Schmerz allerdings beseitigt werden kann. Hiebei bleibt die Frage offen, ob diese durch Unterbrechung der afferenten Fasern oder aber durch eine Änderung der Schmerzbereitschaft durch Unterbrechung efferenter Nerven geschah. H y n d m a n und W o l k i n zeigen aber weiters, daß sowohl nach prä- als auch nach postganglionärer Sympathektomie die Reaktion auf lokale Kälte bei der R a y n a u d schen Krankheit nicht geändert wird. Auch L e n g g e n h a g e r, der zur internen Behandlung mit Schleuderbewegungen der Arme und zur Behandlung mit Dihydroergotamin (Sandoz) rät, scheint nichts von der operativen Therapie zu halten. Ebenso urteilt M a h o r n e r.

Wenn ich nun selbst an Hand der Literatur und auf Grund meiner recht bescheidenen Erfahrungen zu dieser Krankheit Stellung nehme, dann muß ich sagen, daß zunächst die Sympathicusblockade hier fast niemals Anwendung fand oder aber, daß die Ergebnisse mit diesem Verfahren nicht publiziert wurden. Außer bei P a t t e r s o n und S t a i n s k i, die über einen Fall berichtet haben, bei welchem mit Sympathicusblockade ein Erfolg erzielt wurde, fand ich in der Literatur außer oberflächlichen Hinweisen auf diese Behandlung bei R u t h nichts vermerkt.

In allerletzter Zeit finde ich in der Literatur zunächst einen Hinweis von W. M a n d l, bei welchem der stellare Testversuch (Injektion in das Ganglion stellatum) keinen Erfolg bringt, wohingegen die hohe thoracale Sympathektomie erfolgreich ausgeführt werden kann. Hingegen finde ich bei S m i t h y einen Fall veröffentlicht, wo bilaterale Novocaininjektion in das Ganglion stellatum und die thoracale Ganglionektomie zu einem länger anhaltenden Erfolg bei einem typischen Fall der R a y n a u d schen Krankheit (Stadium I) geführt hat.

Es muß weiter wundernehmen, daß man durch Jahre hindurch mit Erfolg bei der R a y n a u d schen Krankheit die periphere-periarterielle Sympathektomie durchführte, welche von manchen Autoren (z. B. B r a e u c k e r) als gute operative Methode dargestellt wurde. Derselbe Autor empfiehlt als zusätzliche konservative Behandlung (Saugglockenverfahren) die Sympathicusblockade, ohne aber Zahlen über seine diesbezügliche Versuchsreihe anzugeben. B r a e u c k e r geht so weit zu sagen, daß, falls die periarterielle Sympathektomie bei der R a y n a u d schen Krankheit nicht wirkt, eine falsche Diagnose (meist Thrombangitis obliterans) vorläge. Dieser Ansicht kann nicht zugestimmt werden.

Andere Autoren haben, nachdem sie ihre Operationstechnik geändert haben — das gilt besonders für die thoracale Sympathektomie —, ihre schlechten Resultate mit der postganglionären Sympathektomie sofort verbessern können. Die operativen Ergebnisse mit der präganglionären Methode bei S m i t h w i c k und W h i t e sind zufriedenstellend.

Von den in den letzten Jahren veröffentlichten Arbeiten mit Operationsergebnissen will ich nur zwei herausgreifen:

1949 berichten W e r t h e i m e r und G u i l l e t über 35 Beobachtungen, von denen 20 Frauen und 15 (!) Männer betreffen. In 70% der Fälle fanden sich Ulcerationen an der oberen Extremität, in 50% der Fälle fanden sich auch leichte Veränderungen vasomotorischer Art an den Beinen. Es wurden die verschiedensten Eingriffe am Sympathicus versucht. Zunächst erwies sich wieder einmal die periarterielle Sympathektomie als vollkommen wertlos.

Die Stellektomie wurde 35mal ausgeführt und hatte immer gewisse Erfolge. Man konnte aber von einer vollkommenen Heilung nicht sprechen, da gewisse vasomotorische Störungen noch weiterhin bestanden. Die hohe thoracale Sympathektomie wurde nur selten und wahrscheinlich nicht präganglionär ausgeführt. Die Operationen an den endokrinen Drüsen sind nicht zu beurteilen, weil sie meist mit Sympathektomien kombiniert wurden.

F e l d e r und Mitarbeiter berichten 1949 über Dauerergebnisse der Operation von R a y n a u d scher Krankheit. 38 Kranke hatten an 75 Extremitäten eine thoracale Sympathektomie erhalten. In 16 Fällen wurde die lumbale Sympathektomie hinzugefügt. Die Nachuntersuchungszeit beträgt sechs Monate bis 20 Jahre. Die Zahl der Recidive beträgt 64%. Vasomotorenaktivität wurde in 60% nachgewiesen und Schweißsekretion an den Gliedern in 61%. Die meisten Recidive treten am Ende des fünften Jahres auf. Die Ergebnisse der Operation an der unteren Extremität sind besser als an der oberen. An ersterer sind nur 25% Recidive beobachtet worden. Die Sympathektomie hat nach der Ansicht der Autoren nur dann einen Sinn, wenn sie präganglionär ausgeführt wird.

Im übrigen finden sich in dieser Mitteilung auch die Ergebnisse anderer Chirurgen:

Tabelle 44. *Ergebnisse der Sympathektomie bei Raynaudscher Krankheit (Sammelstatistik)*

Autor		Fälle	Resultat		
			gut	mittelmäßig	schlecht
Adson und Brown	1929	4	2	0	2
Telford	1944	37	16	8	13
White und Smithwick	1941	93*	65*	23*	5*
Kinmonth	1949	73	52	8	13

* Die Zahl bezieht sich auf die befallenen Extremitäten.

In dieser Tabelle sind die Erfolge von W h i t e und S m i t h w i c k beachtenswert!

Ich selbst habe in den Jahren 1939 bis 1947 sechs Fälle von R a y n a u d scher Krankheit gesehen. Drei fallen in das Stadium I und II. Im ersten Fall wurde ohne Erfolg eine bilaterale Stellektomie ausgeführt. Nach dieser wurde eine Sympathicusblockade mit Novocain in Th_2 und Th_3 versucht. Mehrfache Injektionen brachten immer nur eine Besserung des Zustandes für etwa 24 Stunden mit sich, welche praktisch wertlos war.

Auch im zweiten Fall wurde leider nur eine Stellektomie durchgeführt. Die Operation war vollkommen erfolglos. Im dritten Fall, bei dem die geplante hohe thoracale Sympathektomie mit hinterem Zugang verweigert wurde, wurde auf einer Seite eine Sympathicusblockade ausgeführt, die höchstens für 24 Stunden jeweilig Erfolg zeigte. An der anderen Seite wurde eine periarterielle Sympathektomie durchgeführt und war ein klarer Mißerfolg.

Bei den restlichen Fällen wurde auf beiden Seiten eine hohe thoracale präganglionäre Sympathektomie mit Erfolg ausgeführt (Th_2—Th_3).

1947 bis 1951 wurden zwölf Fälle von R a y n a u d scher Krankheit mit sklerodermischem Einschlag mit 21 Sympathicusoperationen behandelt. Es handelt sich dabei um zehn Frauen und zwei Männer. Fünf dieser Patienten waren im Stadium I/II, d. h. sie hatten R a y n a u d - artige Anfälle von Verfärbung.

Kälte und Schmerz an der oberen Extremität, manchmal auch an den Beinen. Die restlichen sieben Patienten gehören höheren Stadien an. Fünf davon hatten deutliche sklerodermatische Veränderungen des Gesichtes und an den Fingerspitzen. Alle Patienten waren zunächst auf internem Wege mit Diät, Wechsel-

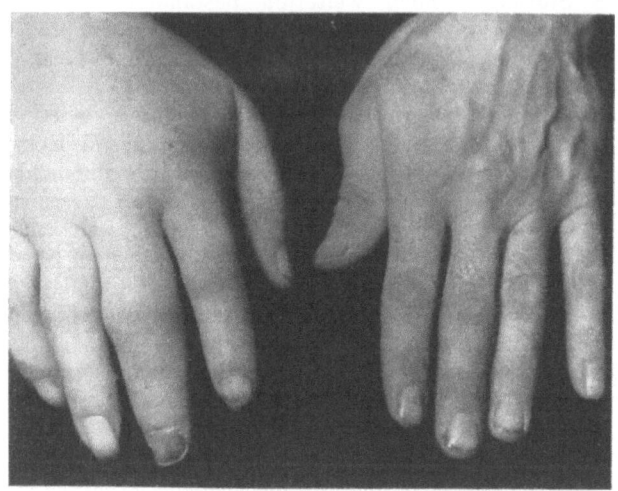

a

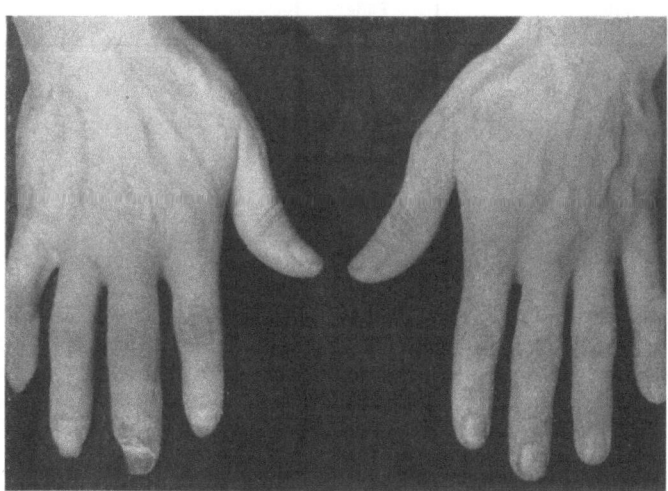

b

Abb. 22. *a* Raynaudsche Erkrankung mit Gangrän der Fingerspitzen und Ödem des Handrückens und der Finger. (Zustand am 11. I. 1951.) *b* Zustand nach der hohen thorakalen präganglionären Sympathektomie (8. II. 1951): Ödem und Schmerzen geschwunden, die Gangrän am Endglied des 2. und 3. Fingers in Demarkation begriffen.

bädern, Vitamin B, Acetylcholin, Priscol, Hypophysentransplantationen, Gefäßtraining, Dibenamin oder Sympathicusblockaden behandelt worden.

Das Ergebnis der präganglionären Sympathektomie an der unteren Extremität war zunächst in den fünf Fällen des Stadiums I folgendes:

Gute Erfolge viermal; Besserung einmal.

Das Ergebnis in den höheren Stadien mit sklerodermischen Veränderungen an der oberen Extremität war: Sehr gut dreimal; gut zweimal; vollkommen unbefriedigend zweimal. In einem der letztgenannten Fälle hatten wir den Eindruck, daß besonders die Sklerodermie trotz präganglionärer hoher thoracaler Sympathektomie auf beiden Seiten fortschritt. Nach der Operation mußte wegen starker Schmerzen die Amputation eines Fingers vorgenommen werden. Verlust von Fingerspitzen sahen wir in dieser Gruppe auch bei einigen anderen Fällen. In diesen Fällen demarkierten sich die Fingerspitzen wie bei einer Gangrän und fielen ziemlich schmerzlos ab (Abb. 22). Hiezu muß bemerkt werden, daß keiner der innerhalb der R a y n a u d - schen Reihe beobachteten Sklerodermien (Abb. 23) in einer generalisierten Sklerodermie der inneren Organe litt. Eine große Anzahl der Fälle kam zu spät zur Operation.

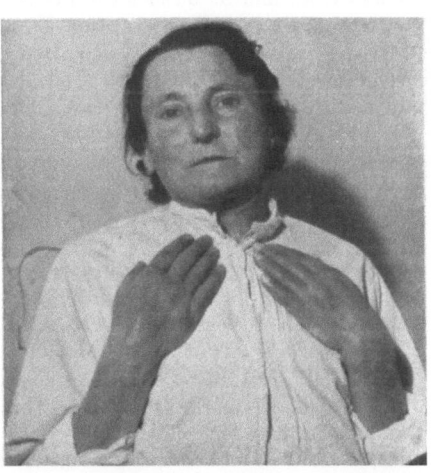

Bemerkenswert ist, daß bei vier Kranken ein spezifischer Prozeß in der Lunge vorlag und daß in der Anamnese eines männlichen Kranken eine Clavicularfraktur mit schlechter Stellung der Fragmente an der betreffenden Seite festgestellt werden konnte.

Über die Formen der R a y n a u d - schen Krankheit, die mit einem schweren Skleroderma kombiniert sind, wird an anderer Stelle die Rede sein (s. S. 307).

Abb. 23. Raynaudsche Erkrankung mit sklerodermischen Veränderungen besonders im Bereiche des Gesichtes.

Zusammenfassend kann gesagt werden, daß — falls man einen Fall von R a y n a u d scher Krankheit operiert — diese Operation für die obere Extremität nur die hohe thoracale präganglionäre Sympathektomie sein kann. Auch aus meinem Material geht hervor, daß dieser Eingriff, so wie es S m i t h w i c k im Anschluß an den Vortrag F e l d e r s betont, ein schwerer ist. Man muß bis zur Arachnoidea präparieren, um die vorderen und hinteren Wurzeln in der Höhe von Th_2 zu durchschneiden und den sympathischen Grenzstrang durchtrennen. Dort, wo mir das gelang, war der Operationserfolg zunächst immer gut (s. oben). Alle anderen Operationen haben sich nicht bewährt und nach meinen Erfahrungen auch die medikamentöse Behandlung nicht. Die periarterielle Sympathektomie ist vollkommen wertlos. Auch die Sympathicusblockade ist hier als Therapie nicht erfolgversprechend.

Literatur

A b r a m s o n, D. I., Vascular responses in the Extremities of Man. Chicago-Press, 1946. — A d s o n, A. W., Proc. Staff Meet. Mayo Clin., Rochester **22**, 450 (1947). — A d s o n, A. W., und G. E. B r o w n, J. A. M. A. **99**, 529 (1932). — A d s o n, A. W., W. McK. C r a i g und G. E. B r o w n, Arch. Surg. (Am.) **31**, 794 (1935). — A r t h o l d, M. K., Wien. med. Wschr. **1948**, H. 29/30, 320; Wien. med. Wschr. **1950**, H. 51/52, 815; Prakt. Arzt **1951**, H. 5, 46. — A t l a s, L. N., Ann. Surg. **114**, 546 (1941); Amer. Heart J. **23**, 493 (1944).

De B a k e y, M. E., G. B u r c h, Th. R a y und A. O c h s n e r, Ann. Surg. **126**, 850 (1947). — De B a k e y, M. E., O. C r e e c h und I. P. W o o d h a l l, J. A. M. A. **144**, 122 (1950). — B a n d m a n n, F., Bruns' Beitr. **181/3**, 419 (1950). — B l o c k, W., Bruns' Beitr. **179**, 481 (1950); Durchblutungsstörungen. Stuttgart: G. Thieme, 1951. — B o y d

A. M., Rep. St. Bartol. Hosp. **71**, 151 (1938). — B o y d, A. M., A. H. R a t c l i f f, R. P. J e p s o n und G. W. J a m e s, J. Bone Surg. (Am.) **3**, 325 (1949). — B r a e u c k e r, F., Congr. Soc. int. Chir., 1935; Verh. dtsch. Ges. Kreisl.forsch. **9**, 319 (1936). — B r o w n, G. E., Surg. etc. **58**, 297 (1934). — B u e r g e r, L., Circulatory Disturbances in the Extremities. Philadelphia: Saunders, 1924. — B u m m, E., Kreislaufstörungen an den Gliedmaßen und ihre Behandlung. Berlin-München: Urban & Schwarzenberg, 1949.

C a b a n i e, G., Mém. Acad. Chir., Par. **75**, 582 (1949). — C a m p b e l l, K. N., B. M. H a r r i s und F. A. C o l l e r, Surgery (Am.) **26**, 1003 (1949). — C o l l e r, F. A., K. N. C a m p b e l l, B. M. H a r r i s und R. E. L. B e r r y, Surgery (Am.) **26**, 30 (1949). — C o u r t y, A., und A. B i s k a y e, Presse méd. 1947, 734; 1948, 750. — C o w l e y, R. A., und G. H. Y e a g e r, Surgery (Am.) **26**, 880 (1946).

D e n k, W., Wien. klin. Wschr. 1937, 20; Zbl. Chir. **67**, 165 (1940). — D i m t z a, A., Helvet. med. Acta **5**, 880 (1938); Helvet. chir. Acta **12**, 35 (1945). — Dos S a n t o s, R., und A. C. L a m a s, Bull. Soc. Nat. Chir., Paris **55**, 587 (1929).

E l k i n, D. C., und F. W. C o o p e r, Ann. Surg. **130**, 17 (1949). — E l l i o t, R. V., und M. E. P e c k, J. A. M. A. **148**, 426 (1952).

F e l d e r, D. F., F. A. S i m e o n a, R. R. L i n t o n und C. E. W e l c h, Surgery (Am.) **26**, 1014 (1949). — F e r e y, D., Progr. méd. (Fr.) **74**, 291 (1946). — F l o t h o w, P. G., Amer. J. Surg. 1931, N.-S., **14**, 3. — F l o t h o w, P. G., und G. W. S w i f t. Amer. J. Surg. **21**, 345 (1933). — F o n t a i n e, R., L'Ouest Méd. **2**, 1 (1950). — F o n t a i n e, R., und B r a n z e n, Rev. Chir. (Fr.) **57**, 262 (1938). — F r e e m a n, N. E., F. H. L e e d s und R. E. G a r d n e r, Ann. Surg. **126**, 873 (1947). — F r e e m a n, N. E., und H. M o n t - g o m e r y, Amer. Heart J. **23**, 224 (1942). — F u c h s i g, P., Zbl. Chir. 1940, 163; Wien. klin. Wschr. 1946, 487; 1949, 52.

G a s k, G. T., und J. P. R o s s, The Surgery of the Autonomic Nervous System. London: Baillière & Tindall, 1937. — G o h r b a n d t, E., zit. nach K m e n t; Zbl. Chir. 1947, 1371. — G o t t l o b, R., Langenbecks Arch. **272**, 1 (1952), **272**, 408 (1952); Wien. klin. Wschr. **64**, 839 (1952). — G r a h a m, zit. nach E l k i n und C o o p e r.

H a i m o v i c i, H., Les embolies arterielles des membres. Paris: Masson & Cie., 1937. — H a r p u d e r, K. T., D. L i e n und J. B y e r, Amer. Heart J. **26**, 539 (1940). — H a r - r i s, Proc. Soc. Med., Lond. **93**, 384 (1932). — H a x t o n, H. A., Brit. med. J. 1949, 1026. — H e r b s t, R., Tagg. d. Chapter Austria des Internat. College of Surgeons. Wien, Juli 1950. — H e r g e t, R., Langenbecks Arch. **280**, 394 (1951). — H e s s e, E., Arch. klin. Chir. **115**, 812 (1921). — H y n d m a n, O. R., und J. W o l k i n, Amer. Heart J. **23**, 535 (1942).

K e r r, W. L., Trans. Assoc. amer. Physicians **45**, 189 (1930). — K m e n t, O. H., Zbl. Chir. **1**, 23 (1951). — K o h l m e y e r, H., Zbl. Chir. **67**, 764 (1940). — K o n c z, J., Dtsch. Z. Chir. **264**, 223 (1951). — K u n l i n, Arch. Mal. Coeur etc. 1949, 3.

L a u d a, E., Lehrbuch der inneren Medizin. Wien: Springer-Verlag, 1949. — L e g e r, M a t h i r o t und T s c h e k o f f, Presse méd. 1948, 898. — L e m a i r e, A., H. R e - b o u l und J. L o e p e r, Bull. Soc. Méd. Hôp. Par. **65**, 656 (1949). — L e n g g e n - h a g e r, K., Schweiz. med. Wschr. 1947, H. 1/2, 97. — L e r i c h e, R., La chirurgie de la douleur. Paris: Masson & Cie., 1950; Wien. klin. Wschr. 1947, 392; Bull. Acad. Nat. Méd., Par. **133**, 38 (1949). — L e r i c h e, R., und P. S t r i c k e r, Ref. Zbl. Chir. 1934, 451. — L e r i c h e, R., und R. F o n t a i n e, Arch. klin. Chir. **186**, 338 (1936). — L e - r i c h e, R., und D u p e r t u i s, Surg. etc. **64**, 149 (1937). — L e w i s, T., Clin. Sci. **3**, 221 (1938); Pain. New York: MacMillan, 1942. — L e w i s, T., und W. J. K e r r, Heart **15**, 7 (1929). — L e w i s, T., und G. W. P i c k e r i n g, Clin. Science **1**, 327 (1934). — L i l l y, G. D., und R. M. L e e, Surgery (Am.) **26**, 975 (1949). — L o o s e, K. F., Chir- urg **21**, 372 (1950).

M a h o r n e r, H., Ann. Surg. **119**, 432 (1944). — M a n d l, F., J. Int. Coll. Surg. **14**, 345 (1941); Acta Med. Orient. **5**, 1 (1946); Wien. klin. Wschr. 1948, 4; 1949, 29. — M a n d l, F., und H. M i l w i d s k i, Acta Med. Orient. **5**, 319 (1946). — M a n d l, W., Klin. Med. **2**, 45 (1947). — M a r c u s, H. G., Persönliche Mitteilung an F u c h s i g. — Mc K i t t r i c k, L. S., J. A. M. A. **113**, 1223 (1939). — M o r e l, zit. nach L e r i c h e. — M o r t o n, I. L., und W. I. S c o t t, Ann. Surg. **94**, 831 (1931).

N e u m a n n, B., Arch. klin. Chir. 159, 352 (1930); Acta Med. Orient. 6, 197 (1946).

O c h s n e r, A., und M. De B a k e y, J. A. M. A. 139, 423 (1949). — O c h s n e r, A.. Ann. Surg. 126, 891 (1947), (Diskussion).

P ä ß l e r, H. W., Angiographie. Stuttgart: G. Thieme, 1952. — P a t t e r s o n, R. H.. und W. J. S t a i n s k i, Ann. Surg. 103, 514 (1936). — P o p o f f, N. W., Arch. Path. (Am.) 18, 295 (1934). — P r i c e, A. H., und F. B. W a g n e r, Surg. etc. 84, 619 (1947).

R e d w i t z, E. v., zit. nach L o o s e. — R e i c h e r t, F. L., Proc. Soc. exper. Biol. a. Med. (Am.) 29, 473 (1932). — R i e c h e r t, T., Dtsch. med. Wschr. 1947, 629, 672. — R u t h, S., J. A. M. A. 102, 6 (1934).

S a l a n d, G., und C. K l e i n, Amer. J. med. Sci. 207, 249 (1944). — S e n e q u e, zit. nach C o u r t y. — S h u m a k e r, H. B., Surg. etc. 13, 1 (1943). — S i l b e r t, S., J. A. M. A. 86, 1759 (1926); 94, 1730 (1930); Amer. Heart J. 15, 265 (1938). — S i m p s o n, S. L., G. E. B r o w n und A. W. A d s o n, Proc. Staff Meet. Mayo Clin., Rochester 5, 295 (1930). — S i n g e r, R., Mitt. Grenzgeb. Med. u. Chir. 47, 69 (1944); Wien. klin. Wschr. 1947, H. 31, 514; Wien. med. Wschr. 1950, H. 27/28, 469; 1949, H. 21/22; 1949, H. 23/24. — S m i t h w i c k, R. H., Ann. Surg. 104, 339 (1936); Arch. Surg. (Am.) 40, 286 (1940). — S m i t h w i c k, R. H., N. E. F r e e m a n und J. C. W h i t e, Arch. Surg. (Am.) 29, 754 (1934). — S m i t h y, H. G., The Southern Surg. 12, 1 (1946). — S t e i n d l, H., Wien. med. Wschr. 1949, H. 45/46, 530. — S t e i n h a r d t, O., Wien. klin. Wschr. 1950, H. 34. — S t e r n, E. L., Amer. J. Surg. 1930, N.-S., 10, 107. — S u e s s - t r u n k, Schweiz. med. Wschr. 1937, H. 11, 57. — S u n d e r - P l a s s m a n n, P., Durch- blutungsstörungen und ihre Behandlung. Neue Deutsche Chirurgie. Band 65. Stuttgart. F. Enke, 1943.

T a k a t s, G. de, Arch. Physik. Ther. 19, 88 (1938); Arch. int. Med. (Am.) 68, 599 (1941); Surgery (Am.) 79, 359 (1944); Surg. etc. 79, 1 (1944). — T a k a t s, G. de, und M. H. E v o y, J. A. M. A. 133, 441 (1947). — T a k a t s, G. de, E. F. F o w l e r, P. J o r - d a n und T. C. R i s l e y, J. A. M. A. 131, 495 (1946). — T e l f o r d, E. D., und H. T. S i m m o n s, Brit. med. J. 1940, 728. — T h e i s, F. W., und M. R. F r e e l a n d, Arch. Surg. (Am.) 40, 190 (1940); 38, 191 (1938). — T i x i e r, zit. nach H a i m o v i c i. — T r i m b l e, J. R., W. S. C h e n e y und R. M o s e s, Surgery (Am.) 15, 655 (1944).

W a n k e, R., zit. nach L o o s e; Angiologie-Kongreß, Straßburg, 1952. — W e l c h, zit. nach E l k i n und C o o p e r. — W e r t h e i m e r, P., und R. G a u t h i e r, Lyon chir. 42, 423 (1947). — W h i t e, J. C., und R. H. S m i t h w i c k, The Autonomic Ner- vous System. New York: MacMillan, 1941. — W o h l m a n n, zit. nach M a n d l (1947). — W r i g h t, I., Arch. Surg. (Am.) 40, 163 (1940).

Schmerzhafte Zustände der Extremitäten

Phantomgefühl und Phantomschmerz

Phantomgefühl und Phantomschmerz sind Zustände, die nach Amputationen auftreten. Eine Begriffsbestimmung und kurze Besprechung dieser Zustände erscheint nötig, bevor wir auf ihre Therapie durch die Sympathicusblockade und Sympathicuschirurgie zu sprechen kommen.

Es muß in dieser Zeit, in welcher mit Recht das Augenmerk sehr stark auf die Klärung des Phantomschmerzes und der Kausalgie hingelenkt wird, darauf hingewiesen werden, daß es auch andere, oberflächliche und leicht heilbare schmerzhafte Zustände nach Amputationen gibt. Hieher gehört vor allem der schlecht geheilte, schmerzhafte Amputationsstumpf ohne Phantomschmerz und ohne Kausalgie. Die schlechte Deckung des Amputationsstumpfes nach Ope- rationen, sekundäre Eiterungen usw. können zu Stumpfschmerzen führen.

Ich kann nach meiner geringen Beobachtungsreihe nicht sagen, daß gerade die Amputation „en guillotine", wie sie in letzter Zeit in der Unfall- und Kriegs- chirurgie häufiger geübt wurde, öfters zu solchen Schmerzen durch den Stumpf führt. Ist die Haut tief zum Knochen eingezogen und gerade diese Einziehung der schmerzhaften Stelle entsprechend, dann liegt es nahe, daß hier die Schmerz-ursache liegt. Wird der Stumpf in eine Prothese hineingezwängt, dann entsteht ein stärkerer Schmerz, es findet sich ein Ödem um den Stumpf; aber diese Er-scheinungen gehen in Ruhelage bald wieder zurück. In solchen Fällen bewähren sich zwei Arten von Vorgängen. In leichten Fällen gelingt es manchmal durch rein lokale Novocaininjektionen die Haut von der Unterlage abzuheben und die Schmerzen nach etwa fünf bis sechs solcher Injektionen zum Verschwinden zu bringen. In Fällen, wo man mit diesem Vorgehen nicht weiter kommt, ist eine Reamputation notwendig, bei welcher das ganze Narbengewebe zu excidieren und für eine gute Deckung des Stumpfes zu sorgen ist. Damit bringt man meist die Beschwerden des Kranken zum Verschwinden. Sie haben mit der Operation eines Amputationsneuroms nichts zu tun. Ich gehe auf diesen Punkt deswegen genauer ein, weil ich zwei solche Fälle nach dieser Operation heilen konnte, nachdem ihnen von anderer Seite wegen angeblicher Kausalgie zu einer Chordotomie geraten worden war.

Phantomgefühl nennt man jenen Zustand, bei welchem der Patient die Sen-sation der durch die Amputation verlorenen Extremität beibehält. Dieses Phantomgefühl kann sowohl sofort nach der Operation, als auch längere Zeit nach der Operation auftreten. Das Phantomgefühl besteht darin, daß der Patient nicht nur das Vorhandensein des entfernten Gliedes spürt, sondern daß er es sowohl verkürzt oder verlängert, Gelenke, Finger bzw. Zehen in den verschie-denen Stellungen empfinden kann. Bei stärkeren Vorhandensein des Phantom-phänomens werden auch Krampfstellungen der verschiedensten Art, sowohl dauernd, als auch attackenweise vom Patienten wahrgenommen. So geht das Phantomgefühl in den Phantomschmerz über. Dazu wäre noch zu bemerken, daß Phantomschmerzen bei vollkommen normalem Stumpf, bei guter Deckung und Tragfähigkeit und bei vollkommenem Fehlen jeder wie immer gearteten objek-tiven sensiblen oder vasomotorischen Erscheinung auftreten können. Es muß auch gesagt werden, daß nach meinen Erfahrungen, die von L i v i n g s t o n e und L e r i c h e beobachteten Zeichen allgemeiner Nervosität, Hyperhidrosis, gesteigerter Reflexerregbarkeit bei violon meiner Patienten vollkommen fehlten.

Da die Pathogenese des Phantomgefühls und Phantomschmerzes auf der Basis der traditionellen Neurologie vollkommen unerklärlich ist, entstand vielfach der Verdacht, daß bei diesen Kranken eine Psychose vorläge (B a i l e y und M o e r s c h, 1941).

L e r i c h e, L i v i n g s t o n e, H o m a n s sind dieser Auslegung entgegen-getreten. R i d d o c h meint, daß das Phantomgefühl eine „Projektion" dar-stellt, welche in den postzentralen sensorischen Gebieten der Hirnrinde ihren Sitz hat.

Neurologen und Psychiater haben sich dieses Zustandes angenommen und vielfach eine Psychotherapie mit Erfolg eingeleitet. So bezeichnen H o f f und S t r o t z k a diese Behandlung als erfolgreichste Methode der Therapie des Phantomschmerzes, der dadurch vom Phantomgefühl zu lösen wäre.

P ö t z l beschreibt genau die „phantombildenden Mechanismen". Nach seiner Mitteilung gehört zu ihnen ein cerebraler Mechanismus. Es kann z. B. nach H e a d eine Excision in der hinteren Zentralwindung das Phantom zum Schwinden bringen. Weiters gibt es einen spinalen Mechanismus (Plexus-schmerz), einen peripheren Mechanismus, der durch die Tatsache bewiesen wird, daß Novocaininfiltrationen im Stumpfbereich ihn zum Schwinden bringen können und schließlich einen sympathischen Mechanismus, auf dem die Wirkung der Sympathicusblockade und Sympathicuschirurgie beruht. P ö t z l unterzieht dann noch die Beobachtungen von L e n z und S o u c e k einer Würdigung, welche darauf hinweisen, daß mehrere „Mechanismen" gleichzeitig bestehen können. In einem Falle dieser Autoren wurde der Schmerz durch die Stellatumblockade behoben, das restierende Phantomgefühl aber erst nach Lösung arachnoiditischer Adhäsionen zum Verschwinden gebracht. In einem anderen Falle verschwand das Phantomgefühl erst durch Encephalographie, nachdem der Schmerzcharakter durch Sympathicusblockade behoben worden war.

Den eigenartigen Charakter des Phantomschmerzes und Phantomgefühls illustriert schließlich eine Beobachtung von H. B r ü c k e , der eine Umorganisation des Körperschemas nach Austausch von ámputierten Fingern wegen Verletzungen in dem Sinne feststellt, daß „das Daumenphantom von dem ihm angebotenen Substrate des verpflanzten Zeigefingers" Besitz ergreift. Das Lokalzeichen „Daumen" wurde verdrängt. Diese hochinteressante Feststellung bezieht B r ü c k e auf eine Reaktion des corticothalamischen Systems.

Was die Häufigkeit des Phantomgefühls anbelangt, hat M i t c h e l l es in 86 von seinen 90 Amputationsfällen gefunden. L e r i c h e meint, daß es in 98% aller Fälle nach höheren Amputationen vorkommt. L i v i n g s t o n e ist der Ansicht, daß das Phantomgefühl nach allen größeren Amputationen vorkommt und daß bei vielen Amputierten eine Scheu besteht, von dieser Sensation zu sprechen, welche früher oder später nach der Operation immer eintritt.

Ich selbst habe bis 1945 25 Fälle nach größeren Amputationen, die ich teils selbst vorgenommen hatte, über das Vorhandensein eines Phantomgefühls vorsichtig befragt. Von ihnen gaben nur 15 leichte bis deutlichere Zeichen eines Phantomgefühls oder eines Phantomschmerzes an.

Abgesehen von dem Gefühl der Verlängerung oder Verkürzung des Beines, ist das Gefühl der Krampfstellung in abnormer Position, welches an den Gelenken liegt oder aber die Fingerstellung betrifft, die für den Kranken unangenehmste Sensation. Sehr viele gaben an, daß das Phantom kälter ist als die vorhandene Extremität.

Therapie

Nachdem ich in einigen Fällen den Versuch unternommen hatte, durch Injektionen von Novocain in die Narbe selbst das Phänomen zu bessern und mir das bei Phantomschmerzen nie gelungen war, habe ich auf die Sympathicusblockade zurückgegriffen, welche bei diesem Leiden zum ersten Male L e r i c h e und F o n t a i n e angewendet haben. Diese Autoren haben nach erfolgreichen Versuchen der Injektion in das Ganglion stellatum und eventuellem Hinzufügen der Injektion in der Höhe von Th$_2$ alle anderen Operationsarten für diesen Zustand aufgegeben.

Eine Erklärung für den Erfolg wird von L e r i c h e nicht gegeben. Er meint: „Le resultat importe plus que l'explication."

1950 kommt er auf diesen Gegenstand nochmals zu sprechen ohne Hinzufügung wesentlicher neuerer Gesichtspunkte.

F l o t h o w und W h i t e haben dann berichtet, daß sie schon nach einer einmaligen Sympathicusblockade bei Phantomschmerzen eine anhaltende Linderung erzielen konnten. So haben diese Autoren die operative Behandlung beim Phantomphänomen fast verlassen können. Seither sind die Berichte über die Sympathicusblockade bei diesem Leiden häufiger geworden.

J. C. W h i t e bespricht in seinem Buche einen Fall von Phantomschmerz, der nach jeder Sympathicusblockade für immer längere Zeitabschnitte schmerzfrei wurde und schließlich nach der fünften Injektion als geheilt erachtet werden konnte.

L i v i n g s t o n e s Buch ist mit seiner genauen Schilderung der Symptome, der Äußerungen der Kranken, des Effektes jeder einzelnen Injektion eine Fundgrube für jeden, der sich mit Schmerzchirurgie zu befassen wünscht. L i v i n g s t o n e hat bis

1938 über zehn Fälle berichtet, welche mit einer oder mehreren Sympathicusblockaden behandelt worden waren. Achtmal resultierte sofortige Linderung. In vier von diesen acht Fällen war die Besserung so deutlich und anhaltend, daß man von Heilung sprechen konnte. In seinem Buche (1943) berichtet L i v i n g s t o n e abschließend über seine Ergebnisse:

30 Fälle waren genau studiert worden. Drei von ihnen konnten durch Eingriffe am Stumpf geheilt oder gebessert werden. Sympathicusblockaden wurden in allen 30 Fällen durchgeführt. Wenn auch nur neun Fälle vollkommen geheilt werden konnten, traten doch bei allen Änderungen der Sensationen auf, welche beweisen, daß der Phantomschmerz nicht allein psychogenen Ursprunges ist.

Unter anderen Erfahrungen berichtet L e r i c h e über einen Fall, welcher 31 Jahre nach der Amputation der oberen Extremität sein Phantomgefühl noch nicht verloren hatte. Der Patient wurde aus einer anderen Krankheitsursache an die Station von L e r i c h e gebracht, welcher dreimal das Ganglion stellatum blockierte. Diese Blockade war so erfolgreich, daß der Patient nach einigen Monaten sagte: „Erst seit drei Monaten bin ich wirklich amputiert!" Er fühlte seit der Blockade das Phantom nicht mehr.

Auch in einem 1947 erschienenen Buch von P a d o v a n i und M a n s u y wird bei diesem Leiden die Sympathicusblockade empfohlen.

Welche Schlüsse können aus den therapeutischen Erfolgen der Sympathicusblockade für die Pathogenese des Phantomphänomens gezogen werden?

Vor allem geht aus der erwähnten Therapie hervor, daß sowohl der Charakter, als auch der Phantomschmerz als solcher durch eine Methode beeinflußt werden kann, deren Wirkung im großen und ganzen bekannt ist. Man kann sagen, daß fast jeder Phantomschmerz durch die Sympathicusblockade zu beeinflussen ist, falls er nicht — wie beispielsweise in einem Fall von K a u d e r s — besonders ungewöhnliche Ursachen hat. Man könnte daher in der überwiegenden Mehrzahl der Fälle eine „Obsession neurosis" oder eine „Psychoneurose" als Ursache des Leidens ausschließen.

Die einzige objektiv sichtbare Folgeerscheinung nach der Sympathicusblockade besteht in den Fällen, bei welchen vorher vasomotorische Erscheinungen bestanden haben (ausgedrückt durch Kälte der Extremität, Schwitzen bei gleichzeitigem Schmerz im Phantom), darin, daß die Extremität plötzlich vom Untersucher trocken und warm gefunden wird und daß schließlich der Kranke auch subjektiv und auch ohne weiteres Befragen angibt, daß das Phantom nicht mehr kalt sei, daß die Schmerzen schwanden und sich die krampfhaften, pathologischen Stellungen des Phantoms allmählich oder plötzlich lösen. Wir wollen nicht neue theoretische Erwägungen diesen praktischen Erfahrungen hinzufügen. Durch letztere wurden viele von ihnen ad absurdum geführt. Eine nach allen Richtungen hin logische Erklärung steht aber sowohl für den Phantomschmerz als auch für seine erfolgreiche Behandlung durch die Sympathicusblockade noch aus.

Was ist nun zu tun, wenn ein Phantomschmerz auf Sympathicusblockade nicht reagiert? Die logische Konsequenz für den, welchem die sympathische Schmerzleitung vertraut ist, besteht natürlich in der Durchführung einer Sympathektomie, besonders dann, wenn die Sympathicusblockade nur einen temporären Erfolg gebracht hat. Dazu gibt es aber einige Voraussetzungen, die vor Enttäuschungen bewahren sollen.

Zunächst einmal muß man jene Fälle ausschließen, wo — und dasselbe trifft auch für die Kausalgie zu — ein Alkaloidabusus vorliegt. Ist das der Fall, dann ist jede Operation von vornherein zwecklos. Weiters muß man an die Möglichkeit denken, daß der Kranke, und das trifft für Schmerzkranke im allgemeinen sehr häufig zu, eine Begehrungsneurose hat. Ist das nicht der Fall, dann kann man sich an einen operativen Eingriff heranwagen.

Ich habe nun in letzter Zeit gerade mit der präganglionären hohen thoracalen, als auch mit der lumbalen Sympathektomie in zwei Fällen Mißerfolge gehabt. In einem dieser Fälle könnte eine Begehrungsneurose vorliegen, im anderen aber sicher nicht. Dieser letztere Fall wird einer Psychotherapie unterzogen und dann vielleicht nochmals operiert werden, da die hohe thoracale präganglionäre Operation nicht ganz einwandfrei im Sinne von S m i t h w i c k verlief.

Auch R o s e n a u e r operierte zehn Kranke mit Phantomschmerzen und hat sie nachuntersucht. Das Ergebnis der Nachuntersuchungen ist ein schlechtes. Im Laufe von einigen Monaten kam es immer wieder zu denselben Schmerzen wie vor der Operation.

Nun kommen aber auch andere Eingriffe in Frage. An erster Stelle steht hier die Rindenresektion.

Die Resektion der Hirnrinde beim Phantomschmerz wurde erstmalig von G u t i e r e z - M a h o n a y (1944) bei einem Handphantom durchgeführt, während auf diese Möglichkeit schon H e a d und H o l m e s 1911 hingewiesen haben. Diese beiden letzteren Autoren beobachteten einen Patienten, dessen Phantomfuß nach Entwicklung eines destruierenden Herdes in der Hirnhemisphäre schmerzlos wurde. Die Rindenresektion wurde nun schon in mehreren Fällen mit Erfolg ausgeführt. So berichten E c h o l s und C o l c l o u g h über fünf durch diese Methode gebesserte Phantomfälle. Ebenso konnte S c h ö n b a u e r über befriedigende Resultate berichten.

In letzter Zeit hat H o r r a x eine bilaterale Resektion des sensiblen Rindenfeldes bei einem schmerzhaften Hand- und Armphantom ausgeführt. Die Besserung hielt durch eine gewisse Zeit an, dann aber kam der Schmerz wieder, und zwar stärker als zuvor. Trotz der Tatsache, daß der Patient Morphinist war, und eine Rentenpsychose hatte, meint H o r r a x, daß die Operation nicht jedes Phantomglied bessere und schlägt für diese Fälle die bilaterale frontale Lobotomie als Lösung des Problems vor.

Ich würde in solchen Fällen die Stirnhirninfiltration versuchen, welche gegenüber der Lobotomie klare Vorteile bietet (M a n d l, 1950, 1951).

Kausalgie

1813 beschreibt D e n m a r k in einer Krankengeschichte ziemlich deutlich das kausalgische Syndrom. Dieser Patient wurde von D e n m a r k später amputiert. D e n m a r k erwähnt schon damals, daß vielleicht die Amputation hätte vermieden werden können, wenn man den Nerv reseziert hätte. P a g e t beschrieb 1864 die Glanzhaut, welche mit der Kausalgie und starken Schmerzen kombiniert sein kann.

Erst 1864 erfolgte die klassische Beschreibung der Kausalgie durch M i t c h e l l, M o o r e h o u s e und K e e n, die sie während des amerikanischen Bürgerkrieges (1864) beobachteten. Sie stellt die schwerst zu behandelnde Form einer schmerzhaften Konsequenz nach einer Nervenverletzung oder nach einer Amputation dar.

Die Kausalgie tritt als dauernder Schmerz oder in Schmerzanfällen auf, welche mit vasomotorischen und trophischen Störungen einhergehen können. Der Schmerz wird durch traumatische, thermische (Thermalgie), sensible (taktile) Reize, als auch durch psychische Erlebnisse (Sympsychalgie) ausgelöst. Seltener ist eine Schmerzauslösung durch taktile Reize an beliebigen Körperstellen (Synästhesalgie), sowie durch Berührung trockener Gegenstände (Xerosalgie) (F u c h s).

Die Kausalgie tritt meistens nach Verletzungen im Bereiche des Medianus, Ulnaris, Ischiadicus und Tibialis auf. Es genügt eine partielle Läsion der Nerven, und es muß nicht eine Durchschneidung (Amputation) sein, um diesen Symptomenkomplex hervorzurufen. Es handelt sich hier nicht um eine Erkrankung, welche durch ein sogenanntes Amputationsneurom bedingt ist. Darin stimmen die meisten Autoren heute vollkommen überein.

Was die Symptomatologie anbelangt, möchte ich zunächst M i t c h e l l s klassisches Werk selbst zitieren, um auch den deutschsprachigen Lesern zu zeigen, wie prägnant dieses Bild schon vor mehr als 80 Jahren beschrieben wurde:

„Zur Zeit unserer ersten Beobachtung an Verwundeten mit Nervenverletzungen traf ich eine Reihe von Kranken an, welche angaben, brennende Schmerzen zu haben. In allen diesen Fällen wurde die Haut später glänzend. Tatsächlich haben wir diese Art von Hautveränderungen nie gesehen, ohne daß brennende Schmerzen vorhanden gewesen wären. Sahen wir aber Kranke mit brennenden Schmerzen, mit noch unveränderter Haut, dann konnten wir später beobachten, daß sich diese Art von Hautglanz später entwickelte. Wir bezweifeln, daß dieser Schmerz mit der Zeit der Verwundung zusammenfällt. Nur in zwei oder drei Fällen wurden wir dahingehend informiert, daß tatsächlich der Schmerz sofort nach der Verletzung auftrat. Im allgemeinen tritt also der brennende Schmerz später, aber doch meist während der Wundheilung auf. Über die Gründe seines Auftretens wissen wir gar nichts; außer daß der Schmerz, welcher zunächst im Bereiche eines verletzten Nerven auftritt, auch in den Versorgungsbereich eines normalen, nicht geschädigten Nerven hinüberwandern kann. Der Sitz des Schmerzes ist verschiedenartig. Er betrifft niemals den Brustkorb, seltener den Arm und Oberschenkel. Meist sind Füße und Hände befallen. Hier sehen wir auch am Dorsum der Hand und auch in der Palma der Hand jene Hautveränderungen, welche so charakteristisch sind. Der Schmerz kann vom Patienten hinsichtlich seines Sitzes in die Haut und auch in tiefere Teile verlegt werden. Die Intensität des Schmerzes wechselt von einem unangenehmen Brennen bis zu solchen Schmerzgraden, bei welchen man tatsächlich von einer Tortur sprechen kann, welche die ganze Gesundheit des Kranken und auch sein ökonomisches Dasein gefährden kann. In solchen Fällen brennt nicht nur die Haut, sondern jede Berührung wird unmöglich. Jeder Luftzug wird für den Kranken zur Schmerzursache und eigenartigerweise wird feuchte Kühle als mildernd empfunden, wobei es weniger auf die Kühle, als auf die Feuchtigkeit ankommt. Mit zunehmenden Schmerzen wechselt der ganze Charakter des Kranken. Der Patient wird irritierbar, sein Gesicht wird ängstlich und sein Ausdruck ist immer leidend. Der Patient wird schlaflos, seine Extremitäten werden immer unbeweglicher und er reagiert schon durch das Knistern von Papier oder durch einen Lufthauch mit einem Schmerzanfall. Das Gehen wird durch das Bewegen der Extremität unmöglich. Schließlich wird der Kranke — wenn es erlaubt ist, das so zu nennen — schwer hysterisch, er geht mit übertriebener Sorgfalt, hält den kranken Arm mit dem gesunden, zittert und hat allerhand mögliche Mittel spezieller Art, um seinen Schmerz zu lindern.“

Seit dieser ersten Beschreibung von M i t c h e l l hat sich aus dem Begriff der Kausalgie ein ganzes Symptomenbild entwickelt, welches in der Literatur verschiedenartig gedeutet wird. So spricht beispielsweise S t o p f o r d von einer „Thermalgie“, weil er den brennenden Schmerz bei diesem Leiden ganz in den Vordergrund stellt. Das sollte aber — meine ich — nicht prinzipiell geschehen, da solche brennenden Schmerzen manchmal auch bei der Reflexdystrophie vorkommen und gerade bei solchen Fällen, welche mit Nervenverletzungen nichts zu tun haben. Ohne Nervenverletzung aber keine Kausalgie!

Zu dem klinischen Syndrom wird weiter Hyperthermie des befallenen Extremitätenabschnittes gezählt, eine Tatsache, der manche Autoren, ebenso ich selbst, entgegentreten möchten, da im Gegenteil oft gefunden wird, daß die von der Kausalgie ergriffene Extremität kälter ist als die gesunde. Was schließlich trophische Störungen anbelangt, so sind solche zweifellos oft vorhanden, aber nicht ein absolutes Kriterium der Kausalgie. So fand ich in einem meiner Fälle, der nunmehr 18 Jahre lang ununterbrochen an seiner Kausalgie leidet, keine Spur irgendwelcher trophischer Störungen der Haut. Zu den häufigsten von ihnen hat M i t c h e l l, wie erwähnt, die Glanzhaut gerechnet. Ich fand diese Erscheinung bei schmerzhaften Zuständen, welche nichts mit einer Kausalgie zu tun hatten, nicht selten. P o l l o c k und D a v i s haben in einer Arbeit über Verletzungen der peripheren Nerven im übrigen gezeigt, daß in 41 ihrer Fälle eine Glanzhaut vorhanden war und daß brennender Schmerz bestand. Von 38 Fällen von brennendem Schmerz hatten anderseits nur acht Kranke eine Glanzhaut.

Sehr wichtig ist, daß Kausalgie und Phantomschmerz gleichzeitig vorhanden sein können. In schweren Attacken gehen die Schmerzen des Phantoms in die des Amputationsstumpfes über und können oft nicht getrennt werden. In Ruheperioden ist das aber möglich. Der Phantomschmerz stellt eine schwere Komplikation der Kausalgie dar, und das Leiden der Kranken ist oft unerträglich.

Was den Verlauf der Kausalgie anbelangt, wird er nach ganz verschiedenen Richtungen hin geschildert. Manche Autoren nehmen an, daß sich die Kausalgie nach einem gewissen Stadium der Dauer, nach einigen Monaten, entwickelt und allmählich wieder abklingt (P o l l o c k und D a v i s).

L e r i c h e berichtet über den Verlauf der Fälle aus seinem Krankenmaterial, daß das Leiden immer schlechter wurde, die Ausbreitung mehrerer Nervenstämme erreichte, und daß auch die vasomotorischen Störungen immer stärker wurden.

L i v i n g s t o n e rät von jeder abwartenden Beobachtung des Patienten ab, da das Leiden immer progredient sei, die Schmerzen spontan nicht abnehmen und schließlich Verkrüppelung eintreten kann, wenn nicht eine zweckmäßige Behandlung eingeleitet wird.

Die meisten Kranken, bei denen eine Kausalgie durch lange Zeit unbeeinflußt bleibt, kommen körperlich und auch moralisch — meist durch Morphinabusus — sehr herunter und auch die Prognose der Therapie verschlechtert sich, je später diese einsetzt. Frühfälle haben bessere Chancen und ich meine, man sollte eine systematische Behandlung nach einem gewissen Schema nicht zu spät nach Beginn der Symptome beginnen. Nur feuchtkühle Umschläge und Kompressen lindern die Schmerzen der Kranken sehr. Ich glaube, daß man dieses so typische Zeichen fast zur Symptomatologie der Kausalgie zählen kann. Von manchen Autoren wurde hier von einer „Hygromanie" gesprochen (F u c h s).

Die Pathogenese des Leidens ist nicht klar und die klassische Neurologie läßt uns hier im Stiche.

In Ermangelung einer soliden Grundlage für die Klärung der Kausalgie meint L e - r i c h e auf Grund seiner großen Erfahrung: Die Kausalgie ist ein vasomotorisch-trophisches Syndrom, welches durch eine spezielle sympathische Reaktion anläßlich einer Nervenverletzung zum Ausbruch kommt. Die Kausalgie ist eine exzessive Äußerung einer posttraumatischen vasomotorischen Reaktion.

Nach De T a k a t s kommt der Schmerz durch eine chronische Dilatation im Kapillargebiet zustande. Die Blockade der sympathischen Impulse ist dadurch wirksam, daß eine Dilatation der Arteriolen und eine kapillare Kontraktion zustande kommt. Nach S h u m a k e r s Ansicht würde also ein ähnlicher Zustand vorliegen, wie bei der R a y - n a u d schen Krankheit, nur fehlt dem R a y n a u d der kausalgische Schmerz.

Nach L i v i n g s t o n e resultiert nach dem Trauma ein irritierender Fokus und von diesem „trigger-point" gehen afferente (zentripetale) Impulse ab. Diese führen zu einer erhöhten Aktivität in einem bestimmten Punkt des Rückenmarkes, wodurch abnorme Reaktionen motorischer Natur der lateralen und vorderen Neurone hervorgerufen werden. Durch die sympathische Unterbrechung wird ein Circulus vitiosus durchschnitten. Für diese Theorie existieren keine objektiven Beweise.

18*

D o u p e , C u l l e n und C h a n c e erklären den kausalgischen Schmerz als eine Alteration der Erregbarkeit der sensiblen Fasern durch sympathische Impulse, welche durch emotionelle Momente, durch Wärmeregulation oder durch andere Erregungen hervorgerufen werden. Auch diese Theorie ist nicht klar erwiesen.

H o f f und S t r o t z k a erklären das kausalgische Syndrom durch den Reichtum der befallenen Nerven (meist Medianus und Tibialis) an sympathischen Fasern. Partielle Verletzungen dieser Nerven lassen Impulse an der Stelle der Läsion von den sensiblen auf die dünnen, nichtmyelinisierten Fasern des Sympathicus überspringen. Dieser ständige Erregungszustand im Sympathicus hat nun eine Arterienconstriction mit Stauung des Blutes im venösen Schenkel zur Folge. Die dadurch entstehende Anoxie des Gewebes erregt wiederum die Schmerzrezeptoren, so daß sich ein Circulus vitiosus ausbildet.

Eine rein zentrale Grundlage des Leidens oder ein rein psychischer, entscheidender ätiologischer Faktor sollte abgelehnt werden und wir glauben, daß die psychische Alteration ein Folgezustand dieses unerträglichen Leidens ist, aber nicht seine Ursache.

Therapie

In den sehr wenigen Fällen von Kausalgie, in welchen neurologisch nachweisbare Läsionen nach Verletzungen von Nerven vorliegen, ist es am Platze, eine Revision des Nervenverlaufes vorzunehmen und zu versuchen, bei pathologischen Zuständen durch Neurolyse oder nach Resektion eines Neuroms Heilung zu erzielen.

Am häufigsten ist die Kausalgie nach Amputationen und es fragt sich, ob es während der Amputation eine Möglichkeit gibt, die Kausalgie durch eine spezielle Behandlung des Nervenstumpfes zu vermeiden. Diese Frage muß verneint werden. Seit einem Jahrzehnt lasse ich den Nerven, welchen ich anläßlich der Amputation in der Höhe der Absetzung der Weichteile durchtrenne und nicht kürze, vollkommen in Ruhe und injiziere auch keine irritierenden Substanzen in denselben. Ich habe nach den von mir vorgenommenen Amputationen sehr selten eine Kausalgie auftreten sehen und möchte dieses sonst viel geübte Verfahren aber doch nicht als Prophylaxe der Kausalgie bezeichnen.

Es hat sich in letzter Zeit — meine ich — die Ansicht durchgesetzt, daß sich die Excision eines vermuteten Amputationsneuroms als vollkommen zweckloser Eingriff herausgestellt hat, ebenso wie die wegen Kausalgie vorgenommene Reamputation der Extremität (J. C. W h i t e , L e r i c h e , 1947, eigene Fälle).

Die Behandlung der Kausalgie besteht in erster Linie in Eingriffen am Sympathicus, wobei sowohl die Blockade als auch operative Verfahren Anwendung finden. S h u m a k e r stellt hiezu fest, daß von fünf neuesten Lehrbüchern der Neurologie nur eines die Sympathektomie erwähnt. Meist wird über Neurolyse, Resektion mit nachfolgender Nervennaht, über die intraneuralen Injektionen von Alkohol und über die periarterielle Sympathektomie gesprochen. Es wird erwähnt, daß wiederholte Novocaininjektionen in den peripheren Nerven Erfolg haben können. Wenn alle Methoden versagen, soll man die Rhizotomie oder die Chordotomie anwenden.

Ein anderer Autor schreibt in einem Lehrbuch: „Die Behandlung ist außerordentlich schwer. Die meisten Patienten werden Morphinisten, nachdem andere Mittel keine Schmerzbehebung ermöglichten. Manche klagen darüber, daß warme Bäder die Schmerzen steigern. Wenn der Schmerz schließlich in ein bis zwei Jahren verschwindet, soll sofort Massage durchgeführt werden. Wenn die Kausalgie durch ein Neurom bedingt ist, kann die Resektion des Nerven in einem höheren Niveau Besserung ergeben. Injektionen von Acetylcholin werden empfohlen, aber sie haben keine guten Ergebnisse gezeigt. Kobragift ist meist wertlos. Wenn der Schmerz schließlich verschwindet, muß der Morphinismus als besondere Krankheit behandelt werden."

Ein anderer Autor stellt fest: „Die erfolgreiche Behandlung der Kausalgie ist immer schwer. Die effektvollste Methode, den Schmerz zu beheben, ist, die verletzten Nervenportionen zu resezieren und neuerlich zu nähen..."

Die ersten therapeutischen Versuche bei der Kausalgie sollen an den sympathischen Nerven ansetzen!

Zunächst soll über die Sympathicusblockade als Therapeuticum (und als Test vor einer geplanten Operation) oder als zusätzliches Verfahren nach einem anderen Eingriff berichtet werden.

In einer neueren Arbeit hat J. C. W h i t e berichtet, daß er in drei Fällen von „Schmerzen nach Amputation" die Sympathicusblockade ausgeführt hat. In einem Fall war die Wirkung nur für zwei Stunden gegeben; eine Sympathektomie brachte für ein Jahr eine deutliche Besserung. Im zweiten Falle ist die Sympathicusblockade von vorübergehender Wirkung; die Ganglienektomie führte zur Heilung. Im dritten Falle hat die Chordotomie in Höhe von Th_{12} nach einer Oberschenkelamputation für $4^{1}/_{2}$ Monate gewirkt und später zu einem Recidiv geführt. Eine später vorgenommene Sympathicusblockade mit Procain brachte zunächst Besserung für zwei Tage, dann für vier Wochen und schließlich bis zur Zeit der Entlassung.

Es erscheint daher berechtigt, wenn von S p u r l i n g die „chemische Blockade" der Sympathicusfasern (Sympathicusblockade), welche zu den Extremitäten verlaufen, unter den erfolgreichen Verfahren einbegriffen wird, welche bei der Kausalgie auszuführen wären. Nach J. C. W h i t e bietet sie eine wahrscheinliche Chance auf Erfolg. Wenn auch hervorgehoben werden muß, daß ein überzeugender Nachweis nicht besteht, daß die peripheren sensiblen Bahnen in den sympathischen Nerven verlaufen, hat trotzdem die Sympathicusblockade in einer größeren Anzahl von Fällen zu „dramatischen Erfolgen" (J. C. W h i t e) geführt. Diese Erfolge sind wahrscheinlicher, wenn sich Zeichen von vasomotorischer Irritation, Kälte, Cyanose, Feuchtigkeit der schmerzenden Stellen vorfinden.

Führt die Sympathicusblockade in diesen Fällen nicht zum Erfolg, dann ist ihre transitorische Wirkung vielleicht als Test für eine Operation am Sympathicus selbst zu verwerten. Dieser Eingriff wird jedenfalls jedem schweren, am Zentralnervensystem ansetzenden Eingriff zunächst vorzuziehen sein.

Es soll aber hier jä nicht der Eindruck erweckt werden, daß die therapeutische Rolle, welche die Sympathicusblockade bei schweren Fällen von Kausalgie spielt, eine überragende ist und unbedingt sicher ist. Bei leichteren Fällen ist die Methode von mehr Bedeutung, als bei den verschleppten alten Fällen mit langjährigem Verlauf.

Die Sympathicusblockade wurde auch von anderen Autoren versucht. So hat P h i l i p p i d e s in 16 Fällen mit der Alkoholsympathicusblockade Erfolge, so daß ihm Sympathicusoperationen überflüssig erschienen.

Als erster hat übrigens H o m a n s (1941) über einen therapeutischen Erfolg mit der Sympathicusblockade berichtet. Allerdings ist er der Ansicht, daß sie nur in den milden Fällen der Kausalgie wirksam ist.

S h u m a k e r und Mitarbeiter berichten 1948 über 181 Sympathicusblockaden bei 83 Patienten. In fünf Fällen war die Blockade ohne Wirkung. In manchen Fällen wurde der brennende Schmerz gebessert, aber andere schmerzhafte Sensationen blieben wiederum bestehen. In anderen Fällen wurde der gesamte Schmerzzustand dramatisch gebessert. Die Dauer der Schmerzbehandlung wechselte. In manchen Fällen dauerte die Schmerzfreiheit nur so lange an, als die

Anästhesie anhielt, bei anderen dauerte der Effekt Stunden oder Tage. Bei manchen Fällen brachte jede Blockade in Bezug auf das Schwinden einer bestimmten Schmerzsensation und auch, was die Dauer der Besserung anbelangt, jeweils den gleichen Erfolg.

Von den 83 Patienten, an welchen die Sympathicusblockade durchgeführt wurde, zeigte sich in 21 Fällen eine permanente Besserung. In diesen Fällen handelte es sich zehnmal um die obere und elfmal um die untere Extremität. Der Schmerz verschwand nach der Blockade für zwei bis neun Monate. Die Durchschnittszeit des Erfolges betrug 4,21 Monate. Zehn Patienten erhielten nur eine Injektion, die restlichen zwei, drei, vier oder fünf Injektionen. In manchen Fällen blieb ein leichter Restschmerz zurück, welcher aber als trivial bezeichnet wurde.

In meinem Buche „The paravertebral Block" habe ich 1947 sechs ausführliche Krankenberichte geschildert, bei denen eine wiederholte Sympathicusblockade angewendet worden war. Ich kann sie — obwohl jeder von ihnen von Interesse wäre — hier aus Platzmangel nicht wieder bringen, und verweise auf meinen früheren Bericht.

In den erwähnten sechs Fällen von Kausalgie sahen wir die verschiedensten Formen derselben nach verschieden langer Zeit nach der Amputation auftreten. Wir beobachteten auch eine verschiedene Wirkung der Sympathicusblockade, die in einigen Fällen als Test vor einem operativen Sympathicuseingriff durchgeführt wurde, die aber allerdings in einem Falle diesbezüglich vollkommen versagt hat. Wir sahen schließlich neben Erfolgen der Sympathicusblockade auch Mißerfolge mit diesem Verfahren. Aber trotzdem war die Sympathicusblockade in der Hälfte unserer Fälle von eindeutiger und zum Teil anhaltender Wirkung, wobei nur betont werden muß, daß es sich in zwei Fällen um beginnende und von den Fingern ausgehende Kausalgie handelte, welche vielleicht leichter zu beeinflussen ist als die Kausalgie an den Extremitäten selbst.

Es scheint aber anderseits kein Zweifel darüber zu bestehen, daß die Frühbehandlung der Kausalgie zu besseren Resultaten führt als die Behandlung der vielen verschleppten Fälle, welche mit heute als unzweckmäßig erkannten Behandlungsmethoden immer wieder hingezogen wurden.

Es war klar, daß man versucht hat, auf die Sympathicusblockade refraktäre Fälle einer Sympathektomie zu unterziehen. Was die historische Entwicklung der Operationsmethodik bei diesem Leiden anbelangt, bringt S h u m a k e r in seiner ausgezeichneten Arbeit einige Hinweise.

Derzufolge ist es nicht klar, wer zum ersten Male die Sympathektomie bei der Kausalgie angewendet hat. Im Jahre 1927 sagt L e r i c h e, welcher die periarterielle Sympathektomie und die Excision thrombosierter Gefäße bei diesem Leiden ausführt, daß in dem Falle, wo die angegebenen therapeutischen Wege versagen sollten, die Durchschneidung der Rami communicantes indiziert wäre. Er warnte damals schon vor den verstümmelnden Operationen der Rhizo- und Chordotomie.

1929 dürften P e t i t - D u t a i l l e s , B l a m o u t i e r und P e r o n n e zum ersten Male eine atypische Kausalgie der oberen Extremität mit Durchschneidung der Rami communicantes zu den cervicalen und thoracalen Ganglien behandelt haben. Die Operation war nur von vorübergehendem Erfolg; es mußte nachoperiert werden, wobei das mittlere und höhere Cervicalganglion reseziert wurde. Darauf verschwanden die ursprünglichen Schmerzen.

1930 gab S p u r l i n g einen klaren Bericht über die Excision des 2. thoracalen Ganglions und die Durchtrennung der Rami communicantes zum 1. thoracalen Ganglion und zum Ganglion stellatum.

Kurze Zeit später wurde von K w a n (1935) ein Fall beschrieben, bei welchem eine hohe thoracale Ganglionektomie ausgeführt wurde. Einige Operationen (Neurolyse, periarterielle Sympathektomie und neuerliche Neurolyse) waren erfolglos vorausgegangen.

Die in den letzten Jahren erschienenen Publikationen sind ein Beleg für den Wert der Operation.

F u c h s berichtet 1942 über neun Fälle von Kausalgie. In acht Fällen verschwanden alle Beschwerden schlagartig nach der Sympathektomie.

U l m e r und M a y f i e l d beobachteten 1946 75 Fälle. Bei 72 Fällen zeigte eine ausgedehnte Sympathektomie vom 11. Thoracalsegment (!) bis zu den tiefen Lumbalsegmenten eine ausgezeichnete Wirkung. Die Sympathicusblockade war als Test unentbehrlich, aber als Therapeuticum wertlos.

G o o d m a n, M e s s i n g e r und W h i t e berichten 1946 über 13 Fälle von Kausalgie. Die Sympathicusblockade als Test wurde als nötig erachtet. Die Erfolge der Sympathektomie waren in zehn von den 13 Fällen befriedigend.

F r e e m a n berichtet 1947 über 114 Fälle von Kausalgie, welche unter 2176 Fällen von Schußverletzungen beobachtet werden konnten. Nur in leichten Fällen hat sich die Sympathicusblockade als Therapie bewährt, hingegen ist die temporäre Behebung des Schmerzes durch die Sympathicusblockade als Test nach F r e e m a n für die Diagnose „Kausalgie" bedeutungsvoll. Die Sympathicusoperation hat sich nicht bewährt. In vier von sechs Fällen kam es zu Recidiven.

K i r k l i n, C h o n o w e t h und M u r p h y berichten 1947 über 61 Fälle von Kausalgie. Zunächst wird von den Autoren in milden Fällen die Sympathicusblockade durchgeführt. Hat sie sich aber nach mehreren Wiederholungen nicht als erfolgreich gezeigt, dann nahmen die Autoren zunächst eine Neurolyse vor und erst, wenn diese versagte, führten sie eine Sympathicusoperation durch. Sie ist die beste Methode der Behandlung nach der Ansicht der Autoren und soll ausgedehnt präganglionär vorgenommen werden. Das Resultat der Operation war in ihrem Material ausgezeichnet in 18 Fällen, sehr gut in 15 Fällen, zeigte eine deutliche Besserung in 13 Fällen und ohne Erfolg blieb ein Kranker.

Bei C u l l e n wurden zunächst 23 mit Sympathicusblockade behandelte Fälle achtmal später operiert. Von diesen wurden sieben geheilt und ein Fall gebessert.

Schließlich teilen S h u m a k e r und Mitarbeiter 1948 mit, daß sie nach ihren Erfolgen bei 23 Sympathektomien diese Operationsmethode für die beste und sicherste Therapie halten. In einer späteren Mitteilung meint S h u m a k e r, daß er 34 Fälle sympathektomiert hatte. Darunter waren 22 sehr schwere, sieben mittelschwere und vier leichtere Fälle. Der Erfolg der Operation war bei 13 Patienten ausgezeichnet und ein Versager trat nur einmal nach der Operation auf.

M a y f i e l d und D e v i n e konnten zwölf Fälle mit zwölf guten Ergebnissen der Sympathektomie unterziehen.

A l l b r i t t e n und M a l t b y konnten von 30 Fällen 27 mit Erfolg operieren, während bei zwei Fällen die Sympathektomie als nicht komplett bezeichnet wurde. Ein Fall war ein Versager.

R a s m u s s e n und F r e e m a n haben 40 Fälle sympathektomiert, wobei sie 29 befriedigende Ergebnisse erzielten. Elf Fälle zeigten keine Erfolge. Unter letzteren führten sie aber auch Fälle, die nur leichte Grade von Restbeschwerden zurückbehalten haben.

R o s e n a u e r hat mit Erfolg an der oberen Extremität dreimal stellektomiert und einmal die Sympathicusblockade mit 6%iger Phenollösung ausgeführt. Letzterer Patient war während der Zeit der Beobachtungsperiode von vier Monaten schmerzfrei.

Aus Deutschland liegt aus dem Jahre 1951 ein Bericht von V o ß s c h u l t e über die Kausalgiekranken der Münchener Klinik vor. Es wurden im Laufe der letzten Jahre neun Fälle von Kausalgie einer Sympathektomie unterzogen. Darunter waren fünf Fälle mit einer Krankheitsdauer bis maximal zu einem Jahre. Alle fünf zeigten nach einer fünf bis sechs Jahre andauernden postoperativen Beobachtungsperiode sehr gute Resultate. Die restlichen vier der neun Kausalgiefälle waren länger als ein Jahr an diesem Leiden erkrankt. Sie zeigten eineinhalb bis fünfeinhalb Jahre nach der Operation nur in einem Fall ein befriedigendes Resultat, während drei Fälle als unbefriedigend bezeichnet werden müssen.

Über schlechte Resultate berichtet H o p p e. Von neun operierten Kranken war nur einer sechseinhalb Jahre nach der Operation beschwerdefrei. Alle anderen hatten während einer zum Teil kürzeren Beobachtungsperiode ihre Schmerzen wieder bekommen.

Nun will ich kurz über mein eigenes Krankengut berichten:

In den Jahren 1940 bis 1946 wurden fünf Fälle beobachtet. Bei diesen handelte es sich dreimal um die untere und zweimal um die obere Extremität. Sympathicusoperationen brachten in drei Fällen einen Erfolg und blieben in zwei Fällen erfolglos.

1947 bis 1951 wurden sechs Fälle beobachtet. Viermal war die untere und zweimal die obere Extremität betroffen. Der Operationserfolg nach der präganglionären lumbalen oder hohen thoracalen Sympathektomie war: Befreiung von den Schmerzen in vier Fällen, kein Erfolg in zwei Fällen.

Bei einem der erfolglosen Fälle wurde an anderer Stelle eine F ö r s t e r sche Operation hinzugefügt, welche ebenfalls erfolglos verlief. Bei dem zweiten der erfolglos behandelten Fälle dürfte eine Rentenneurose eine gewisse Rolle spielen. Alle diese Fälle stammen aus den Jahren 1947 bis 1951, so daß von Dauererfolgen bei den guten Fällen noch nicht gesprochen werden kann.

Soll man bei diesen guten Ergebnissen der Sympathicusoperationen zu einer zentral angreifenden Operation greifen? Ich möchte diese Frage verneinen. Ich würde davon abraten, bevor man nicht eine ausgedehnte Sympathicusoperation vornahm, eine Chordotomie oder eine Rindenexcision im Großhirn durchzuführen.

Schließlich sei auch hier nochmals abschließend erwähnt, daß man von der periarteriellen Sympathektomie oder ähnlichen Verfahren nach Ansicht aller Autoren nichts zu erwarten hat.

Reflexdystrophie der Extremitäten

(Synonyma. „S u d e c k s akute entzündliche Knochenatrophie", „S u d e c k s posttraumatische, akute schmerzhafte Osteoporose", „Syndrome vasomotorique posttraumatique" [L e r i c h e], „Etat physiopathique posttraumatique" [A l b e r t], „Posttraumatic Pain Syndrome" [L i v i n g s t o n e], „Sympathalgie" [F l o t h o w], „Trophisches Syndrom durch periphere Irritation" [S u d e c k], „Minor Causalgia" [H o m a n s], „Reflexdystrophie" [De T a k a t s], Posttraumatic vasomotor disorders" [S h u m a k e r].)

Wenn ich mich der Bezeichnung von De T a k a t s bei diesem Zustand, den wir beschreiben wollen, angeschlossen habe, so geschah es deshalb, weil sie mir am zweckmäßigsten und klarsten erscheint. Vor allem soll bei einem Leiden, welches auch ohne Trauma ausgelöst wird, das Wort „posttraumatisch" nicht angewendet werden. Alle Bezeichnungen, welche das Wort „Inflammation" beinhalten, sind irreführend. Die Bezeichnung „Minor Causalgia" hat in gewissen Fällen eine Berechtigung, da tatsächlich von manchen Kranken über einen brennenden Schmerz geklagt wurde, und ich kenne Fälle, die sich immer wieder — ebenso wie eine Kausalgie — durch nasse Kompressen leichte Linderung verschaffen konnten. Aber da eine Nervenverletzung nicht vorliegt, sollte im Sinne von M i t c h e l l das Wort Kausalgie in jeder Form für das von ihm so klassisch beschriebene Leiden reserviert bleiben. Es gibt auch noch andere Ausdrücke für diesen Zustand, wie „Traumatischer Angiospasmus", „Chronisch-traumatisches Ödem", „Periphere Trophoneurose", gegen welche auch gewisse Einwände am Platze wären.

1900 beschrieb S u d e c k eine akute, posttraumatische Knochenatrophie, welche sich nach einer bestimmten Art von Trauma entwickeln kann.

Wir wissen heute, daß dieser Zustand durch verschiedene Möglichkeiten entstehen kann:

1. Schweres oder leichteres Trauma an einem Knochen mit oder ohne Fraktur.

2. Jede Art von Infektion an den Extremitäten.

3. Übertriebene passive Übungstherapie nach Verletzungen der Extremitäten.

4. Unzweckmäßige Immobilisierung der Extremitäten für lange Zeit in Gipsverbänden, ohne richtige Indikation zu diesem Verfahren, welche ich im Laufe der Jahre wiederholt beobachtet habe.

5. Als wohl weniger bekannte Ursache füge ich hier die auf der Basis eines viscerosensiblen Reflexmechanismus, der seinen Ursprung in den Bauch- oder Brustorganen hat, auftretende Reflexdystrophie ein (B a y l e s et al., S t e i n - b r o c k e r et al., H o c h r e i n), die zu einem „Hand-Schulter-Syndrom" führt. Darauf soll später noch näher eingegangen werden.

6. Unbekannte Ursachen.

Im Falle eines Traumas mit Knochenbruch ist der Verlauf durch drei bis vier Wochen gewöhnlich normal, bis dann plötzlich ein lokalisierter Schmerz auftritt, welcher durch Herabsetzung der Beweglichkeit in den Gelenken und durch Rigidität derselben gekennzeichnet ist. Dieser Zustand führt zu Kontrakturen und auch zu Ankylosen der kleinen und größeren Gelenke. In manchen Fällen ist dieser Schmerz distal von der Fraktur lokalisiert. Passive Bewegungen erhöhen den Schmerz. Später werden die Muskeln atrophisch, während die Gelenkskapsel schrumpft. Manche Fälle sind charakterisiert durch übermäßiges Schwitzen der Extremität, andere durch auffallende Trockenheit der Haut. Weitere vasomotorische Zeichen sind: Cyanose, Ödem, Hitze- und später Kälteempfindung. Trophische Störungen bleiben nur selten aus (Glanzhaut), Exzem. trophische Störungen der Nägel, Haarausfall.

L i v i n g s t o n e bemerkt, daß das Syndrom manche ungewöhnliche Formen zeigen kann. Die Schmerzen korrespondieren nicht mit den üblichen bekannten Verteilungen der Schmerzbahnen. Lokale Hyperästhesie ist ziemlich häufig. Wenn diese excessiv ist und nicht in Korrelation mit dem objektiv nachweisbaren Krankheitsprozeß steht, ist der Arzt geneigt, den Zustand zu unterschätzen und überhaupt die Schmerzen dem Kranken nicht zu glauben. Erst wenn klare vasomotorische Erscheinungen vorhanden sind (Cyanose, Ödem, Hitze- oder Kältegefühl usw.), dann wird dem Zustand mehr Aufmerksamkeit geschenkt. Die trophischen Störungen können so stark sein, daß sie allein schon die Funktion der Extremität herabsetzen.

Aus der bisherigen Beschreibung geht schon hervor, daß der nicht mit dem Zustand Vertraute durch die Vielheit und Unklarheit der Symptome, für welche eine pathologische Unterlage kaum gegeben ist, leicht geneigt sein kann, den betreffenden Fall als „Kompensationsneurose" oder als „Hysterie" abzutun.

Das Röntgenbild zeigt in den ersten Stadien und zu Beginn der Erkrankung nichts Pathologisches. Einige Wochen später erscheint eine fleckige Atrophie des Knochens mit Verschwinden der normalen trabeculären Struktur des Knochens. Die Epiphyse erscheint decalcifiziert und die Corticalis wird dünner. Später verschwindet die fleckige Atrophie und macht einer diffusen Atrophie Platz.

Nach D u b o i s sind 65% der Kranken über 50 Jahre alt, 5% zwischen 25 bis 50 Jahre und 30% weniger als 25 Jahre alt.

Wichtig ist hervorzuheben, daß im Falle einer Fraktur, diese guten Callus und auch meist gute Stellung zeigt. Besonders letztere Tatsache steht zu der schlechten Funktion in deutlichem Gegensatz.

Es ist interessant nachzulesen, wie Lehrbücher über Frakturen und Unfallkrankheiten sich gegenüber diesem Zustand einstellen. B ö h l e r z. B. erwähnt in der vorletzten Ausgabe seines Buches das Leiden überhaupt nicht. W a t s o n - J o n e s erwähnt in der letzten Auflage seines Buches „Fractures and Joint Injuries", daß die Reflexdystrophie sich nur in ihrem Ausmaß von der Inaktivitätsatrophie unterscheidet, welche dann eintritt, wenn nach Frakturen Fingerübungen usw. nicht durchgeführt werden. Nach seiner Meinung kann die frühzeitige Durchführung von aktiven Bewegungen und das Vermeiden in der Nachbehandlung von gewaltmäßig durchgeführten Übungen nach Knochen- und Gelenksverletzungen diesen Zustand vermeiden. Nur wenn diese beiden Vorgänge stattfinden, entwickelt sich die Reflexatrophie. Schließlich bezweifelt W a t s o n - J o n e s, ob es überhaupt diese Krankheit wirklich gibt.

Ich kann auf Grund meiner Erfahrungen den erwähnten Autoren nicht zustimmen. In einer großen Anzahl von eigenen Fällen, als auch von Fällen in der Literatur wurde eine forcierte Physikotherapie nicht durchgeführt, noch auf der anderen Seite die kleinen oder großen Gelenke nicht aktiv rechtzeitig mobilisiert. Schließlich erreicht die Inaktivitätsatrophie niemals solche Ausmaße einer schweren und schmerzhaften Krankheit, welche auch therapeutisch schwer zu beeinflussen ist.

Die Grundlage aller beschriebenen Symptome scheint eine Störung der vasomotorischen Funktion zu sein. De T a k a t s hat in einigen Veröffentlichungen, welche zum Teil gemeinsam mit M i l l e r publiziert wurden, den Einblick in diese Erkrankung sehr gefördert. Er unterscheidet drei Stadien der hier zu beschreibenden Krankheit:

Stadium I: Es ist charakterisiert durch anhaltende brennende Schmerzen. Dieser Schmerz kann durch Anfälle zeitweise stärker gesteigert werden. Wenn dies trotz kompletter Immobilisierung und bei Abwesenheit einer Infektion eintritt, sollte die Reflexdystrophie sofort in Erwägung gezogen werden. In diesem Stadium fühlen sich die Extremitäten warm und trocken an, und es besteht ein Ödem und Rigidität der Muskulatur. Die oszillometrischen Untersuchungen zeigen eine Vermehrung des Blutzuflusses zur Extremität an. Röntgenbilder zeigen in diesem Zeitabschnitt noch keine Zeichen einer Osteoporose. Nach De T a k a t s ist in diesem Stadium die Heilungsaussicht noch gut; wird aber nicht zweckmäßig behandelt, geht der Zustand in das

Stadium II über, in welchem das periartikuläre Ödem sich ausbreitet, die Extremitäten sich nicht länger warm anfühlen, sondern cyanotisch und kalt sind. Es besteht eine Versteifung der Gelenke und rasch einsetzende Muskelatrophie. Das Röntgenbild zeigt eine fleckige Knochenatrophie. Der Blutzustrom zur Extremität ist nicht mehr so aktiv, wie es im Stadium I der Fall war. Immerhin besteht aber noch eine Tendenz zur Vasodilatation. Auch in diesem Stadium ist die erfolgreiche Behandlung noch möglich.

Stadium III: Im Stadium III wird die Atrophie immer progredient und ergreift Haut, Muskulatur und Knochen. Die Gelenke werden ankylotisch. Die Knochenatrophie ist hochgradig. Der Schmerz ist nicht mehr kontrollierbar, und er breitet sich über die ganzen Extremitäten aus.

Calcium und Phosphor im Serum bleiben immer normal.

Ätiologie

Was die Erklärungsmöglichkeit des Zustandes anbelangt, kann angenommen werden, daß es sich hier um einen pathologischen Zustand im Bereiche des vasomotorischen Geschehens handelt. Trauma oder Infektion oder noch unklare Vorgänge verursachen eine Dilatation der Blutgefäße durch Irritation der vasomotorischen Nerven. Diese Vasodilatation geht gewöhnlich nach Stunden oder Tagen vorüber. Abnorme Persistenz nach einem traumatischen oder entzündlichen Stimulus aber greift auf höhere vasomotorische Zentren reflektorisch über und der pathologische Prozeß kann sich sowohl ausdehnen, als auch zeitlich verlängern. Das würde erklären, wieso Störungen, welche zunächst rein funk-

tioneller Natur sind, später organisch werden und dauernden Schaden verursachen können. Auf diese Weise kann ein zunächst physiologischer Prozeß
durch seine zeitliche Andauer zu einem schweren pathologischen Syndrom
werden.

S h u m a k e r beobachtete das Manifestwerden der Erkrankung bei einem klinischen
Krankenmaterial von 142 Männern im Alter von 20 bis 38 Jahren, nach folgendem
primärem Geschehen:
25mal nach Weichteilwunden,
19mal nach Verstauchungen,
11mal nach anderen äußeren Verletzungen,
14mal nach offenen Frakturen der kleinen Knochen,
7mal nach gewöhnlichen Frakturen der kleinen Knochen.
24mal nach offenen Frakturen langer Knochen,
5mal nach geschlossenen Frakturen langer Knochen,
3mal als Folge einer Infektion und
einmal nach chirurgischer Entfernung einer Knochencyste.

Besondere Beachtung verdient Punkt 5 der Aufzählung der ätiologischen
Faktoren (S. 281), B a y l e s , J u d s o n und P o t t e r weisen darauf hin, daß
eine große Anzahl von Stimuli, so beispielsweise vom Herzen, von den Eingeweiden, von den Blutgefäßen oder dem Skelettmuskelsystem, reflektorische
Störungen hervorrufen können. B a y l e s und Mitarbeiter bemühen sich an einer
ganzen Reihe von Fällen zu zeigen, daß eine sympathische Reflexdystrophie der
oberen Extremität auch durch ein pathologisches Geschehen aus dem viscerosensiblen Gebiet des gesamten Organismus ihren Ursprung nehmen kann. Sie
verweisen auf folgende Beobachtungen, deren Kenntnis scheinbar in Europa in
der medizinischen Literatur fast fehlt und die auch innerhalb meiner eigenen
größeren Beobachtungen bei Kranken mit der Reflexdystrophie und ähnlichen
Zuständen nur einmal festgestellt werden konnte:

1936 berichten E d e i k e n und W o l f e r t h über 14 Fälle mit dauerndem
Schmerz in der Schulterregion nach nachgewiesenem Myocardinfarkt. In diesen
Fällen traten trophische und vasomotorische Störungen nicht auf.

1941 betonte A s k e y , daß bei Myocardinfarkten, sowie bei langandauernden
unbeeinflußbaren Schmerzen der Angina pectoris ein Hand-Schultersyndrom entstehen kann und er nahm an, daß es sich in diesen Fällen um eine sympathische
vasomotorische Dysfunktion handle.

In der Mitteilung von B a y l e s und Mitarbeitern findet sich weiter die Bemerkung, daß auch H o m a n s das Hand-Schultersyndrom in der Folge eines
Myocardinfarktes beobachtete. Es wird festgestellt, daß in den von ihm beobachteten Fällen eine „Minor-Causalgia" vorlag: leichte Cyanose, Steifheit der
Finger, Ödem, venöse Kongestionen und Parästhesien. Die großen Arterien
waren normal. Seiner Ansicht nach stellen Ödem und Cyanose den Ausdruck
einer peripheren Vasoconstriction dar. Es kann angenommen werden, daß diese
Reaktion vom Herzen ausgeht und die obere Extremität befällt.

Aber auch J o h n s o n hat Veränderungen im Bereich der Hand nach Myocardinfarkt beobachtet. Er beschreibt dies als „Post infarction Sclerodactylia".

Noch unbekannter dürfte es sein, daß K e h l an sechs Fällen von D u p u y -
t r e n scher Kontraktur nachweisen konnte, daß diese bald nach einem Myocardinfarkt auftrat und meint, daß die Irritation der sympathischen Ganglien ein
wichtiger ätiologischer Faktor dieses Zustandes ist.

Das Hand-Schultersyndrom ist auch H o c h r e i n geläufig, und auch er hat
es bei seinem klinischen Krankenmaterial nicht selten gesehen. Er faßt es als

trophische Störung der Gelenke auf, die den Myocardinfarkt oder die Stenocardie begleiten.

Werfen wir einen Blick auf die außerordentlich interessanten 17 Fälle von B a y l e s und Mitarbeitern, so sehen wir, daß bei keinem einzigen dieser Fälle von Reflexdystrophie ein Trauma in der Anamnese zu erheben war. Der überwiegende Anteil dieser Fälle hatte eine Angina pectoris, Myocardinfarkt, Beschwerden von seiten der bauchinneren Organe, Bronchialasthma und bei einem Kranken trat die Reflexdystrophie nach einer Hemiplegie auf. Im allgemeinen erscheinen bei B a y l e s und Mitarbeitern die klinischen Symptome bei ihren Patienten etwa vier Monate bis ein Jahr nach der Myocardläsion. Meistens ist

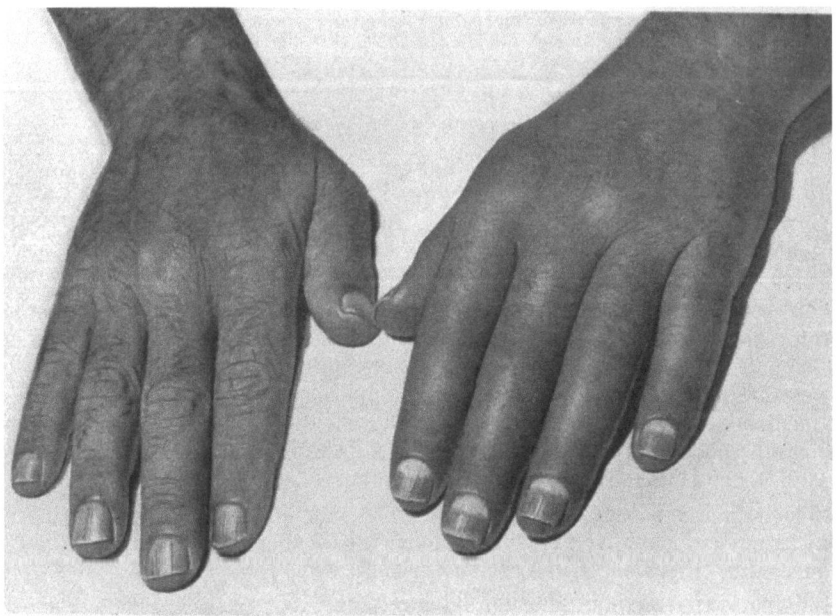

Abb. 24. Reflexdystrophie der linken Hand mit Ödem und Glanzhaut.

der Beginn ein plötzlicher und die Zeichen der Reflexdystropie werden während der Zeit einiger Stunden bis einiger Tage manifest.

Die klinische Diagnose wird gestellt durch die Feststellung des Schmerzes, der manchmal an beiden oberen Extremitäten auftritt. Die überwiegende Mehrzahl der Patienten hat eine heiße obere Extremität und diese ist geschwollen. In einigen Fällen kommt es zu Cyanose und zu Parästhesien an den Extremitäten. Röntgenologisch zeigen fast alle Fälle eine leichte bis hochgradige Osteoporose. Die Senkungsreaktion ist normal bis erhöht.

Bei fortgeschrittenen Fällen sah ich gewöhnlich drei Typen der Krankheit:

1. Kranke, bei welchen ein schmerzhaftes Ödem im Vordergrund steht, dessen Ursache unklar ist.

2. Kranke, bei welchen eine Schwellung mit prall gespannter Haut vorliegt, die sich vielfach zu einer „Glanzhaut“ ausgebildet hat. In solchen Fällen sind die Fingergelenke und das Handgelenk oft kontrakt oder ankylosiert (Abb. 24).

3. Kranke, bei welchen eine Hautatrophie, sowie ein Muskelschwund im Bereiche der kleinen Handmuskel und Unterarmmuskel liegt und bei denen ebenfalls die kleinen Hand- und Fingergelenke versteift sind (Abb. 25, 26).

Bei allen drei Typen traten starke Schmerzen, oft kausalgischer Natur auf und bei allen Kranken zeigt das Röntgenbild eine ausgeprägte Knochenatrophie.

Pathologische Anatomie

Nachdem das Leiden nicht tödlich ist, liegen kaum pathologische Befunde großen Ausmaßes vor. Die Knochenveränderungen wurden von F r u t t i g e r untersucht und folgende Veränderungen gefunden:

Im akuten Stadium findet man deutliche Hyperämie, angefüllte Kapillaren, Fettmarkbildung und aktive Regeneration des Knochens. Die Spongiosa zeigte weite Räume und die Lakunen sind überfüllt mit Osteoblasten, während die Trabekel in ihrer Größe und Ausdehnung reduziert sind. Es findet sich ein deutlicher Knochenabbau infolge der Akti-

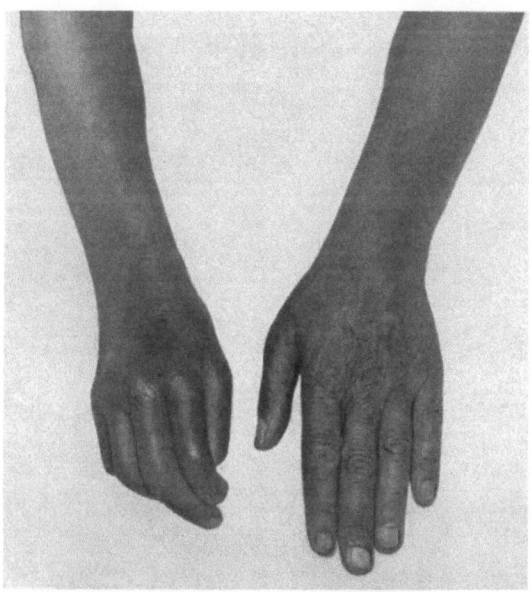

Abb. 25. Reflexdystrophie (siehe Text, Fall 6).

vität von Osteoklasten. Die Compacta ist schwer geschädigt und an allen Stellen finden sich gleichzeitig Apposition und Resorption. Merkwürdigerweise überwiegen die Osteoblasten die Osteoklasten, so daß der Knochenanbau den Knochenabbau überwiegt. Der Calcifikationsprozeß ist schwer gestört.

Im chronischen Stadium, wenn die Krankheit länger als drei Monate bestand, zeigt der Knochen deutliche Osteoporose ohne aktive osteoklastische Absorption. Die Knochenmarksräume sind weit und enthalten Fett und fibröses Knochenmark. Die Blutgefäße sind nicht übermäßig erweitert.

Über die pathologischen Veränderungen der Blutgefäße, der Nerven und der Weichteile ist noch nichts bekannt.

Erstmalig mußte kürzlich an meiner Station ein Unterarm wegen unerträglicher Schmerzen nach vergeblicher Sympathektomie amputiert werden. Genaue histologische Befunde stehen noch aus. Sie werden, von Fachleuten studiert, später bekannt gegeben werden.

Diagnose und Differentialdiagnose

Die Diagnose kann nur erstellt werden, wenn man die Krankengeschichte, den ganzen Kranken genau studiert und sich nicht allein auf das Röntgenbild verläßt.

Differentialdiagnostisch müssen die folgenden Zustände berücksichtigt werden:

Inaktivitätsatrophie. Bei Abwesenheit der normalen Funktion und des funktionellen Stimulus werden die Knochen nach einem Trauma atrophisch. Dieser Prozeß ist charakterisiert durch eine gleichförmige Decalcifikation des Knochens im Röntgenbild, während in den Frühstadien der Reflexdystrophie das Bild „fleckig" ist.

Inaktivitätsatrophie kommt in Knochen von Extremitäten vor, welche zeitweise oder längere Zeit hindurch immobilisiert sind und mit welchen Übungen

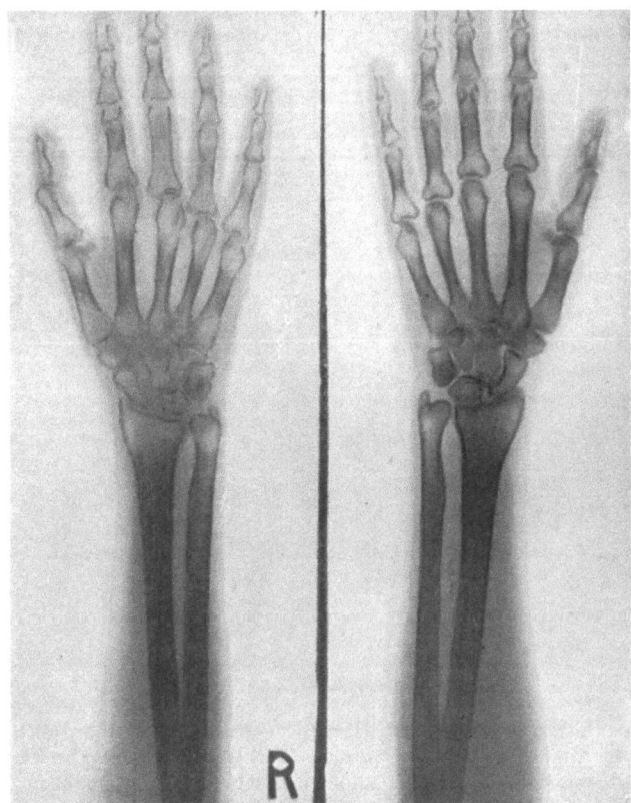

Abb. 26. Röntgenbild mit schwerer Knochenatrophie bei Reflexdystrophie (siehe Text, Fall 6).

nicht durchgeführt werden. Diese Art von Knochenatrophie macht gewöhnlich keine Schmerzen und auch vasomotorische Erscheinungen stellen sich nicht ein. De T a k a t s nimmt an, daß im Falle einer echten S u d e c k schen Krankheit in späteren Stadien auch die Inaktivitätsatrophie hinzukäme. Schließlich aber kann die Diagnose ex juvantibus gestellt werden. Vorsichtige Bewegung und vorsichtige Übungen sind in der Behandlung der Inaktivitätsatrophie erfolgreich.

Knochenatrophie durch Infektion. Diese Art von Atrophie nimmt ihren Ursprung oft in Erkrankungen der Gelenke. Sie ist verursacht durch Lues, Gonorrhoe, Rheumatismus und anderen Infekten. Die Knochen zeigen fleckige Atrophie, welche aber besonders deutlich in der Umgebung von Gelenken auftritt. Das Blutbild (Leukocytose) und die Blutsenkung sind hier diagnostisch wichtig.

In späteren Stadien zeigte das Röntgenbild typische Veränderungen. Im Bereiche der Handwurzel oder der Fußwurzelknochen sind die Grenzen der kleinen Gelenke verwischt und es treten an diesen Stellen auch Destruktionsherde auf.

Senile Knochenatrophie. Dieses Leiden macht die Knochen im allgemeinen dünner und kalkloser. Hier werden große Strecken der langen Röhrenknochen. die Wirbelsäule und das Becken oft befallen. Natürlich kann ein Kranker, bei welchem sich eine senile Knochenatrophie vorfindet, zu derselben Zeit auch an einer Reflexdystrophie erkranken.

Tuberkulose der Knochen. Bei diesem Leiden ist das Knochengewebe durchsetzt mit tuberkulösen Granulationen und wird durch lacunäre Absorption zerstört. In den Anfangsstadien findet man, abgesehen von der Rarefizierung der Knochen, eine undeutliche Demarkation von den benachbarten Knochenteilen und später einen Destruktionsherd. Klinisch ist die Altersknochentuberkulose ein chronisches Leiden ohne schwer akutes Stadium und von viel geringerer Schmerzhaftigkeit. Die Tuberkulose der Knochen pflegt auf Ruhigstellung in kurzer Zeit, was den Schmerz anbelangt, günstig zu reagieren.

Therapie

Die Behandlung hängt von der Ätiologie des Leidens ab (falls eine solche zu erfassen ist) und weiters von dem Grad, bis zu dem die Krankheit vorgeschritten ist.

In Frühfällen, welche nur Ödem, Schwellung, erträglichen Schmerz, normales Röntgenbild zeigen, wird Physikotherapie genügen. Vorsichtige *schmerzlose* Übungen, laue (nicht warme) Bäder, zeitweise Immobilisierung, abwechselnd mit leichter schmerzloser Massage können den Zustand bessern. Es gibt aber anderseits Fälle, bei welchen jeder Versuch einer Physikotherapie als auch Massage Schmerzen verursacht. In solchen Fällen muß natürlich diese Behandlung sofort abgesetzt werden.

Viele Patienten zeigen eine Intoleranz gegenüber jeder Hitzebehandlung, so daß die Schmerzen unerträglich werden können.

In den Fällen, wo man im Bereiche der Extremität einen lokalisierten Schmerzpunkt findet („trigger-point"), ist es eigentümlich, daß eine einmalige oder mehrmalige Injektion von Procain in diesen Punkt den Schmerz weitgehend bessern kann und daß von nun an die erwähnte Physikotherapie nicht nur möglich wird, sondern nach Ausführung mehrerer solcher Injektionen das Leiden auch tatsächlich behoben werden kann, ohne daß weitere Maßnahmen getroffen werden müssen. Die Tatsache, daß ein solch schwerer Schmerz so einfach in einigen der incipienten Fälle behoben werden kann, hat natürlich zu der Vermutung Anlaß gegeben, daß es sich bei dem Leiden um eine Psychoneurose, und daß es sich bei der Injektion um eine „Psychotherapie" handle. Nachdem aber die weitere Entwicklung des Leidens bei vielen Fällen bekannt ist, besonders bei solchen, welche falsch oder gar nicht behandelt wurden, muß die Idee, daß das Leiden überhaupt keine organische Grundlage hat, aufgegeben werden. Es ist sicherlich auffallend, daß hier — wie auch in anderen Fällen von schmerzhaften Zuständen verschiedener Art — mehrere Novocaininjektionen zur Heilung ausreichend sind. Aber jedem Arzt, der sich mit Schmerzbekämpfung befaßt, sind eine ganze Reihe solcher Fälle bekannt.

Wenn wir wissen, daß forcierte Übungstherapie an der Entstehung der Reflexdystrophie maßgeblich beteiligt ist, ist Ruhigstellung in Semiflexion angezeigt. Im Gegensatz hiezu ist — falls es sich um einen Fall von „Gipskrankheit" handelt — sofortige vorsichtige Mobilisierung am Platz.

In vorgeschrittenen Fällen ist Unterbrechung des Reflexbogens durch die Sympathicusblockade die erste und oft wirksame Maßnahme zur Behebung des Leidens.

Für die obere Extremität soll diese in der Höhe von Th₂ und Th₃, für die untere Extremität in der Höhe von L₁—L₄ durchgeführt werden. Die Injektionen sollen mit Novocain und nicht mit Alkohol durchgeführt werden und falls sie nach wiederholter Anwendung nur von temporärem Erfolg begleitet sind, ist das Verfahren oft als Test vor einer Sympathicusoperation zu verwerten.

Für fortgeschrittene Fälle mit weitgehenden Veränderungen an den Weichteilen, Gelenken und Knochen ist ein Behandlungsvorschlag nicht leicht. Jedenfalls ist hier ein Versuch mit einer Sympathicusoperation noch am Platz.

Einen Überblick über die verschiedenen therapeutischen Methoden gibt folgende Tabelle aus der Arbeit von De T a k a t s und M i l l e r auf Grund seiner Erfahrung an 33 Fällen.

Tabelle 45. *Behandlungsversuche nach De Takats und Miller*

Behandlungsmethode	Zahl der Fälle	Ergebnis der Behandlung		
		geheilt	gebessert	ungeheilt
Schiene, Gipsverband, Physikotherapie	8	1	3	4
Wiederholte lokale Procaininjektion	1	—	1	—
Wiederholte Sympathicusblockaden	5	4	1	—
Periarterielle Sympathektomie	3	2	1	—
Perivenöse Sympathektomie	2	2	—	—
Zentrale Sympathektomie	8	5	3	—
Ohne Behandlung	6	—	2	4
zusammen	33	14	11	8

Sympathicusblockade als Therapie der Reflexdystrophie

Die Sympathicusblockade spielt in der Therapie der Reflexdystrophie eine bedeutende Rolle.

Ich habe schon 1926 einen Fall einer Reflexdystrophie mit Sympathicusblockade behandelt und in meinem Buch „Die paravertebrale Injektion" mitgeteilt.

Abgesehen von De T a k a t s und M i l l e r, empfiehlt H o m a n s (1941) wiederholte Injektionen von Procain lokal oder Infiltration des sympathischen Stranges.

W h i t e und S m i t h w i c k berichten, daß gelegentlich eine einzige Injektion zu langanhaltender Besserung führen kann. Die Injektion ist auch ein Test für die Prognose einer Sympathicusoperation.

In dem Buch von W h i t e und S m i t h w i c k finden sich drei Fälle, bei denen diese Behandlung erfolgreich war.

S h u m a k e r und A b r a m s o n haben die Sympathicusblockade bei 32 Fällen ihrer Beobachtung angewendet. Die Patienten bekamen 1 bis 28 Blockaden. Die Blockade war nicht in allen Fällen wirksam. In 27 Fällen aber konnten sie eine dauernde Heilung des Krankheitszustandes durch diese Therapie erreichen.

Auch B a y l e s und seine Mitarbeiter hatten mit der Sympathicusblockade bei der Reflexdystrophie sehr gute Ergebnisse, so daß sich in ihrem Material die Vornahme einer Sympathektomie in allen Fällen vermeiden ließ.

In letzter Zeit setzt sich M a h o r n e r warm für die Sympathicusblockade ein. Bei der Reflexdystrophie erscheint M a h o r n e r die Unterbrechung des sympathischen Nervensystems durch Sympathicusblockaden oder Sympathicus-operationen von ungeheurer Bedeutung. Die Frage, wie oft eine Novocain-blockade im vorliegenden Fall auszuführen ist, hängt von der Art des Falles ab. Es kommt selten vor, daß *eine* Blockade allein einen dauernden Erfolg bringt. M a h o r n e r schlägt vor, ganz routinemäßig eine Blockade jeden Tag oder jeden zweiten Tag durch dreimal, und wenn es nötig ist, jeden folgenden dritten Tag zusätzlich noch einmal oder zweimal zu wiederholen.

Im allgemeinen ist die Operation kontraindiziert, wenn wiederholte Novocain-injektionen einen befriedigenden Erfolg hervorrufen; und ebenso ist die Ope-ration nicht indiziert, wenn die Sympathicusblockade nicht wenigstens zeitweise die Beschwerden bessert. In den Fällen, bei denen die Sympathicusblockade zu keinem Dauerergebnis führt, ist sie — wie gesagt — als Test für die Prognose einer Sympathicusoperation wertvoll. Besonders im Stadium III wird sie diesen Zweck bei diesem Leiden gut erfüllen.

S h u m a k e r und A b r a m s o n haben die Sympathektomie in 35 Fällen aus-geführt. Vor jeder Operation wurde eine Sympathicusblockade als Test aus-geführt, wobei die Autoren von der Verläßlichkeit der Methode zu Testzwecken aber nicht immer überzeugt sind. Über das Ergebnis der Operationen wurde nicht im Detail berichtet.

Eigenes Krankengut. Zunächst möchte ich die Zusammenfassungen einiger Krankengeschichten aus den Jahren 1939 bis 1945 wiedergeben, welche die ver-schiedene Ätiologie der Reflexdystrophie zeigen und bei welchen die Sym-pathicusblockade als Testmethode oder als Therapie von Bedeutung war. Die genauen Krankengeschichten dieser Fälle sind in meinem Buch „The Para-vertebral Block" zu finden.

Fall 1: 48 Jahre alter Mann. Reflexdystrophie der oberen Extremität, von der Schul-ter bis zum Handgelenk reichend nach offener Fraktur mehrerer Finger. Acht para-vertebrale Injektionen führten zu wesentlicher Besserung und nach einigen Wochen schwand auch die Knochenatrophie.

Fall 2: 28 Jahre alter Mann. Reflexdystrophie im Bereiche des linken Sprunggelenkes aus unbekannter Ätiologie. Nach acht paravertebralen Injektionen mit Novocain konnte der Kranke ohne Beschwerden gehen und war subjektiv geheilt. Auch röntgenologisch war nach vier Wochen eine Besserung der Calcifikation des Knochens zu sehen.

Fall 3: 31 Jahre alte Frau, Reflexdystrophie im Bereiche des rechten Kniegelenkes, Oberschenkels und Sprunggelenkes infolge unzweckmäßiger und überflüssiger Fixation in einem Gipsverband. Heilung wurde durch blande Physikotherapie, kombiniert mit paravertebralen Blockaden erzielt. Nach einigen Wochen waren die Röntgenogramme normal.

Fall 4: 53 Jahre alte Frau. Bei einer konstitutionell geschwächten Patientin kommt es nach einer Fraktur des linken Oberarmes, welche nicht gut behandelt worden war, zu unerträglichen Schmerzen, die durch Monate anhalten. Exstirpation des Ganglion stellatum (von anderer Seite durchgeführt) behebt den Schmerz nicht. Sympathicus-blockaden helfen nur für Stunden. Neuerlicher Versuch, das Ganglion stellatum und seine Umgebung zu entfernen, bringt keinen Erfolg, doch helfen die hierauf abermals durchgeführten paravertebralen Injektionen. Nach einer insgesamt eineinhalb Jahre an-haltenden Behandlung kann die Kranke geheilt entlassen werden.

Fall 5: 31 Jahre alter Mann. Reflexdystrophie nach typischer Radiusfraktur, welche in schlechter Stellung (Volarflexion) fixiert worden war. Nach Entfernung der Schiene wurden forcierte Übungen in Narkose angeordnet (!). Allmählich konnte ein normaler Zustand durch sehr vorsichtige Übungen und unter Sympathicusblockade wieder her-gestellt werden.

Fall 6: 42 Jahre alte Frau. Nach der Incision einer Paronychie am 2. Finger der rechten Hand kommt es zu einer schweren Reflexdystrophie, welche die ganze obere Extremität von der Schulter bis zu den Fingern einschließt, und welche charakterisiert ist durch schwere vasomotorische Erscheinungen, Ankylose im Handgelenk, unerträglichen Schmerz, und „Glanzhaut" der Hand. Einige Monate nach Beginn der Erscheinungen kann erst die Sympathicustherapie einsetzen. Die Sympathicusblockade bei Th_1 und Th_2 wird als Test benützt, welcher die hohe thoracale Ganglienektomie folgt. Die Operation ist nicht von Erfolg begleitet, die Kranke wird ungeheilt entlassen. Auch die Sympathicusblockade in tiefere Segmente war nicht erfolgreich (s. Abb. 25 und 26).

Tabelle 46. *Sympathicusblockade bei der Reflexdystrophie (1939 bis 1945)*

Fall Nr.	Krankheitsdauer vor der Blockade in Monaten	Stadium nach De Takats	Ätiologie	Lokalisation (Extremitäten)	unmittelbarer Effekt	Endergebnis
1	9	II	Fraktur	obere	gut	geheilt
2	3	I	?	untere	gut	geheilt
3	36	II	Immobilisation	obere	gut	geheilt
4	18	III	Fraktur	obere	gut	geheilt nach 2 operativen Fehlschlägen
5	1	I	Fraktur	obere	gut	gebessert
6	6	III	Infektion	obere	vorübergehend (Test)	ungeheilt nach Operation
7	6	III	?	obere	vorübergehend (Test)	geheilt nach Operation
8	21	II	Fraktur	obere	vorübergehend	gebessert
9	1	I	Verstauchung	obere	gut	geheilt
10	2	I	Fraktur	obere	gut	geheilt
11	3	I	Immobilisation	untere	gut	geheilt
12	2	I	?	untere	keiner	ungeheilt
13	6	II	Infektion	obere	keiner	ungeheilt

Fall 7: 45 Jahre alte Frau. Aus ganz unerklärlichen Ursachen bekommt eine Handarbeitslehrerin (Übermüdung?) eine Reflexdystrophie der rechten oberen Extremität (Stadium III). Diese wurde auf verschiedenste Weise, aber ohne Erfolg behandelt. Nachdem die Sympathicusblockade als Test angewendet worden war, wird eine hohe thoracale Ganglienektomie durchgeführt, welche unmittelbaren Erfolg hat und auch zur Heilung führt. Patientin wurde noch mit pathologischen Röntgenbefunden entlassen, welche sich aber im Verlaufe von einigen Wochen vollkommen normalisierten.

Die im vorliegenden ausgewählten Krankenberichte sind sehr eindrucksvoll. Sie zeigen Fälle von verschiedenartigster Ätiologie, sowie Erfolge und Mißerfolge mit den verschiedensten Verfahren.

Abgesehen von den sieben erwähnten Fällen, welche nur eine Auslese bilden, habe ich noch sechs weitere zwischen 1939 und 1945 beobachtet. Wenn ich diese 13 Fälle in einer Tabelle übersichtlich zusammenfasse, so sieht das Behandlungsergebnis folgendermaßen aus (s. M a n d l, 1947).

(S. Tab. 45, S. 288).

Zusammenfassung: Von den 13 mit der Sympathicusblockade behandelten Fällen wurden:

7 geheilt,
2 gebessert und
4 blieben unbeeinflußt, von welch letzteren:
   1 Fall ungeheilt blieb, bei
   1 Fall wurde die Behandlung abgebrochen und
   2 Fälle wurden nach Testversuchen mit Sympathicusblockade am Sympathicus operiert (hohe thoracale Sympathektomie).

1947 bis 1951 wurden an meiner Station sechs Fälle von Reflexdystrophie beobachtet. Die Pathogenese dieser Fälle war dreimal unklar, zweimal konnte ein Trauma und einmal eine dichte Lungenspitzenschwarte als ursächlich angenommen werden.

Bei allen diesen Fällen wurden Sympathicusblockaden bzw. Stellatuminfiltrationen mit Procain, in letzter Zeit mit 6%iger wässeriger Phenollösung ausgeführt.

Das Ergebnis dieser Behandlung war: Wesentliche Besserung in vier Fällen, keine Besserung in zwei Fällen.

Bei den Kranken, bei denen eine Besserung nicht erzielt werden konnte und bei welchen eine hohe thoracale Sympathektomie angezeigt erschien, wurde diese einmal verweigert, das zweite Mal wegen eines sehr schlechten Herzzustandes vom Operateur abgelehnt.

In einem Falle (III) wurde eine hohe thoracale preganglionäre Sympathektomie ausgeführt. Sie hatte nur temporären Erfolg. Diese Kranke mußte 1952 amputiert werden (s. o.).

Zusammenfassung

Der Symptomenkomplex, welcher als „Reflexdystrophie" und mit anderen Namen gekennzeichnet ist, ist bis zum heutigen Tage in seiner Pathogenese noch nicht geklärt.

Die Diagnose des Zustandes ist nicht immer einfach, zumal das Leiden noch nicht allgemein bekannt ist und so unrichtige Diagnosen häufig sind.

Ohne Behandlung wird der Zustand in den meisten Fällen immer schlechter und kann schließlich auch irreparabel werden.

Die Behandlung besteht — abgesehen von medikomechanischer Therapie — in der Injektion von Procain lokal, in Sympathicusblockaden und in chirurgischen Eingriffen am Sympathicus.

Im Stadium I und II ist die Sympathicusblockade die Methode der Wahl und jeder anderen Behandlung vorzuziehen. Im Stadium III ist die Sympathicusblockade als Test vor einer geplanten Operation von Wert. In schweren Fällen muß am Sympathicus operiert werden.

Literatur

A l b e r t, F., Arch. de physiol. 22, 391 (1924); J. traumatolog. 2, 30 (1938). — A l l b r i t t e n und M a l t b y, Surgery (Am.) 19, 407 (1946). — A r n u l f, G., Presse méd. 1950, 34. — A s k e y, I. M., Amer. Heart J. 22, 1 (1941).

B a i l e y, A. A., und F. P. M o e r s c h, Canad. med. Assoc. J. 45, 37 (1941). — B a y l e s, Th. B., W. E. J u d s o n und Th. A. P o t t e r, J. A. M. A. 144, 537 (1950). — B ö h l e r, L., Die Technik der Knochenbruchbehandlung. Wien: Maudrich. 1938. — B r ü c k e, H., Wien. klin. Wschr. 1950, 152.

C u l l e n, C. H., J. Bone Surg. (Am.) 30 B, 405 (1948).

D a v i s, L., The Principles of the Neurological Surgery. Philadelphia: Lea & Fiebiger, 1943. — D e n m a r k, zit. nach S h u m a k e r. — D o u p e, C u l l e n und C h a n c e, J. Neurosurg. **7**, 33 (1944).

E c h o l d s, D. H., und J. A. C o l c l o u g h, J. A. M. A. **134**, 1476 (1947). — E d e i-k e n, J., und C. C. W o l f e r t h, Amer. J. med. Sci. **191**, 201 (1936). — E v a n s, J. A., Surg. etc. **82**, 36 (1946).

F l o t h o w, P. G., Encycl. Med. Surg. and Spec. **14**, 641 (1940). — F r e e m a n, N. E., Surgery (Am.) **22**, 68 (1947). — F r u t t i g e r, U., Dissertation. Basel: B. Schwabe & Co., 1939. —F u c h s, A., Wien. klin. Wschr. **1940**, 632.

G o o d m a n, E. N., W. J. M e s s i n g e r und J. C. W h i t e, Ann. Surg. **124**, 204 (1946). — G u t i e r e z - M a h o n a y, zit. nach E c h o l s et al.

H a m i l t o n, zit. nach S h u m a k e r. — H e a d und H o l m e s, zit. nach E c h o l s et al. — H o c h r e i n, M., Der Myokardinfarkt. Dresden: Steinkopf, 3. Aufl.; Med. Klin. **13**, 429 (1951). — H o f f, H., und H. S t r o t z k a, Wien. med. Wschr. **1950**, H. 35/36, 611. — H o m a n s, J., New Engld med. J. **222**, 870 (1940); Ann. Surg. **113**, 932 (1941). — H o p p e, Verh. dtsch. Ges. f. Chir. Langenbecks Arch. **270**, 154 (1951). — H o r r a x, G., Surgery (Am.) **20**, 593 (1946).

J o h n s o n, A. C., Ann. int. Med. (Am.) **19**, 433 (1943).

K a u d e r s, O., Wien. klin. Wschr. **1946**, 58. — K e h l, K. C., Ann. int. Med. (Am.) **19**, 213 (1943). — K i r k l i n, J. W., A. J. C h o n o w e t h und F. M. M u r p h e y, Surgery (Am.) **21**, 321 (1947). — K w a n, zit. nach S h u m a k e r.

L e n z, zit. nach P ö t z l. — L e r i c h e, R., La chirurgie de la douleur. Paris: Masson & Cie., 1950; Presse méd. **1938**, H. 33, 625; Progr. méd. **75**, 291 (1947); J. traumatolog. **6**, 154 (1937); J. Chir. (Fr.) **66**, 5 (1950). — L e r i c h e, R., und R. F o n t a i n e, Presse méd. **1930**, H. 38, 617. — L e w i s, Th., Clin. Sci. **2**, 373 (1936); Brit. med. J. **1**, 431 (1937). — L i v i n g s t o n e, W. K., Pain Mechanism. New York: MacMillan, 1943; Arch. Surg. (Am.) **37**, 353 (1938).

M a h o n e y, C. G. de, J. Neurosurg. **1**, 156 (1944). — M a h o r n e r, H., Ann. Surg. **119**, 432 (1944). — M a n d l, F., Die paravertebrale Injektion. Wien: Julius Springer, 1926; The Paravertebral Block. New York: Grune & Stratton, 1947; Wien. klin. Wschr. **1951**, H. 1, 13. — M a n d l, F., und F. M i l w i d s k i, Acta Med. Orient. **5**, 319 (1946). — M a n d l, F., F. P a u l, W. G y r i und R. J e l i n e k, Wien. med. Wschr. **1951**, 304. — M a n d l, F., Acta Med. Orient. **3**, 109 (1944). — M a y f i e l d und D e v i n e, Surg. etc. **8**, 631 (1945). — M i t c h e l l, S. W., G. E. M o o r e h o u s e und W. W. K e e n, Gunshot Wounds and other Injuries of Nerves. Philadelphia: Lippincott, 1869.

P a d o v a n y, P., und L. M a n s u y, J. Chir. (Fr.) **63**, 527 (1947). — P a g e t, zit. nach S h u m a k e r. — P e t i t - D u t a i l l e s, B l a m o u t i e r und P e r o n n e, zit. nach S h u m a k e r. — P h i l i p p i d e s, D., Chirurg **14**, 481 (1942); Münch. med. Wschr. **1942**, 539. — P o l l o c k und D a v i s, zit. nach S h u m a k e r. — P ö t z l, O., Wien. med. Wschr. **1950**, H. 33/34, 564.

R a s m u s s e n und F r e e m a n, J. Neurosurg. **3**, 165 (1946). — R i d d o c h, G., Brain **64**, 197 (1941). — R o s e n a u e r, F., Wien. klin. Wschr. **1950**, H. 35/37, 696.

S c h ö n b a u e r, L., Wien. klin. Wschr. **1947**, 503. — S h u m a k e r, H. B., Surgery (Am.) **24**, 485 (1948). — S h u m a k e r, H. B., und D. J. A b r a m s o n, Surg. etc. **88**, 417 (1949). — S h u m a k e r, H. B., I. J. S p e i g e l und R. H. U p j o h n, Surg. etc. **86**, 76 (1948). — S m i t h w i c k, R. H., Arch. Surg. (Am.) **40**, 286 (1940); N. Y. J. Med. **49**, 2049 (1949). — S o u c e k, W., Wien. klin. Wschr. **1951**, 18, 329. — S p e i g e l, J. J., und J. L. M i l e w s k i, J. A. M. A. **127**, 9 (1945). — S p u r l i n g, R. G., Arch. Neur. (Am.) **23**, 784 (1930). — S t e i n b r o c k e r, O., N. S p i t z e r und H. H. F r i e d m a n, Ann. int. Med. (Am.) **29**, 22 (1948). — S u d e c k, E., Arch. klin. Chir. **62**, 147 (1900); **191**, 110 (1938).

T a k a t s, G. de, Arch. Surg. (Am.) **34**, 939 (1937); Surgery (Am.) **2**, 46 (1937); Arch. Neur. (Am.) **50**, 318 (1943); J. A. M. A. **128**, 699 (1945). — T a k a t s, G. de, und D. D. M i l l e r, Arch. Surg. (Am.) **46**, 469 (1943).

U l m e r und M a y f i e l d, Surg. etc. **83**, 789 (1946).

V o ß s c h u l t e, K., Verh. dtsch. Ges. f. Chir. Langenbecks Arch. **270**, 144 (1951).

Watson - Jones, R., Fractures and Joint Injuries. Edinburgh: Livingstone, 1943. — White, J. C., J. A. M. A. 124, 1030 (1944); Surgery (Am.) 23, 859 (1948). — White, J. C., und R. H. Smithwick, The Autonomic Nervous System. New York: MacMillan, 1941.

Das Regenerationsproblem

Bei manchen Patienten bringt z. B. eine Hochdruckoperation nicht den gewünschten Erfolg, d. h. es stellen sich nach einer vorübergehenden Phase der Besserung wieder die präoperativen Beschwerden ein. Dasselbe kann man aber auch nach anderen Operationen am sympathischen Nervensystem, wie etwa bei operierten Fällen von Buergerscher Krankheit oder von Morbus Raynaud beobachten. Diese Mißerfolge haben die einzelnen Sympathicuschirurgen immer wieder vor die Frage gestellt, was die Ursache dieser Fehlschläge sein kann. Die Beantwortung dieser Frage stößt auf Schwierigkeiten, doch lag es nahe, daran zu denken, daß einem solchen „Recidiv" eine Regeneration des anatomischen Substrates zugrunde liegen könnte. Diese Regeneration könnte darin bestehen, daß die durchschnittenen sympathischen Fasern den Defekt überbrücken könnten, Anschluß an die alten Leitungswege gewännen und so für das Wiederauftreten der sympathischen Funktionen verantwortlich zu machen wären.

Diesbezügliche tierexperimentelle Untersuchungen gehen schon auf die Dreißigerjahre zurück. Damals hat Lee an Katzen nachweisen können, daß sympathische Fasern nach ihrer Durchschneidung sogar Muskulatur durchwachsen können, um wieder die alten Leitungsbahnen auszubilden.

Voßschulte erwähnt eine ältere Arbeit von Lawrentjew. In dieser wird über Studien am durchschnittenen oder mechanisch lädierten Grenzstrang und an den präaortalen Ganglien berichtet. Dabei konnte die Feststellung gemacht werden, daß die Reste der präganglionären Fasern in dem durchtrennten Gewebe Anschluß an die Schwannschen Scheiden der peripheren Stümpfe gewinnen konnten und entlang dieses Leitgebildes in die Peripherie einwuchsen. Daraus wurde offenbar, daß die Regeneration an das Vorhandensein von Schwannschen Scheiden gebunden ist. Weiters konnte festgestellt werden, daß auch den postganglionären Fasern eine gewisse regenerative Tendenz zukommt, wobei auch hier die Schwannschen Scheiden eine Rolle spielen dürften.

Auch Gibson hat nach Durchschneidung der präganglionären Fasern am Ganglion cervicale superius bereits 44 Tage später durch histologische Untersuchungen Veränderungen nachweisen können, die er als regenerative Bildungen ansah.

Haimovici und Hodes haben im Tierexperiment nach beiderseitiger Resektion des gesamten Grenzstranges eine Regeneration gesehen.

Einen etwas abweichenden Weg zum Studium dieser Frage gingen Beattie, Duel und Ballance. Sie haben vegetative Fasern mit spinalen gekreuzt durch Naht vereinigt und konnten feststellen, daß in die motorischen Nerven Achsenzylinder des Sympathicus eingewachsen waren. Allerdings betont Voßschulte zu diesem Versuch, daß man natürlich auf Grund dieser besonderen Versuchsbedingungen auf regenerative Kräfte beim Menschen nur schwer schließen kann, weil ja gänzlich andere postoperative Bedingungen vorliegen.

Neben diesen tierexperimentellen Ergebnissen sind natürlich am wichtigsten und ausschlaggebendsten die Befunde am Menschen selbst. Dabei wird von den Autoren, die sich für eine Regenerationsmöglichkeit aussprechen, immer wieder betont, daß die Regeneration des sympathischen Gewebes besonders stark und ausgiebig im thoracalen Bereich des Sympathicus auftreten soll, und daß sie von präganglionären Fasern ihren Ausgang nehmen soll. Die postganglionären Fasern spielen in dieser Hinsicht eine untergeordnete Rolle. Als wichtigstes

Moment für die Bedeutung der Regeneration wird die Wiederherstellung der Kontinuität angesehen. All diese Momente haben S m i t h w i c k veranlaßt, eine Operationsmethode auszuarbeiten, um eine Regeneration zu verhindern. Er umschlingt nach Durchtrennung der sympathischen Fasern den zentralen Stumpf, von dem eine Regeneration theoretisch ausgehen könnte, mit einem Seidenzylinder und näht ihn in die Muskulatur ein. Auch G o e t z u. a. betonen, daß eine der Voraussetzungen für das Gelingen einer Sympathicusoperation darin besteht, daß sie so extensiv sein soll, um eine künftige Regeneration der Fasern zu verhüten.

Es liegen nun am Menschen hinsichtlich einer Regeneration folgende Beobachtungen vor:

W h i t e und S m i t h w i c k fanden eine Regeneration nach 30 bis 60 Monaten nach einem Eingriff an den sympathischen Fasern für die untere Extremität, während sie für die obere Extremität schon nach zehn Monaten zu beobachten war.

B a r c r o f t und H a m i l t o n geben wesentlich kürzere Zeiten an; u. a. haben sie nach einem halben Jahr nach der Operation Regenerationen gesehen.

T o w e r und R i c h t e r konnten bereits einen Monat nach Durchtrennung der postganglionären Fasern des Ganglion stellatum mittels einer sehr subtilen Methode der Prüfung der Hautreflexe (Psychogalvanometer) auf eine Regeneration der sympathischen Fasern schließen.

Auch W h i t e, S i m m o n s und S h e e h a n konnten nach Resektion des Ganglion stellatum und des Ganglion thoracale II am Arm das Wiederauftreten der sympathischen Funktionen beobachten. Sie führen diese auf eine Regeneration zurück.

E v a n s und B a r t e l s berichten über drei Recidivfälle nach Hochdruckoperationen, bei welchen die sympathischen Fasern von Th$_7$ bis L$_3$ reseziert worden waren. Bei einer neuerlichen Operation wurde gefunden, daß diese Äste von oben nach unten wieder regeneriert waren. Die Exstirpationen hatten sieben, fünf und vier Jahre nach dem neuerlichen Eingriff stattgefunden. Eine deutliche Neurombildung wurde bei der Zweitoperation gefunden und die Entfernung derselben hatte ein neuerliches Absinken des Blutdruckes zur Folge. E v a n s und B a r t e l s legen daher auf ausgedehnte Operationen im Sympathicus-Splanchnicusgebiet den größten Wert und schließen sich diesbezüglich den S m i t h w i c k schen Arbeiten an.

Auffallend ist, daß die Zeitspanne, die für die Regeneration der sympathischen Gebilde von den einzelnen Autoren angegeben werden, erheblich differieren. Die genannten Autoren stützen ihre Annahme, daß eine Regeneration der sympathischen Fasern eingetreten ist, auf positive funktionelle Teste, wie Schwitzkastenversuch, Messung des Hautwiderstandes usw. Daraus wollen sie zwangsläufig eine Regeneration der Fasern bewiesen wissen. V o ß s c h u l t e betont hiezu sehr richtig, daß der unglückliche Weg, von physiologischen Untersuchungsergebnissen Schlüsse auf morphologische Vorgänge zu ziehen, nicht zu befriedigen imstande ist. Es ist also festzustellen, daß Veränderungen bzw. das Wiederauftreten von funktionellen Vorgängen im ausgeschalteten Bereich noch nicht den Schluß auf eine Regeneration zulassen. Er erwähnt das Wiederauftreten der normalen Magenfunktionen im Laufe eines Jahres nach einer Vagotomie, obwohl hier auch keine Regeneration vorliegt (M o o r e, C h a p m a n, S c h u l z und J o n e s).

Manche Autoren unterscheiden zwischen einer Regeneration nach präganglionären Operationen und einer solchen nach postganglionären Operationen. Letztere soll untergeordnetere Bedeutung haben. So konnten T o w e r und R i c h t e r, H i n s e y, P h i l i p s auch 18 Monate nach postganglionärer Durchtrennung der sympathischen Fasern keine efferenten Impulse vom Zentrum in die Peripherie feststellen. Hingegen kommt der präganglionären Regeneration nach der Ansicht der für die Regenerationsmöglichkeit eintretenden Autoren eine große Bedeutung zu. Interessant ist aber, daß konkrete Angaben darüber in der gesamten Literatur nicht zu finden sind, und daß man sich eine genaue Vorstellung über den Mechanismus der Regeneration eigentlich nicht machen kann (V o ß s c h u l t e).

Grundsätzlich meint V o ß s c h u l t e in einer kritischen Stellungnahme zu diesem Problem, daß es schwer erscheine, daß die Nervenfasern des Sympathicus nach einer Resektion wieder Anschluß an das Nachbargewebe finden können, weil sie einerseits durch ein stark verfilztes Narbengewebe hindurchziehen müssen und anderseits der Leitwege (Schwannschen Scheiden) entbehren. Außerdem betont er, daß bei spinalen Nerven eine Regeneration nach künstlicher Vereinigung, die ja unter besonders günstigen Verhältnissen zustande kommt, in einer viel längeren Zeitspanne erst zu beobachten ist.

Es wurde nun versucht, auf verschiedene Weise den Mechanismus der Regeneration zu erklären:

S h e e h a n nahm an, daß die aus den Stümpfen am oberen Thoracalabschnitt des Sympathicus auswachsenden Fasern zum Plexus brachialis gelangen können und entlang der spinalen Nervensträngen zum Arm ziehen, um dort die Funktion der postganglionären Fasern zu übernehmen. Dieser Theorie ist aber ein interessanter experimenteller Einwand entgegenzuhalten:

Man weiß heute, daß eine Nervenvereinigung durch Naht innerhalb des vegetativen Nervensystems nur dann zustande kommen kann, wenn Fasern gleicher physiologischer Reaktionsart zusammengebracht werden. So wachsen cholinergische nur in cholinergische Fasern ein; dasselbe gilt für die adrenergischen Fasern. Nicht aber verwachsen cholinergische mit adrenergischen Fasern. Das konnte man im Tierversuch eindeutig nachweisen. Es wachsen beispielsweise alle präganglionären Fasern, ob sympathisch oder parasympathisch, in den Degenerationsstumpf eines beliebigen anderen präganglionären Nerven hinein und führen zur Wiederaufnahme der Funktion. Man kann beispielsweise nach Durchtrennung der präganglionären Fasern des Halssympathicus und nach Durchschneidung des Vagus den zentralen Stumpf des Halssympathicus mit dem peripheren Stumpf des Vagus durch Naht so vereinigen, daß nach Reizung des Grenzstranges vagale Funktionen, wie z. B. Verlangsamerung des Herzschlages usw., eintreten. Sind aber, wie in dem Konzept von S h e e h a n, nach Resektion des Grenzstranges die Umschaltstellen in den Ganglien zerstört oder fehlen sie nach der Exstirpation, so können nur präganglionäre sympathische Fasern in den Plexus brachialis — wenn sie diesen überhaupt erreichen (aber das ist eine andere Frage) — eindringen und dort natürlich keine Effekte postganglionärer Fasern erzeugen.

Eine andere Erklärung gaben R a y, H i n s e y und G e o h e g a n. Sie meinen, daß nach Ausschaltung der oberen Extremität von Th₂ abwärts sympathische Bahnen oberhalb Th₂ bestehen bleiben können, von denen aus die Wiederaufnahme der sympathischen Funktionen (schon nach zehn Wochen!) zu erklären wäre (eine für eine Regeneration sehr kurze Zeit!). In diesem Falle handelt es sich eigentlich um keine Regeneration, weil ja das Gewebe nicht ganz zerstört wurde, sondern lediglich eine Dezimierung durch den Eingriff erfolgt ist. Es wäre in diesem Falle nur eine Umschaltung auf andere Bahnen und eine „Erholung" des vegetativen Nervensystems notwendig.

L i v i n g s t o n e wieder meint, daß postganglionäre Fasern auch von Ganglienzellen unterhalb Th₂ ihren Ausgang nehmen und zum Arm gelangen können, ohne daß sie über den Grenzstrang verlaufen müssen. Sie werden bei einer cervicothoracalen Sympathektomie nicht unterbrochen und über sie wäre eine Wiederaufnahme der sympathischen Funktionen möglich.

Nach all dem bisher Gesagten drängt sich mit voller Berechtigung die Frage zwangsläufig auf: Liegen Berichte über anatomisch verifizierte Regenerationen sympathischer Fasern eigentlich tatsächlich vor? Es läßt sich dieser Frage

insofern leicht nachgehen, als man anläßlich von Reoperationen die Verhältnisse studieren und das Gewebe histologisch untersuchen kann.

Soweit mir die Literatur zugänglich ist, finde ich solche Berichte lediglich
von De M o o r und L e p e r r e, sowie von H a x t o n.

De M o o r und L e p e r r e berichten, daß sie anläßlich von zwei Reoperationen Regenerate des lumbalen Grenzstranges gesehen haben. In beiden
Fällen wurde eine Fibrose gefunden, in welcher nichtmarkscheidenhaltige
Fasern und auch einige sympathische Ganglien gelegen waren. Es würde also
hier offenbar eine postganglionäre Regeneration vorliegen, die aber nach unseren
vorhergehenden Ausführungen bedeutend seltener ist. Die Existenz der
Ganglienzellen stößt auf Schwierigkeiten in der Sicherung ihrer Herkunft; sie
als Regenerate anzusprechen, erscheint durchaus unsicher.

Eine weitere Mitteilung ähnlichen Inhaltes stammt von H a x t o n.

Ich selbst habe auf dieses Regenerationsproblem immer geachtet, sobald ich
eine Reoperation nach Sympathicuseingriffen durchführte, konnte aber weder
makroskopisch bei der Inspektion des Narbengewebes während des Eingriffes,
noch nach histologischer Untersuchung desselben eine Regeneration nachweisen.

V o ß s c h u l t e hat diesem Problem gründliche Studien gewidmet. Zuerst
erwähnt V o ß s c h u l t e Fälle, bei welchen auswärts nach Angaben der Operateure eine Sympathektomie vorgenommen worden war. Bei den von V o ß-
s c h u l t e vorgenommenen Reoperationen zeigte sich dann neben einem dem
Erstangriff entsprechenden Narbengewebe nach sorgfältiger Präparation ein
normaler Grenzstrang. Es war also offensichtlich, daß beim Ersteingriff der
Grenzstrang nicht entfernt wurde und daß also die Deklaration „Sympathektomie" zu Unrecht bestand. Das histologisch untersuchte Narbengewebe,
das von der Erstoperation stammte, zeigte natürlich keine Zeichen einer
„Regeneration".

V o ß s c h u l t e erwähnt weiter zwei Fälle von Reoperationen nach von
ihm selbst durchgeführten Sympathektomien. Hier wurden nach genauen histologischen Studien niemals Regenerate gefunden, sondern stets die Verhältnisse,
wie sie nach dem Ersteingriff zu erwarten waren, unverändert vorgefunden.
Hier weist V o ß s c h u l t e aber auf die beträchtlichen Varietäten hin, die
gerade am lumbalen Grenzstrang vorliegen können und spricht die Meinung aus,
daß es möglich wäre, Nebenbahnen mit Regeneraten zu verwechseln.

Es sei hier nochmals auf die Arbeiten B u s c h s verwiesen, der sich mit der so stark
variierenden Topographie des lumbalen Grenzstranges intensiv beschäftigt hat (S. 16).

V o ß s c h u l t e betont auch Tücken der Technik, wobei bei der Präparation
des lumbalen Grenzstranges von caudal nach cranial zu eine oben vorliegende
Gabelung des Grenzstranges übersehen werden könnte und so der zweite Ast
der Gabel auch weiterhin erhalten bleiben würde und für das Wiederauftreten
der klinischen Erscheinungen verantwortlich gemacht werden muß. Wenn man
dann bei einer Reoperation eine hohe lumbale Sympathektomie durchführt und
von oben nach unten zu präpariert, kann man auf diesen zweiten Ast stoßen
und das scheint ihm ein Anlaß zu einer Täuschung zu sein, in dem Sinne nämlich,
als man diesen zweiten Ast der Gabel später als ein Regenerat ansehen kann.

Nun untersuchte V o ß s c h u l t e den zentralen Stumpf seiner Präparate
von der Reoperation und fand dabei Strukturen, die entfernt an ein Neurom
erinnern. Es zeigen sich in dem Narbengewebe eingebettet regellos sich nach
allen Richtungen ohne Schema durchflechtende Fasern neben einer verstärkten
Vascularisation. Diese Fasern gehen in die hyalinen Fasern des Bindegewebes
über und verlieren sich dort. Bei einem anderen Falle bot sich dasselbe Bild,
daneben sah man noch eine reichliche Entwicklung von Nervenhüllsubstanz mit

vielen Kernen. Eine Unterscheidung, ob es sich hier um regenerative Bildungen des Gewebes nach der Durchschneidung handelt, läßt sich nach V o ß s c h u l t e dabei nicht treffen. In den proximalen Anteilen fand man stark verquollene Achsenzylinder, die an die von S p i e l m e i e r, W a r r i n g t o n und G r i f - f i t h beschriebene retrograde Faserdegeneration an den spinalen Nerven erinnern.

Abschließend steht V o ß s c h u l t e auf Grund seiner durch Reoperationen gefundenen Ergebnisse einer möglichen Regeneration mit größter Zurückhaltung gegenüber und regt zu weiteren anatomischen Studien an. Den funktionellen Testen mißt er, wie schon vorher erwähnt wurde, aus den obenerwähnten Gründen keine Bedeutung zu. Er betont allerdings weiter, daß regenerative Effekte natürlich am sympathischen Nervensystem bestehen, doch stellen sie nur Analoga zu den an den spinalen Nerven zu erhebenden Befunden dar. Es handelt sich hier also nur jeweils um das gewöhnliche Bild eines Nervenstumpfes im Sinne einer neuromartigen Bildung.

Wenn man trotzdem heute nach Sympathicusoperationen Fehlschläge be- obachten kann, solche also, wo nach einer Periode einer vorübergehenden Bes- serung die alten Symptome wieder auftreten, so mag das einerseits seinen Grund in einer ungenügenden Ausschaltung der sympathischen Impulse haben, anderseits in einer während der Operation übersehenen Nebenbahn des sym- pathischen Stranges oder aber — und das dürfte am ehesten den Kernpunkt des Problems treffen — es dürfte sich nicht um eine Regeneration innerhalb des vegetativen Nervensystems handeln, sondern um eine Reorganisation (G r i m s o n), eine Änderung des funktionellen Bauplanes des vegetativen Nervensystems nach Ausschaltung gewisser Teile desselben. V o ß s c h u l t e spricht von der Befähigung des vegetativen Nervensystems, in seinem ganzen Ausbreitungsgebiet Arbeitsstationen mit den Merkmalen selbständiger Tätigkeit zu verschieben oder neu einzurichten.

Abschließend soll zusammenfassend nochmals betont werden, daß die bis- herigen anatomischen Untersuchungen am Reoperationspräparat keine begrün- deten Anhaltspunkte bieten, um an der Möglichkeit einer Regeneration fest- zuhalten. Die Gründe aber, warum von manchen Autoren das Wiederauftreten der alten Beschwerden, also das Fehlschlagen der Operation immer wieder mit einer Regeneration des anatomischen Substrates am Sympathicus in Zusammen- hang gebracht wird, könnten sein:

1. Eine unrichtig ausgeführte Sympathektomie

    a) durch eine technisch falsche Operation,

    b) durch einen unrichtigen Sitz der Operation,

    c) durch eine segmental unausgiebige Resektion oder

    d) durch Stehenlassen von (übersehenen) Nebenbahnen.

2. Ein irrtümlicher Schluß von funktionellen Testen auf eine anatomische Regeneration.

Ich selbst werde auch weiterhin dieser Fragestellung bei allfälligen Reope- rationen mein Augenmerk schenken und anatomische Untersuchungen vornehmen lassen, die bisher keine Klärung bringen konnten. Ein wirkliches Regenerat wurde mit Sicherheit nie festgestellt.

Diese neuerliche, wiederholte Sympathicusoperation ist von rein klinischen Gesichtspunkten empfehlenswert. Ich habe sie 15mal an der unteren Extremität ausgeführt und sah vielfach langanhaltende Erfolge, welche der ersten Operation versagt blieben. Diese Beobachtungen werden an anderer Stelle gesondert be- sprochen werden.

Literatur

B a r c r o f t, H., und T. G. H a m i l t o n, Lancet **1948**, 6499, 441. — B e a t t i e, J.,
A. B. D u e l und C. B a l l a n c e, J. Anat. **66**, 283 (1932).
D e n b e r, C. B. H., Ann. Surg. **126**, 332 (1947).
E v a n s, J. A., und C. E. B a r t e l s, Ann. int. Med. (Am.) **30**, 307 (1949).
G i b s o n, W. C., J. Neurophysiol. **3**, 237 (1940). — G o e t z, R. H., Surg. etc. **87**,
417 (1948). — G r i m s o n, K. S., Surg. etc. **75**, 421 (1942).
H a i m o v i c i, H., und R. H o d e s, Amer. J. Physiol. **128**, 463 (1940). — H a x t o n,
H. A., Brit. J. Surg. **35**, 69 (1947); Lancet **253**, 598 (1947).
L a w r e n t j e w, B. J., Z. mikrosk.-anat. Forsch. **2**, 201 (1925). — L e e, F. C., Res.
Publ. Assoc. Nerv. Ment. Dis. **9**, 417 (1930). — L i v i n g s t o n e, W. K., Conf. Neurol.
2, 161 (1939).
M a n d l, F., Wien. med. Wschr. **1950**, H. 37/38, 643. — De M o o r, P., und F. L e-
p e r r e, Acta Chir. Belg. **47/1**, 63 (1948). — M o o r e, F. D., W. P. C h a p m a n, M. D.
S c h u l z und C. M. J o n e s, J. A. M. A. **133**, 741 (1947).
R a y, H i n s e y und G e o h e g a n, zit. nach V o ß s c h u l t e.
S h e e h a n, D., Annual Rev. Physiol. **3**, 399 (1941 a). — S i m m o n s, H. T., und
D. S h e e h a n, Brit. J. Surg. **27**, 234 (1939). — S p i e l m e y e r, W., Z. Neurol. **36**, 421
(1917).
T o w e r, S. S., und C. P. R i c h t e r, Arch. Neur. (Am.) **24**, 485 (1931); Arch. Neur.
(Am.) **28**, 1139 (1932).
V o ß s c h u l t e, K., Grundlagen der Schmerzbekämpfung durch Sympathicusaus-
schaltung. Berlin-München: Urban & Schwarzenberg, 1949; Arch. klin. Chir. **263**, 106
(1949).
W a r r i n g t o n, W. B., und F. G r i f f i t h, Brain **27**, 297 (1904). — W h i t e, J. C.,
Surgery (Am.) **23**, 834 (1948). — W h i t e, J. C., und R. H. S m i t h w i c k, The Autono-
mic Nervous System. New York: MacMillan, 1941.

Die morphologischen Veränderungen der Ganglienzellen des Truncus sympathicus und ihre praktischen Folgerungen für die Sympathektomie

Eine bestimmte Forschungsrichtung zeigte in den letzten Jahren wieder auf,
daß die bei den verschiedenen Erkrankungen entfernten sympathischen Gebilde
— besonders die Ganglien — pathologische Veränderungen aufweisen. Ohne
autoritativ hier Stellung nehmen zu können, beeinflußt aber diese Tatsache
dermaßen *die Indikation* zum chirurgischen Eingriff, daß ich es für zweckmäßig
halte, diese Situation hier darzulegen:

Die Grundlage der bestehenden Diskussion sind die von Ph. S t ö h r jun.
und S u n d e r - P l a s s m a n n erhobenen Befunde, die bei speziellen Färbungen
der sympathischen Ganglienzellen Veränderungen gefunden hatten, welche der
Indikation einer Grenzstrangresektion eine neue Deutung gaben. S u n d e r -
P l a s s m a n n hat aus diesen morphologischen Veränderungen der Ganglienzellen geschlossen, daß die nachgeschaltete Vasomotorenbahn pathologisch
funktioniere. Damit wäre die „Ausrottung" der Ganglienzellen aus einer pallia-
tiven zur causalen Therapie geworden. Nachdem durch diese Sätze, welche sich
auch in einer Veröffentlichung von L e h m a n n finden, die Bedeutung der
Sympathicuschirurgie eine neue Richtung erhalten könnte, ist es zweckmäßig,
die Frage der morphologischen Veränderungen an den Ganglienzellen einer
geschlossenen Betrachtung zu unterziehen.

Als erste dürften C r a i g und K e r n o h a n an einem großen operativen
Material 1933 sich mit dieser Frage beschäftigt haben. Die Studie dieser Autoren
basiert auf 208 Fällen, in welchen die cervicothoracalen oder die lumbalen
Ganglien bei den verschiedensten Erkrankungen entfernt wurden.

Zunächst wurden 50 Ganglien bei der R a y n a u d schen Erkrankung untersucht. Es zeigte sich, daß die Blutgefäße leichte Grade von Verdickung der Gefäßwand mit einer konsekutiven Verengung des Lumens aufwiesen. Zeichen einer akuten oder chronischen Entzündung waren nicht vorhanden. Durch van-Gieson-Färbung war eine Zunahme von Fibroblasten zu bemerken; Leukocyten waren nicht vorhanden. An den Ganglienzellen zeigte sich manchmal leichtes Ödem des Bindegewebes. Bei Silberfärbung zeigten sich keine Veränderungen, welche sich nicht auch in normalen Zellen vorfinden ließen. Leichte Vacuolisierung des Kernes war manchmal zu sehen. Endokapsuläre Zellen fanden sich ebenso wie bei normalen Zellen. Nur zufällig fand man hie und da eine Vermehrung der ektokapsulären Zellen. In einem Siebentel der untersuchten Ganglienzellen fand sich keine pigmentierte Granula, wohingegen in fünf Siebentel der Fälle eine solche vorhanden war. Dieses Phänomen wird als normales angesehen. Pigmentlose Ganglien bei der R a y n a u d schen Krankheit entstammen einem Durchschnittsalter von 24,3 Jahren, während das Durchschnittsalter jener Fälle, wo Pigment in größerem Umfang sich vorfand, 40 Jahre betrug. Die Autoren schließen daraus, daß die Pigmentanhäufung eine Alterserscheinung darstellt.

Die Ganglien von 97 Fällen wurden untersucht, welche wegen einer Thrombangitis obliterans entfernt wurden. Das histologische Bild zeigte bei dieser Erkrankung eine stärkere Proliferation der endothelialen Zellen der Arteriolen und der kleinen Arterien, als bei der R a y n a u d schen Erkrankung. Zeichen einer akuten oder chronischen Inflammation waren nicht vorhanden. Leichtes Ödem zeigte sich von Fall zu Fall. Spezielle Färbungen wurden auch hier angewendet, ohne daß man schwerere Veränderungen finden konnte. Chromatolyse in leichtem Grade zeigte sich in einem Siebentel der Fälle, während ein Viertel normal war. Vacuolisierung trat von Fall zu Fall auf. Pigmentierungen innerhalb des Cytoplasmas waren in mehr als 90% der Ganglienzellen vorhanden, aber nur in 20% der Fälle war die Pigmentierung stark. Auch hier konnte gezeigt werden, daß stärkere Pigmentierung mit dem Alter zunimmt. Es wurden dann noch Untersuchungen an einer Gruppe von Ganglienzellen bei Sklerodermie und bei Arthritis vorgenommen und alle diese Bilder mit den histologischen Befunden von 40 Fällen verglichen, welche aufeinanderfolgend zur Obduktion kamen, und welche durch verschiedenste Ursachen ad exitum gekommen waren. Keiner der Verstorbenen hatte an einer der erwähnten Erkrankungen gelitten. Es kann kurz gesagt werden, daß sich bei diesen obduzierten Fällen dieselben Veränderungen ergaben, wie bei den Erkrankungen, bei welchen sympathektomiert wurde.

Als allgemein gültigen Kommentar schließen die Autoren ihre sorgfältigen Untersuchungen mit der Bemerkung ab, daß während der ganzen Reihenuntersuchungen nichts gefunden werden konnte, was die verschiedensten vaskulären Grunderkrankungen erklären könnte. Alle Veränderungen hielten sich in normalen Grenzen und konnten durch vorzeitiges Altern erklärt werden. Trotzdem die Krankheiten, bei welchen operiert worden war, sich klinisch auf die verschiedenste Weise manifestierten, fanden sich in den Ganglien keine histologischen Differenzen. Dasselbe gilt für die Blutgefäße dieser Ganglien. Als Zusammenfassung wird von C r a i g und K e r n o h a n gesagt, daß die Befunde, welche sich aus den histologischen Untersuchungen ergaben, den Schluß nicht zulassen, daß eine morphologische Veränderung der Ganglienzellen die Ursache der Erkrankung war, die die Sympathektomie bzw. Ganglienektomie indiziert erscheinen ließ.

Die Untersuchungen von S t ö h r und S u n d e r - P l a s s m a n n, welche aus den Jahren 1934 bis 1946 stammen, kamen, wie schon erwähnt, zu einem anderen Ergebnis. An sie angelehnt, hat vor kurzem F e y r t e r in Wien neuerliche Untersuchungen angestellt, und das Ganglion stellatum, weiters thoracale, lumbale und sacrale Ganglien, die von etwa 20 Fällen von Morbus R a y n a u d, „Claudicatio intermittens" und B u e r g e r - W i n i w a r t e r scher Krankheit stammten, untersucht. Die von L e h m a n n erhobenen Befunde, die in einem Fall von Morbus R a y n a u d an den entfernten Ganglien schwere degenerative

Veränderungen zeigten, lagen nach F e y r t e r auch in den Ganglienzellen anderer operierter Fälle vor. Es wurde auf die Färbung der Schnitte nach B i e l s c h o w s k y - G r o s besonderer Wert gelegt, und es kann kurz gesagt werden, daß die Befunde von F e y r t e r mit denen von S t ö h r und S u n d e r - P l a s s m a n n übereinstimmen. Diese Veränderungen bestehen:

„Während in den Ganglienzellen Jugendlicher der Umriß der Zellen scharf und eben-mäßig, die Zellfortsätze von ziemlich gleichmäßiger Dicke, ebenmäßiger Verteilung und förmlich elegantem Verlauf erscheinen, mutet der Umriß der grob verunstalteten Zellen in den operierten Ganglien vielfach sehr unscharf an, dies infolge unregelmäßigen Schwundes der Argyrophilie in den Randteilen des Zelleibes und infolge mehrfacher Entmischungs- und Auflösungszustände im Cytoplasma und an den Neurofibrillen. Un-gemein auffällig ist das abwegige Verhalten der Zellfortsätze — viele erscheinen un-gemein plump, klobig verdickt und körnig aufgefasert. Zahlreiche Ganglienzellen muten gestrüppartig an durch Entwicklung gröberer und feinerer Faserkörbe (S t ö h r). Das Neuritengefüge zwischen den Ganglienzellen ist gelichtet." In Hämatoxylin-Eosinschnitten findet F e y r t e r „verstreute lymphocytäre Infiltrate und mehrfache Veränderungen an den Ganglienzellen, wie Pyknose, Auftreibung und Lysis der Kerne; Verdichtung und Verkleinerung neben ballonförmiger Auftreibung der Zelleiber, gröbere und feinere Vakuolisierung, wabig-körnige Umwandlung und Pigmentanhäufung im Cytoplasma; mannigfache Phasen brockig-scholligen Zellverfalls sowie der Zellauflösung in‘ Form verdämmernder Gebilde".

Die Befunde von S t ö h r , S u n d e r - P l a s s m a n n und F e y r t e r wurden im großen und ganzen nicht bestätigt (M e y e r , 1947, W a h l e n und G l ü c k , 1947). Die Untersuchungen dieser beiden letzteren Autoren, welche F e y r t e r selbst erwähnt, beziehen sich nur auf Leichenmaterial. S k o o g hat in zwei Fällen von operativ gewonnenen Ganglien die Befunde nicht bestätigen können. Ich selbst schließlich habe an meinem früheren Arbeitsplatz (nicht wie F e y r t e r angibt, hunderte, sondern einige) einschlägige Fälle mikroskopisch untersuchen lassen, ohne jemals auf die von S t ö h r , S u n d e r - P l a s s m a n n und F e y r t e r geschilderten Veränderungen zu stoßen.

Aus letzter Zeit liegen über die Histologie von chirurgisch entfernten sympathischen Ganglien Untersuchungen von B e r g m a n n und Mitarbeiter (1948) vor. Einleitend bemerken die erwähnten Autoren, daß Alterserschei-nungen noch nicht genügend bei der Histologie der sympathischen Ganglien gewürdigt werden und daß es daher schwer ist, ein mikroskopisches Bild als „abnormal" zu bezeichnen. Zahlreiche Autoren haben aber festgestellt, daß solche Altersveränderungen in der zweiten Lebensdekade beginnen und pro-gressiv im höheren Lebensalter zunehmen (A. K u n t z u. a.).

Eine kritische Beurteilung der Literatur führt zu dem Schluß, daß nahezu jeder Be-fund an Ganglienzellen bei Patienten, welche an einer bestimmten Krankheit leiden, auch an den Ganglienzellen solcher Kranker gefunden werden kann, die an diesem Leiden nicht erkrankt sind. Trotzdem wurde eine gewisse Anzahl von Ganglien, welche bei peripheren vasculären Krankheiten und bei der Hypertension operativ gewonnen wurden, einer genauen Untersuchung unterzogen. Besondere Bedachtnahme legten die Autoren auf Veränderungen des vasculären Bettes der Ganglien, auf etwaige vorhan-dene infiltrative Prozesse, auf das Interstitium und schließlich auf Veränderungen an den Dendriten und den Ganglien selbst. Die Ergebnisse der histologischen Untersuchung an sympathischen Ganglien, schließen die Autoren, informieren den Untersucher zu-nächst nicht über die Schwere der vasculären Erkrankung. Die in manchen Fällen von B u e r g e r scher Erkrankung in den Gefäßen vorhandene Hyalinisierung wird von den Autoren nicht zu schwer genommen, da diese hier keinen häufigen Befund darstellt. Auch Veränderungen an den Ganglien konnten nicht definitiv erhoben werden, und die Auto-ren schließen das von vornherein aus, da pathologische Prozesse und Alterserscheinun-gen des ganzen Organismus diese bereits verändern. Eine Übersicht über die Literatur und die eigenen Untersuchungen führen die Autoren zu dem Schluß, daß in den sympathischen Ganglien ein spezifisches histologisches Bild für die periphere vasculäre Erkrankung nicht vorhanden sein kann. Der weitere Schluß, den die Autoren daraus ziehen, ist, daß die Ganglienektomie keine Causaloperation des betreffenden vasculären Leidens darstellt.

M e y e r berichtet neuerlich (1947) über Befunde am Ganglion stellatum bei der Kausalgie. 30 Ganglia stellata wurden wegen Kausalgie entfernt und elf Kontrollfälle wurden histologisch untersucht. Es wurden keine charakteristischen Veränderungen bei der Kausalgie in diesen Fällen gefunden, welche für das Leiden charakteristisch wären. Ähnliche Bilder konnte M e y e r auch in Fällen von Asthma, Basedow und Angina pectoris feststellen und weiters ebenso gleichartige Befunde auch an den Ganglia stellata vollkommen gesunder Personen erheben.

In einer von V o ß s c h u l t e 1949 zusammenfassenden Schrift über Sympathicusausschaltung wird auch auf morphologisch-pathologische Ganglienbefunde hingewiesen und es wird die Differenz der Ansichten über pathologische Veränderungen in den sympathischen Ganglien gestreift. Eine ganze Reihe deutscher Autoren wird namhaft gemacht, die sich den Ansichten von S t ö h r und S u n d e r - P l a s s m a n n nicht anschlossen und besonders auf Arbeiten von H e r z o g verwiesen, der mit „bemerkenswerter Wortschärfe" sich gegen die von S t ö h r und seiner Schule vorgenommene Deutung wendet.

Hingegen meint B l o c k (1951) wieder, daß von ihm noch keine Ganglien entfernt wurden, die nicht „schwere und schwerste Veränderungen" aufgewiesen hätten und er mißt diesen Befunden „ursächlichen Wert" bei.

Ich selbst hielt es für unwahrscheinlich, daß sich klinisch und pathogenetisch so verschiedene Krankheiten, wie z. B. der Morbus R a y n a u d, W i n i w a r t e r - B u e r g e r sche Krankheit und periphere Sklerose, ursächlich in ein und derselben morphologischen Veränderung der sympathischen Ganglien äußern. Ich hielt es für die Sympathicuschirurgie abwegig, diese als „causale Therapie" zu bezeichnen, und aus dieser causalen Therapie den Schluß zu ziehen, daß eine „Ausrottung" des Sympathicus auf einer solchen Basis zu erwägen wäre.

Abgesehen davon ist die vorgeschlagene „Ausrottung" des Sympathicus rein technisch undurchführbar und außerdem kann ja nie gesagt werden, ob die im Organismus zurückbleibenden Ganglien mit ihrer präsumtiven pathologischen Morphologie nicht weiter als Krankheitsursache wirksam sein könnten. Wenn wir anderseits ein sicher als causales Agens wirkendes morphologisch-pathologisches Ganglion entfernen, dann wäre es bei den erwähnten Krankheiten nicht einzusehen, daß unsere Sympathicusoperationen nicht immer von Erfolg begleitet sind. Tatsächlich beobachten wir ja bei den erwähnten Operationen Versager.

Um jeder theoretischen Diskussion über meine Erfahrungen aus dem Wege zu gehen, habe ich schließlich nun an der Prosektur des Kaiser-Franz-Josef-Spitals von Prosektor Dr. P a u l eine große Anzahl von sympathischen Ganglien, die bei den verschiedensten Eingriffen (Hypertension, Morbus R a y n a u d. W i n i w a r t e r - B u e r g e r sche Krankheit, H i r s c h s p r u n g sche Krankheit usw.) entfernt wurden, untersuchen lassen. Die Zahl der bisher untersuchten Fälle beträgt weit über 100. Nur in einem einzigen Fall, bei welchem ich schon bei der Operation rein makroskopisch pathologisch verändert feststellte, wurde ein Befund im Sinne F e y r t e r erhoben. Die Krankengeschichte des Patienten gebe ich im folgenden wieder:

Krankenbericht: Dr. A. B. 68 Jahre. Seit 1944 Beschwerden im rechten Fuß, als Sklerose gedeutet. 1944 wurde eine periarterielle Sympathektomie an der rechten Femoralis ausgeführt. Nach der Operation vergingen die Beschwerden. Bis Februar 1949 fühlte sich der Patient gut. Es kam dann zu eigenartigen Schmerzsensationen, die von den verschiedensten Ärzten als Gelenksentzündung, als statische Beschwerden und auch als Gefäßerkrankung aufgefaßt wurden. Bei der Untersuchung 1949 ist die Femoralarterie beiderseits gut, die Poplitea und die peripheren Beingefäße nicht tastbar. Es besteht eine plantare Ischämie auf der rechten Seite. Die venöse Rücklaufzeit beträgt 17 Sekunden Die Haut ist sklerodermisch, die Farbe des rechten Beines zyanotisch. Eine Temperaturdifferenz besteht zwischen rechts und links nicht. Da trotz interner Maßnahme die Schmerzen nicht zum Verschwinden zu bringen waren, es für den Patienten keine Tag- und Nachtruhe gibt, wurde am 25. V. 1949 eine rechtsseitige lumbale Sympathektomie ausgeführt. Hiebei zeigte sich schon makroskopisch, daß der sympathische Strang etwa um das Dreifache stärker ist als normal, daß er ödematös geschwollen und von düster-roter Farbe ist. Die Ganglien selbst sind besonders breit, von rötlicher Farbe, ödematös geschwollen und vielfach in Rami aufgezweigt. Der Operationsverlauf war normal. Die histologische Untersuchung (Dr. Paul) ergibt: Es liegen sechs succulente Ganglien in Zusammenhang mit dem Truncus sympathicus vor. Es zeigt sich Ganglienzellausfall mit Vermehrung des Stromas, das ödematös aufgelockert ist. In vielen Ganglienzellen Degeneration der Kerne bis zur Kernauflösung, Anhäufung lymphocytoider Zellen um sie. Im Stroma herdförmig kleine lymphocytäre Infiltrate. Im Silberpräparat: Neurofibrillen vielfach aufgesplittert und verknäult.

Entsprechend diesem Befund, den ich als „Sympathitis" aufgefaßt habe, war auch der weitere Verlauf ein ungünstiger. Nach einer Erholungszeit von mehreren Wochen, während welcher die Schmerzen vollkommen verschwanden, kam es im September 1949 wieder zum Auftreten heftiger schmerzhafter Zustände bei gleichzeitiger Bildung einer Gangrän der Zehen im Bereiche des Dorsum des rechten Fußes und zur Entstehung eines großen Ulcus zwischen 1. und 2. Zehe. Die Schmerzen kamen in derselben Intensität wie vor der Sympathektomie wieder. Schließlich mußte am 28. X. 1949 eine Amputation im unteren Drittel des rechten Oberschenkels ausgeführt werden. Bei dieser Gelegenheit konnte man eine gute Durchblutung im Bereich der Amputationshöhe feststellen. Die Präparation der Gefäße am Operationspräparat zeigte keine Sklerose und keine Stenose der Gefäßlumina. Seit der Amputation ist der Patient beschwerdefrei.

In allerletzter Zeit wurden in den lumbalen Ganglien, welche bei zwei Kranken mit Colitis ulcerosa entfernt worden waren, degenerative Veränderungen gefunden. Darüber an anderer Stelle mehr.

Nach dem Überblick über die Literatur, den ich gegeben habe, kann gesagt werden, daß man auf Grund klarer Überlegungen und auf Grund der Mehrzahl der in der Literatur vorliegenden Befunde und schließlich basierend auf den letzten Ergebnissen der von mir exstirpierten sympathischen Ganglien, die Dr. Paul untersucht hat, zu dem Schluß kommen muß, daß morphologische Veränderungen an den sympathischen Ganglien mit der Krankheitsursache nichts zu tun haben. Der einzige Fall unserer großen Serie, den ich oben beschrieb, zeigt mir aber, daß ausnahmsweise die von Stöhr und Sunder-Plassmann und Feyrter beschriebenen Veränderungen vorliegen können. Inwieweit solche Befunde die Prognose der Operation bestimmen, wäre einer Untersuchung wert.

Inzwischen geht die Diskussion zu dieser Frage weiter. Pick (New York) sprach sich in einem Vortrag vor der Wiener Chirurgengesellschaft gegen die Überwertung der histologischen Veränderungen an den sympathischen Ganglienzellen aus und wurde hiebei von dem Wiener Anatomen H. Hayek unterstützt. In diesem Sinne hält sich auch eine Arbeit von Lang und Schautz, wohingegen Feyrter kürzlich seine Erfahrungen in einer Monographie „Über die Pathologie der vegetativen nervösen Peripherie und ihrer ganglionären Regulationsstätten" (1951) im schon vorher erwähnten Sinne zusammenfaßte.

Literatur

B e r g m a n n, L. L., I. P i c k n e y, Ph. D. H a r m a n, J. P i c k und H. M. W e r t-h e i m, Surgery (Am.) **24**, 695 (1948). — B l o c k, W., Arch. klin. Chir. **205**, 719 (1944); Zbl. Chir. **12 a**, 1389 (1947); Verh. dtsch. Ges. Chir., Langenbecks Arch. **270**, 172 (1951).

C r a i g, W. McK., und J. W. K e r n o h a n, Surg. etc. **56**, 767 (1933).

F e y r t e r, E., Wien. med. Wschr. **1949**, H. 15/16, 164. — F e y r t e r, F., Über die Pathologie der vegetativen nervösen Peripherie und ihrer ganglionären Regulationsstätten. Wien: Maudrich, 1951.

G i b s o n, W. C., J. Neurophysiol. **3**, 23 (1940).

H a g e n, E., Dtsch. Z. Chir. **255**, 667 (1942). — H a y e k, H., Diskussion zu P i c k.

K u n t z, A., Surgery (Am.) **28**, 920 (1934); Amer. J. Path. **14**, 783 (1938).

L a n g und S c h a u t z, Langenbecks Arch. **271**, 464 (1952). — L e h m a n n, H., Wien. med. Wschr. **1949**, H. 11/12, 112.

M e y e r, J. E., Klin. Wschr. **1947**, H. 24, 372.

P i c k, J., Vortrag an der Wiener Gesellschaft für Chirurgie. 8. V. 1952. (Die Sympathektomie der Extremitäten.)

S k o o g, T., Acta chir. scand. (Schwd.) **94**, 49 (1946). — S t e m m l e r, M., Beitr. path. Anat. **71**, 388 (1923). — S t ö h r, Ph., jr., Virchows Arch. **292**, 595 (1934); Z. Zellforsch. usw. **29**, 589 (1939); **32**, 487 (1943); **33**, 109 (1944); Erg. Anat. **33**, 135 (1941); **34**, 244 (1944). — S u n d e r - P l a s s m a n n, P., Bruns' Beitr. **163**, 466 (1936). — S u n d e r - P l a s s m a n n, P., und R i c h t e r, Klin. Wschr. **1943**, 484; Dtsch. Z. Chir. **258**, 133 (1943).

V o ß s c h u l t e, K., Grundlagen der Schmerzbekämpfung durch Sympathicusausschaltung. Berlin-München: Urban & Schwarzenberg, 1949.

W a h l e n und G l ü c k, zit. nach F e y r t e r.

Therapeutische Versuche mit Eingriffen am Sympathicus bei verschiedenartigen Erkrankungen

Es soll im Anschluß an die in den vorhergegangenen Hauptkapiteln abgehandelten Krankheiten über einige Krankheiten berichtet werden, bei denen ein Eingriff am Sympathicus, sei es eine Blockade oder ein chirurgischer Eingriff, sich manchmal als erfolgreich erwiesen hat. Es sei hiebei betont, daß es sich hier nur um eine Auswahl an Indikationen handeln kann, vornehmlich um solche, über die ich eine persönliche Erfahrung besitze, so daß also das folgende Kapitel keinen Anspruch auf Vollständigkeit erheben kann. Neben den hier zu erwähnenden krankhaften Zuständen wurden viele andere durch eine Therapie über das sympathische Nervensystem behandelt und verstreut darüber berichtet. Wenn dabei auch die Eingriffe am Sympathicus nicht als Haupttherapeuticum rangieren, so können sie doch in manchen sonst therapieresistenten Fällen überraschende Erfolge buchen. Und aus diesem Grunde erscheint eine Erwähnung dieser Indikationen von Wert.

Ich glaube im folgenden aber die wichtigsten Indikationen herausgegriffen zu haben und will sie nun kurz darstellen.

Arthritis

Im Jahre 1927 haben R o w n t r e e und A d s o n in Fällen von Arthritis und Periarthritis chronischer Art, begleitet von starken Schmerzen und von vasomotorischen Phänomenen (Kältegefühl, Feuchtigkeit und Schwitzen der Extremität neben Blässe oder Cyanose) vorgeschlagen, eine Sympathicusoperation durchzuführen (lumbale Ganglienektomie oder hohe thoracale Ganglienektomie).

1930 wurde von R o w n t r e e, A d s o n und H e n c h über 17 derartige Fälle berichtet, welche nach einer durch einen Mindestzeitraum von sechs Monaten vergeblichen inneren Behandlung und nach Sanierung der Fokalherde usw. am Sympathicus operiert wurden. Die besten Ergebnisse zeigten sich bei der Arthritis der Hände und Füße. An Knie und Ellenbogen war der Effekt langsamer aufgetreten. Bei den Hüftgelenken zeigte sich die Operation überhaupt ohne Resultat. 1932 berichteten H e n d e r s o n und A d s o n über 41 solche Operationen. Bei 20 Fällen vorgeschrittener und ankylosierender Arthritiden hatte die Operation keinen Wert. In elf weniger schweren Fällen wurden 20 bis 30% Erfolge erzielt. Schließlich waren die Resultate am meisten befriedigend beim sogenannten periarticulären Typus der Erkrankung, bei welchem neurovasculäre Erscheinungen vorlagen.

In der Folgezeit haben B l o t h o w (1930), L e r i c h e, B o t h e (1936), Y o u n g (1936) und andere Autoren über erfolgreiche Operationen berichtet, ohne daß genaue Statistiken über diese vorliegen.

Es erschien klar, daß in gewissen Fällen auch durch die Sympathicusblockade Besserungen und Erfolge zu erzielen waren, falls man das Material entsprechend auswählte und besonders die Fälle der Behandlung zuführte, die Zeichen von vasomotorischen Störungen darboten.

Ich habe von Fall zu Fall seit Jahren bei solchen, allerdings sehr kritisch ausgewählten Fällen, die Sympathicusblockade angewendet und oft gute Resultate gesehen. Diese zeigten sich am häufigsten beim periarticulären Typus der Erkrankung, bei welchem aber Zeichen einer Entzündung nicht nachgewiesen werden konnten, also Leukocytenzahl und Blutsenkung normal waren.

1936 berichten P a t t e r s o n und S t a i n s k i über erfolgreiche Sympathicusblockaden bei elf Fällen von Arthritis der Hände und Füße bei gleichzeitigen vasomotorischen Erscheinungen. Es handelte sich um Fälle von rheumatischer Arthritis mit positiver Streptokokkenagglutination.

1939 hat dann S t e i n b r o c k e r über 134 Fälle berichtet, bei welcher er die verschiedensten Methoden der Anästhesierung anwandte. Die Anästhesierung wurde in wässeriger oder öliger Lösung von S t e i n b r o c k e r entweder in den Brachialplexus oder periarticulär oder paravertebral oder an das Gelenk vorgenommen. Zweifellos handelte es sich um verschiedene pathogenetische Formen des Leidens. In über 70% der 134 Fälle wurden gute Resultate erzielt. Es wird nicht auseinandergesetzt, in wie vielen Fällen rein lokale Injektionen und wie oft eine Sympathicusblockade vorgenommen wurde. Hinsichtlich der Sympathicusblockade erwähnt S t e i n b r o c k e r, daß sie sich in zehn von 20 Fällen bewährte. Dieses Verfahren scheint ihm die „nützlichste" Methode zu sein, um vor allem den Schmerz zu beheben.

In den Jahren 1939 bis 1945 habe ich nur in drei Fällen von Arthritis eine Ganglienektomie ausgeführt. Auch die Sympathicusblockade wurde relativ selten ausgeführt (etwa in 20 Fällen), aus Gründen, welche ich später auseinandersetzen möchte. Sehr häufig durchgeführt wurde aber die periarticuläre und intraarticuläre Injektion von Novocain in wässeriger Lösung, welche eine Behandlung darstellt, ohne die heutzutage eine Poliklinik, in welcher es immer wieder viele Kranke mit den verschiedensten Formen der Arthritis gibt, kaum ihr Auslangen finden kann. In den letzten Monaten wurden Daueranästhetica hiezu verwendet. Auf diese Art wurden in den abgelaufenen Jahren mindestens 500 Fälle behandelt.

In den erwähnten Publikationen über die Sympathektomie und die Sympathicusblockade wird nur selten darauf hingewiesen, um welche Art der Arthritis es sich handelt und wir finden den häufigen Hinweis, daß diese beiden Formen der Therapie dann am Platze sind, wenn, wie erwähnt, in dem jeweiligen

Falle vasomotorische Erscheinungen vorliegen. Diese Angabe ist bezüglich der Pathogenese der betreffenden Fälle recht unklar.

Die Hauptindikation der lokalen Novocaintherapie und die Indikationen für eine Sympathicusblockade geben vor allem die chronischen Arthritiden auf rheumatischer, posttraumatischer und degenerativer Basis ab. Zu den letzteren gehören die Arthritiden, welche sowohl durch Hyperaktivität, als auch jene, welche durch lange Inaktivität entstanden sind.

Es frägt sich nun, in welchen Fällen ist hier die lokale Therapie mit Novocain und wann ist hier die Sympathicusblockade indiziert. Ich meine, daß in der überwiegenden Anzahl der Fälle hier ein Auskommen mit den rein lokalen Novocaininjektionen (periarticulär und intraarticulär) zu finden ist und daß ich diese Behandlung der Sympathicusblockade vorziehe, schon aus dem Grund, weil das Verfahren einfacher ist und auch an jedem Ort ausgeführt werden kann.

Besonders empfehlenswert ist die Methode bei der posttraumatischen Arthritis, welche zu Schmerzen und intraarticulären Verwachsungen geführt hat. Hier scheint die „trockene Form" der Arthritis sich durch einige intraarticuläre Novocaininjektionen, welche zu einer Hyperämie der Synovialis führen, rasch zu bessern. Aber auch der „feuchte Typ" einer chronischen rheumatischen Arthritis reagiert gut auf die intraarticuläre Injektion.

Bei der Periarthritis humeroscapularis (D u p l a y) und bei der Bursitis calcarea ist die intra- und periarticuläre Injektion neben der Röntgentherapie und anderen medicophysikalischen Verfahren das Verfahren der Wahl. Ich kenne bei diesen Fällen nur wenig Versager mit der wiederholten Novocaintherapie, welche die unangenehmere Behandlung in der Abduktionsschiene vollkommen verdrängt hat. Auch nach Versagen der Röntgentherapie hatte ich bei allen von mir behandelten Fällen Erfolge zu erzielen. Die Anwendung der Daueranästhetica erscheint hier sehr zweckmäßig.

Bei postoperativen, subakuten Arthritiden nach Meniscusoperationen haben L e r i c h e und F o n t a i n e die Sympathicusblockade empfohlen. Auf Grund einer persönlichen Erfahrung von bisher mehr als 1000 Meniscusoperationen, über deren Resultate ich seinerzeit fortlaufend berichtet habe, muß ich aber sagen, daß die seltenerweise nach Meniscusoperationen auftretende Schwellung, Ödem, Schmerzhaftigkeit, Muskelatrophie usw. nicht mit dem Sympathicus direkt zu tun hat, sondern daß dieses „Reizknie" nach meinen Erfahrungen auf anderen Ursachen beruht (blande Infektion, forcierte Bewegungstherapie). So hatte ich — trotz eines sehr großen Materials an Kniegelenksoperationen — nie die Indikation für eine Sympathicusblockade für notwendig erachtet.

Alles in allem ersieht man aus der Schilderung meiner Erfahrungen, daß die Indikation für die Sympathicusblockade eigentlich bei den verschiedenen Formen der Arthritis recht eingeschränkt ist, weil Arthritiden mit primär vasomotorischen Erscheinungen selten sind, weil die Sympathicusblockade die Schmerzhaftigkeit im Gelenk nicht wesentlich beeinflußt und weil wir in der intra- und periarteriellen Novocaintherapie eine bessere Methode gefunden haben.

Für die Behandlung der Arthritisformen rheumatischer Genese haben sich in der Hormontherapie (Steroidhormone der Nebennierenrinde, ACTH) neue Aspekte ergeben. Ich selbst habe mit Erfolg in diesen Fällen eine Implantation von Schilddrüsenmaterial ausgeführt (M a n d l, 1946, 1951, M a n d l und G y r i, 1951).

In gewissem Sinne stellt eine Hormontherapie auch die von F e l l i n g e r jüngst in einer ärztlichen Fortbildungswoche erwähnte Sympathicusblockade in die Nebennierensegmente dar, die zu einer vermehrten Ausschwemmung der Rindenhormone der Nebenniere führen soll. F e l l i n g e r berichtete über „überraschende" Erfolge mit diesem Verfahren.

Im übrigen schlagen G r a b e r - D u v e r n a y und Mitarbeiter jüngst (1951) die Denervierung der Nebenniere bei progressiver chronischer Polyarthritis vor. Zu diesem Zwecke muß eine unilaterale oder bilaterale Splanchnektomie plus Resektion des Ganglion suprarenale und des Ganglion coeliacum vorgenommen werden. Die Kranken waren schon einige Stunden nach der Operation schmerzfrei. Eine längere Beobachtungszeit steht noch aus.

Hauterkrankungen

1. Herpes zoster

Der Herpes zoster ist nach L a u d a und L u g e r (1926) durch Sympathicusblockaden gut zu beeinflussen. Ich kann dies auf Grund mehrerer Beobachtungen bestätigen. Es scheint, daß die Injektion in die Höhe der Affektion selbst, welche wahrscheinlich hier hauptsächlich die Nn. intercostales — wenn der Zoster im Brustbereich liegt — zu unterbrechen hat, eine sehr wirkungsvolle Therapie darstellt. Das bezieht sich sowohl auf die sofortige Beeinflussung der Schmerzen, als auch auf die Dauer der Erkrankung selbst. Da in manchen Fällen der Herpes zoster — besonders an der Brust und am Rücken — eine für den Patienten nicht nur schmerzhafte, sondern auch sein Berufsleben störende Erkrankung darstellt, sollte bei schweren, der üblichen Therapie resistenten Fällen von der Sympathicusblockade mit Novocain Gebrauch gemacht werden.

F i n d l e y und P a t z e r haben die Behandlung 1945 wieder eingeführt.

2. Hyperhidrosis

Als erster hat K o t z a r e f f durch eine Sympathicusoperation versucht, die Hyperhidrosis zu beheben (1920). Seither haben sich mit dieser Frage viele Chirurgen beschäftigt (B r a e u c k e r , L e r i c h e , P i e r i , A d s o n , C r a i g und B r o w n u. a.).

Die Sympathicusblockade mit Alkohol hat J. C. W h i t e als erster in einem einschlägigen Falle vorgenommen. Der Fall wurde nach einmaliger Injektion, nach der Hospitalisierung von wenigen Stunden und ohne Berufsunterbrechung des Kranken, geheilt. Trotz seiner Erfolge mit der Sympathicusblockade in diesen Fällen zieht W h i t e die operative Resektion des Sympathicus der erwähnten Methode vor, welche er in fünf Fällen mit Erfolg durchgeführt hatte.

Jüngst hat auch K r a u s aus der Klinik S c h ö n b a u e r einen erfolgreich operierten Fall demonstriert.

H a x t o n berichtet 1948, daß er in den letzten 15 Jahren zwölf Kranke einer Sympathektomie unterzogen hat. Fünf Kranke sind nun mehr als sieben Jahre nach der Operation als geheilt zu betrachten. Für das unerträgliche Schwitzen im Gesicht- und Halsbereich durchtrennt H a x t o n den cervicalen Sympathicus oberhalb des Ganglion cervicale medium. Für die Arme und Hände wird zur Eindämmung der Schweißsekretion eine hohe thoracale und für die Beine eine hohe lumbale Sympathektomie vorgeschlagen.

Alle diese Operationen sind gerechtfertigt, wenn man einen solchen „Schwitzer" einmal klinisch beobachtet und sein Leiden verstehen gelernt hat.

Ich habe in einem Fall von qualvollem Schwitzen beider oberer Extremitäten einen Patienten in mehreren Sitzungen durch Sympathicusblockade mit Novocain ambulatorisch vollkommen heilen können. Es wurde in Th_1 bis Th_3 im ganzen in je drei Sitzungen auf jeder Seite die Blockade durchgeführt. Der Patient blieb bisher vollkommen frei von seinen früheren Beschwerden.

3. Ödeme, insbesondere solche der oberen Extremitäten nach Radikaloperationen wegen Mammacarcinom

Wenn man nach der Radikaloperation eines Mammacarcinoms ein Ödem der oberen Extremität auftreten sieht, so hängt sowohl die Pathogenese dieses Zustandes als auch die Prognose und Beurteilung desselben hauptsächlich von dem Zeitpunkt des Auftretens des Ödems nach der Operation ab. Finden wir das Ödem im unmittelbaren Anschluß an die Operation, dann handelt es sich vielleicht um die Folgeerscheinungen eines Gefäßspasmus infolge der zahlreichen Ligaturen an Gefäßen, welche in die A. axillaris einmünden, oder aber um einen mangelnden Lymphabfluß infolge Ausräumung der Lymphdrüsen und Sperrung der Lymphbahnen. Obwohl dieses Ödem auch spontan zurückgehen kann, wirkt es doch oft besorgniserregend für den Patienten und die Beschleunigung des Rückganges ist indiziert.

Ich habe seit vielen Jahren gesehen, daß nach Sympathicusblockaden in Th_1—Th_3 einseitig mit Novocain dieses Ödem zum Verschwinden gebracht werden kann. B r u n hat ähnliche Erfolge mit stellaren Infiltrationen erzielt. Auch die Arbeitsfähigkeit der Kranken wird schneller wiederhergestellt, wenn man dieses Verfahren anwendet. Auch H e r g e t hat 1944 auf dieses Verfahren hingewiesen.

Kommt es zu einem Ödem der oberen Extremität aber erst nach Ablauf einer längeren Zeitspanne und nach einem freien Intervall, dann ist dieses Ödem als Zeichen für eine beginnende Metastasierung in die Achselhöhle anzusehen. Auch in diesem Zustand kann man aber das Ödem durch die Sympathicusblockade temporär zum Rückgang bringen. Ob das aber von Wert ist, wäre natürlich zu überlegen.

G e n n e r i c h aus der Klinik B l o c k hat die Sympathicusblockade bei Ödemen aus verschiedener Ursache angewendet. Diese Ödeme waren nach Phlegmonen, Frakturen und Lymphstauungen mechanischen Ursprungs aufgetreten. Im Durchschnitt wurde nach fünfmaliger Sympathicusblockade eine Ödemabschwächung nach drei Wochen beobachtet. Der therapeutische Anfangserfolg war hinsichtlich der Krankheitsdauer besser bei den Ödemen, welche nach Lymphstauung und Frakturen entstanden waren, als bei den nach Phlegmonen entstandenen. Der Anfangserfolg war in 18 von 25 Fällen ein sehr guter, in zwei Fällen konnte eine Besserung nicht beobachtet werden.

Bei Elephantiasis hat R o s e n a u e r die Sympathektomie versucht. Die Späterfolge sind in seinem Material schlecht.

4. Sklerodermie

Umschriebene sklerodermische Veränderungen finden wir vielfach mit der R a y n a u d schen Krankheit kombiniert. Bei erfolgreich operierten Fällen bilden sich diese zurück, wenn sie im Bereich der oberen Extremität liegen. Eine hohe thoracale Sympathektomie kann diese Veränderungen aber, wenn sie im Gesicht oder im Thoraxbereich liegen, nicht immer beeinflussen. Vielfach stören sie auch nicht.

Die generalisierte Sklerodermie ist ein schweres progredientes Leiden, dessen Ätiologie noch nicht feststeht. Es handelt sich aber in solchen Fällen um eine sehr bösartige Erkrankung, bei welcher sich die Haut allmählich zu einem Panzer verdickt und bei dem auch in den inneren Organen schwere Veränderungen auftreten, welche zum Tode führen können.

Auf Grund einer Arbeit Marianne B a s c h s (1932) wurde von einer Gruppe französischer Autoren angenommen, daß es sich ursächlich bei diesem Leiden um eine Manifestation des Hyperparathyreoidismus handelt, der zu Kalkablagerungen in der Haut

20*

führt. So fanden auch einige Autoren eine Hypercalcämie, welche andere und ich selbst aber niemals sahen (M a n d l und M i l w i d s k i, 1946, u. a.). Auch andere Zeichen eines Hyperparathyreoidismus waren von letzteren Autoren nicht beobachtet worden. So hat auch die Entfernung gesunder Nebenschilddrüsen — wie bei anderen unrichtigen Indikationen — auch hier keinen Erfolg, wenn dieser Eingriff nicht mit einer Sympathektomie kombiniert wird.

In unserer therapeutischen Ohnmacht gegenüber diesem schweren Leiden aber haben wir diesen Eingriff dreimal, zweimal kombiniert mit einer Sympathektomie, durchgeführt und beschrieben (M a n d l und M i l w i d s k i, 1946).

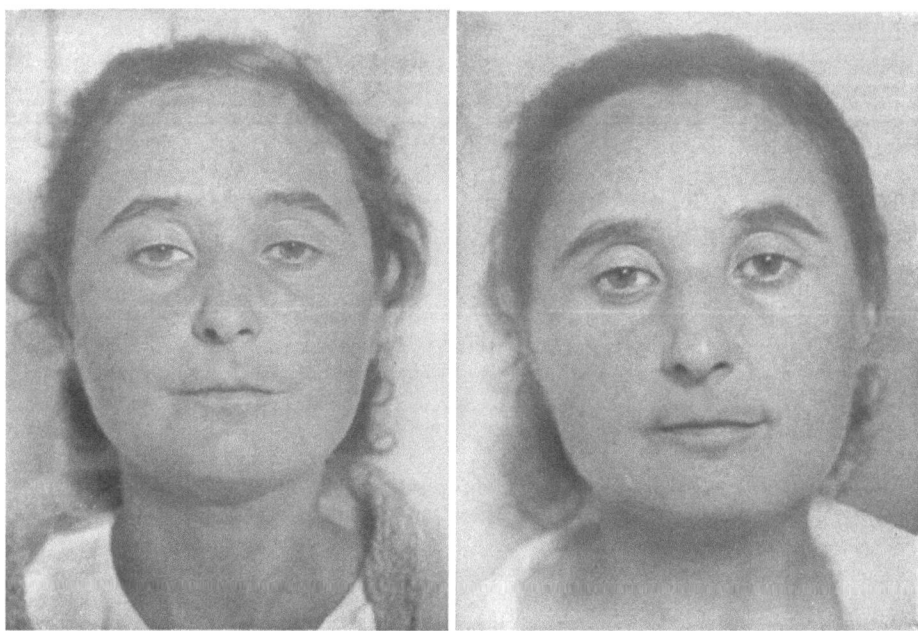

a   *b*

Abb. 27. Sklerodermie. *a* Gesichtszüge vor der Sympathicusoperation (12. XI. 1945), *b* Gesichtszüge nach der Sympathicusoperation (14. XII. 1945).

Auch die Kombination des Eingriffes mit der Sympathektomie brachte keinen Erfolg und zwei der Kranken starben an zunehmender Kachexie schon innerhalb der Beobachtungszeit.

Falls die Erkrankung aber keine deutliche Tendenz zur Progredienz hat, dann hat man Aussicht, mit der Sympathektomie zu helfen.

Ich bringe kurz drei Krankengeschichten aus unserem Krankengut (M a n d l und M i l w i d s k i, 1946).

Krankenbericht: 58 Jahre alter Mann hat ein Skleroderma der Hände, im Nacken und im Gesicht. Die Operation wurde 1943/1944 in mehreren Akten vorgenommen und bestand in zwei hohen thoracalen Sympathektomien. Der Erfolg des Eingriffes war deutlich. Die ziehenden Schmerzen der Haut ließen nach und die Beweglichkeit der Fingergelenke nahm zu. Durch acht Monate konnten wir diese ständig zunehmende Besserung verfolgen, bis der Patient bei einem Überfall ermordet wurde.

Krankenbericht: 24 Jahre altes Mädchen leidet an einem Skleroderma des Gesichtes, des Halses, der Brust und der Hände. Vor einem Jahr wurde von anderer Seite eine Stellektomie ohne Erfolg durchgeführt. Nach kurzdauernder Besserung trat wieder der alte Zustand auf. Eine hohe thoracale Sympathektomie besserte das Leiden an den befallenen Regionen wesentlich (Abb. 27 und 28).

Krankenbericht: Eine 23 Jahre alte Frau leidet an einem Skleroderma des Gesichtes, der Brust und der Hände. Im Februar 1946 wird eine linksseitige, hohe thoracale Sympathektomie ausgeführt, welche zu einem befriedigenden Erfolg führt. Die sklerodermatischen Plaques werden weicher, das Gesicht kann mimisch bewegt werden und die

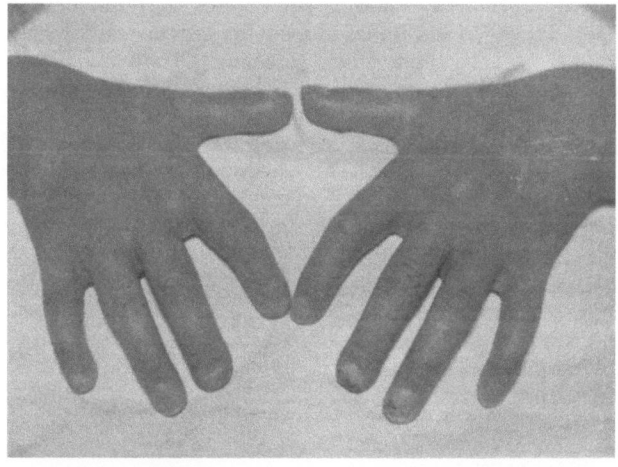

a

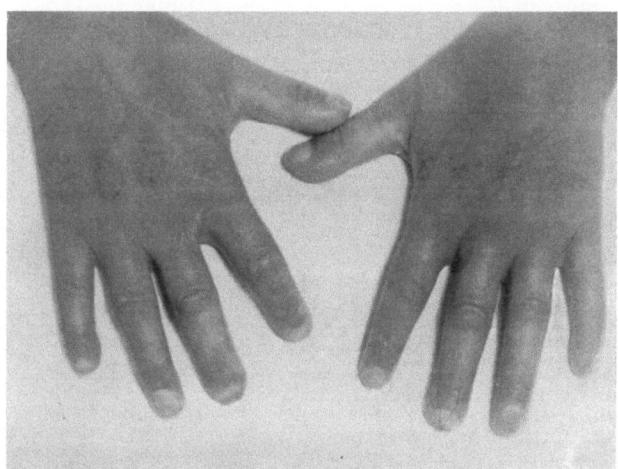

b

Abb. 28. Sklerodermie. *a* Hände vor der Operation, *b* Hände nach der Operation.

Fingergelenke werden mobiler. Ein Versuch der rechtsseitigen hohen thoracalen Sympathektomie schlägt zunächst durch eine Operationskomplikation fehl und erst als sich die Patientin im Juni 1946 zur Wiederholung des Eingriffes entschließt, kommt es an der rechten Seite zu derselben Besserung wie seinerzeit links.

Über die generalisierte Sklerodermie liegen zahlreiche Studien vor. Am klarsten erscheint mir die von G o e t z (1945), die mit sehr eindrucksvollen Abbildungen versehen ist. In ihr wird auf die tiefgreifende Ausbreitung der Krankheit auf alle inneren Organe hingewiesen, von denen pathologisch-anatomische Befunde vorliegen, ohne daß die Pathogenese aber aufgeklärt werden könnte.

Hier wird die Beziehung zum Lupus erythematodes, zur Periarteriitis nodosa usw. dargelegt, und schließlich gezeigt, wie unzweckmäßig die Bezeichnung „generalisierte Sklerodermie" bei den tiefgehenden Veränderungen aller Organe ist, und für die Krankheit mit Recht der Name „Progressive systematische Sklerose" gefordert. In ein solch ausgedehntes Krankheitsgeschehen durch Sympathektomie eingreifen zu wollen, erscheint mir fast aussichtslos. Und wenn jüngst G o h r b a n d t behauptet, einen solchen Fall mit einigen wenigen Injektionen in das Ganglion stellatum „völlig" geheilt zu haben, und diesen Fall noch als „totale Sklerose" bezeichnet, dann muß ich auf das Exzeptionelle dieses Erfolges ganz besonders hinweisen, da sich bei diesem Leiden nach meinen Erfahrungen und nach denen der Literatur die Sympathicusblockade nicht bewährt hat.

So weist auch S h u m a k e r darauf hin, daß sich bei lokalisierten sklerodermischen Veränderungen bei der R a y n a u d schen Krankheit die hohe thoracale Sympathektomie als erfolgreich erweisen kann, daß aber bei einer allgemeinen Sklerodermie die Erkrankung höchstens zum Stillstand gebracht werden, oder ihre Progredienz herabgesetzt werden kann. Dort, wo schwere viscerale Veränderungen vorliegen, ist von der Operation kein Erfolg mehr zu erwarten.

5. Verzögerte Wundheilung

Eine verzögerte Wundheilung bei 50 Patienten mit den verschiedensten Zuständen wurde von G e n n e r i c h beobachtet. Unter ihnen waren trophische Ulcera, Mal perforant, Ulcera cruris und andere schlecht heilende Wunden. Es wurden etwa in 50% der Fälle mit der Sympathicusblockade Besserungen erzielt, so daß nach der Blockade die Ulcera abzuheilen begannen.

Venöser Verschluß der oberen Extremität
(Paget-Schröttersche Krankheit)

1875 hat Sir James P a g e t in einer Arbeit unter der Bezeichnung „goutyphlebitis" zwei Fälle beschrieben, die er auf eine Thrombose der Hauptvene der oberen Extremität zurückführte.

1884 hat dann von S c h r ö t t e r einen ähnlichen Fall im rechten Arm eines Anstreichers beschrieben. Er schreibt, daß die Axillarvene verletzt worden war und dann später durch einen Thrombus obstruiert wurde.

ˑ Drei Jahre später hat einen ähnlichen Fall D a m a s c h i n o s geschildert, später 1910/11 in Deutschland S c h e p p e l m a n n über diese Krankheit berichtet, in Frankreich L a y r e l. Bis 1949 wurden von H u g h e s 320 diesbezügliche Fälle in einer Sammelstatistik aus der Literatur zusammengestellt.

Die Terminologie wechselt: „Thrombose der Axillarvene", „traumatische Thrombose", „sogenannte traumatische Thrombosen", „traumatischer Vasospasmus", „akutes Ödem des Armes", „Venenstau".

Die Erkrankung ist bei Männern häufiger als bei Frauen. Meist ist der rechte Arm befallen. Der Arm wird verdickt, manchmal schwillt er sogar sehr plötzlich an. Es tritt ein plötzlicher Schmerz im Arm oder in der Schulter auf. Die Venen des Armes und auch des Brustkorbes werden prominent. Zur Zeit der Verletzung fühlten die Patienten ein Knacksen, später stellen sich Parästhesien ein. Manchmal zeigt sich ein Pruritus im Bereich der geschwollenen Partien. Die motorische Kraft der Extremität erlahmt bald. Der Anfang der Erkrankung ist zumeist plötzlich, nur sehr selten wird ein allmähliches Fortschreiten beobachtet. Der Puls der erkrankten Seite kann schwächer sein oder ist ohne Veränderung. Die Oszillometrie variiert. Die Hauttemperatur ist oft etwas erhöht. Die Venographie zeigt, wenn nicht zufällig andere Zustände bestehen (Cervicalrippe, Aneurysma), keine Veränderungen. Nur wenn der Zustand sehr lange anhält, zeigt sich eine venöse Obstruktion.

Zur Differentialdiagnose wäre zu erwähnen, daß die Erkrankung gegen ein Aneurysma der ascendierenden Aorta abzugrenzen ist, weiter gegenüber axillaren Kompressionen, wie Metastasen usw., gegenüber einem Aneurysma der A. axillaris oder einem axillaren Hämatom. Die Abgrenzung ist meist sehr leicht möglich.

Die Ätiologie der Erkrankung ist noch nicht geklärt. Es ist möglich, daß die axillaren Venen durch eine starke Kontraktur der Muskulatur besonders in der Richtung gegen den M. subscapularis, alteriert werden. Die meisten Autoren nehmen an, daß die Intima durch ein Trauma und durch eine später einsetzende Thrombose irritiert wird, worauf der beschriebene Zustand sich entwickelt. Die Kompression der Vene kann auch zwischen 1. Rippe und Clavicula, besonders dort, wo es sich um eine abnorme 1. Rippe handelt, zustande kommen. Ebenso kann auch der Raum zwischen der V. subclavia und dem medialen Rand des M. scalenus anticus der Lokalisationsort der Läsion sein.

Zur Behandlung wurde außer Ruhe, Hochheben des Armes, Medikation von Antikoagulantien, die cervicale Sympathicusblockade angegeben. R i e d e r (1938) und O c h s n e r und De B a k e y (1939) berichten über Injektionen in das Ganglion stellatum und die oberen zwei oder drei thoracalen Ganglien mit Novocain. Es wurden vier Fälle mit gutem Erfolg behandelt. B r u c e (1944) berichtete über einen dramatischen sofortigen Erfolg in einem Falle nach einmaliger Sympathicusblockade.

H u g h e s führt in solchen Fällen die Sympathicusblockade aus und erwähnt, daß sie vor jeder anderen operativen Therapie ausgeführt werden soll.

Die Indikation für andere chirurgische Maßnahmen ist noch nicht klar. Es wurde die Venenligatur, Phlebotomie, Entfernung des Thrombus, Venolyse usw. neben anderen Operationen, wie Skalenotomie, periarterielle Sympathektomie, multiple Incisionen am Arm ausgeführt.

Einen einschlägigen Fall konnte ich 1950 am Kaiser-Franz-Josef-Spital beobachten:

Krankenbericht: Ein Mitglied der österreichischen Fußballnationalmannschaft „verriß" sich anläßlich eines Fußballmatches bei einer Körperdrehung und erlitt so ein indirektes Trauma des linken Oberarmes. Sofort starke Schmerzhaftigkeit. Eine Schwellung des Oberarmes bildet sich erst nach 24 Stunden aus. Nach einigen Tagen zeigt sich eine starke Venenzeichnung im Bereich des Oberarmes, der Schulter und der linken Thoraxhälfte.

Der Radialpuls und die Pulsation der höheren Armarterien ist normal. Die Schwellung hat nach zirka zehn Tagen ihren Höhepunkt erreicht und klingt dann allmählich auf Ruhelagerung in Suspension des Armes allmählich ab. Eine projektierte Sympathicusblockade wird abgelehnt. Die Schwellung des Oberarmes hält zirka zwei Monate an. Die Venenzeichnung bleibt sechs Monate bestehen.

Knochenbruchheilung

Der Versuch, eine verzögerte Knochenbruchheilung durch Eingriffe auf dem Wege über den Sympathicus günstig zu beeinflussen, geht auf K a p p i s zurück. R i e d e r konnte die ersten günstigen Ergebnisse von K a p p i s seinerzeit nicht bestätigen. F o n t a i n e sah Erfolge der Heilung von Knochenbrüchen nach Sympathicuseingriffen.

L e x e r hat die Wirkung der Sympathicusausschaltung auf die Knochen-bruchhyperämie im Experiment studiert. Das Resultat seiner Versuche war folgendes:

Die durchlaufende Darstellung der für die Heilung wichtigen Bruchhyperämie ergab im Tierversuch eine einwandfreie Verstärkung und Verlängerung gegenüber dem Kontroll-tier. Infolge dieser erhöhten Durchblutung kam es zu einer deutlichen Callusmehrbil-dung, gleichgültig, ob die Fraktur acht Tage oder drei Monate nach der Sympathektomie gesetzt wurde. Von einer schneller eintretenden Bruchheilung nach einem Eingriff am Sympathicus konnte sich L e x e r aber nicht überzeugen. Es trat niemals eine deutlich begünstigtere Callusfestigung ein.

In der Folgezeit haben sich dann verschiedene Autoren mit diesen Fragen befaßt und versucht, Pseudarthrosen mit oder ohne Knochenoperationen am Sympathicus zu operieren. R o s e n a u e r hat über seine diesbezüglichen Erfahrungen genauer berichtet. Er hat bei erfolglos anoperierten Pseudarthrosen am Unterarm dreimal und bei solchen am Oberarm einmal sympathektomiert. R o s e n a u e r hat weiter vor Knochenoperationen an dystrophischen Beinen sympathektomiert (Paralyse nach Kinderlähmung, Osteotomie als Stellungs-korrektur nach Schienbeindurchschuß, P i r o g o f f - Amputation nach Er-frierung bei einem 64jährigen). Der Erfolg der Knochenoperationen war in allen Fällen eindeutig. R o s e n a u e r führt die Knochenbruchheilung auf die Kombi-nation der Knochenoperation mit der Sympathektomie zurück. Er empfiehlt die Sympathektomie bei Knochenoperationen an Kranken, die in der Trophik ge-schädigte Extremitäten zeigen.

Nach W h i t e und S m i t h w i c k allerdings erscheint jede Unterstützung der Pseudarthrosenoperation durch einen Eingriff am Sympathicus unlogisch und nicht am Platz.

Multiple Sklerose

G o h r b a n d t hat gefunden, daß bei der multiplen Sklerose Blutgefäß-veränderungen vorliegen, die vor dem Beginn der „Entmarkung" oder gleich-zeitig eintreten. „Solange nun die Störungen rein funktioneller Art sind, kann durch Novocainblockade des Ganglion stellare Heilung oder weitgehende Besse-rung erzielt werden." — „Bei vollständig eingetretener Entmarkung kann natürlich mit einem Erfolg nicht mehr gerechnet werden."

G o h r b a n d t hat 85 Patienten behandelt, darunter 60 Frauen und 25 Männer. Es wurde zunächst die Stellatuminfiltration mit verschieden starken Novocainlösungen „individuell" ausgeführt. In manchen Fällen wurde auch der lumbale Grenzstrang blockiert. Die Ergebnisse sind: 13 Patienten (15,3%) wurden völlig arbeitsfähig, 48 Kranke (56,7%) wesentlich gebessert und 24 Kranke (28%) kaum oder gar nicht gebessert.

Auf Grund dieser Mitteilung wurde jüngst eine Kranke nach G o h r b a n d t mit verblüffendem Erfolg behandelt.

Poliomyelitis

Die erste Frage, die von den Sympathicuschirurgen aufgeworfen wurde, war die, ob nach einer lumbalen Grenzstrangresektion das zurückgebliebene Wachs-tum einer Extremität nach Poliomyelitis wieder angeregt werden kann. C a n n o n hat 1932 im Tierexperiment gezeigt, daß bei ganz jungen Tieren nach totaler Exstirpation des lumbalen Grenzstranges die sympathektomierte Extremitäten-seite rascher wuchs.

Diese Versuche haben H a r r i s und M c D o n a l d 1936 auf den Menschen übertragen und Kinder nach Poliomyelitis operiert. In einer Serie von 46 Operationen wurde zunächst bei 32 Kindern eine Hyperämie erzielt und bei 26 Kindern setzte ein Wachstum auf der operierten Seite ein. Das zunehmende Wachstum der zurückgebliebenen Extremitäten betrug im ersten Jahre bis 3¹/₂ cm. Bei der Auswahl der Fälle zur Operation wurde darauf geachtet, daß das Kind möglichst jung sei und eine längere Wachstumsperiode bevorstehe. Es wurde weiter darauf gesehen, daß die Parese der Muskulatur nicht zu ausgedehnt sein soll, da im allgemeinen der Muskelbestand einen Stimulus für das Wachstum darstellt.

1939 haben W i l s o n und T h o m p s o n aus ihren Erfahrungen die Schlüsse gezogen, daß die einer lumbalen Grenzstrangresektion zu unterziehenden Kinder unter neun Jahren alt sein müssen, und daß das Maximum des zu erzielenden Wachstums 3¹/₂ cm betragen kann. Der dauernde Effekt in der Besserung der Zirkulation wurde auch von W h i t e (1931) hervorgehoben. In einer komplett gelähmten Extremität erscheint W h i t e eine Sympathektomie kontraindiziert.

Über den technischen Punkt bei dieser Frage meinen W h i t e und S m i t h w i c k (1941), daß es unbedingt notwendig sei, bis zum 1. Lumbalganglion hinaufzuoperieren.

Ich selbst konnte 1951 folgenden Fall operieren:

Krankenbericht: Ein zwölf Jahre altes Mädchen wurde am 20. II. 1951 aus der Universitätskinderklinik Graz (Ass. Dr. W a l c h e r) mit postpoliomyelitischem Zustand eingeliefert. Es bestand eine ausgedehnte Restlähmung der unteren Extremität mit ausgeprägten trophischen Störungen. Der rechte Unterschenkel ist um 3 bis 4 cm verkürzt. Im Sprunggelenk kann nicht nach dorsal flektiert werden, die Zehen können nicht bewegt werden. Beugung und Streckung im Kniegelenk sind möglich. Die Muskulatur des Unterschenkels ist stark atrophisch.

Bei der Patientin wurde am 26. II. 1951 eine lumbale Sympathektomie durchgeführt. Sofort nach der Operation setzte eine ausgezeichnete Durchblutung ein und die Temperatur des vorher kühlen schwitzenden Beines war nach der Operation um 2,5° C im Durchschnitt höher als am gesunden Fuß. Der Fuß wurde trocken und auch während der Hospitalisationszeit bis zum 6. III. 1951 konnte festgestellt werden, daß der Tonus der Muskulatur gesteigert wurde, daß die große Zehe spontan bewegt werden konnte und daß andeutungsweise Bewegungen im Sprunggelenk möglich waren. Das Mädchen wurde in wesentlich gebessertem Zustand entlassen und eine Nachuntersuchung wäre im Interesse einer allgemeinen Indikationsstellung wünschenswert.

K l a r e betont unter den Methoden zur Durchblutungsförderung in der Behandlung postpoliomyelitischer Zustände die gute Wirksamkeit der Sympathicusblockade besonders seit der Einführung der Anästhetica mit prolongierter Wirkung. Besonders beim Kind scheint sie indiziert. Es wurden 36 Fälle behandelt. Außerdem wurden in acht Fällen Sympathektomien durchgeführt. Der Sympathektomie steht K l a r e allerdings reservierter gegenüber, weil die Dauer des Erfolges immer relativ beschränkt war (etwa sechs Monate).

Ausgezeichnete Erfolge erzielten mit der Methode P i e r i, L e r i c h e u. a.

Der Carcinomschmerz

Wenn wir an die Operationen denken, welche als reine Schmerzoperationen eingeführt sind, und wenn wir eine Indikation zu einem Eingriff bei einem inoperablen Carcinom zu stellen haben, haben wir von gewissen Tatsachen auszugehen, welche das Carcinomproblem berühren.

Die inoperablen Carcinome des Verdauungstraktes rufen zumeist Störungen der Passage hervor und Ausschaltungsoperationen sind bei starken Beschwerden dieser Art, bei Erkrankung von Ösophagus bis zum Rectum am Platze, um die Hauptbeschwerden zu beheben. Schmerzhafte inoperable Magencarcinome können durch Vagusdurchtrennung schmerzfrei gemacht werden, worauf ich als erster hinwies (M a n d l).

Anders verhält es sich bei den Schmerzen, welche durch Metastasen hervorgerufen sind. Diese können schmerzhafter sein, als der Primärtumor. Es ist aber zu bedenken, daß diese Kranken wegen ihres schlechten Allgemeinzustandes einer größeren Operation nicht gewachsen sind. Wir haben weiter damit zu rechnen, daß die Lebenserwartung dieser Kranken eine sehr eingeschränkte ist, und daß wir einen Eingriff nicht ausführen müssen, welcher den Schmerz für sehr lange Zeit behebt. Die Lebenserwartung beträgt in diesen Fällen meist nur einige Monate, man kann also mit leichteren und ungefährlicheren Methoden an diese Art der Schmerzen herantreten, und es erscheint zweckmäßiger, eine erprobte Injektionsmethode lieber zu wiederholen, als eine Operation mit zweifelhaftem Ausgang zu riskieren.

So erscheint mir z. B. die Chordotomie als ein viel zu großer Eingriff für diese Kranken. Da außerdem die Chordotomie in manchen Fällen von unangenehmen Störungen im Bereiche des Harntraktes gefolgt ist, würde ich bei einem Carcinomkranken diese Operation in Hinkunft immer ablehnen; ausgenommen nur dann, wenn es sich um ganz besondere Indikationen handelt.

Auch die Durchschneidung der hinteren Wurzeln nach Laminektomie kann diesen Kranken kaum zugemutet werden und es ist immer Ausschau danach zu halten, ob wir nicht mit kleineren Eingriffen in diesen Fällen etwas erzielen können.

L e r i c h e hat gegen den diffusen Schmerz bei Carcinomkranken in einigen Fällen Sympathicusoperationen durchgeführt. Besonders wirksam erscheinen ihm gegen den Becken- und Perinealschmerz bei Kranken bei inoperablem Carcinom des Uterus die Resektion des unteren lumbalen sympathischen Grenzstranges bei gleichzeitiger Resektion des N. praesacralis nach C o t t e. Sechs solcher Fälle wurden für zwei bis sechs Monate nach dem Eingriff schmerzfrei. Ähnliche Eingriffe am Sympathicus wurden beim Carcinom der Prostata und beim Rectumcarcinom von L e r i c h e durchgeführt, welche ihm aus verschiedenen Gründen der von manchen Autoren in diesen Fällen propagierten Chordotomie weit überlegen scheinen. Besonders die Resektion des N. praesacralis, eingeführt 1925 von C o t t e, erscheint bei Blasencarcinomen und Tumoren, die nicht operiert werden können, zweckmäßig zu sein.

Hiezu hat sich Ü b e l h ö r nach genaueren Studien geäußert. Er meint allerdings, daß die Resektion des N. praesacralis zur Schmerzbeseitigung ein Eingriff ist, „dessen Ergebnis sehr unsicher ist und kaum mit Wahrscheinlichkeit vorhergesagt werden kann", weil die Ausbreitung des Tumors so ausgedehnt sein kann, daß durch die Resektion nicht alle schmerzleitenden Fasern erfaßt werden können.

Mein eigenes Material aus den früheren Jahren, an dem ich die Sympathicusblockade mit Novocain oder Alkohol verwendet habe, wo es sich um die Bekämpfung carcinomatöser Schmerzen handelte, habe ich in meinen diesbezüglichen Publikationen erwähnt.

In der Klinischen Wochenschrift schreibe ich 1925: „Bei einigen Kranken mit inoperablem Carcinom haben wir versucht, die Schmerzen auf längere Zeit durch paravertebrale Injektion zu beheben. Tatsächlich konnte in einigen Fällen eine schöne Wirkung erzielt werden. So z. B. bei einem Pankreascarcinom, das für zirka zwei bis drei Wochen nach qualvollen Tagen schmerzfrei wurde.

Bei einem Bronchuscarcinom hat die Injektion nichts genützt. Jedenfalls sollte man bei diesen Kranken von der paravertebralen Injektion Gebrauch machen."

Diese beiden Fälle wurden dann in meinem kleinen Buch „Die paravertebrale Injektion" genauer beschrieben. Ich schloß damals:

„In erfreulicher Weise habe ich mich besonders bei Krebskranken überzeugen können, wie günstig die Psyche derselben beeinflußt wird, wenn durch eine einmalige Injektion Schmerzen auf Tage und Wochen zum Verschwinden gebracht werden können."

In einer weiteren Publikation konnte ich über folgenden Fall berichten:

Krankenbericht: Bei einer 45 Jahre alten Frau handelte es sich um ein Mamma-carcinom, das Lebermetastasen und retroperitoneale Drüsenmetastasen gesetzt hatte, die ständig zu den furchtbarsten Schmerzen führten. Durch ausgedehnte paravertebrale Injektionen in Th_6 bis Th_{10} konnte die Kranke bis zu ihrem nach drei Wochen erfolgten Tod vollkommen schmerzfrei gehalten werden.

Seither finden wir in der Literatur zerstreut einige Fälle, bei denen mit Sympathicusblockade bei verschiedenen Carcinomformen sowohl mit Novocain als auch mit Alkohol Erfolge hinsichtlich der Schmerzbehebung zu verzeichnen waren.

H e i n b e c k e r berichtet, daß er beim intrathoracalen Carcinom durch Sympathicusblockade in Th_1 bis Th_5 (manchmal auch weitere Segmente) die Schmerzen erfolgreich bekämpfen konnte. Nach R u t h ist dieser Erfolg konstant in den Fällen von Bronchus- oder Lungencarcinom, welche auf die Pleura übergreifen.

L o p e z - E s n a u r i z a r haben 1945 in einer Arbeit, die mir nur im Titel vorliegt, eine größere Anzahl von Carcinomen erfolgreich mit Sympathicusblockade behandelt.

Bei den Fällen, welche inoperable oder rezidivierende Tumoren im kleinen Becken haben, ist die Ausschaltung ziemlich tief vorzunehmen und es sei daran erinnert, daß das Rectum von L_2 bis L_4, die Blase von Th_{12} bis L_1 eventuell L_2, Prostata von S_2 bis S_4 auszuschalten sind.

So wird man also je nach dem Verlauf der Schmerzbahnen, die Sympathicusinjektion in der Höhe des Sacrum durch jene Injektion zu ersetzen haben, welche die Nerven durch die Foramina sacralia erreicht (transsacrale Injektion). In manchen Fällen wird das Verfahren auch ausgedehnt werden müssen auf die bekannte, von C a t h e l i n eingeführte „sacrale" Injektion („caudal", „extradural", „epidural Block").

Einen auf diese Weise behandelten Fall hat W o o d b r i d g e 1930 mitgeteilt:

Krankenbericht: Es handelt sich um ein Carcinom der Urethra und der Blase. Es wurden mittels sacraler Injektion 8 ccm Alkohol bilateral injiziert und im ganzen 48 ccm 80%iger Alkohol verwendet. Der Patient, der vor der Injektion nicht mehr imstande war, zu gehen, stand am fünften Tag aus dem Bette auf und war durch neun Monate schmerzfrei.

Dasselbe Verfahren wurde auch von L a b a t mit Erfolg angewendet. Die Alkoholinjektionen in den Hiatus sacralis und durch die fünf sacralen Foramina wurden von B e u l e und S c h o t t e, G i l c h r i s t und M u l l e n, S a l z s t e i n (1934) ausgeführt. Die Konzentration von Alkohol wurde schwächer gewählt (15 bis 30%). Manchmal müssen die Injektionen wiederholt werden, falls die Schmerzen etwa nach einer Woche wieder auftreten und auch die Segmente mußten gewechselt werden, falls sich die Geschwulst weiter ausbreitete.

De T a k a t s (1934) hat das Verfahren vielfach bei Fällen von inoperablem Carcinoma uteri und cervicis mit Erfolg geübt und manchmal auch die Sympathicusblockade in der Höhe von L_2 bis L_4 hinzugefügt. Diese Methode hat oft eine Schmerzlosigkeit von drei bis vier Monaten herbeigeführt und praktisch so lange angehalten, als die Patienten gelebt haben. R u t h (1934) hat auch über Erfolge bei solchen Fällen berichtet.

Wir sehen also, daß die Kombination von Sympathicusblockade mit sacralen und transsacralen Blockaden besonders bei inoperablen Carcinomen des Beckens und der Perinealgegend ein wirksames Verfahren zur Durchführung der erwähnten Methode darstellen, und zweifellos jedem operativen Eingriff, welcher dem Carcinomkranken nicht zugemutet werden kann, vorzuziehen ist. Hiezu kommt noch die Splanchnicusinfiltration mit Alkohol, und schließlich auch die tiefe Lumbalanästhesie mit Alkohol nach D o g l i o t t i.

Ich selbst habe eine ganze Anzahl von inoperablen Rectumcarcinomen und inoperablen Beckentumoren, welche sich gegen das Perineum zu ausbreiteten, im Laufe der letzten Jahre durch Sympathicusblockaden bei L_2 bis L_4 links plus sacraler Injektion von zirka 10 bis 20 ccm 80%igen Alkohol für einige Zeit schmerzfrei machen können. In manchen Fällen wurden die Injektionen in gewissen Zeitabständen bis an das Lebensende der Kranken wiederholt.

Einige Erfahrung konnten wir auch noch mit inoperablen oder recidivierenden Tumoren nach Mammacarcinomoperationen machen. Das klinische Bild dieser traurigen Fälle ist leider sehr geläufig. Innerhalb der alten Operationsnarbe und innerhalb der Achselhöhle liegt eine feste Geschwulstmasse, die unbeweglich ist und welche zu einer starken Kompression mit Stauung der betroffenen oberen Extremität geführt hat, die elephantiastisch angeschwollen, schmerzhaft und unbeweglich ist. Die Injektion von Novocain und Alkohol in den Plexus selbst ist bei starker Schwellung anatomisch nicht möglich. Paravertebral aber kann der Plexus von C_7 bis Th_2 auch auf dem in solchen Fällen freien paravertebralem Wege ausgeschaltet werden. Wir haben in solchen Fällen einige Male Schmerzlosigkeit für vier bis sechs Wochen und auch einen Rückgang der Schwellung der oberen Extremität gesehen.

Bei Schmerzen durch Knochentumoren ist die Sympathicusblockade selten von Erfolg begleitet. Hier wirkt oft die Röntgentherapie schmerzstillend.

Schließlich erwähne ich hier noch die von mir 1951 eingeführte Stirnhirninfiltration als Verfahren, das in über 50% inoperabler Fälle bis zum Lebensende schmerzfrei macht und die oben erwähnten Methoden vielleicht zum Teil überflüssig werden läßt. Das Verfahren wurde von B u c a i l l e (1952) mit Erfolg nachgeprüft.

Mit allen diesen Methoden kann man den Lebensrest hoffnungsloser Tumorkranker erträglicher gestalten.

Gynäkologische Erkrankungen

Die Beeinflussung der verschiedenen gynäkologischen Erkrankungen (wie Parametritis, Dysmenorrhoe, Vaginismus usw.) ist durch Infiltration und Operationen am vegetativen Nervensystem möglich. Diese Infiltrationen werden am N. praesacralis durchgeführt. Es kann in Seitenlage oder in Rückenlage präsacral nach C o u r t y oder T o s a t t i infiltriert werden. Falls die Infiltration nicht zum gewünschten Erfolg führt, kommt die operative Behandlung nach C o t t e in Frage.

1925 gab C o t t e eine sympathicochirurgische Therapie der Dysmenorrhoe an und empfahl eine periarterielle Sympathektomie der A. hypogastrica oder die Durchschneidung der präsacralen Nerven.

Die anatomische Grundlage zu dieser Operation wurde erst später von F o n t a i n e und H e r r m a n n gegeben.

Diese Autoren zeigten, daß die Nervenfasern zum Uterus vom Plexus Frankenhäuser kommen, welcher im Ligamentum latum gelagert ist. Diese Nervenfasern kommen von dem oberen und unteren hypogastrischen Plexus. Die Ovarien erhalten ihre Nervenleitung von Fasern, welche entlang der Ovarialarterien vom Plexus intermesentericus und von den renalen Plexus kommen. Im Ligamentum rotundum teilt sich der Plexus ovaricus in eine Anzahl von weiteren Plexus, welche die Tuba Falloppii umziehen und in einen nach innen verlaufenden Plexus, welcher in die Ovarien eintritt. Die Nervenleitung zur Vagina kommt vom vorderen Anteil des Plexus hypogastricus und von einigen sacralen Fasern. Die usuelle Lehrmeinung gipfelt darin, daß der Plexus hypogastricus superior einen vasoconstrictorischen Effekt auf die Beckeneingeweide ausübt, während die sacralen autonomen Fasern eine Erweiterung in diesem Gebiet bewirken.

Auch die genaue Pathogenese der Schmerzentstehung während der Menses ist unbekannt. D a v i s meint, daß die Ursache des Schmerzes eine muskuläre Kontraktion des Uterus sei, welche indirekt durch Hypophyse und Ovarien bedingt ist, wozu noch eine nervöse Ursache dazutritt.

Die einfachste und wirksamste Methode der Behandlung der Dysmenorrhoe scheint die präsacrale Neurektomie von C o t t e zu sein, über welche eine ganze Anzahl von Publikationen vorliegen. So berichtet z. B. M e i g s im Jahre 1939, welcher hauptsächlich am Plexus hypogastricus superior operiert, über 20 Kranke.

15 hievon wurden mit Erfolg operiert, zwei wurden teilweise gebessert und in drei Fällen war die Operation wirkungslos. Es ist noch nicht klar, ob man auch präsacralen Plexus oder nur am Plexus hypogastricus operieren soll, doch glaube ich, daß eine strenge Trennung bei diesen so naheliegenden Nervengebilden bei einer Operation nicht möglich ist.

Eine der letzten Arbeiten über diesen Gegenstand erschien von F e r t i t t a und Mitarbeitern. Diese Autoren haben von 1942 bis 1949 125 Fälle von Dysmenorrhoe, welche auf die üblichen Behandlungsverfahren nicht reagierten, nach C o t t e präsacral neurektomiert.

Es handelt sich in 80,4% der Fälle um den sogenannten primären Typus der Dysmenorrhoe. Die übrigen Fälle hatten Erkrankungen des kleinen Beckens verschiedenster Art und wurden daher als sekundärer Typus bezeichnet. Bei den Fällen mit „primärer uteriner Dysmenorrhoe" begann die Erkrankung im Durchschnitt mit 14 Jahren. In den anderen Fällen mit der „erworbenen" Dysmenorrhoe war der durchschnittliche Beginn der Erkrankung mit 25 Jahren festgestellt worden. Nur in drei Fällen lag eine Psychoneurose vor. Nach der Operation wurde in 88,5% der Fälle von primärer Dysmenorrhoe eine vollkommene Heilung erzielt, während bei der sekundären Dysmenorrhoe die Erfolgszahlen 75% betrugen. Irgendwelche unangenehme Folgen nach der präsacralen Neurektomie wurden nicht beobachtet. Morbidität und Mortalität sind nicht erwähnenswert.

A n s e l m i n o und F i n c k bezeichnen die präsacrale Neurektomie als das wirksamste Verfahren in der Behandlung therapieresistenter Fälle von Algomenorrhoe und Vaginismus. Bei zwölf Fällen von schwerem Vaginismus war der Eingriff erfolgreich. Unter 34 Patienten, welche wegen Algomenorrhoe operiert wurden, waren 26 Erfolge, sechs Recidive und zwei Versager.

Ebenso hat L u z u y zwei Fälle von Vaginismus durch Infiltration der Parametrien heilen können.

Literatur

A d s o n, A. W., Surgery (Am.) 1, 859 (1937); Surg. etc. 85, 687 (1947). — A d s o n, A. W., und C o f f e y, zit. nach H o f f und S e i t e l b e r g e r. — A d s o n, A. W., W. McK. C r a i g und G. E. B r o w n, Arch. Surg. (Am.) 31, 794 (1935). — A n s e l m i n o, K., und F i n c k, Arch. Geb.hilfe u. Frauenhk. 1949, 805.

B a s c h, M., zit. nach L e r i c h e (1950). — B e u l e und S c h o t t e, Rev. belge Sci. méd. 1934, 6353. — B o t h e, F., Ann. Surg. 103, 510 (1936). — B r a e u c k e r, W., Arch. klin. Chir. 149, 718 (1928). — B r u c e, zit. nach H u g h e s. — B r u n, M., Presse méd. 1942, 234. — B u c a i l l e, M., Presse méd. (18. IV. 1952).

Cotte, G., Lyon méd. 135, 153 (1925).

Damaschinos, zit. nach Hughes. — Davis, zit. nach White und Smithwick.

Fellinger, K., Wien. Akad. f. ärztl. Fortbildg., Tagung Oktober 1951. — Fertitta, I. I., S. Fertitta und K. T. Miller, Surgery (Am.) 28, 129 (1950). — Findley, Th., und R. Patzer, J. A. M. A. 128, 1217 (1945). — Flothow, P. G., Amer. J. Surg. 1930, N.-S. 10, 8. — Fontaine, R., und L. G. Herrmann, Surg. etc. 54, 133 (1932).

Gage, M., Surgery (Am.) 5, 599 (1939). — Gennerich, E., Zbl. Chir. 14, 980 (1950). — Gilchrist und Mullen, Surg. Clin. N. Amer. 11, 989 (1931). — Goetz, R. H., Clin. Proc. 2, 7 (1943); 4, 337 (1945). — Gohrbandt, E., Zbl. Chir. 9, 630 (1951); Langenbecks Arch. 170, 295 (1951); Z. Inn. Med. u. Grenzgeb. 5, 468 (1950). — Graber-Duvernay, I., J. J. Herbert, F. Gerbay, J. Paillot und Blanch-Terradas, J. Méd. Lyon 754, 537 (1951).

Harris, R. I., und J. L. McDonald, J. Bone Surg. (Am.) 18, 35 (1936). — Haxton, H. A., Brit. med. J. 1948, 116/4552, 636. — Heinbecker, T. I., J. thorac. Surg. (Am.) 2, 517 (1932). — Henderson, H., und A. W. Adson, J. Bone Surg. (Am.) 14, 47 (1932). — Herget, R., Dtsch. med. Wschr. 1944, H. 13/14, 173. — Hoff, H., und F. Seitelberger, Wien. klin. Wschr. 1950, H. 43, 801. — Hughes, E. S. R., Surg. etc. 88, 89 (1949).

Judowich, W. D., und W. Bathes, J. Int. Coll. Surg. 5, 26 (1943).

Kappis, R., Bruns' Beitr. 147, 343 (1929). — Klare, V., Wien. med. Wschr. 1951, H. 49, 938. — Kotzareff, zit. nach J. C. White. — Kraus, H., Sitzung d. Ges. d. Chir., Wien, 1950.

Labat, G. S., Regional Anaesthesia. Philadelphia: Saunders, 1928. — Lauda, E., und Luger, Erg. inn. Med. 1926, 30. — Layerl, zit. nach Hughes. — Leriche, R., Presse méd. 1925, H. 33, 465; 1937, 1851; Lyon chir. 44, 399 (1949); La chirurgie de la douleur. Paris: Masson & Cie., 1950. — Leriche, R., und R. Fontaine, Soc. Int. Chir. 1935, 95. — Leriche, R., und P. Frieh, Lyon chir. 31, 6 (1934). — Lexer, E. W., Dtsch. Z. Chir. 249, 338 (1937). — Lopez-Esnaurizar, M., J. Int. Coll. Surg. 1945 (Juli); Dolores mortales. Mexico: 1947. — Lowe, I. G., Proc. Staff Meet Mayo Clin., Rochester 20, 65 (1950). — Luzuy, M., Les infiltrations du sympathique. Paris: Masson & Cie., 1950.

Mandl, F., Die paravertebrale Injektion. Wien: Julius Springer, 1926; The Paravertebral Block. New York: Grune & Stratton, 1947; Klin. Wschr. 1925, H. 4, 49; Wien. klin. Wschr. 1935, H. 16. — Mandl, F., und W. Gyri, Wien. klin. Wschr. 1951, 917. — Mandl, F., und H. Milwidski, Acta Med. Orient. 10, 319 (1946). — Mandl, F., F. Paul, W. Gyri und R. Jelinek, Wien. med. Wschr. 1951, 304. — Meigs, I. V., Surg. etc. 58, 723 (1939).

Nafzigger, H. C., und W. T. Grant, Surg. etc. 67, 712 (1938).

Ochsner, A., und M. De Bakey, Amer. J. Surg. 3, 669 (1935); Arch. Surg. (Am.) 41, 1146 (1940).

Patterson, R. H., und W. I. Stainski, Ann. Surg. 103, 514 (1936). — Pieri, G., Arch. ital. Chir. 31, 117 (1932); Chir. Org. Movim. 1950, 30.

Rieder, W., Arch. klin. Chir. 186, 351 (1936); zit. nach Lexer und zit. nach Hughes. — Rowntree, L. G., und A. W. Adson, J. A. M. A. 88, 694 (1927). — Rowntree, L. G., A. W. Adson und P. S. Hench, Ann. int. Med. (Am.) 4, 447 (1930). — Ruth, S., J. A. M. A. 102, 424 (1933).

Salzstein, H., J. A. M. A. 103, 242 (1934). — Schafer, P. W., Ann. Surg. 122, 1098 (1945). — Scheppelmann, zit. nach Hughes. — Shumaker, H. B., Surgery (Am.) 13, 1 (1943). — Steinbrocker, O., Ann. int. Med. (Am.) 12, 1917 (1939).

Takats, G. de, J. A. M. A. 102, 424 (1934). — Tosatti, E., Le infiltrazioni del simpatico. Roma: Edizione Italiane, 1948.

Übelhör, L., Zbl. Chir. 1937, 194.

White, J. C., Surgery (Am.) 4, 22 (1938); New Engld J. Med. 220, 181 (1939). — White, J. C., und R. H. Smithwick, The Autonomic Nervous System. New York:

MacMillan, 1941. — Wilson, P. D., und T. C. Thompson, Ann. Surg. 110, 292 (1939). — Woodbridge, P. D., Amer. J. Surg. 1930, N.-S. 9, 284.

Young, A., Brit. med. J. 2, 375 (1936).

Zimmermann-Meinzingen, in K. Fellinger, Lehrbuch der Inneren Medizin. Wien: Urban & Schwarzenberg, 1951.

Technik der Eingriffe am sympathischen Nervensystem

Einleitung

Was zunächst die Sympathicus- und Stellatumblockade anbelangt, habe ich schon früher erwähnt, daß diese von Internisten und Neurologen und auch vom Praktiker erlernt werden kann. Sie ist insbesondere im Bereich des lumbalen Grenzstranges sehr leicht durchzuführen. Für die thoracale Sympathicusblockade empfehle ich Hospitalisierung, während die Stellatuminfiltration wie auch die lumbale Sympathicusblockade auch ambulant durchgeführt werden kann. Nochmals sei darauf verwiesen, daß die Stellatuminfiltration allein nach unseren physiologischen und anatomischen Kenntnissen mit der Ausschaltung der oberen Extremität nichts zu tun hat. Es kann aber nicht geleugnet werden, daß sie trotzdem bei chronischen Gefäßerkrankungen der oberen Extremität, aber auch bei schmerzhaften Erkrankungen verschiedenster Art, wie beim Phantom erfolgreich sein kann. Was die Behandlung der Angina pectoris mit der Stellatuminfiltration anbelangt, muß unbeeinflußt von ihren vielfachen Erfolgen erwähnt werden, daß sie die afferenten Herznervenbahnen nicht in ihrer Gänze zu blockieren imstande ist und nur ein Teilverfahren der Blockade von Th_1—Th_4 darstellt. Ob zur besseren Durchblutung der Hirngefäße und bei den verschiedenartigen Erkrankungen der Schädelhöhle die Stellatuminfiltration oder die höhere cervicale Grenzstrangblockade vorzuziehen ist, steht bisher noch nicht mit Sicherheit fest. Am thoracalen und cervicalen Sympathicus soll in einer Sitzung niemals bilateral blockiert werden. Die Mittel der Wahl für die Blockaden am thoracalen und cervicalen Grenzstrang sind derzeit neben Novocain (Procain) das Phenol und die Daueranästhetica. Aus Gründen, die noch zu erwähnen sein werden, wird von der Alkoholinjektion immer mehr Abstand genommen.

Zur Sympathicuschirurgie sei zunächst vorweggenommen, daß in den verschiedenen Kapiteln vielfach von Sympathicusoperationen, Sympathektomien, Ganglienektomien oder Grenzstrangresektionen die Rede war. Diese Ausdrücke stellen allgemein übliche sprachliche Vereinfachungen für ein operatives Verfahren dar, welches man genauer als „präganglionäre Grenzstrangresektion mit Entfernung der sympathischen Ganglien" bezeichnen müßte. Denn nur dieser Eingriff entspricht unseren derzeitigen physiologischen Erkenntnissen (s. S. 353).

Es ist hier weiter die Frage aufzuwerfen, ob die Sympathicuschirurgie als Spezialfach Begründung hat. Ich möchte diese Frage schon aus dem Grunde verneinen, weil sich im Rahmen der Allgemeinchirurgie durch Vorliebe des Chirurgen immer wieder besondere Gebiete von seiner routinemäßigen Tätigkeit abzweigen und sein besonderes Interesse erregen. Aber nichtsdestoweniger muß gesagt werden, daß sich mit der Sympathicuschirurgie nur der Chirurg beschäftigen sollte, welcher Lust und auch Zeit hat, sich in alle Probleme dieses Faches zu vertiefen.

Die diversen Operationsverfahren sehen in den lehrbuchmäßigen Abbildungen außerordentlich einfach aus, aber immer wieder bringen sie, auch bei entsprechender Erfahrung des Operateurs, von Fall zu Fall Schwierigkeiten. Ich zögere nicht zu erklären, daß mir auch heute noch eine präganglionäre thoracale Sympathektomie mißlingen kann oder daß ich manchmal den lumbalen Grenzstrang viermal so lang suchen muß, als es unter normalen Umständen der Fall ist. Bei Spezialoperationen, die selten durchgeführt werden, ergeben sich noch größere Schwierigkeiten. So kann z. B. die Stellektomie, von dorsal ausgeführt, ein ziemlich schwieriger Eingriff werden und die so differenten Ergebnisse bei der Operation für ein Megacolon erkläre ich mir unter anderem dadurch, daß der „Abdominalchirurg" nicht immer imstande ist, eine kompliziertere Sympathicusoperation lege artis auszuführen.

Die Mortalität der Sympathicusoperationen ist eine tiefe, besonders seit Einführung der orotrachealen Gasnarkose. Die Erfolge der Operation gehen zum großen Teil auch auf die Vertrautheit des Operateurs mit dem Operationsfeld und natürlich auf die richtige Indikation zurück.

Die Operation der Wahl für die obere Extremität ist die hohe thoracale präganglionäre Sympathektomie im Sinne von S m i t h w i c k. Die Operation der Wahl für Erkrankungen der unteren Extremität ist die hohe lumbale präganglionäre Sympathektomie. Die beiden lumbalen Segmente 4 und 5 innervieren die untere Extremität nicht mehr. Die theoretisch zweckmäßigste Operation für die Angina pectoris ist die hohe thoracale Sympathektomie (Th$_1$—Th$_4$) und das Ersatzverfahren für diese ist die Stellektomie. Über die Hochdruckoperationen besteht noch keine Einigkeit, welche die zweckmäßigste ist und welche Art des Eingriffes am leichtesten für den Kranken erträglich ist.

Ausgedehnte Operationen scheinen erfolgreicher zu sein als lokal begrenzte. Auf alle diese Punkte wurde in den Spezialkapiteln hingewiesen.

Für die thoracale Sympathektomie und Stellektomie habe ich in den letzten zwei Jahren nur die orotracheale Gasnarkose verwendet. Sie war besonders bei Hochdruckoperationen von unschätzbarem Wert und hat mit dazu beigetragen, daß die Mortalität in meinem Material so stark zurückging. Die hohe und tiefe lumbale Sympathektomie führe ich manchmal noch in Lumbalanästhesie mit Procain aus. Es ist mir bekannt, daß manche Chirurgen diesen Eingriff bei chronisch-stenosierenden peripheren Gefäßerkrankungen ablehnen, weil er zu einem Blutdruckabfall führt. Zu letzterem Ereignis muß es aber bei einem guten Anästhesisten niemals kommen und ich habe einen schädlichen Effekt der Lumbalanästhesie niemals feststellen können.

Technik der Sympathicusblockade (paravertebrale Injektion)

Instrumentarium und Behelfe

Zur Ausführung der Sympathicusblockade sind notwendig: Zwei Injektionsspritzen, die eine von 5 ccm, die andere von 10 ccm Fassungsvermögen; einige kleine, scharfe Nadeln von einer Länge von 3 bis 5 cm zur Anästhesierung der Weichteile bis zu den Knochenabschnitten; einige lange Nadeln von 10 bis 12 cm Länge und 0,8 bis 1,0 mm Durchmesser zur Penetration bis an die sympathischen Gebilde.

Die Nadeln sollen möglichst aus rostfreiem Stahl sein. Eine Tiefenmarkierung der Nadel ist nicht unbedingt nötig, weil die Tiefenlage der Nadel jederzeit durch Abmessen des aus der Haut noch hervorragenden Teiles der Nadel gemessen oder durch Fingerbreiten geschätzt werden kann, wenn man ihre Gesamtlänge genau kennt. Zwei Schalen für die Injektionsflüssigkeit sollen bereit sein; die eine Schale für Novocain soll weiße Farbe, die Schale für Alkohol, Phenol oder das Daueranästheticum soll eine andere Farbe haben, damit Verwechslungen ausgeschlossen sind.

Für den Fall eines Kollapses des Patienten sollen Coffein, Cortigen o. dgl. in Ampullen bereit stehen, um jederzeit injiziert werden zu können.

Die Injektion kann auf einem gewöhnlichen Untersuchungstisch oder auch im Bett vorgenommen werden. Der Patient soll vor der Sympathicusblockade mit Barbituraten, eventuell auch mit Morphium oder seinen modernen Ersatzpräparaten (Heptadon usw.) ruhig gestellt sein. Ich injiziere meist am sitzenden oder aber an dem auf der Seite, seltener an dem am Bauch liegenden Patienten.

Nach Reinigung der Haut mit Benzin, Alkohol, werden die entsprechenden Dornfortsätze und damit die zu beschickenden Segmente mit Jodtinktur markiert und die Injektionsstelle am besten mit Jodtinkturstrichen bezeichnet. Die Segmente, an denen ich aus den verschiedensten Indikationen Sympathicusinjektionen ausführe, sollen hier angegeben werden (s. auch S. 22):

Herz	Th$_1$ bis Th$_4$ bilateral oder einseitig (oft Th$_5$, Th$_6$ hinzufügen) oder Injektion am Ganglion stellatum.
Lunge, Bronchien	Th$_1$ bis Th$_5$ bilateral oder einseitig, oder Injektionen am Ganglion stellatum.
Pylorus und Duodenum . .	Th$_6$ und Th$_7$; Th$_6$ oder Th$_7$ bis Th$_8$ rechts.
Kleine Kurvatur des Magens	Th$_6$ und Th$_7$; und Th$_6$ oder Th$_7$ ein- oder beiderseitig.
Magen	Th$_6$ bis Th$_8$ beiderseitig.
Gallenblase	Th$_9$ oder Th$_9$ und Th$_{10}$ nur rechts.
Appendix	Th$_{12}$ oder Th$_{12}$ und L$_1$ oder Th$_{12}$ bis L$_3$ rechts.
Rechte Niere	Th$_{12}$ und L$_1$ oder Th$_{12}$ und L$_1$ und L$_2$ rechts.
Linke Niere	Th$_{12}$ und L$_1$ oder Th$_{12}$ und L$_1$ und L$_2$ links.
Pankreas	Th$_8$ bis Th$_{10}$ links.
Obere Extremität . . .	Th$_1$, Th$_2$, Th$_3$.
Untere Extremität . . .	L$_2$ bis L$_4$ (eventuell L$_1$).

Leider bestehen bis zum heutigen Tage noch verschiedene Differenzen über die Höhe der Ausschaltung der verschiedenen sympathischen Ganglien für die untere bzw. obere Extremität.

Für die untere Extremität wurde zunächst angenommen, daß das 2. bis 4. lumbale Ganglion auszuschalten ist. Aber bald wurde darauf hingewiesen, daß bei bestimmten Krankheiten der unteren Extremität (Thrombangitis obliterans, hohe arterielle Ligatur usw.) unbedingt auch das 1. lumbale Ganglion blockiert werden müßte, um die sympathische Versorgung der Extremität mit Sicherheit auszuschalten. (Dabei erscheint es nach Ansicht mancher Autoren möglich, daß beiderseitige Resektion des 1. lumbalen Ganglions beim Manne von einer Störung des Ejakulations- und Erektionsmechanismus gefolgt sein kann [s. S. 187]).

Das 1. Lumbalganglion soll also jedenfalls nur bei schweren Zuständen beiderseits unterbrochen werden und bei gewöhnlichen Fällen von Vasospasmus und dergleichen verschont werden (W h i t e).

Ähnliche Unklarheiten hinsichtlich der Höhe und Ausdehnung der Ausschaltung des Sympathicus bestehen für die obere Extremität (s. S. 201).

An dieser Stelle sei, um einen Irrtum zu vermeiden, nochmals hervorgehoben, daß die Höhe der mittleren und unteren Thoracal- und Lendensegmente dem Dornfortsatz des nächst höheren Wirbels entsprechen. Das 10. Thoracalsegment wird also in der Höhe des 9. Dornfortsatzes der Brustwirbelsäule injiziert, was wir als Th$_9$ bezeichnen.

Die Hände des Operateurs müssen steril gewaschen werden oder mit sterilen Gummihandschuhen versehen sein. Dann zieht man in einer Entfernung von zirka 4 bis 6 cm von der Wirbelsäule entfernt eine vertikale Linie mit einem

Jodtinkturstäbchen und fällt von der bereits markierten Höhe des entsprechenden Dornfortsatzes horizontale Linien zu derselben. Der Schnittpunkt der beiden Linien bezeichnet die Einstichstelle.

Nun ist nochmals Vorsorge zu treffen, daß das zur Sympathicusinjektion notwendige Instrumentarium vollzählig und gebrauchsfertig vorliegt.

Um den Einstich möglichst schmerzlos zu gestalten, empfiehlt es sich, mit einer ganz feinen Nadel zunächst eine intrakutane Quaddel mit dem Anästheticum zu setzen.

Nun kann die Injektion selbst beginnen.

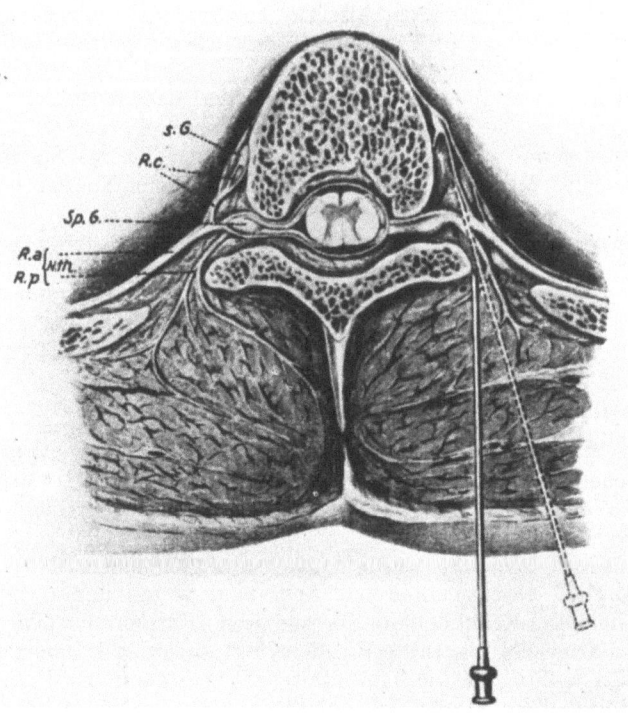

Abb. 29. Technik der Sympathicusblockade. Horizontalschnitt durch die Wirbelsäule. Demonstration der beiden Phasen der Sympathicusblockade. Ausgezogen die Nadelstellung bei der ersten Phase, gestrichelt die bei der zweiten Phase. Die Nadelspitze liegt in der Nähe des sympathischen Grenzstranges oder der Ganglien oder der Rami communicantes (*s. G.* Sympathischer Grenzstrang, *R. c.* Ramus communicans, *Sp. G.* Spinal-ganglion, *R. a.* Ramus anterior, *R. p.* Ramus posterior, *N. th.* N. thoracalis.)

Methode 'Läwen-Kappis-Mandl (1925) (I). In die durch die Jodtinktur-zeichnung genau markierte und mit Novocain infiltrierte Hautstelle wird nun genau in sagittaler Richtung mit einer 10 bis 12 cm langen Nadel eingestochen (Abb. 29). Je nach der Fett- und Muskelschicht des Individuums, gelangt man in einer Tiefe von 3 bis 5 cm an einen knöchernen Widerstand. Da die Nadel nicht zu stark sein soll (Maximum 1 mm) und eine Länge von 10 bis 12 cm hat, ist es zweckmäßig, sich beim Vorstoßen derselben eines kleinen Kunstgriffes zu bedienen. Die rechte Hand setzt die Nadel an die Haut, mit der linken Hand wird die Spitze der Nadel mit einer Pinzette fixiert und dadurch das Eindringen in die Haut erleichtert (Abb. 30). Am ganzen Wege des Vordringens der Nadel durch das Unterhautzellgewebe, Fett, Fascia lumbodorsalis und die Muskulatur (M. trapecius, latissimus dorsi, lange Rückenstrecker) wird während des Vordringens der Nadel langsam Anästhesieflüssigkeit injiziert ($^1/_2$%ige Lösung).

Die Spritze abzunehmen und abzuwarten, ob Blut aus der Nadel ausfließt — also der Gefahr der intravasalen Injektion zu entgehen —, ist in dieser Schicht noch nicht notwendig. Der erste knöcherne Widerstand ist durch den Querfortsatz oder durch das entsprechende Rippenköpfchen gegeben. Sollte man in der Tiefe von zirka 5 cm noch nicht auf knöchernen Widerstand stoßen, dann befindet man sich im Intercostalraum. Unter diesen Umständen muß die Nadel zurückgezogen werden und man beginnt nochmals an anderer Stelle. Der Patient spürt von dem Suchen mit der Nadel nicht viel, da ja der ganze Bereich örtlich betäubt wurde. Nur das Anschlagen der Nadel an den knöchernen Widerstand wird manchmal unangenehm empfunden und es muß daher sofort, nachdem man auf den Knochen stößt, zirka 1 ccm Novocain eingespritzt werden. Nun nimmt man die Spritze ab und führt die nicht armierte lange Nadel weiter. Sie erreicht, durch anästhesiertes Gebiet vordringend, leicht den oberen Rand des knöchernen Widerstandes (des Querfortsatzes oder des Rippenköpfchens) und dringt ohne Spritze weiter zirka $^1/_2$ cm in der sagittalen Ebene über dem Knochen vor. Nun besteht die Möglichkeit des Anstechens eines Intercostalgefäßes. In

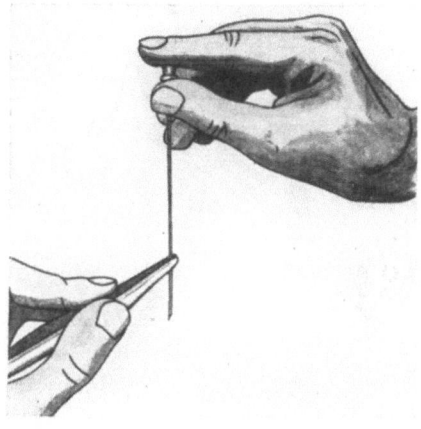

Abb. 30. Führen der Nadel mit der Pinzette.

diesem Falle wird sich aus der Nadel Blut entleeren. Wenn dies geschieht, dringt man unbekümmert weiter vor, injiziert aber nicht. Schmerzhafte Sensationen sind an dieser Stelle durch das Anstechen eines Intercostalnerven erklärlich. Sie verschwinden sofort, wenn man — falls kein Blut abfließt, darf dies geschehen — ein ganz geringes Quantum Anästhesieflüssigkeit injiziert.

Knapp oder zirka $^1/_2$ cm, nachdem man also den oberen Rand des knöchernen Widerstandes überwunden hat, beginnt der zweite Teil der Injektion. Es wird nun mit der Nadel eine Richtungsänderung vorgenommen. Ihre Spitze muß zirka 30 bis 40⁰ zur Wirbelsäule zu geneigt werden. Nach dieser Drehung, die mit nichtarmierter Nadel vorgenommen wurde, dringt man noch um 3 bis 5 cm in dieser Richtung gegen die Vorderfläche der Wirbelkörper zu langsam vor, immer unter Beobachtung, ob sich nicht Blut oder Liquor aus der Nadel entleert (Abb. 31). Am zweiten knöchernen Widerstand angelangt (Vorderfläche der Wirbelsäule), ziehe man die Nadel zirka $^1/_4$ cm zurück und warte nun 10 bis 15 Sekunden ruhig ab. Entleert sich nach dieser Zeit weder Blut noch Liquor, injiziert man langsam 10 bis 15 ccm $^1/_2$%iger Novocainlösung oder 20 bis 30 ccm $^1/_4$%iger Novocainlösung oder dergleichen (über die Injektionsmittel und deren Dosierung siehe später). Mit raschem Ruck wird nun die Nadel herausgezogen und die Injektionsstelle nach Jodierung mit einem Gazepflasterstreifen bedeckt. Sind mehrere Segmente zu injizieren, dann injiziere ich ein Segment nach dem anderen.

Nach der Injektion lassen wir den Patienten ruhen, und zwar nach Verbrauch einer größeren Anästhesiemenge längere, nach Verbrauch eines kleineren Quantums kürzere Zeit. Bei Patienten, die in die Klinik aufgenommen sind, spielt dieser Punkt keine solche Rolle, doch führen wir Sympathicusinjektionen auch bei ambulanten Patienten durch, falls es sich um Sympathicusblockaden im Bereiche des Lumbalteiles handelt. Nach einer halben Stunde kann man den Patienten entlassen.

Methode Mandl (1926) (II). Um die Nadel nicht allzusehr durch die Änderung des Winkels der Richtung zu belasten, wurde versucht, diese Richtungsänderung derselben gegen die Wirbelsäule zu fortzulassen und es wurde 5 bis 7 cm von der Dornfortsatzlinie der Wirbelsäule entfernt, in einer Winkelstellung von 30 bis 40⁰ gegen die Mittellinie zu, eingestochen, in entsprechender Höhe der

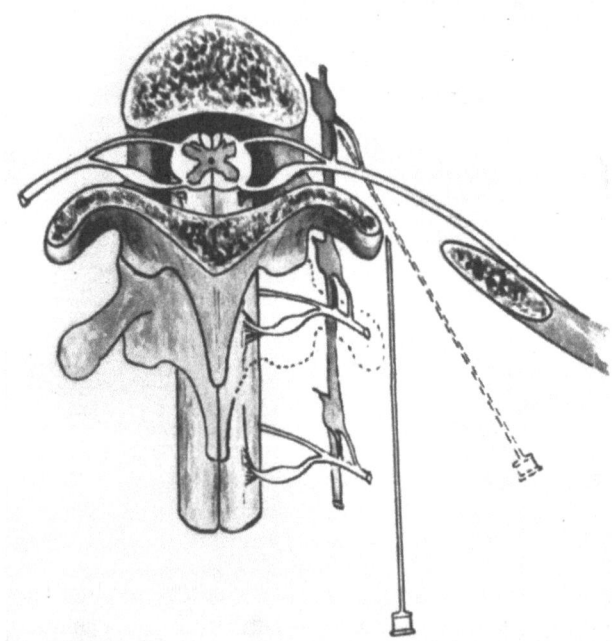

Abb. 31. Technik der Sympathicusblockade. Darstellung der Beziehungen der sympathischen Gebilde zu den Spinalnerven, daneben skizziert die Nadelpositionen bei der Sympathicusblockade.

Widerstand des Querfortsatzes getastet, der obere Rand desselben passiert und *ohne* Änderung der Nadelstellung in die Tiefe bis an die Vorderfläche der Wirbelsäule vorgedrungen. Diese Methode ist für die Blockade im lumbalen Anteil der Wirbelsäule besonders geeignet.

Um eine gewisse Auswahl und auch einen gewissen Überblick über technische Methoden dem Leser zu ermöglichen, gebe ich nun kurz auch einige andere Methoden der paravertebralen Injektion an.

Methode von James C. White. Nach langjähriger Erfahrung beschrieb J. C. W h i t e (1940) die von ihm routinemäßig geübte Form der Sympathicusblockade unter besonderer Berücksichtigung der Alkoholinjektion bei Angina pectoris und unter Betonung der hiebei möglichen Komplikationen.

Der Patient liegt auf der Seite, die Schultern nahe dem Bettrand, mit den Armen in frei herunterhängender Lage, damit der Puls gefühlt werden kann. Die Markierungspunkte entsprechen den schon angeführten Angaben. 4 cm von der Wirbelsäule entfernt werden intradermale Novocain- oder Procainquaddeln gesetzt. Die Injektion erfolgt in sagittaler Richtung mit 10 cm langen Nadeln.

In der Tiefe von 3 bis 5 cm stößt man auf den knöchernen Widerstand des Proc. transversus oder des Rippenköpfchens. Man versucht nun, nach leichtem Zurückziehen der Nadel, den unteren Rand der genannten knöchernen Gebilde zu passieren. Nachdem das geschehen ist, stößt man in einem Winkel von 20° zu der sagittalen Ebene vor. Nach weiteren 3 cm ist gewöhnlich der neue Kontakt mit Knochen hergestellt. Sollte das nicht der Fall sein, dann muß die Nadel mehr gegen die Mittellinie zu gerichtet werden, um den hier in einer Tiefe von zirka 3 cm hinter dem Proc. transversus verlaufenden sympathischen Strang zu erreichen. In dieser Gegend wird das Anästheticum reichlich im retropleuralen Raum diffundieren und die Spinalnerven, den sympathischen Strang und seine Rami und im hinteren Mediastinum die Herznerven umspülen.

Bei dieser Manipulation soll die Spritze nicht an die Nadel angesetzt werden. Die Vorkehrungen, um nicht intrapleural, intravasal oder intradural zu injizieren, sind die gleichen, wie ich sie seinerzeit angab. Individuell ist aber bei W h i t e, daß er alle Nadeln zunächst an allen Segmenten liegen läßt, nachdem er den Ort der Injektion mit der Nadel erreicht hat. Hier werden dann jeweils zunächst 2 ccm einer 2%igen Procainlösung in jede Nadel injiziert. Nach fünf bis zehn Minuten steht es fest, ob die Nadel richtig gelegen ist, weil in dieser Zeit die Zeichen der Sympathicusparalyse manifest werden (Anästhesie in bestimmter Region, Hitze und Rötung und Trockenheit der Haut).

Die Zeichen der Sympathicusparalyse sind besonders dort klar, wo die Extremitäten vorher kühl und feucht waren. Das H o r n e r sche Zeichen ist für W h i t e weniger charakteristisch für die richtige Position der Nadel im cervicothoracalen Bereiche.

Sollten aber die erwähnten Zeichen der Sympathicusparalyse nicht eintreten oder nur in einem ungenügenden segmentären Ausmaß sich darbieten, dann liegen die Nadeln schlecht und ihre Position muß korrigiert werden, bevor man Alkohol injiziert. Vor der Alkoholinjektion sollen nun noch in jedes Segment weitere 3 ccm 1%iger Procainlösung injiziert werden, um die Alkoholinjektion schmerzlos zu gestalten.

Der letzte Akt der Methode besteht in der langsamen Injektion von 5 ccm 95%igem Alkohol. Hier wird mit großer Vorsicht vorgegangen und jede Veränderung des Kranken genau beobachtet. Eventuell wird noch nach der Alkoholinjektion eine kleine Menge von Lipojodol injiziert, um nachträglich in einem vorderen und seitlichen Röntgenbild der Wirbelsäule die exakte Lokalisation festzustellen.

Nach der Injektion soll der Patient eine Stunde ruhen und dann in das Bett gebracht werden.

In letzter Zeit injiziert W h i t e unter Röntgenkontrolle.

Methode der Sympathicusblockade mit Novocain-Phenol (Alkohol) oder nur Novocain-Daueranästheticis (Mandl.) Sie ist ähnlich der Methode 1 oder 2 mit Novocain: Auch hier wird eine vollkommene Anästhesie mit Novocain von der Haut bis an die Wirbelsäule ausgeführt. Nach Deponierung der Anästhesieflüssigkeit (1/2%, zirka 10 ccm) injiziere ich an der Vorderfläche der Wirbelsäule sehr langsam das Daueranästheticum.

Dieses Daueranästheticum wird in letzter Zeit an meiner Station am häufigsten in Form der 6%igen wässerigen Phenollösung angewendet, von welcher 3 bis 5 ccm injiziert werden. Früher verwendete ich nach W h i t e 3 bis 4 bis 5 ccm 96%igen Alkohol. In derselben Form kann auch hier eines der neuen Daueranästheticis injiziert werden.

Beim Zurückziehen der Nadel aus dem Injektionsgebiet aber spritze ich während der Entfernung der Nadel und insbesondere während der Passage in

der supponierten Gegend der Intercostalnerven nochmals einige Kubikzentimeter
$^1/_2$%iger Novocainlösung ein.

Außerdem unterscheidet sich der von mir geübte Vorgang von dem W h i t e s
dadurch, daß ich ein Segment *nach* dem anderen injiziere und nicht z. B. bei
der Beschickung der vier Thoracalsegmente, welche bei der Angina pectoris
injiziert werden, zunächst alle vier Nadeln nach Anästhesierung und vor der
Injektion von Alkohol liegen lasse und durch sie injiziere (s. Komplikationen).
Außerdem teile ich oft die Beschickung der vier bis fünf Segmente in mehrere
Sitzungen.

Daueranästhesie des Sympathicus

(Continuous sympathetic block)

T h o m a s o n und M o r e z haben, um die Nachteile einer wiederholten
Blockade zu umgehen, eine Daueranästhesie durchgeführt. In Seitenlage des

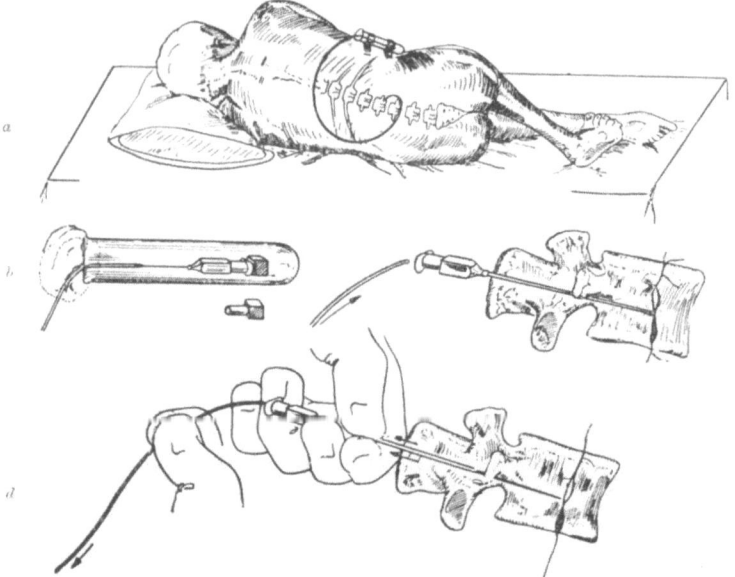

Abb. 32. Daueranästhesie des Sympathicus. *a* Patient liegt in Seitenlage und ein T u o h y katheter ist durch
Heftpflaster befestigt. *b* Das distale Ende des Katheters steckt in einer sterilen Glasröhre mit an den Katheter
angesteckter Injektionsnadel und Zwischenstück. *c* Die T u o h y nadel wird in der Höhe des 2. Lumbalwirbels
eingestochen und der Katheter in die Nadel eingeführt. *d* Die Nadel wird zurückgezogen und der Katheter
an seinem Platz gelassen. (Nach T h o m a s o n und M o r e z.)

Patienten wird entsprechend der Technik der Sympathicusblockade eine sogenannte T u o h y - Nadel an die gewünschte Stelle eingeführt und dann durch
sie ein sehr dünner, flexibler Katheter eingeschoben und am Zielpunkt placiert
(Abb. 32). Nun läuft eine Novocaindauerinfusion ähnlich der intravenösen
Dauerinfusion in die Nadel. Zeitweise wird Penicillin hinzugefügt, um eine
sekundäre Infektion zu verhüten. Man kann auch den Katheter liegen lassen,
steril umhüllen und die Anästhesie am nächsten Tag fortsetzen. In diesem Falle
wird es zweckmäßig sein, sich röntgenologisch vom richtigen Sitz des Katheters
zu überzeugen.

Jüngst hat S t a r l i n g e r diese Methode der protrahierten Unterbrechung
des Sympathicus in Wien beschrieben. S t a r l i n g e r hat dreistündlich 10 ccm

1%iges Procain plus 20.000 O. E. Penicillin injizieren lassen und hat die Wiederholung der Injektion bis zu 14 Tage durchgeführt. Die Kranken hatten dabei keine Schmerzen und konnten das Bett während der Behandlung bei liegenbleibendem Katheter verlassen.

Starlinger hat diese Methode bei der arteriellen Embolie, bei beginnenden Gangränfällen, bei Magen-Darm- sowie Herz-Leber- und Nierenerkrankungen angewendet.

Übersicht über die verschiedenen Methoden der Technik

Die angeführten Methoden (Läwen, Kappis, Mandl, White) sind im Prinzip verwandt und unterscheiden sich nicht wesentlich voneinander. Unterschiede ergeben sich in der Lagerung des Kranken, Richtungswinkel, Injektionsmenge und Konzentration der Lösung. Sie alle suchen zu erreichen, die entsprechenden Nerven an der Vorderfläche der Wirbelsäule zu treffen, nachdem die knöchernen Widerstände, gegeben durch den Proc. transversus oder das Rippenköpfchen, entweder an ihrem oberen Rand oder ihrem unteren Rand überwunden sind.

Wenn ich — nach einigen Versuchen — die Methode von White mit der gleichzeitigen Beschickung aller Segmente nicht akzeptiert habe, so sehe ich doch auch ihre Vorteile klar ein. So wie White betont, kann man sich durch die Anästhesierung der entsprechenden Segmente nach einigen Minuten darüber informieren, ob die Nadeln richtig liegen; das heißt, ob man tatsächlich die sympathischen Gebilde getroffen hat oder nicht. Anderseits führe ich multiple Injektionen gerade bei Schwerkranken sehr ungern aus und ziehe lieber die Verteilung der Injektionen auf mehrere Akte vor.

Das Verfahren von Fervers habe ich auch geübt, fand es aber in vielen Fällen nicht wirksam, so daß ich es wieder aufgegeben habe. Es scheint mir, daß man bei dem von Fervers angegebenen Weg den sympathischen Strang und seine Äste manchmal nicht erreichen kann, obwohl diese Methode zweifellos eine Injektion in das Foramen intervertebrale und somit die Deponierung der Injektionsmittel in den Duralraum unmöglich macht.

Im übrigen muß man wohl Labat zustimmen, wenn er sagt: „Die verschiedenen Injektionsmethoden sind alle brauchbar in den Händen der Autoren, welche sie angegeben haben. Tatsächlich hängt der Erfolg der paravertebralen Methode von der Erfahrung und Geschicklichkeit des Operateurs ab, mit der er sie anzuwenden versteht. Jeder hat seinen modus operandi, welcher seiner Überzeugung entspricht."

Den Vorteil der von mir verwendeten Methode sehe ich:

1. In größerer Schonung des Patienten durch Verteilung der Injektionen in die Segmente auf mehrere Tage;

2. wahrscheinlich häufigere Vermeidung der Alkoholneuritis der Intercostalnerven, falls man diese noch anwenden will.

3. obwohl ich größere Mengen von Novocain verwende, gebrauche ich sie in schwächerer Konzentration (s. Novocainwirkung);

4. bei sitzenden Patienten ist das Anstechen des intraduralen Raumes leichter durch Abfließen von Liquor zu erkennen, als bei Seitenlagerung;

5. die Seitenlagerung ist bei vielen Zuständen für den Patienten unangenehm.

Die Injektionsmittel für die Sympathicusblockade
Novocain (Procain)

Das bis jetzt meist verwendete Anästheticum für die Sympathicusblockade ist das Novocain, das von Einhorn entdeckt und von Braun in die Praxis eingeführt wurde. Letzterer hat auch, um die rasche Resorption des Novocains zu verhindern, demselben Adrenalin beigesetzt und auch dadurch die Intoxikationsgefahr eingeschränkt. Dem Novocain ist identisch das in Amerika hergestellte Procain.

Pantocain, Percain und Nupercain dürfen zur Sympathicusblockade *nicht* verwendet werden.

Es sei gleich an dieser Stelle hervorgehoben, daß sich der Adrenalinzusatz bei der Sympathicusblockade wegen Angina pectoris, paroxysmaler Tachycardie und bei allen Formen des Hochdruckes verbietet.

Das seinerzeit verwendete Novocain kam in Tablettenform in den Handel: die Tablette enthielt 0,125 Novocain hydrocloricum und 0,000125 Suprarenin. Vier Tabletten in 100 ccm physiologischer Kochsalzlösung geben etwa $1/2\%$ige Lösung.

Bei Intoxikationsprophylaxe kommt es nicht so sehr auf die in Gramm ausgedrückte Maximaldosis, als vielmehr auf die Verdünnung an.

Die letale Dosis beträgt nach H. H. M e y e r bei intravenöser Applikation 40 mg/kg Körpergewicht und 400 mg/kg Körpergewicht bei subkutaner Anwendung.

Novocainwirkung: Sowohl die therapeutische Wirkung rein lokal applizierter Novocaininjektionen, als auch die Dauerwirkung der Novocaininjektionen in den sympathischen Strang sind noch nicht geklärt. Es ist aber möglich, daß sowohl die lokale Dauerwirkung des Novocains bei manchen schmerzhaften Zuständen eine ähnliche Ursache hat, wie die Dauerwirkung des Novocains bei Injektionen in sympathische Gebilde (s. K r a u c h e r).

Die zumeist angeführten Gründe für die Wirkung der Novocaininjektion werden z. B. von A l l e n und T u o h y wie folgt angegeben: Hyperämie, Aufhebung des Muskelkrampfes (Versuche von F. M a n d l, 1924), Unterbrechung der sensiblen Reflexe, regionäre Schocktherapie, Herabminderung der Reizschwelle, veränderter Gewebsstoffwechsel.

Vielfach erscheint die Wirkung der lokalen Novocaininjektionen einwandfrei durch das klinische Ergebnis gesichert, doch ihre Erklärung noch durchaus hypothetisch (S p e r a n s k y und G i n s b u r g s Versuche zur Behebung der Pneumonie durch intradermale Injektionen von Novocain, C r e y s s e l s Versuche [1947] durch Novocaininfiltrationen des Carotissinus den schweren posttraumatischen und postoperativen Schock zu beheben u. v. a. m.).

Daueranästhetica

Es war selbstverständlich, daß man die Vorstellung hatte, daß eine bessere Wirkung der Sympathicusblockade und Stellatuminfiltration durch Anästhetica mit längerer Wirkung zu erwarten sein würde.

So versuchte deshalb G r o s s schon vor vielen Jahren den Zusatz von Phosphaten zum Novocain; diese Mittel aber riefen starke Gewebsschädigungen hervor. Andere Autoren konnten durch Zusatz von 0,4%iger Kaliumsulfatlösung eine anhaltendere Wirkung feststellen. Amerikanische Autoren setzten zu 100,0 g $1/2\%$iger Novocainlösung 0,5 Chininum sulfuricum zu, um die Novocainwirkung zu verlängern oder zu verstärken. Ich selbst habe versucht, dem Novocain Coffein, Pyramidon und Chinin zuzusetzen, um eine ähnliche Wirkung zu erzielen, konnte aber bei Selbstversuchen feststellen, daß eine längere, dauernde Wirkung auf diesem Wege als reines Anästheticum nicht zu erzielen ist.

Die zunächst herausgebrachten Daueranästhetica waren in öliger Suspension entwickelt worden. So habe ich schon vor Jahren mit Proctocain bzw. Rectocain (amerikanische bzw. englische Präparate) gearbeitet und es muß nicht erst erwähnt werden, daß bei Injektionen dieser öligen Substanzen in die tieferen Gewebsschichten besondere Vorsicht geübt werden muß.

In Österreich dürfte als erster S t a r l i n g e r ein Daueranästheticum zur Therapie angewendet haben. Er benützte zu therapeutischen Zwecken eine $3^1/_2\%$ige Collidonlösung, in der das Anästheticum gelöst ist. Die klinische Prüfung ergab, daß die Anästhesiedauer vier bis fünf Stunden beträgt. Collidon ist ein polymerisiertes Vinylpyrrolidon.

In letzter Zeit wurde in Österreich das Novanaest auf den Markt gebracht, mit welchem besonders M o r i t s c h gearbeitet hat und das Schmerzlosigkeit bis zu mehreren Tagen bei verschiedenster Anwendung hervorrufen kann. Über Infiltrationen am Sympathicus mit diesem und den vorher genannten Mitteln liegen Berichte bisher nicht vor.

1950 berichtet S c h m i t t über das Symprocain, welches eine Kombination von 1%iger Novocainlösung mit 2,5%igem Benzylalkohol in wässeriger Lösung darstellt. Die Dauer der Anästhesie soll zwölf Stunden bis sechs Tage betragen. Dieses Präparat wurde von S c h m i t t zur Sympathicusblockade verwendet. Bei Stellatumanästhesie schien das H o r n e r sche Zeichen von bedeutend längerer Wirkung zu sein, als bei gewöhnlicher Procaininjektion. S c h m i t t betont, daß mit diesem Anästheticum intravasale und intradurale Injektionen vermieden werden müssen.

Von „Daueranästheticis" verwendete ich in den letzten Jahren zunächst schon an meinem früheren Arbeitsplatz das Prolongal (Zori, Tel-Aviv). Es wurde von R a p p a p o r t entwickelt und zunächst von S p i r a klinisch geprüft. Es stellt eine wässerige Lösung dar, aus welcher nach wenigen Minuten nach der Injektion ein kristallines Depot ausfällt. Über günstige Ergebnisse mit diesem Präparat wird aus Frankreich und aus Innsbruck berichtet. Das Präparat kann auch zur Sympathicus- und Stellatumblockade verwendet werden. Ich habe letzteres wiederholt getan.

Scheinbar ein ähnlich wirkendes Präparat stellt das Rhaetocain dar, welches die „Kufsteiner pharmazeutischen Werke" herstellen und über welches in verschiedenen Anwendungsformen O r t n e r aus meiner Station berichtet hat.

Am häufigsten aber verwende ich in letzter Zeit mit gutem Effekt eine 6%ige wässerige Phenollösung zur Injektion in den Grenzstrang bzw. in die Ganglia stellata, welche sich sowohl H a x t o n als auch mir selbst sehr bewährt hat. Wir sehen also, daß im großen und ganzen der Alkohol, welcher von S w e t l o w (1925) eingeführt wurde und der sehr viele Nachteile mit sich brachte, ja sogar die Sympathicusblockade bei manchen Krankheitszuständen in Mißkredit gebracht hatte, als Therapeuticum ziemlich verdrängt ist.

Während wir über die Wirkung der Alkoholinjektion auf die sympathischen Nerven durch eine Arbeit von M e r r i e k gut informiert sind, war merkwürdigerweise über die histologische Wirkung des Novocains und ähnlicher Präparate auf die sympathischen Gebilde bis heute nichts bekannt. Erst M a n d l und R a b i n o v i c i haben sie 1945 studiert (R a b i n o v i c i, 1952).

Zu den Versuchen wurden Katzen verwendet. In Allgemeinnarkose wurde das Cervicalganglion vom Vagus lospräpariert und unter Sicht des Auges 1 ccm einer 1%igen Novocainlösung in das Ganglion injiziert. Es wurden dann fortlaufende mikroskopische Untersuchungen des Ganglions durchgeführt; die erste nach 24 Stunden. Diese Untersuchungen wurden bis zu 70 Tagen fortgesetzt. Das H o r n e r sche Syndrom erschien erst 30 bis 60 Minuten nach der Injektion und hielt im Durchschnitt fünf Tage an, um nachher allmählich wieder zu verschwinden.

Makroskopisch zeigte das Ganglion schon nach 24 Stunden Veränderungen in Form kleiner hämorrhagischer Herde. Bei horizontaler Durchschneidung des Ganglions sah man deutliche Zeichen einer hämorrhagischen Kongestion und blutige Herde. Dieser Zustand hielt ungefähr durch drei Tage an. Nach sieben Tagen war die Blutansammlung bedeutend geringer. Nun konnte man schon makroskopisch Narbenbildung sehen. Nach

14 Tagen war diese Narben- und Fasernbildung deutlicher und die Farbe des Ganglions wurde allmählich weißer. Dieser Zustand hielt bis zu 70 Tagen an.

Mikroskopisch zeigte sich schon nach 24 Stunden (Tolidin-Blau-Färbung) deutliche Nekrose, obwohl nicht alle Nervenfasern von ihr befallen waren. Die normalen Ganglienzellen verloren ihre Kerne und das Protoplasma erschien als amorphe Masse (Abb. 33 a).

Der Höhepunkt der Degeneration war nach 45 Tagen erreicht. Alle Ganglienzellen schienen zerstört und durch Narbengewebe ersetzt (Abb. 33 b).

Von diesem Zeitpunkt an kam es wieder zur Regeneration, die Kerne der Ganglionzellen wurden allmählich wieder sichtbar und das Bindegewebe ging auf seinen ursprünglichen Umfang zurück (Abb. 33 c).

Am 70. Tag schien die Degeneration vollkommen geschwunden zu sein, um normalen Verhältnissen Raum zu machen (Abb. 33 d).

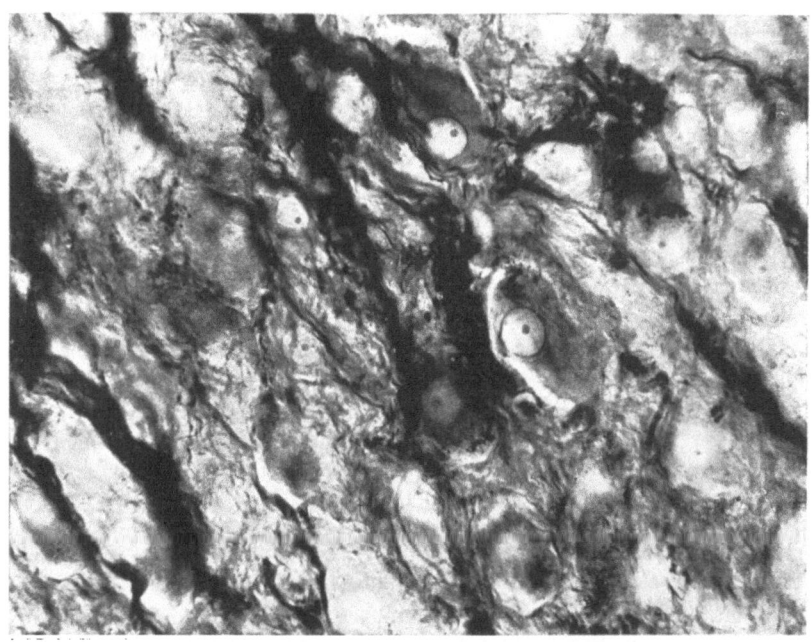

Abb. 33a.

Abb. 33a—d. Veränderungen der Ganglienzellen nach Novocaininjektion (siehe Text).

Diese Untersuchungen zeigen jedenfalls zum ersten Male an, daß es sich bei der Injektion von Novocain in die sympathischen Gebilde nicht um eine bloße „Fixation" handelt, wie sie von L e r i c h e angenommen wird, sondern daß Novocain ähnlich wie Alkohol zur temporären Degeneration sympathischer Elemente führt.

S t i e v e aus der Klinik G o h r b a n d t hat 1952 ähnliche experimentelle Versuche mit Novocain gemacht und konnte ebenso degenerative Veränderungen feststellen, die er mit den bei Durchblutungsstörungen am Menschen gefundenen verglich. Er erklärt so, ähnlich wie ich selbst, durch seine interessanten Befunde die Wirkung der Blockade am Sympathicus.

Verwendung von wässeriger Phenollösung

Aus verschiedenen Gründen machten wir Versuche, die paravertebrale Blockade auch mit wässeriger Phenollösung durchzuführen.

Phenol wurde schon lange Zeit hindurch im Experiment dazu benützt, sympathische Nerven zu zerstören. So verwendete es A s h e r und P e a r c e zur

Denervation der Niere. In die klinische Praxis wurde das Phenol von D o p p l e r eingeführt, welcher es zur chemischen Zerstörung sympathischer Fasern in 5- bis 7%iger wässeriger Lösung am Menschen verwendete. Nach Bestreichen der A. spermatica oder A. ovarica konnte er eine Zunahme der Durchblutung zu den Gonaden feststellen und glaubte auch eine stärkere Produktion der betreffenden Hormone nachweisen zu können.

Es ist bekannt, daß diese Methode an den verschiedenen Lokalisationen von einer Anzahl von Chirurgen unter verschiedensten Indikationen ausgeführt wurde, welche nur zum Teil einer Kritik standhalten konnten. Abgesehen von „Angina pectoris" wissen wir von der Anwendung dieses Verfahrens zur

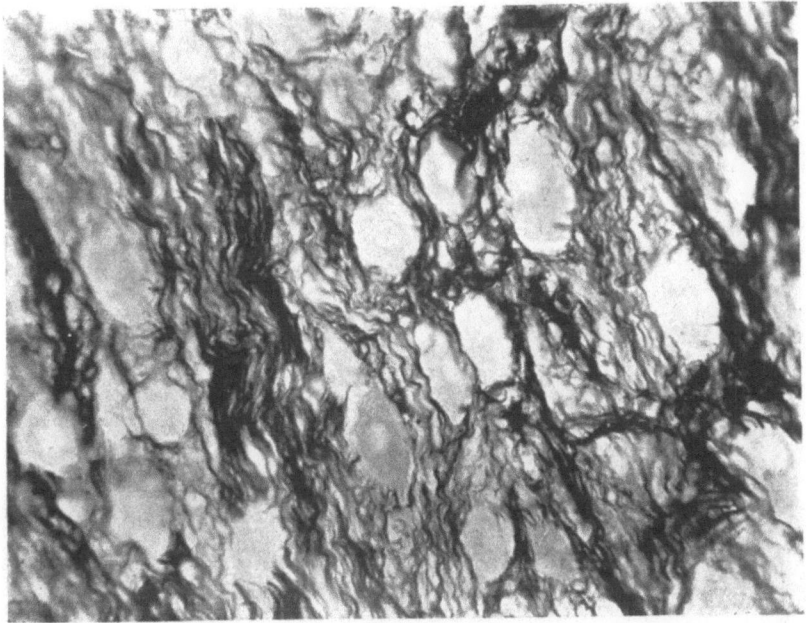

Abb. 83 *b.*

Carcinomprophylaxe", zur Prophylaxe der Entwicklung eines Ulcus pepticum nach Magenoperationen usw.

Ich selbst habe diese Methode lediglich bei Sympathicusoperationen nach Entfernung des sympathischen Stranges und seiner Ganglien angewendet, um stehengebliebene sympathische Fasern zu zerstören.

Unter den Autoren, welche das Verfahren genauer studierten, findet sich P a l m i e r i, welcher im Experiment nachweisen konnte, daß Phenol die Adventitia der Gefäße zerstört, welche aber im Verlauf von 40 bis 60 Tagen wieder regeneriert ist. Diese Regeneration tritt rascher auf als die, welche nach mechanischer Ablösung der Adventitia durch die Operation von L e r i c h e (periarterielle Sympathektomie) erzielt wird.

M a n d l und R a b i n o v i c i haben mit wässeriger 5%iger Phenollösung dieselben Versuche ausgeführt wie mit 1%iger Novocainlösung. Diese wurden 1947 von M a n d l, 1952 von R a b i n o v i c i publiziert.

An Katzen wurde operativ das 1. Cervicalganglion freigelegt und 0,2 ccm einer 6%igen Phenollösung injiziert. Das H o r n e r sche Syndrom trat nach diesen Versuchen viel rascher auf, als nach Novocain, und zwar durchschnittlich nach 15 Minuten. Es hielt auch länger an. Der Durchschnitt betrug hier 14 Tage gegenüber fünf Tage nach Novocaininfiltration. Makroskopisch und mikroskopisch wurden Untersuchungen nach 24 Stunden, 3, 7, 30, 45 und 70 Tagen vorgenommen. Mit freiem Auge waren die Befunde ähnlich denen, wie sie bei der Novocaininjektion festgestellt wurden.

Mikroskopisch zeigte sich nach 24 Stunden eine vollkommene Nekrose der nervösen Elemente, welche intensiver war als nach Novocaininjektion. Nur das Bindegewebe wurde nicht ergriffen. Die Blutgefäße waren stark kongestioniert. Nach 45 Tagen war die Nekrose vollkommen. Aber nach 75 Tagen war bereits die Regeneration wieder deutlich sichtbar. Man konnte den Schluß ziehen, daß Phenol schwerere Zerstörungen in den Ganglienzellen setzt als das Novocain und daß auch die klinischen Zeichen der Sympathicusunterbrechung deutlicher und intensiver waren (H o r n e r sches Syndrom). Es

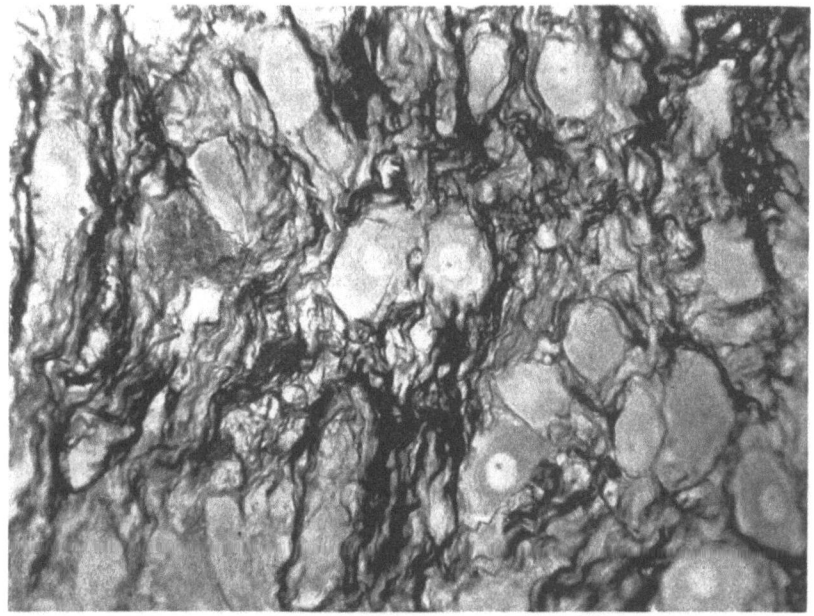

Abb. 83 c.

wurden dann noch mikroskopische Studien an der Haut, Muskel, Faszie und Pleura vorgenommen, welche im Experiment zeigten, daß diese Gebilde von einer 6%igen wässerigen Phenollösung nicht angegriffen werden.

Novocainüberempfindlichkeit

Es steht heute fest, daß die Injektion von Novocain in das paravertebrale Gebiet von manchen Individuen schlecht vertragen wird. Diese Überempfindlichkeit konnte durch Injektionen von Novocain in das paravertebrale Gebiet auch im Tierexperiment an Kaninchen von M u r o y a erzeugt werden. Wenn man einem Kaninchen 0,16 g pro Kilogramm Körpergewicht Novocain subcutan injiziert, wird diese Dosis ohne Folgeerscheinung vertragen. Dieselbe Dosis aber, paravertebral injiziert, führt im Tierversuch zu Krämpfen und kann schließlich den Tod herbeiführen. Die letale Dosis des Novocains im Tierversuch beträgt bei subcutaner Injektion 0,35 bis 0,39 g, bei intravenöser Injektion 0,065 g und bei paravertebraler Injektion 0,15 bis 0,16 g pro Kilogramm Körpergewicht, also ein Drittel der subcutanen Dosis. Es ist anzunehmen, daß die rasche Resorption des Anästheticums durch Lymphbahnen, die längs der Aorta in dichten Maschen verlaufen, die Ursache für die rasche Resorption des Novocains bei paravertebraler Einverleibung darstellt.

Daraus ergibt sich eine entsprechende Vorsicht in der Dosierung. Wenn viele Segmente gleichzeitig zu injizieren sind, soll man sich mit einer $^1/_4$%igen Lösung begnügen und lieber größere Mengen injizieren, d. h. es sind 20 ccm einer $^1/_4$%igen Lösung der Injektion von 10 ccm einer $^1/_2$%igen Lösung vorzuziehen.

Ein Vorteil dieses Verfahrens ist überdies — da die Injektion in den sympathischen Strang, seine Ganglien oder die Rami communicantes ja kaum jemals anatomisch exakt durchführbar ist — die Injektion größerer Flüssig-

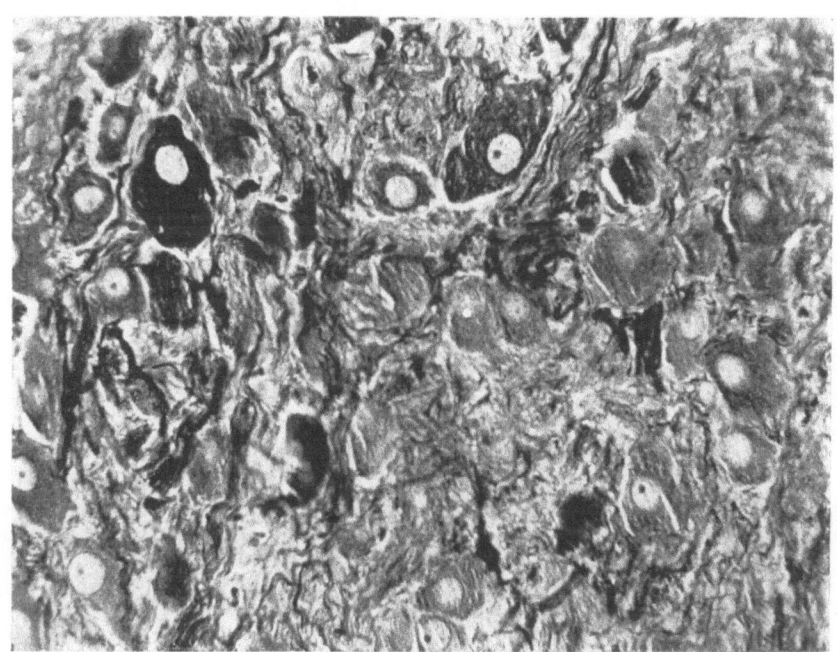

Abb. 33 d.

keitsmengen, weil mit der Perfusion der Lösung in die erwähnten Gebilde eher gerechnet werden kann, wenn man größere Mengen injiziert.

Die Autoren, die sich mit Sympathicusinjektionen von Novocain befassen, haben 0,4 bis 0,625 g in einer Sitzung injiziert (L ä w e n, K a p p i s). Die Dosierung richtet sich nach dem allgemeinen Kräftezustand des Patienten. Dort, wo bei Schwerkranken mehrere Injektionen gleichzeitig zu verabreichen sind, sollte nur $^1/_4$%ige Novocainlösung verwendet werden. Bei weniger zahlreichen Indikationen kann man mit der Dosis und mit der Konzentration des Injektionsmittels steigen. Zwei bis drei Injektionen von 10 ccm $^1/_2$%iger Lösung werden von den meisten Patienten mit gutem Allgemeinzustand vertragen, falls man nicht intravasal injiziert.

Im allgemeinen sollte die Novocainlösung stets frisch zubereitet werden; angebrochene Novocainampullen sollen sofort verwendet werden, nicht gebrauchte Restmengen in den Ampullen sind unbrauchbar.

Es besteht also kein Zweifel, daß manche Menschen auf Novocain ebenso allergisch reagieren, wie dies bei Cocain der Fall sein kann (Cocaintodesfälle nach Oberflächenanästhesie der Urethra, Tonsillen usw.). Bei labilen Individuen oder bei solchen Patienten, bei welchen man viele Injektionen paravertebral mit Novocain durchzuführen beabsichtigt, empfiehlt sich daher ein Test durch Injektion mit dem zu injizierenden Betäubungsmittel subcutan oder intramuskulär. Ich habe diese Überempfindlichkeit gegen Novocain besonders bei Hochdruckkranken — auch ohne Adrenalinzusatz — gefunden. Von diesen Kranken wurden subcutane Injektionen von 20 ccm $1/2$%iger Lösung manchmal schlecht vertragen. Sie reagieren mit schweren Blutdrucksenkungen, die sich meist spontan wieder beheben.

Novocainintoxikation

Über die Novocainintoxikation bei Sympathicusblockaden liegen noch aus der Zeit genauere Untersuchungen vor, als Novocain zur Sympathicusanästhesie bei Operationen Anwendung fand.

So hat S i e g e l diesbezüglich 770 Fälle genauer untersucht und gefunden, daß der Puls in den meisten Fällen ansteigt (durchschnittlich bis 109). In einem Viertel der Fälle trat Blässe des Gesichtes auf, in 4,5% wurde Schweißausbruch beobachtet, in 2,6% Brechreiz und in 2,5% Erbrechen. Atemstörungen oder Todesfälle hat S i e g e l niemals beobachtet.

In letzter Zeit wurde die Novocainvergiftung, wie sie auch nach paravertebraler Blockade vorkommen kann, von M o r i t s c h geschildert. Die intravasale Einspritzung (in letzter Zeit vielfach therapeutisch verwendet) stellt diesbezüglich doch eine gewisse Gefahr dar. Die Novocainvergiftung (Procainvergiftung) kann äußerst foudroyant verlaufen und innerhalb weniger Minuten zum Tode führen. Sie ist manchmal von epileptiformen Krämpfen begleitet und unter starker Blässe, Tachycardie, Blutdrucksenkung, kommt es zu Bewußtlosigkeit und Lähmung des Atemzentrums und zum Exitus.

M o r i t s c h weist auf die Gefahr von Überdosierung besonders hin, warnt vor Verwechslungen, vor fehlerhaft bereiteten Lösungen und vor einem ziellosen Einspritzen von anästhetischen Lösungen. Adrenalin kann die Heftigkeit bei manchen Anästhesiepräparaten abschwächen, bei anderen wieder ihre Toxizität erhöhen. Als Antidot empfiehlt M o r i t s c h Cardiazol, Coramin, Lobelin, Coffein, Campher.

In ähnlichem Sinne berichtet in seinem Buch K r a u c h e r.

Tödliche Zwischenfälle nach Novocain-Sympathicusblockaden wurden besonders aus der deutschen Literatur bekannt.

So berichtet neben anderen Autoren K o t h e über einen tödlichen Ausgang nach Halsgrenzstrangblockade wegen Commotio cerebri. Es wurden in dem Falle bilateral 10 ccm 1%iger Novocainlösung injiziert und nach 15 Minuten trat Exitus an Stammhirnlähmung ein. T ö n n i s warnt in diesem Zusammenhang vor bilateralen Injektionen.

Die meisten tödlichen Komplikationen nach Novocaininjektionen, über die berichtet wurde, sind allerdings nicht als Intoxikationen anzusehen, also nicht dem Novocain als solchem anzulasten, sondern gehen auf das Konto einer unzweckmäßigen oder falschen Injektionstechnik (intravasale Injektionen, intradurale Injektionen, schwerere Pleuraverletzungen beiderseits usw.).

Komplikationen der Sympathicusblockade und ihre Prophylaxe

Es sei vorausgeschickt, daß Komplikationen bei der Sympathicusblockade zu den Seltenheiten gehören. Ich selbst habe seit zirka 27 Jahren mehrere tausend Injektionen ausgeführt und bis 1947 nur einen einzigen Todesfall im unmittelbaren Anschluß an die Injektion erlebt. Diesen Fall habe ich im Kapitel „Bronchial-Asthma" ausführlich beschrieben (s. S. 159).

Eine weitere unangenehme Komplikation erlebte ich bei einem Falle von Angina pectoris, bei welchem ich in Th₁ und Th₂ je 10 ccm einer ¹/₂%igen Novocainlösung injiziert habe. In diesem Fall kam es, abgesehen von einer dauernden kompletten Anästhesie, zu einer motorischen Lähmung der kleinen Fingermuskel mit Atrophie und Entartungsreaktion (s. S. 123).

Im übrigen habe ich persönlich keine außerordentlichen Komplikationen der Sympathicusinjektion gesehen. Ich komme aber auf die Theorie dieser Komplikationen sowohl auf Grund persönlicher Erwägungen als auch auf Grund der Literatur hier zu sprechen.

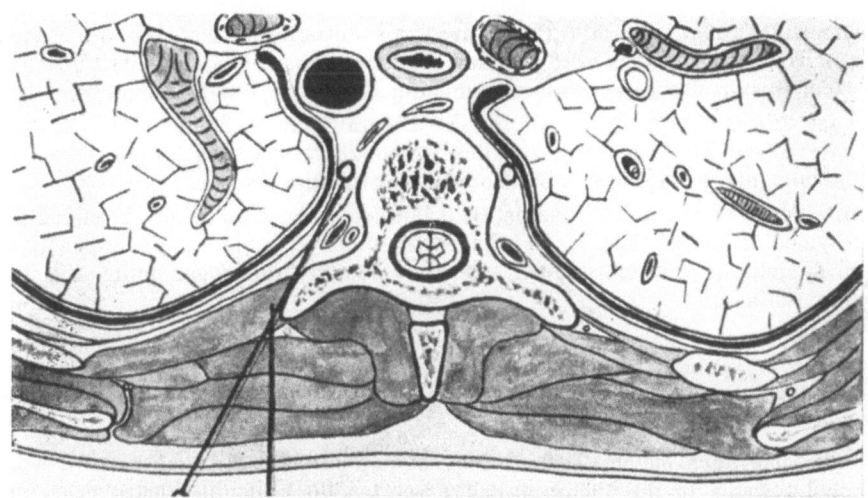

Abb. 34. Sympathicusblockade im thoracalen Bereich. Beachte die Winkelstellung der Nadel in der 2. Position, um eine Läsion der Pleura oder der Lunge zu vermeiden.

Wir müssen zwischen Komplikationen unterscheiden, die sich während der Injektion und solchen, die sich im Anschluß an dieselbe nachträglich einstellen.

Zu den Komplikationen, welche während der Injektion auftreten, gehört das Anstechen eines größeren Gefäßes anläßlich des Vordringens der Nadel von der Haut bis zur definitiven Injektionsstelle und eventuelle Injektion des Anästheticums in die Blutbahn. Die Verletzung der kleinen Gefäße anläßlich des Vordringens der Nadel bis zur Injektionsstelle sind gleichgültig. Um aber an dem Zielpunkt der Sympathicusinjektion nicht in die Blutbahn zu injizieren, muß vor der Injektion des Injektionsmittels zumindest zehn Sekunden abgewartet werden, um zu sehen, ob aus der nicht mit der Spritze armierten Nadel Blut austritt oder nicht. Es kann auch versucht werden, vorsichtig mit der Spritze anzusaugen. Diese Vorsichtsmaßnahme ist aber überflüssig, wenn man bei ruhender Nadel und nach Abwarten von zehn Sekunden injiziert. Dann sind intravasale Injektionen immer zu vermeiden.

Injektionen in die Pleura

Diese Komplikation ist natürlich nur bei der thoracalen Sympathicusblockade möglich. Wenn anläßlich des Vordringens der Nadel, besonders in der zweiten Phase der Injektion (Änderung der Winkelstellung von der sagittalen Ebene zur Vorderfläche der Wirbelsäule), dieser Winkel zu spitz genommen wird, ist es möglich, die Pleura zu verletzen oder sogar in die Pleura zu injizieren (Abb. 34). In dem Augenblick, wo das vor sich geht, empfindet der Patient einen starken Hustenreiz und aus der vordringenden Nadel kann Luft austreten und es kann sich in solchen Fällen ein Pneumothorax entwickeln. Ich sah einen solchen größeren Ausmaßes nur einmal. Diese Injektion war von anderer Seite vorgenommen worden. Der Pneumothorax war innerhalb von 14 Tagen verschwunden.

Im übrigen entsteht der Hustenreiz bei bloßer Berührung der Pleura mit der Nadel in den allermeisten Fällen und die Injektion eines Betäubungsmittels in die Pleura oder hinter die Pleura ist daher so zu vermeiden. Nur in seltenen Fällen kommt es erst nach der Injektion des Betäubungsmittel zum Hustenreiz. War in solchen Fällen das Betäubungsmittel schon injiziert, so ist mir immer wieder aufgefallen, daß die Patienten einen bitteren Geschmack im Munde spüren. Dieser Geschmack wird von dem Patienten mit dem identifiziert, welchen sie beim Kosten der Novocainlösung mit der Zunge im Munde verspüren.

Nach Injektion von Novocain in die Pleura kann sich eine Pleuritis entwickeln. Diese Pleuritis kann ziemlich schmerzhaft sein und einige Tage anhalten und die Verordnung von Morphin notwendig machen.

In einem Falle meiner früheren Beobachtungsreihe kam es im Anschluß an die Sympathicusinjektion in die Pleura zu einer Hämoptoe, welche mehrere Tage anhielt. Im ganzen sah ich seinerzeit Pleuraverletzungen unter 350 Patienten fünfmal.

K a p p i s und G e r l a c h haben bei 100 Sympathicusinjektionen viermal die Pleura verletzt. W h i t e berichtet bei über 100 Sympathicusinjektionen mit Novocain über einige Fälle von vorübergehenden milden pleuritischen Schmerzen und über drei Fälle von Pneumothorax innerhalb dieser Reihe.

Falls man nach meiner Technik Novocain plus Alkohol injiziert, wird wohl Alkohol niemals in die Pleura injiziert werden, da sich die Pleuraverletzung schon immer bei der Injektion des Novocains manifestiert, welche der Alkoholinjektion vorausgeht. Die Prophylaxe dieser Komplikation besteht in der richtigen Abschätzung des Winkels während des zweiten Teiles der Injektion.

Durch einen beiderseitigen Spannungspneumothorax sah S c h m i t t einen Todesfall nach Sympathicusblockade. Dieser Zwischenfall stellt aber eine außerordentliche Seltenheit dar.

Die Gefahr der Injektion in den Duralsack oder in das Rückenmark

Die Gefahr der Injektion in den Duralsack oder in das Rückenmark ist infolge der geschützten Lage dieser Organe, abseits vom Wege der Injektion, gering. Vielleicht gibt es anatomische Besonderheiten, welche diese schweren Zufälle fördern können. Bei allzu starker Winkelstellung der Nadel gegenüber der Wirbelsäule wäre es möglich, bei der Injektion durch das Foramen intervertebral in den Duralsack einzudringen (Abb. 35). Es kann vorkommen, daß die Ausbuchtung der Dura entsprechend den Foramina intervertebralia bis in die Nähe der Spinalganglien reichen. Darin liegt eine relative Gefahr für die Durchführung der Sympathicusinjektion. In solchen Fällen, in denen die Dura sogenannte „Seitentaschen", d. h. Ausbuchtungen entsprechend den Foramina intervertebralia zeigt, ist die Injektion in den Duralsack möglich.

P e i p e r hat ein Myelogramm mit Jodfüllung publiziert, in welchem das Jodipin weit nach lateral in die „Seitentasche" der Dura vorgedrungen ist. F e r v e r s basiert seine sogenannte vereinfachte Technik der Sympathicusanästhesie auf der Möglichkeit anläßlich der usuellen Sympathicusinjektion intradural zu injizieren.

Die Ausführung der Sympathicusinjektion in sitzender Stellung fördert zweifellos das Ausfließen von Liquor aus der ruhenden Nadel, wenn man nach Abnehmen der Spritze an der Depositionsstelle selbst angekommen ist. Wartet man in dieser Position einige Sekunden nicht nur das Abfließen von Blut, sondern auch das eventuelle Abfließen von Liquor ab, dann ist wohl die sicherste Prophylaxe gegeben, um die intradurale Injektion zu vermeiden.

Außerdem ist von vornherein die richtige Winkelstellung der Nadel das sicherste Mittel, die sogenannte „seitliche Lumbalpunktion" zu vermeiden. Es ist mir im Laufe der Jahre ungefähr fünfmal vorgekommen, daß ich bei der

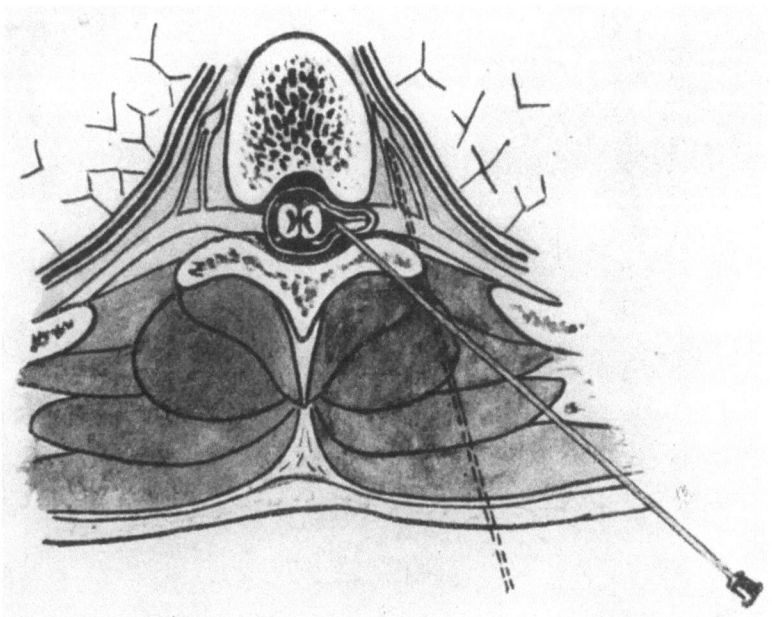

Abb. 35. Seitliche Lumbalpunktion, wie sie durch zu starke Winkelstellung der Nadel entstehen kann. Die richtige Nadelstellung ist durch die punktierte, die falsche durch die ausgezogene Nadel angedeutet. Der Einstich in den Lumbalkanal erfolgte über das Intervertebralforamen.

Sympathicusinjektion eine „seitliche Lumbalpunktion" ausgeführt habe. Immer hat mich das Abfließen von Liquor davor gewarnt, die Flüssigkeit zu injizieren. Wird aber die Flüssigkeit trotzdem injiziert, dann hängen die Folgeerscheinungen davon ab, ob man mit Novocain oder Alkohol injizierte. Injizierte man mit Novocain in den Duralsack, so könnte es unmittelbar nach der Injektion zu schweren Lähmungserscheinungen und eventuell zum Atemstillstand kommen. Man kann aber damit rechnen, daß die Erscheinungen, bei einigermaßen vorsichtiger Dosierung des Novocains, im Laufe von ein bis zwei Stunden zurückgehen und hat nur die Aufgabe, bei drohender Atemlähmung diese durch die bekannten Mittel zu beheben (künstliche Atmung, „eiserne Lunge", Lobelin usw.).

Injiziert man aber Alkohol in den Duralsack, dann sind die Folgeerscheinungen hochgradig. Die Beschreibung einer solchen Komplikation wurde von M o l i t s c h und W i l s o n gegeben. Die Folge dieser Injektion war eine B r o w n - S e q u a r d sche Paralyse, welche im Verlauf der Zeit abklang. Einen zweiten derartigen Fall erwähnte W h i t e. Der weitere Verlauf dieser Komplikation, welche einem anderen Chirurgen unterlief, ist nicht bekannt. In letzter Zeit

wurden Komplikationen dieser Art von O l s e n, H i r s c h b o e c k und G i l-
l e s p i e berichtet. In diesen Fällen entwickelte sich unmittelbar nach der Injektion eine B r o w n - S e q u a r d sche Paralyse, welche in dem Fall von O l s e n
18 Jahre anhielt.

1945 beschreibt G r a n t drei schwere Komplikationen, welche nach Sympathicusblockaden wahrscheinlich durch intradurale Injektion entstanden sein
dürften.

Im allgemeinen handelt es sich aber um sehr seltene Komplikationen, wenn
wir bedenken, wie selten sie in Relation zu der Häufigkeit des Verfahrens sind.

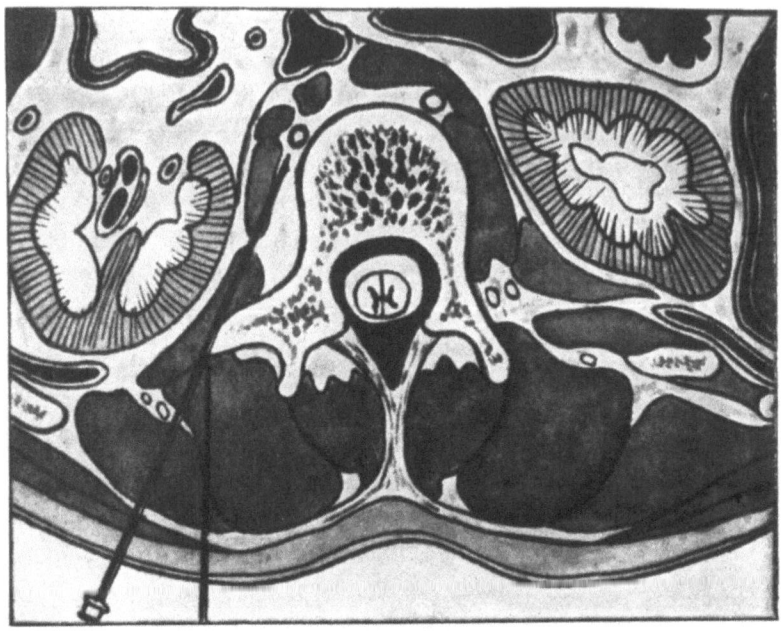

Abb. 36. Sympathicusblockade im Lumbalsegment. Bei richtiger Nadelführung ist eine Verletzung der Nieren
unwahrscheinlich.

Über die Irritation der Intercostalnerven und die Neuritis der Intercostalnerven wurde bereits auf S. 121 das Wichtigste gesagt.

Organverletzungen

Verletzungen der abdominellen Organe bzw. der Niere im lumbalen Abschnitte, anläßlich der Sympathicusblockade, bzw. Folgeerscheinungen von
diesen habe ich nie gesehen (Abb. 36).

Abbrechen der Nadel

Ein Abbrechen der Nadel anläßlich der Sympathicusblockade habe ich im
ganzen viermal gesehen. In allen vier Fällen konnte ich sofort das abgebrochene
Stück — unter Ermahnung des Patienten zur vollkommenen Ruhe — zweimal
unter kleinster Incision der Haut vollkommen entfernen. Es ist selbstverständlich,
daß solche Komplikationen besonders dann unterlaufen können, falls das
Material, aus welchem die Nadel hergestellt ist, von Beginn an oder im Laufe
des Gebrauches schlecht geworden ist. Zum Abbrechen der Nadel kann es
besonders dann kommen, wenn nach Überwindung des ersten knöchernen Wider-

standes und bei Verschiebung der Nadel aus der sagittalen Ebene in die bekannte Winkelstellung die Nadel besonders stark belastet wird.

Es ist daher klar, daß diese Komplikation theoretisch dann erwartet werden kann, wenn man nach Technik I vorgeht und dabei die Nadel in die Winkelstellung zur Wirbelsäule bringt. Wenn sich aber die Lage der Nadel während des ganzen Verlaufes der Injektion nicht mehr ändert (Technik II), dann ist mit dieser Komplikation kaum zu rechnen.

Über Zwischenfälle bei fast 70.000 Grenzstrangblockaden, gewonnen durch Umfrage im deutschsprachigen Gebiet berichtete V o l k m a n n 1952 am deutschen Chirurgenkongreß. Es handelt sich bei diesen genau 69.286 Blockaden um 3397 Halsgrenzstrangblockaden, 34.018 Stellatumblockaden und um 17.793 lumbale Sympathicusblockaden, während der Rest nicht näher definiert wurde. Die Störungen hat V o l k m a n n eingeteilt in solche von Seiten des Zentralnervensystems (Dura), von Seiten der Pleura und Lungen, sowie des Kreislaufs und in sonstige. An dem oben erwähnten Material traten 1146 erwähnenswerte Störungen auf, das sind etwa eine Komplikation auf 53 Injektionen. Es wurde von leichtem Schwindelgefühl, Hitzewallungen und ähnlichen Zwischenfällen abgesehen.

Aus Tab. 47 von V o l k m a n n ist die Verteilung der Komplikationen im einzelnen zu erkennen.

Tabelle 47. *Komplikationen nach Sympathicusblockaden (nach Volkmann)*

Lokalisation der Blockade	Anzahl der Blockaden	Komplikationen			
		Dura	Pleura	Kreislauf	sonstige
Halsgrenzstrang	37	3	9	10	15
Ganglion stellatum	987	19	118	82	768
Lumbaler Grenzstrang	122	20	4	51	47
Zusammen	1146	42	131	143	830

Bei den Stellatumblockaden waren 54 Fälle von nachgewiesenen Pneumothorax.

Von diesen Komplikationen waren 847 leicht, 202 mittelschwer und 97 schwer. Dazu kommen 53 Todesfälle, die in Tab. 48 aufgeschlüsselt werden.

Tabelle 48. *Todesfälle nach Sympathicusblockaden (nach Volkmann)*

Lokalisation der Blockade	Anzahl	ZNS	Pleura	Kreislauf	sonstige
Halsgrenzstrang	10	4	—	2	1
Ganglion stellatum	36	11	3	6	2
Lumbaler Grenzstrang	7	2	—	5	—

Bei der Frage nach den Fehlerquellen, welch letztere sich oft auch durch die Obduktion nicht klären ließen, kommt V o l k m a n n zu folgendem Schluß, indem er drei Gruppen von Fehlern unterscheidet:

1. Mangelhafte Erfahrung steht an erster Stelle. Dazu rechnet V o l k m a n n eine nicht hinreichende Beachtung der speziellen anatomischen Verhältnisse, fehlerhafte Technik, falsche Indikationsstellung. V o l k m a n n erwähnt, daß oftmals angegeben wurde, daß die Zwischenfälle meist in den Anfangszeiten der Einführung der Methode aufgetreten sind.

2. In zweiter Linie wird der Gebrauch unverträglicher Mittel oder die Verwendung zu hoher Konzentrationen, Adrenalinzusatz, Überdosierung durch

gleichzeitige beiderseitige Injektion und die Blockade am Halsgrenzstrang erwähnt. Gerade letztere ist erfahrungsgemäß mit Todesfällen am meisten belastet.

3. Schließlich wird noch die große Unbekannte, der „Faktor X", erwähnt. Hier mag auch die Reaktionslage oder die Ausgangslage des Patienten von Bedeutung sein. Allergische Erscheinungen dürften keine Rolle spielen. Sehr häufig ist festzustellen, daß die Komplikationen mit der Anzahl der Injektionen abnehmen.

Zusammenfassung der Komplikationen

Überblicken wir die Möglichkeiten der erwähnten Komplikationen, so müssen wir eine Unterscheidung vornehmen zwischen den Komplikationen, die bei der Sympathicusblockade im thoracalen Anteil und denen, die bei der Sympathicusblockade im lumbalen Anteil vorkommen. Eine Unterscheidung ist weiter geboten, ob man mit Novocain oder mit Alkohol injiziert. Die Injektion in den thoracalen Anteil kann leichter zu Komplikationen führen. Das betrifft sowohl die Novocain- als auch die Alkoholinjektion. Injektionen in den lumbalen Teil sind leichter und hier sind die Komplikationen seltener. Auf Grund dieser Tatsache verabreichen wir die Sympathicusblockade hier — falls nötig — an ambulatorische Patienten, während zu empfehlen ist, diese im thoracalen Teil der Wirbelsäule nur im Spital vorzunehmen.

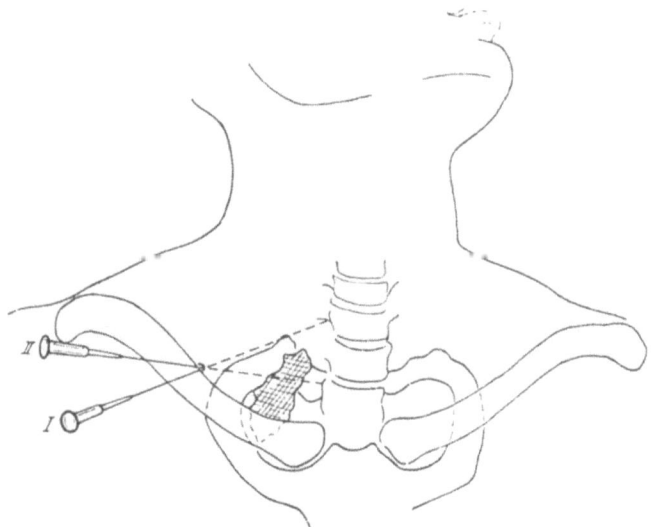

Abb. 37. Stellatuminfiltration nach L e r i c h e und F o n t a i n e.

Die Stellatuminfiltration

Um das Ganglion stellatum durch eine Injektion zu erreichen, sind verschiedene Technizismen publiziert worden.

Methode von Leriche und Fontaine. Zunächst wurde von L e r i c h e und F o n t a i n e (1934) die Injektion von vorne beschrieben. Es wird genau ober der Mitte der Clavicula in der Richtung zum Querfortsatz des 7. Halswirbels eingestochen. Stößt man auf knöchernen Widerstand, dann wird die Spitze der Nadel um etwa 20° nach unten und um zirka 30° nach medialwärts verschoben und hier dann nach neuerlicher Knochenfühlung das Anästheticum injiziert (Abb. 37).

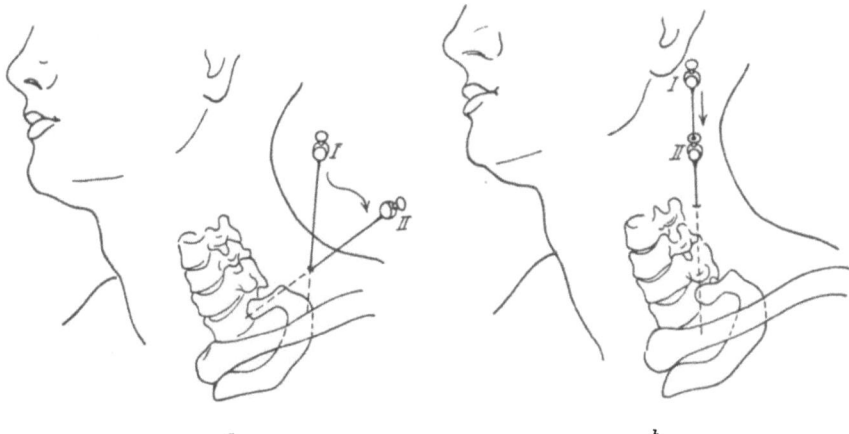

a   *b*
Abb. 38. Stellatuminfiltration nach **Goinard** (*a*) und nach **Arnulf** (*b*). (Nach M. Luzuy.)

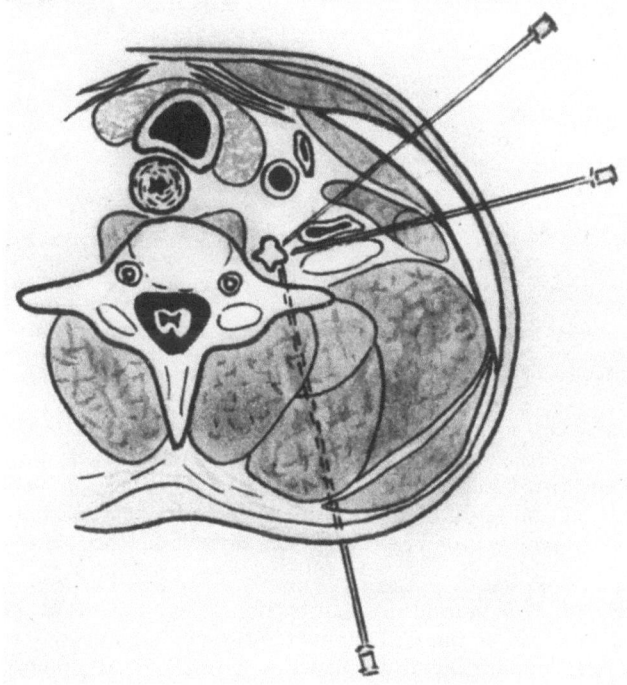

Abb. 39. Blockade des Ganglion stellatum von dorsal. Horizontalschnitt in der Höhe des 2. Brustwirbels. Alle drei Injektionsnadeln streben dem Ganglion stellatum zu. Die beiden oberen haben als Markierungspunkt die Clavicula, die dorsale den Processus transversus des 1. oder 2. Brustwirbels. Beachte die kurze Distanz zwischen dem Ganglion stellatum und dem Processus transversus, während die Distanz zwischen Clavicula und dem Ganglion stellatum von vorne her bedeutend größer ist und mehr Weichteile zu durchdringen hat. Abgesehen davon, liegen vorne die A. carotis und die V. jugularis, lateral der Plexus brachialis und die V. subclavia. Damit sind gewisse Vorteile der dorsalen Stellatumblockade angedeutet.

Methode von Goinard. 1936 gab G o i n a r d den Weg von außen an (Voie externe). In steiler Winkelstellung wird von außen gegen die Mitte der Clavicula zu eingegangen und versucht, die Oberfläche der 1. Rippe zu erreichen. Wenn das geschehen ist, wird die steile Stellung der Nadel geändert, indem die Spitze der Nadel sich längs der 1. Rippe nach vorne tastet und dann unter den üblichen Vorsichtsmaßnahmen das Injektionsmittel paravertebral in der Höhe von Th₁ injiziert (Abb. 38 a).

Methode von Arnulf. Arnulf beschrieb 1938 den Weg von außen-oben (Voie supero-externe) zum Ganglion stellatum. Mit einer 10 cm langen und 0,8 mm dicken Nadel wird beim Patienten, der auf dem Operationstisch liegt und den Kopf überstreckt und gegen die gesunde Seite gedreht hat, injiziert.

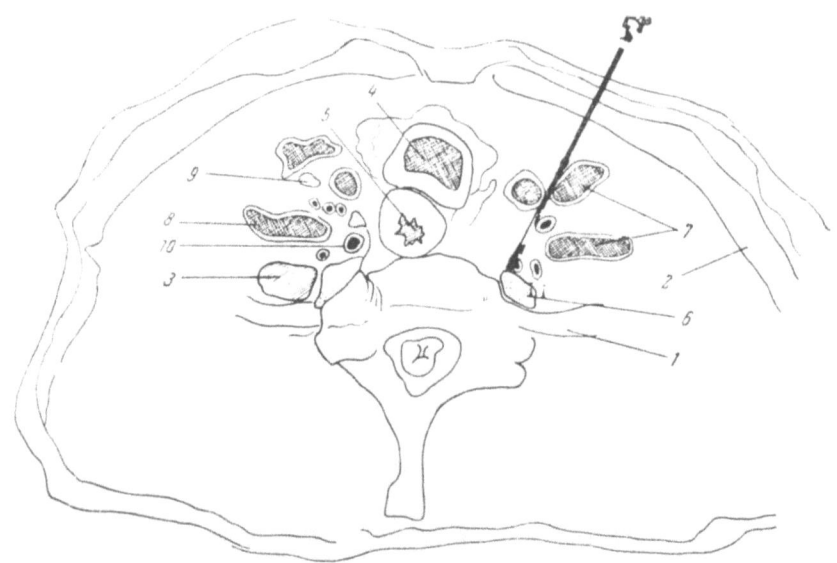

Abb. 40. Eigene Methode der Stellatuminfiltration. Transversalschnitt in Höhe des 7. Halswirbels. Die Lage der Injektionsnadel ist angedeutet. (*1* 1. Rippe, *2* Clavicula, *3* Lungenspitze, *4* Trachea, *5* Ösophagus, *6* Ganglion stellatum, *7* A. carotis und V. jugularis, *8* A. subclavia, *9* Vagus, *10* A. vertebralis.)

Ungefähr 5 cm vom medialen Ende der Clavicula entfernt, an der Grenze zwischen mittlerem und medialem Drittel am hinteren Ansatzpunkt des Sterno-cleidomastoideus, wird gegen die Seite des 7. Halswirbels steil von oben ein-gestochen und dann unter ständigem Knochenkontakt in der Längsrichtung die Nadel von oben nach unten entlang des sympathischen Stranges bewegt (Abb. 38 b).

Eigene Methode von dorsal. Die Injektion von hinten in das Ganglion stellatum habe ich 1925 erstmalig bei einem Falle von paroxysmaler Tachycardie ausgeführt, in dem entsprechend der usuellen Technik der Sympathicusblockade das Ganglion stellatum von hinten in der Höhe von Th₁ und Th₂ getroffen wurde (Abb. 39). Das Verfahren hat dann White 1930 geübt und es wurde schließlich 1936 von Wertheimer ausführlich beschrieben. Es hat dann verschiedene Modifikationen auch von Seiten von Paraf, Dreyfus, Le Foyer und Demarez erfahren, welche verschieden in der Höhe von C₇ oder aber in der Höhe von Th₁ ebenfalls von hinten injiziert haben.

Eigene Methode von ventral. Bei der Stellatumblockade von vorne nach Leriche und Fontaine, wie sie vorher beschrieben wurde, besteht eine der Unannehmlichkeiten für den Patienten und für den Arzt darin, daß der Raum der oberen Thoraxapertur vom Einstichpunkt oberhalb der Clavicula bis zum Zielpunkt an der Wirbelsäule relativ groß ist (Abb. 40). Um diese Strecke zu verkürzen und auch die Gebilde, die in der oberen Thoraxapertur liegen, mehr zu schonen, habe ich einen anderen Einstichpunkt gewählt, und zwar:

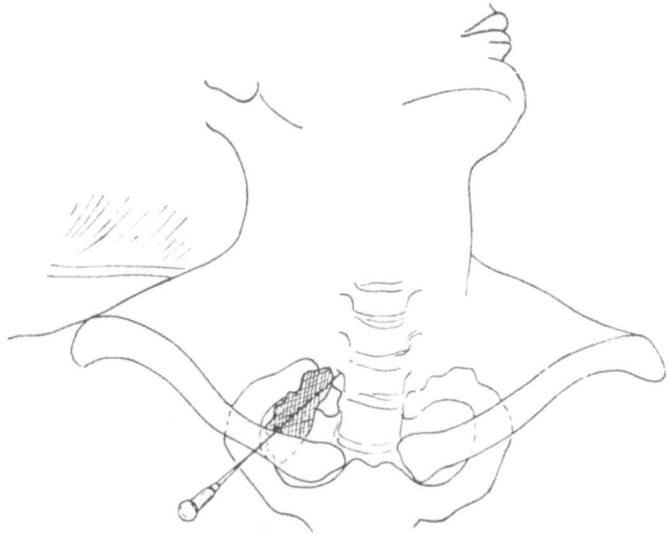

Abb. 41. Technik der Stellatuminfiltration von vorne, modifiziert nach M a n d l. Einstich über der Grenze des ersten und zweiten medialen Viertels der Clavicula. Der Weg durch die Weichteile des supraclavicularen Feldes wird durch diese Methode verkürzt.

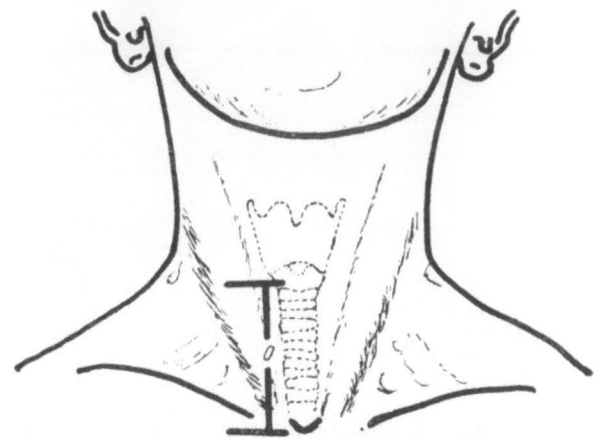

Abb. 42. Technik der Stellatuminfiltration nach H e r g e t. Der Einstichpunkt (0) liegt genau in der Mitte zwischen Cricoid und Jugulum am vorderen Rand des Sternocleidomastoideus.

Die Grenze zwischen medialem ersten und zweiten Viertel der Clavicula. Ich habe den Eindruck, daß durch diese nicht vielsagende Modifikation Komplikationen herabgemindert werden und auch die Sicherheit der Infiltration gesteigert wird (Abb. 41).

Methode von Herget. Die in Deutschland weitverbreitete Methode von H e r g e t bedient sich auch des Zuganges von vorne. Der Einstichpunkt liegt in der Mitte zwischen dem lateralen unteren Rande des Cricoidknorpels und dem oberen Rande des Sternoclaviculargelenkes etwa 2,5 bis 3 cm von der Mediansagittalen entfernt. Die Methode ist einfach (S c h m i t t), aber bei

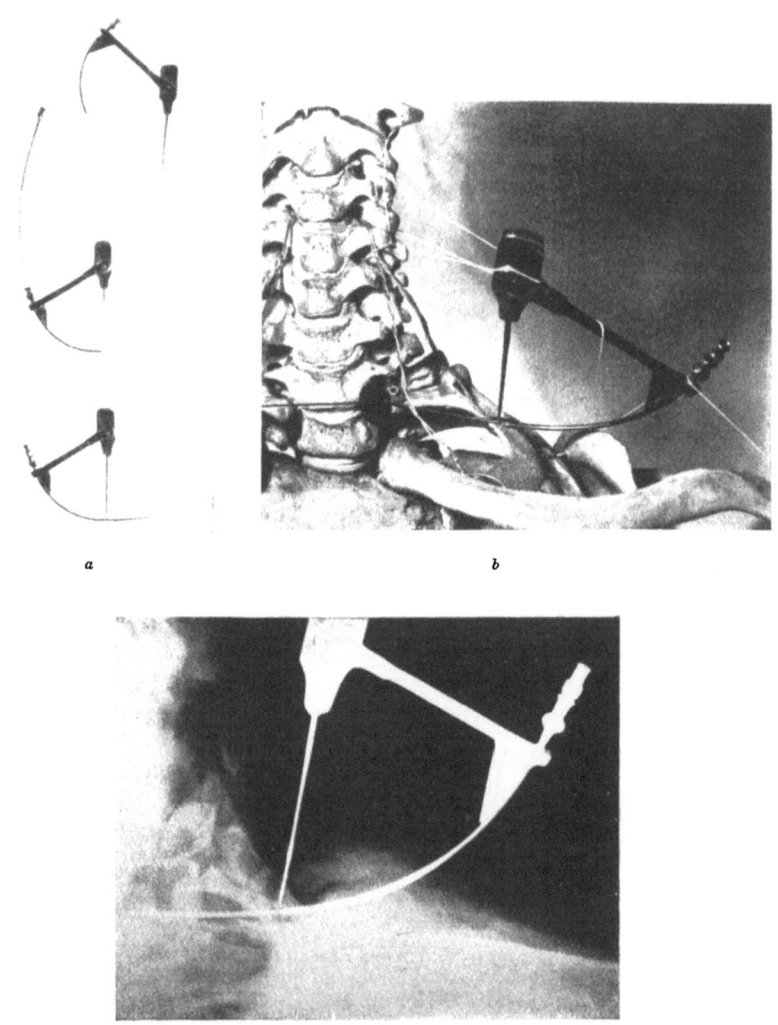

Abb. 43. *a* Das Zielgerät nach L u z e in seinen Anwendungsphasen: 1 Einstich mit dem Orientierungsdorn auf die erste Rippe. 2 Nach Erreichen der ersten Rippe. Abwärtsklappen und Einstechen der Führungskanüle und Einführen der 12,5 cm langen Nadel. 3 Die Lage des Zielgerätes während der Infiltration. *b* Die Infiltrationsstellung des Zielgerätes nach L u z e am Skelett. *c* Die Lage des Zielgerätes nach L u z e während der Infiltration im Röntgenbild.

Strumen oder entzündlichen Prozessen der Supraclaviculargrube nicht anzuwenden (Abb. 42).

Verwendung des Zielgerätes nach Luze. Aus dem Kaiser-Franz-Josef-Spital in Wien hat L u z e ein neues Zielgerät zur Stellatuminfiltration angegeben. Über seine Anwendung schreibt L u z e:

„In Horizontallage oder sitzender Stellung des Patienten, wobei der Kopf etwas in die der Infiltrationsseite entgegengesetzte Richtung geneigt wird, tastet man hinter der Mitte des Schlüsselbeines die pulsierende A. subclavia. Ein Finger breit lateral vor und ein Finger breit über dem oberen Rand des Schlüsselbeines, einer Stelle, die hinter dem Plexus brachialis liegt und durch den Wulst des Musculus scalenus medius markiert ist, sticht man mit einer dünnen Nadel schräg nach dorsal abwärts, in Richtung auf den 3. Brustwirbeldorn zu, bis man auf die hintere Krümmung der 1. Rippe trifft, und infiltriert dieses Gebiet zunächst mit einer 1%igen Novocainlösung. Bei vollkommener Anästhesie, vor allem des Periostes der 1. Rippe, wird in gleicher Weise der Orientierungsdorn bis an die 1. Rippe eingestochen, der hochgeklappte Bügel des Zielgerätes in einem Winkel von 45⁰ zur Frontalen eingestellt und unter Festhaltung des Handgriffes nach abwärts geklappt.

Dabei ist im Momente des Durchstiches der Führungskanüle durch die Kutis der Handgriff mit Druck auf die 1. Rippe möglichst fest zu halten, um eine Richtungsänderung zu vermeiden. Sobald der Bügel den unteren Anschlag erreicht hat, liegt die Spitze der Führungskanüle 3,0 bis 3,5 cm — die Variation des Skelettes berücksichtigt — vom Köpfchen der 1. Rippe entfernt und zielt somit gerade auf das Ganglion stellatum, das vor dem Rippenköpfchen liegt. Durch diese Führungskanüle wird nun eine 12,5 cm lange Nadel bis zum Spritzenansatz eingeführt. Die elastische Injektionsnadel paßt sich der Krümmung der Führungskanüle an und erreicht hinter dem Plexus brachialis und hinter der Arteria vertebralis mit ihrer Spitze das Ganglion oder dessen unmittelbare Umgebung.

Dann wird nach vorheriger Aspiration das gewünschte Depot von Novocain, Alkohol oder Phenol gesetzt." (Abb. 43.)

Komplikationen der Stellatuminfiltration

Gemeinsam mit den Komplikationen der Sympathicusblockade schließt die Stellatuminfiltration die Möglichkeit der intravasalen Injektion ein. Der Schutz vor dieser Komplikation ist einfach: am Zielpunkt der Injektion wartet man 10 bis 20 Sekunden ab, ob Blut ausfließt oder aber man aspiriert mit der Spritze.

Eine weitere mögliche Komplikation ist das Anstechen der Pleura. In den meisten Fällen verläuft diese Komplikation unbeachtet von Arzt und Patient. In einigen wenigen Fällen der Literatur entwickelte sich ein Pneumothorax und im Anschluß an diesen kann eine Pneumonie entstehen.

Das Anstechen des Plexus stellt keine besondere Komplikation dar, falls man nicht Alkohol injiziert hat, welcher an meiner Station nun schon seit Jahren nicht mehr verwendet wird.

Es ist weiter möglich, bei der Stellatuminfiltration den N. recurrens zu lädieren. In diesen Fällen tritt Heiserkeit auf. Erfolgte die Infiltration mit Novocain, dann gehen die Folgezustände der Recurrensläsion in einigen Stunden, spätestens in einigen Tagen zurück. Nur in einem Fall meiner Beobachtung kam es nach einer Stellatuminfiltration mit Phenol zu einer Recurrensparese. Diese war nach etwa drei Wochen behoben.

Ein großer Vorteil der Stellatuminfiltration ist, daß bei allen Methoden von vorne oder von der Seite eine intradurale Injektion ausgeschlossen erscheint. Damit ist die unangenehmste Komplikation der Sympathicusblockade hier vermieden.

Komplikationen infolge Überdosierung oder Unverträglichkeit des Injektionsmittels bleiben auch hier bestehen (s. S. 332).

Tödliche Folgen einer Stellatuminfiltration sind in der Weltliteratur nicht zahlreich. In dem 1947 erschienenen Buch von A r n u l f finden wir einige Todesfälle vermerkt, welche nach Injektion in das Ganglion stellatum in der französischen Literatur aufscheinen: L a u b r y und Heim de B a l z a c beobach-

teten knapp nach der Injektion von Novocain in das Ganglion stellatum eine
enorme ödematöse Exspektoration, welcher der Patient nach wenigen Minuten erlag. B r u l e, H i l l e m a n, D e l a r u e und A n d o l y (1943) beobachteten einen Todesfall nach Injektion in das Ganglion stellatum von vorne mit
Novocain bei einem schweren Fall von Asthma. Zwei ähnliche Fälle wurden
von L a n g e r o n (1943) ebenfalls bei Asthmatikern und ebenfalls bei Anwendung der Injektion von vorne bzw. seitlich beschrieben.

Schließlich berichtet A d a m s - R a y aus Schweden über fünf Todesfälle
bei der Infiltration des Ganglion stellatum, von welchen sich vier bei Asthma
bronchiale und einer bei Angina pectoris ereigneten. Sie sind aus der schwedi-
schen Literatur bis 1942 entnommen und konnten von mir nicht im Detail nach-
gelesen werden (s. A r n u l f).

Interessant ist und es muß darauf hingewiesen werden, daß sich unter den
tödlichen Komplikationen so relativ häufig Asthmatiker befinden. In diesen
Fällen scheint es sich um pleural-reflektorische Mechanismen zu handeln.

Im übrigen verweise ich auf V o l k m a n n s Statistik S. 339.

Blockade des Halsgrenzstranges

Im folgenden halte ich mich an die Injektionstechnik, wie sie von B l u m e n -
s a a t dargestellt wurde. B l u m e n s a a t zieht einen seitlichen Zugangsweg
für die Halsgrenzstrangblockade vor. Bei dem sitzenden oder in Seitenlage
befindlichen Patienten wird am hinteren Rand des Sternocleidomastoideus in
Höhe des 5. oder 6. Halswirbels eingegangen (Ganglion cervicale medium). Der
Kopf soll hiebei zur gesunden Seite geneigt, aber das Gesicht nicht zur entgegengesetzten Seite gedreht werden. Durch diese Drehung könnte die Nadel
in das Foramen intervertebrale gelangen. Die eingeführte Nadel dringt bis an
den Wirbelkörper vor und wird nach Berührung mit dem Knochen um etwa
einen halben Zentimeter zurückgezogen. Eine leichte Verschiebung der Nadel
nach cranialwärts und nach caudalwärts zu zeigt, ob die Nadel frei liegt, oder
sie sich etwa in der Zwischenwirbelscheibe befindet. Würde letzteres zutreffen,
dann könnte die Nadel nicht frei in der Längsachse des Körpers bewegt werden.
Schließlich zeigt wiederholtes Ansaugen, ob die Nadel nicht intravasal liegt.
Das Injizieren beim Zurückziehen der Nadel soll vermieden werden.

Bei dieser Infiltrationstechnik gelangt B l u m e n s a a t in die Höhe des Ganglion
cervicale medium, wohingegen das Ganglion cervicale superius in der Höhe des 2. bis
4. Halswirbels zu liegen kommt. Die Injektionsstelle für das Ganglion cervicale superius
liegt zwei Querfinger oberhalb des Mandibularwinkels und ungefähr in der Mitte zwischen diesem und dem Processus mastoideus.

Einen oralen Zugangsweg zum Ganglion cervicale superius hat S c h ü r e r -
W a l d h e i m ausgearbeitet. Dabei geht er nach gründlicher Anästhesierung
des weichen Gaumens, des Zungengrundes, der Pharynxhinterwand und des
Epipharynx und nach Fixierung des weichen Gaumens durch einen H o f e r -
schen Gaumenhaken etwa 1 cm unterhalb und etwa 1 cm seitlich von dem an
der Pharynxhinterwand deutlich prominierenden Tuberculum ventrale atlantis
mit einer Nadel, die, wie jene zur Anästhesierung der Tonsillen vor einer
Tonsillektomie verwendeten, in einem Winkel von 75° abgebogen ist, durch
die Schleimhaut ein. Dann wird die Nadel in der Horizontalebene, sich dicht am
M. longus capitis anschmiegend, vorgeschoben und dann injiziert man etwa
5 ccm des Anästheticums unter leichtem Druck ein.

Blockade des Carotissinus

Im folgenden beschreibe ich die Technik, welche von P i c k und W e r t h e i m e r für die Blockade des Carotissinus angegeben wurde.

Die Carotisbifurkation liegt im vorderen Halsdreieck und ist in eine Fascienscheibe eingebettet, welche die A. carotis communis, die V. jugularis und den N. vagus einschließt. Diese Umscheidung liegt oberhalb der prävertebralen Muskulatur, welche in unmittelbarer Nachbarschaft des cervicalen sympathischen Stranges gelegen ist. Der N. laryngeus superior wird oft in die Blockade miteinbezogen, weil er in der Nähe der genannten Gebilde verläuft. Die Carotissinusnerven liegen vor der prävertebralen Muskulatur. Die Relation der Carotisbifurkation zum Skelett ist variabel. In aufrechter Position liegt sie in der Höhe des oberen Randes der Cartilago thyreoidea. Bei Rückwärtsneigung des Kopfes wechselt sie in der Lage. Im allgemeinen liegt die Carotisbifurkation vor dem Tuberculum anterius des 4. Halswirbels. Diese Position ist aber auch Varietäten unterworfen (S c h w a l b e, B i n s w a n g e r). Sie kann auch vor dem Processus transversus innerhalb der Strecke zwischen dem 3. und 5. Halswirbel gelegen sein.

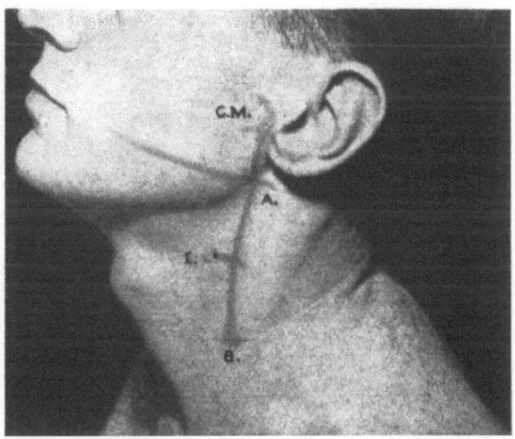

Abb 44. Technik der Blockade des Carotissinus nach P i c k und W e r t h e i m e r (siehe Text). (Aus P i c k und W e r t h e i m e r.)

Bei der Vorbereitung des Kranken sollen nach P i c k und W e r t h e i m e r folgende Maßnahmen beachtet werden:

1. Es sollen präoperativ keine Medikamente gegeben werden, weil sie den Erfolg der Blockade beeinträchtigen könnten.

2. Vor der Injektion muß ein Druck mit dem Finger auf die Carotisbifurkation ausgeübt werden. Man muß dabei beachten, ob sich Veränderungen an Blutdruck, Puls, Atmung und Bewußtsein einstellen.

3. Der Patient liegt mit dem Rücken am Untersuchungstisch mit einem Polster unter den Schultern, so daß der Kopf in leichter Extensionsstellung in mittlerer Position steht.

4. Der Ort der Injektion wird so bestimmt, daß das Tuberculum anterius des 4. Halswirbels fixiert wird. Zu diesem Punkt gelangt man durch Markierung zweier Linien. Die erste verläuft vom Mundwinkel horizontal bis zum Nacken. Die zweite Linie verläuft senkrecht zur ersten und zieht durch den hinteren Rand der Mandibula in einem Winkel von 90° bis in die Höhe des 6. Halswirbels (B). Der Schnittpunkt zwischen vertikaler und horizontaler Linie ist A. In der Mitte der vertikalen Linie zwischen A und B liegt der Einstichpunkt (Abb. 44). Nach der Fixation des Einstichpunktes, welcher also in der Höhe des 4. Halswirbels liegt, findet die usuelle Desinfektion des Operationsfeldes statt. Der Kopf wird leicht in die entgegengesetzte Seite gedreht, ohne die Wirbelsäule selbst zu bewegen. Der Einstich selbst penetriert mit der Nadel den M. sternocleidomastoideus, nachdem hinter der V. jugularis eingestochen wurde und dringt in die Carotisscheibe ein. Die Pulsation der Carotis kann mit der Nadel gefühlt werden.

Bei Kranken mit einem kurzen Hals liegt die Carotisbifurkation etwas höher.

An besonderen Komplikationen sind bei diesem Verfahren möglich: Auftreten eines lokalen Hämatoms, Perforation des Pharynx, Auftreten eines H o r n e r - schen Syndroms und Heiserkeit vorübergehender Natur.

Als Injektionsmittel sollen 10 bis 20 ccm einer ¹/₂%igen Novocainlösung verwendet werden.

Die Technik der Splanchnicusblockade

Diese wurde von K a p p i s eingeführt und von F i n s t e r e r ausgebaut. In der Beschreibung des Verfahrens halte ich mich an das Buch von M o r i t s c h.

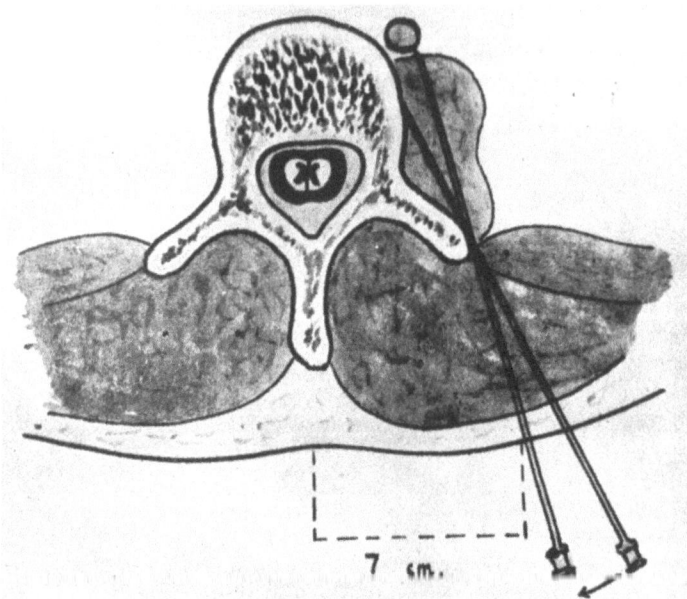

Abb. 45. Splanchnicusblockade. Horizontalschnitt durch den 12. Brustwirbel. Die Technik ist der der Sympathicusblockade ähnlich, mit Ausnahme des Einstichpunktes, der im Sinne von K a p p i s ungefähr 7 cm seitlich von der Medianlinie liegt.

Die Anästhesie kann in Seitenlage oder im Sitzen (F i n s t e r e r) ausgeführt werden. Der Einstichpunkt liegt vier Querfinger seitlich von der Dornfortsatzlinie am unteren Rand der 12. Rippe. Von diesem Einstich aus sollen die Nn. splanchnici in der Höhe des 12. Brustwirbels und des 1. Lendenwirbels durch ein Novocaindepot blockiert werden. An den Einstichpunkten setzt man zu beiden Seiten oder an einer Seite Hautquaddeln mit Novocain. Dann sticht man eine 12 bis 15 cm lange Nadel (oder die Splanchnicuskanüle nach F i n s t e r e r) in der Richtung auf den unteren Rand der 12. Rippe zu ein. Wenn letztere erreicht ist, gibt man der Nadel eine Richtungsänderung, so daß sie zur Sagittalebene des Körpers einen Winkel von 60 bis 65⁰ bildet. Die Nadel wird dann in der Richtung auf den Wirbelkörper vorgeführt. Hat man den Wirbelkörper erreicht, so zieht man die Nadel etwas zurück und injiziert nun ständig im Vor- und Zurückgehen, nachdem man entsprechende Zeit abgewartet hat, ob Blut oder Liquor etwa abfließen, 20 bis 40 ccm einer ¹/₂%igen Novocainlösung mit oder ohne Suprareninzusatz ein (Abb. 45).

Man kann zu dieser Infiltration auch Daueranästhetica, Phenol oder Alkohol anwenden, falls man die Blockade als therapeutische Methode anwendet. Die Komplikationen, die nach der Splanchnicusinfiltration eintreten können, entsprechen denen, wie sie nach Sympathicusblockade im allgemeinen beobachtet werden.

Nach M o r i t s c h ist der Nachteil der Methode der Abfall des Blutdruckes. M o r i t s c h weist auf die Gefahren der Methode hin und zitiert eine englische Mitteilung, nach welcher bei einer Serie von 2075 Blockaden acht Todesfälle beobachtet wurden. Wie ich aber meine, hat die Splanchnicusanästhesie den Vorteil, daß sie — aus therapeutischen Gründen ausgeführt — ganze Regionen der Bauchhöhle auf der linken oder rechten Seite unempfindlich macht und daß sie von einwandfreier therapeutischer Wirkung ist, falls sie aus richtiger Indikation angewendet wurde.

Sympathicusoperationen

Die Technik der Stellektomie

Vorderer Zugang nach Leriche und Fontaine. *Lagerung:* Der Kranke befindet sich in halbsitzender Stellung. Der Kopf ist stark zur Seite geneigt und nach der nicht zu operierenden Seite gedreht. Der Kopf fällt leicht nach hinten über, was durch die Verwendung eines Schulterkissens erreicht werden kann (Abbildung 46 a).

Anästhesie: Die orotracheale Narkose mit Lachgas ist bei weitem der örtlichen Betäubung vorzuziehen, von welch letzterer ich entschieden abraten möchte, da sie die Anatomie unübersichtlich macht.

Operationsgang: Es wird ein Längsschnitt (8 cm lang) in der Faserrichtung des M. sternocleidomastoideus zwischen seinen beiden Ansätzen ausgeführt. Nach Durchtrennung der beiden Muskelanteile werden diese mit stumpfen Haken auseinandergehalten. Unterhalb des

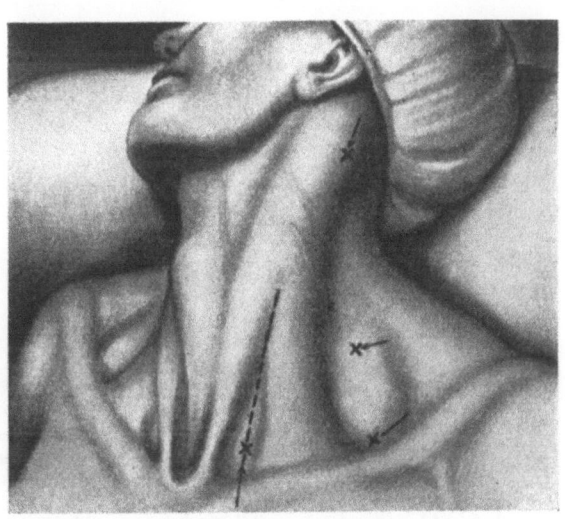

Abb. 46. Technik der Stellektomie nach L e r i c h e und F o n t a i n e. *a* Schnittführung zur Entfernung des linken Ganglion stellatum.

Muskels findet sich die tiefe Halsfascie und nun zieht durch das Operationsfeld, von medial oben nach lateral unten der M. omohyoideus (Abb. 46 b). Nach Ligatur der schmalen Muskelbäuche wird dieser Muskel in der Schnittrichtung durchtrennt. Unter dem M. omohyoideus liegt der M. scalenus anticus mit dem auf ihm verlaufenden N. phrenicus, der auf ein Bändchen gelegt und nach medial verzogen wird. Über dem M. scalenus anticus verläuft oft die A. transversa scapulae, welche nach doppelter Ligatur durchschnitten wird. Der M. scalenus anticus selbst wird komplett durchtrennt. Man gelangt dann an das Gefäßnervenbündel. Die großen Halsgefäße werden mit einem stumpfen Haken nach medial gezogen. In der Tiefe erscheint die A. thyreoidea inferior und über ihr verlaufend ein Teil des Grenzstranges. Die A. thyreoidea inferior muß doppelt ligiert und dann durchtrennt werden. Der obere Teil des Grenzstranges soll mit einem Wollbändchen angeschlungen werden. Manchmal erscheint im unteren Wundwinkel der Ductus thoracicus, vor dessen Verletzung man sich hüten muß. Die A. thyreoidea inferior wird nun bis zu ihrem Abgang aus dem Truncus thyreocervicalis verfolgt. Hier findet man meist medial vom Ursprung des Truncus thyreocervicalis die A. vertebralis, die aus der A. subclavia entspringt und als Leitgebilde in der weiteren Suche nach dem Ganglion stellatum verwendet wird (Abb. 46 c). Das Ganglion stellatum umschlingt meistens die A. vertebralis und es gelingt vielfach, durch Durchschneidung einer Seite des Ganglion stellatum diese Umklammerung durch das Ganglion zu befreien. In manchen Fällen finden sich topographische Anomalien des Ganglion stellatum, aber relativ beständig bleibt seine Relation zur A. ver-

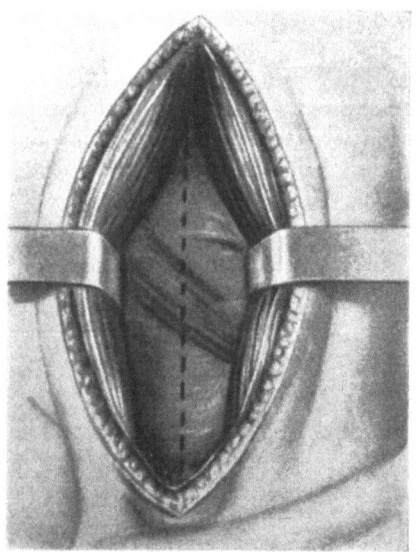 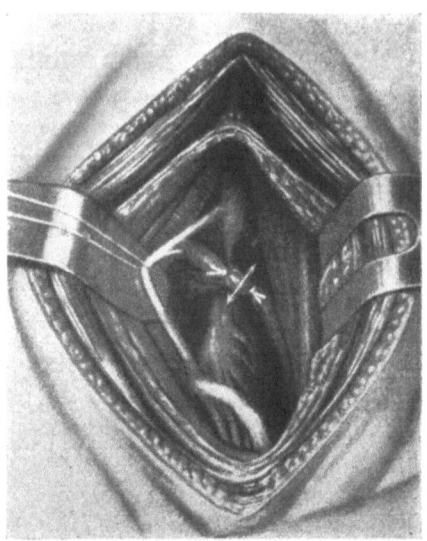

Abb. 46.   Technik der Stellektomie nach Leriche und Fontaine.

b Die beiden Anteile des M. sternocleidomastoideus sind auseinandergezogen und der M. omohyoideus und die mittlere Halsfascie werden sichtbar.

c Bei der weiteren Präparation erscheint in der Tiefe das mittlere Halsganglion. Die A. thyreoidea inf. wird zwischen zwei Ligaturen durchtrennt.

tebralis (Abb. 47). Es empfiehlt sich, zur Abdämpfung der Reflexe einige Kubikzentimeter ½%iger Novocainlösung vor der Manipulation am Ganglion stellatum in dieses zu injizieren. Je nach der Lage des Falles wird das Ganglion stellatum isoliert und mit höheren und tieferen Anteilen des Grenzstranges mit dem Ganglion cervicale medium oder eventuell gemeinsam mit dem Ganglion thoracale I entfernt (Abb. 46 d). Falls die Pleura nicht eröffnet wurde, empfiehlt sich die Einlegung eines Blutungsdrains für 24 Stunden. Naht der Wunde in mehreren Schichten.

Besondere Bemerkungen: Die Operation des Ganglion stellatum ist eine topographisch außerordentlich diffizile Operation. Sie soll nicht unterschätzt werden. Man operiert in der Nähe der großen Halsgefäße nahe an der Wirbelsäule. Es können schwere Blutungen, besonders aus den Halsvenen und aus dem Truncus thyreocervicalis auftreten. Selbst erfahrenen Operateuren gelingt nicht immer die Darstellung des Ganglion stellatum rasch. Von besonderen Komplikationen sei auch die Verletzung der Pleura erwähnt. Nur bei Verwendung der orotrachealen Gasnarkose ist diese Verletzung nicht weiter von Bedeutung. Man denke aber bei der Indikation zur Stellektomie an den Zustand des Kranken und die Möglichkeit der erwähnten Komplikationen. Die Verletzung des Ductus thoracicus ist besonders auf der linken Seite gefährlich.

Die Exstirpation beider Ganglien in einem Akt darf unter keinen Umständen durchgeführt werden.

Entfernung des Ganglion stellatum nach Gask und Ross. *Lagerung:* Ebenso wie bei der Methode nach L e r i c h e und F o n t a i n e.

Anästhesie: Ebenso wie bei der Methode nach L e r i c h e und F o n t a i n e.

Operationsgang: Einen Querfinger breit oberhalb der Clavicula wird eine horizontale Incision ausgeführt, welche etwa 8 cm lang ist. Sie reicht vom Ansatz des M. sternocleido-mastoideus an der medialen Seite der Clavicula über den Muskel hinweg. Nach Durchtrennung des subkutanen Fettgewebes wird der claviculäre Ansatz des Muskels quer durchtrennt, nachdem die V. jugularis externa zwischen Ligaturen durchtrennt wurde. Der M. omohyoideus wird nach Fassen in Ligaturen quer durchtrennt und die tiefe cervicale Fascie wird eröffnet. Nach diesem Akt liegt die A. carotis an der medialen Seite der Incision, und am Boden des Operationsfeldes liegt der M. scalenus anticus, über welchen der N. phrenicus zieht. Nun wird der N. phrenicus mit der Carotisscheide nach der Mittellinie zu verzogen und der M. scalenus wird oberhalb seiner Insertion an der 1. Rippe durchtrennt. Ohne diese Durchtrennung ist eine ausgedehnte Operation an den ersten Thoracalganglien von vorne nicht möglich. Gleichzeitig aber wird auf diese Weise ein Einblick auf die A. subclavia gewährt. Die A. thyreoidea inferior wird zwischen Ligaturen durchtrennt und die A. subclavia wird so freipräpariert, daß man den Abgang der A. vertebralis, welcher nach der medialen Seite zu liegt, feststellen kann. — Von

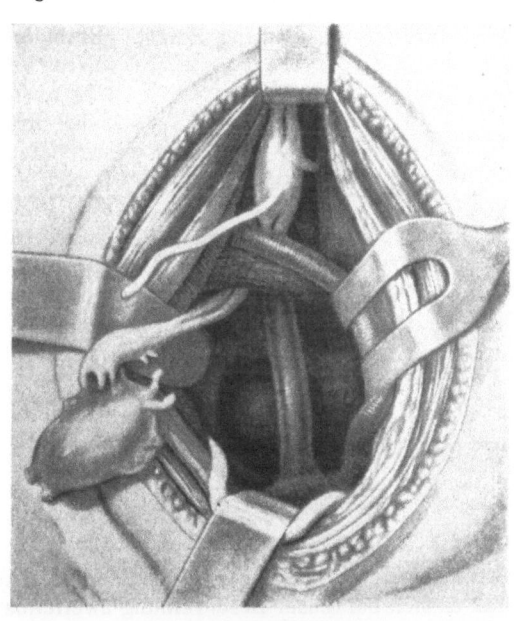

Abb. **46.** Technik der Stellektomie nach L e r i c h e und F o n t a i n e.

d Nach dem Durchtrennen oder Verziehen der A. thyreoidea inf. nach links präpariert man die A. vertebralis. Die Stämme des Ganglion stellatum umflechten oft die A. vertebralis. Sie müssen durchtrennt werden, damit die A. vertebralis freiliegt. Bei im weiteren Vorgehen durchtrennt man den Nervenstamm zum Ganglion stellatum und zum Ganglion thoracale II. (Aus E. K. F r e y.)

nun an gleicht die Operation der vorhin angegebenen von L e r i c h e und F o n t a i n e.

Besondere Bemerkungen: Die Operation ist eigentlich mit der von L e r i c h e und F o n t a i n e angegebenen fast identisch und wird nur mit querer Schnittführung begonnen und durchgeführt.

Exstirpation des Ganglion stellatum nach Adson (Lehmann) (Zugang von rückwärts). *Lagerung:* Der Patient liegt in Halbbauchlage auf der gesunden Seite mit erhöhtem Oberkörper, das Schulterblatt weit nach vorne hängend und nach vorne abgebogenem Kopf (Kopfhaltevorrichtung zweckmäßig).

Anästhesie: Orotracheale Gasnarkose.

Operationsgang: Die Schnittführung geht von der Vertebra prominens zum Angulus cranialis scapulae. Der M. trapezius wird in seiner Faserrichtung durchtrennt, die Mm. rhomboidei werden auseinandergedrängt und der M. serratus cranialis posterior ebenfalls in seiner Faserrichtung in der Höhe der 1. Rippe durchtrennt. Der M. erector spinae wird freigelegt und eventuell in einer Ausdehnung von 4 cm inzidiert. Die 1. Rippe wird reseziert (und eventuell eine

Resektion der 2. Rippe zugefügt) und nun gelangt man mit dem Finger leicht in den Thoraxraum, wo man mit Vorsicht in diesem Bereiche die Pleura abschiebt. Besonderer Wert wird auf die Entfernung des zentralen Stumpfes der Rippe gelegt, ohne daß das Köpfchen oder der Processus transversus mitentfernt werden müßte. Manchmal verletzt man bei der Präparation der Pleura diese, besonders dann, wenn Schwarten oder Adhäsionen vorliegen. Solche Schwarten liegen nach L e h m a n n dann vor, wenn vorher Injektionen in diesem Bereich ausgeführt wurden. Unter Beleuchtung mit einem Lämpchen oder Cystoskop wird nun der Grenzstrang gesucht. Er bleibt nach dem Abschieben der Pleura an der Seitenfläche der Wirbelsäule liegen. Nur ausnahmsweise liegt er auf der Pleura. Sehr oft läuft dorsal vom Grenzstrang, in sagittaler Richtung liegend, ein Gefäßband. Dieses soll präliminar ligiert werden, da spätere Blutungen sehr schwer zu stillen sind. Manchmal lassen sich Grenzstrang und Ganglion stellatum leicht tasten. Man kann den Grenzstrang über einen Zügel schlingen und bis zum 2. Thoracalganglion verfolgen. Eine Durchschneidung soll erst dann vorgenommen werden, wenn das ganze Ausmaß des zu resezierenden Teiles festgestellt worden ist. Der Grenzstrang wird durchschnitten und das Ganglion stellatum reseziert.

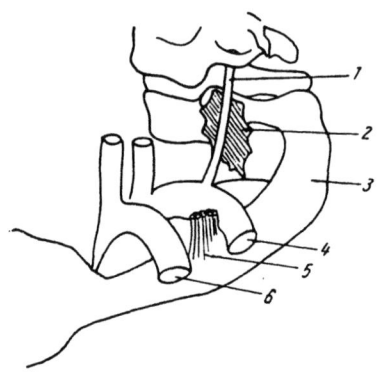

Abb. 47. Räumliche Lage des Ganglion stellatum von schräg lateral. *1* A. vertebralis, *2* Ganglion stellatum, *3* 1. Rippe, *4.* A subclavia, *5* M. scalenus ant., *6* V. subclavia.

Besondere Bemerkungen: Ich habe die Operationstechnik von A d s o n und L e h m a n n angeführt, weil letzterer mit dieser Operation außerordentlich gute Resultate, besonders bei Kausalgie, erzielen konnte. Es muß aber gesagt werden, daß es sich bei dieser Beschreibung zweifellos um eine postganglionäre Sympathektomie handelt, welche den orthodoxen Forderungen der Sympathicusphysiologie und Sympathicuschirurgie (s. hohe thoracale präganglionäre Sympathektomie) nicht mehr ganz entspricht.

Resektion des oberen Halssympathicus

Lagerung: Der Patient liegt mit erhöhtem Oberkörper auf dem Rücken; der Kopf ist nach rückwärts geneigt und zur gesunden Seite gedreht.

Anästhesie: Orotracheale Gasnarkose oder Lokalanästhesie.

Operationsgang: Genau über der Mitte des M. sternocleidomastoideus wird an seinem hinteren Rande eine etwa 6 bis 8 cm lange vertikale Incision ausgeführt. Der hintere Muskelrand muß gut freipräpariert und nach medial gezogen werden. An der Hinterseite des Muskels gelangt man an die großen Halsgefäße, welche nach medial verzogen werden. Sind nur der M. sternocleidomastoideus und die großen Halsgefäße in der richtigen Schichte nach medial verlagert, so gelangt man an den M. scalenus anticus, über dem isoliert der N. phrenicus zieht. Am medialen Rande des Scalenus anticus liegt in der Tiefe der Halsgrenzstrang. Er ist daran erkenntlich, daß in seinem unteren Anteil das mittlere Halsganglion liegt (Abb. 48). Das Ganglion cervicale superius liegt im oberen Wundwinkel. Je nach Bedarf ist nun durch geeignete Wundhaken das Operationsterrain so zu verschieben, daß man entweder im oberen Wundwinkel das obere Halsganglion reseziert oder mitten im Wundgebiet das mittlere Halsganglion entfernt. Nach Resektion dieser Gebilde wird die Wunde wieder vollkommen verschlossen.

Besondere Bemerkungen: Das Indikationsgebiet für diesen Eingriff ist noch eingeschränkt.

Hohe thoracale Sympathektomie von vorne

Lagerung: Rückenlage des Patienten mit gerade gerichtetem Kopf und erhöhten Schultern.

Anästhesie: Orotracheale Gasnarkose.

Operationsgang: Nach G a s k, W h i t e und S m i t h w i c k ist es möglich, mit der Schnittführung der queren Incision oberhalb der Clavicula nach G a s k die ersten drei hohen thoracalen Ganglien zu entfernen. Der technische Vorgang gleicht vollkommen dem von G a s k beschriebenen zur Exstirpation des Ganglion stellatum. Er besteht in Ligatur der V. jugularis externa, querer Incision des clavicularen Endes des N. sternocleidomastoideus, Ligatur der V. jugularis interna, Durchtrennung der N. omohyoideus, Darstellung des M. scalenus anticus, Verlagerung des N. phrenicus nach medial, Durchtrennung des M. scalenus anticus, Präparation der A. subclavia und Darstellung und Ligatur der A. thyreoidea inferior und der A. vertebralis. Nun wird die A. subclavia nach unten gedrängt und zunächst die G i b s o n sche Fascie durchtrennt. Nun kann die Pleurakuppe stumpf nach abwärts gedrängt werden. Schrittweise ist die Lösung bis zur 3. Rippe möglich. (Vorsicht mit Hakendruck am Plexus brachialis!) Mit Hilfe eines Leuchtspatels ist die Operation leichter durchzuführen. Man soll sich zunächst durch Fixation des Ganglion cervicale inferius, welches in der Höhe der 1. Rippe liegt,

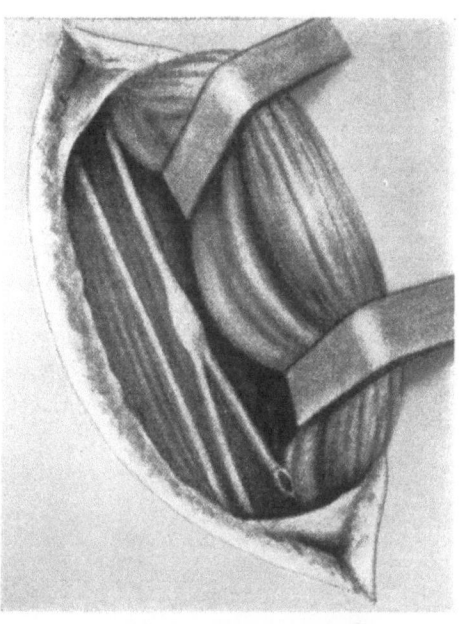

Abb. 48. Resektion des oberen Halssympathicus. Lagerungsskizze und Schnittführung. Der M. sternocleidomastoideus ist mit der Gefäßscheide nach medial gezogen. Man sieht lateral den N. phrenicus und medial davon den Halssympathicus mit dem mittleren Halsganglion. Die A. thyreoidea im unteren Schnittwinkel ist ligiert und durchtrennt. (Aus K. Voßschulte.)

an den Grenzstrang heranmachen und diesen dann nach unten verfolgen. Man kann so vorsichtig ohne Eröffnung der Pleura bis zum Ganglion thoracale II gelangen und den Grenzstrang mit drei Ganglien (Th$_1$—Th$_3$) entfernen.

Besondere Bemerkungen: Blutungsgefahr besteht dort, wo die Ganglien an den Intercostalgefäßen mehr oder weniger fixiert sind. Daher sollen C u s h i n g-Clips vor der Abtrennung der sympathischen Gebilde verwendet werden. Im übrigen ziehe ich die hohe thoracale präganglionäre Sympathektomie vor.

Hohe thoracale präganglionäre Sympathektomie von rückwärts

(Technik nach S m i t h w i c k)

Lagerung: Der Oberkörper des Patienten ist etwas erhöht. Er liegt in Seitenlage auf der nicht zu operierenden Seite. Der Oberkörper ist durch Pölster oder Haltevorrichtungen so fixiert, daß sich die Distanz zwischen Wirbelsäule und

Schulterblattrand vergrößert. Der Arm wird nach vorne und oben gezogen. Der Kopf ist nach vorne gebeugt.

Anästhesie: Intratracheale Lachgasnarkose.

Operationsgang: S m i t h w i c k nimmt eine paravertebrale Incision, 7 cm lang und 5 cm lateral von der Mittellinie entfernt, vor. Im Zentrum der Incision liegt der Raum zwischen 2. und 3. Processus spinosus. Der Trapezius wird quer durchtrennt und die unter ihm liegenden Mm. rhomboidei werden in der Faserrichtung durchtrennt. Nach diesem Vorgang muß mit dem Finger die 2. Rippe genau identifiziert werden.

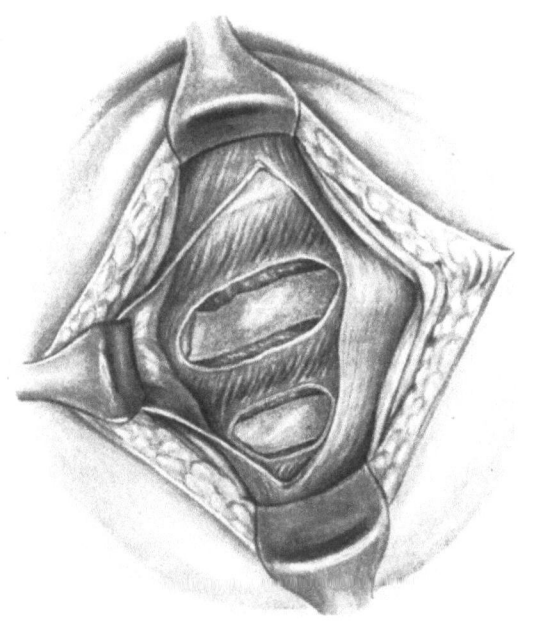

Nach meinen Erfahrungen ist es zweckmäßig, die Incision von oben medial nach unten lateral zu führen. Der Schnitt beginnt oben in der Höhe des Processus spinosus des 1. Thoracalwirbels und endet ungefähr in der Mitte des Schulterblattes. M. trapezius und Mm. rhomboidei werden in ihrer Faserrichtung gespalten und ein automatischer Retraktor in die Muskelwunde eingesetzt. Fibröse und muskuläre Fasern der langen Rückenstrecker müssen immer wieder in der Wirbelsäule freipräpariert und durchtrennt werden.

Das Ziel des nächsten Operationsaktes ist die Resektion der 2. Rippe. Zumindest 5 cm sollen aus ihr möglichst medial in der Nähe der Wirbelsäule ent-

Abb. 49. Hohe thoracale Sympathektomie, Akt 1. M. trapezius und Mm. rhomboidei in der Faserrichtung gespalten. Durchtrennung des Erector trunci. Freilegung der 2. und 3. Rippe.

fernt werden. Es ist gut, noch vor der Rippenresektion den Erector trunci zu incidieren. Eine außerordentliche Erleichterung im Operationsgang bedeutet die Resektion des Processus transversus des 2. Thoracalwirbels. In dieser Höhe des Thorax ist es merkwürdigerweise nicht immer leicht, die Pleura zu schonen. Falls durch stärkere Ausbildung der Muskulatur oder durch größere Fettgewebsmassen die erwähnte Incision über der 2. Rippe nicht genügt, um ein klares Operationsfeld zu erreichen, empfehle ich die Resektion der 3. Rippe hinzuzufügen (Abb. 49). Es ist keine Zeitversäumnis, dies zu tun, erleichtert im Gegenteil das weitere Operieren außerordentlich. Einen Leitweg zu den hohen thoracalen Ganglien stellen die Intercostalnerven dar. Der 2. Intercostalnerv ist bei freiem Operationsfeld mit Sicherheit festzustellen. Man verfolgt ihn nun nach medial zu, bis man zu einem grauen Ramus communicans kommt, der zur hinteren Wurzel und zum weißen Ramus communicans führt. In der Nähe der hinteren Wurzel liegt nach lateral zu das Spinalganglion vor dem Eingang in das Foramen intervertebrale (Abb. 50). Das Prinzip der von S m i t h w i c k eingeführten präganglionären Operation liegt darin, die vordere und die hintere Wurzel aus dem Foramen intervertebrale durch Exhairese zu entfernen, was relativ einfach durch stumpfe Präparation gelingt. Der Erfolg der Operation hinsichtlich der Eröffnung der Arachnoidea ist dadurch gegeben, daß Spinalflüssigkeit ausrinnt.

Derselbe Vorgang kann auch in der Höhe des 3. Intercostalnerven durchgeführt werden. Diese Operation an den Rami communicantes, an der vorderen und hinteren Wurzel und am Spinalganglion spielt sich also zentral vom Brustgrenzstrang ab. Der Grenzstrang, dessen Darstellung durch Resektion des

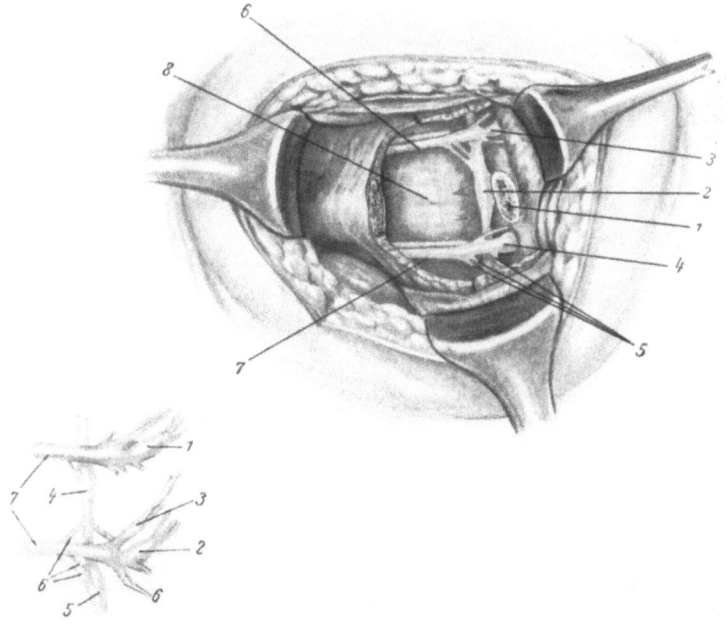

Abb. 50. Hohe thoracale Sympathektomie, Akt 2. Nach typischer Rippenresektion kommen die Intercostalnerven mit den begleitenden Gefäßen zur Ansicht, die nach medial stumpf verfolgt werden, bis man an den sympathischen Grenzstrang gelangt. Dieser wird mit seinen Rr. communicantes bis zum Foramen intervertebrale verfolgt und durchtrennt. *1* Stumpf der 3. Rippe, *2* Ganglion thoracale III, *3, 4* 2. bezw. 3. Spinalganglion, *5* Rr. communicantes, *6, 7* 2. bezw. 3. Intercostalnerven mit begleitenden Gefäßen, *8* Pleura. Die nebenstehende Skizze veranschaulicht die innigen topographischen Verhältnisse zwischen sympathischem Grenzstrang, den Spinalnerven und den Intercostalnerven. *1, 2* Spinalganglien, *3* dorsaler Ast der Spinalnerven, *4, 5* sympathischer Grenzstrang mit 2 Ganglien, *6* Rr. communicantes, *7* Intercostalnerven.

Processus transversus erleichtert wird, soll nach S m i t h w i c k in der Höhe des 3. Thoracalganglions nun durchtrennt werden und das distale Ende desselben nach Ligatur mit einem Seidenzylinder umhüllt und im Wundbereich aber aus dem Thorax herausgebracht, am besten an einen Muskel fixiert werden. Die Umhüllung des Nervenstumpfes soll einer möglichen Regeneration als Vorbeuge dienen.

Ich persönlich habe mich an dieses Vorgehen meist nicht gehalten, sondern habe aus dem thoracalen sympathischen Grenzstrang das Thoracalganglion II und III reseziert, ohne die Enden derselben nach S m i t h w i c k zu versorgen. Das operative Präparat besteht aus den in Abb. 51 bezeichneten Gebilden (s. Operationspräparat).

Besondere Bemerkungen: Die Komplikationen, die sich bei diesem Eingriff ergeben können, sind mannigfacher Art. Zunächst kann es zu einer stärkeren venösen Blutung kommen, die infolge der Enge des Operationsfeldes manchmal nur durch Tamponade gestillt werden kann. Hie und da kommt es zur Eröffnung der Pleura und jeder Versuch, die Pleuralücke zu verschließen, ist nur eine Zeitverschwendung. Nach genauer Blutstillung operiere man mit oder ohne Überdruck weiter, bis die Operation beendet ist und verschließe die Operationswunde, wie es bei der Anlegung eines künstlichen Pneumothorax gelehrt wird: entweder man erzeugt einen Überdruck von 80 mm H_2O oder man führe einen Gummikatheter durch die Pleuaöffnung ein, verschließt die Wunde und saugt vorsichtig die Luft vor dem Herausziehen des Katheters mit einer Spritze oder einem Apparat aus.

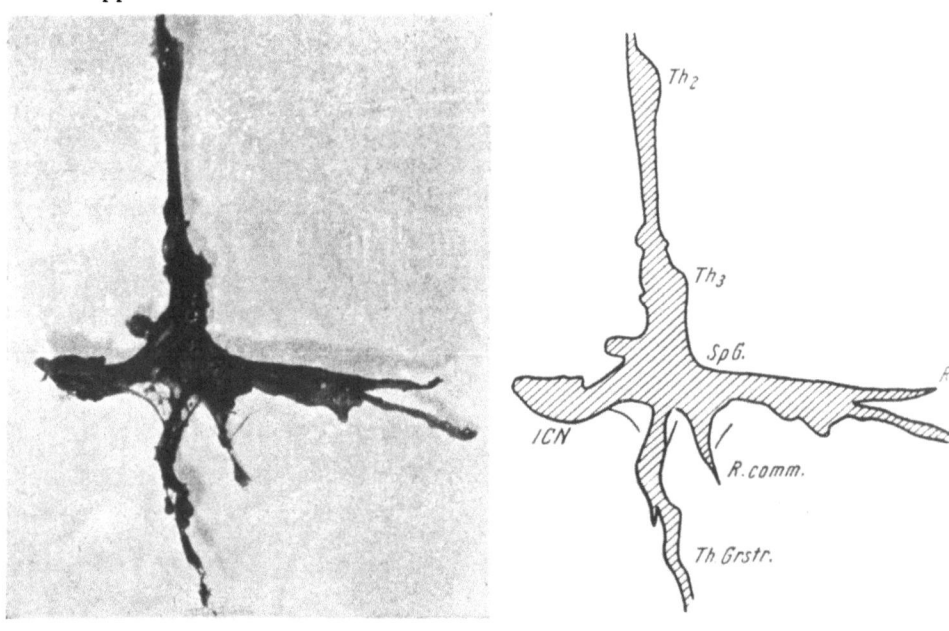

a   b

Abb. 51. Operationspräparat einer präganglionären hohen thoracalen Sympathektomie. Th_2, Th_3 sympathisches Ganglion thoracale 2 oder 3, *Sp. G.* Spinalganglion, R. comm. R. communicans, *R. a.* Ramus anterior, *R. p.* Ramus posterior des Spinalnerven, *Th. Grstr.* thoracaler Grenzstrang, *ICN* Intercostalnerv.

Bezüglich des Auffindens des sympathischen Stranges ergeben sich manchmal Schwierigkeiten, die in den meisten Lehrbüchern nicht erwähnt werden. Der sympathische Grenzstrang kann außerordentlich fest im Wirbelbogenrippenwinkel fixiert sein und manchmal gelingt es nur ihn mittels eigener Häkchen vorzuziehen und in das Operationsfeld zu bringen. Die Unregelmäßigkeit der Topographie der thoracalen sympathischen Ganglien erschwert die Operation sehr.

Leuchthaken oder ein Thorakoskop sind zur Operation unbedingt erforderlich. Ebenso unentbehrlich sind C u s h i n g sche Clips, da die Ganglien in dem Stromgebiet der Intercostalarterien fixiert sind und so leicht Blutungen bei ihrer Entfernung entstehen können.

Die endoskopische endothoracale Sympathektomie

(H u g h e s, G o e t z, K u x)

Die endothoracale Sympathektomie wurde zuerst von H u g h e s (1942) beschrieben. Dem Autor fiel bei der Operation an der Lunge auf, daß er den N. splanchnicus durch die Pleura durchscheinen sah, ebenso konnte er bei Pneumolysen öfter das Ganglion stellatum sehen. So faßte er nach Leichenversuchen den Entschluß, ein Thoracoskop einzuführen, durch eine andere Öffnung Instrumente in den Thoraxraum einzubringen und auf diese Weise die erwähnten Gebilde transthoracal aufzusuchen. Es wurden spezielle Scheren und Zangen für diese Operation konstruiert. Diese, ein Haken und ein spezielles Thoracoskop stellen das Instrumentarium dar, welches man zu dem Eingriff benötigt. Die Pleura wird abgehoben, mit der Schere durchschnitten und so können die unter der Pleura liegenden Gebilde dargestellt werden. Die Voraussetzung für die Entfernung des Ganglion stellatum oder die Durchschneidung des N. splanchnicus ist ein kompletter Pneumothorax auf der Seite der Operation, welcher einige Tage vorher angelegt und röntgenologisch kontrolliert werden muß.

Lagerung: Für die Splanchnicusresektion oberhalb des Diaphragma wird der Patient halbseitlich bauchwärts gelegt.

Anästhesie: Lokalanästhesie.

Operationsgang: Die Thoraxkanülen werden der 7. und 8. und 8. und 9. Rippe in der mittleren Axillarlinie angelegt. Die Pleura wird mit 2%iger Novocainlösung anästhesiert. Nach Einführung des Thoracoskop hat man einen ausreichenden Überblick über die Wirbelkörper. Das Zwerchfell bleibt stets nach unten gewölbt und die Lunge kommt bei entsprechender Lagerung nicht ins Gesichtsfeld. Ein Assistent hält das Thoracoskop, damit dem Operateur für die Durchführung der Operation beide Hände zur Verfügung stehen. Durch die sogenannte Operationskanüle wird mit einer Schere die Pleura parietalis durchschnitten und das Bett des N. splanchnicus bzw. des Ganglion stellatum freipräpariert. Die Gefahr, andere Gebilde zu verletzen, ist angeblich nicht groß. Nach Freipräparierung der sympathischen Gebilde wird nun ein Haken eingeführt, der die zu durchschneidenden Gebilde unterfährt. Der N. splanchnicus ist oft nicht zu verkennen und springt gegen das Gesichtsfeld vor wie ein Gummiband. Er hat etwa die Stärke des N. medianus am Handgelenk. Der Nerv wird mit dem Haken aufgehoben und an zwei Stellen mit der Schere durchtrennt.

Für die Resektion des Ganglion stellatum liegt der Patient am Operationstisch mit erhöhtem Oberkörper. In dieser Lage fällt nach Anlegen des Pneumothorax die Lunge nach abwärts und rückwärts und läßt in der Gegend der oberen Rippen genügend Raum für die operative Manipulation frei.

Die Kanülen werden unter Lokalanästhesie diesmal von vorne eingesetzt, und zwar die Sichtkanüle zwischen 1. und 2. Rippe und die Operationskanüle zwischen 2. und 3. Rippe, jede etwa 5 cm außerhalb des lateralen Randes des Sternums. Mit dem Thoracoskop hat man einen guten Blick auf die Pleurakuppe. Man kann alle Gefäße, auch die Intercostalgefäße gut sehen. Die Pleura wird wieder mit Novocain anästhesiert und wird von unten nach oben eröffnet. So wird das 1. und 2. Rippenköpfchen zur Ansicht gebracht. Es gelingt leicht, an das Ganglion stellatum heranzukommen und es zu entfernen. Eine Blutung entstand nicht.

H u g h e s beschreibt zunächst vier auf diese Weise ausgeführte Operationen. Bei einem Patienten wurde die Operation beidseitig ausgeführt. Zwei Kranke litten an Hypertension, einer an Hypertension und Coronarverschluß, ein Patient hatte einen schmerzhaften Amputationsstumpf und der letzte einen Morbus R a y n a u d.

H u g h e s meint, daß mit dieser Methode Sympathicusinfiltrationen mit Alkohol unter direkter Leitung durch das Auge möglich sind. Es wird auch erwähnt, daß das Verfahren wiederholt an einem Patienten ausgeführt werden kann.

Die nächste Beschreibung eines ähnlichen Vorganges stammt von G o e t z und M a r r. In einer Mitteilung (1944) beschreiben die Autoren ohne Wissen der Publikation von H u g h e s die Kauterisation oder Excision des Ganglion stellatum durch Thoracoskopie. Voraussetzung für das Gelingen des Eingriffes ist ein gut angelegter Pneumothorax, welcher die Lungenspitze freigibt. Der Patient liegt am Rücken und der Kopfteil des Operationstisches ist erhöht. Zwei Kanülen werden unter Lokalanästhesie eingeführt, eine zur Beobachtung und die andere als Operationskanüle für die Instrumente. Die Sichtkanüle, das Thoracoskop, wird eingeführt durch den 1. Intercostalraum 4 cm vom lateralen Rand des Sternums, während die Operationskanüle durch den 4. oder 5. Intercostalraum in der mittleren Axillarlinie eingeführt wird und im rechten Winkel zum Thoracoskop liegt. Es gibt keine Schwierigkeit, das Ganglion stellatum zu finden, und als der beste Wegweiser wird der 2. Intercostalnerv bezeichnet. Wenn das Ganglion stellatum zur Ansicht gelangt, wird Pentothal-Sodium intravenös verabreicht. Ein Glühbrenner wird durch die Operationskanüle eingeführt und bei dunkelroter Hitze desselben wird der sympathische Strang in der Höhe der 3. Rippe durchtrennt. Blutgefäße werden hier nicht angetroffen. Die Pleura wird zwischen 2. und 3. Rippe inzidiert und das Ganglion durch stumpfe Präparation freigemacht. Die stumpfe Präparation wird mit nicht glühendem Brenner durchgeführt.

G o e t z berichtete seinerzeit, daß er fünf Kranke achtmal mit dieser Methode operiert hatte. Drei Fälle waren Frauen, welche an Morbus R a y n a u d litten; ein Fall hatte einen Morbus R a y n a u d, Sklerodermie und Calcinose; ein Patient hatte einen Morbus R a y n a u d und eine beginnende Sklerodermie.

Besonders ausgebaut wurde das Verfahren von K u x. Ohne Wissen der vorhergehenden Versuche von H u g h e s und G o e t z hat K u x diese Methode 1947/48 beschrieben.

K u x bedient sich folgender Technik: Die Lunge wird durch einen Pneumothorax zum Kollabieren gebracht. Wenn man nun ein Thoracoskop einbringt, kann man den sympathischen Grenzstrang vom Ganglion stellatum bis zum Zwerchfelldurchtritt gut überblicken. K u x hat auf diesem Wege unter Sicht zunächst zahlreiche Blockaden mit Alkohol durchgeführt. Mit diesem Verfahren kann bei Verwendung eines Sicht- und eines Operationsthoracoskops auch der Splanchnicus knapp oberhalb des Zwerchfelldurchtrittes festgestellt und dort durchglüht oder durchschnitten werden. Ein Vorteil der Methode ist, daß sie ohne operatives Risiko wiederholt werden kann.

Von 1947 bis 1950 hat K u x über 300 derartige Eingriffe ausgeführt.

Besondere Bemerkungen: Nach K u x sind die vier Hauptindikationsgebiete des Verfahrens: Magen- und Duodenalgeschwüre, Hypertension, Angina pectoris und Diabetes.

Bezüglich der Behandlung von Magen- und Duodenalgeschwüren mit Sympathicusdurchtrennung verweise ich auf Kapitel S. 89. Was die Hypertension anbelangt, ist nach meinen persönlichen Erfahrungen das Verfahren zu wenig radikal. Bei der Angina pectoris habe ich keine persönlichen Erfahrungen mit dieser Methode. Was den Diabetes anbelangt, scheint die Methode ihre besondere Bedeutung zu haben.

Als Schwierigkeiten für das endothoracale Verfahren gibt K u x bei der Hypertension folgende Momente an: dorsal-paravertebrale Pleuraverwachsungen und mangelnde Kollapsbereitschaft der Lunge.

Es ist sicher, daß durch diese Methode die Sympathicusblockade unter Sicht genau lokalisiert ausgeführt werden kann, was sonst keinem Verfahren möglich ist. Ebenso sind Verglühungen des Splanchnicus und des sympathischen Grenzstranges technisch einwandfrei möglich. Voraussetzung für die Durchführbarkeit des Verfahrens ist aber ein Durchschimmern der sympathischen Gebilde durch die Pleura mediastinalis, welches ich aber bei meinen transpleuralen Operationen nur in zirka der Hälfte der Fälle vorfinden konnte. Dadurch verliert für mich die unbedingte Sicherheit des Verfahrens an Bedeutung. Als Operationsmethode zur Behandlung der Hypertension muß der Operateur hier natürlich auf den infradiaphragmatischen Teil der Operation verzichten und schon dadurch ist die Unzulänglichkeit des Verfahrens gegeben. Eine Exhairese der infradiaphragmatischen Gebilde aber halte ich nach eigenen Versuchen für unmöglich.

Die supradiaphragmatische tiefe thoracale Sympathektomie und Splanchnektomie (Peetsche Operation)

Die *supradiaphragmatische tiefe thoracale Sympathektomie und Splanchnektomie* kann unilateral oder bilateral in einem Akt ausgeführt werden.

Lagerung: Siehe Abb. 52.

Anästhesie: Orotracheale Gasnarkose.

Operationsgang: Parallel zur Wirbelsäule wird eine Incision von 10 cm Länge zentriert über dem 11. Intercostalraum gemacht, welche hockeystockartig an ihrem Ende zum Darmbeinkamm abbiegt (Abb. 52). Die Incision geht durch Haut, Fettgewebe und durch die lumbodorsale Fascie. Der M. longissimus dorsi wird nach medial gezogen oder im Faserverlauf durchtrennt und die 12. Rippe freigelegt. Die Intercostalmuskulatur wird scharf oder stumpf von der Rippe gelöst und aus der Rippe werden 7 bis 8 cm reseziert. Die Resektion erfolgt besonders in der Richtung zum Rippenköpfchen zu. Ich ziehe die Resektion der 11. und 12. Rippe vor. Die Intercostalarterie und -vene werden ligiert und reseziert. Manche Operateure versuchen die Intercostalnerven zu schonen. P e e t schlägt diese Schonung vor, andere wieder injizieren verschiedene chemische Substanzen zur Vermeidung des postoperativen Intercostalschmerzes. Nun geht man mit dem Finger stumpf in den retropleuralen Raum ein und incidiert dort, wo man durch kleine fascienartige

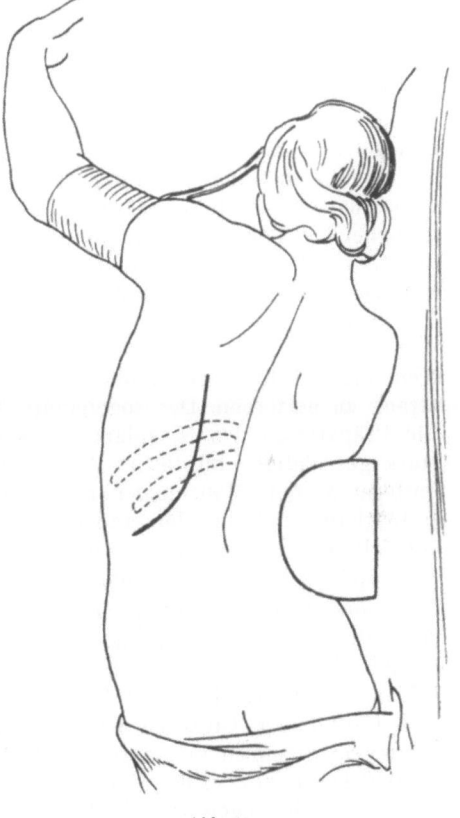

Abb. 52.

Verbindungen zwischen Pleura einerseits und Rippen bzw. Wirbeln anderseits daran gehindert wird, diese vorsichtig, ohne die Pleura selbst zu verletzen (nur in zirka 50% der Fälle wird die Pleura de facto nicht verletzt). Die Präparation im retropleuralen Raum erfolgt gegen die Wirbelsäule und gegen die Vorderfläche der Wirbelkörper zu. Nach unten zu kann man mit dieser teilweise scharfen, teilweise stumpfen Präparation etwas weniger bedächtig sein, da das Zwerchfell eine solche Präparation gestattet. Nach oben hin aber, wo man bis in die Höhe des 7. Thoracalganglions gelangen soll, ist jeden Augenblick ein Riß in der Pleura zu gewärtigen, der wohl nicht gefahrvoll ist, aber den Verlauf der Operation stört. Im allgemeinen hängt die Möglichkeit des Operierens ohne Pleurariß von der Dichte des Bindegewebes zwischen Pleura und knöchernem Brustkorb bzw. Wirbelsäulenanteilen ab. Die Präparation kann sehr leicht durchgeführt werden oder aber in anderen Fällen erschwert sein.

Sind also nun Lunge und Pleura aus ihrem Bett gehoben, kann durch lange gebogene Retraktoren die Lunge nach medial zu verdrängt werden und man erblickt im Winkel zwischen der abgeschobenen Pleura und der Wirbelsäule den meist gut entwickelten N. splanchnicus maior (S. Abb. 53). Die Sichtbarmachung dieses Nerven ist auf der rechten Seite einfacher als auf der linken. Man zieht nun den Splanchnicus an einem Häkchen und präpariert ihn vorsichtig mit dem feuchten Präpariertupfer nach oben und unten. Wenn man die unteren Splanchnicusanteile anzieht, gelingt es oft, das Ganglion coeliacum aus dem Zwerchfellschlitz sichtbar zu machen, manchmal es auch auf diesem Wege mit oder ohne Durchtrennung des Zwerchfells ganz oder teilweise zu resezieren. Nach oben hin kann der N. splanchnicus leicht bis zum 6. oder 7. Wirbelkörper präpariert und entfernt werden. Der thoracale Grenzstrang liegt mehr lateral und dorsal vom Splanchnicus. Die Beziehung des thoracalen Grenzstranges und der thoracalen Ganglien zu der prävertebralen Fascie wechselt außerordentlich. Manchmal müssen diese fast scharf herauspräpariert werden und sind nur durch Anziehen an den Rami communicantes sichtbar zu machen. Maße und Form der thoracalen Ganglien wechseln. Die Lage des Ganglion thoracale XII ist sehr verschieden und es kann manchmal tief am Diaphragma liegen. In manchen Fällen gelingt es, von der erwähnten Schnittführung aus hinaufzupräparieren und bis zum 6. oder 5. oder 4. Thoracalganglion zu gelangen und nach Durchtrennung der Rami communicantes eine ganze Ganglienkette mit dem Grenzstrang zu entfernen. Der sogenannte N. splanchnicus minor wird schon durch die Präparation des N. splanchnicus maior und durch die des Grenzstranges stark geschädigt, und die im Wundbett liegenden Fasern können später isoliert entfernt werden. Manchmal nur gelingt es, den N. splanchnicus minor schön zu präparieren und mit den anderen erwähnten Gebilden zu exstirpieren. Nach sorgfältiger Blutstillung sowie Einführen eines Drains erfolgt der Wundverschluß in mehreren Schichten.

Besondere Bemerkungen: Der wesentlichste Punkt bei der Operation ist die Blutstillung. Hochdruckkranke vertragen starke Blutverluste schlecht und ich glaube, daß unbemerkt gebliebene Blutungen einen Hauptteil der Mortalität bilden. Die Blutstillung mit Oxycel hat sich mir sehr bewährt. Die Anlegung von C u s h i n g - Clips ist besonders an den Venen notwendig, die aus der V. azygos stammen (Vv. intercostales, Vv. oesophagicae usw.). Blutungsgefahr besteht besonders bei der Präparation und Entfernung der thoracalen Ganglien, da ihre Beziehungen zu den Intercostalgefäßen sehr innig sind. Man beende keine Operation ohne absolute Sicherheit der Blutstillung bei der Wiederherstellung des anteoperativen Blutdruckes.

In einem großen Prozentsatz der Fälle wird vermerkt, daß bei dem retropleuralen Vorgehen die Pleura zufälligerweise bei der Präparation oder durch Spateldruck eröffnet wurde. Nach meinen Erfahrungen ist mit der Eröffnung der Pleura einer ganzen Reihe von Komplikationen von Seiten der Lunge Tür und Tor geöffnet (s. M o h e l s k y , S. 185). Man operiere daher langsam unter ständiger Bedachtnahme auf diese Möglichkeiten. Ist aber die Pleura eröffnet, versuche man nicht erst das Pleuraloch durch Naht zu verschließen, denn das ist immer unmöglich. Die Operation kann mit Druckerhöhung innerhalb der Lunge oder ohne diese Maßnahme zu Ende geführt werden. Vor Beendigung der Operation sind natürlich alle Maßnahmen einzuhalten, welche für diese Komplikation notwendig sind. Ist die Pleura unverletzt geblieben, dann besteht ein großer, künstlich präparierter Hohlraum zwischen der abpräparierten Pleura einerseits und der knöchernen Thoraxwand anderseits. Die Druckverhältnisse in diesem Wundraum wechseln. Um nicht Luft in die Gewebe eindringen zu lassen. wird z. B. von P e e t empfohlen, den extrapleuralen Raum mit Kochsalzlösung vor dem Wundverschluß aufzufüllen. Irgendeinen Vorteil oder Nachteil habe ich von diesem Verfahren noch nicht gesehen. Ich selbst schließe die Wunde niemals ohne die Einführung eines Drains, welches bei Intaktbleiben der Pleura im Wundverband liegt und nach 24 Stunden entfernt wird, oder aber bei einem Pleurariß unter Wasser geleitet wird und ebenfalls nach 24 bis 48 Stunden entfernt wird. Dieses Drain dient der Ableitung von Serum und Blut und macht auf eine Blutung aufmerksam.

P e e t schließt im selben Akt die Operation an der anderen Seite an. Ich selbst konnte mich bei der Schwere meines Materials zu diesem Vorgehen noch nicht entschließen.

Die thoracolumbale Sympathektomie und Splanchnektomie (Smithwicksche Operation)

Diese Operation besteht in einer *thoracolumbalen Sympathektomie* und Splanchnektomie mit oder ohne Spaltung des Zwerchfells.

Die Operation ermöglicht die Resektion einer großen Anzahl von thoracalen Ganglien, des großen und kleinen Splanchnicus, des Ganglion coeliacum und der höheren lumbalen Ganglien (L_1, L_2). Sie ermöglicht weiter die Inspektion der Niere und der Nebennieren. Sie ist eingreifender als die P e e t sche Operation. Sie dauert etwas länger. In größeren Statistiken hat sie keine höhere Mortalität (S m i t h w i c k).

Lagerung: Seitenlage des Patienten, etwas mehr nach bauchwärts geneigt und durch Pölster unterstützt. Dabei ist aber darauf zu achten, daß das Abdomen nicht zu sehr komprimiert wird. Der Operationstisch wird derartig verschoben, daß die lumbale Wirbelsäule etwas nach oben konvex abgebogen wird.

Anästhesie: Die orotracheale Gasnarkose ist allen anderen Narkosemethoden bei weitem vorzuziehen. Ich würde entschieden davon abraten, diesen Eingriff (s. Abb. 53) in hoher lumbaler Anästhesie durchzuführen. Ich habe bei anderen Operateuren und bei mir selbst davon nur Schlechtes gesehen.

Operationsgang: Ich halte mich bei Beschreibung und Technik an die Beschreibung der Operationsmethode von S m i t h w i c k selbst und füge nur einige persönliche Bemerkungen hinzu. Vor der Operation rate ich zu einer Markierung des Operationsschnittes durch Nadelritzer. Die Schnittführung liegt paravertebral und reicht nach oben hin bis zum 8. Brustwirbel und biegt dann zur 12. Rippe und Darmbeinkamm hockeystockartig nach außen ab. In dieser Höhe reicht die Incision bis zur hinteren Axillarlinie. Nach Durchtrennung des subcutanen Fettgewebes unter genauer Blutstillung durch Elektrokoagulation oder mittels Ligaturen wird der M. sacrospinalis freipräpariert und nach medial gezogen, oder aber, wenn er zu stark entwickelt ist, in seiner Faserrichtung durchtrennt und der durchtrennte Teil zur Wirbelsäule zu gezogen. Bei genügend ausgedehnter Freilegung gelangt man nun an die 11. und 12. Rippe. Die Rippen werden mit Raspatorien sorgfältig freipräpariert. Die Intercostalgefäße werden zwischen doppelten Ligaturen durchtrennt, die von ihnen nach caudal zu liegenden Nerven nach sorgfältiger, schonender Präparation erhalten (S m i t h w i c k durchtrennt die Intercostalnerven). S m i t h w i c k reseziert nun die 12. Rippe, ich selbst entferne 11. und 12. Rippe. Nun kann die Operation entweder von unten nach oben, wie S m i t h w i c k es tut, durchgeführt

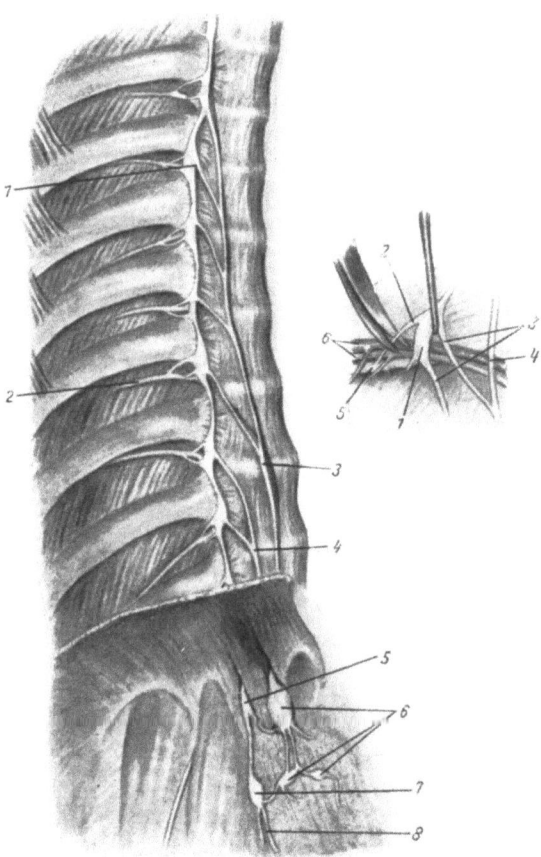

werden, wo hingegen ich zunächst den thoracalen Teil der Operation durchführe: Genau so wie bei der P e e t schen Operation wird petropleural eingegangen und nach Abschieben der Pleura und Lunge der große Splanchnicus, der kleine Splanchnicus und eine möglichst große Anzahl von thoracalen Ganglien entfernt. Nachdem ich diesen Teil des Eingriffes für den wichtigsten halte, führe ich ihn zuerst durch und setze ihn als S m i t h w i c k sche Operation dann fort, wenn der Zustand des Patienten es erlaubt, was am besten vom Anästhesisten zu beurteilen ist. Wenn die Fortsetzung der Operation möglich ist, dringt man von der Höhe der 12. Rippe aus nach unten vor, incidiert die renale Fascie lateral vom Diaphragma und incidiert das Zwerchfell von außen nach innen zu. Die renale Fascie ist mit der Unterfläche des Zwerchfells leicht verbunden. Wenn dies geschehen ist, führt man unterhalb des Zwerchfells die Operation fort, welche als infradiaphragmatische Splanchnektomie und Sympathektomie bekannt ist. Durch entsprechende Einstellung des Operationstisches ist jeweils die günstigste Lagerung zu suchen, so daß die anterolaterale Fläche der Wirbelkörper in gute Sicht des Operateurs kommt. Die schon bei dem thoracalen Abschnitt der Operation präparierten und

Abb. 53. Darstellung des Operationsterrains bei der thoraco-lumbalen Sympathektomie. Verlauf des sympathischen Grenzstranges und des großen und kleinen Splanchnicus. Infradiaphragmatisch sind die lumbalen Ganglien I und II, sowie die Gebilde des Ganglion coeliacum zu erkennen. *1* thoracaler Grenzstrang mit sympathischen Ganglien, *2* Intercostalnerven, *3* N. splanchnicus maior, *4* N. splanchnicus minor, *5* Ganglion lumbale I, *6* Ganglion coeliacum, *7* Ganglion lumbale II, *8* lumbaler Grenzstrang. Die nebenstehende Skizze demonstriert die innige Beziehung des sympathischen Grenzstranges zu den Intercostalgefäßen. *1* Ganglion thoracale des sympathischen Grenzstranges, *2* R. communicans, *3* Wurzeln des N. splanchnicus, *4* N. splanchnicus, *5* Intercostalnerven, *6* Intercostalgefäße.

oberhalb des Zwerchfells belassenen Stränge des großen Splanchnicus und des thoracalen Grenzstranges sind nun ein guter Leitweg zu den Gebilden, welche unterhalb des Zwerchfells zu resezieren sind. Durch Zug am großen Splanchnicus bewegt sich im infraphragmatischen Operationsgebiet das Ganglion coeliacum. Ein Zug am thoracalen Grenzstrang zeigt infradiaphragmatisch die Lage des lumbalen Grenzstranges an, was besonders bei adipösen Patienten einen Vorteil darstellt und ein langes Suchen erspart. Nach Freipräparation der infradiaphragmatischen Gebilde, die entfernt werden sollen (Ganglion coeliacum, hohe lumbale Ganglien), können nun die im thoracalen Operationsfeld bereits freigelegten Gebilde nach unten durchgezogen und in einem Stück entfernt werden. Hat sich der Operateur besonders vom Zustand der Nebennieren (Phaeochromocytom?) und Nieren überzeugt, wird zunächst durch Umstellen des Operationstisches in Entspannungsstellung das Zwerchfell und die Renalfascie sehr exakt vernäht. Vor Wundverschluß ist es unbedingt wichtig, nach Konsultation des Anästhesisten die Höhe des Blutdruckes festzustellen, die präoperativen Blutdruckwerte durch Injektion von blutdrucksteigernden Mitteln wieder herzustellen und jede erkannte Blutung mit allen Mitteln zu stillen. Wurde die Pleurahöhle nicht eröffnet, wird ein Drain durch 24 Stunden eingelegt, bei eröffneter Pleurahöhle wird das Drain für 24 Stunden unter Wasser geleitet. Bluttransfusion in Form von Dauertropfinfusionen werden grundsätzlich angeschlossen (Abb. 53, 54).

Besondere Bemerkungen: Bei Hypertension muß die Operation auf beiden Seiten ausgeführt werden. Der zweite Akt der Operation kann zwei bis vier Wochen nach dem Ersteingriff erfolgen, falls dieser glatt verlaufen ist.

Ich halte für die Hauptgefahr der Operation seit Einführung der orotrachealen Gasnarkose die Nachblutung und kann nicht genügenden Wert darauf legen, zu betonen, wie wichtig die Blutstillung und die peroperativen und postoperativen Dauertropfinfusionen von gruppengleichem Blut sind. Wurde beim thoracalen Akt der Operation die Pleura eröffnet, versuche man nicht erst das Pleuraloch zu verschließen, da dies niemals gelingt. Mit oder ohne Überdruck kann die Operation zu Ende geführt werden, falls eine entsprechende Blutstillung stattgefunden hat. Die Gefahrenmomente für eine Blutung sind dieselben, wie die bei der P e e t schen Operation erwähnten.

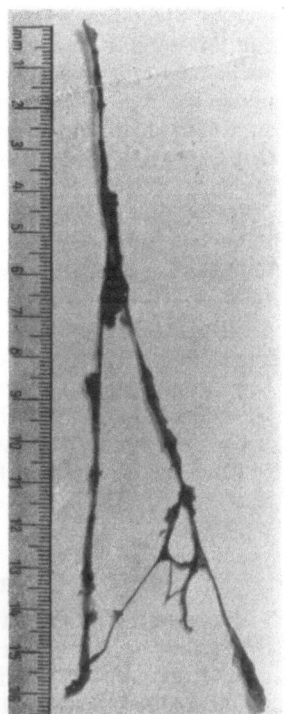

Abb. 54. Operationspräparat einer thoracalen Sympathektomie und Splanchnektomie. Am Präparat sieht man den thoracalen Grenzstrang in einer Höhe von 18 bezw. 16 cm mit zahlreichen sympathischen Ganglien. Aus dem thoracalen Grenzstrang ziehen zahlreiche Äste (Splanchnicus minor), welche sich zu einem Nervenstamm vereinigen, der als Splanchnicus maior bezeichnet wird. An seinem Ende zeigt sich ein Teil des exhairierten Ganglion coeliacum.

Modifikationen der Smithwickschen Operation

I. G r i m s o n, P o p p e n und andere Autoren haben die Operation noch weiter in den thoracalen Bereich hinaufgeführt. Zu diesem Zweck wurde, abgesehen von der 12. Rippe, auch noch die 8. Rippe reseziert und versucht, an das Ganglion thoracale II zu gelangen. Von E v a n s wurde jüngst dieser Eingriff besonders dann empfohlen, wenn gleichzeitig mit der Hochdruckkrankheit eine Angina pectoris besteht. Es wird in diesen Fällen von *„totaler Sympathektomie"* gesprochen. Es ist sicher, daß dieser Eingriff, wenn auch die Mortalitätsziffern bei P o p p e n und L e m m o n tief gehalten werden konnten, eine große Belastung für den Patienten während der Operation und nach derselben darstellt.

II. Schon seit Jahren führe ich eine Modifikation des Eingriffes durch, welche nur in manchen Fällen gelingt. Ihr Prinzip besteht darin, das Zwerchfell nicht zu durchschneiden, sondern durch den großen Splanchnicus als Leitgebilde eine Exhairese des Ganglion coeliacum aus dem Zwerchfellschlitz durchzuführen. Ich muß darauf hinweisen, daß das oft möglich ist, und zwar entweder auf stumpfem Wege oder aber durch Einführung von kleinen winkeligen Häkchen in die Durchtrittsstelle des Splanchnicus am Zwerchfell, die vorher scharf erweitert wurde. Nicht immer gelingt es, auf diese Weise das ganze Ganglion coeliacum zur Darstellung zu bringen. Das in den Zwerchfellschlitz entwickelte Ganglion coeliacum pulsiert immer außerordentlich stark bei Zug. Man hüte sich aber, es auszureißen, weil stärkere Blutungen entstehen können, welche nur schwer zu stillen sind. Vor einer Resektion des Ganglion coeliacum müssen C u s h i n g - Clips an allen Schnittstellen angelegt werden oder gutsitzende lange Klemmen, um eine Blutung zu verhindern. Einen ähnlichen Versuch kann man machen, wenn man längs des thoracalen Grenzstranges am Zwerchfellschlitz eine Exhairese des Ganglion lumbale I versucht. Besonders wenn das Ganglion lumbale I innerhalb oder knapp unterhalb des Zwerchfelldurchtrittes gelegen ist, kann dieser Vorgang gelingen. Jedenfalls aber ist das seltener der Fall, als die Durchführung dieser Entfernung beim Ganglion coeliacum. Die Operation hat den Nachteil, daß eine Inspektion der Nebennieren bei der vermiedenen Durchtrennung des Zwerchfells natürlich unmöglich ist. In einigen Fällen habe ich retrodiaphragmatisch noch scharf präpariert, um an die infradiaphragmatischen Gebilde zu gelangen. Ich bezeichne diese Modifikation der Operation, welche im Hinblick auf ihre Ausdehnung zwischen die P e e t sche und die S m i t h w i c k sche Operation zu stellen ist, als *„kombinierte Operationsmethode"*.

Die infradiaphragmatische Splanchnektomie

Zum infradiaphragmatischen Splanchnicus und zum Ganglion coeliacum (eine Operation, welche seinerzeit zur Behandlung des Hochdrucks Anwendung fand) gelangt man durch einen operativen Eingriff, welcher von L e r i c h e und F o n t a i n e (1940) beschrieben wurde.

Lagerung: Wie bei Nierenoperationen.

Anästhesie: Orotracheale Gasnarkose.

Operationsgang: Die Incision verläuft nach den beiden Autoren parallel der 12. Rippe und durchtrennt alle drei Bauchmuskeln in dieser Ebene. Man kann diesen Eingriff aber auch durch einen muskelschonenden Schnitt ausführen, welcher ähnlich der Operation der hohen lumbalen Sympathektomie verläuft (S 367).

Besondere Bemerkungen: Die isolierte infradiaphragmatische Splanchnektomie wird heute wohl kaum mehr bei der Hypertension ausgeführt. Man gelangt an das Ganglion coeliacum und an den hohen lumbalen Grenzstrang am einfachsten auf retroperitonealem Wege. Der transabdominale Zugang ist verlassen.

Die transpleurale thoracale und thoracolumbale Sympathektomie

(R i e n h o f f , W e r t h e i m e r , B o y d)

In letzter Zeit haben R i e n h o f f , W e r t h e i m e r und B o y d die thoracolumbale Sympathektomie transpleural durchgeführt. Ich habe bisher 25 Fälle nach dieser Methode operiert und mich von der Einfachheit der technischen Details überzeugen können.

Lagerung: Seitenlagerung des Patienten, etwas nach bauchwärts geneigt, gestützt durch Pölster. Ein Nierenbänkchen ist nach oben gedrängt.

Anästhesie: Orotracheale Gasnarkose.

Operationsgang: Eine 18 cm lange Incision verläuft im 9. Intercostalraum, wobei die vordere Axillarlinie etwa den Mittelpunkt darstellt. Die Intercostalmuskeln werden durchtrennt, die 8. oder 9. Rippe entfernt und die Pleura eröffnet. Ein automatischer Rippensperrer wird eingesetzt und der Thoraxraum so weit als möglich eröffnet. Die Lunge wird mit großen Spateln nach vorne und oben geschoben und durch die Pleura parietalis schimmert nun oft sowohl

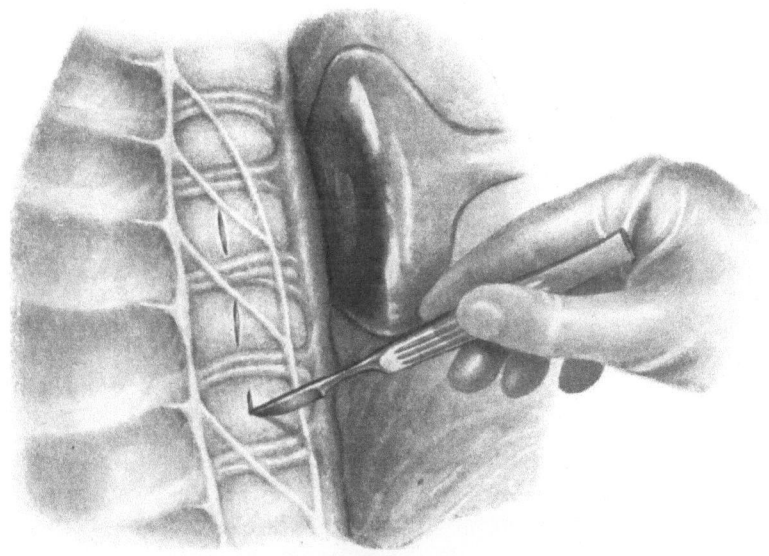

Abb. 55. Transpleurale Sympathektomie (siehe Text).

der Splanchnicus als auch der thoracale Grenzstrang durch. Der Splanchnicus liegt medial, der thoracale Grenzstrang liegt lateral von ihm. Abbildungen, welche diesbezüglich in manchen amerikanischen, französischen und auch deutschen Lehrbüchern das Gegenteil zeigen, sind irreführend und unrichtig. In diesem freien Teil zwischen Splanchnicus und thoracalem Grenzstrang werden nun Incisionen nur über den Wirbelkörpern und nicht in den Intervertebralräumen gemacht (Abb. 55), die Pleura auf einer möglichst langen Strecke zunächst abgehoben, dann vollkommen incidiert und seitwärts präpariert. Die Enden der Pleura werden in Klemmen gefaßt und die Pleura wird auf diese Weise entfaltet. Man sieht nun deutlich den großen und kleinen Splanchnicus und seine Entfernung ist auf diesem Wege bedeutend einfacher, als bei der P e e t schen oder S m i t h w i c k schen Operation (Abb. 56). Es ist nicht schwer, auch den Grenzstrang aus seinem Bett zu heben, der allerdings nicht so frei wie der große Splanchnicus liegt, sondern immer durch die Rami communicantes mit den Intercostalnerven verbunden ist. Die Rami communicantes müssen durchschnitten werden.

Man kann nach Resektion der 8. Rippe leicht bis zum Ganglion thoracale IV oder III vordringen. Dieser Teil der Operation verläuft also relativ einfach und es ist nun der infradiaphragmatische Teil an der Reihe. Wieder gelingt es hier öfter durch Zug am großen Splanchnicus das Ganglion coeliacum in den Hiatus des Diaphragma zu bringen. Der Zwerchfellschlitz kann durch Haken stumpf erweitert oder scharf präpariert werden oder es könnte das Diaphragma auch hier leicht incidiert werden, um zum Ganglion coeliacum zu gelangen. Ebenso kann es gelingen, bis zum Ganglion lumbale I an Hand des Leitgebildes des thoracalen Grenzstranges zu kommen.

Ist das aber nicht der Fall und will man radikaler operieren, dann muß man sich an den Vorschlag von Wertheimer halten, der den infradiaphragmatischen Teil der Operation nach neuerlicher Incision und nach Resektion der

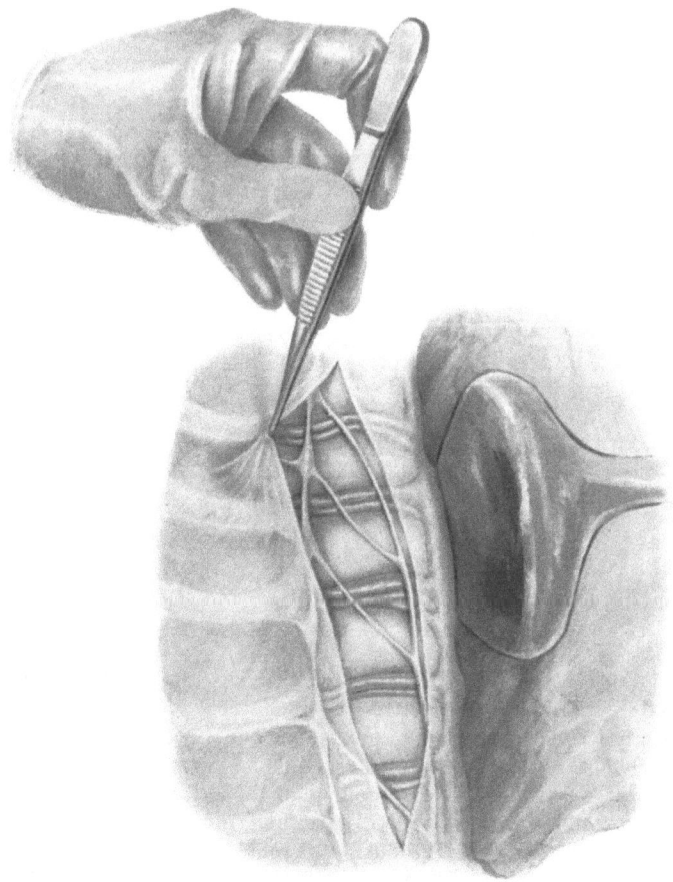

Abb. 56. Transpleurale Sympathektomie (siehe Text).

12. Rippe folgen läßt. Man gelangt damit retroperitoneal an das Ganglion coeliacum und an die hohen lumbalen Ganglien.

Nach Exstirpation der thoracalen Gebilde des Sympathicus muß die abgeschobene Pleura nach Vorschrift von Wertheimer wieder vernäht werden. Nun habe ich aber gesehen, daß diese Angabe von Wertheimer oft nicht durchführbar ist, weil die Retraktionstendenz der Pleura nach Durchschneidung so stark ist, daß die Nähte durchreißen. Ein Verschluß der Pleura mediastinalis ist nicht unbedingt notwendig. Rienhoff meint, daß die Pleura nicht genäht werden muß. Das ist natürlich einfacher, kann aber den Nachteil haben, daß es zu Adhäsionen der Lunge mit dem Wundgebiet kommt.

Auch B o y d legt zur Durchführung des infradiaphragmatischen Teiles der Operation eine neuerliche Incision parallel der 12. Rippe an, um von hier aus das Ganglion coeliacum und die hohen Lumbalganglien zu entfernen.

Besondere Bemerkungen: Die transpleurale Operation ist technisch bedeutend einfacher als die retropleuralen Verfahren. Die Resektion der 8. Rippe oder selbst die der 7. Rippe erscheint je nach Höhe des Zwerchfelles besser als die der 9. Auch hier besteht Blutungsgefahr und wieder empfehle ich die Wiederherstellung des präoperativen Blutdruckes und, falls nötig, Drainage für 24 bis 48 Stunden. Ob der Eingriff als solcher nicht schwerer erträglich ist und eine höhere Mortalität zeigt als die P e e t sche oder S m i t h w i c k sche Operation, scheint bisher nicht entschieden zu sein.

So sieht man, daß sich so die typischen Operationen von P e e t und S m i t h w i c k auch auf transpleuralem Wege durchführen lassen.

Die lumbale Sympathektomie

Die retroperitoneale Operation hat den Vorteil, daß man die für die sympathische Denervation für die untere Extremität wichtigen hohen lumbalen Ganglien retroperitoneal immer erreichen kann, wohingegen der transperitoneale Operationszugang die hohen lumbalen Ganglien nicht erreicht. Ein Nachteil des retroperitonealen Zuganges ist, daß die Operation bei vielen Erkrankungen doppelseitig in zwei Akten ausgeführt werden muß, während es möglich ist, unter Einhaltung bestimmter technischer Details transperitoneal eventuell in einem Akt beide Seiten zu operieren.

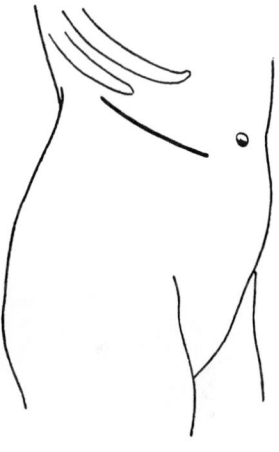

Abb. 57. Lumbale Sympathektomie
Hautschnitt.

1. Das von mir geübte muskelschonende retroperitoneale Verfahren

Es ist eine im Anschluß an die Arbeiten von F l o t h o w (1935), P e a r l (1937), G a s k und R o s s (1937), A t l a s (1940) und S m i t h w i c k (1940) entwickelte Methode.

Lagerung: Der Patient liegt am Rücken flach am Operationstisch mit erhöhtem Becken.

Anästhesie: Sehr häufig habe ich die Lumbalanästhesie angewendet. Ich sehe bei keiner peripheren Gefäßerkrankung eine Kontraindikation gegen die Lumbalanästhesie bei der hohen lumbalen Sympathektomie. Falls aus irgendeinem Grunde die Lumbalanästhesie nicht durchgeführt werden kann, ist die orotracheale Gasnarkose zu empfehlen.

Operationsgang: Die Schnittführung erfolgt vom Ende der 12. Rippe schief nach medial in der Richtung gegen den Nabel zu (Abb. 57). Die Schnittlänge beträgt etwa 15 cm. Dann wird die Fascie des M. obliquus abdominis externus durchtrennt und der Muskel selbst in der Faserrichtung incidiert. Die Wunde wird in der Richtung nach oben und unten stark auseinandergezogen bei gleichzeitiger ausgedehnter Darstellung des Faserverlaufes des M. obliquus internus, der fast senkrecht zum Faserverlauf des erstdurchtrennten Muskels steht. Nun ist es für den weiteren Verlauf der Operation wichtig, in welcher Richtung auch innerhalb des Faserverlaufes des M. obliquus internus die Schnittführung erfolgt. Ist diese zu weit nach medial gerichtet, gelangt man in das Peritonaeum. Ist sie zu weit nach lateral gerichtet, verliert man sich in den

Verlauf des M. transversus abdominis. Abgesehen von Anomalien des Verlaufes
der Bauchmuskeln in diesem Bereiche, halte ich mich an das Prinzip, genau in der
Mitte der äußeren Incisionswunde den M. obliquus internus in der Faserrichtung
zu durchtrennen (Abb. 58 a). Die Haken werden nun gewechselt, in die Schnittführung am M. obliquus internus eingesetzt und die Muskelfasern besonders
nach der Seite hin fest auseinandergezogen. In der Tiefe der Wunde erscheinen
nun die vollkommen quer verlaufenden Fasern des M. transversus abdominis.
Diese Muskelfasern werden stumpf auseinandergedrängt (Abb. 58 b). Abermals
wechselt die Zugrichtung der Muskelhaken. Ist man nun in der richtigen
Schichte, dann ist man muskel-
schonend bis zum Peritonealsack
vorgestoßen. Der Peritonealsack
und das Nierenlager werden nun
mit Stieltupfern und langen Haken (ich verwende hiezu Vagi-
nalspatel) nach medial gedrängt,
was eine gewisse physische Anstrengung von Seiten der Assi-
stenz erfordert.

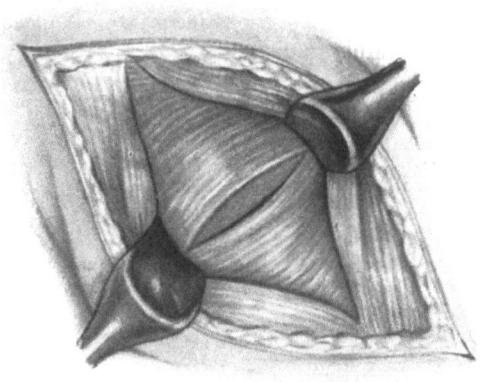

a

Nun kommt es darauf an, sich
nicht in der Tiefe des Retroperitonaeums zu verlieren, was
bei adipösen Kranken möglich
sein kann, sondern *oberhalb* des
M. psoas zu operieren. Sichtbarmachung und Betastung des M.
psoas sind nun die wichtigsten
Wegweiser zum hohen lumbalen
Grenzstrang. Man verwechsle ja
nicht den über den M. psoas
ziehenden N. genitofemoralis mit
dem lumbalen Grenzstrang. Man
hüte sich auch vor jedem mechanischen Druck auf diesen Nerven, welcher in der Rekonvaleszenz zu schweren Neuralgien
Anlaß geben kann, die den Patienten durch Wochen belasten
können.

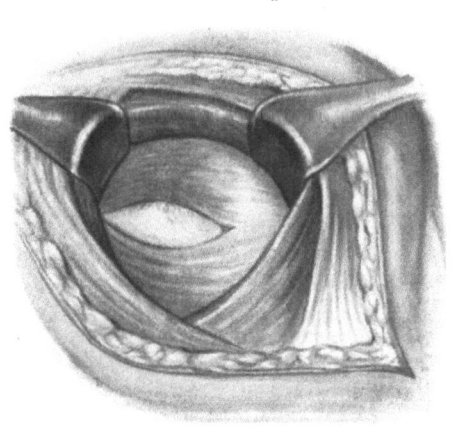

b

Abb. 58. Hohe lumbale Sympathektomie. *a* Spaltung des
M. obliqu. abd. ext. Darstellung des M. obliqu. abd. int., der
gespalten wurde. *b* Nach Auseinanderspreizen des M. obliqu.
abd. int. gelangt der M. transversus zur Darstellung, der in
der Faserrichtung gespalten wird. Es stellt sich der Peritonealsack ein.

Zwischen den medialen An-
satzpunkten des Ileopsoas und
den großen Gefäßen liegt der
lumbale Grenzstrang (Abb. 59).
Noch bevor man ihn sieht, kann
ihn der Erfahrene immer mit
seinen Fingerspitzen tasten. Die
Tastmöglichkeit des lumbalen
Grenzstranges ist wichtig, weil er
besonders bei fettleibigen Patienten von einer Fettschicht und vom Bindegewebe
bedeckt ist und man sich an die Stellen, wo man den Grenzstrang tastet, durch
stumpfes oder scharfes Präparieren vorarbeiten muß. Infolge der sehr variierenden Topographie der lumbalen Ganglien kann man nun niemals bei der Operation

sagen, in welcher Höhe man operiert hat. Durch Erweitern des Operationsfeldes mit den von mir angegebenen Vagushaken ist es aber immer möglich, bis knapp unter das Zwerchfell zu kommen und das erste unterhalb des Zwerchfells liegende Ganglion als Ganglion lumbale I zu erkennen. Die Präparation des Grenzstranges und der lumbalen Ganglien erfolge stets unter guter Sicht mit einer guten Lichtquelle. Blutungen, welche aus den Vv. lumbales kommen, müssen durch Kompression, durch Stryphnongaze, durch Oxycel oder C u s h i n g - Clips gestillt werden. Man entferne aus dem lumbalen Grenzstrang so viel als möglich nach oben und nach unten und zähle später die entfernten Ganglien. Erst nach genauer

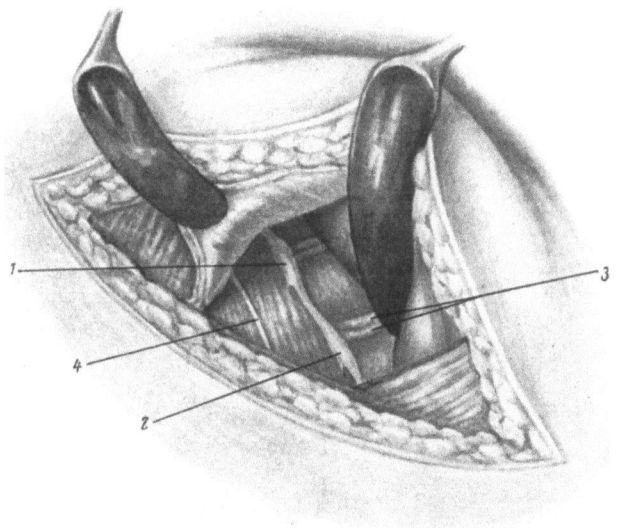

Abb. 59. Hohe lumbale Sympathektomie, Akt 2. Nach Abschieben des Peritonealsackes und der tiefer liegenden V. cava nach medial verläuft am medialen Rand des M. psoas der sympathische Grenzstrang (Ganglion lumbale I und II). Achte den am Psoas verlaufenden N. genitofemoralis, der fälschlich für den sympathischen Grenzstrang angesehen werden kann. *1, 2* Ganglion lumbale I bzw. II des lumbalen sympathischen Grenzstranges, *3* Vv. lumbales, *4* N. genitofemoralis.

Blutstillung verschließe man das Operationsfeld und lege immer ein Blutungsdrain für 24 bis 48 Stunden ein.

Nach Absetzen der Haken fallen die drei Muskelschichten wie Kulissen zusammen. Verschluß der Wunde nach Entfernung der Beckenstütze.

Besondere Bemerkungen: Es ist ohne Zweifel, daß diese oft einfache Operation unter Umständen auf große technische Schwierigkeiten stoßen kann. Ich selbst habe schon einige hundert lumbale Sympathektomien ausgeführt, gebe aber offen zu, in einigen Fällen den lumbalen Grenzstrang nicht gefunden zu haben. Es ist klar, daß ein solches Ergebnis der Operation in der Krankengeschichte klar vermerkt werden muß.

Komplikationen, die auftreten können, sind folgende: Eröffnung der Peritonealhöhle anläßlich des ersten Operationsaktes. Diese technische Komplikation kann immer wieder gutgemacht werden, indem man das Peritonaeum vernäht und sich in der Operationswunde mehr lateral hält. Eine weitere mögliche Komplikation ist die Blutung. Sie hat zu ihrer Quelle meist kleine Venen (Vv. lumbales). Eine Verletzung der großen Gefäße habe ich noch nie erlebt.

2. Verfahren von White und Smithwick

Die im bekannten Buche von W h i t e und S m i t h w i c k angegebene retroperitoneale Methode weicht schon in der Schnittführung von der von mir angegebenen Methode ziemlich ab. Sie ist weniger muskelschonend, schon aus dem Grund, weil der M. latissimus dorsi durchtrennt wird. Auch sie hat den Vorzug, daß man an den hohen lumbalen Grenzstrang und seine Ganglien gut herankommt.

3. Verfahren nach Leriche und Fontaine (hohe lumbale Sympathektomie)

1940 haben L e r i c h e und F o n t a i n e eine Methode zur Entfernung des *ersten lumbalen Ganglions* angegeben, welche ich hier auf Grund der Originalmitteilung beschreiben möchte.

Lagerung: Der Patient liegt auf der rechten Seite, nach rückwärts leicht gedreht.

Anästhesie: Orotracheale Gasnarkose.

Operationsgang: Die Schnittführung erfolgt genau in der Höhe der 12. Rippe transversal in einer Länge von 15 bis 20 cm. Darin schließt sich die Durchtrennung der drei Bauchmuskel in dieser Ebene, ohne Bedachtnahme auf den Verlauf ihrer Muskelfasern (Abb. 60). Nach Durchtrennung aller Muskelschichten findet das „Decollement" des Peritonaeums und des Nierenlagers statt, welches ähnlich wie bei der erstgenannten Methode stumpf aus dem Retroperitonaeum herausgehoben werden kann. Sind diese beiden Gebilde (Peritonealsack und Nierenlager) bis an die mediale Seite des M. ileopsoas präpariert, dann findet man zwischen dem medialen Ansatz dieses Muskels und den großen Gefäßen den hohen lumbalen Grenzstrang und kann auch hier bis zum Splanchnicus vorstoßen und diesen gegebenenfalls auch mitentfernen (Abb. 61).

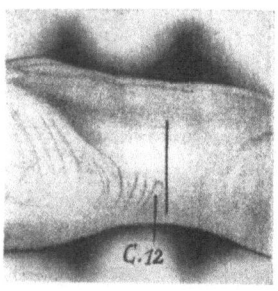

Abb. 60. Hohe lumbale Sympathektomie nach Leriche. Lagerung des Patienten und Incision parallel zur 12. Rippe. Die drei Bauchmuskeln werden präpariert und durchtrennt. (Aus Leriche.)

Besondere Bemerkungen: Die Operation bietet einen guten Zwangsweg, hat aber den Nachteil der mangelnden Muskelschonung, welche in der postoperativen Periode eine Rolle spielt.

4. Transperitoneale Methode

Dieses Verfahren wurde von D a v i s und K a n a v e l und von A d s o n und B r o w n (1925/29) beschrieben und wird im Buche von W h i t e und S m i t h w i c k folgendermaßen geschildert:

Lagerung: T r e n d e l e n b u r g sche Lagerung.

Anästhesie: Orotracheale Gasnarkose oder Lumbalanästhesie.

Operationsgang: Es wird im Oberbauch paramedian incidiert und die bauchinneren Organe durch feuchte Tücher zurückgehalten. Der linke lumbale Grenzstrang wird sichtbar gemacht durch Mobilisation des Sigma, nachdem man seine laterale Fixation am Retroperitonaeum gelöst hat. Das Sigma und das Mesosigma werden unter Schonung der Gefäße nach der Mittellinie zu verlagert, was meist ohne Schwierigkeiten gelingt. Wichtig ist es, den Ureter unter Sicht zu bringen. Es gelingt auf diese Weise leicht, die Aorta bzw. den oberen Teil der A. iliaca communis klarzulegen und zwischen diesen Gebilden und dem medialen Psoasrand den lumbalen Grenzstrang und die Ganglien darzustellen. Vielfach stößt man auf eine Masse von Lymphgefäßen und Lymphdrüsen, welche man mit dem sympathischen Grenzstrang verwechseln könnte. Zur Identifizierung der Höhe der lumbalen Ganglien wird erwähnt, daß das 4. Lumbalganglion knapp unterhalb der Bifurkation der Aorta liegt. Es soll zumindest 6 bis 8 cm des Grenzstranges entfernt werden, wodurch man angeblich bis zum 2. Lumbalganglion kommt.

Auf der rechten Seite gelangt man zum lumbalen Grenzstrang, indem man des Coecum von seinen lateralen Haftstellen mit dem Retroperitonaeum teils

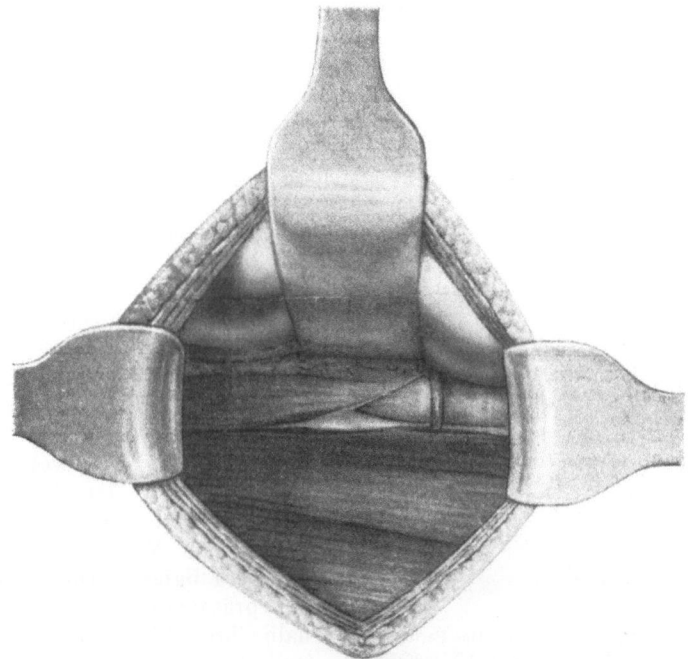

Abb. 61. Hohe lumbale Sympathektomie nach Leriche. Nach Abschieben des Peritonaeums gelangt man an den M. psoas, an dessen medialem Abschnitt an der Wirbelsäule neben den großen Gefäßen das Ganglion lumbale I normalerweise liegt.

scharf, teils stumpf mobilisiert und nach innen umschlägt oder indem man knapp am lateralen Rand der V. cava das Retroperitonaeum incidiert. Es scheint aber nicht gleichgültig zu sein, diesen Zugang zu wählen, weil die A. mesenterica inferior hier im Wege steht. Auch auf der rechten Seite muß der Ureter sichtbar gemacht werden, um ihn mit Sicherheit schonen zu können. Zwischen der V. cava inferior und dem M. psoas liegt der Grenzstrang mit seinen Ganglien. Die Resektion desselben ist auf der rechten Seite etwas schwieriger als auf der linken Seite, weil es unangenehmer ist, in der Nähe der V. cava, als in der Nähe der Arterien zu operieren.

Es besteht die Möglichkeit, beide Operationen in einem Akt auszuführen. Eine besondere Modifikation der Operation stammt von Kunlin.

Resektion des N. praesacralis

Diese Operationsmethode wurde von Cotte und Learmonth eingeführt.

Lagerung: Flachlagerung auf dem Rücken, später Trendelenburgsche Lagerung.

Anästhesie: Tiefe Lumbalanästhesie oder orotracheale Gasnarkose.

Operationsgang: Es wird eine linksseitige paramediane Incision ausgeführt, welche in der Höhe des Nabels beginnt und ungefähr am Os pubis endet. Der Patient wird daraufhin in Beckenhochlagerung gebracht und der Darm mit feuchten Bauchkompressen nach oben gedrängt. Knapp über der Teilung der großen Gefäße, welche man durch das Retroperitonaeum durchtastet, wird eine Längsincision des Retroperitonaeums ausgeführt, welche etwa 6 cm nach oben und 6 cm nach unten führt. Durch teilweise stumpfe, teilweise scharfe Präparation ist der Plexus praesacralis auf diese Weise knapp hinter dem Retroperitonaeum freizulegen. Der Plexus praesacralis besteht meist aus mehreren

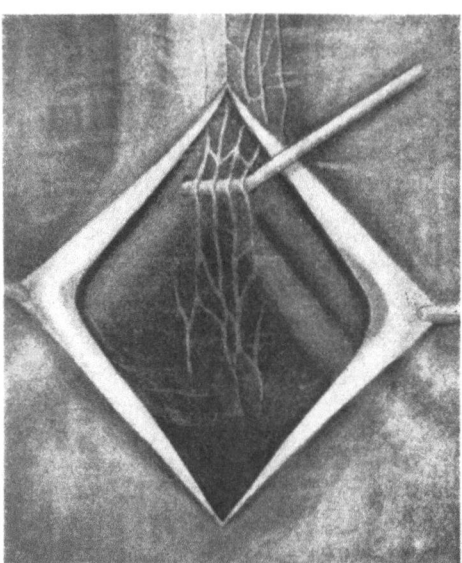

Abb. 62. Resektion des N. praesacralis. Das Peritonaeum parietale wird gespalten. Das Geflecht des N. praesacralis wird in der Höhe der Aortenteilung präpariert und durchtrennt. (Aus K. Voßschulte.)

längsverlaufenden Strängen, welche durch quere Fasern miteinander in Verbindung sind. Der Plexus praesacralis verläuft manchmal in eine Bindegewebshülle eingescheidet und die einzelnen Faserstämme sind nicht immer zu identifizieren. In diesen Fällen empfiehlt es sich, so wie es Voßschulte zeigt (Abbildung 62), einen Lappen aus diesen Gewebsschichten zu bilden, welcher nach unten geschlagen wird und excidiert wird. Es ist möglichste Vorsicht bei dieser Operation am Platz, damit man die linksseitige V. iliaca, welche an der medialen Seite der Arterie liegt, nicht verletzt. Auch kleine, quer verlaufende Venenäste sind sorgfältig zu ligieren. Die Präparation der präsacralen Nerven ist innerhalb ihrer Bindegewebshülle oder isoliert nach abwärts besonders exakt durchzuführen und manche Autoren empfehlen außerdem, die A. iliaca communis bei dieser Gelegenheit innerhalb einer Ausdehnung von 3½ cm zu „denudieren". Nachdem die Nerven reseziert wurden, ist das hintere Peritonaeum sorgfältig zu vernähen, und die Operationswunde in mehrfacher Schicht ohne Drainage zu verschließen.

Besondere Bemerkungen: Es muß besonders darauf hingewiesen werden, daß bei männlichen Patienten diese Operation mit dem Verlust der Ejakulationsmöglichkeit verbunden sein kann. Die Erektionsfähigkeit und die Sensation des Organismus werden durch den Eingriff nicht behindert. Bei weiblichen Patienten finden sich keine Störungen der Sexualsphäre.

Resektion des Plexus mesentericus inferior

Die von Cotte beschriebene präsacrale Neurektomie kann leicht auf den Plexus mesentericus inferior ausgedehnt werden. Dieser liegt über der Aorta und zieht medial von den präsacralen Nerven in das Gebiet des Colon descendens und zum Rektosigmoid. Diese Operation wurde von Rankin und Learmonth (1930) zur Behandlung des Megacolon angegeben.

Lagerung: Rückenlagerung, später Trendelenburgsche Lagerung.

Anästhesie: Tiefe Lumbalanästhesie oder orotracheale Gasnarkose.

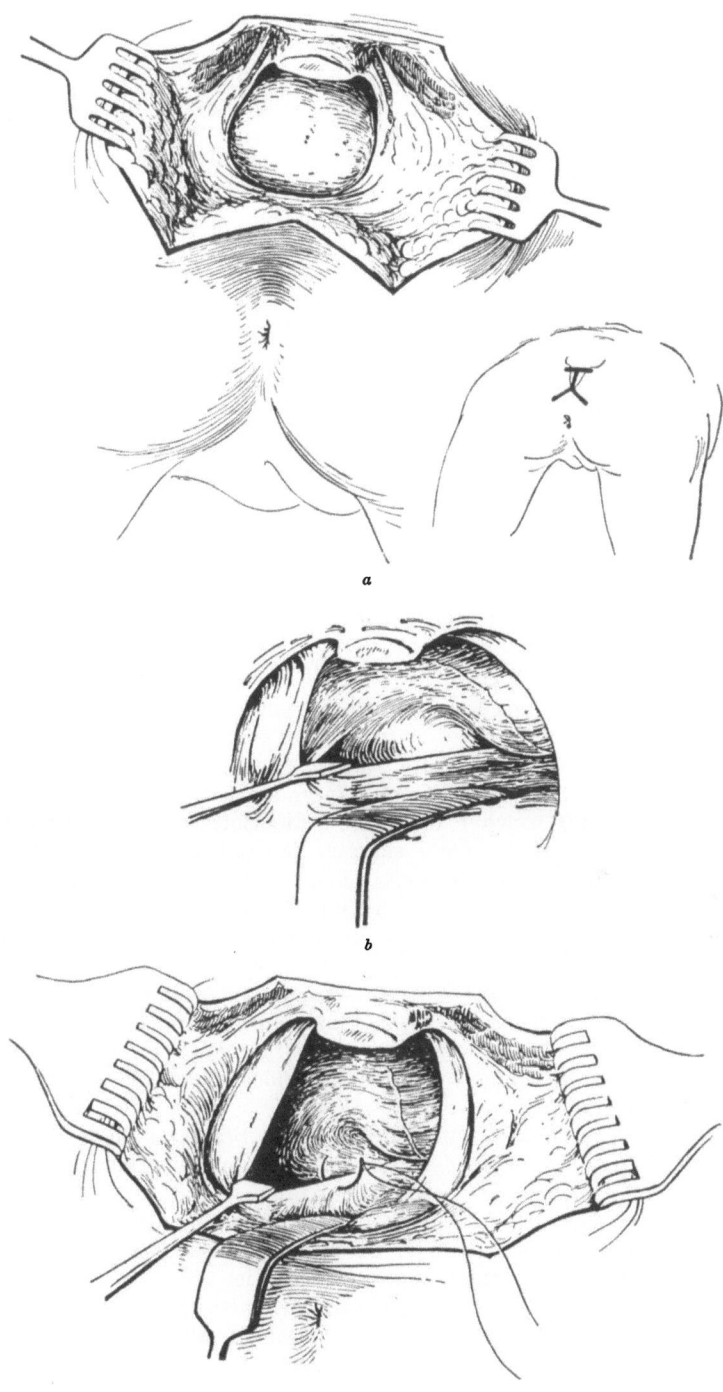

Abb. 63. Resektion des N. hypogastricus nach **Thiermann**. *a* Schnittführung. *b* Nach Präparation der Fascie zeigt sich links und rechts eine Falte, in welcher sich der N. hypogastricus befindet. *c* Der N. hypogastricus wird mit einer Umstechungsnadel gefaßt, präpariert und durchtrennt. (Aus K. **Voßschulte**.)

Operationsgang: Der Operationszugang entspricht dem bei der C o t t e schen Operation. Oberhalb der Aorta wird das Retroperitonaeum von der Teilungsstelle der Aorta etwa 6 cm nach aufwärts bis in die Gegend der A. mesenterica inferior incidiert. Man muß große Vorsicht walten lassen, um die Gefäße des Mesenteriums und des Dünndarms nicht zu verletzen. Manchmal muß allerdings das Mesenterium etwas gelöst, mobilisiert und nach aufwärts gezogen werden. Indem man den oberhalb der Aorta gelegenen sympathischen Fasern folgt, gelangt man leicht zum Plexus mesentericus inferior, für den es aber eine absolut sichere topographische Lokalisation nicht gibt. Gewöhnlich findet man in der Gegend des Ansatzes der A. mesenterica inferior mehrere kleine sympathische Ganglien, von denen Nervenfasern ausgehen. Diese Gebilde sind sorgfältig zu entfernen. Die A. mesenterica inferior kann außerdem oft ohne Schwierigkeiten als zusätzlicher Eingriff „denudiert" werden. Es ist nicht immer leicht, die Operation gründlich auszuführen, zumal es, wie gesagt, sichere anatomisch fundierte Gebilde in dieser Region nicht gibt.

Besondere Bemerkungen: Wenn man von Sympathektomie bei der H i r s c h sprung schen Krankheit spricht, wird meist nicht deutlich gesagt, welche Art von Sympathektomie man ausführt. Nach R a n k i n und L e a r m o n t h ist die Entfernung des Plexus mesentericus inferior der wichtigste Akt der Operation. Nachdem aber, wie schon oben erwähnt, die Topographie so unklar ist, wurde vielfach befürwortet, anläßlich dieser Operation gleichzeitig transperitoneal den lumbalen Grenzstrang mit den tiefen lumbalen Ganglien zu entfernen.

Operationen zur Denervation der Harnblase

Zur Schmerzbehebung von Blasencarcinom wurden verschiedene Operationen angegeben. Zunächst wurde die C o t t e sche Operation für solche Fälle mit Erfolg angewendet. Ü b e l h ö r hatte aber mit diesem Verfahren bei schmerzhaften Zuständen der Harnblase keinen dauernden Erfolg gesehen. Die „erweiterte" Resektion, unter welcher Ü b e l h ö r die Entfernung des Plexus hypogastricus und die Resektion beider sacraler Grenzstränge von der Kante des Promontoriums nach abwärts versteht, scheint sich besser bewährt zu haben. Bei diesem Eingriff werden die unteren Teile des Grenzstranges mit ihren Verbindungen zu den Sacralwurzeln einerseits und dem Plexus pelvicus anderseits stehen bleiben (Ü b e l h ö r).

In letzter Zeit wurde bei unstillbaren Schmerzen der Blase oder der Prostata von R i c h t e r eine Pelvicusdurchschneidung ausgeführt. Diese Operation erfolgt per laparotomiam. Sie besteht in einer Durchschneidung des Plexus hypogastricus und des Grenzstranges und einer Loslösung der Blase von allen seitlichen Verbindungen.

Weiters hat T h i e r m a n n eine Operation zur Schmerzstillung bei verschiedenen unbehebbaren Zuständen der Blase (Carcinom, Tuberkulose) angegeben, welche ich seiner Originalarbeit entnehme:

Lagerung: Bauchlage des Patienten bei abgeknickten Beinen (Bauchhängelage).

Anästhesie: Lumbalanästhesie oder orotracheale Gasnarkose.

Operationsgang: Längsschnitt in der Mittellinie über dem Steißbein. Der Längsschnitt endet in seinem oberen Winkel in einem Querschnitt in der Höhe des Kreuzbein-Steißbeingelenkes (Abb. 63 a). Das Steißbein wird reseziert. Man gelangt so in den retrorectalen Raum und zur Fascia pelvis visceralis. Um ihre seitlichen Abschnitte freizulegen, werden die oberen Levatorränder nach abwärts gezogen (Abb. 63 b). Man geht so vor, wie es bei der sacralen Operation eines Rectumcarcinoms der Fall ist. Die Fascia pelvis visceralis wird vom Knochen gelöst. Man gelangt so zur „Gefäßleitplatte". Wenn man mit einem Stieltupfer das Rectum mit dem pararectalen Gewebe stark nach abwärts bewegt, so entsteht in der Fascie eine halbmondförmige Falte, deren freie Ränder in konkavem Bogen zum Rectum ziehen und den Plexus hypogastricus mit den Nn. hypogastrici enthalten. Dieser Nervenstamm kann gefühlt werden. Er wird mit einem Häkchen oder mit dem Finger gespannt und nach abwärts gezogen, nach unten und oben hin freipräpariert und durchtrennt (Abb. 63 c).

Die periarterielle Sympathektomie nach Jaboulay-Leriche

Lagerung: Sie hängt von der Lokalisation der Operation ab.

Anästhesie: Die Operation kann in Lokalanästhesie durchgeführt werden.

Operationsgang: Die Arterie, die denerviert werden soll, muß auf eine längere Strecke (bei der A. femoralis etwa 15 cm) freigelegt und von allen umliegenden Geweben abgelöst werden. Die zur Arterie hinführenden Kollateralen sollen womöglichst geschont werden. Nach C a m e r a wird die Operation erleichtert, wenn man mit einer stumpfen Nadel unter die Adventitia physiologische Kochsalzlösung einspritzt. Durch diesen Vorgang wird die Adventitia leicht abgehoben und kann von der Media mittels zweier feiner Gefäßpinzetten vorsichtig gelöst und dann an einer Stelle incidiert werden. In die Incisionswunde wird nun eine Hohlsonde eingeführt und die Adventitia vollkommen, sowohl nach unten als auch nach oben zu, abgelöst. Die abgehobene Adventitia wird nun in möglichst großer Ausdehnung mit einer feinen Schere oder mit einem feinen Skalpell in der gesamten Ausdehnung der Operationsfläche incidiert. Die durch die Kochsalzlösung abgehobenen Lappen werden dann nach medial und nach lateral umgeschlagen und das von der Adventitia entblößte Gefäßrohr leicht mit einem stumpfen Haken aus dem Operationsfeld nach medial und nach lateral verschoben. Auf diese Weise wird auch die Hinterseite der Adventitia losgelöst und der Adventitiamantel kann unterhalb des Gefäßes nach einer Seite abgeschoben und vollkommen entfernt werden. Kleine Gefäße (Vasa vasorum) können auf diese Weise zu bluten beginnen. Diese Gefäße müssen mittels Moskitoklemmen ligiert werden. Manchmal steht die Blutung auch auf bloße Kompression. Falls die totale Entfernung der Adventitia in einem Akt nicht gelingt, ist es für den Erfolg der Operation gleichgültig, ob die Adventitia auch lazeriert entfernt wird. Wundverschluß.

Besondere Bemerkungen: Die Sympathicusdiaphtherese nach D o p p l e r ist eine Modifikation der L e r i c h e schen Operation, in welcher versucht wird, durch eine 6%ige wässerige Phenollösung die Adventitia chemisch zu zerstören, ohne sie, wie bei der oben geschilderten Methode, mechanisch zu entfernen. Zu diesem Zweck hat D o p p l e r zunächst mit 6%iger wässeriger Phenollösung eine Pinselung der freigelegten Arterie ausgeführt und in späteren Jahren diese durch vorsichtige Injektion einer 6%igen wässerigen Phenollösung in die Adventitia ergänzt.

Beide Verfahren haben meines Erachtens heute kein Indikationsgebiet mehr.

Literatur

A d a m s o n - R a y, zit. nach A r n u l f. — A d s o n, A. W., Amer. J. Surg. 11, 227 (1931). — A d s o n, A. W., und G. E. B r o w n, Surg. etc. 48, 577 (1929). — A l l e n, E. V., und E. B. T u o h y, Proc. Staff Meet. Mayo Clin., Rochester 15, 4 (1940). — A r n u l f, G., L'infiltration stellaire. Paris: Masson & Cie., 1947; Presse méd. 1938, 1726. — A s h e r und P e a r c e, Z. Biol. 63, 63/64. — A t l a s, L. N., Ann. Surg. 111, 117 (1940); 114, 456 (1941); Surgery (Am.) 10, 318 (1941).

B i n s w a n g e r, O., Arch. Psychiatr. (D.) **9**, 351 (1897). — B l u m e n s a a t, C., Zbl. Chir. **8**, 498 (1951). — B o y d, A. M., Proc. Soc. Med., Lond. **41**, 359 (1948). — B r u l e, H i l l e m a n, D e l a r u e und A n d o l y, zit. nach M a n d l (1947).

C o t t e, G., Lyon méd. **135**, 153 (1925). — C r a i g, W. McK., West. J. Surg. (Am.) **42**, 146 (1934). — C r e y s s e l, J., P. S m i r e und J. S o u r m i a, Lyon chir. **42**, 23 (1947).

D a v i s, L., und A. B. K a n a v e l, Surg. etc. **42**, (1926). — D o p p l e r, K., Ref. Zbl. Chir. **29**, 2555 (1928); Med. Klin. **27**, 1595 (1931).

E v a n s, J. A., I. L. P o p p e n und J. B. T o b i a s, J. amer. med. Assoc. **144**, 1432 (1950).

F e r v e r s, C., Zbl. Chir. **37**, 2318 (1929). — F i n s t e r e r, H., Die Methoden der Lokalanästhesie in der Bauchchirurgie. Berlin-Wien: Urban & Schwarzenberg, 1923. — F l o t h o w, P. G., Amer. J. Surg. **29**, 23 (1935). — F r e y, E. K., Die Chirurgie des Herzens. Stuttgart: F. Enke, 1939.

G a s k, G. E., und P. J. R o s s, The Surgery of the Sympathetic Nervous System. London: Baillière & Tindall, 1937. — G o e t z, R. H., Surg. etc. **87**, 417 (1948). — G o e t z, R. H., und M a r r, Clin. Proc. Cape Town **3**, 102 (1944). — G o i n a r d, P., Mém. Acad. Chir., Par. 1936 (Februar). — G r a n t, F. C., in Cardiovascular Diseases, von S t r o u d, W. D. Philadelphia: Davis Comp., 1945. — G r i m s o n, K. S., J. amer. med. Assoc. **140**, 600 (1949).

H a x t o n, H. A., Brit. med. J. **1949**, 1026. — H e r g e t, R., Chirurg **1943**, 680. — H i r s c h b o e c k, F. H., und M. G. G i l l e s p i e, Arch. Neur. (Am.) **48**, 320 (1942). — H u g h e s, Ch. W., Proc. Soc. Med., Lond. **35**, 585 (1942). — H y n d m a n, O. R., und J. W o l k i n, Arch. Surg. (Am.) **45**, 145 (1942).

J a b o u l a y, L., Lyon méd. **91**, 467 (1899).

K a p p i s, R., Med. Klin. **51** (1923); **52** (1923). — K a p p i s, R., und O. G e r l a c h, Med. Klin. **35** (1923). — K o t h e, W., Zbl. Chir. **10**, 646 (1951). — K r a u c h e r, G. K., Die intravenöse Anwendung der Lokalanästhetika in der inneren Medizin. Wien: Springer-Verlag, 1951. — K u n l i n, J., Presse méd. **1945**, 44, 497. — K u x, E., Ars Medici **1948**, 676; **1950**, 293; Acta neurochir. **1**, 72 (1950).

L a b a t, G., Regional Anaesthesia. Philadelphia: Saunders, 1928. — L a n g e r o n, D e s b o n n e t s und D e l v a l l e z, Soc. Méd. Hôp. (8. IV. 1936). L ä w e n, A., Zbl. Chir. **1922**, 41; **1923**, 12; **1924**, 19. — L e a r m o n t h, I. R., J. Ur. (Am.) **25**, 531 (1931); Brit. J. Surg. **25**, 426 (1937). — L e h m a n n, H., Wien. med. Wschr. **1947**, H. 44/45; **1947**, H. 46/47. — L e r i c h e, R., La chirurgie de la douleur. Paris: Masson & Cie., 1950; Lyon chir. **10**, 378 (1913). — L e r i c h e, R., und R. F o n t a i n e, J. Chir. (Fr.) **41**, 353 (1933); Presse méd. **1934**, H. 41, 849; **1940**, H. 24, 265. — L u z e, W., Wien. med. Wschr. **1951**, H. 24/25, 464. — L u z u y, M., Les infiltrations du sympathique. Paris: Masson & Cie., 1950.

M a n d l, F., Die paravertebrale Injektion. Wien: Julius Springer, 1926; The Paravertebral Block. New York: Grune & Stratton, 1947; Arch. klin. Chir. **129**, 98 (1924); **136**, 495 (1925); J. Int. Coll. Surg. **13**, 566 (1950); Wien. med. Wschr. **1950**, H. 37, 38, 643; Wien. klin. Wschr. **1951**, H. 8, 141; **1951**, H. 9, 161. — M e r r i c k, R. L., Ann. Surg. **113**, 198 (1941). — M e y e r, H. H., und R. G o t t l i e b, Experimentelle Pharmakologie. Wien: Urban & Schwarzenberg, 1933. — M o h e l s k y, H. M., Klin. Med. **7**, 321 (1951). — M o l i t c h, M., und G. J. W i l s o n, J. A. M. A. **97**, 247 (1931). — M o r i t s c h, P., Schmerzverhütung bei chirurgischen Eingriffen. Wien: Maudrich, 1949. — M u r o y a, A. H., Dtsch. Z. Chir. **1912**, 122.

O l s e n, zit. nach H i r s c h b o e c k et al. — O r t n e r, St., Wien. med. Wschr. **1951**, H. 34, 646.

P a l m i e r i, E., Ref. Zbl. Chir. **5**, 257 (1935). — P a r a f, D r e y f u s und Le F o y e r, Soc. Méd. Hôp., Paris, Februar 1937. — P e a r l, F. L., Surg. etc. **65**, 107 (1937). — P e e t, M. M., W. W. W o o d s und S. B r a d e n, J. A. M. A. **115**, 1875 (1940). — P i c k, J., und H. W e r t h e i m, Ann. Surg. **127**, 144 (1948). — P o p p e n, J. L., Surg. etc. **84**, 1117 (1947).

R a b i n o v i c i, Surgery (Am.) **31**, 877 (1952). — R a n k i n, F. W., und I. R. L e a r-
m o n t h, Ann. Surg. **92**, 710 (1930). — R a p p a p o r t, F., Acta Med. Orient. **1946**, 15.
— R i c h t e r, Mém. Acad. Chir., Par. **65**, 197. — R i e n h o f f, W. F., zit. nach N i s s e n
in T h o r e k s Modern Surgical Technic. 2. Aufl., II. Band.

S c h m i t t, W., Ärztl. Wschr. **1950**, H. 34, 654; Dtsch. Ges.wesen **1949**, 4/26, 1016;
Zbl. Chir. **9**, 631 (1951). — S c h ü r e r - W a l d h e i m, F., Wien. med. Wschr. **1951**,
H. 5/6, 103. — S c h w a l b e, G., Jena. Z. Naturwiss. **12**, 267 (1878). — S h u m a k e r,
H. B., Surg. etc. **91**, 711 (1950). — S i e g e l, A., Med. Klin. **2** (1916). — S m i t h w i c k.
R. H., Ann. Surg. **104**, 339 (1936); Surgery (Am.) **7**, 1 (1940); Ann. Surg. **112**, 1085
(1940 b); New Engld J. Med. **222**, 699 (1940). — S o u s a - P e r e i r a, A. de, Arch. Surg.
(Am.) **50**, 152 (1945). — S p e r a n s k y, A. D., und E. F. G i n s b u r g, Amer. Rev. Soviet
Med. **2**, 22 (1944). — S p i r a, E., Acta Med. Orient. **1946**, 117. — S t a r l i n g e r, F.,
Klin. Med. **1946**, 211; Wien. med. Wschr. **1951**, H. 49, 952. — S t i e v e, R., Zbl. Chir. **77**,
9 (1952). — S w e t l o w, G. I., Amer. Heart J. **1**, 393 (1926).

T h i e r m a n n, Verh.-Ber. d. dtsch. Urolog.-Kongresses 1949. — T h o m a s o n, J. R.,
und W. H. M o r e t z, Surg. etc. **89**, 447 (1949). — T ö n n i s, zit. nach K o t h e. —
T o s a t t i, E., Le infiltrazioni del simpatico. Roma: Edizione Italiane, 1948.

Ü b e l h ö r, R., Wien. klin. Wschr. **1951**, H. 11, 262.

V o l k m a n n, J., Bruns' Beitr. **185**, 288 (1952). — V o ß s c h u l t e, K., Grundlagen der Schmerzbekämpfung durch Sympathicusausschaltung. Berlin-München: Urban
& Schwarzenberg, 1949.

W e r t h e i m e r, P., und A. T r i l i a t, Presse méd. **1936**, 1356. — W e r t h e i-
m e r, P., J. L e z u i r e und M. M e n i e r, J. Int. Coll Chir. **10**, 51 (1950). — W h i t e,
J. C., Surg. etc. **71**, 334 (1940); Surgery (Am.) **15**, 491 (1944); J. Neurosurg. Januar 1944.
— W h i t e, J. C., und R. H. S m i t h w i c k, The Autonomic Nervous System. New York:
MacMillan, 1941.

Sachverzeichnis

Abdominelle Erkrankungen, Sympathicus-operationen bei 88
— therapeutische Sympathicusblockade bei 68
Acetylcholin 23
Achalasie der Cardia 93
ACTH bei Arthritis 305
Adrenalektomie s. Nebennierenexstirpation
Adrenalin als Zusatz zur Novocain-Sympathicusblockade 328
Adrenergische Fasern 23
Akute Gefäßkrise nach Sympathicusoperationen 246
Algomenorrhoe 317
Alkohol als Blockademittel 116 ff., 325
Alkoholneuritis s. Intercostalneuritis
Anästhetica mit Dauerwirkung 4
Anatomie, Bemerkungen zur 9
— des Sympathicus 10
— der Weichteile 17
— der Wirbelsäule 9
Aneurysma, arterielles 212
— arteriovenöses 212
— mykotisches 212
— operationen, Sympathicuseingriffe als Hilfsverfahren bei 212
Angina pectoris 97 ff.
— ambulatoria 98
— chirurgische Behandlung der 125 ff.
— — Anastomose einer Körperarterie mit dem Sinus coronarius 137
— — Durchschneidung der efferenten präganglionären Fasern 135
— — Durchschneidung des N. depressor 135
— — Eingriffe am cervicothoracalen Sympathicus 126
— — hohe thoracale Sympathektomie 130, 144
— — Infiltration und Resektion des Plexus praeaorticus 139
— — Instillation von entzündungserregenden, corpusculären Elementen in den Herzbeutel 137
— — Ligatur der großen Coronarvene mit oder ohne pericoronare Neurektomie 138

Angina pectoris, Operationen zur Revascularisation oder künstlichen Vascularisation des Herzmuskels 136
— — Resektion der hinteren Wurzeln 134
— — Stellektomie 128
— — totale Thyreoidektomie 130
— Diagnose 101
— Differentialdiagnose 102
— EKG bei 102, 117
— Gesichtsschmerz bei 99
— H e a d sche Zonen bei 115
— Historische Entwicklung der Sympathicuseingriffe bei 3, 4
— Indikationen zu Sympathicusblockade und Sympathicusoperationen bei 112
— Klinisches Bild 100
— Lebensdauer der Kranken mit 103
— Pathogenese 97
— — Aortentheorie 97
— — Coronargefäßtheorie 97
— — Myocardtheorie 98
— Prognose 102
— Schmerzleitung bei 98
— Stellatuminfiltration bei 115
— — Indikationen 115
— — Komplikationen 119
— — Kontraindikationen 115
— Sympathicusblockade bei 103 ff.
— — Alkohol zur 104
— — Behandlungsergebnisse 102, 124 ff.
— — Eigenes Material 102, 107, 110, 124
— — historischer Rückblick 103
— — Indikation 112
— — Komplikationen 119
— — — Herztod, Coronarthrombose nach 122
— — Technik der Blockade 114
— — Versager 123
— — Wahl des Blockademittels (Novocain, Alkohol, Phenol) 116
— — Wegfall des Schmerzes („Rotes Warnungssignal") nach 107, 110
— — Wirkung der 116
— — — objektive 116
— — — subjektive 116
— Übersicht über die therapeutischen Methoden 141

Angiotonin 163
Antikoagulantien bei arterieller Embolie 218
— bei Kälteschäden 228
— bei Thrombophlebitis 220
— Kontraindikation der, nach Sympathicusblockade 223
Aortengabelresektion 253
Aortengabelsyndrom 252
Aortenthrombose 252
— eigenes Material 254
Aortographie 205
— Technik der 205
— bei Aortenthrombose 252
— bei Beckenarterienthrombose 245
Apoplexia cerebri 50
— Sympathicusoperationen bei 57
— therapeutische Stellatuminfiltration 50
Appendix, Erkrankungen der, differentialdiagnostische Abgrenzung durch Sympathicusblockade 43
— Segmente der autonomen Innervation 37, 321
Arbeitsversuch nach S i n g e r 203
Arterektomie 211
— bei peripherer Sklerose 249
Arterielle Embolie 216
Arteriogramm 199
Arteriographie 205
— bei peripherer Sklerose 233
— bei Thrombangitis obliterans 233
— periphere 206
Arteriosklerosis obliterans 236, 239
Arteriosklerose der Extremitätenarterien s. periphere Sklerose
Arteriosklerotischer Marasmus 238
Arthritis 303
— Hormontherapie 305
— nach Meniskusoperationen 305
— posttraumatische 305
— Sympathicuseingriffe bei 304
Asthma bronchiale 4, 157
— Behandlung durch Sympathicuseingriffe 158
Auge, Funktionen des vegetativen Nervensystems am 24, 60
Augenheilkunde, Sympathicuseingriffe in der 60
— bei Ciliarneuralgie 64
— bei Glaukom 62
— bei Retinitis pigmentosa 61
— bei sympathischer Ophthalmie 64
— bei Zentralarterienembolie 63
Augenhintergrundveränderungen bei Hochdruck 173, 174
Augenmuskeln, autonome Innervation 20
Axillarvene, Thrombose der 310

Basedowsche Erkrankung 4
Beckenarterienthrombose 245
— Aortographie bei 245
B e c k sche Operation 136
Blood flow 204
Blutdruckzügler 155
B r o w n scher Fiebertest 203, 235
B u e r g e r sche Krankheit s. Thrombangitis obliterans
Bursitis calcarea 305

Callusbildung nach Sympathektomie 312
Carcinomschmerz 313
— Therapie des 314
Cardiac Pain 101
Cardioomentopexie bei Angina pectoris 136
Cardiopneumopexie bei Angina pectoris 136
Cardiospasmus 93
— Sympathicusoperationen bei 93
Carotissinus 155
— Blockade des 347
Carotissinusnerven 155
Carotissinusreflex 155
Carotissinussyndrom 155
— Fingerdruckversuch zur Auslösung des 155
— Klinisches Bild 155
— Therapie des 156
— — Denervation des Sinusknotens 156
— — Infiltration des Sinusknotens 156, 347
„Chirurgische Niere" und Hochdruck 164
Cholecystopathie 69
— Sympathicusblockade bei 69
Cholinergische Fasern 23
Chordotomie, bei gastrischen Krisen der Tabiker 82
— beim Carcinomschmerz 314
Ciliarneuralgie 64
Claudicatio intermittens 232
Commotio cerebri 59
— Blockade des Halsgrenzstranges bei 59
Continuous Sympathetic Block 326
Coronar Insufficiency 98
C o t t e sche Operation 316, 371
Curarepräparate bei peripherer Sklerose 235

Daueranästhesie des Sympathicus 326
Daueranästhetica 325, 328
— bei Angina pectoris 116
— bei Arthritis 304
— bei Periarthritis humeroscapularis 305
Dauerlumbalanästhesie 218

Dauersympathicusblockade 3, 326
Diabetes mellitus 85
— Sympathicusblockade bei 85
— Sympathicusoperationen bei 92
— und periphere Sklerose 232, 238
Differentialdiagnose bauchinnerer Erkrankungen durch die Sympathicusblockade 3, 32 ff.
D o p p l e r sche Phenolpinselung 4, 375
— bei peripherer Sklerose 245
— bei Thrombangitis obliterans 259
D u p l a y sche Erkrankung 305
Duralsack, Injektionen in den, bei der Sympathicusblockade 119, 336
Durchblutungsgröße 204
Durchblutungsstörungen, periphere, Teste bei 202 ff.
Dysmenorrhoe 316

Einleitung 1
Eiswasserversuch 176
EKG bei Angina pectoris 102, 117
— bei Hochdruck 180
Elephantiasis 307
Embolektomie 218
Embolie, arterielle 216
— Dauersympathicusblockade bei 327
— paradoxe 217
Encephalopathie, hypertensive 174
Endarterektomie 253
Endoskopische, endothorakale Sympathektomie (K u x) 4, 88, 356
— bei Angina pectoris 126
— bei Diabetes mellitus 93
— bei Hochdruckkrankheit 168
— bei Ulcus ventriculi und duodeni 90
— Technik der 356
Epaulettenschmerz 39
Epigastrische Hernien und Magenaffektionen 43
Epilepsie 4
Ernährungsstörungen der Extremitäten durch schnürende Verbände und Tourniquets 214
Erregungsablauf im vegetativen Nervensystem 22
E s m a r c h sche Blutdrosselung 215
État physiopathique posttraumatique 280
Extremitäten, Erkrankungen und Verletzungen der 199 ff.
— akute 207
— — Aneurysmaoperationen und Sympathicuseingriffe als Hilfsverfahren 212
— — arterielle Embolie 216
— — Hilfsverfahren bei Naht und Ligatur großer Gefäße 210
— — Kälteschäden 227

Extremitäten, Erkrankungen und Verletzungen der, akute, Phlebo- und Venothrombose 222
— — Thrombophlebitis 220
— — traumatischer arterieller Spasmus 208
— — V o l k m a n n sche Kontraktur 214
— chronische 232
— — periphere Sklerose 232
— — R a y n a u d sche Krankheit 263
— — Thrombangitis obliterans 254
— schmerzhafte 269
— — Kausalgie 273
— — Phantomgefühl und Phantomschmerz 269
— — Reflexdystrophie 280
— Segmente der autonomen Innervation bei 201, 321
— sympathische Eingriffe bei 199
Exophthalmus 60

F a u t e u x sche Operation 138
Frost-bite 227

Gallenblase, Erkrankung der, differentialdiagnostische Abgrenzung mittels Sympathicusblockade 38
— Funktion des vegetativen Nervensystems auf die 25
— — Sympathicusoperationen bei 89
— — therapeutische Sympathicusblockade bei 69
— Segmente der autonomen Innervation 37, 321
Ganglienektomie s. Sympathektomie
Ganglion coeliacum 13
— stellatum, Anatomie des 11
— — topographische Anomalien des 13, 14
Gangrän bei peripherer Sklerose 232
— durch Gipsverbände 215
— durch Tourniquets 214
— nach Aneurysmaoperationen 212
— nach arterieller Embolie 218
— nach Ligatur großer Gefäße 210
— paradoxe, nach Sympathicusoperationen 246 ff.
Gastrische Krisen der Tabiker 80, 92
Gefäße, Wirkung des vegetativen Nervensystems auf die peripheren 26
Gefäßkrise, akute, nach Sympathicusoperationen 246
Gefäßnaht 212
Gefäßnerven 29
Gehirn, Durchblutungssteigerung nach Sympathicusunterbrechung 51
Geschlechtsorgane, Funktion des vegetativen Nervensystems auf die 26

Gipsverbände, Ernährungsstörungen durch 215
Glanzhaut bei Kausalgie 275
— bei Reflexdystrophie 284
Glaukom und intraoculärer Druck 62
Glomerulonephritis acuta 76
Goldblatt-Hartwich scher Versuch 163
Goldflamm sches Zeichen 204
Gouty-Phlebitis 310
Grenzstrang des Sympathicus, Anatomie des 11
— morphologische Veränderungen der Ganglienzellen des 298
— topographische Anomalien des thoracalen 14
— — des lumbalen 15
Grimson sche Operation 168, 170, 363
Gynäkologische Erkrankungen, differentialdiagnostische Abgrenzung durch die Sympathicusblockade 44
— therapeutische Sympathicusblockade bei 316

Haemometakinesia 246
Halsgrenzstrang, Blockade des, bei Commotio cerebri 59
— — Technik der 346
Halsrippe 102
Hand-Schultersyndrom 281
Harnblase, operative Denervation der 374
— Segmente der autonomen Innervation 315
Hautkrankheiten, Herpes zoster 306
— Hyperhidrosis 306
— Sklerodermie 307
— Therapie der, mit Sympathicuseingriffen 306 ff.
Hauttemperatur, Messung der 202
Heidenwolf sches Hautthermometer 202
Hepatitis 86
Herpes zoster 306
Herz, autonome Innervation des 20, 21, 24, 100, 147
— Leitung der Schmerzfasern des 100
— Segmente der autonomen Innervation des 22, 321
Hirnrindenresektion 273
Hirschsprung sche Krankheit s. Megacolon
Historische Entwicklung der Sympathicusblockade 2
— der Sympathicusoperationen 3
Hochdruck s. arterielle Hypertension
Hochdruckkrankheit 161 ff.
Homans sches Zeichen 222
Homöostasis 2, 19

Hormontherapie bei Arthritis 305
Horner sches Syndrom 24, 116
Hydergin-Test 177
Hygromanie 275
Hyperhidrosis 306
— Sympathicusblockade bei 306
Hyperparathyreoidismus bei Sklerodermie 308
Hyperpiäsie 162
Hypertension, arterielle 161
— ätiologische Formen der 163
— Apoplexie nach 175
— Augenhintergrundveränderungen bei 173, 174, 182
— Behandlung durch Eingriffe am Sympathicus 166
— Druckmessung der A. centralis retinae bei 175
— essentielle 162
— Goldblatt-Hartwich scher Versuch bei 163
— Gruppeneinteilungen bei 171
— — nach Keith, Wagener und Barker 171
— — nach Smithwick 171
— — nach Smithwick-White 172
— Häufigkeit und Ausgang bei der 161
— historische Entwicklung der Hochdruckchirurgie 167
— Hypothalamus und 165
— Infiltrationsmethoden 166
— isolierte, im Gehirngebiet 175
— Lebenserwartung bei 161, 183
— Nebennierenexstirpation bei der 193
— occipitaler Kopfschmerz bei 174
— Pathogenese 162
— sklerotische 174
— Sympathicusblockade als Test vor Sympathicusoperationen 47
— Sympathicusoperationen bei 167
— — Ausdehnung der Operation 169
— — Blutdrucksenkung nach 179
— — cerebrale Zirkulationsstörungen nach 182
— — Effekt der 179
— — Herzbefunde, EKG, nach 180
— — Hospitalisationsdauer bei 188
— — Indikation zur 170
— — Intercostalschmerz nach 186
— — Kontraindikationen 175
— — Lungenkomplikationen nach 183
— — Mortalität der 177
— — Nachuntersuchungsergebnisse 192
— — Narkoseverfahren bei 178
— — Nierenfunktion nach 182
— — orthostatische Hypotension nach 187

Hypertension, Sympathicusoperationen bei, periphere Zirkulationsstörungen nach 187
— — Potenzstörungen nach 187
— — psychische Störungen nach 187
— — soziale Auswirkung der 183
— — subjektive Besserung nach 180
— — Theorie der 169
— — Vorbereitung zur, Nachbehandlung 178
— — unangenehme Folgeerscheinungen nach 183
— Symptomatologie 173
— Teste (Auswahl der Kranken zur Operation) bei 176
— — Eiswasserversuch 176
— — Hydergintest 177
— — Reflexvasopressortest 176
— — Schlaftest 176
— tierexperimentelle neurogene 164
— tierexperimentelle renale 163
— und Hyperparathyreoidismus 162
— Ulcus ventriculi nach 177, 188
— Vergleich der internen und chirurgischen Therapie bei 190
Hypertensive Encephalopathie 174
Hypothalamus und vegetatives Nervensystem 26
— und Hochdruckkrankheit 165

Immersion Foot 227
Intercostalneuralgie, nach Sympathicuseingriffen 108, 121, 186
Intraarterielle Injektion 234
— bei peripherer Sklerose 234
— Ergebnisse und eigenes Material mit 235
— Injektionsmittel zur 234
Ischämie, plantare 204

Joduron, zur Arterio- und Aortographie 206

Kälteschäden 227
Kapillarbild, nach Sympathektomien 207
Kapillarmikroskopie 204
Kausalgie 273
— Klinisches Bild 273, 274
— Pathogenese 275
— Sympathicusblockade bei 277
— Therapie 276
Knochenbruchheilung, Sympathicuseingriffe bei 312
Kontrastmittel zur Aortographie 205
Körpertemperaturerhöhung, artefizielle, als Test 204
K u x sche Operation s. endoskopische, endothorakale Sympathektomie

Laesio auris interna 67
Leber, Funktion des vegetativen Nervensystems auf die 25
L e n a n d e r sche Schmerzleitungstheorie 30, 32
L e w i s sche Körperfarbtafeln 204
Ligatur und Naht großer Gefäße 210
L o e w i scher Grundversuch 23
Lumbalanästhesie als Test bei Extremitätenerkrankungen 202
— bei Megacolon 94
— bei peripherer Sklerose 239
Lumbalpunktion, „seitliche" 119, 337
Lunge, autonome Innervation der 20, 321
— differentialdiagnostische Abgrenzung durch Sympathicusblockade bei Erkrankungen der 44
— Funktion des vegetativen Nervensystems auf die 24
— therapeutische Sympathicusblockade bei Erkrankungen der 157
Lungenembolie 220, 222
Lungenkomplikationen nach Hochdruckoperationen 183
Lupus erythematodes 310
L u z e sches Zielgerät 344

M a l p i g h i sches Netzwerk 28
Magen, Erkrankungen des, differentialdiagnostische Abgrenzung mittels der Sympathicusblockade 42
— Funktion des vegetativen Nervensystems auf den 25, 78, 90
— Motilität und Sekretion 78
— Segmente der autonomen Innervation 37, 321
Magengeschwürskrankheit nach Hochdruckoperationen 188
— Splanchnektomie bei 91
— Sympathicus- und Splanchnicusblockade bei 90
— und vegetatives Nervensystem 89 ff.
— Vagotomie und Sympathektomie bei 90
Magenschmerz, therapeutische Sympathicusblockade bei 77
M a n n - W i l l i a m s o n scher Versuch 89
Marasmus, arteriosklerotischer 238
M a t a s scher Test 212
Megacolon 93 ff.
— Sympathicusoperationen bei 93
M é n i è r e sche Erkrankung 66
Meniscusoperationen, Arthritis nach 305
Minor Causalgia 280
Morphologische Veränderungen der sympathischen Ganglienzellen 298 ff.
Multiple Sklerose 312

Muskelatrophie, bei peripherer Sklerose 238

Muskelkontraktur, experimentelle 215
— ischämische 215

Myocardinfarkt und Hand-Schultersyndrom 283

Narkosemethoden bei Hochdruckoperationen 178
— bei Sympathicuseingriffen im allgemeinen 320

Nebennierendenervation bei Arthritis 306

Nebennierenexstirpation bei arterieller Hypertension 193
— bei peripheren obliterierenden Gefäßerkrankungen 262

Nebennierenhormone bei Arthritis 305

Nervenblockade als Test 203, 236

N. depressor, Durchschneidung des, bei Angina pectoris 135

N. praesacralis, Resektion des, bei gynäkologischen Erkrankungen 316
— Resektion des, bei Carcinomen des kleinen Beckens 314
— Technik der Resektion (Cottesche Operation) 371

Nephralgie 89

Nephrolithiasis, Sympathicusblockade bei 71

Nephrosklerose, maligne 163

Neurektomie, präsacrale, bei Dysmenorrhoe 317
— — bei Megacolon 95
— pericoronare, bei Angina pectoris 138

Neuronenlehre 20

Niere, Erkrankungen der, differentialdiagnostische Abgrenzung mittels Sympathicusblockade 41
— — Sympathicusoperationen bei 89
— — therapeutische Sympathicusblockade bei 70
— Funktion des vegetativen Nervensystems auf die 25, 72, 73
— Segmente der autonomen Innervation 37, 321

Noradrenalin 23

Notfallreaktion 18, 28

Novanaest 329

Novocain 327
— Dauertropfinfusionen mit, bei peripherer Sklerose 235
— — bei Thrombangitis obliterans 226
— Intoxikationen mit 334
— zur Sympathicusblockade 3, 327
— therapie, lokale, bei Arthritis 305
— Überempfindlichkeit gegen 332
— Wirkung des 328
— — experimentelle Studien der 329

Ödeme, postoperative, nach Mammaradikaloperationen 307, 316
— — Sympathicusblockade bei 307, 316

Oligurie 75

Operationsanästhesie 3

Operationsverfahren bei Angina pectoris 125 ff.

Organ-Innervationen, autonome 21

Orthostatische Hypotension 169, 187

Oszillometrie 204

Otitis media chronica simplex 67

Otosklerose 67

Ozaena 67

Paget-Schröttersche Krankheit 310

Pankreas, Erkrankungen des, differentialdiagnostische Abgrenzung mittels Sympathicusblockade 40
— Segmente der autonomen Innervation 37, 84, 321

Pankreatitis acuta 83 ff.
— diagnostische Sympathicusblockade bei 40
— therapeutische Splanchnicusblockade bei 85
— therapeutische Sympathicusblockade bei 83

Pankreatitis chronica 91
— Sympathicusoperationen bei 91

Papaverin (i. v.) bei arterieller Embolie 220

Parametritis 316

Parästhesien im Reithosenbesatz nach lumbaler Sympathektomie 207

Parasympathicus 19, 21

Parathyreoidektomie 262

Paravertebrale Injektion, Blockade usw. s. Sympathicusblockade

Paroxysmale und permanente Tachycardie 147
— Ergebnisse der Behandlung bei 148
— Operationen bei (cervicale Sympathektomie, Stellektomie) 148
— Sympathicusblockade bei 147
— zusammenfassender Überblick 153

Peetsche Operation 169, 170, 359

Penicillinbehandlung der Thrombangitis obliterans 257

Periarterielle Sympathektomie 4

Periarteriitis nodosa 310

Periarthritis humeroscapularis 305

Peritonaeum, Schmerzleitung des 34

P-Faktor 98

Phantombildende Mechanismen 270

Phantomgefühl und Phantomschmerz 269
— Therapie bei 271

Pharmakologie, zur, des vegetativen
  Nervensystems 23
Phenol 4, 329
— als Daueranästheticum 329
— 6%ige wässerige Phenollösung als
  Blockademittel 116, 122
Phlebothrombose 222
— Therapie der 223
Phlebotomie 311
Phlegmasia alba dolens 223
Physiologie, Bemerkungen zur 18
Plethysmographie 204
Pleura, Injektionen in die, bei Sympathi-
  cusblockaden 335
Plexus hypogastricus, Resektion des 374
— mesentericus inferior
— Resektion des, Technik 372
— praeaorticus, Infiltration und Resek-
  tion des, bei Angina pectoris 139
Poliomyelitis 312
Postapoplektische Zustände, therapeuti-
  sche Stellatuminfiltration bei 58
Postcholecystektomie-Syndrom 70
— Sympathicusblockade bei 70
Post Infarction Sclerodactylia 283
Postoperative Adhäsionen 86
Postphlebitisches Syndrom 222, 223
Postpoliomyelitische Zustände 312
Posttraumatic Pain Disorders 280
— Vasomotor Disorders 280
Potenzstörungen nach lumbalen Sympath-
  ektomien 187, 261
Präganglionäre Sympathicusoperation 20,
  263
Präsklerose 162
Procain s. Novocain
Prolongal 329
Prostata, Segmente der autonomen Inner-
  vation 315
Pseudoembolismus 217
Pseudomegacolon 93
Psychovegetative Schaltung 28
Pulmocardialer Reflex 220
Pylorospasmus der Säuglinge 79

Ramus communicans 12, 19
Raynaudsche Krankheit 263
— Diagnose 263
— Pathogenese 263
— Sklerodermatische Veränderungen bei
  265, 307
— Stadieneinteilung der 263
Rectum, Segmente der autonomen Inner-
  vation 315
Referred Pain 30, 32, 34
Reflektorische Anurie 75
Reflex, pulmocardialer 220
Reflexbogen bei arterieller Embolie 217

Reflexdystrophie 280 ff.
— Diagnose 285
— Differentialdiagnose 286
— eigenes Material 289
— klinisches Bild 281
— Pathogenese 281, 282
— pathologische Anatomie 285
— Terminologie 280
— Therapie 287
— — Sympathicusblockade bei 288
Reflexvasopressortest 176
Regenerationsproblem 293
Reizknie 305
Rekanalisierende Operationen bei arteriel-
  len Thrombosen 253
Renin 163
Resektion der hinteren Wurzeln, bei
  Angina pectoris 134
Retinitis pigmentosa 61
Revascularisation und künstliche Vascu-
  larisation des Herzmuskels, Opera-
  tionen zur 136
Rhaetocain 329

Scalenussyndrom 102
Schilddrüsenimplantation, bei Arthritis 305
Schlaftest 176
Schmerzempfindung, indirekte 30, 32, 34
— leitung innerhalb der Bauchorgane 32
— Mechanismus des 30
— problem und vegetatives Nervensystem
  28
        allgemeine Schmerztheorie 28
— sympathischer 30
— visceraler 32
Schwitztest 206
Sexualfunktion, Störungen der, nach lum-
  baler Sympathektomie 187, 261
Shelter foot 227
Singerscher Arbeitsversuch 203
Sinusnerven (Hering) 155
Sinustachycardie 152
Sklerodermie, generalisierte 307
— nach Raynaudscher Erkrankung
  265 ff.
Sklerose, multiple, Sympathicusblockade
  bei 312
— periphere 232
— Arterektomie bei 249
— Behandlung mittels Sympathicusblockade 236
— — eigenes Material 237
— diabetische 232
— Differentialdiagnose der 232
— Ergebnisse der Sympathektomie bei
  239
— eigenes Material 242

Sklerose, Gruppeneinteilung des Krankenmaterials 239
— Indikation zur Sympathektomie 238
— interne Therapie bei 234
— Röntgendarstellung der Gefäße 233
S m i t h w i c k sche Operation 168, 170,
320, 361
Spannungspneumothorax nach Sympathicusblockade 336
Spasmus, traumatischer arterieller 208
Spinalanästhesie als Test 47, 48
Splanchnektomie bei P e e t scher Operation 359
— bei S m i t h w i c k scher Operation 361
— infradiaphragmatische 364
Splanchnicus 33
— anästhesie zur Differentialdiagnose
bauchinnerer Erkrankungen 35
— — bei gastrischen Krisen der Tabiker
82
— blockade bei essentieller Hypertension
166
— — bei Pankreatitis acuta 85
— — bei Pylorospasmus der Säuglinge 80
— — Technik der 348
Status anginosus 102
Stellatumblockade s. Stellatuminfiltration
— als Test 48
— historische Entwicklung der 3
— Komplikationen der 123, 345
— — Anstechen der Pleura 123
— — Anstechen des Plexus 123
— — intravasale Injektionen 123
— — Verletzung des N. recurrens, der
Thyreoidea 123
— Technik der 340 ff.
— — Methode nach A r n u l f 342
— — Methode nach G o i n a r d 341
— — Methode nach H e r g e t 343
— — Methode nach L e r i c h e und
F o n t a i n e 340
— — Methode nach M a n d l 342
— therapeutische, bei Apoplexia cerebri 50
— — bei Angina pectoris 103, 115
— — — Kontraindikationen der, bei 115,
123
Stellatuminfiltration bei Asthma bronchiale 160
— — bei Augenerkrankungen 60
— — bei Commotio cerebri 59
— — bei Lungenembolie 220
— — bei Nasen- und Ohrenkrankheiten
65
— — bei postapoplektischen Zuständen
58
— — bei R a y n a u d scher Erkrankung
264

Stellatuminfiltration bei Sklerodermie 310
— Zielgerät nach L u z e bei 344
Stellektomie bei Angina pectoris 127 ff.
— — Ergebnisse der, bei 128
— bei paroxysmaler und permanenter
Tachycardie 148
— bei R a y n a u d scher Erkrankung 265
— bei Retinitis pigmentosa 62
— Technik der 349
— — Methode nach A d s o n (L e h-
m a n n) 351
— — nach G a s k und R o s s 350
— — Vorderer Zugang nach L e r i c h e
und F o n t a i n e 349
Stirnhirninfiltration bei Carcinomschmerz
316
— bei Phantomschmerz 273
Studienmethoden (prä- und postoperative) bei Erkrankungen der Extremitäten 202
S u d e c k sche akute, entzündliche
Knochenatrophie 280
— — posttraumatische akute Osteoporose 280
Sympathalgie 280
Sympathektomie, cervicale, bei paroxysmaler Tachycardie 148
— hohe thoracale, bei Angina pectoris 130
— Leistungsveränderungen der Spinalnerven nach 207
— lumbale 5
— — als Hilfsverfahren bei Aneurysmaoperationen 212
— — als Hilfsverfahren bei Ligatur und
Naht großer Gefäße 211
— — bei Megacolon 94
— — bei peripherer Sklerose 236
— — gelegentliche Folgeerscheinungen
nach 261
— — Recidive nach 262
— periarterielle, bei Kälteschäden 228
— — bei Kausalgie 280
— — bei peripherer Sklerose 245
— — bei R a y n a u d scher Erkrankung
264
— — bei Thrombangitis obliterans 259
— — nach Arterektomie 250
— — Technik der 375
— Technik der, endoskopische, endothoracale (K u x) 356
— hohe thoracale, von vorne 353
— — — — präganglionäre von rückwärts (S m i t h w i c k) 353
— — lumbale 367
— — — — eigene Methode 367
— — — — Methode nach L e r i c h e und
F o n t a i n e 370

Sympathektomie, Technik der, lumbale, Methode nach W h i t e und S m i t h - w i c k 370
— — — transperitoneale Methode 370
— — — supradiaphragmatische, tiefe thoracale (P e e t) 359
— — — thoracolumbale (S m i t h w i c k) 361
— — — — eigene Methode der, (kombinierte Methode) 364
— — — — Modifikationen der 363
— — — transpleurale thoracale und thoracolumbale 364
— totale 363
— — bei Hypertension (G r i m s o n) 168
— totale cervicothoracale bei Angina pectoris 126
— transpleurale thoracolumbale 168
— transsternale, periaortale bei Angina pectoris 141
Sympathicus, Anatomie des 10, 19
— Organversorgung durch Hals-, Brust- und Lendenteil des 20 ff.
— prä- und postganglionäre Fasern 19, 20
— topographische Anomalien 13
Sympathicusblockade, Alkohol als Blockademittel 3, 325
— als Test s. Teste
— Blockademittel 325, 327
— diagnostische 34
— — bei Gallenblasenerkrankungen 38
— — bei Magenerkrankungen 42
— — bei Nierenaffektionen 41
— — bei Pankreaserkrankungen 40
— — bei Wurmfortsatzerkrankungen 43
— — Kontraindikationen bei der 45
— Fehlerquellen der 339
— historische Entwicklung der 2, 103
— Komplikationen der 119, 334
— — Abbrechen der Nadel 338
— — Anstechen der Pleura oder Lunge 120, 335
— — Intercostalneuritis 121
— — intradurale Injektion 119, 336
— — intravasale Injektion 119
— — Organverletzungen 338
— — Recurrensparese 123
— — Übersicht über die 339, 340
— Sicherung der Lokalisation durch Röntgenverfahren 3, 67, 106, 114
— Technik der 319 ff.
— — Instrumentarium und Behelfe 320
— — Methode L ä w e n - K a p p i s - M a n d l 322
— — Methode M a n d l 324
— — Methode W h i t e 324
— — Vorbemerkungen 319

Sympathicusblockade, therapeutische
— — als Hilfsverfahren bei Aneurysmaoperationen 212
— — als Hilfsverfahren bei Ligatur und Naht großer Gefäße 211
— — bei abdominellen Erkrankungen 68 ff.
— — bei Angina pectoris 103
— — bei arterieller Embolie 218
— — bei Arthritis 303
— — bei Asthma bronchiale 158
— — bei Augenerkrankungen 60
— — bei Carcinomschmerzen 314
— — bei Diabetes mellitus 85
— — bei Gallenblasenaffektionen 69
— — bei Hepatitis 68
— — bei Herpes zoster 306
— — bei Hyperhydrosis 306
— — bei Hypertension, essentieller 166
— — bei Kälteschäden 228
— — bei Kausalgie 277
— — bei Lungenerkrankungen 157
— — bei Magenschmerz 77
— — bei multipler Sklerose 312
— — bei Nasen- und Ohrenkrankheiten 65
— — bei Nierenkoliken 70
— — bei P a g e t - S c h r ö t t e r scher Erkrankung 311
— — bei Pankreaserkrankungen 83
— — bei paroxysmaler und permanenter Tachycardie 147
— — bei peripherer Sklerose 236
— — bei Phantomschmerzen 271
— — bei Phlebothrombose 223
— — bei postoperativen Adhäsionen 86
— — bei postoperativen Ödemen nach Mammaradikaloperationen 307
— — bei postpoliomyelitischen Zuständen 313
— — bei Pylorospasmus der Säuglinge 79
— — bei R a y n a u d scher Erkrankung 264
— — bei Reflexanurie und Oligurie 75
— — bei Reflexdystrophie 287
— — bei Thrombangitis obliterans 258
— — bei Thrombophlebitis 220
— — bei traumatischem arteriellem Spasmus 209
— — bei verzögerter Wundheilung 310
— — bei V o l k m a n n scher Kontraktur 216
— Todesfälle nach 339
— und Antikoagulantien, Kontraindikationen bei 223, 226
— Wirkung der 35 ff.
— zur Differentialdiagnose bauchinnerer Erkrankungen 32 ff., 37

Sympathicuschirurgie, historische Entwicklung 4

Sympathicusoperationen, akute Gefäßkrise nach 246
— bei abdominellen Erkrankungen 88 ff.
— bei Angina pectoris 126 ff.
— bei Aortenthrombose 253
— bei apoplektischen Zuständen 57
— bei arterieller Embolie 217
— bei Arterektomie 250
— bei Arthritis 304
— bei Asthma bronchiale 158
— bei Beckenarterienthrombose 245
— bei Carcinomschmerzen 314
— bei Cardiospasmus 93
— bei Diabetes mellitus 92
— bei Gallenerkrankungen 89
— bei gastrischen Krisen der Tabiker 92
— bei Hyperhidrosis 306
— bei Hypertension, arterieller 167 ff.
— bei Kälteschäden 288
— bei Kausalgie 278
— bei Magengeschwürskrankheit 89
— bei Megacolon 93
— bei Nierenerkrankungen 89
— bei Pankreatitis acuta 91
— bei paroxysmaler und permanenter Tachycardie 147
— bei peripherer Sklerose 238
— bei Phantomschmerz 272
— bei postphlebitischem Syndrom 224
— bei postpoliomyelitischen Zuständen 313
— bei R a y n a u d scher Erkrankung 264 ff.
— bei Reflexdystrophie 289
— bei Sklerodermie 308
— bei Thrombangitis obliterans 258
— bei verzögerter Knochenbruchheilung 312
— Einführung in die Technik der 319
— Fehlschläge nach, Erklärungsversuche 297
— Regenerationsprobleme nach 293
— Technik der verschiedenen 349 ff.

Sympathin 23
Symprocain 329
Sympsychalgie 273
Synästhesalgie 273
Syndrome vasomotorique posttraumatique 280

Tabes dorsalis, gastrische Krisen bei 33, 80
— — Chordotomie bei 82
— — Sympathicusoperationen bei 92
— — therapeutische Sympathicusblockade bei 80

Tachycardie, paroxysmale s. dort
Technik der Eingriffe am Sympathicus 319 ff.
Terminalreticulum 20
Test, Sympathicusblockade als 3, 46
— bei essentieller Hypertension 47
— vor der G a z a schen Operation 47
— vor Operationen bei peripherer Sklerose 236
Teste, verschiedene, bei Reflexdystrophie 288
— — bei Thrombangitis obliterans 257
— — vor Hochdruckoperationen 177
— postoperative, bei peripheren Gefäßkrankheiten 206
— — Schwitztest 206
— — Sympathicusblockade als 206
— präoperative, bei peripheren Gefäßkrankheiten 202, 233
— — Arbeitsversuch nach S i n g e r 203, 233
— — artefizielle Körpertemperaturerhöhung 203, 235
— — Arteriographie 205
— — B r o w n scher Fiebertest 204
— — Durchblutungsgröße 204
— — Hautfarbenveränderungen 204
— — Hauttemperaturmessung 202
— — Injektion in den peripheren Nerven 203, 236
— — Kapillarmikroskopie 204
— — Oszillometrie 204
— — Plethysmographie 204
Therapie mit Lokalanästheticis 3
Thermalgie 273
Thermocouple-Instrumente 202
Thorotrast zur Arteriographie 205
Thorotrastome 206
Thrombangitis obliterans (B u e r g e r -
W i n i w a r t e r) 254 ff.
— Diagnose und Differentialdiagnose 256
— eigenes Material 259
— klinisches Bild 255
— pathologische Anatomie 255
— Penicillinbehandlung der 257
— Rauchverbot bei 260
— Recidive nach lumbaler Sympathektomie bei 262
— Stadieneinteilung 255
— Sympathicusblockade bei 258
— Sympathicusoperationen 259
— Wert der Teste 257
Thromboembolie s. arterielle Embolie
Thrombophlebitis 220
— akute, postoperative 220
— eigenes Material 225
— chronische 225

Thrombophlebitis, chronische, intravenöse Novocaindauertropfinfusion bei 266
Thrombose der Aorta 252, 253
— traumatische, der 310
Thyreoidektomie, totale, bei Angina pectoris 130
— partielle, bei Angina pectoris 133
— bei Gefäßerkrankungen 262
Topographische Anomalien der sympathischen Ganglien 13
Trench-foot 227
T u o h y - Nadel 326

Ulcus cruris 310
— trophicum 310
— Sympathicuseingriffe bei 310

Vaginismus 316
Vagus 22
Vaguskrise 81
Vagusresektion, bei gastrischen Krisen 92
— bei inoperablen schmerzhaften Magencarcinomen 314
— bei Magengeschwürskrankheit 91
— bei Pankreatitis chronica 92
Vagusstoff 23
Vasoconstriction, abnorme 247
Vasoconstrictoren 29
Vasoneuropathie, periphere, nach Kälteschäden 227

Vegetatives Nervensystem, Studienmöglichkeiten beim 23
— zentrale Steuerung im 26
Vene, gleichzeitige Ligatur der, nach Arterienverschluß 212
Venenligatur bei Phlebothrombose 223
Venenspasmus bei Thrombophlebitis 220
Venentransplantation nach Resektion obliterierter Arterienabschnitte 251
Venographie 224, 225
Venolyse 311
Venöser Verschluß der oberen Extremität 310
Venothrombose 222
Verdauungstrakt, Funktion des vegetativen Nervensystems auf den 25
Vertebralganglien 19
V o l k m a n n sche Kontraktur 214 ff.
— experimentelle 215

W i n i w a r t e r - B u e r g e r sche Krankheit 254 ff.
Wundheilung, verzögerte 310
— Sympathicusblockade bei 310
Wurmfortsatz s. Appendix

Xerosalgie 273

Zentralarterienembolie und -thrombose der Retinalarterie 63
Zielgerät nach L u z e 344

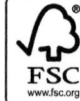